AF393654

Springer
Berlin
Heidelberg
New York
Barcelona
Budapest
Hongkong
London
Mailand
Paris
Santa Clara
Singapur
Tokio

15 Fortschritte der praktischen Dermatologie und Venerologie

Vorträge und Dia-Klinik der 15. Fortbildungswoche 1996
Fortbildungswoche für Praktische Dermatologie und Venerologie e.V.
c/o Dermatologische Klinik und Poliklinik der Ludwig-Maximilians-
Universität München
in Verbindung mit dem Berufsverband der Deutschen Dermatologen e.V.

Herausgegeben von

G. Plewig und B. Przybilla

Mit 232 überwiegend farbigen Abbildungen
und 105 Tabellen

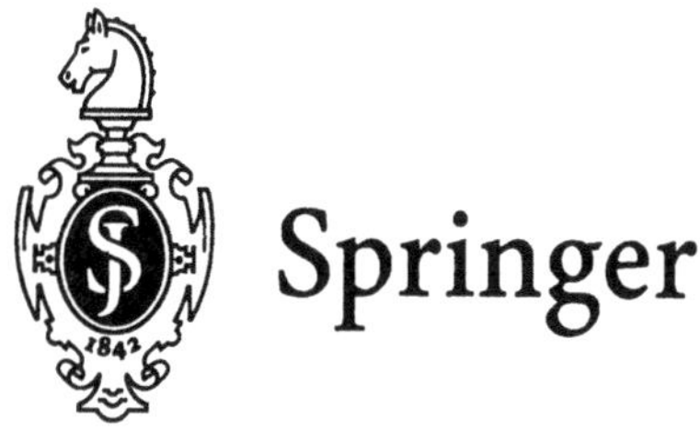

Springer

Gerd Plewig, Prof. Dr.

Bernhard Przybilla, Prof. Dr.

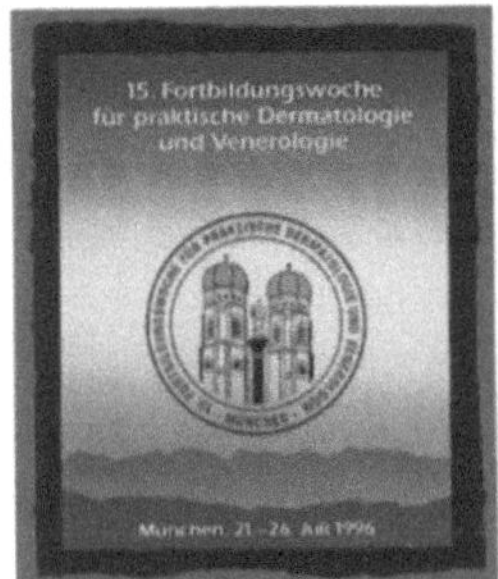

Fortbildungswoche für Praktische Dermatologie und Venerologie e.V.
c/o Dermatologische Klinik der Ludwig-Maximilians-Universität München
Frauenlobstraße 9 – 11, D-80337 München

Kongreßbüro Frau Erika Ratzinger
Telefon 0 89/51 60-46 62, Fax 0 89/51 60-45 31

ISBN-13: 978-3-642-64448-1 Springer-Verlag Berlin Heidelberg New York

Die Deutsche Bibliothek – CIP-Einheitsaufnahme
Fortschritte der praktischen Dermatologie und Venerologie : Vorträge und Diaklinik der 15. Fortbil-
dungswoche 1996 / Dermatologische Klinik und Poliklinik der Ludwig-Maximilians-Universität
München / in Verbindung mit dem Berufsverband der Deutschen Dermatologen e.V. –
Berlin ; Heidelberg ; New York ; Barcelona ; Budapest ; Hongkong ; London ; Mailand ; Paris ;
Santa Clara ; Singapur ; Tokio : Springer.
  ISSN 0071-7932
NE: Dermatologische Klinik und Poliklinik <München>
  ISBN-13: 978-3-642-64448-1   e-ISBN-13: 978-3-642-60534-5
  DOI: 10.1007/978-3-642-60534-5

Umschlaggestaltung: W. Bischoff, Heidelberg
Satz: FotoSatz Pfeifer GmbH, 82166 Gräfelfing

SPIN: 10541545   23/3134 – 5 4 3 2 1 0 – Gedruckt auf säurefreiem Papier

Vorwort

Seit 1951 führt die Dermatologische Klinik und Poliklinik der Ludwig-Maximilians-Universität München regelmäßig Fortbildungen durch. Begründet wurde diese Tradition 1951 mit einem Fortbildungskurs von Alfred Marchionini, der fünf solcher Veranstaltungen bis 1964 durchführte. 1969 übernahm Otto Braun-Falco diesen Fortbildungskurs, aus dem mit der achten Veranstaltung eine Fortbildungswoche wurde. Die XIII. Fortbildungwoche markierte erneut den Übergang in der Tagungsleitung. Seit 1992 findet die Fortbildungswoche regelmäßig alle zwei Jahre (in den geraden Jahren) statt und wechselt damit im festen Rhythmus mit den Tagungen der Deutschen Dermatologischen Gesellschaft, die ebenfalls alle zwei Jahre (in den ungeraden Jahren) abgehalten werden.

Die Inhalte der ursprünglichen Fortbildungskurse und späteren Fortbildungswochen sind in den Fortbildungsbänden festgehalten. Diese sind zu Standardreferenzen unseres Faches geworden.

An der 15. Fortbildungswoche nahmen etwa 1230 deutschsprachige Dermatologen aus 22 Ländern teil und machten damit den hohen Stellenwert der Veranstaltung deutlich. Die meisten Teilnehmer kamen aus dem Bereich der niedergelassenen Dermatologen.

Die Fortbildungsbände gehören nicht zu den üblichen Kongreßpublikationen, sondern enthalten sorgfältig ausgewählte und bearbeitete Themen unseres breit angelegten Faches. Die Beiträge wurden von den Autoren in besonders gut verständlicher Form verfaßt. Die Fortbildungsbände werden immer wieder von Ärzten konsultiert, die aus der Dermatologie kommen oder unserem Fach nahestehen.

Seit dem Band 14 haben die Bücher auch ein geändertes Aussehen: Das Format wurde geringfügig verändert und den Standardformaten des Springer-Verlages angeglichen. Titel, Einband und Gestaltung wurden ebenfalls entsprechend geändert. Die bewährte Diaklinik ist ungekürzt mit allen Farbabbildungen eingeliedert und durch fortlaufende Numerierung und Aufnahme in das Sachverzeichnis ein fester Bestandteil des Buches.

Wie schon bei Band 14 wurde auch dieses Mal besonderer Wert darauf gelegt, die Publikation so rasch wie möglich nach der Veranstaltung vorzulegen. Dieses war nur möglich durch die Mitarbeit aller Autoren, denen wir hier nochmals dafür danken.

Die Herausgeber freuen sich, mit dem vorliegenden Band wiederum eine umfassende und aktuelle Darstellung des in Klinik und Praxis relevanten dermatologischen Wissens vorzulegen.

Viele haben zum Gelingen der 15. Fortbildungswoche und des vorliegenden Berichtsbandes beigetragen. Ihnen allen gilt unser herzlicher Dank. Besonderer Dank gilt dem Präsidenten des Berufsverbandes der Deutschen Dermatologen e.V., Herrn Dr. Rüdiger Fritz, unserer Kongreßsekretärin Frau Erika Ratzinger sowie dem Springer-Verlag, vor allem Herrn Dr. Wolfram Wiegers und Herrn Willi Bischoff, die die größtmögliche Unterstützung für die Realisation des Fortbildungsbandes gegeben haben.

München, im Frühjahr 1997

Gerd Plewig
Bernhard Przybilla

Inhaltsverzeichnis

Dermatologie im Spannungsfeld

Optimierte Pharmakotherapie

Allergie und Umwelt

Daran denken ...!

Dermatotherapie 1996

Dia-Klinik

Autorenverzeichnis

Aberer, Werner, Prof. Dr. med.
Abteilung für Umweltdermatologie und Venerologie
Universitätsklinik für Dermatologie und Venerologie
Auenbrugger Platz 8
A-8036 Graz

Aschoff, Roland A., Dr. med.
Klinik und Poliklinik für Hautkrankheiten
Universitätsklinikum Carl Gustav Carus
Fetscherstraße 74
D-01307 Dresden

Bieber, Thomas, Prof. Dr. med. Dr. es sci.
Dermatologische Klinik und Poliklinik
Ludwig-Maximilians-Universität
Frauenlobstraße 9–11
D-80337 München

Biedermann, Tilo, Dr. med.
Dermatologische Klinik und Poliklinik
Ludwig-Maximilians-Universität
Frauenlobstraße 9–11
D-80337 München

Bork, Konrad, Prof. Dr. med.
Hautklinik
Johannes-Gutenberg-Universität
Langenbeckstraße 1
D-55131 Mainz

Boser, Markus, Dr. med. dent.
Dermatologische Klinik und Poliklinik
Ludwig-Maximilians-Universität
Frauenlobstraße 9–11
D-80337 München

Breit, Reinhard, Prof. Dr. med.
Chefarzt der Dermatologischen und
Allergologischen Abteilung
Städtisches Krankenhaus München-Schwabing
Kölner Platz 1
D-80804 München

Brockmeyer, Norbert H., PD Dr. med.
Klinik für Dermatologie, Venerologie, Allergologie
Universitätsklinikum der Gesamthochschule
Hufelandstraße 55
D-45122 Essen

Bröcker, Eva-B., Prof. Dr. med.
Direktorin der Klinik und Poliklinik
für Haut- und Geschlechtskrankheiten
Universität Würzburg
Josef-Schneider-Straße 2
D-97080 Würzburg

Bruckner-Tuderman, Leena, Prof. Dr. med.
Klinik und Poliklinik für Hautkrankheiten
Allgemeine Dermatologie und Venerologie
Westfälische Wilhelms-Universität
Von-Esmarch-Straße 56
D-48149 Münster

Burg, Günter, Prof. Dr. med.
Direktor der Dermatologischen Klinik
Universitätsspital
Gloriastraße 31
CH-8091 Zürich

Burgdorf, Walter H.C., Prof. Dr. med.
Dermatologische Klinik und Poliklinik
Ludwig-Maximilians-Universität
Frauenlobstraße 9–11
D-80337 München

Czech, Wolfgang, PD Dr. med.
Hautklinik
Klinikum der Albert-Ludwigs-Universität
Hauptstraße 7
D-79104 Freiburg

Degitz, Klaus, PD Dr. med.
Dermatologische Klinik und Poliklinik
Ludwig-Maximilians-Universität
Frauenlobstraße 9–11
D-80337 München

Derhasching, Johann, Dr. med.
Abteilung für Umweltdermatologie und Venerologie
Universitätsklinik für Dermatologie
und Venerologie
Auenbrugger Platz 8
A-8036 Graz

Diepgen, Thomas L., PD Dr. med.
Dermatologische Klinik und Poliklinik
Friedrich-Alexander-Universität
Hartmannstraße 14
D-91052 Erlangen

Djawari, Djalil, Prof. Dr. med.
Chefarzt der Hautklinik
Städtisches Krankenhaus
Am Gesundbrunnen 20–24
D-74078 Heilbronn

Dreier, Barbara, Dr. med.
Hautklinik
Städtische Kliniken
Beurhausstraße 40
D-44137 Dortmund

Dummer, Reinhard, PD Dr. med.
Dermatologische Klinik
Universitätsspital
Gloriastraße 31
CH-8091 Zürich

Fritsch, Clemens, Dr. med.
Hautklinik
Heinrich-Heine-Universität
Moorenstraße 5
D-40225 Düsseldorf

Fritz, Rüdiger, Dr. med.
Präsident des Bundesverbandes
der Deutschen Dermatologen e.V.
Brackeler Hellweg 133
D-44309 Dortmund

Frosch, Peter J., Prof. Dr. med.
Direktor der Hautklinik
Städtische Kliniken
Beurhausstraße 40
D-44137 Dortmund

Fuhrmans, Robert, Dr. med.
Hautarzt
Am Markt 12
D-53879 Euskirchen

Gaber, Yvonne, Dr. med.
Klinik für Dermatologie und Venerologie
Medizinische Universität
Ratzeburger Allee 160
D-23562 Lübeck

Gfesser, Michael, Dr. med.
Dermatologische Klinik und Poliklinik
Technische Universität
Biedersteiner Straße 29
D-80802 München

Gieler, Uwe, Prof. Dr. med.
Zentrum für Psychosomatische Medizin
Psychosomatische Dermatologie
Justus-Liebig-Universität
Ludwigstraße 76
D-35292 Gießen

Gloor, Max, Prof. Dr. med.
Direktor der Hautklinik
Städtisches Klinikum GmbH
Moltkestraße 14
D-76133 Karlsruhe

Hafner, Martin, Dr. rer. nat.
Klinik und Poliklinik für Dermatologie und
Venerologie der Universität zu Köln
Joseph-Stelzmann-Straße 9
D-50931 Köln

Happle, Rudolf, Prof. Dr. med.
Direktor der Hautklinik
Philipps-Universität
Deutschhausstraße 9
D-35037 Marburg

Haustein, Uwe-Frithjof, Prof. Dr. med.
Direktor der Klinik und Poliklinik für
Hautkrankheiten der Universität
Liebigstraße 21
D-04103 Leipzig

Hölzle, Erhard, Prof. Dr. med.
Direktor der Klinik für Dermatologie
und Allergologie
Städtische Kliniken
Dr.-Eden-Straße 10
D-25133 Oldenburg

Hönigsmann, Herbert, Prof. Dr. med.
Leiter der Abteilung für Spezielle Dermatologie
und Umweltdermatosen
Universitätsklinik für Dermatologie
Währinger Gürtel 18 – 20
A-1090 Wien

Hohenleutner, Ulrich, PD Dr. med.
Klinik und Poliklinik für Dermatologie
Klinikum der Universität
Franz-Josef-Strauß-Allee 11
D-93053 Regensburg

Kapp, Alexander, Prof. Dr. med.
Direktor der Dermatologische Klinik
und Poliklinik
Medizinische Hochschule
Hautklinik Linden
Ricklinger Straße 5
D-30449 Hannover

Kaudewitz, Peter, Prof. Dr. med.
Dermatologische Klinik und Poliklinik
Ludwig-Maximilians-Universität
Frauenlobstraße 9 – 11
D-80337 München

Kaufmann, Roland, Prof. Dr. med.
Direktor des Zentrums für Dermatologie
und Venerologie
Johann-Wolfgang-Goethe-Universität
Theodor-Stern-Kai 7
D-60590 Frankfurt

Kerl, Helmut, Prof. Dr. med.
Direktor der Universitätsklinik für
Dermatologie und Venerologie
Auenbrugger Platz 8
A-8036 Graz

Kerscher, Martina, PD Dr. med.
Dermatologische Klinik
Ruhr-Universität
St. Josef-Hospital
Gudrunstraße 56
D-44791 Bochum

Kind, Peter, Prof. Dr. med.
Dermatologische Klinik und Poliklinik
Ludwig-Maximilians-Universität
Frauenlobstraße 9 – 11
D-80337 München

Konz, Birger, Dr. med.
Dermatologische Klinik und Poliklinik
Ludwig-Maximilians-Universität
Frauenlobstraße 9 – 11
D-80337 München

Korting, Hans Christian, Prof. Dr. med.
Dermatologische Klinik und Poliklinik
Ludwig-Maximilians-Universität
Frauenlobstraße 9 – 11
D-80337 München

Kränke, Birger, Dr. med.
Abteilung für Umweltdermatologie und Venerologie
Universitätsklinik für Dermatologie
und Venerologie
Auenbrugger Platz 8
A-8036 Graz

Krieg, Thomas, Prof. Dr. med.
Direktor der Klinik und Poliklinik
für Dermatologie und Venerologie
der Universität zu Köln
Joseph-Stelzmann-Straße 9
D-50931 Köln

Küster, Wolfgang, Prof. Dr. med.
TOMESA Fachklinik
Riedstraße 18
D-36361 Bad Salzschlirf

Landthaler, Michael, Prof. Dr. med.
Direktor der Klinik und Poliklinik für
Dermatologie
Klinikum der Universität
Franz-Josef-Strauß-Allee 11
D-93053 Regensburg

Lehmann, Percy, Prof. Dr. med.
Hautklinik
Heinrich-Heine-Universität
Moorenstraße 5
D-40225 Düsseldorf

Luger, Thomas, Prof. Dr. med.
Direktor der Klinik und Poliklinik für
Hautkrankheiten
Westfälische Wilhelms-Universität
Von-Esmarch-Straße 56
D-48149 Münster

Meigel, Wilhelm N., Prof. Dr. med.
Chefarzt der Dermatologischen Abteilung
Allgemeines Krankenhaus St. Georg
Lohmühlenstraße 5
D-20099 Hamburg

Merk, Hans F., Prof. Dr. med.
Direktor der Hautklinik
Rheinisch-Westfälische Technische Hochschule
Pauwelsstraße 30
D-52074 Aachen

Metze, Dieter, Dr. med.
Klinik und Poliklinik für Hautkrankheiten
Westfälische Wilhelms-Universität
Von-Esmarch-Straße 56
D-48149 Münster

Meurer, Michael, Prof. Dr. med.
Direktor der Klinik und Poliklinik für
Hautkrankheiten
Universitätsklinikum Carl Gustav Carus
Fetscherstraße 74
D-01307 Dresden

Moll, Ingrid, Prof. Dr. med.
Hautklinik
Klinikum der Stadt Mannheim
Theodor-Kutzer-Ufer
D-68167 Mannheim

Mueller, Judit Maria, Dr. med.
Hautklinik
Klinikum der Albert-Ludwigs-Universität
Hauptstraße 7
D-79104 Freiburg

Ogilvie, Alexandra, Dr. med.
Dermatologische Klinik und Poliklinik
Ludwig-Maximilians-Universität
Frauenlobstraße 9 – 11
D-80337 München

Peiler, Detlev
Hautklinik
Städtische Kliniken
Beurhausstraße 40
D-44137 Dortmund

Peter, Ralf Uwe, Prof. Dr. med.
Leiter der Abteilung Dermatologie und Venerologie
Bundeswehrkrankenhaus
Universitätsklinikum
Oberer Eselsberg 40
D-89081 Ulm

Pfeiffer, Christiane, Dr. med.
Dermatologische Klinik und Poliklinik
Ludwig-Maximilians-Universität
Frauenlobstraße 9 – 11
D-80337 München

Pfützner, Wolfgang, Dr. med.
Dermatologische Klinik und Poliklinik
Ludwig-Maximilians-Universität
Frauenlobstraße 9 – 11
D-80337 München

Pilz, Beate
Hautklinik
Städtische Kliniken
Beurhausstraße 40
D-44137 Dortmund

Plewig, Gerd, Prof. Dr. med.
Direktor der Dermatologische Klinik und
Poliklinik
Ludwig-Maximilians-Universität
Frauenlobstraße 9 – 11
D-80337 München

Prinz, Jörg Christoph, PD Dr. med.
Dermatologische Klinik und Poliklinik
Ludwig-Maximilians-Universität
Frauenlobstraße 9 – 11
D-80337 München

Przybilla, Bernhard, Prof. Dr. med.
Dermatologische Klinik und Poliklinik
Ludwig-Maximilians-Universität München
Frauenlobstraße 9 – 11
D-80337 München

Rabenhorst, Sören, Dr. med.
Hautklinik
Städtische Kliniken
Beurhausstraße 40
D-44137 Dortmund

Rappersberger, Klemens, PD Dr. med.
Universitätsklinik für Dermatologie
Allgemeines Krankenhaus
Währinger Gürtel 18–20
A-1090 Wien

Rassner, Gernot, Prof. Dr. med.
Direktor der Hautklinik
Eberhard-Karls-Universität
Liebermeisterstraße 25
D-72076 Tübingen

Reimann, Sonja, Dr. med.
Klinik und Poliklinik für Hautkrankheiten
Westfälische Wilhelms-Universität
Von-Esmarch-Straße 56
D-48149 Münster

Reuther, Tilmann
Dermatologische Klinik
Ruhr-Universität
St. Josef-Hospital
Gudrunstraße 56
D-44791 Bochum

Rieger, Edgar, Dr. med.
Universitätsklinik für Dermatologie und Venerologie
Auenbrugger Platz 8
A-8036 Graz

Ring, Johannes, Prof. Dr. med. Dr. phil.
Direktor der Dermatologischen Klinik und
Poliklinik
Technischen Universität
Biedersteiner Straße 29
D-80802 München

Röcken, Martin, PD Dr. med.
Dermatologische Klinik und Poliklinik
Ludwig-Maximilians-Universität
Frauenlobstraße 9–11
D-80337 München

Ruëff, Franziska, Dr. med.
Dermatologische Klinik und Poliklinik
Ludwig-Maximilians-Universität
Frauenlobstraße 9–11
D-80337 München

Rufli, Theo, Prof. Dr. med.
Direktor der Dermatologischen Universitätsklinik
Kantonsspital Basel
Petersgraben 4
CH-4031 Basel

Ruzicka, Thomas, Prof. Dr. med.
Direktor der Hautklinik
Heinrich-Heine-Universität
Moorenstraße 5
D-40225 Düsseldorf

Sander, Christian, Dr. med.
Dermatologische Klinik und Poliklinik
Ludwig-Maximilians-Universität
Frauenlobstraße 9–11
D-80337 München

Sattler, Gerhard, Dr. med.
Hautklinik
Städtische Kliniken
Heidelberger Landstraße 379
D-64297 Darmstadt

Schaefer, Hans, Prof. Dr. rer. nat.
L'Oréal – Centre Charles Zviak
90, Rue de Général Roguet
F-92583 Clichy Cedex

Schill, Wolf-Bernhard, Prof. Dr. med.
Geschäftsführender Direktor der Hautklinik
Zentrum für Dermatologie und Andrologie
Justus-Liebig-Universität
Gaffykstraße 14
D-35385 Gießen

Schirren, Carl Georg, PD Dr. med.
Dermatologische Klinik und Poliklinik
Ludwig-Maximilians-Universität
Frauenlobstraße 9–11
D-80337 München

Schlüpen, Eva-Maria, Dr. med.
Dermatologische Klinik und Poliklinik
Ludwig-Maximilians-Universität
Frauenlobstraße 9–11
D-80337 München

von Schmiedeberg, Sherko
Hautklinik
Heinrich-Heine-Universität
Moorenstraße 5
D-40225 Düsseldorf

Schöpf, Erwin, Prof. Dr. med.
Direktor der Hautklinik
Klinikum der Albert-Ludwigs-Universität
Hautpstraße 7
D-79104 Freiburg

Schuler, Gerold, Prof. Dr.
Direktor der Dermatologischen Klinik und
Poliklinik
Friedrich-Alexander-Universität
Hartmannstraße 14
D-91052 Erlangen

Schwarz, Thomas, Prof. Dr. med.
Klinik und Poliklinik für Hautkrankheiten
Westfälische Wilhelms-Universität
Von-Esmarch-Straße 56
D-48149 Münster

Schwarz, Tino F., PD Dr. med.
Chefarzt des Zentrallaboratoriums
Stiftung Juliusspital
Juliuspromenade 19
D-97070 Würzburg

Sebastian, Günter J., Prof. Dr. med.
Klinik und Poliklinik für Hautkrankheiten
Universitätsklinikum Carl Gustav Carus
Fetscherstraße 74
D-01307 Dresden

Stein, Annette, Dr. med.
Klinik und Poliklinik für Hautkrankheiten
Universitätsklinikum Carl Gustav Carus
Fetscherstraße 74
D-01307 Dresden

Sterry, Wolfram, Prof. Dr. med.
Direktor der Dermatologischen Klinik und
Poliklinik
Universitätsklinikum Charité
Schumannstraße 20/21
D-10117 Berlin

Thurner, Beatrice, Dr. med.
Dermatologische Klinik und Poliklinik
Friedrich-Alexander-Universität
Hartmannstraße 14
D-91052 Erlangen

Volkenandt, Matthias, PD Dr. med.
Dermatologische Klinik und Poliklinik
Ludwig-Maximilians-Universität
Frauenlobstraße 9–11
D-80337 München

Walchner, Monika, Dr. med.
Dermatologische Klinik und Poliklinik
Ludwig-Maximilians-Universität
Frauenlobstraße 9–11
D-80337 München

Wassilew, Sawko W., Prof. Dr. med.
Direktor der Dermatologischen Klinik
Städtische Krankenanstalten
Lutherplatz 40
D-47805 Krefeld

Werfel, Thomas, PD Dr. med.
Dermatologische Klinik und Poliklinik
Medizinische Hochschule
Hautklinik Linden
Ricklinger Straße 5
D-30449 Hannover

Wienecke, Ralf, Dr. med.
Dermatologische Klinik und Poliklinik
Ludwig-Maximilians-Universität
Frauenlobstraße 9–11
D-80337 München

Wolff, Hans, Prof. Dr. med.
Dermatologische Klinik und Poliklinik
Ludwig-Maximilians-Universität
Frauenlobstraße 9–11
D-80337 München

Wolff, Helmut H., Prof. Dr. med.
Direktor der Klinik für Dermatologie und
Venerologie
Medizinische Universität
Ratzeburger Allee 160
D-23562 Lübeck

Wolff, Klaus, Prof. Dr. med.
Direktor der Universitätsklinik für Dermatologie
Allgemeines Krankenhaus
Währinger Gürtel 18–20
A-1190 Wien

Aus der Forschung in die Praxis

Kutane Tumorimmunologie

Gerold Schuler und Beatrice Thurner

Einleitung

Bei der Thematik über kutane Tumorimmunologie kann man gar nicht anders vorgehen, als sich auf die Immunologie des Melanoms zu konzentrieren (Übersicht in [3]). Einerseits sind auf diesem Gebiet bereits profunde Erkenntnisse erarbeitet worden, andererseits werden diese Erkenntnisse in zunehmendem Maße bereits in der Praxis zur Bekämpfung des (metastasierenden) Melanoms eingesetzt. Auf diese innovativen Ansätze zu einer Immuntherapie des Melanoms setzt man angesichts der derzeit nur unbefriedigenden Therapiemöglichkeiten große Hoffnungen. Dies umso mehr als die Inzidenz des Melanoms dramatisch ansteigt und das Melanom bereits der häufigste maligne Tumor bei 25- bis 29jährigen Kaukasiern ist.

Epidemiologie des Melanoms

- *Inzidenz steigt dramatisch (7% / Jahr)*

  | 1935 | 1 | pro 100000 (USA) |
  | 1990 | 6 – 13 | pro 100000 (USA; Europa) |

- *Mortalität steigt (zur Zeit 3 % / Jahr)*

  | 1994 | 32000 | neu diagnostiziert (USA) |
  | | 7000 | werden daran sterben |

- *häufigster maligner Tumor bei 25–29jährigen Kaukasiern*

Bedeutung zytotoxischer T-Zellen für die Immunabwehr des Melanoms

Seit langem gab es dem Dermatologen wohlbekannte klinische Hinweise auf eine bei Melanompatienten ablaufende Immunabwehr, die in letzter Zeit auch durch experimentelle Daten gestützt werden. So konnten aus Blut und Tumorgewebe von Melanompatienten zytotoxische T-Zellen (Cytotoxic T Lymphocytes = CTL) gezüchtet werden, die sich als melanomspezifisch erwiesen und eine Voraussetzung für die erfolgreiche Identifikation von Melanomantigenen waren [8].

Hinweise für die Immunabwehr des Melanoms

- *Häufige spontane Regression*
  13% aller Melanome partielle Regression
  15% aller dokumentierten Krebsrückbildungen
- *Assoziierte Depigmentierungen*
  Halo um primäre Melanome und Nävi
  Vitiligo, Uveitis
- *Zytotoxische T-Zellen*
  melanomspezifisch

Die Entnahme von Tumorgewebe, die daraus erfolgende In-vitro-Anzüchtung und Vermehrung von tumorinfiltrierenden Lymphozyten (Tumor Infiltrating Lymphocytes = TIL) in Kultur und die Infusion dieser gezüchteten TIL in den Patienten bei gleichzeitiger systemischer Gabe von Interleukin-2 (als Stimulations- und Wachstumsfaktor für die TIL) führte bei einzelnen Patienten zu einer Rückbildung von Metastasen. Es gibt Hinweise darauf, daß sowohl die durch eine solche experimentelle Therapie induzierte Regression als auch die spontane partielle Regression von Melanomen durch zytotoxische T-Zellen (CTL) vermittelt wird [8]. Diese CTL sind somit als die wesentlichen Effektorzellen in der Population von tumorinfiltrierenden Lymphozyten anzusehen. So ergibt sich zwangsläufig als neuer immuntherapeutischer Ansatz zur Therapie des Melanoms die Induktion melanomspezifischer zytotoxischer T-Zellen im Patienten (die Ex-vivo-Generation von TIL beziehungsweise CTL und die Transfusion in den Patienten ist zu kompliziert, unzuverlässig und wegen der Notwendigkeit der gleichzeitigen hochdosierten Interleukin-2-Gabe zu nebenwirkungsreich). Die Fortschritte der Grundlagenforschung auf dem Gebiet der Tumorimmunologie haben die Voraussetzungen geschaffen, welche die Erarbeitung von entsprechenden Strategien zur Induktion melanomspezifischer zytotoxischer T-Zellen im Patienten erlaubten.

Grundlagen für die Induktion zytotoxischer T-Zellen im Patienten

Mechanismus der Erkennung von Tumorzellen durch CD8-positive zytotoxische T-Zellen

CD8-positive zytotoxische T-Zellen können Abnormitäten im Inneren von Zellen dadurch erkennen, daß ihr T-Zell-Rezeptor aus dem Zellinneren der Ziel- oder Target-Zelle stammende, in die MHC-Klasse-I-Moleküle (HLA-A, B oder C) eingelagerte Peptide erkennen kann (Abb. 1). Die Peptide entstehen dadurch, daß Tumorantigene (wie andere Proteine im Zytoplasma von Zellen auch) durch Proteasen (im Proteasomenkomplex) zu Peptiden abgebaut werden. Diese Peptide werden durch Hitzeschockproteine (HSP 70 und HSP 90) weiter transportiert und dabei verkürzt und gelangen schließlich durch TAP-Transporter ins endoplasmatische Retikulum, wo sie sich an ein weiteres Hitzeschockprotein (gp96) binden und sich schließlich als etwa 9 Aminosäuren lange Peptide (Nonapeptide) in die im endoplasmatischen Retikulum neu synthetisierten MHC-Klasse-I-Moleküle einlagern (dem Würstchen eines Hot Dogs vergleichbar; Abb. 1). Die MHC-Klasse-I- / Peptid-Komplexe gelangen dann an die Zelloberfläche und können mittels des T-Zell-Rezeptors von den CD8-positiven zytotoxischen T-Zellen erkannt werden.

Mechanismus der T-Zell-Aktivierung

Ruhende T-Zellen können praktisch nur durch die dendritischen Zellen, die als „Adjuvans der Natur" fungieren [12], aktiviert werden. Dendritische Zellen finden sich in unreifer, zur Antigenprozessierung fähiger Form in allen peripheren Geweben mit Ausnahme des Gehirns (in der Haut im Bereich des Epithels als epidermale Langerhans-Zellen, im Interstitium oder der Dermis als dermale dendritische Zellen). Durch verschiedene entzündliche Stimuli (insbesondere Zytokine wie Interleukin-1β, welche zum Beispiel bei einer Impfung durch die Beigabe von Adjuvantien induziert werden) werden die dendritischen Zellen aktiviert, verarbeiten Antigen und wandern dann in die peripheren lymphatischen Organe (Lymphknoten, Milz). Dort zirkulieren die (naiven) T-Zellen kontinuierlich durch und die eingewanderten dendritischen Zellen (hier auch als interdigitierende Retikulumzellen bezeichnet) haben so die Chance, die

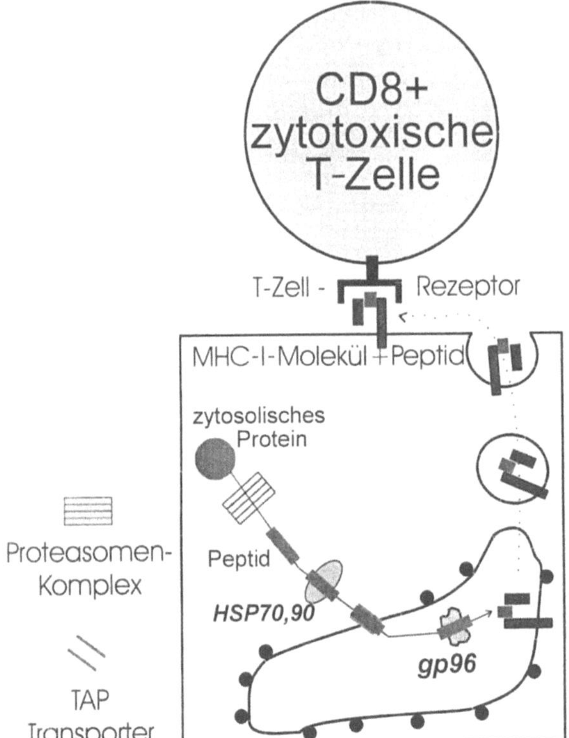

Abb. 1. Die Erkennung von Veränderungen im Zellinneren durch CD8+ zytotoxische T-Zellen (näheres s. Text)

T-Zellen mit dem für das Antigen passenden T-Zell-Rezeptor zu rekrutieren und zu aktivieren. Eine bis vor kurzem völlig ungeklärte Frage war, wie die dendritischen Zellen zytotoxische T-Zellen stimulieren sollen beziehungsweise wie sie die zur Stimulation zytotoxischer T-Zellen notwendigen Tumorantigene akquirieren sollten. Aus dem Extrazellulärraum durch Endo- oder Phagozytose aufgenommene Antigene (dies würde auch für aus zerfallenden Tumorzellen freiwerdende Tumorantigene gelten) werden in intrazellulären sauren Organellen in Peptide zerhackt und in MHC-Klasse-II (und nicht in MHC-Klasse-I)-Moleküle eingelagert, welche dann an die Oberfläche der dendritischen Zellen wandern und den Liganden für die T-Zell-Rezeptoren von Helfer-T-Zellen (und nicht für zytotoxische T-Zellen) darstellen (Abb. 2). Die CD4-positiven Helfer-T-Zellen werden dann aktiviert, sofern dendritische Zellen zusätzlich kostimulatorische Signale an die Helfer-T-Zelle abgeben. Hier spielen neben membranständigen Molekülen der B7-Gruppe (in der CD-Nomenklatur CD80 und CD86 genannt) auch lösliche Mediatoren (insbesondere das von den dendritischen Zellen nach T-Zell-Kontakt gebildete Interleukin-12) eine Rolle (Abb. 2). Wie nun Tumorantigen von der Tumorzelle auf die dendritische Zelle und zwar nicht in die MHC-Klasse-II-, sondern in die Klasse-I-Moleküle (wie aus der beobachteten Induktion zytotoxischer T-Zellen gefolgert werden muß) gelangen kann, war bis vor kurzem völlig unklar. Es zeichnet sich nun aber ab, daß der Komplex aus dem Hitzeschockprotein gp96 und dem gebundenen Tumorpeptid aus zerfallenden Tumorzellen freigesetzt werden kann und nach Aufnahme in die dendritische Zelle über einen im Detail noch nicht abgeklärten alternativen MHC-Klasse-I-Antigen-Prozessierungsweg in die MHC-Klasse-I-Moleküle gelangt (Abb. 2) [13]. Somit ist dann der Ligand für die T-Zell-Rezeptoren der CD8-positiven zytotoxischen T-Zellen generiert und eine wichtige Voraussetzung für die Aktivierung der zytotoxischen T-Zellen durch dendritische Zellen erfüllt. Für die erfolgreiche Stimulation sind, analog zu der Situation bei Helfer-T-Zellen, weitere kostimulatorische Moleküle, insbesondere das Interleukin-12, notwendig. Von aktivierten Helfer-T-Zellen freigesetzte Zytokine wirken zusätzlich verstärkend.

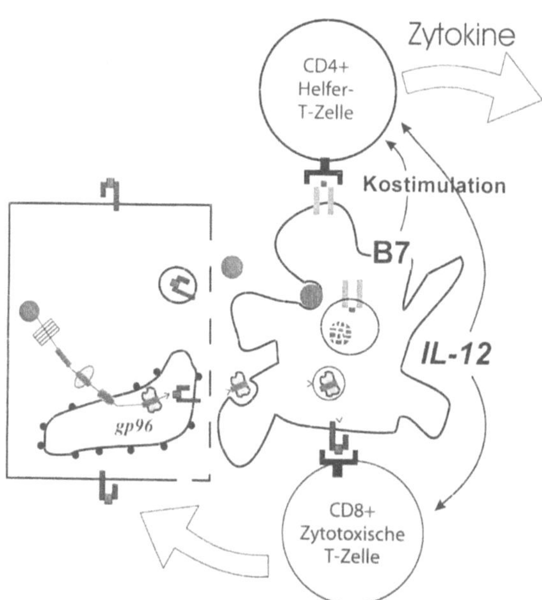

Abb. 2. Die Aktivierung von CD4+-Helfer-T-Zellen und CD8+ zytotoxischen T-Zellen durch dendritische Zellen (näheres siehe Text)

Identifikation von Melanomantigenen

Zytotoxische T-Zellen erkennen etwa 9 Aminosäuren lange Peptide, die in MHC-Klasse-I-Moleküle eingelagert sind. Diese Peptide leiten sich aus Proteinen her, die wieder von bestimmten Genen kodiert werden. Zum jetzigen Zeitpunkt sind drei Gruppen von Melanomantigenen beziehungsweise -Genen bekannt [2]. Die Arbeitsgruppe von T. Boon, Pioniere auf diesem Gebiet, identifizierte als erstes die MAGE-Melanomantigene. Diese und verwandte Gene sind nicht mutierte, das heißt ganz normale Gene und nur deshalb tumorspezifisch, da sie (fast) nur im Tumor spezifisch aktiviert sind. Als weitere Melanomantigene wurden normale Gene identifiziert, die deshalb relativ tumorspezifisch sind, da sie Melanozyten-Differenzierungsantigene darstellen und so auch von Melanomzellen exprimiert werden (zum Beispiel Tyrosinase). Erst in letzter Zeit wurden absolut tumorspezifische, mutierte Gene oder Neoantigene identifiziert. Diese Neoantigene sind theoretisch im Hinblick auf eine Immuntherapie besonders aussichtsreich, da für mutierte Antigene spezifische T-Zellen im Thymus während der T-Zell-Reifung und dem Prozeß der klonalen Deletion natürlich nicht entfernt worden sind. Die bislang identifizierten Neoantigene werden allerdings nur von einem verschwindend kleinen Prozentsatz von Melanomgewebe (einige Prozent) exprimiert und sind daher zum gegenwärtigen Zeitpunkt im Hinblick auf die Erarbeitung von Strategien zur Induktion zytotoxischer T-Zellen noch wenig bedeutsam. Aus diesen drei Möglichkeiten kann man sich zwei wählen, um melanomspezifische zytotoxische T-Zellen im Patienten zu induzieren.

Melanomantigene

- *Normale Gene, (fast) nur im Tumor aktiviert*
  - MAGE, BAGE, GAGE
- *Normale Gene, Melanozyten-Differenzierungsantigene*
  - Tyrosinase
  - gp100/Pmel17
  - Melan-A/MART-1
  - gp75
  - N-Acetylglukosaminyltransferase V
- *Mutierte Gene, tumorspezifische Neoantigene*
  - CDK4-R24C (CDK4-Punktmutation | ← p15 und 16 Inhibitor)
  - MUM1
  - Beta-catenin

Induktion melanomspezifischer zytotoxischer T-Zellen als neuer Therapieansatz

Induktion zytotoxischer T-Zellen mittels genetisch modifizierter Melanomzellen

Bei dieser Strategie, die bereits im Rahmen von klinischen Studien in praktischer Erprobung ist, werden Melanomzellen isoliert und diese mit Genen, welche für Zytokine und/oder kostimulatorische Moleküle kodieren, transfiziert [5]. Die Idee hinter dieser Strategie ist, daß durch die Transfektion mit den erwähnten Genen die Melanomzelle zu einer antigenpräsentierenden Zelle (sozusagen zu einer dendritischen Zelle) gemacht wird und auf diese Art und Weise selbst zytotoxische T-Zellen induzieren kann. Aufgrund der bisherigen Experimente an Tier und Mensch dürfte die Transfektion mit GM-CSF aussichtsreicher sein als die mit Interleukin-12 und Interleukin-2. Es zeichnet sich in letzter Zeit ab, daß die Wirkung in vivo nicht auf dem ursprünglich angenommenen Wirkmechanismus (Induktion von zytotoxischen T-Zellen durch die transfizierten Melanomzellen) beruhen dürfte. Vielmehr scheint es so zu sein, daß durch die Freisetzung von Zytokinen aus den transfizierten Melanomzellen entweder eine Generation von dendritischen Zellen resultiert (im Falle des GM-CSF) und/oder eine Zerstörung des Tumors durch das entstehende entzündliche Infiltrat. Daraus resultiert eine Freisetzung von gp96/Tumorpeptid-Komplexen, welche dann von dendritischen Zellen aufgenommen werden können.

Induktion von zytotoxischen T-Zellen mittels definierter Tumorantigene

Hier werden Tumorzellen nur noch isoliert, um mittels Polymerase-Kettenreaktion die Expression bestimmter Tumorantigene feststellen zu können. Die Immunisierung erfolgt dann mit den entsprechenden Tumorantigenen oder Tumorgenen [1]. Bislang wurden am Menschen nur Immunisierungsversuche mit gereinigten Peptiden durchgeführt, wobei sich im Falle von MAGE-3 Erfolge abzeichnen [9]. Studien werden geführt, in denen entweder Tumorpeptid oder Tumorprotein zusammen mit Adjuvantien oder Zytokinen (wie Interleukin-12) zur Verstärkung der Induktion zytotoxischer T-Zellen verabreicht werden. Dies gilt auch für die Immunisierung mit aus dem Tumor isolierten gp96/Peptid-

komplexen, welche ihre rationale Grundlage in den oben genannten Erkenntnissen hat. Zwei völlig neue Wege sind einerseits die Immunisierung mit DNA (DNA-Vakzinierung) [4] oder mittels dendritischer Zellen [14]. Im Tierexperiment hat sich die Immunisierung mittels dendritischer Zellen, welche mit Tumorpeptiden beladen wurden, als äußerst effektiv in der Behandlung von tumortragenden Mäusen herausgestellt. Der Einsatz von dendritischen Zellen als Vakzine gilt daher als besonders vielversprechend. Es gibt bereits eine erste klinische Studie über den erfolgreichen Einsatz von dendritischen Zellen zur Behandlung von Patienten mit fortgeschrittenem B-Zell-Lymphom [7]. In dieser Studie wurden präexistente dendritische Zellen aus dem Blut der Patienten isoliert und nach Antigenbeladung dem Patienten verabreicht. Wegen der Seltenheit der dendritischen Zellen (nur etwa 1% aller peripheren mononukleären Zellen im Blut) waren für die Isolierung der dendritischen Zellen mehrfache Leukapheresen notwendig. Seit kurzem ist die Züchtung großer Mengen von dendritischen Zellen aus Vorläufern im peripheren Blut mittels eines außerordentlich einfachen, von uns entwickelten und patentierten Protokolls möglich [10, 11]. Die Möglichkeit der einfachen Generation einer genügend großen Zahl von dendritischen Zellen läßt die Vakzination mittels Tumorpeptid-beladener dendritischer Zellen praktikabel erscheinen. Eine entsprechende klinische Studie ist in Vorbereitung und soll noch im Jahre 1996 begonnen werden.

Wie das Melanom der Immunabwehr entgehen kann

Obwohl bei den Melanompatienten prinzipiell zytotoxische T-Zellen nachweisbar sind, reicht dies nicht für eine erfolgreiche Tumorabwehr, da zu wenige aktive zytotoxische T-Zellen vorhanden sind. Selbst wenn durch die neuen Strategien zur Induktion zytotoxischer T-Zellen große Mengen zytotoxischer T-Zellen erzeugt werden, ist noch keineswegs sichergestellt, daß der Tumor zur Rückbildung gebracht werden kann. Es kann nämlich zu einem Versagen der Immunabwehr durch CD8-positive zytotoxische T-Zellen zum Beispiel dadurch kommen, daß die Tumoren einen Defekt in der Erzeugung der Antigene aufweisen und nicht mehr die Tumorpeptide an der Oberfläche exprimieren. Dadurch kommt es zu einem Antigenverlust und zur Unmöglichkeit der Erkennung durch zytotoxische T-Zellen (Übersicht in [8]). Ein weiterer „Escape-Mechanismus" besteht darin, daß Melanomzellen Interleukin-10 produzieren [3], welches außerordentlich nachteilige Effekte auf die dendritischen Zellen hat [6]. So unterdrückt Interleukin-10 die Expression der membranständigen Kostimulatoren (B7-Moleküle, das sind CD80- und CD86-Moleküle) und auch der löslichen Kostimulatoren (insbesondere des Interleukin-12). Dies führt dazu, daß die dendritischen Zellen nicht mehr antigenspezifische T-Zellen zu stimulieren vermögen und sich sogar in Zellen verwandeln, welche infolge des Fehlens von kostimulatorischen Molekülen T-Zellen antigenspezifisch abschalten (und daher eine Anergie bewirken) und dadurch Toleranz induzieren. Neben diesen beiden erwähnten gibt es noch eine ganze Reihe von weiteren Mechanismen, die es dem Melanom erlauben, der Tumorabwehr zu entgehen.

Perspektiven

Eine wirklich erfolgreiche Immuntherapie des Melanoms wird die „Escape-Mechanismen" berücksichtigen müssen. Erst wenn es gelingt, zahlreiche melanomspezifische Effektor-T-Zellen zu erzeugen und die diversen „Escape-Mechanismen" (insbesondere die Toleranzentwicklung von T-Zellen) zu unterdrücken, wird eine effektive Immuntherapie des malignen Melanoms möglich sein. Die Etablierung solcher Therapieregime erscheint aufgrund des heutigen Wissensstandes wahrscheinlich, wird aber wohl noch 5–10 Jahre benötigen.

Literatur

1. Boon T, Gajewski TF, Coulie PG (1995) From defined human tumor antigens to effective immunization. Immunol Today 16: 334–336
2. Boon T, Van der Bruggen P (1996) Human tumor antigens recognized by T lymphocytes. J Exp Med 183: 725–729
3. Bröcker E-B, Becker JC (1995) Die Immunologie des Melanoms. Hautarzt 46: 818–828
4. Ciernik IF, Berzofsky JA, Carbone DP (1996) Induction of cytotoxic T lymphocytes and antitumor immunity with DNA vaccines expressing single T cell epitopes. J Immunol 156: 2369–2375
5. Dummer R, Davis-Daneshfar A, Döhring C, Döbbeling U, Burg G (1995) Strategien zur Gentherapie des Melanoms. Hautarzt 46: 305–308
6. Enk AH, Angeloni VL, Udey MC, Katz SI (1993) Inhibition of Langerhans cell antigen-presenting function by IL-10: A role for IL-10 in induction of tolerance. J Immunol 151: 2390–2398
7. Hsu FJ, Benike C, Fagnoni F, Liles TM, Czerwinski D, Taidi B, Engleman EG, Levy R (1996) Vaccination of patients with B-cell lymphoma using autologous antigen-pulsed dendritic cells. Nature Med 2: 52–58
8. Maeurer MJ, Storkus WJ, Kirkwood JM, Lotze MT (1996) New treatment options for patients with melanoma: review of melanoma-derived T-cell epitope-based peptide vaccines. Melanoma Research 6: 11–24
9. Marchand M, Weynants P, Rankin E, Arienti F, Belli F, Parmiani G, Cascinelli N, Bourlond A, Vanwijck R, Humblet Y, Canon J-L, Laurent C, Naeyaert IM, Plagne R, Deraemaeker R, Knuth A, Jäger E, Brasseur F, Herman J, Coulie PG, Boon T (1995) Tumor regression responses in melanoma patients treated with a peptide encoded by gene MAGE-3. Int J Cancer 63: 883–885
10. Romani N, Gruner S, Brang D, Kämpgen E, Lenz A, Trockenbacher B, Konwalinka G, Fritsch PO, Steinman RM, Schuler G. (1994) Proliferating dendritic cell progenitors in human blood. J Exp Med 180: 83–93
11. Romani N, Reider D, Heuer M, Ebner S, Eibl B, Niederwieser D, Kämpgen E, Schuler G (1996) Generation of mature dendritic cells from human blood: an improved method with special regard to clinical applicability. J Immunol Methods 196: 137–151
12. Steinman RM (1991) The dendritic cell system and its role in immunogenicity. Annu Rev Immunol 9: 271–296
13. Suto R, Srivastava PK (1995) A mechanism for the specific immunogenicity of heat shock protein-chaperoned peptides. Science 269: 1585–1588
14. Young JW, Inaba K (1996) Dendritic cells as adjuvants for class I major histocompatibility complex-restricted antitumor immunity. J Exp Med 183: 7–11

Die Merkelzelle: Funktion und Pathologie

Ingrid Moll

Einleitung

Die Merkelzellen wurden bereits 1875 von dem Anatomen Friedrich Sigmund Merkel beim Menschen und bei verschiedenen Tieren anhand gefärbter Präparate als „helle Zellen" in der Basalschicht der Epidermis entdeckt. In der Annahme, es handle sich um terminale Ganglienzellen, benannte er diese Zellen Tastzellen. Erst die Ultrastrukturforschung der vergangenen Jahrzehnte ermöglichte, die Zelle selbst eindeutig von der assoziierten Nervenendigung zu unterscheiden, denn viele Merkelzellen liegen als Merkelzell-Axonkomplexe vor [7, 9, 23].

Morphologie und Immunhistochemie

Die Merkelzellen in der basalen Epidermis weisen Zytoplasmafortsätze auf, die tief in die interzellulären Räume zwischen die Keratinozyten eindringen, mit denen sie durch multiple echte Desmosomen verbunden sind (Abb. 1). In ihrem hellen Zytoplasma finden sich die charakteristischen neuroendokrinen Granula. Sie sind membranumgeben, haben ein elektronendichtes Zentrum, einen typischen hellen Hof und ihr Durchmesser liegt zwischen 80 und 120 nm (Abb. 1). Diese Granula sind, wenn es sich um einen Merkelzell-Axonkomplex handelt, dem Axon benachbart. Ansonsten kommen sie aber im gesamten Zytoplasma und sogar in den Zellfortsätzen vor. Ihre Exozytose ist bisher nicht bewiesen [4, 7].

Ein weiteres Charakteristikum der Merkelzellen ist das Zytoskelett, welches das gesamte Zytoplasma in locker gebündelter Anordnung durchzieht (Abb. 1). Dies unterscheidet sie von den benachbarten Keratinozyten, deren Zytoskelett aus den typischen, dicht gepackten Tonofilamentbündeln besteht (Abb. 1). Neben den morphologischen Charakteristika unterscheidet sich das Zytoskelett der Merkelzellen von dem der Keratinozyten auch biochemisch. Es besteht aus Intermediärfilamenten ($\varnothing$ 8–11 nm), welche differenzierungsspezifisch exprimiert werden, das heißt in allen epithelialen Zellen besteht es aus Intermediärfilamenten zusammengesetzt aus Zytokeratinpolypeptiden, in Zellen neuronalen Ursprungs aus Neurofilament-

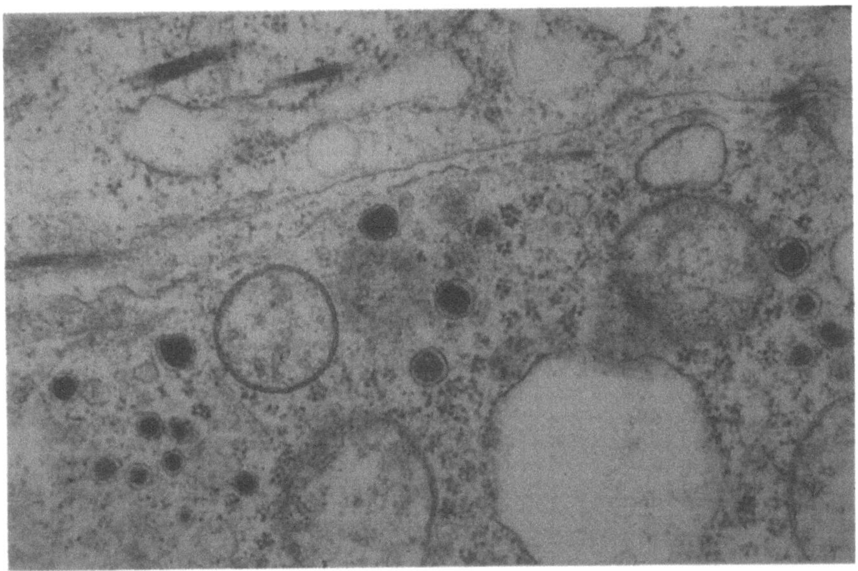

Abb. 1. Ultrastruktur der Merkelzelle. Typisch sind die neuroendokrinen Granula im Zytoplasma und die raren Intermediärfilamente (am *rechten oberen* Bildrand an einem Desmosom ansetzend). Der Keratinozyt (*oberes Bildviertel*) enthält dagegen zahlreiche fest gebündelte Intermediärfilamente. Die Merkelzelle und der Keratinozyt sind durch Desmosomen verbunden

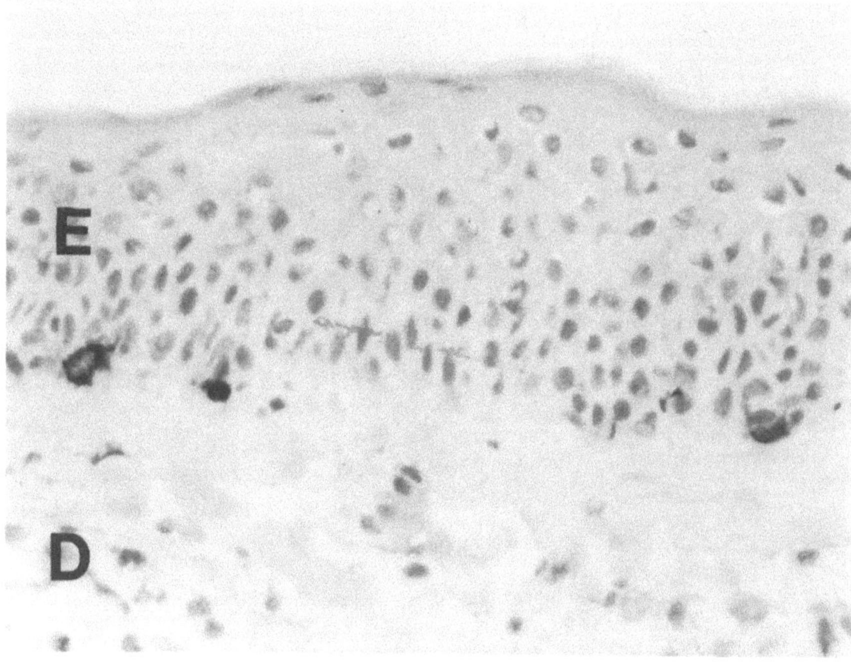

Abb. 2. Immunhistochemische Darstellung von Merkelzellen in der Basalschicht der Epidermis mit einem Antikörper gegen Zytokeratin 20. Die Merkelzellen sind disseminiert. *E* Epidermis; *D* Dermis

Proteinen und Peripherin. Es zeigte sich nun, daß in den Intermediärfilamenten der Merkelzellen nur Zytokeratine vorkommen und dabei wiederum nur die relativ niedermolekularen Komponenten (Nr. 8, 18, 19 und 20); in den Keratinozyten hingegen kommen höhermolekulare Zytokeratinpolypeptide vor (14, 15, 19). Deshalb erlauben selektive Zytokeratinantikörper zum Beispiel gegen die Zytokeratine 8, 18 oder 20 eine selektive immunhistochemische Darstellung der Merkelzellen auf lichtmikroskopischer Ebene (Abb. 2). Weiterhin synthetisieren die Merkelzellen neuronenspezifische Enolase (NSE), S 100 [3] und Chromogranin A (Abb. 3). Insbesondere das Vorkommen von Chromogranin A in nur einem Teil der Merkelzellen (Abb. 3a,b) spricht für die Variabilität und Heterogenität der menschlichen Merkelzellen. Diese verschiedenen Marker erlaubten erstmals lichtmikroskopische Studien und ermöglichten damit ausgedehnte Verteilungsuntersuchungen [3, 6].

Entstehung der Merkelzelle

Die Entstehung der menschlichen Merkelzelle war lange Zeit umstritten. Es gab die Einwanderungstheorie, vornehmlich basierend auf dermalen, vermeintlich um die 17. Schwangerschaftswoche durch die Dermis einwandernde Merkelzellen [9], und die intraepidermale Entstehungstheorie, basierend auf Übergangszellen, das heißt Zellen mit ultrastrukturellen Charakteristika von Merkelzellen und Keratinozyten zugleich [2].

Mittlerweile konnte durch verschiedene Beobachtungen und Studien die intraepidermale Entstehung der Merkelzelle beim Menschen bereits um die 8. Schwangerschaftswoche (Abb. 4) belegt werden [14, 15]. Bereits in dieser Woche gibt es epidermale Merkelzellen, die sich später vermehren und erst deutlich später, nämlich um die 17. Schwangerschaftswoche, kommen die dermalen Merkelzellen hinzu.

Vorkommen und Verteilung der Merkelzellen in der Haut

Die lichtmikroskopische Darstellungsmöglichkeit der Merkelzelle hilft ihre Verteilung zu untersuchen. Die Merkelzellen sind innerhalb der Basalschicht der Epidermis disseminiert angeordnet in Abhängigkeit von der Lokalisation in stark unterschiedlicher Zelldichte (Tabelle 1) [10]. Offensichtlich ist ihre Dichte generell in belichteter Haut deutlich höher als in unbelichteter [12]. Zusätzlich zu den epidermalen Merkelzellen gibt es noch Ansammlungen von Merkelzellen in der äußeren Wurzelscheide des Haarfollikels (Infundibulum-

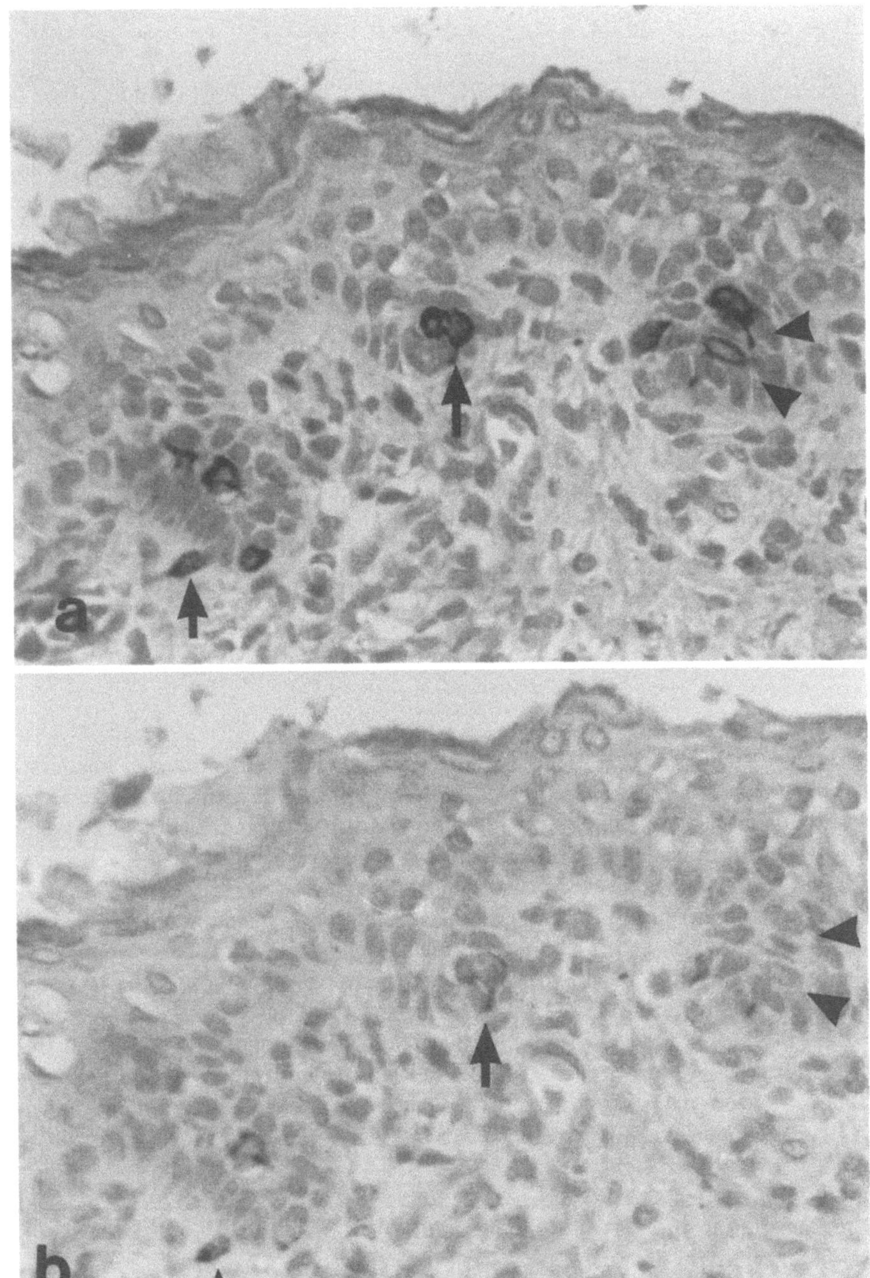

Abb. 3. Merkelzellen in fetaler Fußsohlenhaut (22. Schwangerschaftswoche). Die Merkelzellen, dargestellt mit einem Antikörper gegen Zytokeratin 20, sind regelmäßig angeordnet in den epidermalen Leisten (**a**). Nach Entfärbung der Zytokeratin-Markierung (**a**) ist mit Chromogranin A Antikörpern nachgefärbt (**b**). Die *Pfeile* markieren Merkelzellen, die Chromogranin A exprimieren, die *Pfeilspitze* markiert Merkelzellen ohne Chromogranin A

und Isthmusregion) und Ansammlungen in den Schleimhäuten des Cavum oris, der Vulva und des Anus (Abb. 5).

Beim Fetus ist ihre Dichte generell höher und insbesondere in der Mitte des 2. Trimenons finden sich in Palmae und Plantae bis zu 1700 Merkelzellen/mm^2 (Tabelle 1), welche sehr regelmäßig angeordnet sind in den sich entwickelnden Drüsenleisten [19]. In ähnlicher Weise sind sie angehäuft in den fetalen Haarfollikelanlagen und in der fetalen Nagelmatrix [17].

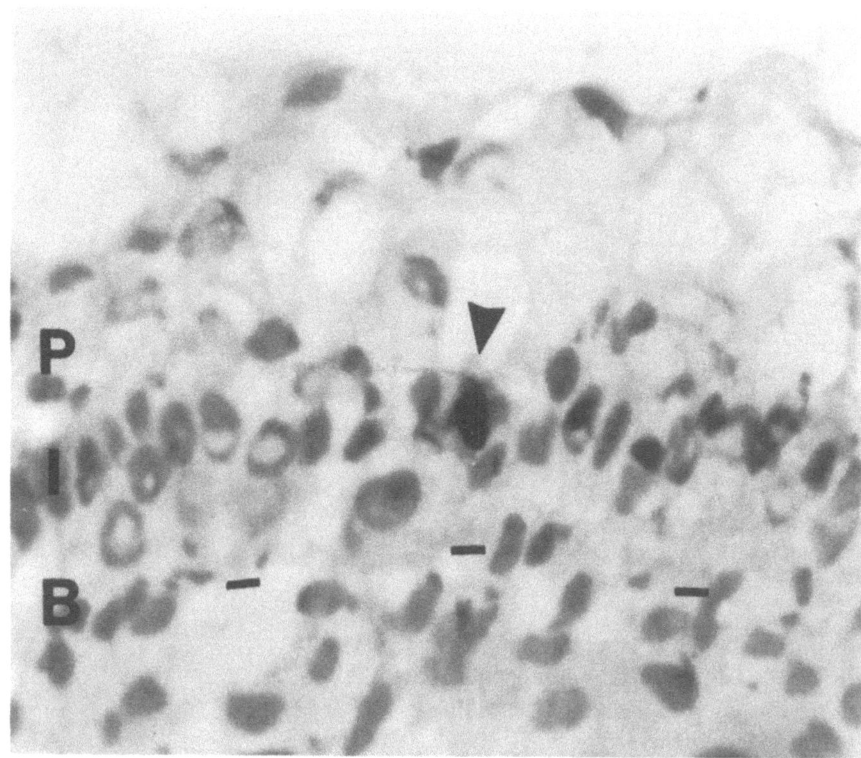

Abb. 4. Merkelzellen in embryonaler Fußsohlenhaut (8. Schwangerschaftswoche). Die Merkelzelle (*Pfeilspitze*) ist markiert mit einem Antikörper gegen Zytokeratin 20 und befindet sich innerhalb der einschichtigen Intermediärzellschicht (*I*); *B* Basalschicht; *P* Periderm

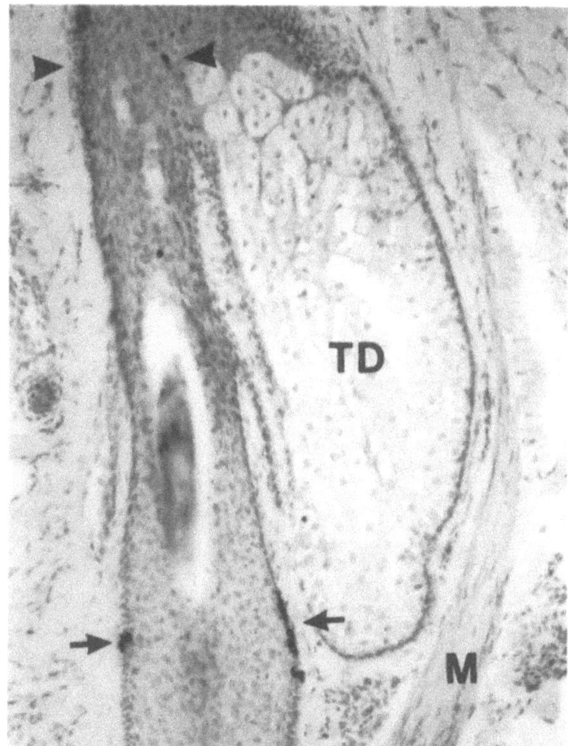

Abb. 5. Merkelzellen im Haarfollikel. Im anagenen Haarfollikel befinden sich 2 Ansammlungen von Merkelzellen (Zytokeratin-20-Antikörper) in Höhe des Isthmus (*Pfeile*) und im tiefen Infundibulum (*Pfeilspitzen*), *TD* Talgdrüse

Tabelle 1. Verteilung der Merkelzellen in der Epidermis

Lokalisation	Zahl/mm² Haut
Fußsohle	
14. Schwangerschaftswoche	780
17. Schwangerschaftswoche	1700
Neugeboren	380
Adult	260
Zehenballen	510
Oberarm (lateral)	
lichtgeschützt	11
lichtgeschädigt	31
Körperstamm	
Abdomen	15
Rücken	37

Pinkus-Haarscheiben

Neben den Merkelzellen in Epidermis, Schleimhäuten und Haarfollikeln gibt es daneben noch Merkelzell-Ansammlungen innerhalb der Pinkus-Haarscheiben (Abb. 6). Das sind rundliche Verdikkungen der Epidermis (∅ 0,1–0,3 mm) in Assoziation mit manchen Lanugohaarfollikeln des menschlichen Körpers [16]. Innerhalb der Haarscheibe besitzt die Epidermis ein ganz spezielles Differenzierungsmuster und an der Spitze der Epi-

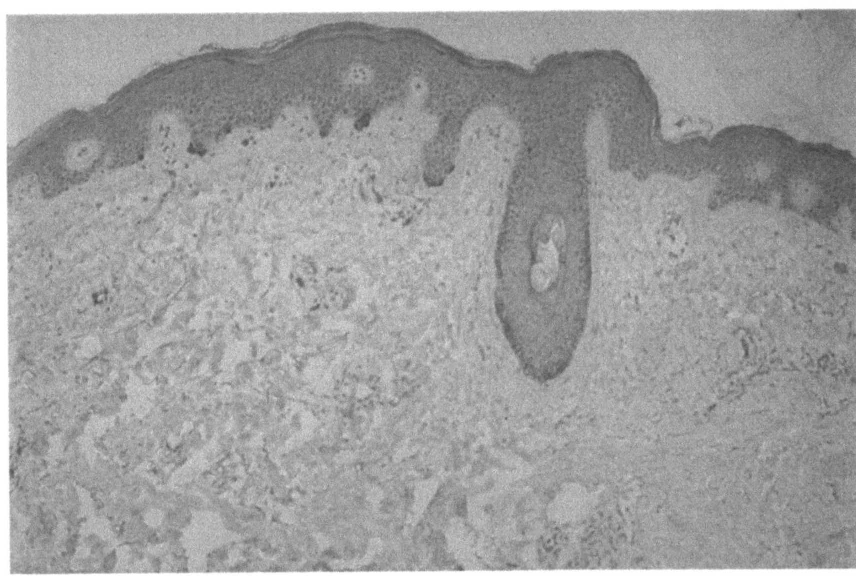

Abb. 6. Pinkus-Haarscheibe. Typisch sind die Anhäufungen von Merkelzellen in den Spitzen der Epidermisleisten (angefärbt mit Antikörpern gegen Zytokeratin 20), prominente Epidermisleisten, die vorgewölbte Epidermis und die Assoziation mit einem Haarfollikel

dermisleisten sind regelmäßig Merkelzellen lokalisiert. Diese haben alle eine synaptische Verbindung mit einer assoziierten Nervenfaser. Etwa jedes 5. menschliche Körperhaar könnte eine Haarscheibe besitzen, denn zuweilen beträgt ihr Abstand nur wenige Millimeter [16]. Es handelt sich um langsam adaptierende Mechanorezeptoren der Haut, die auf dynamische und statische Bewegungen sowie auf vibratorische Stimuli reagieren.

Merkelzellen bei Krankheiten der Haut

Die lichtmikroskopisch möglich gewordene Identifizierung der Merkelzellen brachte auch neue Erkenntnisse über deren Verteilung in kranker Haut. So finden sich Merkelzellen angehäuft im Randbereich verschiedener Hauttumoren. Besonders an den Rändern epithelialer Hauttumoren (Abb. 7), innerhalb der Epidermis um Hauttumoren herum oder in der darüberliegenden Epidermis [21] sind sie zahlreich. Zahlreich sind sie auch in den desmoplastischen Trichoepitheliomen, wo sie disseminiert in den epithelialen Strängen vorkommen [8]. In chronischen Stadien verschiedener Hauterkrankungen (Ekzeme, Lichen ruber) und in chronischen Vitiligoherden fanden wir und andere eine extrem verminderte Merkelzelldichte [1]. Hingegen ist Prurigo nodularis Hyde reich an Merkelzellen [20]. Da wir überraschenderweise in akuten UV-Erythemen eine Merkelzell-Zerstörung fanden [13], ist es möglich, daß die Merkelzellen am akuten Entzündungsge-

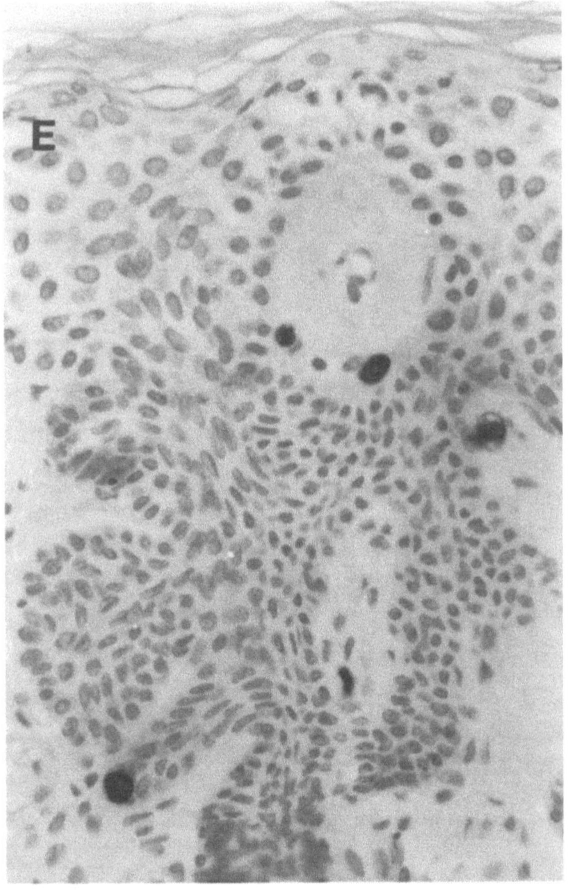

Abb. 7. Merkzellzellen in epithelialen Hauttumoren. Disseminierte Merkelzellen (angefärbt mit Zytokeratin-19-Antikörpern) angehäuft um eine kleine Basaliomknospe. *E* Epidermis

schehen teilnehmen, dabei zugrunde gehen, in chronischen Stadien nicht erneuert werden, sondern erst nach Abheilung. Dafür spricht ihre Vermehrung in chronisch lichtgeschädigter Haut [12].

Funktionen der Merkelzelle

Die Funktionen der Merkelzelle beim adulten Menschen und beim Fetus sind derzeit noch teilweise umstritten. Lediglich ihre Rolle im Rahmen der Pinkus-Haarscheiben als langsam adaptierende Mechanorezeptoren ist beim Menschen und bei verschiedenen Tieren gut geklärt [7]. Allerdings sind die exakte Rolle der Merkelzellen bei diesem Vorgang ebenso wie die beteiligten Neurotransmitter noch unklar.

Weitere mögliche Funktionen der Merkelzellen, die derzeit diskutiert werden, beruhen auf dem Nachweis verschiedener Neuropeptide in Merkelzellen. In Merkelzellen des Menschen wurden bisher Bombesin, Pankreastatin, vasoaktives intestinales Polypeptid, Calcitonin-Gen verwandtes Polypeptid, Chromogranin A und möglicherweise noch weitere nachgewiesen [3, 4, 6]. Während der Fetogenese haben sie eventuell trophische Funktionen auf einwachsende kutane Nervenfasern und stellen sie deren Zielstrukturen dar [22]. Möglicherweise trifft dieses

auch bei Nervenregenerationen nach Erkrankungen oder Traumen zu [23]. Diese Theorie erfuhr Unterstützung durch den Nachweis von Nervenwachstumsfaktor (NGF) in Merkelzellen von Ratten [26]. Daneben spricht ihre regelmäßige und zahlreiche Anordnung in Phasen des Hautwachstums während der Fetogenese für parakrine Einflüße auf Epidermis, Dermis und Hautadnexe. Diese Einflüsse können mittels VIP [6], das die Proliferation von Keratinozyten in vivo steigert [5] oder mittels Substanz P, welches Fibroblastenwachstum initiieren kann [24], vermittelt werden. Ähnliche Funktionen sind von neuroendokrinen Zellen des Gastrointestinaltraktes und des bronchopulmonalen Traktes bekannt [4]. Unterstützt werden die Theorien über parakrine Funktionen der Merkelzelle auch durch das regelmäßige Vorkommen und die Anordnung der Merkelzellen in adulten Haarfollikeln [11].

Das Auftreten suprabasaler Merkelzellen (Abb. 8), welche möglicherweise zugrunde gehen [13], spricht für eine Beteiligung dieser Zellen am Entzündungsgeschehen, wobei allerdings noch unklar ist, auf welche Art und Weise. Eventuell sind sie in diesem Rahmen beteiligt an der Entstehung des Juckreizes und von Schmerzen [20]. Jedoch erscheint aufgrund dieser Resultate sicher, daß die Merkelzellen einem Turnover unterliegen, anders als periphere Nervenstrukturen [23].

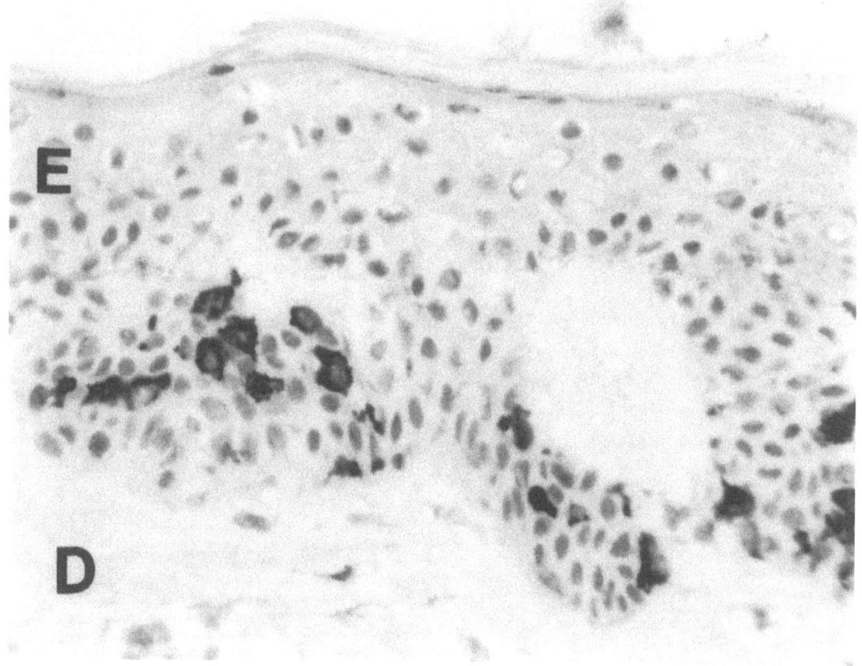

Abb. 8. Merkelzell-Ansammlungen in normaler Epidermis. Die Merkelzellen (angefärbt mit einem Antikörper gegen Zytokeratin 20) sind ungewöhnlich zahlreich und viele Merkelzellen sind in suprabasaler Position lokalisiert (Kopfhaut, 82jähriger Patient). *E* Epidermis; *D* Dermis

Merkelzell-Karzinome

Nach wie vor ist nicht sicher, ob die Merkelzell-Karzinome (neuroendokrine Karzinome) der Haut tatsächlich von den Merkelzellen abgeleitet sind. Es sind rasch wachsende, mäßig derbe, meist bläulich-livid verfärbte Tumoren ohne Neigung zu Ulzeration im Gesicht und an den distalen Extremitäten alter Menschen. Histologisch handelt es sich um monomorphe undifferenzierte, kleine bis mittelgroße helle Zellen, die häufig in Strängen in der tiefen Dermis wachsen. Diese Tumoren haben im Gegensatz zur normalen Merkelzelle keine Verbindung zur Epidermis oder zu Haarfollikeln. Weiterhin unterscheiden sie sich von Merkelzellen durch das Vorhandensein von Neurofilamentproteinen in ihrem Zytoskelett zusätzlich zu den Zytokeratinen der Merkelzellen (Abb. 9); [18]. Doch spricht das übereinstimmende Vorkommen der Zytokeratine 8, 18, 19 und 20, wobei das letztere insgesamt beim Menschen sehr restriktiv verteilt ist, stark für eine enge Beziehung zwischen Merkelzellen und Merkelzell-Karzinomen.

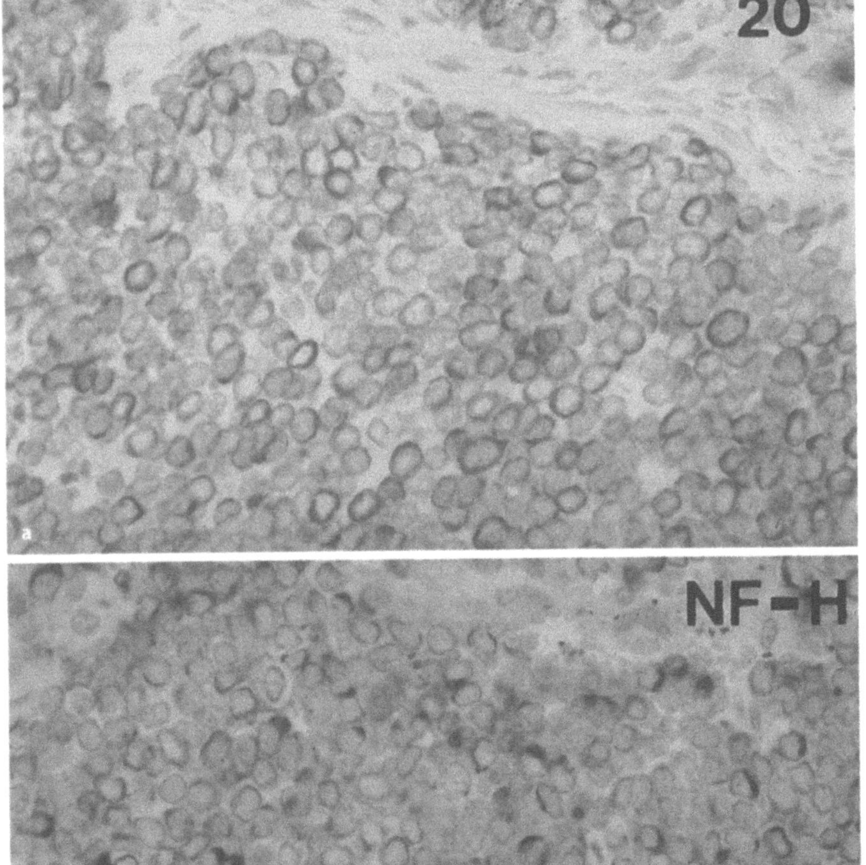

Abb. 9. Immunperoxidase-färbung eines Merkelzell-Karzinoms mit Zytokeratin-20-Antikörpern (a) und Neurofilamentprotein-Anti-körpern (b). Die Inter-mediärfilamente sind unge-wöhnlicherweise plaque-artig kondensiert, aber auch filamentös im Zytoplasma vorhanden. Diese Ko-Lokalisation von Zytokeratinen und Neurofilamenten ist typisch für Merkelzell-Karzinome

Zusammenfassung

Die Merkelzellen sind die neuroendokrinen Zellen der Epidermis, der Haarfollikel und verschiedener Schleimhäute, die dort in unterschiedlicher Zelldichte vorhanden sind. Beim menschlichen Fetus werden bis zu $1700/mm^2$ beobachtet, beim Erwachsenen ist ihre Dichte deutlich geringer. Es handelt sich um epitheliale Zellen, die bereits in der 8. Schwangerschaftswoche entstehen, disseminiert in der Basalzellschicht der Epidermis und der äußeren Wurzelscheide vorkommen. Ihr Gehalt an Neuropeptiden und Wachstumsfaktoren ist noch umstritten, dies gilt entsprechend auch für ihre Funktionen. Sie nehmen an der langsam adaptierenden Mechanorezeption in den Pinkus-Haarscheiben teil. Möglicherweise beeinflussen sie auch auf parakrinem Weg Proliferations- und Differenzierungsvorgänge in ihrer Umgebung während der Fetogenese, bei Regenerations- und Alterungsprozessen des erwachsenen Menschen. Ihre Beteiligung durch Sekretion ihrer Neuropeptide bei entzündlichen Prozessen ist denkbar, jedoch noch kaum aufgeklärt. UV-Licht, aber auch andere Irritantien und möglicherweise auch Karzinogene scheinen Einflüße auf Merkelzellen zu haben, was zukünftig noch zu klären ist.

Literatur

1. Bose SK (1994) Probable mechanisms of loss of Merkel cells in completely depigmented skin of stable vitiligo. J Dermatol 21: 725–728
2. English KB (1977) Morphogenesis of Haarscheiben in rats. J Invest Dermatol 69: 58–67
3. Fantini F, Johansson O (1995) Neurochemical markers in human cutaneous Merkel cells. Exp Dermatol 4: 365–371
4. Gould VE, Moll R, Moll I, Lee I, Franke WW (1985) Neuroendocrine (Merkel) cells of the skin: hyperplasias, dysplasias, and neoplasms. Lab Invest 52: 334–353
5. Haegerstrand A, Jonzon B, Dalsgaard CJ, Nilsson J (1989) Vasoactive intestinal polypeptide stimulates cell proliferation and adenylate cyclase activity of cultured human keratinocytes. Proc Natl Acad Sci USA 86: 5993–5996
6. Hartschuh W, Weihe E, Yanaihara N, Reinecke M (1983) Immunohistochemical localization of vasoactive intestinal polypeptide (VIP) in Merkel cells of various mammals: evidence for a neuromodulator function of the Merkel cells. J Invest Dermatol 81: 361–364
7. Hartschuh W, Schulz T (1995) Merkel cells are integral constituents of desmoplastic trichoepithelioma: an immunohistochemical and electron microscopic study. J Cutan Pathol 22: 413–421
8. Hartschuh W, Weihe E, Reinecke M (1986) The Merkel cell. In: Bereiter-Hahn J, Maltoltsy AG, Richards KS (Hrsg.) Biology of the integument, vertebrates, Vol. 2. Springer Verlag, Berlin, pp 605–617
9. Hashimoto K (1972) The ultrastructure of human embryos. X. Merkel tactile cells in the finger and nail. J Anat 111: 99–120
10. Lacour JP, Bubois D, Pisani A, Ortonne JP (1991) Anatomical mapping of Merkel cells in normal human adult epidermis. Br J Dermatol 125: 535–542
11. Moll I (1994) Merkel cell distribution in fetal and adult human hair follicles of the scalp. Cell Tiss Res 277: 131–138
12. Moll I, Bladt U, Jung EG (1990) Presence of Merkel cells in sun-exposed and not sun-exposed skin: a quantitative study. Arch Dermatol Res 282: 213–216
13. Moll I, Bladt U, Jung EG (1992) Distribution of Merkel cells in acute UVB erythema. Arch Dermatol Res 284: 271–274
14. Moll I, Kuhn C, Moll R (1995) Cytokeratin 20 is a general marker of cutaneous Merkel cells while certain neuronal proteins are absent. J Invest Dermatol 104: 910–915
15. Moll I, Moll R, Franke WW (1986) Formation of epidermal and dermal Merkel cells during human fetal skin development. J Invest Dermatol 87: 779–787
16. Moll I, Troyanovsky SM, Moll R (1993) Special program of differentiation expressed in keratinocytes of human Haarscheiben: An analysis of individual cytokeratin polypeptides. J Invest Dermatol 100: 69–76
17. Moll I, Moll R (1993) Merkel cells in ontogenesis of human nails. Arch Dermatol Res 285: 366–371
18. Moll R, Osborn M, Hartschuh W, Moll I, Mahrle G, Weber K (1986) Variability of expression and arrangement of cytokeratin and neurofilaments in cutaneous neuroendocrine carcinomas (Merkel cell tumors): Immunocytochemical and biochemical analysis of twelve cases. Ultrastruct Pathol 10: 473–495
19. Moll R, Moll I, Franke WW (1984) Identification of Merkel cells in human skin by specific cytokeratin antibodies: Changes of cell density and distribution in fetal and adult plantar epidermis. Differentiation 28: 136–154
20. Nahass GT, Penneys NS (1994) Merkel cells and prurigo nodularis. J Am Acad Dermatol 31: 86–88
21. Nahass GT, Penneys NS (1994) Merkel cells in neurofibromas and neurilemomas. Br J Dermatol 131: 664–666
22. Narisawa Y, Hashimoto K, Nihei Y, Pietruk T (1992b) Biological significance of dermal Merkel cells in development of cutaneous nerves in human fetal skin. J Histochem Cytochem 40: 65–71
23. Narisawa Y, Kohda H (1995) Merkel cells do not require trophic maintenance from the nerves in adult human skin. Br J Dermatol 133: 553–556
24. Nilsson J, von Euler AM, Dalsgaard CJ (1985) Stimulation of connective tissue cell growth by substance P and substance K. Nature 315: 61–63
25. Tachibana T (1995) The Merkel cell: Recent findings and unresolved problems. Arch Histol Cytol 58: 379–396
26. Vos P, Stark F, Pittman RN (1991) Merkel cells in vitro: production of nerve growth factor and selective interactions with sensory neurons. Dev Biol 144: 281–300

Pränatale Diagnostik in der Dermatologie: Neue Möglichkeiten

Leena Bruckner-Tuderman

Einleitung

Pränatale Diagnostik kann als Bestätigung oder Ausschluß einer Erbkrankheit oder eines Defektes in utero definiert werden. Die außerordentlich schnelle Entwicklung der modernen Molekulargenetik in den letzten Jahren hat der pränatalen Diagnostik in der Dermatologie neue Dimensionen gegeben. Seit jüngster Zeit kann eine frühe Diagnostik auf DNS-Basis für mehrere Genodermatosen angeboten werden.

Indikationen

Prinzipielle Indikationen für eine pränatale Diagnostik in der Dermatologie sind Genodermatosen oder Multiorgansyndrome mit Hautsymptomen. Die häufigsten Erkrankungen in diesen Gruppen sind die erblichen Epidermolysen und Ichthyosen, vor allem die schweren Formen. Zum Beispiel Epidermolysis bullosa junctionalis letalis Herlitz, Epidermolysis bullosa dystrophica mutilans, bestimmte lamelläre Ichthyosen oder bullöse ichthyosiforme Erythrodermie Brocq sind schwere Hautkrankheiten mit begrenzter Lebenserwartung oder erheblicher Invalidisierung und starkem Leiden [1, 2, 4, 8, 9, 12]. Aber auch andere Genodermatosen, wie Okulokutaner Albinismus oder Xeroderma pigmentosum [4, 5, 10] können in utero diagnostiziert werden. Im Prinzip ist jede Erbkrankheit mit einem sicheren diagnostischen Merkmal für eine pränatale Diagnose geeignet [1, 4, 6, 7]. Das diagnostische Kriterium muß nur streng genug sein, um ein eindeutiges Resultat zu erzielen und um mit Sicherheit zu bestimmen, ob der Fötus betroffen ist oder nicht. Zusätzlich muß der Wunsch für eine pränatale Diagnostik von den Eltern des werdenden Kindes geäußert werden und es muß erwogen werden, ob der Schweregrad des Leidens einen eventuellen Schwangerschaftsabbruch rechtfertigt. Je nach Krankheit und diagnostischen Merkmalen wird eine morphologische, biochemische oder molekulargenetische Untersuchung angestrebt (Tabelle 1).

Tabelle 1. Pränatale Diagnostik: Untersuchungsmethoden

Methodik	Untersuchungsmaterial	Zeitpunkt
Morphologisch	Fötale Hautbiopsie	16. – 20. SSW[a]
Biochemisch	Chorionzottenbiopsie, Amnion-/Chorionzellkultur	10. – 12. SSW
Molekulargenetisch	Chorionzottenbiopsie, Amnion-/Chorionzellkultur	10. – 12. SSW

[a] SSW, Schwangerschaftswoche

Interdisziplinäre Zusammenarbeit

Pränatale Diagnostik für eine Hautkrankheit wird immer in interdisziplinärer Zusammenarbeit mit dem behandelnden Frauenarzt und einem Humangenetiker durchgeführt (Abb. 1). Die betroffene Familie hat in der Regel ein krankes Familienmitglied, einen Elternteil oder ein Kind, und wünscht Beratung über Möglichkeiten zur Diagnose des Fötus. Eine kompetente Beratung über die diagnostischen Möglichkeiten und die Bedeutung des Resultats sowie die praktische Durchführung der pränatalen Diagnostik ist notwendig. Humangenetiker haben große Erfahrung mit dem ersten Aspekt und Frauenärzte können die praktische Durchführung erläutern. Wir Dermatologen sind in der Regel die erste Kontaktstelle, weil wir die genaue Diagnose der Genodermatose einschließlich Subtyp stellen und diesbezüglich nicht nur die Patien-

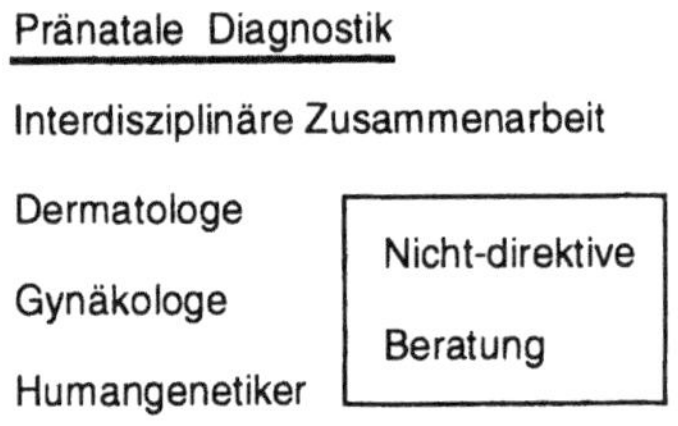

Pränatale Diagnostik

Interdisziplinäre Zusammenarbeit

Dermatologe

Gynäkologe

Humangenetiker

Nicht-direktive Beratung

Abb. 1. Interdisziplinäre Zusammenarbeit für pränatale Diagnostik

ten, sondern auch die anderen Kollegen beraten können.

Es ist außerordentlich wichtig, daß die Beratung „nicht-direktiv" durchgeführt wird. Wir Ärzte dürfen die Eltern mit unseren eigenen medizinischen, praktischen, ethisch-moralischen oder religiösen Überzeugungen nicht beeinflussen. Die Durchführung einer pränatalen Diagnostik ist immer die Entscheidung der Familie, nicht der Ärzte. Ein wesentlicher Punkt sollte jedoch berücksichtigt werden: Wenn die Familie aus zum Beispiel religiösen Gründen in jedem Fall einen Schwangerschaftsabbruch ablehnen würde, ist die pränatale Diagnostik kaum sinnvoll.

Fötale Hautbiopsie: Morphologische Analyse

Bei Krankheiten mit deutlichen morphologischen Merkmalen kann die pränatale Diagnostik mittels ultrastrukturellen oder immunhistochemischen Untersuchungen einer fötalen Hautbiopsie durchgeführt werden [1, 4–6].
Eine fötale Hautbiopsie wird in der 16.–20. Schwangerschaftswoche unter Ultraschallkontrolle mit einem Fetoskop durch die Bauchdecke entnommen. Die Biopsie wird für Elektronenmikroskopie aufgearbeitet und die Ultrastruktur bezüglich morphologischer Abnormitäten analysiert. Als Beispiele für traditionelle elektronenmikroskopische Diagnostik können einige Krankheiten der Epidermolysis-bullosa-Gruppe mit defekten Keratinfilamentbündeln, der Epidermolysis-bullosa-junctionalis-Gruppe mit junktionalen Blasen und abnormalen Hemidesmosomen, der Epidermolysis-bullosa-dystrophica-Gruppe mit dermolytischer Spaltung und abnormalen Verankerungsfibrillen [1, 6], oder der bullösen Ichthyosen mit epidermolytischer Hyperkeratose [12] erwähnt werden.
Seitdem die wichtigen Verankerungsproteine der Hautbasalmembranzone molekular charakterisiert worden sind [3, 13], können einige Krankheiten mit spezifischen Antikörpern und immunhistochemischen Methoden an einer fötalen Hautbiopsie diagnostiziert werden. Zum Beispiel fehlt Laminin 5 in der Haut von Patienten mit letaler Epidermolysis bullosa junctionalis Herlitz oder Kollagen VII in der Haut von Patienten mit schwerer mutilierender Epidermolysis bullosa dystrophica Hallopeau-Siemens [3, 4]. In diesen Fällen kann auf kryofixiertem Biopsiematerial mit Hilfe von spezifischen Antikörpern das Vorhandensein oder das Fehlen des Proteins festgehalten werden.

Chorionzottenbiopsie

Pränatale Diagnostik durch eine Chorionzottenbiopsie kann bedeutend früher vorgenommen werden, schon in der 10.–12. Schwangerschaftswoche. Weil das Choriongewebe fötales, nicht maternales Gewebe darstellt, dient es als eine gute Materialquelle für biochemische oder molekulargenetische Analysen des Fötus. Die Biopsie wird unter Ultraschallkontrolle, in der Regel transvaginal gewonnen. Die gewonnenen Zotten können direkt für Isolierung des Erbmaterials, der DNS, oder für eine Zellkultur, und anschließend für krankheitsspezifische biochemische oder molekulargenetische Analysen verwendet werden.

Molekulargenetische Analysen

Wenn die kausale Mutation für die Genodermatose in einer Familie bekannt ist, kann die pränatale Diagnostik mit molekulargenetischen Methoden einfach und meistens innerhalb von 2–7 Tagen durchgeführt werden [7, 10, 14]. Tabelle 2 zeigt Genodermatosen, bei denen kausale Mutationen beschrieben wurden und die für molekulargenetische Analysen geeignet sein können. Bei der Untersuchung dieser Krankheiten wird DNS aus Chorionzotten isoliert und für Mutationssuche aufgearbeitet. Die Mutationsstelle im Kandidat-Gen wird zuerst mit der PCR-Technologie millionenfach ampli-

Tabelle 2. Bekannte Mutationen bei Genodermatosen[a]

Erkrankung	Gen/Defekt
Epidermolysis bullosa simplex	Keratin 5, Keratin 14, Plectin
Epidermolysis bullosa junctionalis	Laminin 5, Kollagen XVII, Integrin $\alpha6\beta4$
Epidermolysis bullosa dystrophica	Kollagen VII
Ichthyosis bullosa Brocq	Keratin 1, Keratin 10
Ichthyosis bullosa Siemens	Keratin 2e
Lamelläre Ichthyose	Transglutaminase I
Okulokutaner Albinismus	Tyrosinase
Palmoplantare Hyperkeratose Voerner	Keratin 9
Pachyonychia congenita	Keratin 6a, Keratin 16, Keratin 17
Vohwinkel Syndrom	Loricrin
Xeroderma pigmentosum	DNS-Reparatur

[a] Die Liste erhebt keinen Anspruch auf Vollständigkeit, sie zeichnet lediglich Beispiele auf. Für Originallitteratur, siehe Referenzen 3,4,6,8,9,12,13

fiziert und die amplifizierte DNS anschließend mit geeigneten molekularbiologischen Methoden analysiert. Beispiele für solche Methoden sind:

- Bestimmung der Gensequenz,
- Restriktionsenzymanalyse oder
- Allel-spezifische Oligonukleotid-Hybridisierung (ASO), die im folgenden kurz erläutert werden.

Die direkte DNS-Sequenzierung wird zur Aufzeichnung einer Änderung in der Reihenfolge der DNS-Basen eingesetzt. Die Methode ist etwas aufwendig, jedoch heute automatisiert durchführbar. Bei der Restriktionsenzymanalyse kann die Tatsache zunutze gemacht werden, daß eine Mutation häufig zur Entstehung einer neuen Enzymspaltstelle oder zur Elimination einer schon vorhandenen Spaltstelle für Restriktionsenzyme führt. Restriktionsenzyme sind DNS-spaltende bakterielle Enzyme, die in der Diagnostik und Forschung als Reagenzien eingesetzt werden. Die fötale DNS wird parallel mit der maternalen und paternalen DNS mit einem geeigneten Restriktionsenzym gespalten und das Vorliegen einer mutationsbedingten Spaltstelle bestimmt (Abb. 2). Bei der Allelspezifischen Oligonukleotid-Hybridiserung wird die fötale DNS mit zwei künstlich hergestellten mit einem Marker versehenen DNS-Fragmenten hybridisiert. Das eine Fragment enthält die normale, das andere die mutierte DNS-Sequenz. Die Fragmente können mit Patienten-DNS nur hybridisieren, wenn die entsprechende Sequenz vorhanden ist, also die mutierte mit der Mutation und die normale mit der normalen.

Im wesentlichen geht es bei diesen Methoden um den Nachweis von ein oder zwei mutierten Genen beim Fötus. Die Bedeutung des Resultats hängt vom Erbmodus der Krankheit ab (Abb. 3). Bei dominant vererbten Erkrankungen ist jeder Träger eines mutierten Genes betroffen. Der Fötus wird krank sein, wenn bei ihm das mutierte Gen nachweisbar ist und gesund, wenn dies nicht der Fall ist. Das statistische Risiko für ein krankes Kind beträgt bei dominanten Erkrankungen 50 %. Bei rezessiv vererbten Leiden sind beide Eltern Träger einer Mutation, und der Fötus wird krank sein, wenn er beide Mutationen geerbt hat. Er wird aber ein gesunder Träger sein, wenn nur eine der Mutationen vorhanden ist, oder völlig unbetroffen, wenn keine nachweisbar ist. Hier ist das statistische Risiko für ein krankes Kind 25 % [11].

Es empfiehlt sich, eine Mutationsbestimmung bei einer betroffenen Familie frühzeitig anzustreben, wenn eine pränatale Diagnostik in Zukunft in Be-

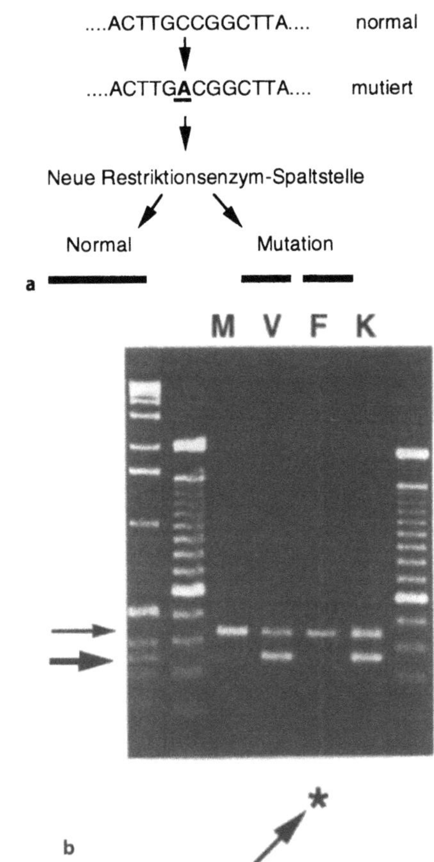

Abb. 2. Mutationsanalyse mittels Restriktionsenzym (RE)-Verdauung. **a** In diesem Beispiel kann die normale DNS-Sequenz ...ACTTGCCGGCTTA... nicht mit dem RE verdaut werden. Bei der untersuchten Familie hat eine Punktmutation in der 6. Position von links ein C in ein A verwandelt, und die neue Sequenz ...ACTTGACGGCTTA... wird jetzt vom RE erkannt und gespalten. Somit dient die neu entstandene Spaltstelle als ein Merkmal der Mutation, das leicht nachweisbar ist. **b** Eine Agarose-Gelelektrophorese zeigt eine DNS-Analyse einer dominanten Genodermatose mittels RE-Verdauung. *M* Mutter, *V* Vater, *F* Fötus, *K* Kind. Gesunde zeigen ein unverdautes Fragment (*dünner Pfeil*), Kranke auch ein zweites Fragment (*fetter Pfeil*). Der Vater und das ältere Kind sind betroffen, die Mutter und der pränatal untersuchte Fötus (*) sind gesund. Die Bahnen ganz *links* und *rechts* zeigen Größenmarker für DNS-Fragmente.

tracht gezogen wird. Somit kann Zeitdruck und psychologischer Streß während einer neuen Schwangerschaft vermieden werden. Die DNS-Analysen sind heute noch keine Routineuntersuchungen und können, je nach zu untersuchendem Gen oder Genen, relativ viel Zeit in Anspruch nehmen. Vom Patienten wird eine Hautbiopsie und Blut für Mutationsanalysen benötigt, von nichtbe-

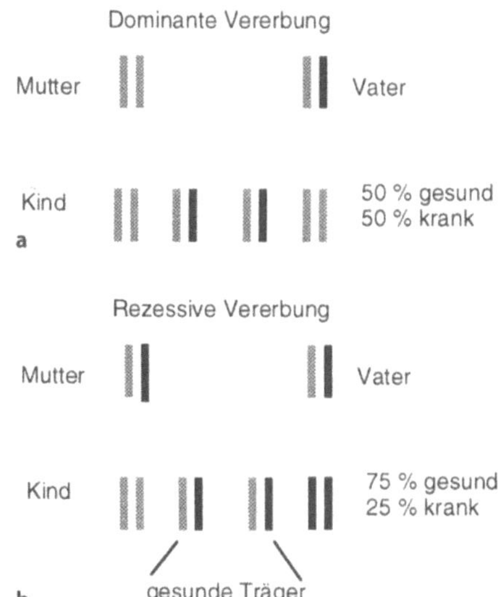

Abb. 3. Gen-Konstellationen bei dominant und rezessiv vererbten Genodermatosen. a Beispiel von dominanter Vererbung: Der Vater ist Träger eines mutierten Gens und betroffen, die Mutter gesund. Es gibt 4 Möglichkeiten der Kombination der elterlichen Gene beim Fötus, bei 2 ist das abnormale paternale Gen dabei. Es besteht also ein 50%iges Risiko für ein betroffenes Kind. b Beispiel einer rezessiven Vererbung: Beide Eltern sind Träger einer Mutation, dabei aber gesund. Es gibt 4 Möglichkeiten für Kombinationen der elterlichen Gene beim Fötus: 1. Beide Gene sind normal, der Fötus ist nicht betroffen. 2. Der Fötus ist Träger des mutierten maternalen Genes. 3. Der Fötus ist Träger des mutierten paternalen Genes. In beiden Fällen ist der Fötus gesund. 4. Der Fötus hat 2 mutierte Gene geerbt und ist krank. Es besteht also ein 25%iges Risiko für ein betroffenes Kind. *Graues Stäbchen:* normales Gen. *Schwarzes Stäbchen:* mutiertes Gen

troffenen Familienmitgliedern nur eine Blutprobe. Im folgenden sind Namen von Dermatologen aufgelistet, die sich wissenschaftlich mit Genodermatosen beschäftigen und Kollegen bei diagnostischen Fragestellungen beraten können.

Positives Resultat der pränatalen Diagnose: betroffener Fötus

Ein negatives Resultat der Diagnostik, das heißt der Befund eines gesunden Fötus, ist eine freudige Nachricht und zieht keine weiteren Konsequenzen nach sich. Wenn aber die Untersuchungen des fötalen Materials zeigen, daß das Kind betroffen ist, muß die Familie nochmals beraten werden. Normalerweise führt der Frauenarzt mit den Eltern ein persönliches Gespräch, wonach die Eltern entscheiden, ob sie einen Schwangerschaftsabbruch

möchten. Ein Abbruch wird in der Regel bis spätestens zur 24. Schwangerschaftswoche durchgeführt. Nach der Diagnostik mittels der Chorionzottenbiopsie ist dies aber deutlich früher möglich, was sowohl medizinische als auch psychologische Vorteile hat. In jedem Fall sollten jeder Fötus nach einem Abort oder jedes Kind nach der Geburt sorgfältig untersucht werden, um das Resultat der pränatalen Diagnose zu bestätigen [11].

Kontaktstellen für pränatale Diagnostik in der Dermatologie[1]

Frau Prof. I. Anton-Lamprecht, Institut für Ultrastrukturforschung der Haut, Universitätshautklinik, Voßstr. 2, D-69115 Heidelberg
Prof. R. Happle, Universitätshautklinik, Deutschhausstr. 9, D-35037 Marburg
Prof. W. Küster, TOMESA Fachklinik, Riedstr. 18, D-36361 Bad Salzschlirf
Dr. B. Korge, Universitätshautklinik, Joseph-Stelzmann-Str. 9, D-50931 Köln
Prof. H. Traupe, Universitätshautklinik, von-Esmarch-Str. 56, D-48149 Münster
Frau Prof. L. Bruckner-Tuderman, Universitätshautklinik, von-Esmarch-Str. 56, D-48149 Münster
Prof. H. Hintner, Dermatologische Abteilung, Landeskrankenanstalten Salzburg, Müllner Hauptstr. 48, A-5020 Salzburg
PD D. Hohl, Dermatologische Klinik, CHUV, Hopital Beaumont, CH-1011 Lausanne

[1] Die Liste beinhaltet Adressen von Personen, die sich klinisch und wissenschaftlich mit Genodermatosen beschäftigen. Im weiteren sind Institute für Humangenetik an allen Universitätskliniken Ansprechpartner für pränatale Diagnostik.

Literatur

1. Anton-Lamprecht I (1984) Prenatal diagnosis of epidermolysis bullosa hereditaria, a review. Semin Dermatol 3: 229–240
2. Bruckner-Tuderman L (1994) Epidermolysis bullosa: pathogenetic pathways from mutations to symptoms. Ann Med 26: 182–187
3. Bruckner-Tuderman L (1995) Epidermolysis bullosa hereditaria. Hautarzt 46: 61–72
4. Eady RAJ (1992) Prenatal diagnosis of skin disease. In: Champion RH, Burton JL, Ebling FJG (Hrsg) Rook/Wilkinson/Ebling Textbook of Dermatology. Blackwell, London, S 373–379.

5. Eady RAJ, Gunner DB, Garner A (1983) Prenatal diagnosis of oculocutaneous albinism by electron microscopy of fetal skin. J Invest Dermatol 80: 210–212

6. Holbrook KA, Smith LT, Elias S (1993) Prenatal diagnosis of genetic skin disease using fetal biopsy samples. Arch Dermatol 129: 1437–1454

7. Hovnanian A, Hilal L, Blanchet-Bardon C, Bodemer C, de Prost Y, Stark CA, Christiano AM, Dommergues M, Terwilliger JD, Izquierdo L, Conteville P, Dumez Y, Uitto J, Goossens M (1995) DNA-based prenatal diagnosis of generalized recessive dystrophic epidermolysis bullosa in six pregnancies at risk for recurrence. J Invest Dermatol 104: 456–461

8. Lane EB (1994) Keratin diseases. Curr Op Genet Dev 4: 412–418

9. Roop D (1995) Defects in the barrier. Science 267: 474–475

10. Shimizu H, Niizeki H, Suzumori K, Aozaki R, Kawaguchi R, Hikiji K, Nishikawa T (1994) Prenatal diagnosis of oculocutaneous albinism by analysis of the fetal tyrosinase gene. J Invest Dermatol 103: 104–106

11. Thompson MW, McInnes RR, Willard HF (eds) (1991) Genetics in medicine, Saunders, Philadelphia, pp 411–425

12. Traupe H (1989) The ichtyosis. A guide to clinical diagnosis, genetic counseling and therapy. Springer, Berlin

13. Uitto J, Pulkkinen L (1997) Molecular complexity of the cutaneous basement membrane zone. Mol Biol Report, (im Druck)

14. Vailly J, Pulkkinen L, Miquel C, Christiano AM, Gerecke D, Burgeson RE, Uitto J, Ortonne J-P, Meneguzzi G (1995) Identification of a homozygous one base-pair deletion in exon 14 of the LAMB3 gene in a patient with Herlitz junctional epidermolysis bullosa and prenatal diagnosis in a family at risk for recurrence. J Invest Dermatol 104: 462–466

Psoriasis vulgaris – der lange Weg zur Autoimmunerkrankung

Jörg Christoph Prinz

Psoriasis – vom Aussatz zur eigenständigen Erkrankung

Es muß hier nicht betont werden, daß Psoriasis vulgaris eine der bedeutendsten Hauterkrankungen ist, sie gehört zum Alltagsgeschäft der Dermatologie. Während die Diagnose einer Psoriasis zumindest in ihrer klassischen Ausprägung meist noch relativ einfach ist, kann bereits ihre Behandlung trotz der großen therapeutischen Fortschritte der letzten Jahre außerordentlich schwierig sein. Wirklich schwer ist es auch heute noch, die Psoriasispathogenese zu erklären. Dabei ist eigentlich keine dermatologische Erkrankung so intensiv beforscht worden und dabei dennoch so unerklärt geblieben wie eben die Psoriasis.

Psoriasis vulgaris ist im Bewußtsein der Menschen eine alte Erkrankung. Die erste, mit großer Wahrscheinlichkeit als Psoriasis zu deutende Beschreibung findet sich bereits im 3. Buch Mose im Kapitel zur Feststellung des Aussatzes, althebräisch „zaraath". Unter den Bezeichnungen Lepra, Psora, Alphos und Lichen sind seit den Schriften des Hippokrates zahlreiche weitere Schilderungen von Hautkrankheiten überliefert, aus denen hervorgeht, daß die Schuppenflechte im Altertum durchaus bekannt war, ohne daß aber heute eine eindeutige Zuordnung der Begriffe möglich wäre.

Über Jahrtausende galten Hauterkrankungen im Sinne einer Psoriasis in der Bevölkerung als eine Abart des schreckenerregenden Aussatzes, der Lepra. Erst das letzte Jahrhundert stellt die Psoriasis als eigene Entität heraus. Es ist das besondere Verdienst des englischen Dermatologen Robert Willan bereits um 1800 auf die Eigenständigkeit des Krankheitsbildes aufmerksam gemacht zu haben. In Anlehnung an die Werke der griechischen und römischen Ärzte unterschied er aber noch zwei getrennte Formen, die Lepra graecorum und die Psoriasis, und erst mit Hebra setzte sich 1841 die Erkenntnis durch, daß diese eine einheitliche Erkrankung darstellen.

Die Suche nach den Ursachen

Mit der Definition als Krankheit begann auch die Suche nach ihren Ursachen. Schon früh finden sich auf dem langen Weg der Psoriasis zur Autoimmunerkrankung wichtige Erkenntnisse, die ganz entscheidend zum heutigen Verständnis der Psoriasispathogenese beitragen, auch wenn sie die Frage der Psoriasisentstehung nicht endgültig gelöst haben.

So beschrieb Koebner bereits 1872 die Provozierbarkeit der Psoriasis durch mechanische Reize [1]. Als Autoinokulation interpretiert unterstützte diese Beobachtung ebenso wie der Nachweis der epidermalen Mikroabszesse durch Munro 1898 [2], der transepidermalen Leukozytenwanderung durch Civatte 1924 [3] und der Beschreibung der Provozierbarkeit von Psoriasiserstmanifestationen durch Streptokokkeninfekte durch Winfield 1916 [4] zunächst die Auffassung einer mikrobiellen oder parasitären Genese der Psoriasis. Auch heute wissen wir noch gar nicht so lange, daß die Leukozytenansammlungen durch eine in ihren Ursachen wiederum unverstandene, übermäßige Produktion leukotaktischer Mediatoren in Psoriasisläsionen hervorgerufen wird. Zu ihnen gehört neben Arachidonsäurederivaten und Komplementspaltprodukten vor allem auch Interleukin 8 (IL-8), dessen Entdeckung durch Schröder und Christophers 1986 überhaupt erst durch die Analyse psoriatischen Schuppenmaterials möglich war [5–7].

Unklar geblieben sind die Gründe für die epidermale Hyperplasie der Psoriasisläsionen. Die Frage nach ihrem Mechanismus – Retention und gestörte Kornifikation oder Proliferationshyperplasie – entschied sich erst 1963 zugunsten eines erhöhten epidermalen Turnovers, bedingt durch eine gesteigerte mitotische Aktivität der läsionalen Keratinozyten [8]. Die Hoffnung auf eine endgültige Klärung der Psoriasispathogenese im Sinne einer genuinen Störung der Keratinozytenproliferation, der cAMP-Kaskade oder der Produktion epidermaler Wachstumsfaktoren wie TGF-α (transforming growth factor-α) oder EGF (epidermal growth factor), wie nun als Psoriasisursache vermutet, erfüllte sich aber nicht.

Mit dem Nachweis der HLA-Assoziation fand sich 1972 ein Korrelat der Heredität der Psoriasis [9, 10]. Sie war als familiäre Häufung zwar schon früh akzeptiert, letztendlich bewiesen wurde sie jedoch erst von Hoede 1931 im Rahmen seiner heute nur noch selten genannten, zunächst als Habilitationsschrift veröffentlichten wissenschaftlichen Arbeiten [11]. HLA-Moleküle besitzen die Aufgabe, intrazellulär produzierte (HLA-Klasse I) oder exogen aufgenommene (HLA-Klasse II) Antigene an T-Lymphozyten zu präsentieren. Daher lenkte das gehäufte Vorkommen bestimmter HLA-Moleküle nun erstmals den Blick auf zellvermittelte immunologische Phänome als relevante Faktoren der Psoriasisentstehung. Die zunächst nur vermutete pathogenetische Bedeutung der T-Lymphozyten des psoriatischen Entzündungsinfiltrates fand Bestätigung durch die zufällig bei Transplantationspatienten mit Psoriasis beobachtete therapeutische Wirksamkeit von Ciclosporin, einem T-Zell-spezifischen Immunsuppressivum [12]. Wirklich bewiesen wurde sie aber erst durch die experimentell gebliebene Therapie mit immunsuppressiv wirksamen monoklonalen CD4-Antikörpern: ihre Applikation vermittelte durch die selektive Inaktivierung von Helfer-T-Lymphozyten in kürzester Zeit eine weitgehende, wenn auch nur vorübergehende Rückbildung selbst schwerster Psoriasisschübe und beseitigte so mit den psoriatischen Hautveränderungen auch letzte Zweifel an der pathogenetischen Bedeutung der läsionalen T-Zell-vermittelten Immunantwort [13, 14].

In der Summe zeigen diese Einzelbeobachtungen, daß ein schlüssiges Konzept der Psoriasispathogenese die unterschiedlichsten Krankheitsaspekte gewissermaßen „unter einen Hut bringen" muß. Zu ihnen gehören einerseits Veränderungen, welche sich in der Psoriasisläsion direkt abspielen. Hier sind in erster Linie die reversibel gesteigerte Keratinozytenproliferation, die epidermale Ansammlung von Granulozyten, die vermehrte Zahl und Aktivierung von Mastzellen und das wechselnd dichte T-Zell-Infiltrat zu nennen. Andererseits müssen verschiedenste mit der Psoriasis assoziierte Phänomene berücksichtigt werden, wie etwa die Provozierbarkeit durch Streptokokkeninfekte, die Heredität und HLA-Assoziation der Erkrankung, das Koebner-Phänomen und die therapeutische Wirksamkeit T-Zell-spezifischer immunsuppressiver Medikamente.

Von diesen Faktoren liefert die therapeutische Wirksamkeit der T-Zell-selektiven Immunsuppressiva und hier insbesondere der CD4-Antikörper den möglicherweise entscheidenden Hinweis für die weitere Klärung der Psoriasispathogenese. Sie zeigt, daß die übrigen Veränderungen, wie etwa die gesteigerte Keratinozytenproliferation, die Granulozytenakkumulation und die psoriatische Entzündung der T-Zell-Aktivierung nachgeschaltet sind.

Die zentrale Frage der Psoriasisforschung aus heutiger Sicht lautet somit wie die funktionell dominierende Rolle der T-Lymphozyten in das Krankheitsbild der Psoriasis integriert werden kann, das doch zumindest vordergründig so wenig mit einer immunologisch vermittelten Erkrankung zu tun hat.

Zur Beantwortung dieser Frage wurde in den letzten Jahren die Charakterisierung der läsionalen psoriatischen T-Lymphozyten entschieden vorangetrieben. Die hierbei gewonnenen Erkenntnisse liefern eine Reihe von Indizien für eine Erklärung der Psoriasis vulgaris als immunologisch vermittelte Erkrankung, der nur noch die Identifikation des auslösenden Antigens zur Definition als Autoimmunerkrankung fehlt.

Die psoriatischen T-Lymphozyten: eine funktionell besondere T-Zell-Population

Noch ehe die Bedeutung der läsionalen psoriatischen T-Zellen bekannt war, hatten bereits Braun-Falco und Mitarbeiter darauf hingewiesen, daß perivaskuläre Ansammlungen von T-Lymphozyten in der Dermis zu den frühesten histologisch nachweisbaren Veränderungen neu entstehender Psoriasisläsionen gehören und sich epidermale Hyperplasie und Neutrophilenakkumulation erst im Anschluß an das Auftreten des mononukleären Infiltrates entwickeln [15–17]. Ein kleinerer Teil der infiltrierenden T-Zellen wandert hierbei in die Epidermis aus, während der überwiegende Anteil des entzündlichen Infiltrates in der papillären Dermis verbleibt.

Die T-Zellen des läsionalen Infiltrates bestehen in der Mehrzahl aus CD4$^+$ (Helfer-) T-Lymphozyten, während CD8$^+$ (Suppressor-/zytotoxische) T-Zellen erst später hinzutreten und dann vor allem in der Epidermis überwiegen [18]. Ein substantieller Anteil der infiltrierenden T-Lymphozyten exprimiert HLA-DR-Moleküle und IL-2-Rezeptoren und weist somit eindeutige morphologische Aktivierungszeichen auf [19, 20]. Gerade diese aktivierten T-Lymphozyten finden sich in direktem Kontakt mit HLA-DR$^+$ dendritischen Zellen, welche als antigenpräsentierende Zellen entscheidend an der Ausbildung zellulärer Immunreaktionen im Bereich der Haut beteiligt sind [19, 21, 22]. Diese T-Zellen müssen als Träger der psoriatischen Immunreaktion angesehen werden.

Zu ihrer funktionellen Charakterisierung mußten diese T-Lymphozyten zunächst aus psoriatischen Biopsien isoliert werden. Hierzu gibt es etablierte Techniken. So können Dermis und Epidermis durch Behandlung mit Dispase voneinander getrennt werden, welche die Hemidesmosomen in der Basalschicht trennt [23]. Die Epidermis kann dann durch Trypsinbehandlung in Einzelzellen aufgelöst und die hierbei freigesetzten T-Lymphozyten können weiter angereichert werden. Die dermalen T-Lymphozyten hingegen lassen sich am besten gewinnen, indem man kleine Dermisfragmente in Kultur aussät, aus denen die T-Zellen innerhalb weniger Tage auswandern [24]. Durch geeignete Stimulationsverfahren werden die hierdurch gewonnenen T-Lymphozyten dann zur Vermehrung gebracht und kloniert. T-Zell-Klone sind T-Zell-Populationen, die aus einer einzigen Ausgangszelle hervorgegangen sind. Da T-Zell-Klone somit aus funktionell gleichartigen T-Lymphozyten bestehen, erlauben sie im übertragenen Sinne die Analyse der T-Zell-Funktion auf Einzelzellebene.

T-Lymphozyten üben einen großen Teil ihrer regulativen und Effektorfunktionen durch die Sekretion löslicher Botenstoffe, Lymphokine oder Zytokine, aus. In Kultur sammeln sich diese Mediatoren im Wachstumsmedium der T-Zellen, dem Kulturüberstand an. Will man nun die regulativen Eigenschaften von T-Lymphozyten untersuchen, kann man hierzu die T-Zell-Überstände mit den in ihnen enthaltenen Zytokinen einsetzen, indem man sie auf andere Zellkulturen überträgt. Durch diese Art von Versuch wurde auch der regulative Einfluß der psoriatischen T-Lymphozyten auf Keratinozyten untersucht.

Unter geeigneten Bedingungen können menschliche Keratinozyten in Kultur unproblematisch vermehrt werden. Gibt man zu diesen Keratinozyten nun Kulturüberstände von T-Zell-Klonen aus Psoriasisläsionen hinzu, dann bewirken die in ihnen enthaltenen Zytokine eine deutliche Steigerung der Keratinozytenproliferation. Psoriatische T-Lymphozyten können also durch die Sekretion von Mediatoren die Vermehrung der Keratinozyten anregen [24, 25]. Dieser Effekt ist offensichtlich eine besondere Eigenschaft gerade der psoriatischen T-Lymphozyten: so bewirken die Mediatoren irrelevanter T-Zell-Klone in vielen Fällen sogar eine Hemmung der Keratinozytenvermehrung. Diese Versuche zeigen somit in aller Deutlichkeit, daß psoriatische Hautveränderungen einen funktionell besonders differenzierten T-Zell-Typ enthalten, der durch die Sekretion von Botenstoffen die Keratinozytenproliferation steigern und hierdurch eines der Hauptmerkmale der Psoriasis erklären kann.

Dies ist aber nicht das einzige Merkmal der Psoriasisläsionen, welches durch die funktionellen Eigenschaften der psoriatischen T-Lymphozyten erklärt werden kann. So läßt sich in T-Zell-Klonen mit wachstumsförderndem Einfluß auf Keratinozyten und, in gleicher Weise, auch in psoriatischen Hautveränderungen, eine besondere Kombination von Mediatoren nachweisen, welche durch die Summe ihrer Einzeleffekte direkt oder indirekt in der Lage sein sollte, das Vollbild psoriatischer Hautveränderungen hervorzurufen [26] (Abb. 1).

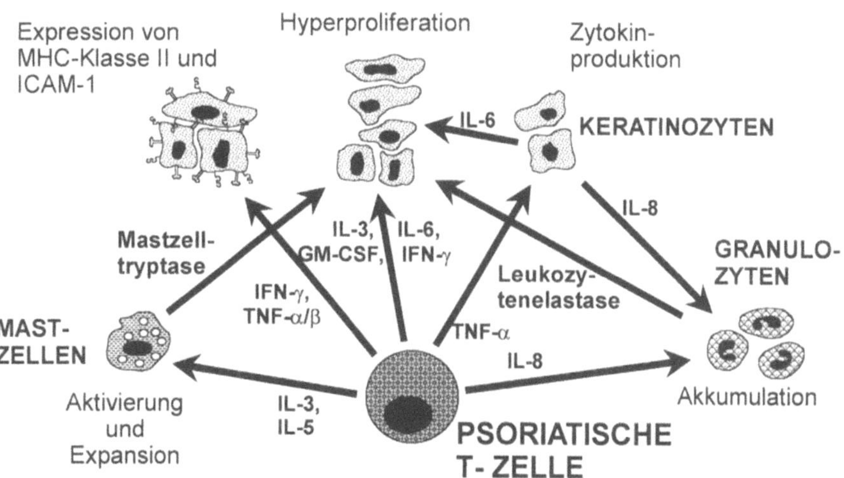

Abb. 1. Das Zytokinmuster der Psoriasis und seine Rolle für die Entstehung der psoriatrischen Hautveränderungen

Zu ihnen gehören mit IL-3, IL-6, IFN-γ und GM-CSF (granulocyte-macrophage-colony-stimulating factor) eine Reihe von Mediatoren, welche direkt oder indirekt die Keratinozytenproliferation steigern können [27, 28]. Das psoriatische Lymphokinmuster beinhaltet weiterhin TNF-α, TNF-β und IFN-γ: sie vermitteln die Expression von MHC-Klasse-II-Molekülen und ICAM-1 auf Keratinozyten, welche in Psoriasisläsionen vorwiegend über dem dermalen T-Zell-Infiltrat nachzuweisen ist [29, 30]. IFN-γ kann zumindest in Kombination mit anderen Zytokinen ebenfalls die Keratinozytenproliferation steigern [24, 25]. TNF-α induziert in Keratinozyten weiterhin die Produktion von IL-6 sowie von IL-8. Beide Zytokine finden sich in hohen Konzentrationen in psoriatischer Epidermis [31–33]. IL-8 wird aber auch von den psoriatischen T-Lymphozyten selbst produziert. Es ist als chemotaktischer Mediator wesentlich an der Ansammlung der Granulozyten in den Psoriasisläsionen beteiligt, welche durch die Bildung von Leukozytenelastase die Keratinozytenproliferation anregen können. Die psoriatischen T-Lymphozyten bilden weiterhin IL-3 und IL-5. Zusammen vermitteln diese beiden Mediatoren die Expansion und Aktivierung von Mastzellen, welche in Psoriasisläsionen vermehrt und aktiviert vorkommen [17, 34]. Sie können eine Steigerung der Keratinozytenproliferation ihrerseits wiederum durch die Bildung von Mastzelltryptase vermitteln.

Das Zytokinmuster belegt nicht nur in eindrucksvoller Weise die zentrale regulative Stellung der T-Lymphozyten im psoriatischen Entzündungsprozeß sondern unterstreicht auch, daß sie keinem der bisher definierten T-Zell-Typen TH0, TH1 und TH2 zuzurechnen sind. Diese T-Zell-Typen sind neben eindeutigen Funktionen durch besondere Zytokinprofile charakterisiert. So vermitteln TH1-Zellen durch die kombinierte Bildung von IL-2, IFN-γ und TNF-β die zellvermittelten Immunreaktionen vom verzögerten Typ, welche sich an der Haut als Kontaktekzem manifestieren. TH2-Zellen hingegen kontrollieren durch die Bildung von IL-4 und IL-5 die humorale, antikörpervermittelte Immunantwort. Beide Typen entstehen aus einem gemeinsamen Vorläufer, der als TH0-Zelle alle der genannten Mediatoren produziert [35, 36]. Mit den für Keratinozyten mitogenen T-Zell-Klonen konnte nun eine zuvor unbekannte, funktionell eigenständige T-Zell-Population identifiziert werden, welche sich durch die kombinierte Expression der TH1-Zytokine IL-2, IFN-γ und TNF-β mit dem TH2-Mediator IL-5 bei Fehlen von IL-4 von den bisher bekannten

T-Zell-Typen unterscheidet. Ihre Aufgabe könnte in der immunologischen Überwachung epithelialer Oberflächen sowie in der Regulation der epidermalen Regeneration bei immunologisch relevanten Hautschädigungen bestehen.

Die T-Zell-Aktivierung in den Psoriasisläsionen erfolgt antigenspezifisch

Mit der Feststellung, daß die Veränderungen psoriatischer Hautläsionen durch die Aktivierung einer besonderen T-Zell-Population hervorgerufen und kontrolliert werden, stellt sich sofort die Frage nach den Aktivierungsmechanismen dieser Immunreaktion: die Charakterisierung des T-Zell-Stimulus, welcher die Ansammlung und Aktivierung dieser T-Zellen in der Haut von Psoriasispatienten vermittelt, sollte grundlegende Aufschlüsse über die Pathogenese der Psoriasis vulgaris ermöglichen.

Bei einer Reihe von immunologisch vermittelten Krankheiten ist die Analyse der molekularen Zusammensetzung der T-Zell-Rezeptoren eingesetzt worden, um die krankheitsrelevanten T-Lymphozyten und die zu ihrer Aktivierung führenden Mechanismen im entzündlichen Infiltrat zu charakterisieren [37–44]. Die Klonierung und Sequenzierung der T-Zell-Rezeptor-Gene in Hautveränderungen hat entscheidende Erkenntnisse auch über die Aktivierungsmechanismen der psoriatischen Entzündung geliefert.

Um diesen Ansatz zu verstehen muß man wissen, daß der T-Zell-Rezeptor, mit dem die T-Zelle ihr Antigen erkennt, für die einzelne T-Zelle ein weitgehend unverwechselbares individuelles Merkmal darstellt. Während der T-Zell-Reifung können nämlich so viele unterschiedliche T-Zell-Rezeptoren gebildet werden, daß es ausgesprochen unwahrscheinlich ist, daß mehrere T-Zellen in der Fetalzeit wirklich identische T-Zell-Rezeptoren erhalten. Findet man dann später T-Zellen mit den gleichen T-Zell-Rezeptoren, kann man mit größter Wahrscheinlichkeit davon ausgehen, daß diese T-Zellen durch Vermehrung aus derselben Ausgangszelle hervorgegangen sind. Diese Tatsache kann man sich zunutze machen und durch die Analyse der Zusammensetzung der T-Zell-Rezeptoren in einem entzündlichen T-Zellinfiltrat Rückschlüsse auf die Stimulationsmechanismen ziehen.

Wegen der Provozierbarkeit der Psoriasis durch Streptokokkeninfektionen wurden in letzter Zeit besonders Streptokokkensuperantigene als Auslöser der Psoriasis angeschuldigt [45–47]. Superantigene sind Bakterienprodukte, welche sich von außen ganz unspezifisch an T-Zell-Rezeptoren anlagern und hierdurch T-Lymphozyten mit den unterschiedlichsten T-Zell-Rezeptoren aktivieren [48, 49]. Entsprechend setzt sich das T-Zell-Rezeptor-Repertoire einer durch Superantigene ausgelösten Entzündung aus den unterschiedlichsten T-Zell-Rezeptoren zusammen.

Im Gegensatz hierzu werden bei Stimulation durch reguläre Antigene nur einzelne, für das jeweilige Antigen spezifische T-Lymphozyten aktiviert. Als Folge der Aktivierung vermehren sich diese T-Lymphozyten und stellen dann letztendlich die Mehrzahl der T-Zellen des entzündlichen Infiltrates. Aufgrund ihrer gemeinsamen Herkunft tragen alle diese T-Lymphozyten dann den gleichen T-Zell-Rezeptor, und bei der Analyse des T-Zell-Rezeptor-Repertoires finden sich zahlreiche identische T-Zell-Rezeptoren.

Die Analyse des T-Zell-Rezeptor-Repertoires der Psoriasis vulgaris zeigte, daß hier genau der zweite dargelegte Fall vorliegt: so fanden sich in den psoriatischen Hautveränderungen klonal expandierte T-Zell-Rezeptoren, welche zudem auch bei unterschiedlichen Patienten Homologien in den Bereichen der T-Zell-Rezeptor-Kette aufwiesen, welche für die Antigenerkennung zuständig sind. Diese T-Zell-Rezeptoren waren auch nach längeren Zeitabständen erneut in den psoriatischen Hautveränderungen nachweisbar [50, 51].

Ohne hier auf Einzelheiten in diesen Sequenzanalysen eingehen zu wollen, kann man aus diesen Untersuchungen folgern, daß die T-Zell-Aktivierung in den psoriatischen Hautveränderungen antigenspezifisch erfolgt. Es läßt sich somit heute anhand der T-Zell-Rezeptoranalyse festhalten, daß die Immunantwort in den Psoriasisläsionen als Reaktion gegen ein bestimmtes Antigen aufzufassen ist und nicht, wie verschiedentlich diskutiert, durch Streptokokkensuperantigene hervorgerufen wird. Aus der Persistenz definierter T-Zell-Rezeptoren in den Psoriasisläsionen auch über längere Zeiträume kann man weiterhin schließen, daß die gleichen Antigene und dieselben T-Zell-Populationen die psoriatische Entzündung auch über längere Zeiträume und unabhängig von der Lokalisation der Psoriasisläsionen vermitteln. Ähnliche Antigenbindungsmotive der klonal expandierten T-Zell-Rezeptoren bei unterschiedlichen Patienten sind zudem ein erster Hinweis darauf, daß der „psoriatogene" antigene Stimulus auch bei unterschiedlichen Patienten ähnlich sein kann.

Psoriasis vulgaris – eine Autoimmunerkrankung aus dem Formenkreis der Poststreptokokkenerkrankungen?

Mit dem Nachweis einer antigenspezifischen T-Zell-Stimulation stellt sich die Frage nach dem auslösenden Antigen. Hierzu gibt es zahlreiche Spekulationen. Einen Hinweis auf seine Natur liefert aber möglicherweise die schon genannte Provozierbarkeit der Psoriasis durch Streptokokkeninfektionen: Streptokokken besitzen offensichtlich Proteine oder Eiweißbausteine, die in bestimmten Bereichen gleiche Aminosäuresequenzen aufweisen wie Proteine von Keratinozyten [52–54]. Derartige Strukturhomologien zwischen Streptokokken und Geweben wie Herzmuskel, Gehirn oder Nieren werden schon lange als pathogenetische Grundlage für die verschiedenen Poststreptokokkenerkrankungen wie rheumatische Myo- und Endokarditis, Chorea minor Sydenham oder Poststreptokokkenglomerulonephritis verantwortlich gemacht [53, 55]. Diese Strukturgemeinschaften, die als antigenes Mimikry bezeichnet werden, könnten auch für die Auslösung der Psoriasis vulgaris eine Rolle spielen.

Um diese Strukturhomologien näher zu charakterisieren, wurden Kaninchen mit β-hämolysierenden Streptokokken geimpft, welche von Patienten mit Psoriasis vulgaris isoliert worden waren. Die vor und nach der Immunisierung gewonnenen Prä- und Hyperimmunseren wurden dann im Western-Blot bezüglich ihrer Reaktivität mit Keratinozytenproteinlysaten getestet. Hierzu wurden menschliche Keratinozyten lysiert, ihre Proteine in der Gel-Elektrophorese nach Größe aufgetrennt und auf Membranen fixiert. Die Membranen mit den gebundenen Proteinen wurden dann mit den Kaninchenseren inkubiert und die gebundenen Antikörper durch eine Farbreaktion sichtbar gemacht.

Während die Präimmunseren keine besonderen Antikörperreaktivitäten mit den Keratinozytenproteinen aufwiesen, zeigten die Kaninchenseren nach einer Streptokokkenimmunisierung hingegen Antikörperreaktivitäten mit verschiedenen Keratinozytenproteinen. Diese Antikörper waren spezifisch für Keratinozyten und ließen sich nicht für andere Zelltypen, wie etwa Zellen einer menschlichen B-Zell-Linie nachweisen. Weitere Analysen belegten, daß Seren von Psoriasispatienten genau die gleichen Keratinozytenproteine erkennen wie die streptokokkenspezifischen Kaninchenseren (eigene unveröffentlichte Beobachtungen). Diese Versuche zeigen somit deutlich, daß die immunologische Auseinandersetzung mit Streptokokken eine Immunantwort ganz speziell gegen Keratinozytenproteine hervorrufen kann, und daß diese Immunantwort auch bei Psoriasispatienten nachweisbar ist. Genau diese von den streptokokkenspezifischen Kaninchen- und von den Patientenseren erkannten Proteinbereiche sehen wir nun als mögliche Zielstrukturen der psoriatischen T-Zell-Antwort an. Sie bilden die Grundlage unserer Hypothese zur Psoriasisentstehung (Schema 1).

Psoriasis vulgaris: Eine Poststreptokokken-Erkrankung?

Racheninfekt mit Streptokokken

Sensibilisierung von T-Lymphozyten gegen Streptokokken-Proteine mit Strukturhomologien zu Keratinozytenproteinen

Aktivierung der Streptokokken-spezifischen T-Lymphozyten durch die homologen Bereiche der Keratinozytenproteine in der Haut immungenetisch prädisponierter Individuen

Induktion einer antibakteriellen, sterilen Abwehrreaktion

Psoriasisläsion

Schema 1. Zur Hypothese der Psoriasisprovokation durch Streptokokkeninfektionen

Hiernach führt ein Racheninfekt mit Streptokokken zu einer Immunisierung von T-Lymphozyten gegen Streptokokkenproteine, welche im Rahmen eines Antigen-Mimikry Strukturgemeinschaften mit Keratinozytenproteinen besitzen. Diese streptokokkenspezifischen T-Lymphozyten gelangen auf ihrer Wanderung durch den Körper irgendwann auch in die Haut, wo sie bei genetisch prädisponierten Individuen unter bestimmten Umständen die körpereigenen Keratinozytenproteine erkennen. Hierdurch werden sie aktiviert und induzieren dann eine Entzündungsreaktion. Entsprechend ihrer ursprünglichen antibakteriellen Aufgaben erzeugen diese T-Lymphozyten nun auch in der Haut eine antibakterielle Immunantwort, und das führt dann zu dem charakteristischen Bild psoriatischer Hautveränderungen: diese können mit der Ansammlung der Granulozyten zur Bakterienphagozytose und der epidermalen Hyperproliferation als Expulsionsmechanismus durchaus als das sterile Abbild einer antibakteriellen Abwehrreaktion angesehen werden.
Unter dieser Vorstellung wäre Psoriasis vulgaris also eine Autoimmunerkrankung, welche durch Streptokokkenproteine ausgelöst werden kann und bei der sich die hierdurch hervorgerufene T-Zell-vermittelte Immunantwort dann gegen körpereigene Keratinozytenproteine richtet. Aufgrund der besonderen funktionellen Eigenschaften dieser T-Lymphozyten kommt es aber nicht zu einer Gewebezerstörung, wie wir sie von anderen Autoimmunerkrankungen her kennen, sondern zur Bildung von Zytokinen, die dann die genannten funktionellen Veränderungen hervorrufen.
Es läßt sich heute also mit Fug und Recht behaupten, daß Psoriasis vulgaris eine immunologisch vermittelte Erkrankung ist. Auf ihrem langen Weg zur Autoimmunerkrankung fehlt derzeit nur noch die Identifikation der Antigene, welche die psoriatische T-Zell-Aktivierung auslösen. Bei dem Versuch, diese Antigene zu entdecken, haben wir zwischenzeitlich verschiedene Keratinozytenproteine isoliert, die sowohl von den streptokokkenspezifischen Kaninchenseren als auch von Seren der Psoriasispatienten erkannt werden. Weitere Untersuchungen müssen nun zeigen, welche Rolle diese Proteine nun wirklich bei der Psoriasisentstehung spielen.

Literatur

1. Koebner H (1872) Über die Ätiologie der Psoriasis. Jahresbericht der Schlesischen Gesellschaft Vaterl Kultur 50: 210–211
2. Munro F (1898) Note sur lhistopathologie du psoriasis. Annales
3. Civatte A (1924) Psoriasis and seborrhoeic eczema: pathological anatomy and diagnostic histology of the two dermatoses. Br J Dermatol 36: 461–476
4. Winfield JM (1916) Psoriasis as sequel to acute inflammations of the tonsils: clinical note. J Cut Dis 34: 441–443
5. Hammerström S, Hamberg M, Samuelsson B, Duell EA, Stawiski M, Voorhees JJ (1975) Increased concentrations of nonesterified arachidonic acid, 12L-hydroxy-5,8,10,14-eicosatetraenoic acid (HETE), prostaglandin E_2 and prostaglandin $F_2\alpha$ in epidermis of psoriasis: evidence of perturbed regulation of arachidonic acid levels in psoriasis. Proc Natl Acad Sci USA 72: 5130–5134
6. Kragballe K, Voorhees JJ (1985) Arachidonic acid in psoriasis. Pathogenic role and pharmacological regulation. Acta Derm Venereol Suppl (Stockh) 120: 12–17
7. Schröder JM, Christophers E (1986) Identifikation of C5a des arg and an anionic neutrophil-activating peptide (ANAP) in psoriatic scales. J Invest Dermatol 87: 53–58
8. Van Scott EJ, Ekel TM (1963) Kinetics of hyperplasia in psoriasis. Arch Dermatol 88: 373–380
9. Russel TJ, Schultes LM, Kuban DJ (1972) Histocompatibility (HL-A) antigens associated with psoriasis. N Engl J Med 287: 738–740

10. White SH, Newcomer VD, Mickey MR, Terasaki PI (1972) Disturbance of HL-A antigen frequency in psoriasis. N Engl J Med 287: 740–742
11. Hoede K (1957) Zur Frage der Erblichkeit der Psoriasis. Hautarzt 8: 433–438
12. Mueller W, Hermann B (1976) Cyclosporin A for psoriasis. N Engl J Med 301: 355
13. Prinz JC, Braun-Falco O, Meurer M, Daddona P, Reiter C, Rieber EP, Riethmüller G (1991) Chimeric CD4 monoclonal antibody in the treatment of generalized pustular psoriasis. Lancet 338: 320–321
14. Riethmüller G, Rieber EP, Kiefersauer S, Prinz JC, Van der Lubbe P, Meiser B, Breedveld F, Eisenburg J, Krüger K, Deusch K, Sanders M, Reiter C (1992) From antilymphocyte serum to therapeutic monoclonal antibodies: first experiences with a chimeric CD4 antibody in the treatment of autoimmune disease. Immunol Rev 129: 81–104
15. Braun-Falco O, Burg G (1970) Das entzündliche Infiltrat bei Psoriasis vulgaris. Arch Klin Exp Dermatol 236: 297–314
16. Braun-Falco O, Christophers E (1974) Structural aspects of initial psoriatic lesions. Arch Dermatol Forsch 251: 95–110
17. Mosmann TR, Bond MW, Coffman RL, Ohara J, Paul WE (1986) T cells and mast cell lines respond to B cell stimulatory factor-1. Proc Natl Acad Sci USA 83: 5654–5658
18. Valdimarsson H, Baker BS, Jonsdottir I, Fry L (1986) Psoriasis: a disease of abnormal keratinocyte proliferation induced by T lymphocytes. Immunol Today 7: 256–259
19. Gottlieb AB, Lifshitz B, Fu SM, Staiano-Coico L, Wang CY, Carter DM (1986) Expression of HLA-DR molecules by keratinocytes and presence of Langerhans cells in the dermal infiltrate of psoriatic plaques. J Exp Med 164: 1013–1028
20. Bjerke JR, Matre R (1983) Demonstration of Ia-like antigens on T lymphocytes in lesions of psoriasis, lichen planus and discoid lupus erythematosus. Acta Dermatol Venereol 63: 103–107
21. Baker BS, Swain AF, Fry L, Valdimarsson H (1984) Epidermal T lymphocytes and HLA-DR expression in psoriasis. Br J Dermatol 110: 555–564
22. Baker BS, Swain AF, Valdimarsson H, Fry L (1984) T-cell subpopulations in the blood and skin of patients with psoriasis. Br J Dermatol 110: 37–44
23. Kitano Y, Okada N (1983) Separation of the epidermal sheet by dispase. Br J Dermatol 108: 555–560
24. Prinz JC, Gross B, Vollmer S, Trommler P, Strobel I, Meurer M, Plewig G (1994) T cell clones from psoriasis skin lesions can promote keratinocyte proliferation in vitro. Eur J Immunol 24: 593–598
25. Bata-Csorgo Z, Hammerberg C, Voorhees JJ, Cooper KD (1995) Kinetics and regulation of human keratinocyte stem cell growth in short-term primary ex vivo culture. Cooperative growth factors from psoriatic lesional T lymphocytes stimulate proliferation among psoriatic uninvolved, but not normal, stem keratinocytes. J Clin Invest 95: 317–327
26. Vollmer S, Menssen A, Trommler P, Schendel D, Prinz JC (1994) T lymphocytes derived from skin lesions of patients with psoriasis vulgaris express a novel cytokine pattern that is distinct from that of T helper type 1 and T helper type 2 cells. Eur J Immunol 24: 2377–2382
27. Hancock GE, Kaplan G, Cohn ZA (1988) Keratinocyte growth regulation by the products of immune cells. J Exp Med 168: 1395–1402
28. Grossman RM, Krueger J, Yourish D, Granelli-Piperno A, Murphy DP, May LT, Kupper TS, Sehgal PB, Gottlieb AB (1989) Interleukin 6 is expressed in high levels in psoriatic skin and stimulates the proliferation of cultured human keratinocytes. Proc Natl Acad Sci USA 86: 6367–6371
29. Barker JNWN, Allen HM, McDonald DM (1989) The effect of in vivo IFN-γ on the distribution of LFA-1 and ICAM-1 in normal human skin. J Invest Dermatol 93: 439–443
30. Morhenn VB, Abel EA, Mahrle G (1982) Expression of HLA-DR-antigen in skin from patients with psoriasis. J Invest Dermatol 62: 165–168
31. Nickoloff BJ, Karabin GD, Barker JNWN (1991) Localization of IL-8 and its inducer TNF-α in psoriasis. Am J Pathol 138: 129–140
32. Matsushima K, Oppenheim JJ (1989) Interleukin 8 and MCAF: Novel inflammatory cytokines inducible by IL-1 and TNF. Cytokines 1: 2–13
33. Schröder JM, Sticherling M, Henneicke HH, Preissner WC, Christophers E (1993) IL-1α or TNF-α stimulate release of NAP-1/IL-8-related neutrophil chemotactic proteins in human dermal fibroblasts. J Immunol 144: 2223–2232
34. Cox AJ (1977) Mast cells in psoriasis. In: Farber EM, Cox AJ (eds) Psoriasis. Yorke Medical Books, New York, pp 36–43
35. Mosmann TR, Cherwinski H, Bond MW, Giedlin MA, Coffman RL (1986) Two types of murine helper T cell clones. I. Definition according to profiles of lymphokine activities and secreted proteins. J Immunol 136: 2348–2357
36. Cher DJ, Mosmann TR (1987) Two types of murine helper T cell clones. II. Delayed-type hypersensitivity is mediated by $T_{H}1$-clones. J Immunol 138: 3688–3694
37. Martin R, Howell MD, Jaraquemada D, Flerlage D, Richert J, Brostoff S, Long EO, McFarlin DE, McFarland HF (1991) A myelin basic protein peptide is recognized in the context of four HLA-DR types associated with multiple sclerosis. J Exp Med 173: 19–24
38. Oksenberg JR, Panzara MA, Begovich AB, Mitchell D, Erlich HA, Murray RS, Shimenkovitz R, Sherrit M, Rothbard J, Bernard CCA, Steinman L (1993) Selection for T cell receptor Vβ-Dβ-Jβ gene rearrangements with specificity for a myelin basic protein in brain lesions of multiple sclerosis. Nature 362: 68–70
39. Conrad B, Weidmann E, Trucco G, Rudert WA, Behboo R, Ricordi C, Rodriquez-Rilo H, Finegold D, Trucco M (1994) Evidence for superantigen involvement in insulin-dependent diabetes mellitus aetiology. Nature 371: 351–355
40. Davies TF, Martin A, Concepcion ES, Graves P, Cohen L, Ben-Nun A (1991) Evidence of a limited variability

of antigen receptors in intrathyroidal T cells in autoimmune thyroid disease. N Engl J Med 325: 238–244

41. Williams WV, Fang Q, Demarco D, von Feldt J, Zurier RB, Weiner DB (1992) Restricted heterogeneity of T cell receptor transcripts in rheumatoid synovium. J Clin Invest 90: 326–333

42. Mantegazza R, Andreetta F, Bernasconi P, Baggi F, Oksenberg JR, Simoncini O, Mora M, Cornelio F, Steinman L (1993) Analysis of T cell receptor repertoire of muscle-infiltrating T lymphocytes in polymyositis. J Clin Invest 91: 2880–2886

43. Stamenkovic I, Stegagno M, Wright KA, Krane SM, Amento EP, Colvin RB, Duquesnoy RJ, Kurnick JT (1988) Clonal dominance among T-lymphocyte infiltrates in arthritis. Proc Natl Acad Sci USA 85: 1179–1183

44. Grom AA, Thompson SD, Luyrink L, Passo M, Choi E, Glass DN (1993) Dominant T-cell-receptor β chain variable region Vβ14$^+$ clones in juvenile rheumatoid arthritis. Proc Natl Acad Sci USA 90: 11104–11108

45. Lewis HM, Baker BS, Bokth S, Powles AV, Garioch JJ, Valdimarsson H, Fry L (1993) Restricted T cell receptor-Vβ gene usage in the skin of patients with guttate and chronic plaque psoriasis. Br J Dermatol 129: 514–520

46. Leung DYM, Walsh P, Giorno R, Norris DA (1993) A potential role for superantigens in the pathogenesis of psoriasis. J Invest Dermatol 100: 225–228

47. Valdimarsson H, Baker BS, Jonsdottir I, Powles AV, Fry L (1995) Psoriasis: a T-cell-mediated autoimmune disease induced by streptococcal superantigens? Immunol Today 16: 145–149

48. Choi Y, Kotzin B, Herron L, Callahan J, Marrack P, Kappler J (1989) Interaction of Staphylococcus aureus toxin "superantigens" with human T cells. Proc Natl Acad Sci USA 86: 8941–8945

49. Kappler J, Kotzin B, Herron L, Gelfand EW, Bigler RD, Boylston A, Carrel S, Posnett DN, Choi Y, Marrack P (1989) V beta-specific stimulation of human T cells by staphylococcal toxins. Science 244: 811–813

50. Menssen A, Trommler P, Vollmer S, Schendel D, Albert E, Gürtler L, Riethmüller G, Prinz JC (1995) Evidence for an antigen-specific cellular immune response in skin lesions of patients with psoriasis vulgaris. J Immunol 155: 4078–4083

51. Chang JCC, Smith LR, Froning KJ, Schwabe BJ, Laxer JA, Caralli LL, Kurland HH, Karasek MA, Wilkinson DI, Carlo DJ, Brostoff SW (1994) CD8$^+$ T cells in psoriatic lesions preferentially use T-cell receptor Vβ3 and/or Vβ13.1 genes. Proc Natl Acad Sci USA 91: 9282–9286

52. McFadden JH, Valdimarsson H, Fry L (1991) Cross-reactivity between streptococcal M surface antigen and human skin. Br J Dermatol 125: 443–447

53. Robinson JH, Kehoe MA (1992) Group A streptococcal M proteins: virulence factors and protective antigens. Immunol Today 13: 362–367

54. Swerlick RA, Cunningham MW, Hall NK (1986) Monoclonal antibodies crossreactive with group A streptococci and normal and psoriatic human skin. J Invest Dermatol 87: 367–371

55. Fischetti VA (1989) Streptococcal M protein: molecular design and biological behaviour. Clin Microbiol Rev 2: 285–314

Das humane Genomprojekt: Folgen für die Dermatologie

Martin Hafner und Thomas Krieg

Einleitung

Erkrankungen des Menschen können entweder durch den Kontakt des Organismus mit exogenen Faktoren (pathogene Keime, Allergene, Kanzerogene) verursacht oder erblich bedingt sein. Die Ursachen solcher angeborenen Erkrankungen sind dann in den Genomen der betroffenen Patienten zu suchen (Abb. 1). Neben vielen anderen konnten in den letzten Jahren auch zahlreiche Mutationen identifiziert werden, die ursächlich für eine Reihe von genetisch bedingten Erkrankungen der Haut verantwortlich sind, zum Beispiel palmoplantare Hyperkeratosen, Neurofibromatose und Epidermolysis bullosa. Komplexer als diese monogenetischen Erkrankungen, bei denen die Mutationen jeweils nur ein Gen betreffen, sind polygenetische Erkrankungen, die auf Defekten in mehreren Genen beruhen, und Krankheiten, die auf genetische Prädispositionen der betroffenen Patienten zurückzuführen sind. Letztere werden unter anderem als ursächlich für die Pathogenese von Krankheiten wie der Psoriasis oder Autoimmunerkrankungen angesehen. Wie genetische Erkrankungen im engeren Sinne beruhen genetische Prädispositonen auf dem Besitz bestimmter Allele, die in den Genomen nicht erkrankender Personen nicht vorkommen. Im Gegensatz zu den erstgenannten bedingen genetische Prädispositionen jedoch nicht zwangsläufig ein Erkranken des Merkmalsträgers, da zur Auslösung einer Erkrankung weitere im Lauf des Lebens erworbene Mutationen oder exogene pathogene Stimuli notwendig sind.

Das humane Genomprojekt

Während monogenetische Erkrankungen anhand von Familienstammbäumen heute in zahlreichen Laboratorien untersucht werden können, sind polygenetische Erkrankungen und genetische Prädispositionen schwieriger zu erfassen und erfordern einen größeren Aufwand. Voraussetzung zur Aufklärung solch komplexer genetischer Zusammenhänge ist die genaue Kenntnis des humanen Genoms. Um diese zu erlangen, wurden auf Anregung des Zellbiologen Renato Dulbecco [1] 1990 das humane Genomprojekt und die *Human Genome Organization* gegründet, in der heute mehr als 900 Wissenschaftler aus über 40 Ländern zusammenarbeiten [2].

Ziele des humanen Genomprojektes sind die Erstellung einer detaillierten genetischen Karte des humanen Genoms, welche die relative Lage der Genloci zueinander angibt, sowie die Etablierung einer physikalischen Karte, welche die genaue Abfolge der Gene und die physikalischen Entfernungen zwischen ihnen darstellt. Langfristiges Ziel des humanen Genomprojektes ist die Sequenzierung des gesamten humanen Genoms und die Identifizierung aller ungefähr 100000 Gene sowie die Charakterisierung der vermutlich 5000 Gene, die ursächlich an der Entstehung von Krankheiten beteiligt sind. Neben der strukturellen Charakterisierung des humanen Genoms soll die Erforschung der auf die Genexpression wirkenden regulatorischen Prozesse einen weiteren Schwerpunkt des humanen Genomprojektes darstellen. Außerdem sollen im Rahmen des Projektes bestehende Techniken weiterentwickelt und automatisiert sowie neue Methoden etabliert werden, da zu erwarten ist, daß dadurch zum einen die Kosten des Projek-

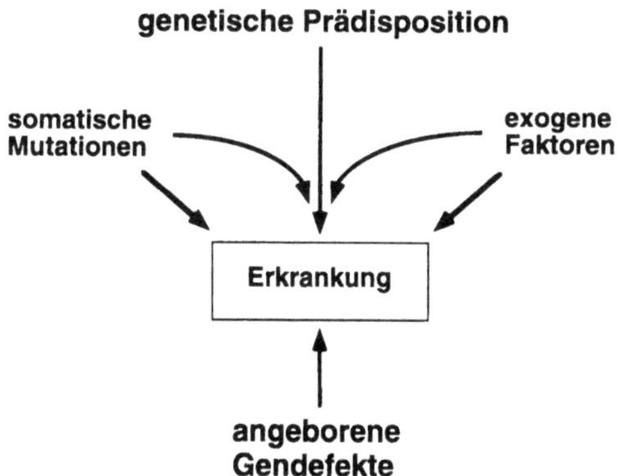

Abb. 1. Endogene und exogene Ursachen von Erkrankungen

tes gesenkt werden können, und außerdem ein schnellerer Abschluß des Projektes zu erreichen sein wird [3].

Das humane Genomprojekt baut auf langjährigen Vorarbeiten auf, bei denen eine Vielzahl von Genen und deren Lokalisation im Genom charakterisiert wurden. Einen besonderen Beitrag dazu lieferten klinische Untersuchungen, in denen, ausgehend von der Beschreibung der Phänotypen unterschiedlicher genetischer Erkrankungen, zahlreiche krankheitsassoziierte Gene identifiziert wurden.

Genetische Kartierung

Im Lauf der Jahre hat sich die Vorgehensweise bei der Suche nach Genen, die an der Pathogenese von Erkrankungen beteiligt sind, stark gewandelt (Abb. 2): Zunächst wurden Mutationen nicht direkt im Genom gesucht, sondern durch die biochemische Charakterisierung von Proteinen, also von Genprodukten, beziehungsweise durch die Klonierung und

Sequenzierung der entsprechenden cDNAs. Erst daran anschließend konnte die chromosomale Lokalisation des betreffenden Gens bestimmt werden. Dieses Verfahren ist jedoch nur anzuwenden, wenn man aufgrund der biochemischen Charakterisierung des Phänotyps auf ein bestimmtes Kandidatengen schließen kann. Daher wird heute die Positionsklonierung bevorzugt [4]. Dabei macht man sich zunutze, daß die Wahrscheinlichkeit, daß nah benachbarte Gene gekoppelt vererbt werden, größer ist als die Wahrscheinlichkeit von meiotischen Rekombinationen an diesen Loci. Ein unbekanntes mit einer Krankheit assoziiertes Gen wird demnach über mehrere Generationen zusammen mit den stromauf- und stromabwärts davon lokalisierten bekannten Genen vererbt. Das gesuchte Gen muß dann mit geeigneten Methoden innerhalb des detektierten Locus identifiziert werden. Die wesentliche Voraussetzung für die Positionsklonierung besteht darin, daß die mütterlichen und väterlichen Allele der bekannten Gene unterschieden werden können. Außerdem kann diese

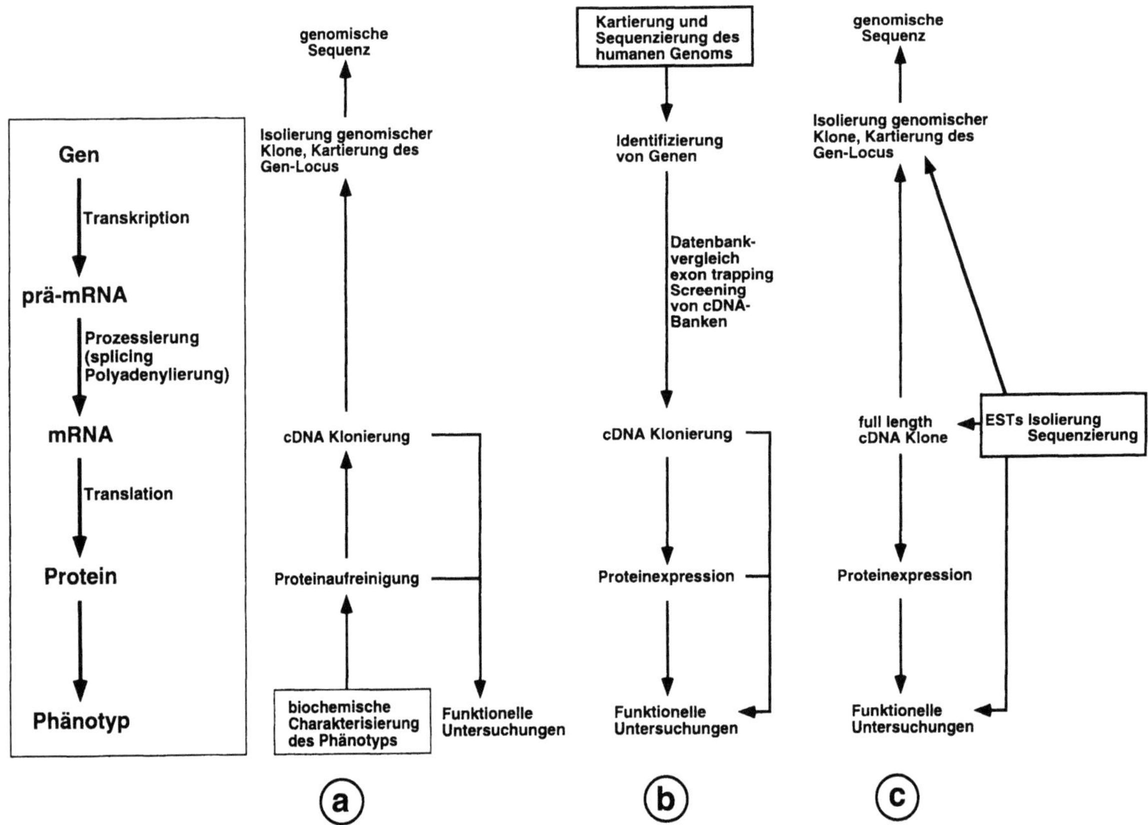

Abb. 2. Methoden zur Identifizierung von Genen. Gene lassen sich a) anhand ihrer Produkte, b) durch Positionsklonierung oder c) durch das Sequenzieren zufällig ausgewählter cDNAs (expressed sequence tags) identifizieren.

Methode nur angewendet werden, wenn hinreichend große Familien zur Verfügung stehen, in denen die zu untersuchende Erbkrankheit über mehrere Generationen gut dokumentiert ist, und außerdem DNA von Mitgliedern mehrerer Generationen zur Verfügung steht.

Die Unterscheidung von mütterlichen und väterlichen Allelen wird dadurch ermöglicht, daß Gene in verschiedenen Allelen Sequenzunterschiede aufweisen, die jedoch im Gegensatz zu Mutationen im engeren Sinne keine Krankheiten verursachen. Solche als Polymorphismen bezeichneten Sequenzunterschiede finden sich sowohl in kodierenden als auch in nichtkodierenden Bereichen von Genen, zum Beispiel in Introns, aber auch in intergenischen Bereichen. Die durch Positionsklonierung neu identifizierten Genloci können wiederum als Marker zur Identifizierung weiterer Genloci dienen, so daß im Lauf der Zeit eine immer genauere genetische Karte des menschlichen Genoms entsteht. Eine allein auf den bisher bekannten Genen beruhende Karte des humanen Genoms würde allerdings nur eine geringe Auflösung besitzen. Deshalb werden in neuerer Zeit vor allem solche polymorphe Marker zur Kartierung benutzt, die keinen Genen zugeordnet sind, die aber aufgrund der verfügbaren Anzahl die Erstellung einer Karte mit höherer Auflösung ermöglichen. Zur Kartierung werden Restriktionslängenpolymorphismen, *variable number tandem repeats* (VNTRs) und Mikrosatellitenpolymorphismen genutzt, die mit unterschiedlichen Methoden detektiert werden können.

Im Idealfall gibt eine genetische Karte zwar die genaue lineare Abfolge der Gene an, sie besitzt aber den Nachteil, daß sie Entfernungen zwischen den identifizierten Loci nur als Wahrscheinlichkeit der gekoppelten Vererbung der untersuchten Loci angibt. Als Maßeinheit dient das Centimorgan (cM), das einer Rekombinationshäufigkeit zwischen zwei benachbarten Loci von 1% und im Mittel einer Entfernung von 1 Mbp entspricht. Ein weiterer Nachteil der genetischen Kartierung besteht darin, daß eine Karte des weiblichen Genoms ungefähr 40% länger ist als eine Karte des männlichen Genoms, da die Rekombinationshäufigkeit in Oozyten größer ist als in männlichen Keimzellen.

Physikalische Kartierung

Aufgrund der genannten Nachteile wird neben der genetischen Kartierung eine weitere Karte des humanen Genoms erstellt, in der die genauen physikalischen Entfernungen zwischen den identifizierten Loci, gemessen in Basenpaaren (bp), angegeben werden. Das Prinzip der physikalischen Kartierung besteht darin, das Genom in überlappende Bruchstücke zu zerlegen und diese durch Hybridisierung mit geeigneten Markern den einzelnen menschlichen Chromosomen zuzuordnen (Abb. 3).

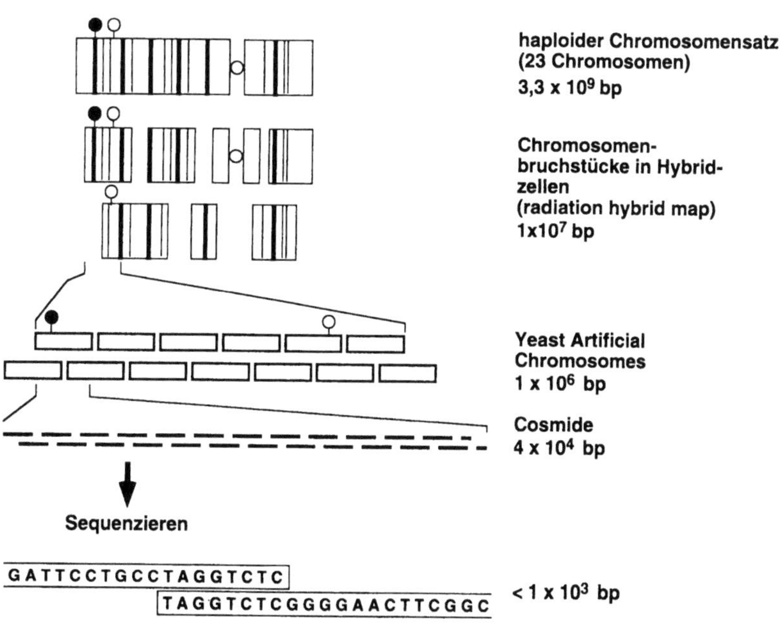

Abb. 3. Die physikalische Kartierung des humanen Genoms. Die physikalische Kartierung beruht auf der Fragmentierung des humanen Genoms und der Identifizierung bekannter Sequenzabschnitte auf den erzeugten Bruchstücken (offener und geschlossener Kreis). Die Bruchstücke werden durch die Identifizierung überlappender Bereiche entsprechend ihrer natürlichen Lokalisation im Genom geordnet. Größere Bruchstücke können in Nagetierzellen gebracht werden, kleinere Bruchstücke werden in unterschiedliche Vektoren (YACs, Cosmide) ligiert und in geeignete Wirtsorganismen (Hefen, Bakterien) transformiert. Die Auflösung einer physikalischen Karte wächst mit abnehmender Länge der zur Kartierung benutzten Fragmente. Die letztlich ermittelte Sequenz stellt eine physikalische Karte mit einer Auflösung von 1bp dar.

Den so kartierten Bruchstücken werden weitere kleinere Bruchstücke zugeordnet, die wiederum zur Zuordnung noch kürzerer Bruchstücke genutzt werden können.

Die einfachste Form der physikalischen Kartierung, bei der man sich die natürliche Unterteilung des Genoms in Chromosomen zunutze macht, besteht in der Hybridisierung von spezifischen Sonden an Metaphasechromosomen. Dabei können Genloci einzelnen Chromosomen zugeordnet und ihre Lokalisation in definierten, mit Bänderungstechniken sichtbar gemachten Chromosomenabschnitten bestimmt werden. Die Verwendung von Chromosomenbruchstücken setzt voraus, daß die einmal erzeugten DNA-Bruchstücke in unveränderlicher Form erhalten und vermehrt werden können. Größere Bruchstücke von Chromosomen können durch ionisierende Strahlung erzeugt und anschließend in Nagetierzellen gebracht werden. Die so entstandenen Hybridzellen können in der Zellkultur vermehrt und zur Kartierung des humanen Genoms verwendet werden (radiation hybrid map). Kleinere Bruchstücke von etwa 1Mb Länge werden in sogenannten Yeast Artificial Chromosomes (YACs) kloniert und in Hefezellen propagiert. Noch kürzere Stücke von ungefähr 40 kb Länge, die einer Sequenzierung, also einer Bestimmung der Basenpaarabfolge zugänglich sind, werden in Cosmidvektoren ligiert und in Bakterien vermehrt. Jede Hybridzelle, jede ein YAC enthaltende Hefezelle und jedes Bakterium, das ein Cosmid enthält, repräsentiert einen definierten Teil des humanen Genoms. Die Herausforderung bei der Kartierung besteht nun darin, alle Bruchstücke entsprechend ihrer natürlichen Lage im Genom anzuordnen. Die Auflösung der zu erstellenden Karte ist dabei umso größer, je kürzer die zu ordnenden DNA-Fragmente sind (Abb.3; Tabelle 1). Die physikalische Kartierung erfolgt durch den Nachweis bekannter DNA-Abschnitte auf den einzelnen DNA-Fragmenten, wobei die Identifizierung desselben DNA-Abschnittes auf zwei unabhängigen Klonen den Bereich anzeigt, in dem diese beiden überlappen. Voraussetzung dabei ist, daß die zur Kartierung verwendeten DNA-Sonden nur jeweils einmal im haploiden Genom vorkommen.

Stand der Forschung

Durch die Zusammenfassung der Ergebnisse von mehr als 100 Arbeitsgruppen konnte im Rahmen des humanen Genomprojektes 1994 zunächst eine

Tabelle 1. Auflösungsvermögen unterschiedlicher Methoden zur Kartierung des humanen Genoms

Kartierung des menschlichen Genoms	
Genetische Kartierung	**Auflösung**
Familienstudien (Rekominationshäufigkeit bekannter humaner Gene)	30 Mb
Physikalische Kartierung	
In-situ-Hybridiserung an Metaphasechromosomen	20 Mb
Radiation Hybrid Map (Fragmente humaner Chromosomen in Nagetier-Zellinien)	10 Mb
Kartierung von Yeast Artificial Chromosomes (YACs)/Sequence Tagged Sites (STS)	0,2 Mb

genetische Karte mit einer Auflösung von 0,7 cM zusammengestellt werden [5]. 1995 gelang es dann nach 3jähriger Arbeit, eine physikalische Karte des humanen Genoms mit einer Auflösung von 0,2 Mb zu erzeugen [6]. Dabei wurden zunächst 30000 YAC-Klone mit 15000 spezifischen DNA-Sonden, sogenannte sequence tagged sites (STS), durchmustert. STS sind kurze, 200 bis 500 bp lange DNA-Fragmente mit bekannter Sequenz, von denen die ungefähre Lokalisation im Genom bekannt ist und die mit Hilfe der Polymerasekettenreaktion (PCR) in unbekannter DNA nachgewiesen werden können. Die verwendeten, jeweils nur einmal im haploiden humanen Genom vorkommenden STS stammten aus zufällig ausgewählten und sequenzierten genomischen Cosmidklonen, komplett sequenzierten cDNAs und bekannten Genloci sowie aus polymorphen und nichtpolymorphen Markern, die im Rahmen der genetischen Kartierung des humanen Genoms identifiziert wurden. Ungefähr die Hälfte der Zeit wurde zunächst zur Automatisierung der benötigten Techniken verwendet, um die zur Erreichung des gesetzten Zieles erforderlichen 1,5 Mio. PCR-Reaktionen durchführen zu können. Da die Kartierung der YACs zunächst nur kürzere zusammenhängende Teilkarten des humanen Genoms ergab, wurden die STS-Sonden auch zur Erstellung einer sogenannten radiation hybrid map verwendet, die zusammen mit einer genetischen Karte dazu diente, die Überlappungen der Teilkarten zu identifizieren und eine integrierte Karte des gesamten humanen Genoms zu erstellen.

Die Fertigstellung einer physikalischen Karte mit einer Auflösung von < 0,1 Mb, die damit in der

Größenordnung von Cosmiden liegt, wird innerhalb der nächsten zwei Jahre erwartet. Folglich ist in naher Zukunft mit dem Beginn der Sequenzierung des humanen Genoms zu rechnen. Bei der Bearbeitung der dann anfallenden Sequenzinformationen ergeben sich allerdings eine Reihe von Problemen. Diese liegen zum einen in der technischen Verarbeitung der Datenmenge, zum anderen ist aufgrund des komplexen Aufbaus eukaryontischer Gene nicht damit zu rechnen, daß alle humanen Gene allein anhand der Sequenz des humanen Genoms identifiziert werden können. Daher liegt ein weiterer Schwerpunkt des humanen Genomprojektes in der Identifizierung und Charakterisierung aller im menschlichen Körper exprimierten mRNAs, die alle Gene des humanen Genoms repräsentieren sollten. Dazu wird die mRNA aus verschiedenen Geweben als cDNA in geeignete Vektoren ligiert und diese in Bakterien transformiert. Alle klonierten cDNAs werden dann partiell sequenziert und die erhaltenen Sequenzen in Datenbanken abgelegt. Diese sogenannten expressed sequence tags (ESTs) können dann einerseits dazu benutzt werden, durch Hybridisierung an Metaphasechromosomen die Lokalisation der entsprechenden Gene im Genom festzustellen, andererseits werden sie in Zukunft dazu dienen, um in den genomischen Sequenzen die entsprechenden Gene zu identifizieren.

Durch das beschriebene Vorgehen wurden unter anderem 607 in Keratinozyten exprimierte Gene identifiziert [7], von denen 50 inzwischen bestimmten Chromosomenabschnitten zugeordnet werden konnten [8].

Ausblick

Obwohl das humane Genomprojekt erst in etwa zehn Jahren mit der vollständigen Sequenzierung des humanen Genoms abgeschlossen sein wird, zeigt sich schon heute der Wert der bisher erzielten Ergebnisse: Mußten aufgrund der geringen Auflösung der damals zur Verfügung stehenden genetischen Karten bei der Suche nach dem für die Huntington Erkrankung verantwortlichen Gen 1991 noch ein Bereich analysiert werden, der theoretisch bis zu 100 verschiedene Gene enthalten konnte [9], ist es heute aufgrund höher auflösender Karten auch kleineren Arbeitsgruppen möglich, in relativ kurzer Zeit krankheitsassoziierte Gene zu identifizieren, so bei Epidermolysis bullosa simplex [10]. Die dabei entwickelten mole-

kularbiologischen Diagnoseverfahren dürften in Zukunft für die meisten genetischen Erkrankungen neben der weiterhin wichtigen klinischen Diagnostik an Bedeutung gewinnen. Zudem ist zu erwarten, daß Vergleiche und experimentelle Untersuchungen von mutierten und entsprechenden Wildtypsequenzen Hinweise auf die den Erkrankungen zugrundeliegenden pathogenen Mechanismen und auf mögliche Therapien liefern.

So ist zu erwarten, daß die Wirkung von Pharmaka besser verstanden wird, wenn durch Homologievergleiche mit bisher bekannten Zielproteinen neue Proteine identifiziert werden, auf die diese Pharmaka wirken. Neben der Aufklärung genetischer Erkrankungen und der Tumorgenese zugrundeliegender Mechanismen dürfte in Zukunft die Identifizierung nichtkrankheitsassoziierter Gene wesentlich zum Verständnis der Physiologie des menschlichen Organismus beitragen und auch in der dermatologischen Forschung zu neuen Erkenntnissen führen.

Neben den oben beschriebenen Gewinnen, die das humane Genomprojekt für die klinische Forschung verspricht, entstehen durch den Fortgang des Projektes jedoch auch Probleme. Diese ergeben sich auch aus der Frage, wie die gewonnenen Informationen genutzt werden. So ist es bereits heute möglich, Mutationen in Genen symptomfreier Träger zu identifizieren, die später mit Sicherheit an Brustkrebs oder am Morbus Huntington erkranken. Das gleiche gilt für bestimmte genetische Prädispositionen, die jedoch nicht zwangsläufig zu einer Erkrankung führen müssen. Weitere Probleme ergeben sich aus der zu immer früheren Zeitpunkten möglichen pränatalen Diagnostik. Da die genannten Probleme den Begründern der *Human Genome Organization* schon zu Beginn ihrer Arbeiten bewußt waren, wurden im Rahmen des humanen Genomprojektes zwei Unterprogramme implementiert, von denen sich das eine mit der Diversität des humanen Genoms in verschiedenen ethnischen Gruppen beschäftigt (*Human Genome Diversity Project*, HGDP), während sich das andere mit der Perzeption und den ethischen, rechtlichen und sozialen Folgen des humanen Genomprojektes (*ethical, legal and social implications*, ELSI) beschäftigt [11].

Wahrscheinlich werden die Probleme in der dermatologischen Praxis eine untergeordnete Rolle spielen. Bedenkt man jedoch, daß genetische Prädispositionen auch bei psychiatrischen Erkrankungen untersucht werden und daß genetisch verbrämte Ideologien zur Ausgrenzung von Minderheiten benutzt wurden und werden, so wird klar, daß sich sowohl die Forschergemeinschaft als auch die gesamte Gesellschaft auf breiter Basis mit diesem Thema kritisch auseinandersetzen müssen.

Literatur

1. Dulbecco R (1986) A turning point in cancer research: Sequencing the human genome. Science 231: 1055–1056
2. Guyer MS, Collins FS (1995) How is the Human Genome Project doing, and what have we learned so far? Proc Natl Acad Sci 92: 10841-10848
3. Gibbs RA (1995) Pressing ahead with human genome sequencing. Nature Genetics 11: 121–125
4. Collins FS (1992) Positional cloning: Lets not call it reverse anymore. Nature Genetics 1: 3–6
5. Murray JC, Buetow KH, Weber JL, Ludwigsen S, Scherpbier-Heddema T, Manion F, Quillen J, Sheffield VC, Sunden S, Duyk GM, Weissenbach J, Gyapay G, Dib C, Morissette J, Lathrop GM, Vignal A, White R, Matsunami N, Gerken S, Melis R, Albertsen H, Plaetke R, Odelberg S, Ward D, Dausset J, Cohen D, Cann H (1994) A comprehensive human linkage map with centimorgan density. Science 265: 2049–2054
6. Hudson TJ, Stein LD, Gerety SS, Ma J, Castle AB, Silva J, Slonim DK, Baptista R, Kruglyak L, Xu S-H, Hu X, Colbert AME, Rosenberg C, Reeve-Daly MP, Rozen S, Hui L, Wu X, Vestergaard C, Wilson KM, Bae JS, Maitra S, Ganiatsas S, Evans CA, DeAngelis MM, Ingalls KA, Nahf RW, Horton LT, Anderson MO, Collymore AJ, Ye W, Kouyoumjian V, Zemsteva IS, Tam J, Devine R, Courtney DF, Renaud MT, Nguyen H, OConnor TJ, Fizames C, Fauré S, Gyapay G, Dib C, Morissette J, Orlin JB, Birren BW, Goodman N, Weissenbach J, Hawkins TL, Foote S, Page DC, Lander ES (1995) An STS-based map of the human genome. Science 270: 1945–1954
7. Konishi K, Morishima Y, Ueda E, Kibe Y, Nonomura K, Yamanishi K, Yasuno H (1994) Cataloging of the genes expressed in human keratinocytes: Analysis of 607 randomly isolated cDNA sequences. Biophys Biochem Res Com 202: 976–983
8. Morishima Y, Ariyama T, Yamanishi K, Abe T, Ueda E, Yasuno H, Inazawa J (1995) Chromosomal loci of 50 human keratinocyte cDNAs assigned by fluorescence in situ hybridization. Genomics 28: 273–279
9. Bates GP, MacDonald ME, Baxendale S, Youngman S, Lin C, Whaley WL, Wasmuth JJ, Gusella SF, Lehrach HJ (1991) Defined physical limits of the Huntingtons disease gene candidate region. Am J Hum Genet 49: 7–16
10. Coulomb PA, Hutton ME, Letai A, Herbert A, Paller AS, Fuchs E (1991) Point mutations in human keratin 14 genes of epidermolysis bullosa simplex patients: genetic and functional analysis. Cell 66: 1301–1311
11. Knoppers BM, Hirtle M, Lormeau S (1996) Ethical issues in international collaborative research on the human genome: The HGP and the HGDP. Genomics 34: 272–282

Molekulare Diagnostik der Lyme-Borreliose – Möglichkeiten und Grenzen

Matthias Volkenandt, Eva-Maria Schlüpen und Ralf Wienecke

Einleitung

Nachdem am 18. Juli 1976 auf der Titelseite der New York Times erstmals über eine neue und ungewöhnliche Form einer Arthritis berichtet worden war, die in kurzer Zeit bei über 50, meist jungen Einwohnern der Ortschaft Lyme in Connecticut in den USA aufgetreten war, stellte sich rasch heraus, daß es sich bei dieser Erkrankung um weit mehr als um eine bloße Arthritis handelte. Vielmehr zeigte sich hier eine der möglichen Manifestationen einer Systemerkrankung, die zahlreiche verschiedene Organsysteme betreffen kann [25]. Im Jahre 1982 fand Willy Burgdorfer, ein aus der Schweiz in die USA eingewanderter Biologe, den Erreger dieser bis dahin wenig verstandenen Erkrankung, die später nach ihm benannte und durch Zecken auf Menschen übertragene Spirochäte *Borrelia burgdorferi* [7, 8, 24]. Dies führte schließlich zum Begriff der *Lyme-Borreliose*, einer Erkrankung, der mit ihren vielfältigen klinischen Erscheinungsformen derzeit vor allem in den USA, aber auch in Europa ein zunehmend großes Interesse innerhalb der wissenschaftlichen Medizin und in weiten Kreisen der Bevölkerung zuwächst [1, 5, 19, 27].

Im frühen Stadium der Erkrankung kann es neben Allgemeinsymptomen zur Ausbildung eines Erythema migrans um die Einstichstelle der Zecke oder in selteneren Fällen auch zu einer Lymphadenosis cutis benigna kommen. In späteren Stadien kann neben kardialen, neurologischen und muskuloskeletalen Symptomen auch eine atrophisierende Entzündung der Haut, die Acrodermatitis chronica atrophicans, auftreten. Diese manifestiert sich meist im distalen Bereich einzelner Extremitäten und wird nicht selten und insbesondere von Ärzten ohne dermatologische Ausbildung über lange Zeit übersehen. Ein grundsätzliches diagnostisches Problem bei der Lyme-Erkrankung besteht auch darin, daß jedes Symptom dieser Systemerkrankung isoliert auftreten kann und somit auch jedes der Symptome fehlen oder nur sehr diskret und atypisch ausgeprägt sein kann [19, 25, 32].

Bei der Diagnostik der kutanen Manifestationen kommen, wo immer möglich, der Anamnese und der genauen Erfassung des klinischen Befundes die zentrale Rolle zu. Wo ein an Größe zunehmendes, kreisrundes oder ovales Erythem um die Einstichstelle einer Zecke gesehen wird, oder wo die klassischen Zeichen einer Acrodermatitis chronica atrophicans bestehen, werden sich kaum diagnostische Schwierigkeiten ergeben. Doch nicht selten ist das klinische Bild nur diskret ausgebildet und läßt Differentialdiagnosen zu. Hier erhalten nun klassische Verfahren der Erregerdiagnostik Bedeutung, die jedoch gerade bei einer Infektion durch Borrelia burgdorferi auch deutliche Grenzen haben. Die Kultur des Erregers braucht lange Zeit und gelingt weitaus nicht immer und sicher nie von paraffineingebettetem Gewebe. Und auch serologische und histologische Untersuchungen können zwar Hinweise geben, jedoch kaum allein die Diagnose sicher begründen.

Molekulargenetischer Nachweis von Borrelia burgdorferi

Angesichts dieser Grenzen bisher verfügbarer Verfahren eröffnet der molekulargenetische Nachweis von Borrelia burgdorferi mittels der Polymerasekettenreaktion (Polymerase chain reaction; PCR) eine weitere diagnostische Möglichkeit [10, 14, 28–31, 37]. Diese beruht darauf, daß auch Borrelien durch ein für sie charakteristisches Genom gekennzeichnet sind, und daß Teile dieses Genoms sehr sensitiv und spezifisch mittels der PCR nachgewiesen werden können. Als Ausgangsproben können kleine Hautbiopsien verwendet werden. Im positiven Fall erscheint nach Abschluß der PCR in der gelelektrophoretischen Auftrennung der Produkte eine distinkte und scharfe Bande der entsprechenden Größe [37]. Die Etablierung und Absicherung der verwendeten Assays ist sehr komplex und zahlreiche Kontrollreaktionen sind notwendig. Zunächst muß auch DNA von Spirochäten untersucht werden, die mit Borrelia burg-

dorferi verwandt sind, die jedoch nicht pathogen im Sinne der Lyme-Borreliose sind. Diese müssen negative Ergebnisse ergeben [37]. Aufgrund der sehr hohen Sensitivität der PCR müssen bei jeder einzelnen Untersuchung negative Kontrollreaktionen ohne Hinzufügung von DNA zum Ausschluß einer Kontamination durchgeführt werden. Bei der Untersuchung von Hautbiopsien von Patienten mit gesicherter Lyme-Borreliose läßt sich der Erreger mittels der PCR in etwa 70 % der in Paraffin eingebetteten Proben und in etwa 90 % der frisch entnommenen oder kryofixierten Proben nachweisen. Es muß also klar gesehen werden, daß auch mit der PCR biologisch falsch negative Befunde möglich sind. Gründe hierfür können in der Schädigung der DNA durch die Fixierung in Formalin liegen oder auch in der Erregerarmut, die vor allem dann bedeutsam wird, wenn nur dünne Schnitte von fixiertem Gewebe untersucht werden. In diesen oft nur wenige Mikrometer dicken Schnitten kann möglicherweise kein Erreger vorhanden sein, was dann trotz aller Sensitivität der PCR zwangsläufig zu einem negativen Ergebnis führt. Ein negatives PCR Ergebnis schließt also eine Lyme-Borreliose in keiner Weise aus. Bei Untersuchungen des Liquors wurde gesehen, daß vermutlich ebenfalls aufgrund der Erregerarmut die Methode der PCR kaum sensitiver ist als bisherige Verfahren der Liquoranalyse [11]. Bezüglich der Untersuchung von Serum- oder Urinproben mittels der PCR liegen bisher überaus kontroverse Daten vor. Hier müssen noch verschiedene Fragen der Spezifität und Sensitivität erarbeitet werden. Ganz sicher dürfen zum gegenwärtigen Zeitpunkt aus positiven wie auch aus negativen Befunden bei Serum- und Urinproben keine unmittelbaren therapeutischen Konsequenzen gezogen werden.
Im folgenden soll angesprochen werden, wo der molekulargenetische Nachweis von Borrelia burgdorferi mittels der PCR innerhalb der Dermatologie hilfreich und sinnvoll sein kann.

Diagnostische Einordnung atypischer Manifestationen der Lyme Erkrankung

Wenn klinische Hinweise auf eine Lyme-Borreliose bestehen, sind molekulargenetische Untersuchungen zur Therapieentscheidung grundsätzlich nicht sinnvoll. Hier muß aufgrund der Gefährlichkeit der Erkrankung und der Wirksamkeit zur Verfügung stehender Therapie in jedem Fall entsprechend internationaler Empfehlungen behandelt

werden [32]. Die oben genannte Möglichkeit falsch negativer PCR-Befunde ist ein wichtiges Argument für die Einleitung einer Therapie ganz unabhängig von einer Untersuchung mittels der PCR. Wo jedoch nur ein sehr diskretes und atypisches klinisches Bild vorliegt, welches noch nicht zum Therapieentschluß führt, kann ein positiver PCR-Befund ein weiteres wichtiges Kriterium darstellen. Hierbei sind Untersuchungen von Hautbiopsien denen von Serum- oder Urinproben vorzuziehen. Der gelegentlich angefragte Nachweis von Borrelia burgdorferi in einer vom Patienten mitgebrachten Zecke hilft jedoch nicht weiter. Es ist ohnehin bekannt, daß ein großer Teil der Zecken, vermutlich mehr als 30 %, mit Borrelia burgdorferi infiziert ist. Über das Geschehen einer Infektion sagt dies jedoch noch nichts aus, da eine Übertragung der Borrelien meist nur erfolgt, wenn die Zecke viele Stunden Zeit zum Saugen hatte, vermutlich mindestens 12 – 24 h.

Untersuchung der Assoziation weiterer Hauterkrankungen mit Borrelia burgdorferi

Analysen mittels der PCR können auch hilfreich sein zur Untersuchung der Frage der Assoziation weiterer Hauterkrankungen mit Borrelia burgdorferi. Beispielsweise bei der *zirkumskripten Sklerodermie* wird seit langem diskutiert, ob hier eine Assoziation bestehen kann, die jedoch vielleicht nur aufgrund der eingeschränkten Sensitivität bisheriger Verfahren nicht sicher gezeigt werden konnte [2, 6, 26]. Mittels der PCR sind mittlerweile eine Reihe von Studien durchgeführt worden, die jedoch auch nicht sogleich zu einem einheitlichen Bild führten [9, 16, 20, 22, 23]. Arbeiten von Wienecke et al. [39], bestätigt durch weitere Arbeiten [9], ergaben ausnahmslos negative Ergebnisse und fanden keinen Hinweis auf eine direkte Assoziation zwischen Borrelia burgdorferi und der zirkumskripten Sklerodermie. Bei diesen PCR-Untersuchungen [39] wurden drei verschiedene Primersysteme für unterschiedliche Gene und Genabschnitte verwendet. Eines dieser Primersysteme war sogar bewußt als möglichst unspezifisch entworfen worden, um auch weitere und bisher nicht bekannte Borrelientypen möglicherweise zu erfassen. Auch mit diesem System wurden ausschließlich negative Ergebnisse erzielt. Eine mögliche Bestätigung finden diese Daten in der klinischen Beobachtung, daß die Penizillintherapie der zirkumskripten Sklerodermie, die ja teilweise auch unter der Vorstellung einer Antibiose geschah, nur sehr selten hilft, während ein gänzlich anderer und neuer Therapieansatz, die Phototherapie, zu erheblichen Erfolgen führt [12, 13].

Dennoch bleibt das Konzept der Untersuchung ätiopathogenetisch bislang unverstanden gebliebener Hauterkrankungen mittels molekulargenetischer Verfahren ein wichtiger Bereich des sinnvollen Einsatzes der PCR.

Untersuchung der Art und Dauer adäquater antibiotischer Therapie

Ein weiterer Bereich, in dem molekulargenetische Analysen von Hautproben sinnvoll sein können, sind Untersuchungen zur Art und Dauer der erforderlichen antibiotischen Therapie. Die bisherigen klinischen und auch tierexperimentellen Untersuchungen weisen sehr darauf hin, daß bei einer Infektion mit Borrelia burgdorferi eine deutliche Korrelation zwischen der Wirksamkeit antibiotischer Therapie und den Ergebnissen von Untersuchungen von Hautbiopsien mittels der PCR gegeben ist. Ein solcher neuer Parameter zur Beurteilung einer Therapie kann insbesondere bei der *Acrodermatitis chronica atrophicans* wichtig sein, weil kaum eine weithin standardisierte Therapie gegeben ist und sich weiterhin die Hautveränderungen auch unter Therapie oft nur sehr langsam oder kaum zurückbilden.

In mehreren Studien bei Patienten mit Erythemata migrantia, die vor Therapie positive PCR-Befunde in Hautbiopsien aufwiesen, fanden sich nach oraler antibiotischer Therapie in erneut entnommenen Hautproben ausschließlich negative Befunde [17]. Dies galt auch nach einer oralen Therapie mit Minozyklin [18], einem Antibiotikum, dessen Wirksamkeit bei der Lyme-Borreliose noch nicht sicher belegt war. Bei der Acrodermatitis chronica atrophicans ergaben sich nach zweiwöchiger intravenöser Therapie mit Ceftriaxon ausschließlich negative PCR-Befunde, wobei in Einzelbeobachtungen eine erneute Biopsie nach lediglich zweiwöchiger oraler Therapie noch zu positiven Ergebnissen führte.

Bei der Evaluierung verschiedener Therapieprotokolle im Rahmen klinischer Studien ist es sinnvoll, zusätzlich zur genauen klinischen Beobachtung auch PCR-Analysen miteinzubeziehen. Zu beachten ist jedoch, daß zu entwickelnde Therapieprotokolle nicht ausschließlich auf Ergebnissen von PCR-Studien an Hautproben gründen dürfen, da

hierdurch ja über eine mögliche Erregerpersistenz in anderen Organen noch nichts Sicheres gesagt werden kann.

Identifikation von Subtypen von Borrelia burgdorferi in klinischen Proben

Zu den wichtigen Ergebnissen der Borrelienforschung der vergangenen Jahre gehört die Identifikation von drei Subtypen von Borrelia burgdorferi:

- Borrelia burgdorferi sensu stricto
- Borrelia afzelii
- Borrelia garinii [4, 15, 33]

Die Identifikation der Subtypen in klinischen Proben konnte bisher durch kulturelle Verfahren oder durch die Charakterisierung der serologischen Immunantwort des Infizierten erfolgen [3, 4, 40]. Beide Verfahren sind jedoch sehr aufwendig und bleiben nicht selten erfolglos oder zumindest ohne eindeutige Ergebnisse. Dennoch könnten Untersuchungen zur Subtypisierung klinische Relevanz erhalten. Es könnte nämlich sein, daß unterschiedliche Subtypen mit unterschiedlichen klinischen Verlaufs- und Manifestationsformen der Lyme-Borreliose assoziiert sind. Auf molekularer Ebene unterscheiden sich die Subtypen durch Nukleotidsequenzvariationen in umschriebenen Gensegmenten, wie durch Sequenzanalysen eindeutig gezeigt werden konnte [33, 34]. Diese variablen Genabschnitte können nun zur raschen molekulargenetischen Identifikation der Subtypen in klinischen Proben genutzt werden. Hierzu wird ein Bereich eines Gens, der sich zwischen den Subtypen unterscheidet, durch sogenannte universale PCR-Primer, die durch Anbindung an umgebende konservierte homologe Genabschnitte alle drei Subtypen erfassen, amplifiziert. In der nachfolgenden Gelelektrophorese zeigen sich zunächst scheinbar identische PCR-Produkte. Nach Umschreibung in komplementäre RNA oder cRNA fächern sich diese Produkte dann in einer erneuten Gelelektrophorese in multiple Banden auf, die Konformationspolymorphismen entsprechen und im Muster ihrer Banden hochspezifisch für die amplifizierte Sequenz und somit für den vorhandenen Subtyp sind [36]. Mit diesem Verfahren ist es möglich geworden, den Subtyp von Borrelia in kleinen Hautproben zu identifizieren. Dies gelingt unabhängig von der Isolierung und Kultur des Erregers, wie auch von der oft nicht eindeutigen serologischen

Immunantwort des Patienten und darüber hinaus innerhalb weniger Stunden nach Isolierung der DNA aus der klinischen Probe, wobei auch in Paraffin eingebettetes, fixiertes Gewebe analysiert werden kann.

Durch diese Untersuchungen konnte gezeigt werden, daß die Acrodermatitis chronica atrophicans nur mit dem Subtyp Borrelia afzelii assoziiert ist, der in den USA nicht vorkommt, wo auch die genannte Erkrankung unbekannt ist [38]. Falls sich weitere Assoziationen zwischen Subtyp und klinischer Verlaufsform nachweisen lassen, so wie möglicherweise zwischen Borrelia burgdorferi sensu stricto und Arthritiden und Borrelia garinii und Neuritiden, könnte es möglich werden, das Spektrum möglicher Komplikationen beim individuellen Patienten genauer zu determinieren und somit gezielter Untersuchungen und Nachkontrollen einzuleiten. Einzelfallbeobachtungen weisen auch darauf hin, daß eine Infektion mit einem Subtyp trotz nachfolgender serologischer Immunantwort des Patienten nicht zu einer protektiven Immunität gegenüber anderen Typen führt. So wurde bei einem Patienten mit seit Jahren bestehender und unbehandelter Acrodermatitis chronica atrophicans mit ausgeprägter Antikörperbildung eine Neuinfektion mit Borrelia garinii und Borrelia sensu stricto unter dem Bild eines Erythema migrans beobachtet [35].

Zusammenfassung

Erkrankungen durch Borrelia burgdorferi gehören sicher zu jenen Bereichen der Infektiologie innerhalb der Dermatologie, in denen molekulargenetischen Verfahren des Erregernachweises in umschriebenen klinischen Situationen aufgrund der Grenzen anderer diagnostischer Methoden eine Bedeutung zuwächst. Die bisherigen diagnostischen Verfahren erhalten hierdurch eine wichtige Ergänzung, wobei ihre eigene Bedeutung unzweifelhaft bestehen bleibt. Grundlegend wichtig für eine sinnvolle Anwendung der molekulargenetischen Verfahren bleibt, daß sie in erfahrenen und spezialisierten Laboratorien durchgeführt werden und daß die Interpretation der Ergebnisse im Blick auf Therapieentscheidungen nur im Kontext aller verfügbaren klinischen und labormäßig erhobenen Befunde geschieht.

Literatur

1. Abele DC, Anders KH (1990) The many faces and phases of borreliosis. J Am Acad Dermatol 23: 167–186
2. Aberer E, Neumann R, Stanek G (1985) Is localized scleroderma a borrelia infection? Lancet II: 278
3. Assous MV, Postic D, Paul G, Nevot P, Baranton G (1993) Western blot analysis of sera from Lyme borreliosis patients according to the genomic species of the borrelia strains used as antigens. Eur J Clin Microbiol Infect Dis 12: 261–268
4. Baranton G, Postic D, Girons IS, Boerlin P, Piffarett CJ, Assous M, Grimont PA (1992) Delineation of Borrelia burgdorferi sensu stricto, Borrelia garinii sp. nov., and group VS 461 associated with Lyme borreliosis. Int J System Bacteriol 42: 378–383
5. Barbour AG, Fish D (1993) The biological and social phenomenon of Lyme disease. Science 260: 1610–1616
6. Büchner SA (1989) Morphea – eine zeckenübertragene Borreliose der Haut? Ein Beitrag zur Pathogenese der zirkumskripten Sklerodermie. Z Hautkrankheiten 64: 661–669
7. Burgdorfer W, Barbour AG, Hayes SF, Benach JL, Grunwaldt E, Davis JP (1982) Lyme disease – a tickborne spirochetosis? Science 216: 1317–1319
8. Burgdorfer W (1991) Lyme borreliosis: Ten years after discovery of the etiologic agent, Borrelia burgdorferi. Infection 19: 257–262
9. DeVito JR, Merogi AJ, Vo T, Boh EE, Fung HK, Freeman SM, Cockerell, C, Stewart K, Marrogi AJ (1996) Role of Borrelia burgdorferi in the pathogenesis of morphea/scleroderma and lichen sclerosus et atrophicus: a PCR study of thirty-five cases. J Cut Pathol 23: 350–358
10. Guy EC, Stanek G (1991) Detection of Borrelia burgdorferi in patients with Lyme disease by the polymerase chain reaction. J Clin Pathol 44: 610–611
11. Jaulhac B, Nicolini P, Piemont Y (1991) Detection of Borrelia burgdorferi in cerebrospinal fluid of patients with Lyme borreliosis. New Engl J Med 324: 1440
12. Kerscher M, Volkenandt M, Meurer M, Plewig G, Rökken M (1994) Treatment of localised scleroderma with PUVA bath photochemotherapy. Lancet 343: 1233
13. Kerscher M, Dirschka T, Volkenandt M (1995) Treatment of localised scleroderma by UVA1 phototherapy. Lancet 346: 1166
14. Kramer MD, Moter SE, Simon MM, Ebnet K, Wallich R (1990) Die Polymerase-Kettenreaktion zum Nachweis von Borrelia-burgdorferi-DNS. Der Hautarzt 41: 587–590
15. Marconi RT, Garon CF (1992) Phylogenetic analysis of the genus Borrelia: a comparison of north american and european isolates of Borrelia burgdorferi. J Bacteriol 174: 241–244
16. Meis JF, Koopman R, Bergen B, Pool G, Melchers W (1993) No evidence for a relation between Borrelia burgdorferi infection and old lesions of localized scleroderma (Morphea). Arch Dermatol 129: 386–387
17. Muellegger RR, Zoechling N, Schluepen EM, Soyer HP, Hoedl S, Kerl H, Volkenandt M (1996) Polymerase

chain reaction control of antibiotic treatment in dermatoborreliosis. Infection 24: 76–79

18. Muellegger RR, Zoechling N, Soyer HP, Hoedl S, Wienecke R, Volkenandt M, Kerl H (1995) No detection of Borrelia burgdorferi – specific DNA in erythem migrans lesions after minocycline treatment. Arch Dermatol 131: 678–682

19. Pfister HW, Wilske B, Weber K (1994) Lyme borreliosis: basic science and clinical aspects. Lancet 343: 1013–1016

20. Raguin G, Boisnic S, Soutyrand P, Baranton G, Piette JC, Bodeau P, Frances C (1992) No evidence for a spirochaetal origin of localized scleroderma. Brit J Dermatol 127: 218–220

21. Rosa PA, Hogan D, Schwan TG (1991) Polymerase chain reaction analyses identify two distinct classes of Borrelia burgdorferi. J Clin Mircobiol 29: 524–532

22. Ross SA, Sanchez JL, Taboas JO (1990) Spirochetal forms in the dermal lesions of morphea and lichen sclerosus et atrophicus. Am J Dermatopathol 12: 357–363

23. Schempp C, Bocklage H, Lange R, Kölmel HW, Orfanos CE, Gollnick H (1993) Further evidence for a Borrelia burgdorferi infection in morphea and lichen sclerosus et atrophicus confirmed by DNA amplification. J Invest Dermatol 100: 717–720

24. Steere AC, Grodzicki RL, Kornblatt AN, Craft JE, Barbour AG, Burgdorfer W, Schmid G, Johnson E, Malawista SE (1983) The spirochetal etiology of Lyme disease. New Engl J Med 308: 733–740

25. Steere AC (1989) Lyme disease. New Engl J Med 321: 586–596

26. Tuffanelli DL, Tuffanelli LR, Hike A (1993) False-positive Lyme antibody test in morphea. J Am Acad Dermatol 28: 112–113

27. Vartiovaara I (1995) Living with Lyme. Lancet 345: 842–844

28. Volkenandt M, Burmer GC, Schadendorf D, Koch OM, Wienecke R, Degitz K (1993) The polymerase chain reaction – Method and applications in dermatopathology. Am J Dermatopathol 15: 118–126

29. Volkenandt M, Dicker AP, Fanin R, Banerjee D, Albino AP, Bertino JR (1993) PCR analysis of DNA from paraffin-embedded tissue. In: White BA (Ed) PCR Protocols: Current Methods and Applications. Humana Press, Totowa, NJ, pp 81–88

30. Volkenandt M, McNutt NS, Albino AP (1991) Sequence analysis of DNA from formalin-fixed paraffin-embedded human malignant melanoma. J Cut Pathol 18: 210–212

31. Volkenandt M, Scharffetter K, Plewig G, Goerz G (1991) Die Polymerasekettenreaktion mit nachfolgender direkter Gensequenzanalyse. Eine Möglichkeit molekularer Analyse in der Dermatologie. Hautarzt 42: 700–703

32. Weber K, Pfister HW (1994) Clinical manangement of Lyme borreliosis. Lancet 343: 1017–1020

33. Welsh J, Pretzman C, Postic D, Giron IS, Baranton G, McClelland M (1992) Genomic fingerprinting by arbitrarily primed polymerase chain reaction resolves Borrelia burgdorferi into three distinct phyletic groups. Int J System Bacteriol 42: 370–377

34. Wienecke R, Koch OM, Neubert U, Göbel U, Volkenandt M (1993) Detection of subtype specific sequence differences in a Borrelia burgdorferi specific gene segment by analysis of conformational polymorphisms of cRNA molecules. Med Microbiol Letters 2: 239–246

35. Wienecke R, Neubert U, Volkenandt M (1993) Cross immunity among tpyes of Borrelia burgdorferi. Lancet 342: 435

36. Wienecke R, Volkenandt M, Koch OM, Neubert U, McNutt NS, Danenberg P, Bertino JR (1993) Rapid and sensitive molecular subtyping of microorganisms in clinical specimens. Lancet 341: 830–831

37. Wienecke R, Neubert U, Volkenandt M (1993) Molecular detection of Borrelia burgdorferi in formalin-fixed, paraffin-embedded lesions of Lyme disease. J Cut Pathol 20: 385–388

38. Wienecke R, Zoechling N, Neubert U, Schlüpen EM, Meurer M, Volkenandt M (1994) Molecular subtyping of Borrelia burgdorferi in erythema migrans and acrodermatitis chronica atrophicans. J Invest Dermatol 103: 19–22

39. Wienecke R, Schlüpen EM, Zoechling N, Neubert U, Meurer M, Volkenandt M (1995) No evidence for Borrelia burgdorferi specific DNA in lesions of localized scleroderma. J Invest Dermatol 104: 23–26

40. Wilske B, Preac-Mursic V, Göbel UB, Graf B, Jauris S, Soutschek E, Schwab E, Zumstein G (1993) An OspA serotyping system for Borrelia burgdorferi based on reactivity with monoclonal antibodies and OspA sequence analysis. J Clin Microbiol 31: 340–350

Vitamin-D-Analoga

Thomas Schwarz

Der therapeutische Einsatz von Vitamin D bei der Psoriasis vulgaris beruht auf einer Zufallsbeobachtung von Morimoto und Kumahara, die bei der Behandlung eines Osteoporosepatienten mit 1α-Hydroxy-Vitamin-D_3 feststellten, daß die gleichzeitig bestehende Psoriasis unter dieser Therapie abheilte [19]. Dieser Einzelbeobachtung folgten mehrere Studien mit einer größeren Patientenzahl über den Erfolg der Einnahme von 1,25-Dihydroxy-Vitamin-D_3 (Calcitriol) bei der Psoriasis vulgaris. Es konnte zwar in der Mehrzahl dieser Untersuchungen eine Besserung der psoriatischen Plaques beobachtet werden, allerdings in den meisten Fällen keine komplette Abheilung [20, 24]. Eine höhere Dosierung von Calcitriol war nicht möglich, da diese eine zu starke calcicotrope Wirkung hervorrief. Eine relativ starke calcicotrope Wirkung von Calcitriol war überraschenderweise auch bei lokaler Anwendung zu beobachten [24]. Dies führte zu dem Bestreben, Vitamin-D-Derivate zu entwickeln, die die gleiche antipsoriatische Wirkung aufweisen, allerdings wesentlich weniger calcicotrop wirken (Calcipotriol, Tacalcitol). Obwohl in den letzten Jahren gezeigt werden konnte, daß bei entsprechend strenger Überwachung die orale Verabreichung von Calcitriol bei der Psoriasis sicher und daher auch vertretbar ist [21], wird die Zukunft allerdings der lokalen Anwendung von Vitamin D bei der Psoriasis gehören. Es gibt jedoch Untersuchungen, die zeigen, daß das therapeutische Ansprechen auf Vitamin D vom Genotyp des Vitamin-D-Rezeptors abhängt. So konnten Holick et al. beobachten, daß Patienten mit dem Genotyp bb wesentlich besser auf Vitamin D ansprechen als Patienten mit dem heterozygoten Genotyp Bb oder mit dem homozygoten Genotyp BB [6]. Diese Untersuchungen lassen die Spekulation zu, ob nicht der Genotyp des Vitamin-D-Rezeptors ein guter Prädiktionsparameter ist, ob ein Patient auf eine orale Vitamin-D-Therapie ansprechen wird oder nicht.

Der Vitamin-D-Rezeptor wird nicht wie die meisten anderen Rezeptoren an der Zelloberfläche exprimiert, sondern ist im Zytoplasma lokalisiert [17, 22]. Dies trifft auch für Rezeptoren von Vitamin-A-Derivaten sowie für verschiedene Hormonrezeptoren zu. Vitamin-D-Analoga, die aufgrund ihrer chemischen Struktur sehr fettlöslich sind, können die Zellmembran leicht durchdringen und gehen mit dem Vitamin-D-Rezeptor im Zytoplasma eine Bindung ein. Dieser Vitamin-D/Vitamin-D-Rezeptor-Komplex migriert in den Zellkern und interagiert dort mit Vitamin D responsiblen Elementen, die auf bestimmten Genen lokalisiert sind. Diese Interaktion ist eine Voraussetzung für die Anschaltung oder Abschaltung dieser Gene, was letztendlich zur Induktion oder zum Stopp der Synthese verschiedener Proteine und somit zu den biologischen Effekten von Vitamin D führt.

Der klinische Durchbruch der Vitamin-D-Analoga ist mit der Entwicklung von Calcipotriol (früher als MC 903 bezeichnet) gelungen [2]. Die meisten kontrollierten klinischen Studien wurden mit diesem Analogon durchgeführt. Calcipotriol ist bezüglich der Proliferationshemmung und Förderung der Differenzierung der Keratinozyten in vitro gleich wirksam wie Calcitriol, hat aber einen wesentlich geringeren Effekt auf den Kalziummetabolismus [9]. Der Unterschied von Calcipotriol zu Calcitriol liegt in einer Modifikation der Seitenkette [10]. Ein ähnlich guter antiproliferativer und differenzierungsfördernder Effekt bei geringer calcicotroper Wirkung wurde bei dem Analogon 1,24-Dihydroxy-Vitamin D_3 (Tacalcitol) beobachtet. Beide Präparate sind für die Behandlung der Psoriasis vulgaris zugelassen.

Neben ihrer calcicotropen Wirkung haben Vitamin-D-Analoga einen starken antiproliferativen Effekt [6, 9]. Wird Vitamin D in Kultur gezüchteten Keratinozyten zugegeben, wird die Proliferationsrate signifikant unterdrückt. Darüber hinaus induziert Vitamin D die Differenzierung, was sich in einer verstärkten Expression von Involucrin in Keratinozyten äußert [6]. Da der Psoriasis vulgaris eine verstärkte Proliferation sowie schwache Differenzierung zugrunde liegt – letzteres erklärt auch den Verlust des Stratum granulosum – kann mit den antiproliferativen sowie differenzierungs-induzierenden Effekten von Vitamin D der anti-psoriatische Effekt gut erklärt werden. Darüber hinaus gibt es Hinweise, daß Vitamin-D-Analoga auch das Immunsystem beeinflussen können. Calcitriol inhibiert beispielsweise die durch Interferon-γ und Prostaglandin E_2 induzierte MHC-Klasse-II-Expression auf Keratinozyten [26] und unterdrückt die allogene gemischte Epidermalzell-Lymphozyten-Reaktion [1]. Allerdings dürfte im Hinblick auf die antipsoriatische Aktivität die Proliferationshemmung im Vordergrund stehen.

Bei der Behandlung der Psoriasis vulgaris werden vor allem Medikamente eingesetzt, die entweder stark immunmodulierend wirken, wie Ciclosporin A, UV-Therapie, Fusionstoxine, oder einen starken antiproliferativen Effekt haben, wie Methotrexat, Retinoide. Zur letzten Gruppe gehören auch die Vitamin-D-Analoga. Kombiniert man zwei antipsoriatische Therapieverfahren, macht es daher Sinn, ein mehr antiproliferativ wirkendes Medikament mit einem mehr immunmodulierenden zu kombinieren. Basierend auf diesem Konzept wurde Calcipotriol mit niedrigdosiertem Ciclosporin oder PUVA kombiniert [5, 25]. Zu einem Standardregime hat sich die Kombination UVB-Licht mit Calcipotriol entwickelt. Bevorzugt werden dabei UVB-Strahlen, die vorwiegend im Bereich von 311 nm emittieren, eingesetzt [8]. Es ist allerdings wichtig, daß bei Einsatz dieser Kombinationstherapie darauf geachtet wird, daß das Vitamin-D-Analogon immer nach der UV-Bestrahlung aufgetragen wird. Dies ist besonders wegen der Fähigkeit von Vitamin-D, UVB-Strahlung zu filtern, erforderlich, wodurch ein Verlust des UVB-Effektes hervorgerufen wird [15]. Ein weiterer Vorteil der Kombination von Calcipotriol und UVB besteht in der Tatsache, daß UVB-Strahlung die immer wieder zu beobachtenden Calcipotriol-induzierten Reizungen deutlich vermindert. Obwohl die Mechanismen, die diesem Effekt von UVB-Strahlung zugrundeliegen, nicht bekannt sind, spekulieren Lehmann et al., daß sowohl UVB- als auch UVA-Bestrahlung zu einer Erhöhung der Barriereschranke im Stratum corneum führen [11]. Während UVB eine Verdickung des Stratum corneum verursacht, dürfte bei UVA-Strahlung eine Veränderung des Lipidgehaltes vor allem der Ceramide im Stratum corneum für den Effekt verantwortlich sein. Neben den calcicotropen Effekten, die allerdings bei regulärem und nicht übertriebenem Einsatz fast nie zu beobachten sind, ist die Irritation die einzige häufiger zu beobachtende unerwünschte Nebenwirkung von Calcipotriol. Diese ist besonders bei Anwendung in den intertriginösen Arealen beziehungsweise im Gesicht zu beobachten. Allerdings dürfte zusätzlich eine gewisse individuelle Komponente von Bedeutung sein.

Die Mechanismen, die der Calcipotriol-induzierten Reizung zugrundeliegen, sind bis heute ungeklärt. Proksch et al. konnten allerdings in einem Tiermodell zeigen, daß die lokale Anwendung von Calcipotriol zu einem erhöhten transepidermalen Wasserverlust führt, was für eine Schädigung der Barriere im Stratum corneum spricht (Proksch, persönliche Mitteilung).

Mit der Entwicklung von 1,24-Dihydroxyvitamin D3 (Tacalcitol) ist nun ein zweites Vitamin-D-Analogon für den Einsatz bei der Psoriasis vulgaris kommerziell erhältlich. Die bisherigen klinischen Untersuchungen zeigen, daß die lokale Anwendung von Tacalcitol einen guten antipsoriatischen Effekt zur Folge hat [7]. Reizungen sind bei Tacalcitol wahrscheinlich in etwas geringerem Ausmaße als bei Calcipotriol zu beobachten. Darüber hinaus reicht bei Tacalcitol sehr häufig die einmal tägliche Anwendung aus. Allerdings fehlen Studien, die Calcipotriol und Tacalcitol direkt miteinander im Hinblick auf den antipsoriatischen Effekt und die irritative Komponente vergleichen.

Wegen der Irritation wird vom Hersteller von der Anwendung der Vitamin-D-Analoga im Gesicht abgeraten. Eigene Erfahrungen zeigen jedoch, daß in Einzelfällen bei entsprechender engmaschiger Kontrolle dies ohne erhebliche Nebenwirkungen möglich ist. Ein guter Effekt von Vitamin-D-Analoga wird auch bei der Psoriasis des Kapillitiums beobachtet [4]. Für die Anwendung am behaarten Kopf eignet sich allerdings nur eine Lösung, die derzeit leider im deutschsprachigen Raum nicht erhältlich ist. Ein Produkt ist in Vorbereitung. Der gute Effekt einer "Calcipotriol Scalp Solution", die in England zugelassen ist, konnte auch anhand eigener klinischer Beobachtungen bestätigt werden. Obwohl die Psoriasis vulgaris derzeit die einzige Indikation für die Anwendung lokaler Vitamin-D-Analoga darstellt, wurden, wie zu erwarten, diese Präparate auch ex juvantibus bei anderen Dermatosen eingesetzt. Lucker et al. berichten über gute Erfolge von Calcipotriol bei kongenitalen Ichthyosen [13]. Im Rahmen dieser Untersuchung wurde Calcipotriol bei der erythrodermisch autosomal-rezessiven lamellären Ichthyose, der nichterythrodermischen autosomal-rezessiven lamellären Ichthyose, den bullösen Ichthyosen vom Typ Siemens und Brocq sowie beim Netherton-Syndrom eingesetzt [13]. Die gleiche Arbeitsgruppe hat auch Calcipotriol erfolgreich bei der epidermolytischen Plamoplantarkeratose Typ Vörner angewandt [12]. Gatti et al. berichten über ein gutes Ansprechen eines inflammatorischen linearen verrukösen Epidermalnävus auf Calcipotriol [3]. Obwohl es sich hier um Einzelbeobachtungen handelt, erscheinen Vitamin-D-Analoga eine ernst zu nehmende Alternative bei diesen seltenen Krankheitsbildern zu sein, wobei dies sicher auch auf das Fehlen anderer idealer therapeutischer Strategien zurückzuführen ist.

Interessant, wenn auch derzeit noch mit Vorsicht zu interpretieren, erscheint eine Kasuistik von Scott-Mackie et al., die eine Regression eines kutanen T-Zell-Lymphoms nach topischer Anwendung von Calcipotriol beobachteten [23]. Ob Frühformen kutaner T-Zell-Lymphome geeignete Indikationen für Vitamin-D-Analoga darstellen, muß derzeit noch offen bleiben. Eigene Erfahrungen anhand weniger Patienten lassen großen Enthusiasmus vorerst als unberechtigt erscheinen.

Da Vitamin-D-Analoga einen starken antiproliferativen Effekt aufweisen, sind sie nicht nur zur Behandlung der Psoriasis vulgaris geeignet, sondern auch mögliche Kandidaten für einen Therapieeinsatz in der Onkologie. Derzeit laufen zahlreiche experimentelle Studien, die den Effekt von Vitamin-D-Analoga auf maligne Transformationen untersuchen. So konnte unlängst beobachtet werden, daß Keratinozyten, die mit den Onkoproteinen E6 und E7 des humanen Papillomvirus 16 transfiziert wurden und daraufhin einen tumoreigenen Phänotyp entwickeln, nach Zugabe von Vitamin-D-Analoga diesen Phänotyp wieder verlieren [18]. Darüber hinaus konnte beobachtet werden, daß Vitamin-D-Analoga auch einen hemmenden Effekt auf die Angiogenese haben [14]. Dies erscheint auch aus onkologischer Sicht besonders interessant, da eine Stoßrichtung der modernen pharmazeutischen Onkologie die Entwicklung antiangiogenetischer Medikamente darstellt.

Ein in letzter Zeit diskutiertes Thema ist die Frage, ob durch den von den Dermatologen so sehr propagierten, konsequenten Sonnenschutz Störungen im Vitamin-D-Haushalt hervorgerufen werden können. Die Bedenken führen immer wieder zu Zweifeln an der Sinnhaftigkeit eines konsequenten Sonnenschutzes. Eindeutige Klarheit haben die Studien von Thomson et al. [27] und Marks et al. [16] gebracht. Die Studie von Thomson et al. ist der Frage nachgegangen, ob konsequenter Sonnenschutz tatsächlich mit einer Verminderung aktinischer Keratosen einhergeht. In dieser randomisierten Plazebo-kontrollierten Studie wurden 588 Probanden konsequent mit einem Sonnenschutzmittel mit Schutzfaktor 17 oder mit einem Plazebo über eine ganze Sommersaison behandelt. Während in der Plazebogruppe die Anzahl der aktinischen Keratosen durchschnittlich um eine zunahm, war in der Verumgruppe sogar eine Reduktion zu beobachten. Dies ist die erste Studie, die klar zeigt, daß konsequenter Sonnenschutz tatsächlich die Entstehung von aktinischen Keratosen verhindert [27]. Im Rahmen dieser großangelegten Untersuchung wurden zusätzlich auch Vitamin-D-Spiegel gemessen [16]. Die Vitamin-D-Serumspiegel waren in der Verumgruppe gegenüber der Plazebogruppe signifikant reduziert, was zeigt, daß ein effizienter Sonnenschutz betrieben wurde. Allerdings waren in der Verumgruppe Vitamin-D-Serumspiegel nie unter dem kritischen Grenzwert zu beobachten. Daraus läßt sich der Schluß ableiten, daß auch bei konsequentem Sonnenschutz, der die Entstehung von aktinischen Keratosen verhindert, noch immer ausreichend UVB-Strahlung die Haut erreicht, um den Vitamin-D-Haushalt aufrechtzuerhalten. Ein Abraten von konsequentem Sonnenschutz oder die Empfehlung zusätzlicher UVB-Bestrahlung für die Normalbevölkerung sind daher nicht angebracht. In jedem Falle sinnlos, weil vollkommen nutzlos, sind Solariumbestrahlungen, da diese meist ausschließlich UVA emittieren und UVA in den Vitamin-D-Stoffwechsel nicht eingreift. Es gibt allerdings Studien, die zeigen, daß alte und vor allem immobile Menschen grenzwertige oder sogar zu niedrige Vitamin-D-Werte aufweisen können. Dies führt klinisch zur Osteomalazie. Es ist daher zu überlegen, ob nicht bei diesem Kollektiv durch regelmäßige UVB-Bestrahlungen einer Osteomalazie vorgebeugt werden kann. Entsprechend klinische Studien sind derzeit im Gange.

Literatur

1. Bagot M, Charue D, Lescs MC, Pamphile R, Revuz J (1994) Immunosuppressive effects of 1,25-dihydroxyvitamin D_3 and its analogue calcipotriol on epidermal cells. Brit J Dermatol 130: 424–431
2. Berth-Jones J, Hutchinson PE (1992) Vitamin-D analogues and psoriasis. Brit J Dermatol 127: 71–78
3. Gatti S, Carrozzo AM, Orlandi A, Nini G (1995) Treatment of inflammatory linear verrucous epidermal naevus with calcipotriol. Brit J Dermatol 132: 827–839
4. Green C, Ganpule M, Harris D, Kavanagh G, Kennedy

C, Mallett R, Rustin M, Downes N (1994) Comparative effects of calcipotriol (MC903) solution and placebo (vehicle of MC903) in the treatment of psoriasis of the scalp. Brit J Dermatol 130: 483–487

5. Grossman RM, Thivolet J, Claudy A, Souteyrand P, Guilhou JJ, Thomas P, Amblard P, Belaich S, de Belilovsky C, de la Brassinne M, Martinet C, Bazex JA, Beylot C, Combemale P, Lambert D, Ostojic A, Denoeux JP, Lauret P, Vaillant L, Weber M, Pamphile R, Dubertret L (1994) A novel therapeutic approach to psoriasis with combination calcipotriol ointment and very low-dose cyclosporine: Results of a multicenter placebo-controlled study. J Am Acad Dermatol 31: 68–74

6. Holick MF, Chen ML, Kong XF, Sanan DK (1996) Clinical uses for calcitropic hormones 1,25-dihydroxyvitamin D_3 and parathyroid hormone-related peptide in dermatology: A new perspective. J Invest Dermatol Symposium Proceedings 1: 1–9

7. Kato T, Rokugo M, Teriu T, Tagami H (1986) Successful treatment of psoriasis with topical application of active vitamin D_3 analogue, 1α,24-dihydroxycholecalciferol. Brit J Dermatol 115: 431–433

8. Kerscher M, Volkenandt M, Plewig G, Lehmann P (1993) Combination phototherapy of psoriasis with calcipotriol and narrow-band UVB. Lancet 9: 923

9. Kragballe K, Wildfang IL (1990) Calcipotriol (MC903), a novel vitamin D_3 analogue stimulates terminal differentiation and inhibits proliferation of cultured human keratinocytes. Arch Dermatol Res 282: 164–167

10. Kragballe K (1992) Treatment of psoriasis with calcipotriol and other vitamin D analogues. J Am Acad Dermatol 27: 1001–1008

11. Lehmann P, Melnik B, Hölzle E, Neumann N, Plewig G (1992) Zur Wirkung von UV-A- und UV-B-Bestrahlung auf die Hautbarriere. Hautphysiologische, elektronenmikroskopische und lipidbiochemische Untersuchungen. Hautarzt 43: 344–351

12. Lucker GP, van de Kerkhof PCM, Steijlen PM (1994) Topical calcipotriol in the treatment of epidermolytic palmoplantar keratoderma of Vörner. Brit J Dermatol 130: 543–545

13. Lucker GP, van de Kerkhof PCM, van Dijk MR, Steijlen PM (1994) Effect of topical calcipotriol on congenital ichthyoses. Brit J Dermatol 131: 546–550

14. Majewski S, Skopinska M, Marczak M, Szmurlo A, Bollag W, Jablonska S (1996) Vitamin-D_3 is a potent inhibitor of tumor cell-induced angiogenesis. J Invest Dermatol Symposium Proceedings 1: 97–101

15. Marisco RE, Dijkstra JW (1996) UVB blocking effect of calcipotriene ointment 0.005%. J Am Acad Dermatol 34: 539–540

16. Marks R, Foley PA, Jolley D, Knight KR, Harrison J, Thompson SC (1995) The effect of regular sunscreen use on vitamin D levels in an Australian population. Arch Dermatol 131: 415–421

17. Milde P (1991) Vitamin D und die Haut: neue Aspekte und Perspektiven. Hautarzt 42: 671–676

18. Mils V, Basset-Séguin N, Molés JP, Guilhou JJ (1996) 1,25-Dihydroxyvitamin D_3 and its synthetic derivatives MC903 and EB1089 induce a partial tumoral phenotype reversal in a skin-equivalent system. J Invest Dermatol 1: 87–93

19. Morimoto S, Kumahara Y (1985) A patient with psoriasis cured by 1α-hydroxyvitamin D_3. Med J Osaka Univ 35: 51

20. Morimoto S, Yoshikawa K, Kozuka T, Kitano Y, Imanaka S, Fukuo K, Koh E, Kumahara Y (1986) An open study of vitamin D_3 treatment in psoriasis vulgaris. Brit J Dermatol 115: 421–429

21. Perez A, Raab R, Chen TC, Turner A, Holick MF (1996) Safety and efficacy of oral calcipotriol (1,25-dihydroxyvitamin D_3) for the treatment of psoriasis. Brit J Dermatol 134: 1070–1078

22. Schilli MB, Paus R, Czarnetzki BM, Reichrath J (1994) Vitamin-D_3 und seine Analoga als multifunktionelle Steroidhormone. Hautarzt 45: 445–452

23. Scott-Mackie P, Hickish T, Mortimer P, Sloane J, Cunningham D (1993) Calcipotriol and regression in T-cell lymphoma of skin. Lancet 342: 172

24. Smith EL, Pincus SH, Donovan L, Holick MF (1988) A novel approach for the evaluation and treatment of psoriasis. Oral or topical use of 1,25-dihydroxyvitamin D_3 can be a safe and effective therapy for psoriasis. J Am Acad Dermatol 19: 516–528

25. Speight EL, Farr PM (1994) Calcipotriol improves the responses of psoriasis to PUVA. Brit J Dermatol 130: 79–82

26. Tani M, Komura A, Horikawa T (1992) 1α,25-dihydroxyvitamin D_3 modulates Ia expression induced by interferon-γ and prostaglandin E_2 production in Pam 212 cells. Brit J Dermatol 126: 266–274

27. Thompson SC, Jolley D, Marks R (1993) Reduction of solar keratoses by regular sunscreen use. N Eng J Med 329: 1147–1151

Retinoide und Karotinoide

Hans Schaefer

Karotinoide

Karotinoide sind biochemische Muttersubstanzen der Retinoide (Abb. 1), haben aber auch Eigenfunktionen, zum Beispiel die von Antioxidantien und Radikalfängern. So konnten Gollnik et al. [7] zeigen, daß oral gegebenes β-Karotin zusammen mit Lichtschutzpräparaten einen verstärkten Lichtschutz bietet. Wichtig ist auch die Feststellung der Autoren, daß unter UV-Exposition ohne Sonnen-

schutz der Serumspiegel von β-Karotin signifikant absinkt. β-Karotin wird im Organismus über streng kontrollierte Regelmechanismen zu Retinal (Vitamin-A-Aldehyd) gespalten; von hier aus werden Retinol (Vitamin A) und Retin-A-Säure (Vitamin-A-Säure) mit ihren all-trans-, 13-cis- und 9-cis-Isomeren gebildet. Die Retin-A-Säuren sind Gewebshormone; ihre Serum- und Gewebskonzentrationen werden über die Bildung und den Abbau konstant gehalten (Abb. 1, 2).

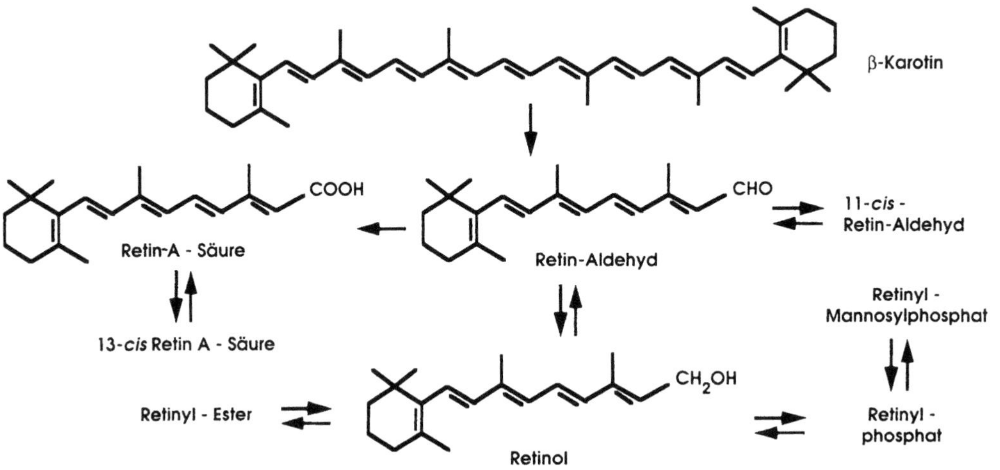

Abb. 1. Metabolismus von β-Karotin, Retinyl-Alkohol und Retinyl-Aldehyd. (Nach Frolik CA 1984 [4])

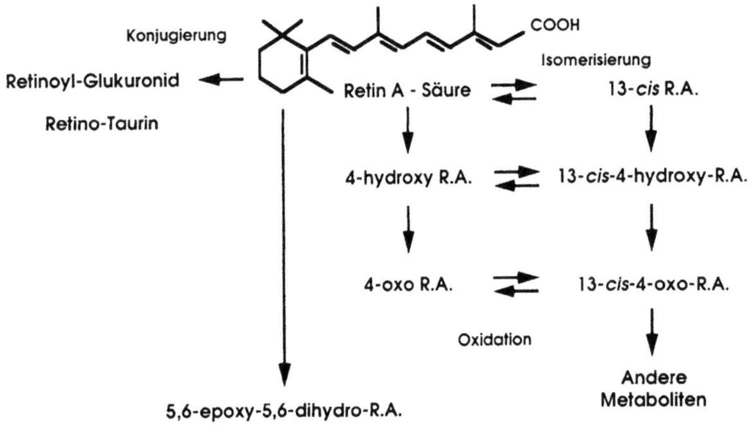

Abb. 2. Metabolismus von Retin-A-Säure. (Nach Frolik CA 1984 [4])

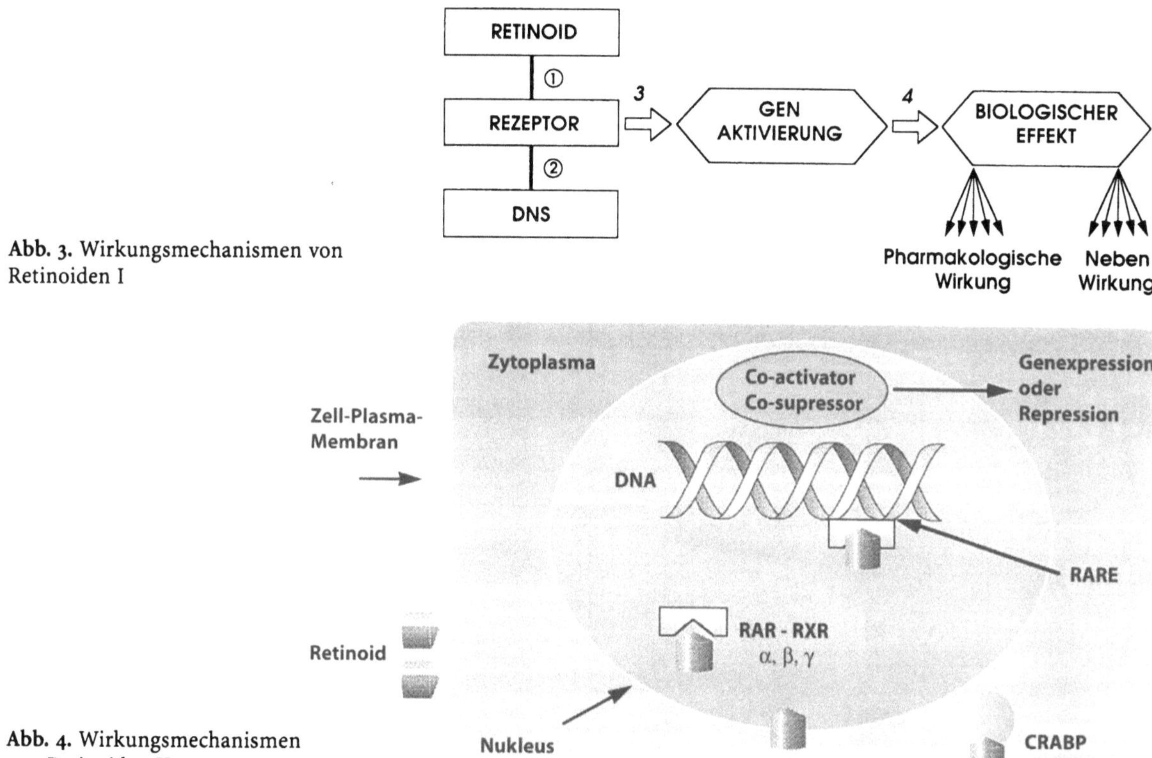

Abb. 3. Wirkungsmechanismen von Retinoiden I

Abb. 4. Wirkungsmechanismen von Retinoiden II

Wirkmechanismen von Retinoiden

Die Wirkung von Retin-A-Säure und von Retinoiden im allgemeinen kann man summarisch folgendermaßen darstellen: mit Hilfe von Transportproteinen oder durch Diffusion werden die Substanzen in die Zelle getragen. Dort binden sie an für jede Substanz spezifische Rezeptoren (Abb. 3, 4). Die Retinoid-Rezeptor-Komplexe lagern sich an für sie prädestinierte Stellen der DNS im Zellkern an. Dies führt zur Aktivierung oder Suppression von Genen, welche die Synthese von mehr als 100 für die Morphologie und Aktivität der Zelle essentiellen Proteinen regeln.

Bindungsstellen der DNS an. Dies erkärt die Spezifität in der Vielfalt der durch Retinoide gesteuerten Prozesse (Abb. 6). Gleichzeitig sind die Rezeptoren in den Gewebelagen mengenmäßig oder aktivitätsmäßig verschieden verteilt, was erklärt, daß Retinoide bei bestimmten Stufen der Morphogenese (oder bei Reparaturprozessen) eines Organs eine verstärkte Wirkung ausüben, dagegen in späteren Phasen ihre Aktivität verlieren. Auch die retinoidbindenden Proteine sind gewebstypisch verteilt; dies spiegelt sich in einem entsprechenden Konzentrationsgradienten der Retinoide in der Haut wider (Abb. 7).

Retinoid-Rezeptoren

Die Retinoid-Rezeptoren bilden mehrere Klassen (RAR, RXR...) und Unterklassen (RAR-α, RARβ, RARγ...), die eine gewebe- und zelltypspezifische Verteilung aufweisen (Abb. 5). Ferner verbinden sich stets Rezeptoren zweier verschiedener Klassen zu einem Komplex, einem Heterodimeren, und lagern sich als solche an die retinoidspezifischen

RAR α	[α₁]	Dermis und Epidermis
RAR β	[β₁ or β₂]	Schwach exprimiert (Dermis)
RAR γ	[γ₁]	Hauptsächlich in der Haut Dermis und Epidermis

Abb. 5. Expression von Retinoidrezeptoren in der Haut

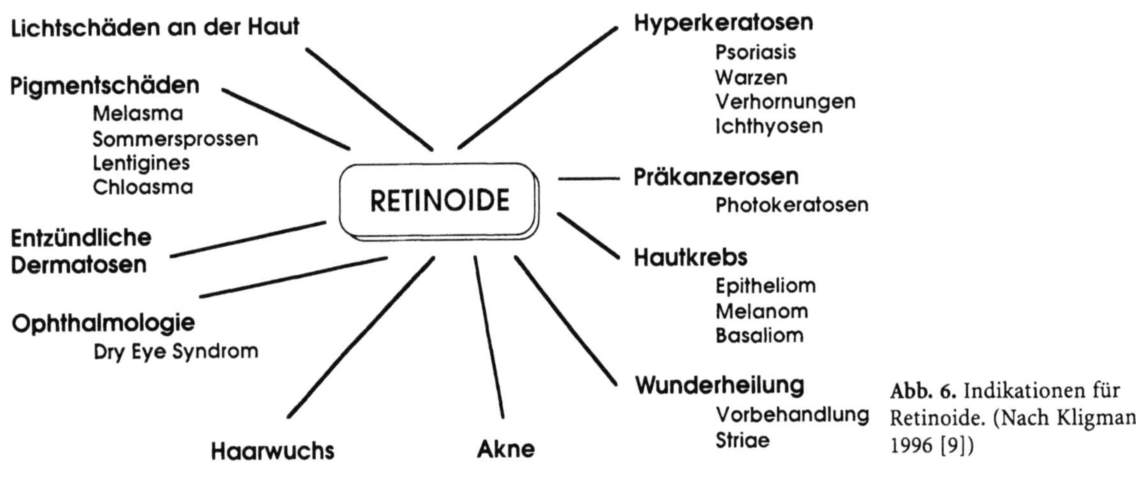

Abb. 6. Indikationen für Retinoide. (Nach Kligman 1996 [9])

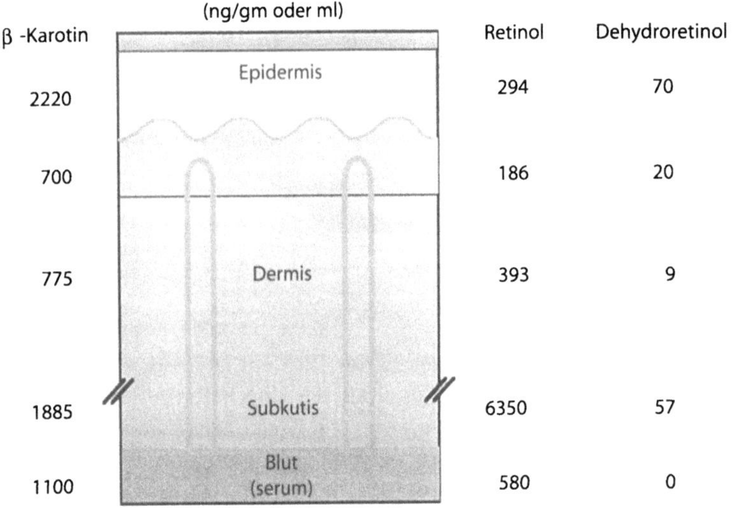

Abb. 7. Durchschnittliche Konzentrationen von β-Karotin, Retinol und Dehydroretinol in der Brusthaut. (Nach Vahlquist A et al. 1982 [19])

Retin-A-Säure und ihre endogenen Vorläufer und Metaboliten sind überraschenderweise nicht sehr rezeptorselektiv, das heißt, sie binden sowohl an RAR-α-, -β- als auch -γ-Rezeptoren.

Synthetische Retinoide

Angesichts der erwähnten gewebetypischen Verteilung liegt der Gedanke nahe, nach synthetischen Retinoidanaloga zu suchen, die vorwiegend an einen Rezeptorsubtyp binden. Weiter sind die natürlichen Retinoide lichtempfindlich, sie zersetzen sich nicht nur unter UV-Strahlung, sondern schon unter Tageslicht. Daraus ergibt sich für die topische Therapie die Forderung nach stabilen Substanzen. Im Laufe einer langen Suche und Synthese einer großen Zahl von Derivaten konnten

sich Synthesechemiker erstaunlich weit von der Grundstruktur der Retin-A-Säure entfernen und dabei die retinoidartigen Wirkungen nicht nur erhalten, sondern auch verstärken und spezifischer gestalten. Abbildung 8 zeigt einen solchen Weg, bei dem die Grundstruktur durch den Ersatz der aliphatischen Kette durch Aromatisierung „versteift" und damit stabilisiert wurde. Gleichzeitig stieß man auf Superretinoide (beispielsweise das CD 367), die heute noch nicht therapeutisch eingesetzt werden können.

Targeting

Für die topische Therapie, insbesondere die der Akne, erscheint es weiterhin sinnvoll, die Grundstrukturen so zu substituieren, daß sie besonders

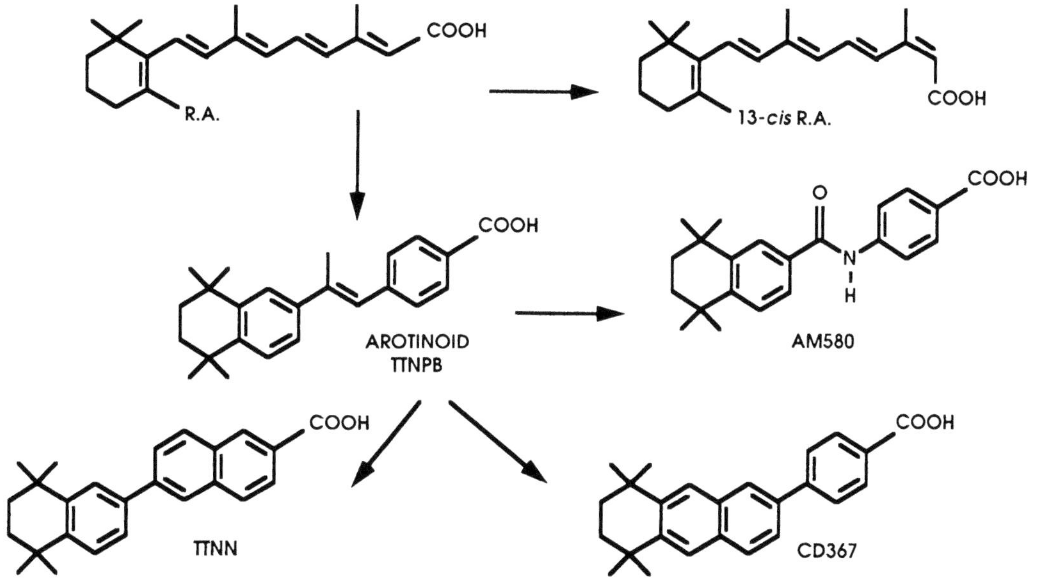

Abb. 8. Evolution der Strukturen der Retinoide von der Retin-A-Säure zu hochpotenten (CD 367) aromatischen Retinoiden

lipophil und damit affin für den Follikel und die Talgdrüse werden. In Abbildung 9 ist die Struktur von Adapalene dargestellt, in der die Grundstruktur versteift und durch Substitution mit einem Adamantangerüst (unten) lipophil gestaltet wurde. Dieses Molekül reichert sich, wie autoradiographische Untersuchungen mit der tritiummarkierten Substanz zeigten, im Follikel an. Ferner bindet es sich spezifisch an RAR-γ-Rezeptoren in der Haut. Eine solche Orientierung zu einem Zielorgan, hier dem Talgdrüsenfollikel, wird als targeting bezeichnet.

Ein weiteres, von uns aufgefundenes Prinzip [16, 13] kann dieses targeting potenzieren: Kristalle und

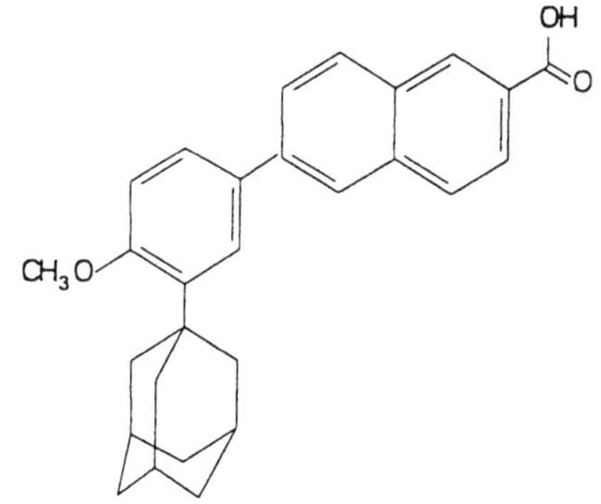

allgemein Partikel in einer Größe von 1 µm und kleiner dringen, wenn sie topisch in geeigneten Formulierungen auf die Haut gebracht werden, sowohl in die interfollikuläre Hornschicht, als auch bis zu 500 µm tief in den Follikel-Kanal ein. Kristalle in der Größe von etwa 3–7 µm dringen nicht mehr in die interfollikuläre Epidermis, sondern nur noch in den Follikel ein. Ab der Größe von 10 µm dringen Partikel weder in den Follikel noch in die Hornschicht ein. Nutzt man also das Fenster von 3–7 µm aus, indem man Festsubstanzen der entsprechenden Kristallgröße in ein Aknepräparat einarbeitet, so wird dies unter Aussparung der umliegenden Epidermis gezielt in den Follikel gerichtet. Abbildung 10 zeigt die Fluoreszenz von Adapalene-Kristallen in einer Gel-Zubereitung (Differin) [17, 20]; ein Teil der Zubereitung liegt noch auf der Hautoberfläche, ein anderer Teil ist tief in den Follikel eingedrungen. Man kann dies also als dreifaches targeting bezeichnen: in den Follikel, in den Talg und an den Retinoidrezeptor. Dies hat eine erhöhte therapeutische Effizienz bei verminderten Nebenwirkungen (Reizungen, Übergang ins Serum und dadurch bedingte systemische Effekte) zur Folge.

Zur Vermeidung von Fehlinterpretationen sei betont, daß die Kristalle nicht als Partikel aus dem Follikellumen in das umliegende epidermale und dermale Gewebe und in die Talgdrüse wandern, sondern die Substanz erst nach Auflösung dorthin diffundiert.

Abb. 9. Adapalene = 6-[3-(1-Adamantyl)-4-methoxyphenyl]-2-naphthalinsäure

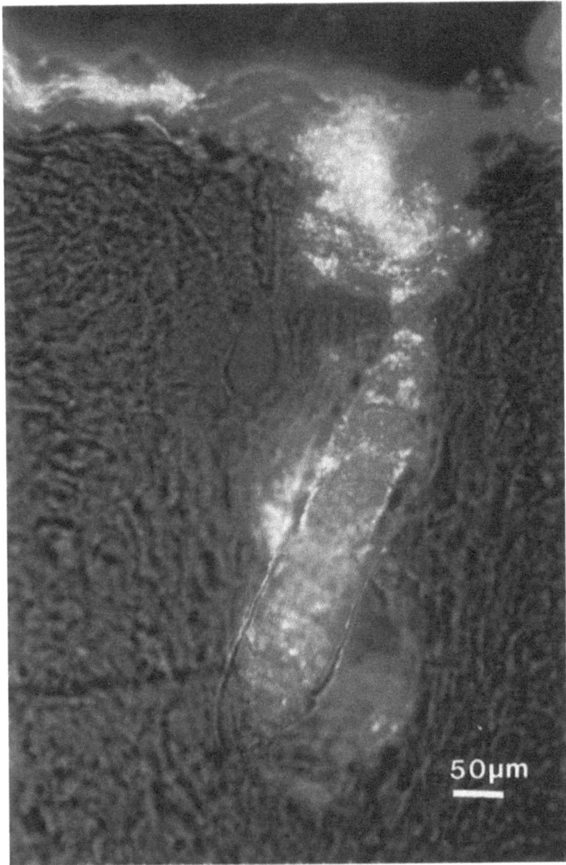

Abb. 10. Fluoreszenz von Adapalenekristallen im Follikel. Hohe Kristalldichte im Follikelausgang (*oben Mitte*), aber auch in der Höhe der Talgdrüse (*unten rechts*). In der *Mitte* ein von Adapalenekristallen umgebenes angeschnittenes Haar

Sicherheit, Retinoidreizungen

Alle bisher bekannten aktiven Retinoide sind – systemisch gegeben – mehr oder weniger teratogen. Als Morphogen-Analoga greifen sie in die Steuerung der Fruchtentwicklung ein, zu hohe Konzentrationen führen, vereinfacht gesagt, zum Überspringen von Entwicklungsstufen. In bezug auf topische Retinoide haben entsprechende Untersuchungen gezeigt, daß bei großflächiger Anwendung nur geringe Mengen penetrieren, so daß nur Spuren im Serum nachweisbar sind. Topisch großflächig und langzeitig applizierte Retin-A-Säure hatte keinen Einfluß auf den endogenen Retin-A-Säure-Spiegel im Serum [15]. Damit ist eine perkutane Teratogenität auszuschließen.

Die bei topischer Retinoidtherapie zu beobachtenden Reizungen können logischer Weise durch das geschilderte targeting beherrscht werden. Weiter sollte der Begriff Reizung nuanciert werden: es handelt sich hier nicht um undifferenzierte, klassisch toxische Reaktionen, sondern um eine für Retinoide typische reaktive exfoliative Dermatitis; dies ist schon an deren zeitlichen Verlauf zu erkennen: diese Reaktion setzt langsam ein, erreicht erst nach drei Tagen ihr Maximum und klingt dann innerhalb einer Woche ab. Weiter sind viele Retinoide antiinflammatorisch. Dagegen erreichen toxische Reizungen auf klassische Reizstoffe wie Natriumlaurylsulfat schon nach 24 h ihr Maximum und zeigen die typischen Symptome einer Entzündungsreaktion [1].

Topische Retinoidtherapie

Klassische Retinoide (wie Retin-A-Säure) sind lichtempfindlich, zersetzen sich also bei Tageslicht nach Auftragen mehr oder weniger schnell auf der Hautoberfläche, Adapalene ist dagegen photostabil. Inwieweit die sich bildenden Produkte zu einer Reizung beitragen, ist ungeklärt. Es sei jedoch betont, daß dieser Vorgang nicht als Phototoxizität fehlinterpretiert werden sollte, wie dies bisweilen geschieht. Jedoch sollte man konsequenterweise empfehlen, die Therapie der lichtbedingten Altershaut, aber auch die der Akne mit Retin-A-Säure am Abend durchzuführen, damit das Präparat länger aktiv bleibt.

Ferner kann empfohlen werden, den unvermeidlichen Überschuß topischer Zubereitungen auf der Hautoberfläche schon nach spätestens einer Stunde mit einem milden Tensid, besser noch zunächst mit einer Reinigungsmilch zu entfernen, und diese dann mit dem milden Tensid abzuwaschen. Die Reinigungsmilch nimmt aufgrund ihrer Fettlösekapazität den lipophilen Retinoidüberschuß auf, der dann leicht abwaschbar wird. Im Sommer oder Urlaub kann die Therapie mit einem wirksamen UVB- und UVA-Lichtschutz unterstützt werden.

Von der Arbeitsgruppe um Voorhees konnte gezeigt werden, daß Vitamin A, also Retinol, an den gleichen Rezeptoren angreift wie Retin-A-Säure, wenn auch in geringerem Maße. Bei schwer zu kontrollierenden Reaktionen in der Behandlung der Altershaut sollte man daher an eine alternierende Therapie: Retin-A-Säure alternativ mit Vitamin-A-haltigen Kosmetika denken. Grundsätzlich gilt, daß jede topische Retinoidtherapie einschleichend begonnen werden sollte, da die individuelle Reaktion erst drei Tage nach dem ersten Auftragen beurteilt werden kann.

Zukünftige Überlegungen sollten im verstärkten Maße den Gesichtspunkt des Verbrauchs von endogenen Karotinoiden und natürlichen Retinoiden in der Haut unter Belastung einbeziehen, wie dies bei Lichtexposition in bezug auf β-Karotin schon gezeigt wurde. Betrachtet man demnach die Hautveränderungen einer Sonnenanbeterin, die raucht, dem Alkohol nicht abgeneigt ist, und die unter Berufsstreß steht, als schlecht vernarbende Mikroläsionen, so liegt der Gedanke an einen exzessiven Verbrauch in der Haut und eine Unterversorgung an für Reparaturmechanismen essentiellen Retinoiden nahe.

In diesem Zusammenhang sollten therapeutische Erfolge bei der Behandlung akuter Striae distensae mit einem topischen Retinoidpräparat erwähnt werden [2, 8].

Weiterführende Literatur

Zum Schluß sollen einige kürzlich erschienene Publikationen zitiert werden, die es lohnt nachzulesen: Kligman [9] hat wichtige Gedanken und Erfahrungen zur Retin-A-Säure-Therapie bei lichtgealterter Haut zusammengestellt. Den theoretischen Hintergrund dieser Therapie haben Voorhees et al. aufgefrischt [3]. Eine gute Übersicht der Rolle synthetischer Retinoide in der Dermatotherapie findet sich bei Peck und DiGiovanna [12]. Bei weiteren lesenswerten Arbeiten ergibt sich das Interesse aus den Titeln [5, 18].

Literatur

1. Effendy I, Weltfriend S, Patil S, Maibach HI (1996) Differential irritant skin responses to topical retinoic acid and sodium lauryl sulphate: alone and in crossover design. Br J Dermatol 134: 424–430
2. Elson ML (1994) Topical tretinoin in the treatment of striae distensae and in the promotion of wound healing: a review. J Dermatol Treat 5: 163–165
3. Fisher GJ, Datta SC, Talwar HS, Wang Z, Varani J, Kang S, Voorhees JJ (1996) Molecular basis of sun-induced premature skin ageing and retinoid antagonism. Nature 379: 335–339
4. Frolic CA (1984) Metabolism of retinoids. In: Sporn M, Roberts A, Goodman D (eds) The Retinoids, vol. 2. Academic Press, Orlando
5. Griffiths CEM, Voorhees JJ (1994) Human in vivo pharmacology of topical retinoids. Arch Dermatol 287: 53–60
6. Griffiths CEM, Kang S, Ellis CN, Kim KJ, Finkel LJ, Ortiz-Ferrer LC, White GM, Hamilton TA, Voorhees JJ (1995) Two concentrations of topical tretinoin (retinoic acid) cause similar improvement of photoaging but different degrees of irritation. Arch Dermatol 131: 1037–1044
7. Gollnick HPM, Hopfenmüller W, Hemmes C, Chun SC, Schmid C, Sundermeier K, Biesalski HK (1996) Systemic beta carotene plus topical UV-sunscreen are an optimal protection against harmfull effects of natural UV-sunlight: results of the Berlin-Eilath study. Eur J Dermatol 6: 200–205
8. Kang S, Kim KJ, Griffiths CEM, Wong T, Talwar HS, Fischer GJ, Gordon D, Hamilton TA, Ellis CN, Voorhees JJ (1996) Topical tretinoin (retinoic acid) improves early stretch marks. Arch Dermatol 132: 519–526
9. Kligman AM (1996) topical retinoic acid (tretinoin) for photoaging: Conceptions and misperceptions. Cutis 57: 142–144
10. Mazer JM, Fusade T (1995) Place des retinoïdes dans le traitement de la rosacée. Réal Thér Dermato-Vénér 52: 13–16
11. Parker RS (1989) Carotenoids in human blood and tissues. J Nutr 119: 101–104
12. Peck GL, DiGiovanna JJ (1994) Synthetic retinoids in dermatology. In: Sporn MB, Roberts AB, Goodman DS (eds) The retinoids. Raven Press, New York
13. Rolland A (1993) Particulate carriers in dermal and transdermal delivery: Myth or reality. In: Rolland A (ed) Pharmaceutical particulate carriers. Marcel Dekker, pp 367–421
14. Rousseau EJ, Davison AJ, Dunn B (1992) Protection by beta carotene and related compounds against oxygen-mediated cytotoxicity and genotoxicity: implications for carcinogenesis and anticarcinogenesis. Free Radical Biol Med 13: 407–433
15. Schaefer H (1993) Penetration and percutaneous absorption of tropical retinoids. Skin Pharmacol (Suppl 6)1: 17–23
16. Schaefer H, Redelmeier TE (1996) Skin barrier. Principles of percutaneous absorption. Karger, Basel
17. Shalita A, Weiss JS, Chalker DK, Ellis CN, Greenspan A, Katz HI, Kantor I, Millikan LE, Swinehart T, Swinyer L, Whitmore C, Baker M, Czernielewski J (1996) A comparison of the efficacy and safety of adapalene gel 0.1% and tretinoin gel 0.025% in the treatment of acne vulgaris: A multicenter trial. J Am Dermatol 34: 482–485
18. Thom E (1994) Long term effects after topical application of active retinyl palmitate. J Appl Cosmetol 12: 25–30
19. Vahlquist A, Lee JB, Michaëlsson G, Rollman O (1982) Vitamin A in human skin: II concentrations of carotine, retinole and dihydroretinol in various components of normal skin. J Invest Dermatol 79: 94–97
20. Verschoore M, Schaefer H (1991) Topische Retinoide und Akne. Z Haut Geschlechtskr 66 (Suppl 4): 36–38

Gentherapie

Eva-Bettina Bröcker

„Gentherapie – eine neue Form der Medikamentenfreisetzung" wird der DNA-Transfer in menschliche Zellen genannt [4]. Das „Medikament", ein Genprodukt, ein Protein, soll von Patientenzellen zur Behandlung seiner eigenen Krankheit produziert werden. Voraussetzung für einen solchen Erfolg ist außer exzellenten molekularbiologischen Techniken die Kenntnis der molekularen Ursachen einer Krankheit.

Das Ziel einer Gentherapie ist entweder, ein defektes Gen zu ersetzen oder ein zusätzliches Gen in die Zellen einzubringen. Aus ethischen Gründen ist in Deutschland beim Menschen ausschließlich eine somatische Gentherapie erlaubt, keineswegs ein Eingriff in die Keimzellen.

1990 wurde der erste Gentransfer mit therapeutischer Intention beim Menschen durchgeführt [2]. Dabei handelte es sich um Kinder mit schwerer kombinierter Immundefizienz durch Adenosindesaminase (ADA)-Mangel. Mit Hilfe eines retroviralen Vektors konnte die 1,5 kb lange cDNA in T-Zellen der Patienten ex vivo eingebracht werden. Jetzt, mehr als zwei Jahre nach Ende einer zweijährigen Behandlung, persistierten transduzierte T-Lymphozyten im Blut der Patienten [3].

Im folgenden soll ein Überblick über gentherapeutische Verfahren gegeben werden, ohne daß dieser Beitrag angesichts der Bewegung in diesem Gebiet Anspruch auf Vollständigkeit erfüllen will.

Strategien

Grundsätzlich unterscheidet man die *Ex-vivo-in-vitro-Gentherapie* von dem *In-vivo-Gentransfer.* Zur Zeit ist das Ex-vivo-Verfahren, da leichter durchzuführen, am gebräuchlichsten. Dem Patienten werden Zellen entnommen, und diese kultiviert und transfiziert. Dann werden die genetisch veränderten Zellen wieder in den Organismus zurückgegeben. Mit diesem Verfahren werden zum Beispiel der Adenosin-Desaminasemangel und die familiäre Hypercholesterinämie behandelt. Auch die gentherapeutischen Ansätze bei Tumoren werden bisher meist so durchgeführt.

Wesentlich eleganter, wenn auch schwieriger durchführbar, ist ein In-vivo-Gentransfer. Idealerweise soll dabei der DNA-tragende Vektor das Zielgewebe oder Zielorgan durch einen Tropismus erreichen oder mittels zellspezifischer Promotoren nur in bestimmten Geweben aktiv sein. Auch die direkte Injektion von nackter DNA stellt eine In-vivo-Gentherapie dar. Desweiteren wird an einer Gentherapie der zystischen Fibrose mittels Inhalation gearbeitet.

Zur Zeit beruhen fast alle Gentherapieansätze auf dem Konzept der Genaddition beziehungsweise der Genverstärkung. So soll die Expression eines neu hinzugefügten Gens die Effekte aberranter Gene ersetzen, hemmen oder modifizieren. Erkrankungen, die durch das Fehlen eines Genproduktes verursacht sind, vor allem Erbkrankheiten, können in dieser Weise behandelt werden. In Tabelle 1 sind monogene Erbkrankheiten, für die gentherapeutische Behandlungen existieren oder zur Zeit entwickelt werden, zusammengestellt [nach 11].

Gentherapeutische Ansätze bei Tumoren bestehen in einer Modifikation der Immunantwort durch Einschleusen von Zytokingenen [6, 7, 27], Einfügen von Tumorsuppressorgenen [25] oder Suizid-

Tabelle 1. Erbkrankheiten, für die eine Gentherapie entwickelt wurde (wird)

Krankheit	Häufigkeit	Betroffenes Gen
Duchenne Muskeldystrophie	1:3000 (Männer)	Dystrophin
Hämophilie A	1:10000 (Männer)	Faktor VIII
Hämophilie B	1:30000	Faktor IX
Hypercholesterinämie	1:500	LDL-Rezeptor
Mukoviszidose	1:2500	CFTR
Phenylketonurie	1:9000	Phenylalanin-4-hydroxylase
ADA-Mangel	1:100000	Adenosindesaminase
Sichelzellenanämie	1:500 (Afrika)	β-Globin

genen in Tumorzellen oder im Einschleusen des Multi-Drug-Resistence (MDR1)-Gens in Knochenmarksstammzellen. Auch eine Gentherapie für Virusinfektionen (HIV, Hepatitis) befindet sich zur Zeit in Entwicklung [8, 13, 28].

Gentransfermethoden

Zur Einschleusung von DNA in menschliche Zellen stehen zwei Verfahren zur Verfügung: der virale und der nichtvirale Gentransfer.

Viren als Genvektoren

Beim viralen Gentransfer werden Methoden genetisch modifizierter Viren (virale Vektoren) als Transportvehikel genutzt. Besonders geeignet sind Viren, die ihr Genom im Verlauf des viralen Lebenszyklus stabil in die Chromosomen der Wirtszelle integrieren. Die stabile Integration ermöglicht eine dauerhafte Expression des Fremdgens in der infizierten menschlichen Zelle. Aus diesem Grund sind für somatische Gentherapieexperimente vorwiegend retrovirale Vektoren verwendet worden. Der DNA-Transfer mit Hilfe viraler Systeme ist effektiver als der Transfer mit physikalisch-chemischen Methoden.

Retroviren besitzen als Genom zwei identische RNA-Stränge. Sie infizieren ausschließlich eukaryotische Zellen. Bei der Infektion gelangt die virale DNA mit den Virusenzymen reverse Transkriptase und Integrase in die Wirtszelle. Die reverse Transkriptase transkribiert RNA in eine doppelsträngige cDNA. Diese integriert, nachdem sie einen Ring gebildet hat, unter Mitwirkung der Integrase in das Wirtsgenom. Da es bei der Vermehrung der Retroviren nicht zu einer Lyse der Wirtszellen kommt, werden in ihr über unbegrenzte Zeit die viralen Gene exprimiert. Diese Eigenschaft der Retroviren ist für eine Verwendung als Vektoren für die Gentherapie vorteilhaft. Beim Gentransfer werden aus Sicherheitsgründen defekte Virusgenome als Vektoren eingesetzt. Diese Vektoren sind allein nicht zu einer Virusinfektion und Reproduktion in der Lage, da ihnen entscheidende virale Gene (gag, pol, env) fehlen. Stattdessen wird in diesem Bereich des Virusgenoms die zu übertragende Fremd-DNA eingesetzt. Eine Gefahr bei einer eventuellen In-vivo-Anwendung wäre das Rearrangement viralen genetischen Materials zu vermehrungsfähigen Viruspartikeln. Deshalb wird mit Retrovirusvektoren bislang nur In-vitro-Genmodifikation betrieben. Ein weiteres Risiko bei der Verwendung retroviraler Vektoren ist die Insertionsmutagenese. Dadurch kann es zu Funktionsstörungen der chromosomalen Gene kommen, in deren Nähe die Vektor-DNA integriert ist [11].
Eine technische Limitation des retroviralen Gentransfers ist, daß nur sich teilende Zellen transfiziert werden und daß das DNA-Stück maximal 7 kb lang sein kann.

Adenoviren sind die zweiten häufig benutzten viralen Vektoren für Gentransfer. Sie haben mehrere Vorteile: Adenoviren infizieren auch nichtteilende Zellen und können in großen Mengen auch adulte Gewebe infizieren. Darüber hinaus bleiben die Viren extrachromosomal, das heißt die Gefahr einer Insertionsmutagenese besteht nicht. Eine Gefahr ist allerdings, daß unveränderte Adenoviren in vivo alle Gewebe einschließlich der Keimlinie infizieren und somit folgende Generationen beeinflussen könnten. Da keine stabile Integration in das Wirtsgenom erfolgt (transiente Genexpression) und sich somit bei Zellteilung der Effekt verdünnt, müßte der Gentransfer wiederholt erfolgen. Dies hat immunologische Limitationen, da Adenoviren im immunkompetenten Organismus mit Antikörperbildung beantwortet werden. Aus diesem Grunde wird an nichtimmunogenen Defektmutanten adenoviraler Systeme gearbeitet.

Adeno-assoziierte Virusvektoren scheinen für eine Gentherapie besonders geeignet zu sein, weil sie keine Infektionskrankheit erzeugen, jedoch jedes beliebige Gewebe infizieren können. Besonders für eine In-vivo-Gentherapie scheinen Adeno-assoziierte Virusvektoren ideal zu sein [9]. Adeno-assoziierter Virusvektor ist ein natürlicherweise defizientes einsträngiges DNA-Parvovirus der Familie der Parvoviridae. Um sich zu vermehren, ist eine Koinfektion mit einem Helfervirus, zum Beispiel einem Adenovirus oder einem Herpesvirus, erforderlich. In Abwesenheit eines Helfervirus führt das Adeno-assoziierte Virusvektorgenom zur chromosomalen Integration und kann somit eine stabile Genexpression vermitteln. Zur Zeit wird an einer intratrachealen Genapplikation bei zystischer Fibrose gearbeitet, ebenso an einer Gentherapie von Krebs und anderen Erkrankungen [12].

Nichtviraler Gentransfer

Ein Vorteil nichtviraler Methoden ist , daß das Risiko der rekonstitutionsfähigen Viren entfällt, was insbesondere für einen Einsatz in vivo vorteilhaft ist. Folgende Methoden stehen zur Verfügung:

Bei der *Mikroinjektion nackter DNA* wird eine DNA-Lösung vorzugsweise direkt in eine Zelle oder in ein Gewebe injiziert. Letzteres wurde zur Behandlung der Duchenne-Muskeldystrophie mit dem Dystrophin-Gen durchgeführt. Die Injektion nackter DNA funktionierte bisher vorzugsweise mit eher niedriger Effizienz in der Muskulatur. Neuerdings gibt es auch Ansätze, nackte DNA in Keratinozyten zu exprimieren [15]. Letzteres wäre für eine Gentherapie erblicher Dermatosen ideal.

Die *Gene gun-Methode*, bei der DNA an winzige magnetische Goldpartikel gebunden in Zellen „geschossen" wird – ein Spezialist für diese Methode ist Professor B. Wittig in Berlin – ist nur für einen Ex-vivo-Gentransfer möglich und wird zur Zeit im Rahmen einer Zytokin-Gentherapiestudie bei Melanompatienten von Dr. D. Schadendorf in Berlin durchgeführt.

Rezeptorvermittelter Gentransfer ist mit, aber auch ohne Helfervirus möglich. Dabei wird die zu transferierende DNA über einen Polylysin-Linker an ein geeignetes rezeptorbindendes Protein gekoppelt, zum Beispiel den Transferrinrezeptor. Das Verfahren ist sowohl in vitro als auch in vivo möglich. Wenn Hepatozyten die Zielzellen sein sollen, kann DNA, gekoppelt an Transferrin, mittels Endozytose in Leberzellen aufgenommen werden. Eine eigene Gentherapiestudie beim metastasierenden Melanom wurde mit dieser Methode durchgeführt [26, 29].

Die *Lipofektion*, eine Membranfusion-vermittelte Gentransfermethode, bei der DNA in Liposomen eingeschlossen den Zielzellen verabreicht wird, ist eine verbreitete nichtvirale Gentransfermethode. Bindet man an die Außenseite der Liposomen zusätzlich Liganden für zellspezifische Rezeptoren, kann man einen zellspezifischen Gentransfer in vivo erwarten [18].

Einen Sonderfall stellt der *adenovirusvermittelte DNA-Transfer* der Zellen mit der externen Koppelung der zu transferierenden DNA an die DNA-freie Proteinhülle hochinfektiöser Adenoviren dar. Für diese Methode können beliebig große Nukleinsäuren benutzt werden, wenn die DNA über eine Polylysin-Linker mit einem Antikörper gekoppelt wird, der spezifisch für das Adenovirus-

Tabelle 2. Gentransfermethoden

	Transfektion	Limitationen
Virale Methoden		
Retrovirus	stabil	nur teilende Zellen
Adenovirus	transient	immunogen
Adeno-assoziierter Virusvektor	stabil	
Nichtvirale Methoden		
Nackte DNA	transient	geringe Effizienz
Rezeptorvermittelter Gentransfer	transient	„Verdünnung" bei Zellteilung

Hüllprotein ist. Die Transfektionseffizienz mit dieser Methode ist sehr hoch. Die Limitation dieses Verfahrens für eine In-vivo-Anwendung liegt wiederum in der Immunogenität des Komplexes.

Eine weitere, nichtvirale Gentransfermethode, die *Elektroporation*, ist – allerdings mit geringer Effizienz – nur für einen Ex-vivo-Gentransfer geeignet und wurde von uns zur Transfektion von Melanomzellen mit dem Gen für das kostimulatorische Molekül B7 verwendet [1].

Tabelle 2 stellt Vorteile und Nachteile der verschiedenen Gentransfermethoden zusammen.

Gentherapie in der Dermatologie

Die Haut ist ein zugängliches Organ für den Gentransfer [17]. In der Dermatologie hätte man viele Wünsche an die Gentherapie zur Behandlung von Genodermatosen, so schwere bullöse Dermatosen [11], Ichthyosen [10], Xeroderma pigmentosum, Porphyrien und andere Krankheiten. Desweiteren könnte eine effektive Gentherapie die Behandlungsmöglichkeiten des Melanoms verbessern.

Während für die erstgenannte Krankheitsgruppe die genetischen Defekte größtenteils bekannt sind und sich somit eine Gentherapie als Kausalbehandlung anbietet, werden beim Melanom Genadditionen angestrebt, die die Immunogenität erhöhen sollen. Auf diesem Gebiet gibt es bereits eine Reihe klinischer Studien.

Gentherapie beim Melanom

In den letzten Jahren sind viele klinische Studien initiiert worden. Basierend auf Tiermodellen, in denen gezeigt wurde, daß Zytokingen-modifizierte Melanomzellen zu einer Verzögerung des Tumorwachstums oder sogar einer Heilung bestehender Tumoren durch eine effektive Immunreaktion führen, wurden beim Menschen Vakzinierungsstrategien mit Zytokingen-modifizierten autologen oder allogenen Melanomzellen durchgeführt, wobei besonders das Gen für Interleukin-2, aber auch die Gene für IL-4, IL-6, IL-7, IL-12, IFN-γ und GM-CSF in autologe oder allogene Melanomzellen eingebracht wurden [21, 24]. Durch eine lokale Interleukin-2-Sekretion sollen Defekte der Signaltransduktion tumorinfiltrierender T-Zellen korrigiert werden [30]. Ein anderer, auch bereits in der klinischen Erprobung befindlicher Ansatz, ist die In-vitro-Transfektion von Melanomzellen mit dem Gen für das kostimulierende Molekül B7 oder eine Transfektion mit einem fremden HLA-Gen. Letzterer Ansatz wurde sogar mit einem In-vivo-Gentransfer durch einen Katheter, der einen DNA-Liposomen-Komplex in Metastasen injizierte, durchgeführt [19]. Die meisten bisherigen gentherapeutischen Ansätze beim Melanom bestehen in einem Ex-vivo-in-vitro-Gentransfer mit anschließender Applikation bestrahlter Gen-modifizierter Tumorzellen in den Patienten mit dem Ziel der Induktion einer effektiven Immunantwort gegen Melanomantigene. Bei den Antigenen, sofern diese als Targetstrukturen beachtet wurden, handelt es sich um die bekannten von HLA-A1 oder HLA-A2 präsentierten MAGE-Peptide, gp100, Melan A/MART-1 oder Tyrosinase. Daß die bisher durchgeführten immuntherapeutischen Studien bei Melanompatienten noch nicht zu einem Durchbruch in der Therapie geführt haben, liegt an zwei Dingen: Zum einen sind die bisher vorliegenden Studienergebnisse Resultate von Phase-I-Studien an Patienten mit fortgeschrittenen Tumoren; über jetzt eingeleitete adjuvante Studien mit diesen Vakzinen liegen noch keine Ergebnisse vor. Andererseits wird versucht, die Tumorzellen selbst als Antigenpräsentierende Zellen einzusetzen. Ein möglicherweise wirksamerer neuer Ansatz, der ebenfalls in verschiedenen Institutionen begonnen wurde, ist der Gedanke, professionelle Antigen-präsentierende Zellen, dendritische Zellen, die man aus dem peripheren Blut in großen Mengen züchten kann [23], als Zelle für eine genetisch modifizierte Vakzine zu benützen. Das Ziel ist, relevante Melanomantigene nach Transfektion in autologen dendritischen Zellen konstant zu exprimieren, damit diese im Tumorpatienten eine starke TH1-Antwort induzieren sollen.

Zukünftige Gentherapie in der Dermatologie

Dermatosen, deren genetischer Defekt bekannt ist und für die keine befriedigende andere Therapie besteht, wie die Epidermolysis bullosa dystrophica und andere schwere Epidermolysen, aber auch das Xeroderma pigmentosum und schwere Ichthyosen, könnten Targetkrankheiten für somatische Gentherapie am Menschen sein [10, 16].
Was wünschen wir uns für die Gentherapie der Zukunft? Ideale Vektoren für gezielte Transduktion spezieller Gewebe, gewebsspezifische Promotoren sowie regulierbare Expression. Für die letzten beiden Wünsche sind bereits sehr gute Vorarbeiten vorhanden [14, 20], so daß man in den nächsten Jahren Fortschritte erwarten kann.

Gedanken zur Ethik

Die ethische Auseinandersetzung mit der Gentherapie begann schon in den 70er Jahren, in der Öffentlichkeit jedoch ein Jahrzehnt später. Richter und Schmid [22] kommen zu der Ansicht, daß „die somatische Gentherapie keine neuartigen ethischen Probleme aufwirft und die Zustimmung zur klinischen Anwendung von einem weitgehenden Konsens getragen wird". Sicherlich muß man bei der Durchführung jedes gentherapeutischen Protokolls die ethischen Anforderungen klinischer Studien beachten, wie dies auch für Zytostatikastudien und andere Medikamentenstudien gilt. Somatische Gentherapie aus ethischen Gründen abzulehnen, käme meines Erachtens der Ablehnung wirksamer Antibiotikatherapie bei lebensbedrohlichen Infektionen gleich.

Danksagung

Für die Hilfe bei der Erstellung dieses Artikels – Literaturhinweise, wertvolle Diskussionen – möchte ich folgenden Kollegen danken: J. C. Bekker, C. E. Klein und A. Rethwilm aus Würzburg, Leena Bruckner-Tuderman aus Münster und E. L. Winnacker aus München.

Literatur

1. Becker JC, Brabletz T, Czerny C, Frank G, Termeer C, Bröcker EB (1993) Tumor escape mechanisms from immunosurveillance: Induction of unresponsiveness in a specific MHC-restricted CD4[+] human T cell clone by the autologous MHC class II[+] melanoma. Int Immunol 5: 1501–1508

2. Blaese RM, Culver KW, Anderson WF (1990) The ADA human gene therapy clinical protocol. Hum Gene Ther 1: 327–362

3. Blaese RM, Culver KW, Miller AD, Carer CS, Fleisher T, Clerici M, Shearer G, Chang L, Chiang Y, Tolstoshev P, Greenblatt JJ, Rosenberg A, Klein H, Berger M, Mullen CA, Ramsey WJ, Muul L, Morgan RA, Anderson WF (1995) T lymphocyte-directed gene therapy for ADA-SCID: Initial trial results after 4 years. Science 270: 475–480

4. Blau HM, Springer ML (1995) Molecular medicine. Gene therapy – a novel form of drug delivery. N Engl J Med 333: 1204–1207

5. Colombo, MP, Rodolfo M (1995) Tumor cells engineered to produce cytokines or cofactors as cellular vaccines: do animal studies really support clinical trials? Cancer Immunol Immunther 41: 265–270

6. Dalgleish AG (1994) The role of IL-2 in gene therapy. Gene Therapy 1: 83–87

7. Dranoff G, Mulligant RC (1995) Gene transfer as cancer therapy. Advances Immunol 58: 417–454

8. Essex M, Matsuda Z, Yu X, Lee TH (1995) Gene therapy against retroviral diseases. Leukemia 9 (Suppl 1): 71–74

9. Flotte TR, Carter BJ (1995) Adeno-associated virus vectors for gene therapy. Gene Therapy 2: 357–362

10. Gagnoux L, Vailly J, Wagner E, Ortonne JP, Meneguzzi G (1996) Towards gene therapy of epidermolysis bullosa. J Invest Dermatol 106: 807 (Abstract)

11. Gassen HG, Minol K (Hrsg) (1996) Gentechnik. Fischer Verlag, Stuttgart

12. Hallek M, Wendtner CM (1996) Recombinant adeno-associated virus (rAAV) vectors for somatic gene therapy: recent advances and potential clinical applications. Cytokines Mol Ther 2: 69–79

13. Hanania EG, Kavanagh I, Hortobagyi G, Giles RE, Champlin R, Deisseroth AB (1995) Recent advances in the application of gene therapy in human disease. Am J Med 99: 537–552

14. Hart IR (1996) Tissue specific promoters in targeting systemically delivered gene therapy. Semin Oncol 23: 154–158

15. Hengge UR, Walker PS, Vogel JC (1996) Expression of naked DNA in human, pig and mouse skin. J Clin Invest 97: 2911–2916

16. Hoeffler WK, Nelson CF, Matsui C, Marinkovich MP, Mak LL, Wang CK (1996) Gene therapy for junctional epidermolysis bullosa: Functional assays and a grafted scid mouse animal model. J Invest Dermatol 106: 807 (Abstract)

17. Krueger GG, Morgan JR, Jorgensen CM, Schmidt L, Li HL, Kwan MK, Boyce ST, Wiley HS, Kaplan J, Petersen MJ (1994) Genetically modified skin to treat disease: Potential and limitations. J Invest Dermatol 103: 76S–84S

18. Mulligan RC (1993) The basic science of gene therapy. Science 260: 926–932

19. Nabel GJ, Nabel EG, Yang Z, Fox BA, Plantz GE, Gao X, Huang L, Shu S, Gordon D, Chang AE (1993) Direct gene transfer with DNA liposome complexes in melanoma: expression, biologic activity and lack of toxicity in humans. Proc Natl Acad Sci USA 90: 11307–11311

20. Paulus W, Baur I, Boyce FM, Breakefield XO, Reeves SA (1996) Self-contained, tetracyclin-regulated retroviral vector system for gene delivery to mammalian cells. J Virol 70: 62–67

21. Parmiani G, Colombo MP (1995) Somatic gene therapy of human melanoma: preclinical studies and early clinical trials. Melanoma Res 5: 295–301

22. Richter G, Schmid R (1995) Gentherapie – eine medizinische und ethische Standortbestimmung. Dtsch Med Wschr 120: 1212–1218

23. Romani N, Gruner S, Brang D, Kämpgen E, Lenz A, Trockenbacher B, Konwalinka G, Fritsch PO, Steinman RM, Schuler G (1994) Proliferating dendritic cell progenitors in human blood. J Exp Med 180: 83–93

24. Schmidt-Wolf G, Schmidt-Wolf IGH (1995) Cytokines and clinical gene therapy. Eur J Immunol 25: 1137–1140

25. Skuse GR, Ludlow JW (1995) Tumour suppressor genes in disease and therapy. Lancet 345: 902–906

26. Stingl G, Bröcker EB, Mertelsmann R, Wolff K, Schreiber S, Kämpgen E, Schneeberger A, Dummer W, Brennscheid U, Veelken H, Birnstiel ML, Zatlonkal K, Schmidt W, Maass G, Wagner E, Buschle M, Giese M, Kempe ER, Weber HA, Voigt T (1996) Clinical protocol: Phase I study of the immunotherapy of metastatic malignant melanoma by a cancer vaccine consisting of autologous cancer cells transfected with the human IL-2 gene. Hum Gene Ther 7: 551–563

27. Topf N, Schmiegel WH (1996) Immuntherapie mit genetisch modifizierten Tumorzellen. Internist 37: 374–381

28. Yu M, Poeschla E, Wong-Staal F (1994) Progress toward gene therapy for HIV infection. Gene Therapy 1: 13–26

29. Zatloukal K, Wagner E, Cotten M, Phillips S, Plank C, Steinlein P, Curiel DT, Birnstiel ML (1992) Transferrinfection: A highly efficient way to express gene constructs in eukariotic cells. Ann NY Acad Sci 660: 136–153

30. Zier K, Gansbacher B, Salvadori S (1996) Preventing abnormalities in signal transduction of T cells in cancer: the promise of cytokine gene therapy. Immunol Today 17: 39–45

Immunmodulation: Entwicklungen auf dem Weg zu einer kausal orientierten Therapie

Martin Röcken, Alexandra Ogilvie und Tilo Biedermann

Der Begriff Immunmodulation wurde über Jahrzehnte mit den verschiedensten Behandlungsprinzipien assoziiert. Oftmals werden immunsupprimierende Pharmakotherapien mit diesem Begriff in Verbindung gebracht. Ziel neuer, kausal orientierter Therapieansätze ist es, das Immunsystem so zu beeinflussen, daß es Krankheiten mit Hilfe seiner eigenen Abwehrmechanismen bewältigt [2, 3, 15, 32]. Therapeutisch etabliert sind derartige Ansätze bei der 1796 von Jenner entwickelten Schutzimpfung [5] sowie bei der Hyposensibilisierung bei Typ-I-Allergien [20]. Im Unterschied zu den konventionellen Immunsuppressiva beeinflussen diese Behandlungsverfahren nicht das gesamte Immunsystem, sondern gezielt nur jenen Teil, der spezifisch mit dem Impfstoff beziehungsweise dem Allergen reagiert, die antigenspezifischen T-Lymphozyten [1, 25, 26]. Die Therapien sind somit spezifisch für ein Allergen oder, allgemeiner ausgedrückt, ein Antigen.

Das Ziel einer kausal orientierten Immunmodulation besteht zum einen darin, antigenspezifisch zu wirken, das heißt ganz spezifisch nur jenen Teil des Immunsystems zu verändern, der für ein bestimmtes Allergen oder Antigen verantwortlich ist. Das zweite Prinzip besteht darin, die Immunantwort in die gewünschte Richtung zu steuern, zu aktivieren, wie bei der Impfung gegen Infektionen oder Toxine oder zu inhibieren, wie bei der Hyposensibilisierung [1, 12, 14, 16, 19, 22, 23, 25–27, 36].

Dank neuer Erkenntnisse in der Immunologie wurde der Ablauf der Immunantwort in den letzten Jahren so genau beschrieben, daß man beginnt, die Immunmodulation als Therapiekonzept in die moderne Medizin einzuführen [7, 18, 19, 26, 27]. Besonders in der dermatologischen Therapie werden diese Entwicklungen die Behandlungsstrategien bei Autoimmunkrankheiten, Atopie, Kontaktallergie, Psoriasis und Melanomen neu bestimmen.

Der Grund für diese therapeutische Neuorientierung liegt in der Erkenntnis, daß die Entzündung in der Regel ein nützlicher Vorgang ist und die Vorgänge der Entzündung gezielt gesteuert werden [7, 27]: Die Entzündung ist ein physiologischer, lebensnotwendiger Prozeß, der unabhängig von der zugrundeliegenden Ursache nach festen Regeln abläuft und nicht nur durch pro- oder antiinflammatorische Pharmaka grob reguliert werden kann. Das erworbene, spezifische Immunsystem erlaubt heute gezielt und in antigenspezifischer Weise den Verlauf von Entzündungen zu verstärken oder abzuschwächen.

Diese beiden Erkenntnisse haben nachhaltigen Einfluß auf die Entwicklung neuer Therapiekonzepte in der modernen Medizin.

Die Entzündung

Sie ist ein fein regulierter, unspezifischer Mechanismus, den der Körper nutzt, um eindringende Umweltantigene, wie Viren und Bakterien, oder geschädigtes körpereigenes Gewebe abzugrenzen und zu entsorgen (Abb. 1). Der Körper besitzt Mechanismen, die eine Entzündung einleiten und solche, die sie nach einer erfolgreichen Aufräumaktion wieder zum Stillstand bringen, um nicht unnötigen Schaden zu verursachen. Der Ablauf von Entzündungsreaktionen kann durch das spezifische Immunsystem eng reguliert werden. Allergien und Autoimmunkrankheiten sind nicht grundsätzlich Fehler des Immunsystems, sondern entweder Folge einer fehllaufenden Aktivierung oder einer gestörten Hemmung der Immunantwort. Daraus ergibt sich, daß einer normalen Immunantwort auf Viren, Mykobakterien oder Tumoren die gleichen Mechanismen zugrundeliegen wie einer kontaktallergischen Reaktion oder der Psoriasiseffloreszenz [7, 12, 26, 27, 30, 33]. Bereits eine konventionelle histologische Untersuchung zeigt, daß bei den genannten Reaktionen ein sehr ähnliches zelluläres Infiltrat vorliegt, in dem während entscheidender Phasen der Entwicklung T-Helfer-Lymphozyten überwiegen. Genauere Charakterisierungen dieser T-Helfer-Lymphozyten erbrachten, daß sie proinflammatorische Wirkungen besitzen, welche die umgebenden Makrophagen dazu bringen können, das virus-, tumor- oder allergenhaltige Gewebe zu zerstören (Abb. 2).

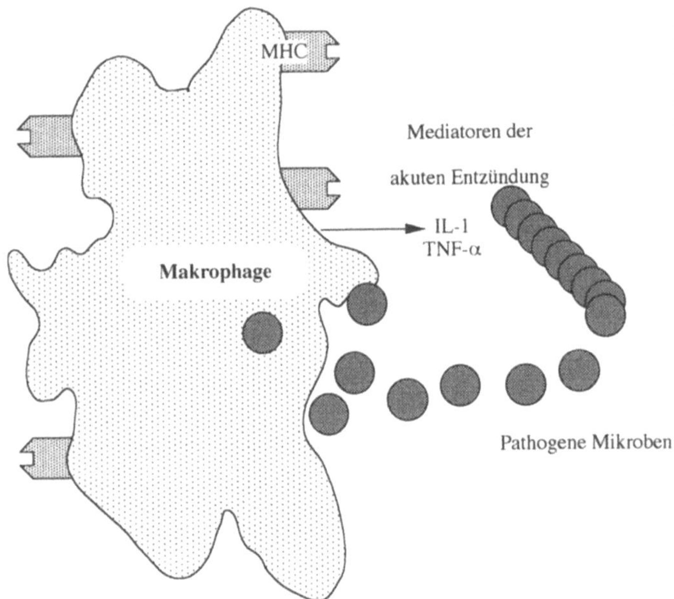

Abb. 1. Die Entzündung als grundlegender Abwehrmechanismus des unspezifischen Immunsystems (innate immunity) gegen pathogene Keime.
IL-1, Interleukin 1; *MHC*, Haupthistokompatibilitätskomplex; *TNF-α*, tumor necrosis factor α

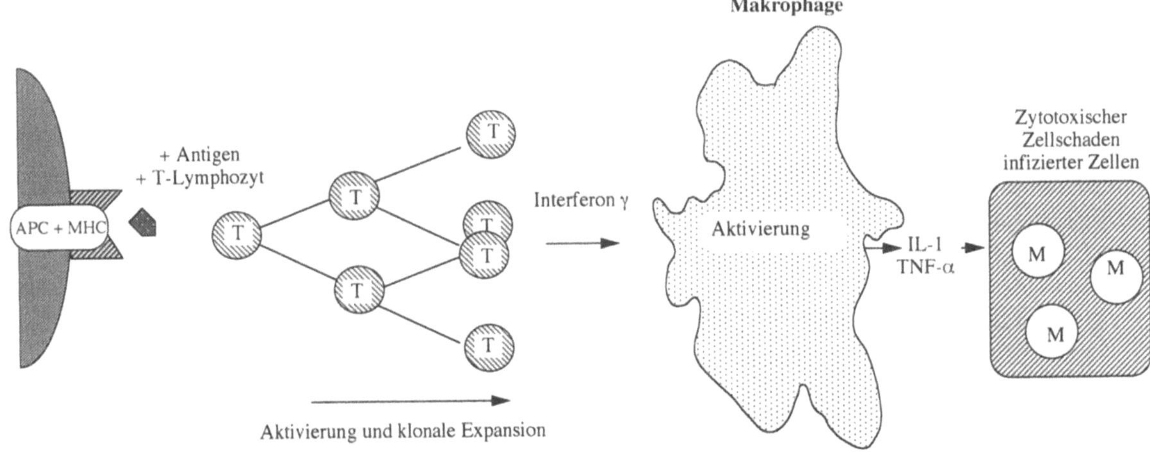

Abb. 2. Entwicklung einer Immunantwort. *APC*, Antigen-präsentierende Zelle; *IL-1*, Interleukin 1; *IL-4*, Interleukin 4; *IFN-γ*, Interferon γ; *T*, T-Lymphozyt; *TNF-α*, tumor necrosis factor α; *M*, mikrobiell infizierte Zelle; *MHC*, Haupthistokompatibilitätskomplex

Grundlagen der Entzündung: Spezifische und unspezifische Mechanismen

Das unspezifische oder archaische Immunsystem

Eine Entzündung wird in der Regel nicht primär von hochspezifischen T-Helfer-Lymphozyten ausgeführt. Das Immunsystem der Vertebraten besitzt zwei zentrale Mechanismen, mit denen es auf störende Reize antwortet: Das *unspezifische, phylogenetisch archaische Immunsystem* (innate immunity) und das *erworbene, spezifische Immunsystem* (acquired immunity), das mittels der Lymphozyten für die differenzierten, antigenspezifischen Regulationsmechanismen und das immunologische Gedächtnis verantwortlich ist [7].

Das unspezifische Immunsystem führt über eine Gewebezerstörung zu einer Entzündung und beseitigt so schädigende Fremdkörper wie Viren, Pilze und Bakterien oder abgebautes Körpergewebe. Die zentralen Zellen dieser primären Immunantwort sind die Makrophagen, die nach Aufnahme schädlicher Substanzen über die Freisetzung löslicher Mediatoren wie Interleukin 1 (IL-1) und Tumor necrosis factor α (TNF-α) die Symptome der akuten Entzündung auslösen (Abb. 1). Durch diese beiden Zytokine sowie andere funktionell verwandte Mediatoren kommt es zu Ödem, Anziehung phagozytierender Zellen und Gewebstod, jene Mechanismen, die für die Beseitigung von Krankheitserregern elementar sind (Abb. 1). Obgleich Makrophagen die eigentlich spezialisierten Zellen dieser unspezifischen Immunantwort sind, sind sehr viele, wenn nicht die meisten Zellen des Körpers befähigt, bei entsprechenden störenden Einflüssen oder Streßsituationen diese Mediatoren freizusetzen, die eine Art primärer Schutzwall darstellen, um den Körper akut vor Krankheitserregern zu schützen [6, 7, 9]. In der Haut seien nur die Fibroblasten und Keratinozyten erwähnt. Wird die Fähigkeit der Keratinozyten zur TNF-α-Produktion unterbunden, verliert die Haut die Fähigkeit, mit einer toxischen oder allergischen Kontaktdermatitis oder anderen Formen der Entzündung zu reagieren. Auch die Entwicklung einer Psoriasis scheint von der Gegenwart dieser Mediatoren (Abb. 1), insbesondere von TNF-α, abzuhängen [17]. So können beim Tier wie beim Menschen akute Entzündungen durch Hemmung des TNF-α blockiert werden. Gleichzeitig führt bei beiden eine derartige Blockade zu einer besonderen Empfindichkeit gegenüber bakteriellen Infekten [6–9].

Das erworbene Immunsystem

Das erworbene Immunsystem ist, im Gegensatz zum unspezifischen Immunsystem, nur fähig, auf ganz bestimmte, genau definierte Reize in einer fein abgestuften Form zu reagieren. Dieser definierte Reiz oder besser, das Antigen, sind hoch spezifische Bestandteile von Parasiten, Bakterien, Viren oder Tumoren, Haptene oder, bei Autoimmunkrankheiten, Proteine des Körpers selbst. Die Proteine sind meist zwischen 8 und 20 Aminosäuren lang. Erkannt wird jedes dieser Antigene von jeweils nur einer sehr geringen Zahl an T-Lymphozyten und B-Lymphozyten. Jede dieser aktivierten Zellen kann einen Klon von Gedächtniszellen bilden. Jeder Klon eines T- oder B-Lymphozyten erkennt spezifisch immer nur ein einziges Antigen (Abb. 2).

Alle Individuen besitzen gegen jedes mögliche Antigen spezifische T- und B-Lymphozyten und sind so theoretisch gegen die unterschiedlichsten Krankheitserreger geschützt, könnten aber auch Kontakt-

allergien, atopische Krankheiten oder auch Autoimmunkrankheiten erwerben [30, 33]. Warum einzelne Personen gut und andere schlecht geschützt sind, die einen Kontaktallergien, atopische Krankheiten oder Autoimmunkrankheiten erwerben und andere nicht, bestimmen maßgeblich zwei Faktoren: Spezifische Strukturen der Antigene, die erkannt werden können und die Bedingungen der Aktivierung dieser T- und B-Lymphozyten [13, 18, 26–28].

Nur dieser zweite Punkt soll im folgenden genauer erläutert werden, da er die Grundlage für neue therapeutische Ansätze bietet.

Die Wege, die physiologischerweise benötigt werden, um T-Lymphozyten so zu aktivieren, daß sie gegen virale Krankheiten und Toxine schützen, sind sehr genau beschrieben (Abb. 2). Über die gleichen Aktivierungswege werden jene T-Lymphozyten stimuliert, die Erkrankungen wie Lichen ruber planus, Kontaktallergie oder Psoriasis auslösen. Dieses Wissen um die Pathogenese entzündlicher Hautkrankheiten erlaubt in Zukunft, primär entzündliche Krankheiten nicht mehr nur durch Immunsuppressiva zu unterdrücken, sondern durch gezielte Eingriffe in das Immunsystem kausal zu behandeln.

Aktivierung und Inaktivierung des spezifischen Immunsystems

Die Aktivierung des erworbenen Immunsystems beginnt, wenn antigenpräsentierende Zellen, wie die Langerhanszellen der Haut, T-Lymphozyten mit dem spezifischen Antigen stimulieren. Während dieses Vorganges durchlaufen T-Lymphozyten einen Reifungsprozeß, bei dem sie meist die Fähigkeit erlangen, zahlreiche Zytokine, insbesondere auch Interferon γ (IFN-γ) zu produzieren. Über die Produktion von IFN-γ aktivieren T-Lymphozyten Makrophagen, Keratinozyten und andere Zellen, die oben beschriebenen Mediatoren der Entzündung zu bilden, die an der Haut zu Papeln, Blasen oder Nekrose führen können. Durch die Entzündung werden die zu bekämpfenden Krankheitserreger oft zusammen mit den von ihnen befallenen Zellen zerstört (Abb. 2, 3). Die Abstoßung der Krankheitserreger weist sehr große Ähnlichkeit mit einer Transplantatabstoßung auf [2, 31]. Ist die Abstoßung abgeschlossen, müssen gegenregulatorische Schritte eingeleitet werden. Die T-Lymphozyten beginnen jetzt antientzündlich wirksame Mediatoren zu bilden wie Interleu-

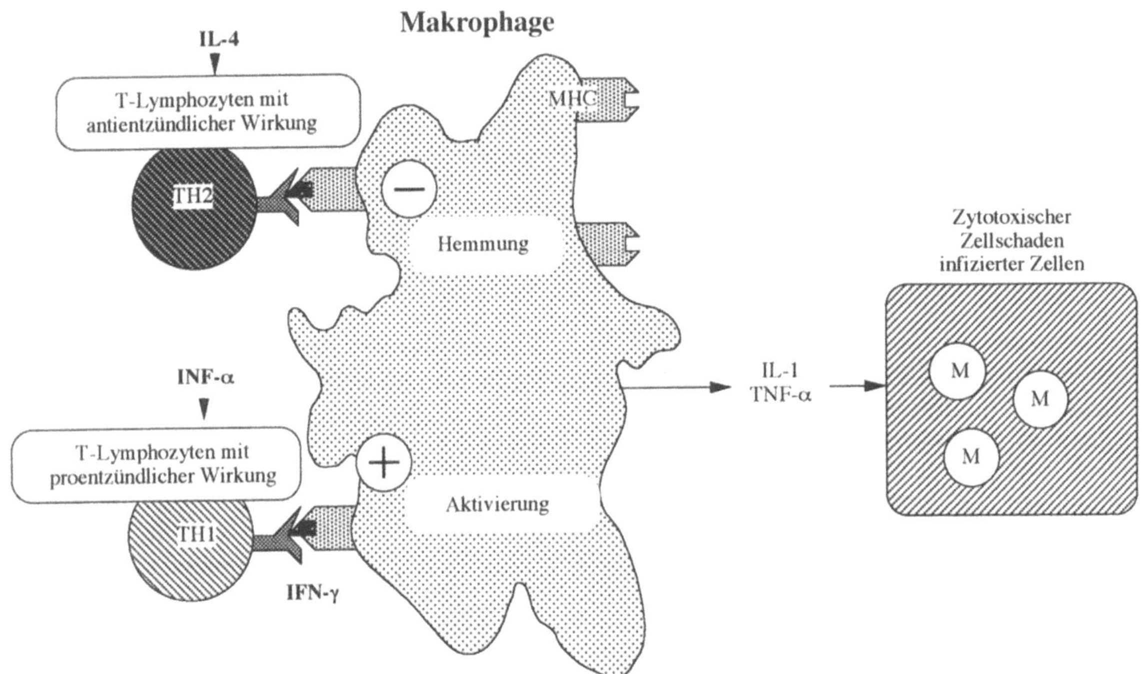

Abb. 3. Aktivierung und Hemmung der proentzündlichen Eigenschaften von Makrophagen durch regulatorisch wirksame Lymphozyten. *IL-1*, Interleukin 1; *IL-4*, Interleukin 4; *IFN-α*, Interferon α; *IFN-γ*, Interferon γ; *TH1*, IFN-γ-produzierende T-Lymphozyten; *TH2*, IL-4-produzierende T-Lymphozyten; *TNF-α*, tumor necrosis factor α; *M*, mikrobiell infizierte Zelle; *MHC*, Haupthistokompatibilitätskomplex

kin 4 (IL-4) oder Interleukin 10 (IL-10), um so den Entzündungsvorgang und die Gewebszerstörung zu beenden (Abb. 3) [26, 27].

Allergie, Kontaktallergie und Autoimmunkrankheit

Der Ablauf einer Entzündung ist nicht spezifisch für Infektionskrankheiten. Er wiederholt sich letztlich bei allen entzündlichen Krankheiten. Ähnlich wie bei Viruskrankheiten aktivieren bei entzündlichen Krankheiten der Haut entweder bekannte Haptene, wie bei der Kontaktallergie, oder unbekannte Antigene, wie bei der Psoriasis oder dem Lichen ruber planus, die jeweils spezifischen T-Lymphozyten, die dann mit der Produktion von IFN-γ reagieren. Hierdurch kommt es zur kutanen Entzündung, welche die allergische Kontaktdermatitis, Lichen ruber planus oder Psoriasis einleitet. Warum es dann entweder zu der einen oder der anderen klinischen Morphe kommt, ist unbekannt. Hierfür sind Lokalfaktoren, das auslösende Agens und genetische Faktoren von Bedeutung. Keine der genannten Erkrankungen ist aber ohne einen proinflammatorischen Entzündungsprozeß denk-

bar. Dies wird besonders deutlich, wenn man sich veranschaulicht, daß die Aggravation kutaner Autoimmunkrankheiten wie Psoriasis oder Lichen ruber planus eine häufige Begleiterscheinung der modernen proinflammatorischen Zytokintherapien bei persistierenden Viruserkrankungen (zum Beispiel Hepatitis) sind.

Häufig bleiben nach dem Abheilen schwerer Entzündungen Narben, die auffälligerweise bei entzündlichen Erkrankungen der Haut nur selten zu beobachten sind. Dies könnte durch die ungewöhnliche Regenerationsfähigkeit der Haut bedingt sein. Erkrankungen wie Psoriasis arthropatica oder vernarbender Lichen ruber planus verdeutlichen aber, daß entzündliche Hautkrankheiten mit besonders starker Gewebszerstörung oder weniger günstiger Lokalisation zu Narben führen können.

Primär entzündliche Erkrankungen können somit als Folge einer übertriebenen oder fehlgerichteten proinflammatorischen Reaktion oder einer Störung in der Phase der antientzündlichen Gegenregulation angesehen werden. Daraus folgt, daß die Hemmung proinflammatorischer Zytokine oder die Induktion antiinflammatorisch wirksamer Zytokine die aussichtsreichsten Ansätze für selektive und sogar antigenspezifische Therapiekonzepte bei entzündlichen Hautkrankheiten sind [18, 19, 26, 27].

Immunmodulation als neuer Weg der kausalen Therapie

Die neuen Einsichten in die Abläufe einer Immunantwort erlauben die Angriffspunkte der klassischen immunsuppressiven Pharmakotherapie zu verstehen und insbesondere auch pathophysiologisch orientierte kausale Therapien zu entwickeln. Für klassische Immunsuppressiva wie Kortikoide und Chemotherapeutika lassen sich die Unterdrückung der Zytokinproduktion, der Immunglobulinproduktion und der Lymphozytenaktivierung als zentrale Angriffspunkte definieren (Abb. 4 a). Der Unterschied zwischen diesen Medikamenten besteht insbesondere darin, daß sie in dem Ablauf

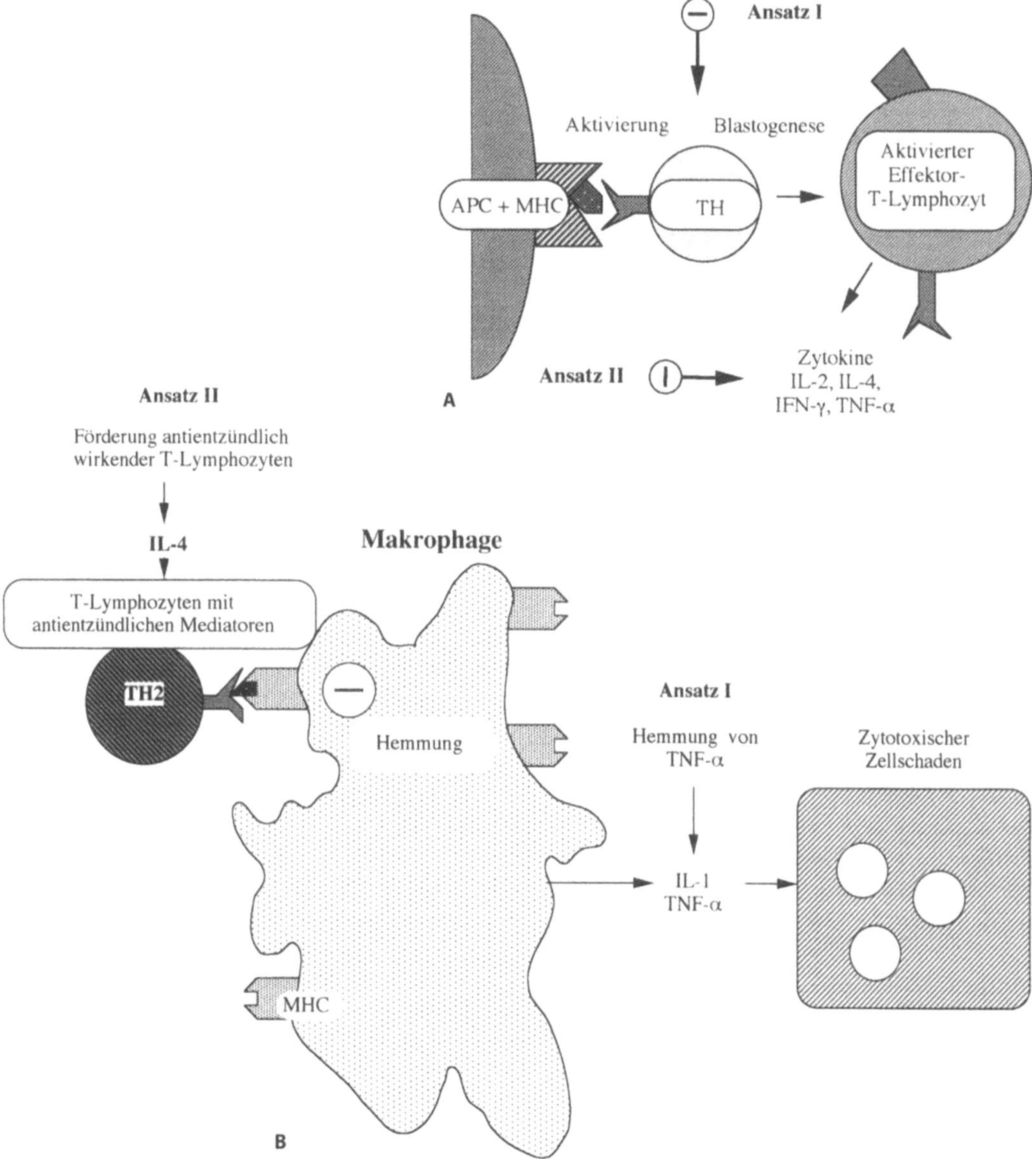

Abb. 4 A, B. Ansatzpunkte der klassischen (A) und der kausal orientierten (B) antientzündlichen Therapie. A Unspezifische Hemmung der Lymphozytenaktivierung (*Ansatz 1*) und der Zytokinproduktion (*Ansatz II*). B Gezielte Hemmung der TNF-α-Produktion (*Ansatz I*) und Inaktivierung proentzündlicher Makrophagen durch antientzündliche TH2 (*Ansatz II*). *APC*, Antigenpräsentierende Zelle; *IL-1*, Interleukin 1; *IL-2*, Interleukin 2; *IL-4*, Interleukin 4; *IFN-γ*, Interferon γ; *MHC*, Haupthistokompatibilitätskomplex; *TH*, T-Helfer-Lymphozyten; *TH2*, IL-4 produzierende TH; *TNF-α*, tumor necrosis factor α

der Immunreaktion unterschiedliche Angriffspunkte bevorzugen und oftmals bestimmte Zellpopulationen besonders wirksam beeinflussen [3, 32].

Kausal orientierte Therapiekonzepte haben davon abweichende Ansatzpunkte. Der eine ist die direkte Hemmung wichtiger proinflammatorischer Mediatoren, ein direkter Eingriff in die *innate immunity*. Der zweite ist indirekt, über die *Modulation* der an einer Entzündung beteiligten T-Lymphozyten, die *acquired immunity*, und somit antigenspezifisch.

Hemmung der Effektorphase

Wie aus den Abbildungen 1 bis 3 hervorgeht, kommt dem TNF-α bei der Auslösung und Unterhaltung einer Entzündung eine zentrale Rolle zu. Einer der modernen Ansatzpunkte der Immuntherapie besteht somit darin, direkt die Wirkung von TNF-α (Abb. 4b) zu unterbinden [6–9]. Therapieansätze mit anti-TNF-α-Antikörpern oder spezifisch TNF-α-blockierenden Molekülen sind bereits in der klinischen Erprobung und haben bei schweren entzündlichen Krankheiten, wie der rheumatoiden Arthritis, zu beachtlichen Erfolgen geführt [8]. Doch nicht nur TNF-α-bindende Moleküle werden getestet. Diese Therapieerfolge gaben Anlaß, erneut nach dem Wirkungsmechanismus von Medikamenten zu suchen, die, wie Thalidomid, einen sehr ausgeprägt antientzündlichen Effekt aufweisen. Dabei zeigte sich, daß Thalidomid ein sehr effektiver Inhibitor von TNF-α ist. Hierauf wird auch die ausgeprägte Wirksamkeit bei weitgehend therapieresistenten Autoimmunerkrankungen, wie besonderen Formen des Lupus erythematodes, schweren, rezidivierenden Aphthosen oder der schweren Leprareaktion zurückgeführt [10, 29]. Aufbauend auf diesen Erfahrungen wird derzeit in verschiedenen Studien die Wirksamkeit von TNF-α-Inhibitoren bei der Psoriasis untersucht.

Modulation der T-Lymphozyten

Obgleich äußerst wirksam, leiden die mit anti-TNF-α durchgeführten Therapieansätze unter einer Problematik, die auch der klassischen immunsuppressiven Therapie gemein ist: Sie hemmen nicht nur die unerwünschten, sondern auch die für Tumor- und Infektionsabwehr benötigten Immunantworten [6, 9]. Aus diesem Grunde versucht man jetzt, dazu überzugehen, nicht mehr direkt antiinflammatorisch wirksame Substanzen einzusetzen, sondern indirekt über die antigenspezifischen T-Lymphozyten zu agieren [18, 19, 26, 27]. Ein solcher Ansatz sollte es erlauben, spezifisch die bei einer Krankheit beteiligten T-Lymphozyten zu beeinflussen.

Erste erfolgversprechende Ansätze finden sich in der Stimulation der Immunabwehr gegen persistierende Viruskrankheiten und einige Tumoren, bei denen man annimmt, daß die proentzündliche Immunantwort nicht ausreichend ist. Aus Abbildung 2 geht hervor, daß IFN-γ-produzierende T-Lymphozyten benötigt werden, um über die Auslösung und Durchführung einer Entzündung eine wirksame antivirale Immunantwort zu ermöglichen. Die Stimulation der IFN-γ-Produktion in frisch aktivierten T-Lymphozyten durch die therapeutische Applikation von IFN-α, einem der stärksten Promotoren der IFN-γ-Produktion, hat sich so bewährt, daß sie zur Standardtherapie chronisch viraler Hepatitiden zählt (Abb. 3) [37]. Als wichtige Nebenwirkung tritt oftmals, wie bei Aktivierung proinflammatorischer T-Lymphozyten zu erwarten, eine Verschlechterung oder ein Aufflammen entzündlicher, nicht ganz abgeheilter Autoimmunerkrankungen auf. Etwa die Hälfte aller Psoriasispatienten erleben während der Behandlung mit IFN-α eine deutliche Verschlechterung ihrer Erkrankung, ähnlich wie Patienten, die an einem Lichen ruber planus oder einer Autoimmunthyreoiditis leiden [21, 37].

Basierend auf diesen und zahlreichen experimentellen Daten liegt es nahe, umgekehrt für die Behandlung entzündlicher Autoimmunkrankheiten entzündungshemmende T-Lymphozyten zu aktivieren. Ähnlich wie mit IFN-α proinflammatorische T-Lymphozyten induziert werden, können mit dem Antagonisten des IFN-α, dem IL-4, bei Tier und Mensch sehr wirksam antientzündliche T-Lymphozyten (Abb. 4b) induziert werden [4, 18, 19, 25, 28]. Im Tierversuch konnten durch die Induktion dieser antientzündlichen T-Lymphozyten entzündliche Hauterkrankungen wie Kontaktallergie und verschiedene Autoimmunerkrankungen, wie Typ-I-Diabetes, multiple Sklerose oder rheumatoide Arthritis, erfolgreich behandelt werden [11, 30, 33–35]. Wichtig ist dabei, daß die IL-4 induzierte Immundeviation in der Regel nicht eine allgemeine Immunsuppression erzielt, sondern spezifisch die frisch aktivierten, proentzündlichen, schädlichen T-Lymphozyten in antientzündlich wirksame T-Lymphozyten überführen kann [25]. Im Gegensatz zur proentzündlichen IFN-α-Therapie werden antiinflammatorische Zytokine wie IL-

4 zur Umerziehung schädlicher, proinflammatorischer T-Lymphozyten in Richtung antiinflammatorischer T-Lymphozyten für die Behandlung entzündlicher Erkrankungen noch nicht eingesetzt. Doch haben erste, eher zufällige Ergebnisse von Phase-I-Studien nahegelegt, daß dieses wichtigste Zytokin für die Induktion antientzündlicher T-Lymphozyten entzündliche Krankheiten wie eine Psoriasis zur Rückbildung bringen kann [38]. Diese beim Menschen gewonnene Erfahrung deckt sich mit Ergebnissen, die bei Therapiestudien mit Tieren gewonnen wurden.

Einzelberichte müssen vorsichtig interpretiert werden. Doch gemeinsam legen die bisher gewonnenen Daten nahe, daß die Induktion antiinflammatorisch wirksamer T-Lymphozyten auch beim Menschen wirksam ist und eine pathogenetisch orientierte, antientzündlich wirksame Immuntherapie bei Autoimmunkrankheiten und entzündlichen Hautkrankheiten ermöglichen wird [1, 18, 19, 26, 27].

Literatur

1. Asherson GL, Stone SH (1965) Selective and specific inhibition of 24 hour skin reactions in the guinea-pig. I. Immune deviation: description of the phenomenon and the effect of splenectomy. Immunol 9: 205–217
2. Auchincloss H, Sachs DH (1993) Transplantation and graft rejection. In: Paul WE (ed) Fundamental Immunology, 3rd ed. Raven Press, New York, pp 1099–1141
3. Bach JF (1993) Immunosuppressive therapy of autoimmune diseases. Immunol Today 14: 322–326
4. Breit S, Steinhoff M, Blaser K, Heusser CH, Seebald W, Levine AD, Röcken M (1996) A strict requirement of interleukin-4 (IL-4) for induction of IL-4 in antigen-stimulated human T cells. Eur J Immunol 26: 1860–1865
5. Brines R (1996) Two hundred years on: Jenner and the discovery of vaccination. Immunol Today 17: 203–204
6. Echtenacher B, Männel DN, Hültner L (1996) Critical protective role of mast cells in a model of acute septic peritonitis. Nature 381: 75–77
7. Fearon DT, Locksley RM (1996) The instructive role of innate imunity in the acquired immune response. Science 272: 50–54
8. Feldmann M, Brennan FM, Maini RN (1996) Rheumatoid arthritis. Cell 85: 307–310
9. Fischer CJ, Agosti JM, Opal SM, Lowry SF, Balk RA, Sadoff JC, Abraham E, Schein R, Benjamin E, The Soluble TNF Receptor Sepsis Study Group (1996) Treatment of septic shock with the tumor necrosis factor receptor: Fc fusion protein. N Engl J Med 334: 1697–1702
10. Güntzler V (1992) Thalidomide in human immunodeficiency virus (HIV) patients. Drug Safety 7: 116–134
11. Harrison LC, Honeyman MC, Deaizapura HJ, Schmidli RS, Colman PG, Tait BD, Cram DS (1993) Inverse relation between humoral and cellular immunity to glutamic acid decarboxylase in subjects at risk of insulin-dependent diabetes. Lancet 341: 1365–1369
12. Huygen K, Content J, Denis O, Montgomery DL, Yawman AM, Deck RR, DeWitt CM, Orme IM, Baldwin S, DSouza C, Drowart A, Lozes E, Vandenbussche P, van Vooren JP, Liu MA, Ulmer JB (1996) Immunogenicity and protective efficacy of a tuberculosis DNA vaccine. Nature Med 2: 893–898
13. Kapsenberg ML, Wierenga EA, Bos JD, Jansen HM (1991) Functional subsets of allergen-reactive human CD4$^+$ T-cells. Immunol Today 12: 392–395
14. Kumar V, Sercaz E (1996) Genetic vaccination: the advantages of going naked. Nature Med 2: 857–859
15. Murray JE (1992) Human organ transplantation: background and consequences. Science 256: 1411–1416
16. Nabors GS, Afonso LCC, Farrel JP, Scott P (1995) Switch from a type 2 to a type 1 T helper cell response and cure of established Leishmania major infection in mice is induced by combined therapy with interleukin 12 and pentostam. Proc Natl Acad Sci USA 92: 3142–3146
17. Nickoloff BJ (1991) The cytokine network in psoriasis. Arch Dermatol 127: 871–884
18. Paul WE, Seder RA (1994) Lymphocyte responses and cytokines. Cell 76: 241–251
19. Powerie F, Coffman RL (1993) Cytokine regulation of T-cell function: potential for therapeutic intervention. Immunol Today 14: 270–274
20. Przybilla B, Ring J (1995) Urtikaria, Angioödem und Anaphylaxie. In: Braun-Falco O, Plewig G, Wolff HH (Hrsg) Dermatologie und Venerologie, 4. Aufl. Springer, Berlin, S 374–401
21. Quesada JR, Gutterman JU (1986) Psoriasis and alpha-interferon. Lancet I: 1466–1468
22. Racke MK, Bonomo A, Scott D, Canella B, Levine A, Raine C, Shevach EM, Röcken M (1994) Cytokine-induced immune deviation as a therapy for inflammatory autoimmune disease. J Exp Med 180: 1961–1966
23. Röcken M, Müller KM, Saurat J-H, Müller I, Louis JA, Cerottini J-C, Hauser C (1992) Central role for TCR/CD3 ligation in the differentiations of CD4$^+$ T cells toward a Th1 and Th2 functional phenotype. J Immunol 148: 47–54
24. Röcken M, Saurat J-H, Hauser C (1992) A common precursor for CD4$^+$ T cells producing IL-2 or IL-4. J Immunol 148: 1031–1036
25. Röcken M, Urban JF, Shevach EM (1994) Antigen-specific activation, silencing and reactivation of the IL-4 pathway in vivo. J Exp Med 179: 1885–1893
26. Röcken M, Racke MK, Shevach EM (1996) IL-4-induced immune deviation as antigen-specific therapy for inflammatory autoimmune disease. Immunol Today 17: 225–231
27. Röcken M, Shevach EM (1996) Immune deviation, the third dimension of functional T cell tolerance. Immunol Rev 149: 175–194
28. Romagnani S (1994) Lymphokine production by human T cells in disease states. Annu Rev Immunol 12: 227–257
29. Sampaio EP, Sarno EN, Galilly R, Cohn Z, Kaplan G (1991) Thalidomide selectively inhibits tumor necrosis

factor alpha production by stimulated monocytes. J Exp Med 173: 699–703

30. Schwartz RS, Datta SK (1989) Autoimmunity and autoimmune diseases. In: Paul WE (ed) Fundamental immunology, 2nd ed. Raven Press, New York, pp 819–866

31. Scott P, Kaufmann SHE (1991) The role of T-cell subsets and cytokines in the regulation of infection. Immunol Today 12: 346–348

32. Sigal NH, Dumont FJ (1993) Immunosuppression. In: Paul WE (ed) Fundamental immunology, 3rd ed. Raven Press, New York, pp 903–915

33. Sinha AA, Lopez MT, McDevitt HO (1990) Autoimmune diseases: the failure of self tolerance. Science 248: 1380–1388

34. Steinman L (1996) Multiple sclerosis: a coordinated immunological attack against myelin in the central nervous system. Cell 85: 299–302

35. Tisch R, McDevitt HO (1996) Insulin-dependent diabetes mellitus. Cell 85: 291–297

36. Waisman A, Ruiz PJ, Hirschberg DL (1996) Suppressive vaccination with DNA encoding a variable region gene of the T cell receptor prevents autoimmune encephalomyelitis and activates Th2 immunity. Nature Med 2: 899–905

37. Wölfer LJ, Goerdt S, Schröder K, Zouboulis CC, Orfanos CE (1996) Interferon-alpha induzierte Psoriasis. Hautarzt 47: 124–128

38. Wong HL, Costa GL, Lotze MT, Wahl SM (1993) Interleukin (IL-4) 4 differentially regulates monocyte IL-1 family gene expression and synthesis in vitro and in vivo. J Exp Med 174: 775–781

Zeichen an der Haut

Hautveränderungen bei Endokrinopathien

Michael Meurer und Eva-Maria Schlüpen

Einleitung

Erkrankungen endokriner Organe führen nicht selten zu Hautveränderungen, die auf direkte oder indirekte Wirkung eines Hormonmangels oder Hormonüberschusses auf die Haut zurückzuführen oder aber Folgeerscheinungen des gleichen – häufig immunologischen – Pathomechanismus sind, der für die Veränderungen im endokrinen Organ verantwortlich ist [4, 5, 9]. Diese Hautveränderungen können sogar Hauptbeschwerde des Patienten sein, so daß der Dermatologe als erster konsultiert wird und wesentlich zur Früherkennung der Erkrankung beitragen kann.

Die in Assoziation mit Endokrinopathien vorkommenden Hautveränderungen möchten wir im folgenden drei Gruppen zuordnen:

- Hautveränderungen bei Über- oder Unterfunktionszuständen endokriner Organe
- Hautveränderungen bei seltenen hereditären Syndromen mit Endokrinopathien
- Hautveränderungen im Rahmen der polyglandulären Autoimmunsyndrome

Hautveränderungen bei Über- oder Unterfunktionszuständen einzelner Organe

Im Rahmen dieser Übersicht möchten wir uns auf Erkrankungen der Hypophyse, der Schild- und Nebenschilddrüse, der Nebennierenrinde und des Pankreas beschränken. Auf Hautveränderungen bei Über- oder Unterproduktion von Geschlechtshormonen, bei Karzinoiden und beim Glukagonom wird nicht oder an anderer Stelle in diesem Band eingegangen.

Erkrankungen der Hypophyse

Akromegalie

Die Akromegalie bietet Beispiele für Hautveränderungen, welche unmittelbar durch die Wirkung des im Übermaß produzierten Hormones an den Hautstrukturen entstehen. Ursache der Akromegalie ist in den meisten Fällen ein Adenom des Hypophysenvorderlappens, welches im Röntgenbild eine diagnostisch wichtige Aufweitung der Sella turcica hervorruft. Das im Adenom produzierte Wachstumshormon (somatotropes Hormon = STH oder human growth hormone = HGH) stimuliert in der Leber aber auch in Fibroblasten die Bildung von weiteren hormonartigen Peptiden wie Somatomedin C oder Insulin-like growth factor (IGF1). Diese Peptide führen schließlich in der Dermis zur Akkumulation von Glykosaminoglykanen und zur Proliferation der Epidermis, aber auch zur Steigerung der Talgdrüsen- und Schweißdrüsenaktivität und des Haarwachstums. Klinische Zeichen der Akromegalie an der Haut sind daher eine charakteristische teigige Hautverdickung, vor allem im Gesicht, eine vermehrte Körperbehaarung, Hyperhidrose, Seborrhö, Hyperpigmentierungen, eine vergrößerte, gefurchte Zunge sowie die Ausbildung einer Acanthosis nigricans bei etwa 10 % der Patienten. Die Hautveränderungen können sich im Gegensatz zu den Knochenveränderungen nach operativer Entfernung des Adenoms zurückbilden [4, 6].

Hautveränderungen bei Akromegalie

- „Zu viel Haut"
- Cutis verticis gyrata
- Hyperpigmentierungen
- Acanthosis nigricans (10 %)
- Fibrome (20–30 %)
- Hypertrichose
- Verdickung der Nägel
- Makroglossie
- Hyperhidrose

Panhypopituitarismus

Das gleichzeitige Fehlen mehrerer Hormone beeinflußt die Einzeleffekte eines Hormonmangels. So erreicht beispielsweise das Myxödem bei sekundärer Hypothyreose im Rahmen eines Panhypopituitarismus niemals die Ausprägung, die es bei primärer Hypothyreose hat. Außerdem bleibt die basale, das heißt hypophysenunabhängige, Sekretion der einzelnen Organe erhalten. Bei Patienten mit Panhypopituitarismus ist die Haut verdünnt, oft zigarettenpapierartig gefältelt, kühl, trocken und blaß. Die Hauttrockenheit kann so ausgeprägt sein, daß die Patienten das Bild einer Ichthyose oder eines Eczema craquelée bieten. Die Blässe der Haut ist ein Summationseffekt aus Anämie, verminderter Durchblutung und vermindertem Melaningehalt infolge Mangel an melanozytenstimulierendem Hormon (MSH). Der MSH-Mangel bedingt auch die gesteigerte Photosensitivität bei Panhypopituitarismus. Als Frühzeichen kommt es häufig zu einem Verlust der Axillenbehaarung, während im weiteren Verlauf, wenn auch selten, ein generalisierter Verlust der Körperbehaarung auftreten kann.

Erkrankungen der Schilddrüse

Wesentlich häufiger sind die Erkrankungen der Schilddrüse. Hierbei treten Hautveränderungen sowohl als direkte oder indirekte Folge des Hormonüberschusses oder Hormonmangels, im Falle der Autoimmunthyreopathien aber auch als Folge eines gemeinsamen, an Schilddrüse und Haut angreifenden immunpathogenetischen Mechanismus auf [4, 8, 10]. Bei Schilddrüsenhormonüberschuß kommt es zu einer übermäßigen Stimulation des Stoffwechsels mit Steigerung der Durchblutung, des Sauerstoffverbrauches, der Eiweißsynthese und der Mitoserate in nahezu allen Organsystemen, also auch in der Haut. Umgekehrt führt ein Mangel an Schilddrüsenhormon zur Herabregulation der meisten Stoffwechselprozesse [8].
Bei Verdacht auf eine Über- oder Unterfunktion der Schilddrüse wird als orientierender Test eine Bestimmung des thyroidstimulierenden Hormons (TSH) im Serum durchgeführt, welches gegenregulatorisch bei Überfunktion vermindert und bei Unterfunktion vermehrt gebildet wird. Erst im zweiten Schritt erfolgt dann die Bestimmung von Thyroxin (T4) und Triiodthyronin (T3). Bei den Autoimmunthyreopathien werden zusätzlich die Schilddrüsenantikörper MAK (mikrosomale Antikörper), TAK (Thyreoglobulinantikörper) und TRAK (TSH-Rezeptor-Antikörper) bestimmt.

Hypothyreose

Eine Hypothyreose kann selten kongenital bedingt sein (Kretinismus), häufiger sind die erworbenen Formen, zu denen vor allem die Autoimmunthyreoditis (Morbus Hashimoto) zählt.
Mit einer Prävalenz von etwa 30 % ist das Myxödem die auffälligste Hautveränderung bei der Hypothyreose. Es tritt meist generalisiert auf, allerdings kommt es an Augenlidern, Händen und Füßen zu besonders starker Ausprägung und zu wulstiger Auftreibung der Lippen und Verdickung der Zunge. Als Ursache für dieses nicht eindrückbare Ödem wird die verminderte Degradierung von wasserbindender Hyaluronsäure in der extrazellulären Matrix der Dermis vermutet [4, 6]. Als weitere Faktoren werden eine Proteinextravasation ins Gewebe sowie ein verlangsamter Lymphabstrom diskutiert. Aufgrund einer verminderten Schweiß- und Talgdrüsenaktivität ist die Haut trocken. Die Hautblässe ist Folge der meist bestehenden Anämie, des Ödems und der verminderten Hautdurchblutung. Infolge eines verminderten Umbaus von Beta-Karotin zu Vitamin A in der Leber können hypothyreote Patienten eine Karotinämie mit gelblichem Hautkolorit aufweisen. Bei insgesamt verlangsamtem Wachstum sind die Haare und Nägel trocken und brüchig. Durch vorzeitigen Stopp des Haarzyklus in der Anagenphase kommt es nicht selten zu einem telogenen Effluvium. Der allgemeine Hypometabolismus kann auch eine verzögerte Wundheilung nach Trauma bedingen [6, 8].

Hyperthyreose

Einer Überfunktion der Schilddrüse liegt entweder ein autonomes Adenom oder eine Autoimmunthyreoditis (Morbus Basedow), meist mit Exophthalmus zugrunde. Als Folge des Hypermetabolismus kommt es zu gesteigerter Wärmeabgabe über die Haut durch Weitstellung der Gefäße und Steigerung der Schweißproduktion: Die Haut ist rosig, warm und feucht. Die Patienten haben feines brüchiges Haar und weiche, schnell wachsende Fingernägel. Etwa 40 % der Basedow-Patienten zeigen fleckige oder flächige Hyperpigmentierungen der Haut, häufig periorbital, aber nicht an den Schleimhäuten.
Neben diesen direkten und indirekten Folgen des Hormonüberschusses treten im Falle der Hyperthyreose bei Morbus Basedow auch Hautverände-

rungen auf, in deren Pathogenese wahrscheinlich wie bei den Veränderungen an der Schilddrüse Autoimmunprozesse die wesentliche Rolle spielen. So entwickeln etwa 5–10 % der Patienten mit Morbus Basedow ein prätibiales Myxödem. Meist besteht zusätzlich ein Exophthalmus, allerdings ohne strenge Korrelation zwischen den Ausprägungsgraden beider Veränderungen. Dem prätibialen Myxödem liegt eine Ansammlung wasserbindender Hyaluronsäure im Gewebe zugrunde. Man geht heute davon aus, daß sowohl das prätibiale Myxödem als auch der Exophthalmus durch autoantikörpervermittelte Antigen-Antikörper-Reaktionen verursacht werden [7, 8]. Das prätibiale Myxödem ist meist bilateral, aber nicht symmetrisch ausgeprägt und kann bis auf den Fußrücken herabreichen. Im Bereich des fleischfarbenen oder lividen, nicht eindrückbaren Infiltrates hat die Haut aufgrund einer Erweiterung der Follikelöffnungen ein Peau-d'orange-artiges Aussehen. Histologisch lassen sich bei einem prätibialen Myxödem neben einer Akanthose der Epidermis mittels Alzianblau- und Toluidinblaufärbung reichlich Muzin und Hyaluronsäure nachweisen, während beim generalisierten Myxödem nur geringe Mengen vorhanden sind. Da das prätibiale Myxödem nicht direkte Folge eines Schilddrüsenhormonüberschusses ist, spricht es therapeutisch auch nicht auf die Normalisierung erhöhter Hormonspiegel an. Am erfolgversprechendsten sind Okklusivverbände mit steroidhaltigen Cremes, auch intraläsionale Glukokortikosteroidinjektionen. Eine autoimmunologische Ursache hat wahrscheinlich auch die Vitiligo, die – häufig palmo-plantar – bei etwa 7 % der Patienten mit Morbus Basedow entstehen kann. Immer wieder wurde auch auf das häufigere Vorkommen von Urtikaria bei Patienten mit Hyperthyreose hingewiesen. Seltener entwickelt sich beim Morbus Basedow eine sogenannte Akropathie, die klinisch durch teigige Schwellung der Finger und Zehen sowie radiologisch durch nicht destruktive periostale Hyperproliferationen imponiert [8].

Hautveränderungen bei Morbus Basedow

- Warme, feuchte Haut
- Telogenes Effluvium
- Pruritus
- Periphere Onycholyse
- Hyperpigmentierungen (~ 40 %)
- Prätibiales Myxödem (5–10 %)
- Akropathie
- Vitiligo (~ 7 %)
- Urtikaria

EMO-Syndrom

Die thyreogene Akropathie ist auch Teilsymptom des von Braun-Falco und Petzoldt 1967 beschriebenen EMO-Syndroms. Wahrscheinlich ist die in diesem Akronym (Exophthalmus, prätibiales Myxödem, Osteoarthropathie) herausgestellte Osteoarthropathie eine weitere extrathyreodale Manifestation des gleichen Autoimmunprozesses, der dem Exophthalmus und dem prätibialen Myxödem zugrunde liegt [2].

Erkrankungen der Nebenschilddrüsen

Patienten mit Hypoparathyreodismus entwickeln häufig eine ausgeprägte Sebostase mit Schuppung und Keratosen. Ihr Haar erscheint dünn, und gelegentlich entwickelt sich eine Alopezie. Diese Veränderungen bilden sich nach alleiniger Normalisierung des Kalziumspiegels zurück und scheinen daher nicht direkt abhängig von pathologischen Parathormonspiegeln. Über Hypoparathyreodismus im Rahmen polyglandulärer Autoimmunsyndrome wird an anderer Stelle berichtet.

Der primäre Hyperparathyreodismus geht nur selten mit Hautveränderungen einher. Gelegentlich klagen die Patienten über Juckreiz. Selten kommt es zu subkutanen Kalzifikationen, die klinisch als harte weißliche Knötchen in Erscheinung treten. Eine metastatische Kalzinose findet sich fast ausschließlich bei sekundärem Hyperparathyreodismus infolge einer Niereninsuffizienz und gleichzeitiger Erhöhung des Serumphosphatspiegels aufgrund der gestörten Phosphatausscheidung [4, 6, 10].

Erkrankungen der Nebenniere

Von den Erkrankungen der Nebennieren soll im Rahmen dieser Zusammenfassung nur auf die Funktionsstörungen im Bereich der glukokortikoidproduzierenden Zellen der Nebennierenrinde eingegangen werden.

Morbus Addison

Beim Morbus Addison ist der Hypokortisolismus meist Folge einer Antikörper-vermittelten zytotoxischen Autoimmunreaktion im Nebennierenrindengewebe. Viel seltener sind Tuberkulose, Sepsis, Karzinome oder Blutung die Ursache. Der autoimmunologisch vermittelte Morbus Addison ist auch Teilsymptom der polyglandulären Autoimmunsyndrome (siehe unten). Charakteristisch für den Morbus Addison ist eine diffuse Hyperpigmentierung von Haut und angrenzenden Schleimhäuten, die aufgrund ihrer verstärkten Ausprägung in lichtexponierten Arealen häufig als normale Sonnenbräunung fehlinterpretiert wird. Typisch für den Morbus Addison ist jedoch eine Mitpigmentierung der Axillen, des Perineums, der Brustwarzen und insbesondere der Handlinien. Selten sind longitudinale Pigmentstreifen in den Nägeln und sogar Pigmentierungen des Zungenrückens. Die Ursache der Hyperpigmentierung ist der bei Hypokortisolismus gegenregulatorisch einsetzende Anstieg des adrenokortikotropen Hormons (ACTH). Da ACTH und das melanozytenstimulierende Hormon (MSH) in der Hypophyse durch proteolytische Spaltung aus dem gemeinsamen Vorläuferglykoprotein Proopiomelanokortin entstehen, steigt parallel zu ACTH immer auch MSH an [5, 6].

Bei Frauen, die einen Morbus Addison im postpubertären Alter entwickeln, kommt es zu einem Verlust der Scham- und Axillenbehaarung. Bei Vitiligo im Rahmen eines Morbus Addison muß an das Vorliegen eines polyglandulären Autoimmunsyndroms gedacht werden (siehe unten).

Morbus Cushing

Ursache für einen Hyperkortisolismus können entweder ein Cushing-Syndrom oder ein Morbus Cushing sein. Während das Cushing-Syndrom durch verschiedene, mit Hyperkortisolismus einhergehende Krankheitszustände wie Nebennierenrinden-Adenom beziehungsweise -Karzinom oder durch langdauernde und hochdosierte Steroidmedikation bedingt ist, wird der Morbus Cushing durch eine pathologisch gesteigerte ACTH-Produktion, meist durch ein Mikroadenom der Hypophyse, ausgelöst. Nur beim Morbus Cushing findet sich zusätzlich zu den indirekten Folgen des Hyperkortisolismus, die in gleicher Weise auch beim iatrogenen Cushing-Syndrom auftreten, eine diffuse Hyperpigmentierung, deren Entstehungsmechanismus dem der Hyperpigmentierung beim Morbus Addison entspricht. Die Hautveränderungen als direkte oder indirekte Folge des Hyperkortisolismus sind in der folgenden Übersicht zusammengestellt.

Hautveränderungen bei Hyperkortisolismus

- Veränderungen im Verteilungsmuster des subkutanen Fettes (Vollmondgesicht, Nackenfettpolster, Stammfettsucht)
- Hautatrophie
- Erythrosis, Plethora
- Striae distensae
- Ekchymosen
- Teleangiektasien (vor allem im Gesicht)
- Hautinfektionen (Pityrosporum-Follikulitis, Pityriasis versicolor, Tinea)
- Exazerbation einer vorbestehenden Akne
- Steroidakne (keine Komedonenbildung, Bevorzugung des Stammes [16])

Erkrankungen des Pankreas

Die Hautveränderungen bei Diabetes mellitus können in drei Kategorien unterteilt werden [12]:

- Hautveränderungen durch metabolische Entgleisung
- Hautveränderungen bei chronischen Komplikationen des Diabetes
- mit Diabetes mellitus assoziierte Hautveränderungen

Zur ersten Gruppe gehören Haut- und Schleimhautinfektionen. Zu nennen sind hier die Candidaintertrigo, Follikulitiden, Furunkel und Karbunkel sowie Erysipel und Zoster. Diese Infektionen treten bei Diabetikern zwar nicht mit deutlich erhöhter Prävalenz auf, zeichnen sich jedoch häufig durch eine besonders schwere Ausprägung, so als bullöses Erysipel oder nekrotisierenden Zoster, durch schlechtes therapeutisches Ansprechen oder durch häufige Rezidive aus. Eine schlechte Stoffwechselkontrolle mit sekundärer Hyperlipidämie kann bei Diabetes gluteal und an den Extremitäten zum Auftreten eruptiver Xanthome führen [4, 6].

Die Hautveränderungen bei chronischen Komplikationen des Diabetes betreffen überwiegend die Gefäße, Nerven und das Bindegewebe. Dazu gehören die diabetische Gangrän, das Mal perforant und eine verminderte oder fehlende Schweißproduktion als Folge der autonomen Neuropathie, die häufig an den Unterschenkeln zu einer sehr trockenen Haut führt. Noch ungeklärt ist die Pathogenese der diabetischen Bindegewebserkrankungen, zu denen das Skleroedema diabeticorum und die diabetische Gelenksteife zählen. Die diabetische Gelenksteife betrifft bis zu 30 % der Typ-I-Diabetiker; meist zeigen sich sklerodermieartige Schwellungen der Finger mit straff gespannter, verdickter, wachsartig glänzender Haut, die eine vollständige Streckung der Fingergelenke unmöglich machen. Ursache ist möglicherweise die für Diabetes typische nichtenzymatische Glykosilierung der Kollagenmoleküle, die zu Veränderungen der Tertiärstruktur und der Quervernetzung sowie zu einem verzögerten Abbau von Kollagen führt [18]. Das Skleroedema diabeticorum betrifft vorwiegend Typ-II-Diabetiker und unterscheidet sich nicht vom Skleroedema adultorum anderer Genese. Wahrscheinlich gehören auch die diabetischen Blasen, die nur bei Patienten mit langjährigem Diabetes mellitus vorkommen, zur Gruppe der Hautveränderungen als Folge von Komplikationen des Diabetes mellitus. Die subepidermalen, nicht schmerzhaften Blasen entwickeln sich sehr schnell bis zu einer Größe von drei cm vor allem plantar, seltener auch an den Händen.

Zu den mit Diabetes assoziierten Hautveränderungen gehören die Acanthosis nigricans, die perforierenden Kollagenosen, der Morbus Kyrle, die Necrobiosis lipoidica und das Granuloma anulare, besonders in der disseminierten Form. Die Necrobiosis lipoidica entwickelt sich nur bei 0,3 % der Diabetiker, wird aber dennoch als klassischer Hautmarker des Diabetes angesehen. Bei 40 – 60 % der Patienten mit Necrobiosis lipoidica läßt sich bereits zum Zeitpunkt der Diagnose, bei weiteren 20 % in der Folge ein manifester Diabetes mellitus nachweisen. Frauen erkranken dreimal häufiger als Männer, meist sind Unterschenkel, seltener Stirn- und Kopfbereich, betroffen [13]. Die Pathogenese der Necrobiosis lipoidica ist nicht vollständig geklärt. Möglicherweise spielen mechanische, vaskulär-entzündliche und Bindegewebsveränderungen in Folge der nichtenzymatischen Glykosilierung eine Rolle. Eine vaskulärentzündliche Ursache hat wahrscheinlich auch die sogenannte multiple diskrete diabetische Dermopathie, die sich mit teils etwas anulär konfigurierten rötlichen oder rötlich-bräunlichen Flecken an den Unterschenkelstreckseiten manifestiert. Gleichartige Hautveränderungen treten aber nicht selten auch bei nichtdiabetischen Patienten auf.

Hautveränderungen bei seltenen Syndromen mit Endokrinopathien

Es sollen beispielhaft drei Syndrome dargestellt werden, bei denen charakteristische und zum Teil zur Diagnose führende Hautveränderungen mit Endokrinopathien mehrerer Organe assoziiert sind.

POEMS-Syndrom

In den 60er Jahren wurde in Japan erstmals unter dem Akronym POEMS-Syndrom eine charakteristische Assoziation von Veränderungen an mehreren Organsystemen beschrieben. Typischerweise finden sich bei den betroffenen Patienten eine Polyneuropathie, eine Organomegalie – vor allem der Milz und der Lymphknoten, aber auch anderer Organe –, Endokrinopathien in Form von Hypogonadismus, Hypothyreose, Diabetes mellitus und Morbus Addison, in der Elektrophorese ein M-Peak als Hinweis auf eine dem Plasmozytom nahestehende monoklonale Gammopathie und Hautveränderungen (skin changes).

Zu den häufigeren Hautveränderungen gehören Pachydermien, teilweise unter dem Bild einer Akrosklerodermie, sowie Hypertrichose und Hyperpigmentierungen, multiple Angiome der Haut und andere vaskuläre Proliferationen, als deren Ursache ein Tumorangiogenesefaktor vermutet wird [17].

Carney-Syndrom

Patienten mit Carney-Syndrom können akromegale Züge aufweisen. Charakteristische Hautveränderungen sind blaue Nävi, multiple an Peutz-Jeghers-Syndrom erinnernde Lentigines an Haut und Schleimhäuten sowie Myxome häufig an Augenlidern, Brustwarzen und Ohren. Mesenchymale Tumoren können auch als Herzmyxome, im Gastrointestinaltrakt und an den Nerven als Schwannome auftreten. Endokrinologisch ist das Carney-Syndrom durch pigmentierte Adenome vor allem in den Nebennieren, aber auch in der Hypophyse und anderen Organen gekennzeichnet, die zu einer autonomen Überfunktion, zum Beispiel zu einem Cushing-Syndrom oder einer Akromegalie führen. Das Carney-Syndrom steht den multiplen endokrinologischen Neoplasie-Syndromen (MEN) nahe, bei denen besonders medulläre Karzinome der Schilddrüse, aber auch Tumore der Nebenschilddrüsen und der Inselzellen vorkommen [3, 20].

Charakteristische Befunde des Carney-Syndroms

- Blaue Nävi
- Lentiginose
- Myxome
- Schwannome
- Akromegalie

- Pigmentierte Nebennierenrindenadenome
- Hypophysenvorderlappenadenome
- Sertolizell-Adenome

McCune-Albright-Syndrom

Auch das McCune-Albright-Syndrom ist endokrinologisch durch autonome Überfunktionszustände von Schilddrüse, Hypophyse, Nebennieren und anderen endokrinen Organen gekennzeichnet. Dermatologischer Leitbefund dieses Syndroms sind eigentümliche, segmental angeordnete, große und bizarr konfigurierte Café-au-lait-Flecken am Rumpf. Typischerweise findet sich bei diesem Syndrom eine dem Jaffe-Lichtenstein-Syndrom entsprechende fibröse Knochendysplasie [11].

Hautveränderungen im Rahmen der polyglandulären Autoimmunsyndrome

Bei diesen noch relativ wenig bekannten polyglandulären Autoimmunsyndromen (PGAS) werden bislang zwei Typen (PGAS I und II) unterschieden.

PGAS Typ I

Dieser seltenere Typ tritt vorwiegend bei Kindern auf, die Vererbung ist autosomal-rezessiv, eine gesicherte HLA-Assoziation besteht nicht. Kutanes Leitsymptom ist eine Kandidose mit rezidivierenden Candidainfektionen an Haut, Nägeln, Mund- und Perinealschleimhaut, häufig in Assoziation mit einem intestinalen Soor (Tabelle 1). Endokrinologische Manifestationen sind Hypoparathyreodismus mit allen Zeichen des Kalziummangels und eine Nebennierenrindeninsuffizienz, die sowohl Mineralo- wie Glukokortikoide betrifft. Assoziierte Hautveränderungen sind Vitiligo und Alopecia areata [1]. Diese Hautveränderungen können auch – meist ausgeprägter – bei dem häufigeren Typ II des PGAS auftreten [14].

PGAS Typ II

Dieser Typ wird autosomal-dominant mit unterschiedlicher Penetranz vererbt und ist häufig mit dem HLA-Haplotyp B8, DR3 oder DR4 assoziiert. Das PGAS II manifestiert sich meist erst im 3. bis 4. Lebensjahrzehnt. Charakteristisch ist die endokrinologische Trias Morbus Addison, Autoimmunthyreoditis – meist mit Überfunktion im Sinne eines Morbus Basedow – und einem insulinabhängigen Diabetes mellitus (Tabelle 2) [14, 15, 19]. Beide Typen des PGAS, vor allem aber Typ II, können weitere klinische Assoziationen aufweisen. Hierzu gehören die atrophische Gastritis mit Nachweis von Parietalzellantikörpern, eine Autoimmunhepatitis mit Nachweis von mikrosomalen Antikörpern, seltener eine thrombozytopenische Purpura, Zöliakie, Sjögren-Syndrom und Myasthenia gravis. Diagnostisch wegweisende Hautveränderungen können eine ausgedehnte Alopecia areata und eine ausgeprägte Vitiligo sein [1]. Vor allem die familiäre Häufung einer Alopecia areata sollte an ein PGAS denken lassen.

Tabelle 2. Klinische Zeichen des PGAS II

Haut	Endokrinopathie
- Alopezie - Vitiligo	- Morbus Addison (60–100%) - Morbus Basedow - Diabetes mellitus Typ I (50%) - Hypogonadismus (50%)

Literatur

1. Bloch MH, Sowers JR (1985) Vitiligo and polyglandular autoimmune endocrinopathy. Cutis 36: 417–419
2. Braun-Falco O, Petzoldt D (1967) E.M.O.-Synrom. Exophthalmus – Myxoedema circumscripta praetibiale – Osteoarthropathia hypertrophicans. Münch Med Wochenschr 29: 1523–1529
3. Carney JA (1995) Carney complex: the complex of myxomas, spotty pigmentation, endocrine overactivity, and schwannomas. Semin Dermatol 14: 90–98
4. Feingold KR, Elias PM (1987) Endocrine-skin interactions. Cutaneous manifestations of pituitary disease, thyroid disease, calcium disorder, and diabetes. J Am Acad Dermatol 17: 921–940
5. Feingold KR, Elias PM (1988) Endocrine-skin interactions. Cutaneous manifestations of adrenal disease, pheochromocytomas, carcinoid syndrome, sex hormone excess and deficiency, polyglandular autoimmune syndrome, multiple endocrine neoplasia syndromes, and other miscellaneous disorders. J Am Acad Dermatol 19: 1–20

Tabelle 1. Klinische Zeichen des PGAS I

Haut	Endokrinopathie
- Chronische mukokutane Kandidose - Alopezie - Vitiligo	- Hypoparathyreodismus (90%) - Morbus Addison (70%) - Hypogonadismus (10–50%)

6. Freinkel RK (1993) Cutaneous manifestations of endocrine diseases. In: Fitzpatrick TB, Eisen AZ, Wolff K, Freedberg IM, Austen KF (eds) Dermatology in general medicine, 4th edn. McGraw-Hill, New York, pp 2113–2136

7. Heufelder AE, Pickardt CR (1996) Schilddrüsenerkrankungen und Haut. In: Macher E, Kolde G, Bröcker EB (Hrsg) Jahrbuch der Dermatologie – Stoffwechsel und Haut. Biermann, Zülpich, S 33–47

8. Heufelder AE, Schworm HD, Hofbauer LC (1996) Die endokrine Orbitopathie. Dtsch Ärztebl 93: 1336–1342

9. Jakob F, Seufert J (1996) Haut und Endokrinium – Lokale Regulationssysteme der Haut. In: Macher E, Kolde G, Bröcker EB (Hrsg) Jahrbuch der Dermatologie – Stoffwechsel und Haut. Biermann, Zülpich, S 15–32

10. Ketterer R, Frenk E (1995) Hautveränderungen bei endokrinen Störungen (mit Ausnahme des Diabetes). Therapeutische Umschau 52: 269–274

11. Mauras N, Blizzard RM (1986) The McCune-Albright syndrome. Acta Endocrinol Suppl Copenh 279: 207–217

12. Meurer M, Szeimies RM (1991) Diabetes mellitus and skin diseases. Curr Probl Dermatol 20: 11–23

13. Miller SA, Winkelmann RK (1966) Necrobiosis lipoidica adultorum: a clinical and pathological investigation of 117 cases. Arch Dermatol 93: 272–281

14. Muir A, Schatz DA, MacLaren NK (1995) Polyglandular failure syndromes. In: De Groot LJ (ed) Endocrinology. 3rd edn, Vol III. WB Saunders, Philadelphia, pp 3013–3024

15. Pfeiffer C, Meurer M, Plewig G (1997) Vitiligo als Marker der polyglandulären Autoimmunerkrankung Typ 2. In: Plewig G, Przybilla B (Hrsg) Fortschritte der praktischen Dermatologie und Venerologie, Bd 15. Springer, Berlin, S 434

16. Plewig G, Kligman A (1994) Steroidakne. In: Plewig G, Kligman A (Hrsg) Akne und Rosazea. Springer, Berlin, S 415–422

17. Puig L, Moreno A, Domingo P, Llistosella E, de Moragas JM (1985) Cutaneous angiomas in POEMS syndrome. J Am Acad Dermatol 12: 961–964

18. Rosenbloom AL, Frias JL (1974) Diabetes, short stature and joint stiffness – a new syndrome. Clin Res 22: 92A

19. Weyermann D, Spinas G, Roth S, Guglielmetti M, Viollier E, Staub JJ (1994) Das kombinierte endokrine Autoimmunsyndrom – Häufigkeit, Manifestationsformen und klinische Bedeutung. Schweiz Med Wochenschr 124: 1971–1975

20. Young WF, Carney JA, Musa BU, Wulffraat NM, Lens JW, Drexhage HA (1989) Familial Cushing's syndrome due to primary pigmented nodular adrenocortical disease. Reinvestigation 50 years later. N Engl J Med 321: 1660–1668

Pathomechanismen kutaner paraneoplastischer Erkrankungen

Wolfram Sterry

Einleitung

Paraneoplastische Erkrankungen sind Krankheitsbilder, die überdurchschnittlich häufig mit malignen internen Erkrankungen assoziiert sind, diesen in ihrer klinischen Manifestation zeitlich vorausgehen können und nach erfolgreicher Therapie des malignen Tumors wieder abheilen [12, 15]. Im Bereich der Dermatologie kommen den paraneoplastischen Erkrankungen daher Markerfunktionen für die frühzeitige Erkennung eines malignen Tumors sowie möglicher Rezidive zu. In einzelnen Fällen gestattet das paraneoplastische Syndrom sogar die spezifische Diagnose des zugrundeliegenden Tumors, wie beim nekrolytischen migratorischen Erythem, dem in den meisten Fällen ein Glukagonom zugrundeliegt.

Paraneoplastische Syndrome können aber müssen nicht in jedem Fall mit einem malignen Tumor vergesellschaftet sein. Nach der Häufigkeit der Assoziation unterscheidet man obligate Paraneoplasien, bei denen dem paraneoplastischen Syndrom in der überwiegenden Zahl der Fälle ein maligner Tumor zugrundeliegt, und fakultative Paraneoplasien, bei denen zwar die Inzidenz maligner Erkrankungen erhöht ist, jedoch bei der Mehrzahl der Patienten kein maligner Tumor gefunden wird. Die obligaten kutanen paraneoplastischen Syndrome sind im folgenden zusammengefaßt.

Obligate paraneoplastische Syndrome der Haut

- Acanthosis nigricans maligna
- Formen von Palmoplantarkeratosen
    - Howel-Evans-Clark-Syndrom
    - Bazex-Syndrom (Acrokeratosis paraneoplastica)
    - Acanthosis palmaris (tripe palms)
- Hypertrichosis lanuginosa
- Erythema gyratum repens
- Erythema necrolyticum migrans (Glukagonom-Syndrom)
- Paraneoplastischer Pemphigus

Die Pathogenese kutaner paraneoplastischer Syndrome ist nur bei einzelnen Krankheitsbildern an-

näherungsweise bekannt; dennoch lassen sie sich zwanglos in drei pathogenetische Gruppen einteilen:

- Entzündliche paraneoplastische Syndrome
- Paraneoplastische Syndrome mit Autoimmunpathogenese
- Paraneoplastische Syndrome, die mit Störungen der Keratinisierung einhergehen

Diese drei Gruppen sollen im folgenden kurz besprochen und Daten zur Pathogenese dargestellt werden, ohne daß alle bekannten paraneoplastischen Krankheitsbilder Erwähnung finden können.

Entzündliche paraneoplastische Syndrome

In allen pathogenetischen Gruppen, in die kutane paraneoplastische Syndrome in der vorliegenden Übersicht eingeteilt werden, finden sich sowohl obligate als auch fakultative Paraneoplasien. Dies trifft somit auch für entzündliche paraneoplastische Syndrome zu; bei ihnen fällt auf, daß klinisch häufig gyrierte oder anuläre Erytheme auftreten.

Das *atypische Sweet-Syndrom* ist ein Krankheitsbild, bei dem überzufällig häufig myeloproliferative Erkrankungen beobachtet werden [7]. Speziell ist das atypische Sweet-Syndrom mit der akuten myeloischen Leukämie assoziiert, jedoch werden seltener auch über myelodysplastische Syndrome, eine chronisch lymphatische Leukämie, ein Myelom sowie auch über Lymphome berichtet. Mitunter finden sich solide interne Tumoren. Wichtig ist, daß bei 60% der Patienten mit einem paraneoplastischen Sweet-Syndrom das Krankheitsbild vor oder zumindest gleichzeitig mit der Neoplasie auftritt; somit kommt hier einer sorgfältigen Diagnostik, speziell der Durchführung von Knochenmarksbiopsien, eine herausragende Bedeutung zu. Klinisch wird dann von einem atypischen Sweet-Syndrom gesprochen, wenn Lokalisation, Alter oder Geschlechtsdisposition nicht dem typischen Bild sukkulenter, erythemato-squamöser Plaques im Bereich der Schulter- und Oberarmregion sowie des Gesichtes bei Frauen mittleren Alters zusammen mit Fieber und Leukozytose entsprechen. In solchen Fällen ist eine hämatologische Überwachung auch über einen längeren Zeitraum hinweg angezeigt.

Im Gegensatz zum atypischen Sweet-Syndrom stellt das *Erythema gyratum repens* eine obligate Paraneoplasie dar [21]. Allerdings kann das klinische Bild des Erythema gyratum repens auch durch figurierte Erytheme beim bullösen Pemphigoid vorgetäuscht werden, so daß histologische und immunhistologische Untersuchungen empfehlenswert sind [4]. Wenngleich im typischen Fall eines Erythema gyratum repens an Jahresringe von Holz erinnernde figurierte Erytheme am Stamm auftreten, die auch rasch wechseln können, so ist doch auf Minorformen zu achten, bei denen lediglich kleine Bereiche, auch an den Extremitäten, die typische Anordnung aufweisen.

Eine Assoziation zu bestimmten malignen Tumoren ist nicht vorhanden; am häufigsten werden Lungen-, Magen-, Harnblasen- und Prostataneoplasien beschrieben [22]. Dementsprechend ist eine genaueste Durchuntersuchung der Patienten erforderlich, um den zugrundeliegenden Tumor zu erkennen.

Ein weiteres obligates paraneoplastisches Syndrom stellt das *nekrolytische migratorische Erythem (Glukagonom-Syndrom)* dar. Im typischen Fall stellt sich eine Patientin im Alter zwischen 45 und 60 Jahren vor, bei der charakteristische anuläre Hautveränderungen zusammen mit Glossitis, Gewichtsverlust und Anämie vorliegen. Klinisch sind weiterhin Diarrhoen, Phlebothrombosen sowie psychische Störungen assoziiert. Die Hautveränderungen treten betont im Bereich des unteren Abdomens, der Leisten- und Glutäalregion und den Oberschenkeln auf. Zunächst zeigt sich eine rötliche Macula mit zentraler Blase, die nach 1–2 Wochen unter Pigmentierung abheilt. Es erfolgt nun eine periphere Ausbreitung der Veränderung mit bogiger Begrenzung und einer nach innen gerichteten Schuppenkruste. Subjektiv wird über Brennen und Juckreiz geklagt, genital und anal sowie im Bereich der Mundschleimhaut (Glossitis) können ebenfalls Beschwerden bestehen.

Mit dem nekrolytischen migratorischen Erythem ist in der Regel ein Glukagon-produzierender Tumor der A-Zellen des Pankreas assoziiert, selten andere Glukagon-produzierende Tumoren wie etwa Bronchialkarzinome. Zum Zeitpunkt der Diagnosestellung bestehen bereits in 50 % Lebermetastasen [9]. Eine pathogenetisch interessante Beobachtung stammt von Kasper und McMurry [14];

die Autoren berichten über einen Patienten mit fortgeschrittenem Leberversagen, bei dem es ohne Zugrundeliegen eines Glukagon-sezernierenden Tumors zum Auftreten eines nekrolytischen migratorischen Erythems gekommen war. Gleichzeitig machen sie darauf aufmerksam, daß bei Hunden mit fortgeschrittenem Leberversagen und Diabetes ein analoges Krankheitsbild (superfizielle nekrolytische Dermatitis der Hunde) auftritt. Sie spekulieren, daß einer Leberfunktionsstörung, möglicherweise sekundär im Rahmen eines Glukagon-produzierenden Tumors, eine primäre pathogenetische Bedeutung zukommt [14].

Kutane paraneoplastische Syndrome mit Autoimmunpathogenese

Handelt es sich bei den paraneoplastischen Syndromen mit entzündlichem Charakter um eine heterogene Krankheitsgruppe, bei der die Pathogenese weitgehend im Dunkeln liegt, so sind bei der zweiten Gruppe paraneoplastischer Erkrankungen, die im folgenden abgehandelt werden, Autoimmunphänomene für die Entwicklung der paraneoplastischen Hautveränderungen ausschlaggebend. Für eine Reihe von Autoimmunkrankheiten ist bekannt, daß sie sowohl ohne erkennbare Ursache, durch Arzneimittel induziert, oder aber in Assoziation mit malignen Tumoren auftreten können. Als typisches Beispiel sei hier die *Dermatomyositis* aufgeführt, bei der in der Literatur je nach untersuchtem Patientenkollektiv eine Assoziation zu internen malignen Tumoren zwischen 5 und 50 % berichtet wird. Einigkeit besteht darin, daß die Dermatomyositis der Erwachsenen häufiger mit internen Tumoren assoziiert ist als diejenige der Kinder. Daher sollte sich die Durchuntersuchung bei der Dermatomyositis auf häufige, alters- und geschlechtstypische Tumoren beschränken, eine aggressive Tumorsuche wie beim Erythema gyratum repens ist nicht indiziert.

Kürzlich wurde auch über die Assoziation einer *eosinophilen Fasziitis (Shulman-Syndrom)* als paraneoplastisches Syndrom bei einem T-Zell-Lymphom der Haut berichtet [6].

Eine vor kurzem erstmals beschriebene Entität mit obligater Assoziation zu malignen lymphoproliferativen Prozessen stellt der *paraneoplastische Pemphigus* [2] dar. Die Autoren haben fünf diagnostische Kriterien festgelegt, anhand derer das Krankheitsbild diagnostiziert werden kann [2]. Von den vier hochmolekularen Autoantigenen, die aus Keratinozyten extrahiert werden können, sind Desmoplakin I (Molekulargewicht 250 kD) und Desmoplakin II (Molekulargewicht 210 kD) als Autoantigene identifiziert worden, während das Pemphigus-vulgaris- oder Pemphigus-foliaceus-Autoantigen von Seren dieser Patienten nicht erkannt wird [18]. Zur einfachen Abgrenzung des paraneoplastischen Pemphigus vom Pemphigus vulgaris oder Pemphigus foliaceus ist eine indirekte Immunfluoreszenzuntersuchung mit Kryostatschnitten muriner Harnblasen möglich, da Desmoplakin auch in einfachen Epithelien exprimiert wird, während die Pemphigus-vulgaris- und Pemphigus-foliaceus-Autoantigene nur in Plattenepithelien exprimiert werden [2].

Diagnostische Kriterien des paraneoplastischen Pemphigus (nach Anhalt et al. 1990 [2]):

- Schmerzhafte Erosionen der Mundschleimhaut und polymorphe Hautveränderungen mit Vesikeln und Erosionen, assoziiert mit malignem Tumor
- Akantholyse, Dyskeratosen, Interface-Dermatitis
- IgG- und C3-Ablagerungen interzellulär und an Basalmembranzone
- Serumautoantikörper mit Pemphigusmuster, die zusätzlich an einfaches, Zylinder- und Übergangsepithel binden
- Komplex aus vier Autoantigenen, darunter Desmoplakin I und II, die von diesen Antikörpern aus Keratinozyten präzipitiert werden

Pathogenetisch wird davon ausgegangen, daß paraneoplastische Syndrome mit Autoimmuncharakter teilweise durch die Immunreaktion des Wirtes gegen den Tumor ausgelöst werden. Nach dieser Hypothese reagieren die Antitumor-Antikörper mit dem Tumor und interferieren so mit dessen Wachstum. Allerdings können derartige Antikörper auch an kreuzreagierende Antigene anderer Organe binden und so zu paraneoplastischen Krankheitsbildern führen. Ein solcher Pathomechanismus ist bislang allerdings nur für die *paraneoplastische zerebellare Dysfunktion* und die *Karzinom-assoziierte Retinopathie* nachgewiesen worden, während der Nachweis der Expression von Desmoplakinen bei lymphoproliferativen Krankheitsbildern, die mit dem paraneoplastischen Pemphigus assoziiert sind, bislang noch aussteht [18].

Kutane paraneoplastische Syndrome mit Störungen der Verhornung

Verschiedene paraneoplastische Syndrome der Haut sind dadurch gekennzeichnet, daß eine vorher normale Verhornung durch ein pathologisches Keratinisierungsmuster ersetzt wird. Dies trifft für die *Hypertrichiosis lanuginosa acquisita* zu, ein obligat paraneoplastisches Krankheitsbild, bei dem in Assoziation mit einem malignen internen Tumor das Wachstum von feinen hellen Lanugohaaren einsetzt. In leichteren Fällen ist nur das Gesicht befallen, wobei klinisch die Veränderungen bemerkt werden, wenn an ansonsten haarlosen Bezirken wie dem Nasenrücken und den Augenlidern feine Haare wachsen. Bei schweren Fällen kann das gesamte Integument von rasch wachsenden, bis 10 cm langen Haaren bedeckt sein [13]. Unter den assoziierten internen Malignomen finden sich primär Karzinome, die jedoch unterschiedliche Lokalisationen aufweisen. Am häufigsten sind Karzinome des Magen-Darm-Traktes, Bronchialkarzinome, Mammakarzinome sowie Karzinome der Gallenblase, des Uterus und der Harnblase. Seltener werden auch maligne Lymphome, speziell die chronisch lymphatische Leukämie, beobachtet. Da bei allen bislang in der Weltliteratur publizierten Fällen ein maligner Tumor zugrundelag, ist eine eingehende Tumorsuche notwendig [13]. Bezüglich der Pathogenese der Hypertrichosis lanuginosa acquisita liegen keine Daten vor.

Eine Reihe von paraneoplastischen Syndromen manifestiert sich an Handtellern und Fußsohlen; bisher sind mindestens vier paraneoplastische Erkrankungen mit dieser Lokalisation bekannt. Bei der von Howel-Evans und Clark beschriebenen Assoziation einer *Palmoplantarkeratose mit einem Ösophaguskarzinom* kommt der Palmoplantarkeratose eine Markerfunktion zu, da bei den bislang beschriebenen Familien sämtliche Mitglieder, die an einer früh auftretenden Palmoplantarkeratose litten, später ein Ösophaguskarzinom entwickelten [11]. Somit kann weniger von einem echten paraneoplastischen Syndrom, als vielmehr von einer Manifestation des gleichen Gendefektes, der auch zum Ösophaguskarzinom führt, ausgegangen werden.

Paraneoplastische Palmoplantarkeratosen

- Howel-Evans-Clark-Syndrom, Palmoplantarkeratose assoziiert mit Ösophaguskarzinom
- Gewöhnlich erworbene Palmoplantarkeratose, gehäuft Bronchial- und Magenkarzinome

- Acanthosis palmaris (tripe palms, Pansenhände), 50 % haben Bronchialkarzinom
- Acrokeratosis paraneoplastica – Bazex-Syndrom

Auch beim gewöhnlichen erworbenen Palmoplantarkeratoderm liegt eine erhöhte Inzidenz maligner interner Tumoren vor, so daß eine Durchuntersuchung, wie sie für die Dermatomyositis beschrieben wurde, empfohlen wird [19]. Gleiches trifft auch für das Krankheitsbild der *Acanthosis palmaris* zu (*tripe palms, Pansenhände*), bei dem die Handteller eine papillomatöse Oberfläche, die an Rinderpansen erinnert, annehmen [5]. Pathogenetisch ist sowohl bezüglich der Entwicklung der erworbenen Palmoplantarkeratose als auch der Acanthosis palmaris nichts bekannt.

In diesem Zusammenhang verdient auch das *Bazex-Syndrom* Erwähnung, das zu den obligaten Paraneoplasien gehört [3]. Über 95 % der Betroffenen (fast ausschließlich Männer zwischen dem 50. und 70. Lebensjahr) weisen in Assoziation mit erythemato-squamösen psoriasiformen Herden an Ohren, Nase, Händen und Füßen einschließlich der Nägel Karzinome des Kopf-Hals-Bereiches oder Karzinommetastasen im Halsbereich auf [3]. Bei 2/3 der Patienten treten die Hautveränderungen vor der klinischen Manifestation des Tumors auf, so daß hier eine gezielte Suche nach Karzinomen im Kopf-Hals-Bereich indiziert ist. Pathogenetisch diskutiert werden eine Immunreaktion gegen ein Tumorantigen, das eine Kreuzreaktivität mit Antigenen der Haut aufweist, oder die Produktion von Keratinozyten-Wachstumsfaktoren wie etwa TGFa oder Interleukin-8 durch den Tumor [3].

Die *Acanthosis nigricans* kommt in verschiedenen klinischen Assoziationen vor. Während früher im wesentlichen zwischen einer Malignom-assoziierten und einer benignen Form der Acanthosis nigricans mit verschiedenen Untergruppen differenziert wurde, hat sich ein erster Fortschritt im Verständnis der Pathogenese dieses Krankheitsbildes ergeben, nachdem eine Assoziation der Acanthosis nigricans mit der Insulinresistenz aufgefallen war [8]. Viele der Patienten, die an der benignen Form der Acanthosis nigricans leiden, einschließlich der Acanthosis nigricans bei Adipösen, weisen eine periphere Insulinresistenz auf [1]. So ist beispielsweise bei der Adipositas eine verminderte Zahl von Insulinrezeptoren sowie ein Defekt der Signaltransduktion des Insulinrezeptors beschrieben worden. Die Folge ist eine Hyperinsulinämie. Bei überphysiologischen Konzentrationen ist Insulin jedoch in der Lage, auch an Rezeptoren für den Insulin-like growth factor zu binden [8]. Da sowohl Keratinozyten als auch dermale Fibroblasten über derartige IGF-I-Rezeptoren verfügen [10, 17], würde sich über diesen Mechanismus die Ausbildung der Akanthose und Papillomatose erklären lassen [8]. Diese Annahme wird durch die Beobachtung unterstützt, daß bei Patienten mit hereditären oder erworbenen Defekten des Insulinrezeptors, bei denen gelegentlich bis zu 1000 E Insulin pro Tag erforderlich sind, ein direkter klinischer Zusammenhang zwischen der Höhe der Insulindosis und der Ausprägung der Acanthosis nigricans besteht.

Kürzlich wurde die Hypothese aufgestellt, daß Malignome, die zu einer Acanthosis nigricans führen, ebenfalls Insulin oder insulinartige Peptide sezernieren, und somit pathophysiologisch in gleicher Weise die Acanthosis nigricans induzieren [8]. Ein direkter Nachweis dieser Hypothese steht noch aus; auch bleiben Fragen, wie etwa nach der Lokalisation der Hautveränderungen, noch offen.

Zusammenfassung

Zusammenfassend kann gesagt werden, daß kutane paraneoplastische Erkrankungen entweder in ihrem klinischen Erscheinungsbild unverwechselbar sind und eine klare Diagnosestellung gestatten, oder daß es sich um atypische Ausprägungen von Dermatosen handelt, die – wie etwa bei der HIV-Infektion – gerade durch ihre ungewöhnliche klinische Manifestation auffallen. Eine rasche und eindeutige Diagnose ist für die betroffenen Patienten jedoch von höchster Wichtigkeit und kann insbesondere bei früher Erkennung des zugrundeliegenden Tumors lebensrettend sein.

Literatur

1. Accili D, Barbetti F, Cama A, Kadowaki H, Kadowaki T, Imano E, Levy-Toledano R, Taylor SI (1992) Mutations in the insulin receptor gene in patients with genetic syndromes of insulin resistance and acanthosis nigricans. J Invest Dermatol 98: 77–81
2. Anhalt GJ, Kim SC, Stanley JR, Korman NJ, Jabs DA, Kory M, Izumi H, Ratrie H, Mutasim D, Ariss-Abdo L, Labib RS (1990) Paraneoplastic pemphigus. An autoimmune mucocutaneous disease associated with neoplasia. N Engl J Med 323: 1729–1735
3. Bolognia JL, Brewer YP, Cooper DL (1991) Bazex syndrome (acrokeratosis paraneoplastica). An analytical review. Medicine 70: 269–280

4. Breathnach SM, Wilkinson JD, Black MM (1982) Erythema gyratum repens-like figurate eruption in bullous pemphigoid. Clin Exp Dermatol 7: 401–406

5. Breathnach SM, Wells GC (1980) Acanthosis palmaris: tripe palms. A distinctive pattern of palmar keratoderma frequently associated with internal malignancy. Clin Exp Dermatol 5: 181–189

6. Chan LS, Hanson CA, Cooper KD (1991) Concurrent eosinophilic fasciitis and cutaneous T cell lymphoma. Eosinophilic fasciitis as a paraneoplastic syndrome of T-cell malignant neoplasms? Arch Dermatol 127: 862–865

7. Cohen PR, Talpaz M, Kurzrock R (1988) Malignancy-associated Sweets syndrome: review of the world literature. J Clin Oncol 6: 1889–1897

8. Cruz PD, Hud AH (1992) Excess insulin binding to insulin-like growth factor receptors: proposed mechanism for acanthosis nigricans. J Invest Dermatol 98: 82–85

9. Engelmann L, Bonmann H, Kunze J, Haneke E (1991) Erythema necrolyticum migrans – Glukagonom-Syndrom. Akt Dermatol 17: 11–17

10. Flier JS, Usher P, Moses AC (1986) Monoclonal antibody to the type I insulin-like growth factor (IGF-I) receptor blocks IGF-I receptor mediated DNA synthesis: clarification of the mitogenic mechanisms of IGF-I and insulin in human skin fibroblasts. Proc Natl Acad Sci USA 83: 664–668

11. Harper PS, Harper PJM, Howel-Evans AW (1970) Carcinoma of the oesophagus with keratosis palmaris et plantaris (tylosis): a study of two families. Quart J Med New Ser 39: 317–333

12. Herzberg JJ (1990) Paraneoplastische Syndrome in der Dermatologie. Kutane Paraneoplasien. Internist 31: 505–512

13. Jemec GBE (1986) Hypertrichosis lanuginosa acquisita: Report of a case and review of the literature. Arch Dermatol 122: 805–808

14. Kasper CS, McMurry K (1991) Necrolytic migratory erythema without glucagonoma versus canine superficial necrolytic dermatitis: is hepatic impairment a clue to pathogenesis? J. Am Acad Dermatol 25: 534–541

15. Kaufmann R (1996) Paraneoplastische Erkrankungen am Hautorgan. Onkologie (im Druck)

16. Lawrence N, Rietschel RL, Butcher RB (1990) A palmar dermatosis linked to occult carcinoma of the upper thorax, head and neck: Bazexs syndrome and tripe palms. Laryngoscope 100: 1323–1325

17. Mirsa P, Nickoloff BJ, Morhenn VB, Hintz RL, Rosenfeld RG (1986) Characterization of insulin-like growth factor/somatomedin C receptors on human keratinocyte monolayers. J Invest Dermatol 87: 264–267

18. Oursler JR, Labib RS, Ariss-Abdo L, Burke T, OKeefe EJ, Anhalt GJ (1992) Human autoantibodies against desmoplakins in paraneoplastic pemphigus. J Clin Invest 89: 1775–1782

19. Parnell DD, Johnson SAM (1969) Tylosis palmaris et plantaris: its occurrence with internal malignancy. Arch Dermatol 100: 7–9

20. Rappersberger K, Wolff-Schreiner E, Konrad K, Wolff K (1987) Das Glukagonom-Syndrom. Hautarzt 38: 589–598

21. Skolnick M, Mainman ER (1975) Erythema gyratum repens with metastatic adenocarcinoma. Arch Dermatol 111: 227–229

22. Sterry W, Merk H (1991) Checkliste Dermatologie und Venerologie. Thieme, Stuttgart

Juckreiz – Symptom oder Krankheit

Dieter Metze, Sonja Reimann und Thomas Luger

Einleitung

Juckreiz (Pruritus) zählt zu den häufigsten Beschwerden, die vom Hautorgan ausgehen können. Es handelt sich dabei um eine unangenehme, selbständige Sinneswahrnehmung der Haut, welche mit dem unstillbaren Verlangen einer mechanischen Reizbeantwortung einhergeht [1]. Chronischer Juckreiz kann, ähnlich wie Schmerz, das Allgemeinbefinden des Patienten erheblich beeinträchtigen und im Extremfall zu einer Suizidgefährdung führen. Im Gegensatz zu Schmerz sind jedoch der Juckreiz und nachfolgendes Kratzen mit einem negativen sozialen Image behaftet und werden daher insbesondere in der Anogenitalregion von den Patienten häufig mit Brennen oder Trockenheit umschrieben. Juckreiz ist einerseits eine physiologische Nozizeption, welche dazu dient, schädigende Noxen wie Parasiten, Pflanzenbestandteile oder Chemikalien von der Haut zu entfernen, andererseits ein Erkrankungssymptom, das zu Hautschädigung führen kann [3, 17].

Physiologie des Juckreizes

Pruritus wird durch mechanische, thermische, elektrische oder chemische Stimulierung von polymodalen C-Nervenfasern ausgelöst. Die freien Nervenendigungen dieser marklosen Nervenfasern an der Epidermis-Dermis-Grenze dienen als Nozizeptoren und werden entweder direkt oder indirekt durch Freisetzung verschiedener Mediatoren erregt [1]. Zu den Juckreiz auslösenden Substanzen zählen Amine (Histamin, Serotonin), Proteasen (Papain, Kallikrein, Trypsin) und verschiedene Peptide wie Bradykinin und Neuropeptide (Substanz P, vasoaktives intestinales Polypeptid, Calcitonin gene-related peptide) sowie Arachidonsäuremetabolite, Interleukin-2, Wachstumsfaktoren (GM-CSF) und verschiedene Inhaltsstoffe der eosinophilen Granulozyten und Blutplättchen [7, 16]. Prostaglandine und Endorphine greifen in der Peripherie und zentralnervös modulierend ein [20]. Zahlreiche der angeführten Substanzen sind potente Histaminliberatoren, andere, wie Papain und Kallikrein, induzieren aber auch direkt Pruritus. Histamin ist ein wichtiger, aber nicht der einzige Mediator von Juckreiz, wodurch das manchmal unbefriedigende therapeutische Ansprechen vieler Erkrankungen auf Antihistaminika verständlich wird [22]. In diesem Zusammenhang erscheint auch von Interesse, daß gerade bei der atopischen Dermatitis erst eine höhere Menge von epikutan appliziertem Histamin zu einer bestimmten Juckreizstärke führt [12].

Die Juckreizafferenzen werden im Hinterhorn des Rückenmarkes umgeschaltet und gelangen über den Tractus spinothalamicus und Thalamus zur sensomotorischen Hirnrinde. Da die Nervenleitung von Juckreiz und Schmerz lange Zeit nicht diskriminiert werden konnte und Juckreiz mit geringeren Reizstärken als Schmerz auslösbar ist, wurde Juckreiz lange Zeit als eine unterschwellige Schmerzempfindung angesehen. Mikroneurographische Untersuchungen zeigten jedoch, daß bei Juckreiz eine spezielle Subgruppe histaminerger polymodaler C-Fasern erregt ist [12, 19]. Ein weiteres Argument dafür, daß Juckreiz eine eigenständige Sinnesqualität darstellt, besteht in der Tatsache, daß nach Entfernung der Epidermis und der damit verbundenen Zerstörung der Nozizeptoren für Juckreiz nur mehr Schmerz induziert werden kann. Die bekannte pruritogene Wirkung von Opiaten kann durch Naloxon aufgehoben werden. Darüber hinaus führt Histamin auch in hohen Konzentrationen zu keinem Schmerz, während umgekehrt Senföl auch in starker Verdünnung keinen Juckreiz auslösen kann.

Juckreizqualitäten und Alloknesis

Durch die Überlappung der Erregbarkeit der polymodalen C-Fasern entstehen unterschiedliche Juckreizqualitäten. Während Mucunain, ein Enzym aus den Haaren der Juckreizbohne, reines Jucken auslöst, setzt sich das histamintypische Empfindungsmuster aus etwa 60% Jucken und 40% Brennschmerz zusammen [12]. Im Gegensatz dazu führt Senföl zu einem reinen Brennschmerz. Die Vorbehandlung der Nozizeptoren mit Bradykinin oder vielleicht auch saure Gewebsverhältnisse bei entzündlichen Dermatosen führen dazu, daß iontophoretisch appliziertes Histamin verstärkt als Brennen empfunden wird [19].

Ein weiteres für die Juckreizphysiologie wichtiges Phänomen ist die Alloknesis. Während eine Histaminquaddel einen gut lokalisierbaren und schnell abklingenden Juckreiz verursacht, löst in dem umgebenden, reflektorisch erythematösen Hautgebiet eine ansonsten nicht pruritogene mechanische Stimulation einen schlecht abgrenzbaren, persistierenden Juckreiz aus. Diese erhöhte Reaktionsbereitschaft der Haut auf taktile Reize mit Pruritus zu reagieren (itchy skin) ist möglicherweise ein wesentlicher Bestandteil der Symptomatik bei Asteatose und dem atopischen Ekzem. Die Alloknesis wird durch Nervenaktivität an der primären Reizstelle unterhalten, kann mit Lokalanästhesie blockiert und durch Abkühlung vermindert werden. Die Persistenz eines Juck-Kratz-Zirkels findet wahrscheinlich, zumindest teilweise, ihre Grundlage im Zustand der Alloknesis [12].

Mechanische Reizbeantwortung

Mechanische Alteration der Haut durch Kratzen unterbricht den Juckreiz durch Zerstörung der oberflächlich gelegenen Nozizeptoren oder durch die Überlagerung der Juckreizempfindung mit dominanten Schmerzreizen. Ähnlich wie Schmerz kann aber auch Juckreiz durch mechanische oder elektrische Stimulation von schnelleitenden myelinisierten A-Fasern auf spinaler Ebene unterdrückt werden (Gate-control-Theorie) [11].

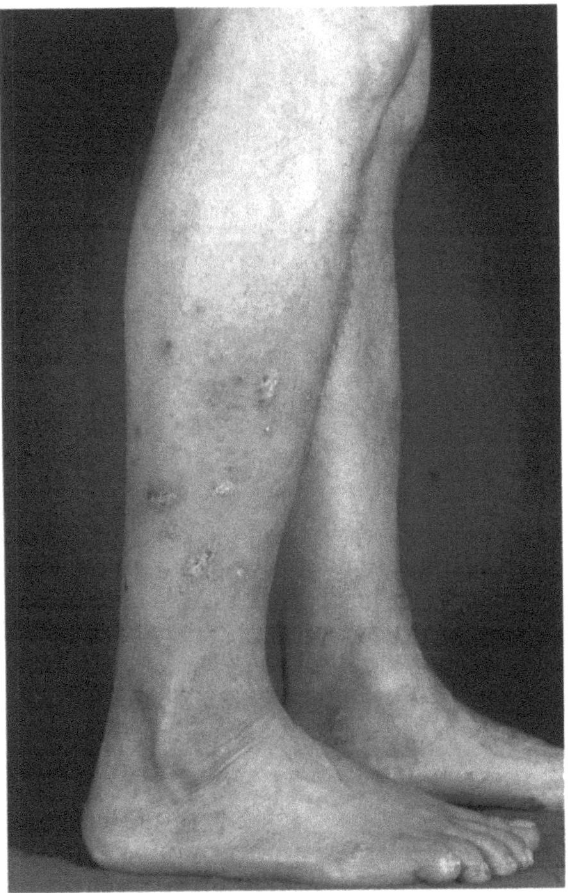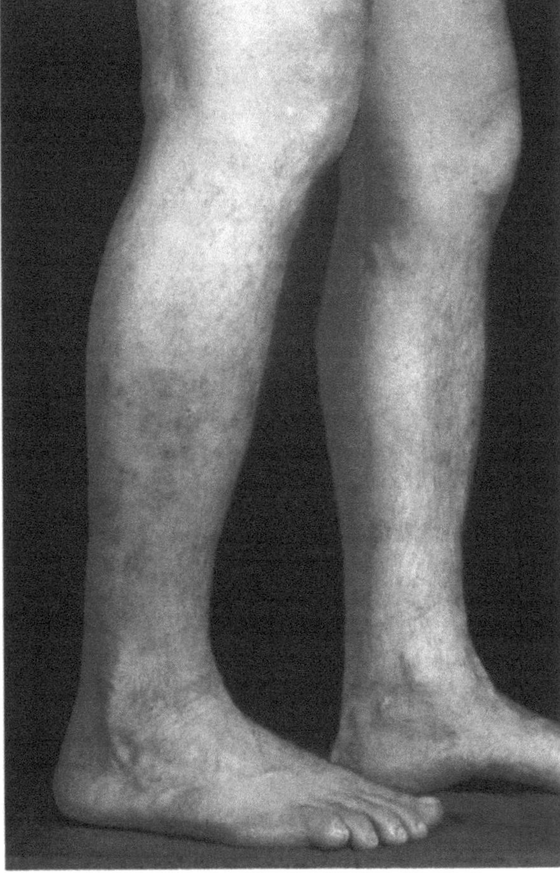

Abb. 1. a Prurigo nodularis. **b** Zustand nach mehrwöchiger okklusiver Monotherapie mit Capsaicin

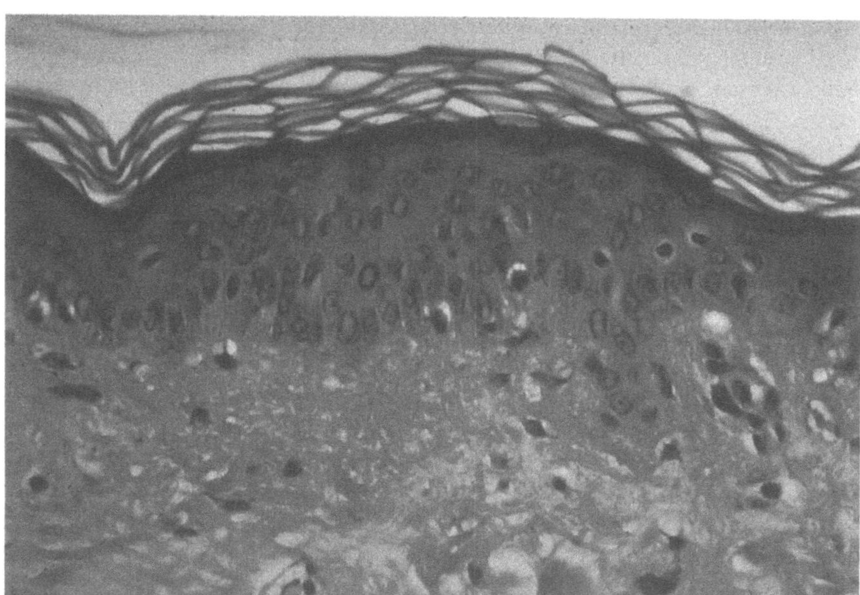

Abb. 2. Notalgia paraesthetica mit nekrotischen Keratinozyten, Hyperpigmentierung der basalen Keratinozyten und Melanophagen

Die verschiedenen Juckreizqualitäten, das Phänomen der Alloknesis und die periphere und zentrale Modulierbarkeit des Juckreizes verdeutlichen die vielschichtigen Verarbeitungsmöglichkeiten dieser Sinneswahrnehmung. Des weiteren findet die ganz unterschiedliche Reizbeantwortung im Sinne von Kratzen, Scheuern, Reiben oder Drücken der juckenden Haut ihre Grundlage in der komplexen Neurophysiologie.

Längerdauernde mechanische Bearbeitung der Haut in Folge des Juckreizes führt zur Hyper- beziehungsweise Depigmentierung, Lichenifizierung, Exkoriation oder Vernarbung [17]. Die Freisetzung verschiedenster Mediatoren und Zytokine während der sekundär entzündlichen Vorgänge wirkt ihrerseits wieder pruritogen und löst einen Circulus vitiosus aus, der chronisch unspezifische Reaktionsformen der Haut wie Lichen simplex chronicus, Prurigo nodularis oder eine makulöse Amyloidose bedingt (Abb. 1). Die typischen histologischen Veränderungen wie kompakte Orthohyperkeratose und Hyperplasie der Epidermis, Einzelzellnekrosen von Keratinozyten mit möglichem Umbau in Amyloid-K, Hyperpigmentierung der basalen Keratinozyten und Auftreten von Melanophagen, Vernarbung des Papillarkörpers sowie sekundäre Proliferation von Nerven mit erhöhter Expression verschiedener Neuropeptide spiegeln ein reaktives Geschehen auf die mechanische Irritation der Haut wider (Abb. 2).

Ursachen und Manifestation des Juckreizes

Wichtig für das klinische und pathologische Verständnis mit Juckreiz einhergehender Erkrankungen ist der Zusammenhang zwischen Ursache und Manifestation. Die genannten Folgezustände der Haut auf Juckreiz unterschiedlicher Genese gehen alle mit unspezifischen Hautsymptomen einher, die inneren Erkankungen, exogenen Ursachen oder verschiedensten Dermatosen gemeinsam sein können (Tabelle 1). Umgekehrt kann ein ätiopathogenetisch genau definierter Juckreiz zum Beispiel bei Virushepatitis auf klinisch unauffälliger Haut auftreten, sich aber ebenso mit reaktiven Hautveränderungen oder einer spezifischen Der-

Tabelle 1. Ursache und Manifestation des Juckreizes

	Hautsymptome	
Keine ↔	Unspezifische[a] ↔	Spezifische
|	|	|
Innere Erkrankungen, iatrogen	Exogene Noxen (Chemikalien, Fiberglas, Pflanzen, Insekten, Ektoparasiten)	Dermatosen

[a] reaktive Hautveränderungen auf Kratzen, Scheuern wie Hyper- beziehungsweise Depigmentierung, Lichenifizierung, Exkoriation, Vernarbung, Lichen simplex chronicus, Prurigo nodularis oder makulöse Amyloidose.

matose wie Lichen planus manifestieren. Andererseits besteht immer die Möglichkeit, daß das typische klinische Bild einer Dermatose von unspezifischen Hautsymptomen überlagert wird (Lichenifizierung oder Prurigovariante des atopischen Ekzems, hypertrophe Zustandsbilder des Lichen ruber planus). Bei der Differentialdiagnose des Juckreizes muß jedoch auch beachtet werden, daß sich Mastozytosen, Pemphigoid oder Dermatitis herpetiformis Duhring initial mit Juckreiz auf klinisch unauffälliger Haut manifestieren können und die Sebostase bei älteren Patienten klinisch kaum zu objektivieren ist. In diesem Konzept verliert der unklare Begriff Pruritus sine materia seinen Stellenwert und sollte nicht mehr verwendet werden. Insgesamt ist Juckreiz sowohl eine physiologische Nozizeption als auch ein Symptom einer Erkrankung. Ob es sich beim persistierenden Juckreiz ähnlich wie bei chronischen Schmerzzuständen auch um eine Krankheit sui generis handeln kann, in der das die nozizeptiven Impulse verarbeitende neuronale System einbezogen ist, dem die physiologische Warnfunktion fehlt und dessen Ursache nicht eliminierbar ist, ist noch nicht geklärt [11].

Abklärung eines Juckreizes unklarer Genese

Die Abklärung eines Juckreizes unklarer Genese stellt eine große differentialdiagnostische Herausforderung dar (Tabelle 1 und folgende Übersicht) [1]. Gerade im höheren Lebensalter muß an das gleichzeitige Vorliegen mehrer Erkrankungen, die alle zu Juckreiz Anlaß geben können, gedacht werden (Alterssebostase in Kombination mit hormonellen Störungen, Mangelernährung oder Malignomen). Es erscheint dabei praktisch sinnvoll, zuerst exjuvantibus verschiedene Maßnahmen der indifferenten Hautfettung zu veranlassen [15]. Die Abgrenzung der sekundären Juckreizeffekte auf der Haut von primären Dermatosen kann manchmal schwierig sein. Ebenso dürfen die Auswirkungen von anhaltendem Juckreiz wie längere Schlaflosigkeit oder Nervosität auf die Psyche des Patienten nicht zur Fehldiagnose einer psychiatrischen Erkrankung führen. Neben einer gezielten Anamnese und körperlichen Untersuchung muß ein individuell abgestimmtes Untersuchungsprogramm veranlaßt werden. Da Juckreiz der Manifestation einer Systemerkrankung vorausgehen kann, müssen die Patienten engmaschig nachkontrolliert werden.

Innere Erkrankungen mit Juckreiz

- Chronische Niereninsuffizienz
- Hepatopathien/Cholestase
- Hämatologische/lymphoproliferative Erkrankungen
- Eisenmangel
- Malignome
- Endokrine/metabolische Erkrankungen
- HIV-Infektion
- Parasitosen
- Neurologische Erkrankungen
- Psychiatrische Erkrankungen
- Iatrogen

Juckreiz – Anamnese

- Beginn (abrupt, graduell)
- Charakter (kontinuierlich, intermittierend, stechend, brennend)
- Dauer (Tage, Monate)
- Zeitpunkt (zyklisch, tageszeitlich)
- Leidensdruck (Beeinflussung des Alltags)
- Lokalisation (generalisiert, umschrieben)
- Provokationsfaktoren (Wasser, Temperatur, Reiben)
- Medikamente
- Umweltfaktoren (Beruf, Hygiene, Haustiere)
- Allergien, Atopie
- Reiseanamnese
- Sexualanamnese
- Bisherige Therapien

Juckreiz – Körperliche Untersuchung

- Allgemein (Fieber, Schwitzen, Müdigkeit, Gewichtsverlust)
- Haut (Pigmentierung, Trockenheit, Ikterus, Kratzartefakte)
- Nägel (Verfärbung, Dystrophien, Onycholyse)
- Augen (Exophthalmus, Verfärbung der Skleren)
- Endokrin (Tremor, Temperaturintoleranz, Polydypsie, Polyurie)
- Hämatopoetisch (Anämie, Blutungen, Lymphadenopathie)
- Gastrointestinal (Übelkeit, Erbrechen, Stuhl)
- Urogenital (Harnverfärbung, Inkontinenz, Menstruation, Schwangerschaft)
- Neurologisch (Kopfschmerzen, Parästhesien, visuelle Störungen)
- Psychiatrisch (Stimmungslage, Schlafstörungen, Halluzinationen, Wahnvorstellungen)

Juckreiz – Untersuchungsprogramm

- Blutbild
- Harnstoff, Kreatinin
- Alkalische Phosphatase, Bilirubin
- T_4, TSH
- Glukose
- Eisen, Ferritin
- Eiweiß-, Immunelektrophorese
- HIV-Serologie
- Stuhl (Hämoccult, Wurmeier, Parasiten)
- Urin (5-Hydroxyindolessigsäure, Mastzellprodukte)
- Hautbiopsie (Histologie, Immunfluoreszenz, Elektronenmikroskopie)
- Radiologie, Sonographie, Endoskopie

Renaler Pruritus

Hämodialysepflichtige Patienten mit chronischer Niereninsuffizienz unterschiedlicher Genese leiden in 40–80 % an einem lokalisierten oder generalisierten Juckreiz. Bei einem Teil der Patienten tritt dieser nur während oder kurz nach der Dialyse paroxysmal auf und ist von Lebensalter, Dauer der Dialyse oder der renalen Grunderkrankung unabhängig [1, 17]. Die Pathogenese dieser Juckreizform ist unklar. Die bei Nierenerkrankten häufig zu beobachtende Xerosis der Haut scheint nur ein Kofaktor zu sein. Neben einer Proliferation dermaler Mastzellen wurden erhöhte Histaminspiegel bei Hämodialysepatienten beobachtet. Für eine direkte neurogene Genese sprechen eine verstärkte intraepidermale Proliferation von Nerven und die häufig bei den Patienten zu beobachtende Neuropathie. Eine Akkumulation von endogenen Opioiden oder anderen bisher nicht definierten, schlecht dialysierbaren Substanzen bei Nierenversagen könnte in die zentrale Modulation des Juckreizes eingreifen. Der Einfluß eines sekundären Hyperparathyreoidismus ebenso wie die Auswirkungen von Störungen im Elektrolythaushalt oder Vitamin A- beziehungsweise Porphyrinstoffwechsel sind unklar [1, 17].
Die empfohlenen therapeutischen Maßnahmen führen nur bei einem Teil der Patienten zum Erfolg. Neben einer Optimierung der Hämodialyse und pflegerischen Maßnahmen bei trockener Haut empfiehlt sich ein stufenweises Vorgehen. Eine Studie über den Einsatz von Erythropoietin schien erfolgversprechend, konnte jedoch von einer anderen Arbeitsgruppe nicht bestätigt werden [1]. Eine endgültige Beseitigung des Pruritus ist lediglich mit einer Nierentransplantation zu erreichen.

Renaler Pruritus – Therapie

- Optimierung der Hämodialyse
- Hautfettung
- Antihistaminika
- UVB
- Proteinarme Diät
- Zinksulfat, Aluminiumhydroxid
- Aktivkohle
- Ionenaustauscher
- Capsaicin
- Erythropoietin
- Parathyreoidektomie
- Nierentransplantation

Cholestatischer Pruritus

Pruritus ist ein sehr frühes Symptom der chronischen Cholestase. Meist handelt es sich um einen generalisierten Juckreiz, der besonders stark an Händen und Füßen sowie unter eng anliegender Kleidung auftritt [1]. Bei der primären biliären Zirrhose kann in bis zu 80 % der Fälle ein Pruritus beobachtet werden, der vereinzelt dem Anstieg der Bilirubinwerte vorausgeht. Bei chronischem Alkoholismus sollte das Auftreten eines Pruritus an eine Pankreatitis denken lassen. Medikamentös induzierte Cholestase (hormonelle Kontrazeptiva) weist charakteristischerweise eine Persistenz der Beschwerden nach Absetzen des verantwortlichen Präparates auf. Dem Juckreiz bei Cholestase scheint eine Anreicherung von Gallensäuren in der Haut zugrunde zu liegen, die zur Freisetzung von Histamin oder lysosomalen Proteasen führen soll. Allerdings korrelieren die Gallensäurespiegel nicht mit dem Schweregrad der Symptome. Möglicherweise kommt es durch die gestörte hepato-biliäre Elimination auch zu einer Akkumulation von endogenen Opioiden, wodurch das gute therapeutische Ansprechen auf Opiatantagonisten erklärt wird [10].
Im Vordergrund der Therapie steht die Behebung der Cholestase. Colestyramin und Ursodesoxycholsäure wirken durch die Unterbrechung der enterohepatischen Zirkulation der Gallensäuren. Darüber hinaus kommen beim cholestatischen Pruritus noch andere Therapiemöglichkeiten in Frage [6].

Cholestatischer Pruritus – Therapie

- Behebung der Cholestase
- Colestyramin

- Ursodesoxycholsäure
- Terfenadin
- Phototherapie
- Rifampicin, Barbiturate
- Naloxon
- Plasmaperfusion (Aktivkohle)
- Lebertransplantation

Hämatologische und lymphoproliferative Erkrankungen

Juckreiz wird vor allem bei Polycythaemia vera und Morbus Hodgkin, weniger häufig bei Leukämien, Paraproteinämien, myelodysplastischem Syndrom, essentiellen Thrombozythämien oder Hypereosinophiliesyndrom beobachtet [1, 17]. Die Polycythaemia vera geht bei bis zu 70 % der Patienten mit einem typisch stechenden Juckreiz einher, der sich häufig nach dem Baden oder bei Temperaturschwankungen einstellt. Dieser aquagene Pruritus kann ebenso bei anderen myeloproliferativen Erkrankungen beobachtet werden, tritt jedoch auch idiopathisch auf. Pathophysiologisch erscheinen erhöhte Histaminspiegel oder verstärkte Plättchenaggregation von Bedeutung. Bei Morbus Hodgkin tritt der Juckreiz lokalisiert im Einstromgebiet der befallenen Lymphknoten oder generalisiert bei mediastinaler Lokalisation auf und wird außerdem als prognostischer Faktor angesehen. Eine Eisendefizienz führt auch bei latenter Anämie zu einem generalisierten, zum Teil lokalisierten anogenitalen Juckreiz, der leicht kausal zu beheben ist.
Therapeutisch steht die Behandlung der hämatologischen oder lymphoproliferativen Grunderkrankungen im Vordergrund. Bei der Polycythaemia vera gilt derzeit α-Interferon als Mittel der Wahl zur Behandlung des Juckreizes [6]. Der an sich effiziente Einsatz von Salizylaten erscheint durch die erhöhte Blutungsgefahr limitiert.

Hämatologische Erkrankungen – Therapie

- Grunderkrankung
- Polycythaemia vera
    - Cimetidin, Cyproheptadin, Pizotifen
    - Capsaicin
    - Colestyramin
    - Phototherapie
    - Salizylate
    - α-Interferon
- Morbus Hodgkin: Cimetidin
- Eisenmangel: Substitution

Malignome

Ein direkter kausaler Zusammenhang zwischen Karzinomen und Juckreiz ist zweifelhaft. Bei Karzinompatienten mit ausgedehntem Juckreiz müssen primär andere Ursachen wie allergische oder chronisch irritative Dermatitiden, Medikamente (Opiate, Doxorubicin, Chemotherapeutika) sowie malignomassoziierte Dermatosen wie bullöses Pemphigoid, paraneoplastischer Pemphigus oder Dermatitis herpetiformis Duhring in Betracht gezogen werden [1]. Es liegen jedoch auch Berichte über lokalisierten Juckreiz im Anogenitalbereich bei Zervix-, Prostata- oder Dickdarmkarzinomen vor. Ein nasaler Pruritus ist sicherlich selten, wurde jedoch bei Hirntumoren beobachtet [1]. Bei einem diffusen Juckreiz, der in wechselnder Lokalisation kein Ansprechen auf Lokaltherapien zeigt, sollte in erster Linie an ein lymphoproliferatives Geschehen, erst in zweiter Linie an das Vorliegen von Karzinomen gedacht werden.

Endokrine und metabolische Störungen

Eine hyperthyreoidale Stoffwechsellage führt meist zu einem generalisierten Pruritus der leicht überwärmten, typisch glatten Haut der Patienten [1, 17]. Demgegenüber geht der Hypothyreoidismus seltener mit Juckreiz einher. Hormonelle Einflüsse spielen wahrscheinlich auch beim genitalen Pruritus während des Klimateriums eine Rolle. Bei Juckreiz in der Schwangerschaft oder dem prämenstruellen Pruritus sind in erster Linie cholestatische Vorgänge beteiligt. Das Auftreten eines generalisierten Juckreizes bei Diabetikern wird in manchen Lehrbüchern sicherlich überschätzt. Häufiger findet sich ein anogenitaler Pruritus, der jedoch meist auf begleitende Pilzinfekte zurückzuführen ist [17]. Ebenso können diabetische Neuropathien und andere Begleiterkrankungen bei diesen Patienten dem Juckreiz zugrundeliegen.
Juckreiz auf klinisch unauffälliger Haut muß an das Vorliegen eines Karzinoid-Syndroms oder der verschiedenen Formen der Mastozytosen denken lassen. Stressinduzierbare Juckreizformen wie cholinerger oder adrenerger Pruritus stellen Raritäten dar [1].

HIV-assoziierter Juckreiz

Bei Pruritus unklarer Genese muß auch eine HIV-Infektion ausgeschlossen werden. Eine Xerosis, erworbene Ichthyosen, Befall mit Skabies, Demodex folliculorum oder Dermatophyten, seborrhoische Dermatitis und zahlreiche anderer HIV-assoziierte Dermatosen können sehr diskret verlaufen, aber mit starkem Juckreiz einhergehen. Ebenso liegen Berichte über Juckreiz auf klinisch unauffälliger Haut als Erstmanifestation von Aids vor [8].

Neurologische Erkrankungen

Tumoren, Abszesse oder Minderperfusion des zentralen Nervensystems können vereinzelt zu Juckreiz führen. Der Juckreiz manifestiert sich kontralateral zur erkrankten Hemisphäre und ist meist von anderen sensorischen Mißempfindungen begleitet. Ein selten bei multipler Sklerose beobachteter Juckreiz geht mit Schmerzen einher und tritt typischerweise paroxysmal auf. Bei den verschiedenen Formen der Polyneuropathien ist Juckreiz nur eine unwesentliche Teilkomponente der klinischen Symptomatik [1].

Die Notalgia paraesthetica zeichnet sich jedoch durch einen umschriebenen Juckreiz am Rücken aus, der auch isoliert ohne Parästhesien auftreten kann. Pathogenetisch wird der anatomisch ungünstige Verlauf der Rami posteriores der thorakalen Spinalnerven Th2 bis Th6 angesehen, die in einem Winkel von fast 90° durch die Rückenmuskulatur durchtreten und somit exogenen Noxen gegenüber sehr anfällig sind. Dabei wirken externe Druckeinwirkungen wie Traumen, lange Bettlägrigkeit oder Operationen am Rücken auslösend für die Mißempfindungen. Bei einigen Patienten entwickelt sich in dem betroffenen Areal durch ständiges Reiben und Scheuern eine Hyperpigmentierung und leichte Lichenifikation. Diese verschiedenen Stadien wurden früher von einigen Autoren als eigenständige Erkrankungen wie *puncta pruritica, peculiar spotty pigmentation, posterior pigmented pruritic patch* oder *recurrent lichen simplex chronicus of the scapular area* angesehen. Bleibt die Erkrankung unbehandelt, kann sich im Rahmen der mechanischen Reizantwort nach langer Latenz eine makulöse Amyloidose entwickeln [2]. In ähnlicher Weise werden Ablagerungen von Amyloid-K nach ständigem Gebrauch von Nylonbürsten beschrieben, wobei diese Amyloidform durch Umbauvorgänge aus ne-

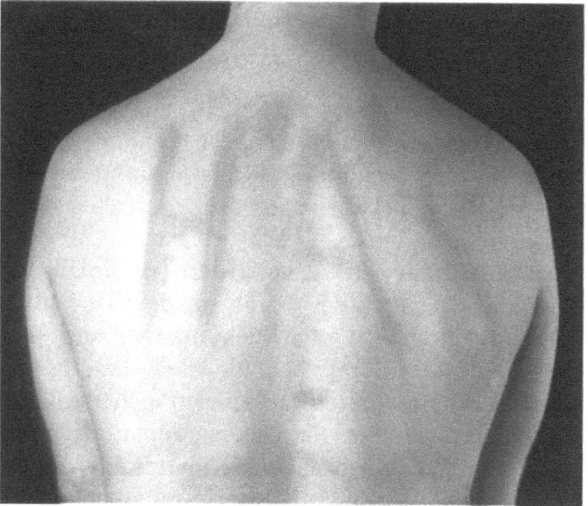

Abb. 3. Urticaria factitia nach HÄS-Infusionen

krotischen Keratinozyten hervorgeht (Abb. 3). Dementsprechend zeigen bei der Notalgia paraesthetica extern angewandte Lokalanästhetika oder Capsaicin, nicht aber Steroide oder Antihistaminika einen therapeutischen Effekt [23].

Psychogener Juckreiz

Bei Juckreiz verschiedenster Genese können psychische Faktoren wie Angst, Streß oder Übermüdung Juckreizattacken auslösen beziehungsweise einen bestehenden chronischen Juckreiz verstärken [1]. Die Feststellung einer psychogenen Ursache eines unklaren Pruritus sollte entgegen herkömmlicher Meinung nicht auf einer Ausschlußdiagnose von somatischen Erkrankungen beruhen, sondern psychiatrisch geschulten Kollegen überlassen werden. Psychiatrische Erkrankungen können mit generalisiertem oder häufig im Anogenitalbereich lokalisiertem Juckreiz einhergehen. Die Patienten schildern den Juckreiz als sehr intensiv, konstant vorhanden oder paroxysmal zu bestimmten Tageszeiten auftretend. Meist liegen einem Juckreiz auf unveränderter Haut endogene, zum Teil larvierte Depressionen zugrunde. Bei neurotischen Erkrankungen finden sich dagegen massive Kratzeffekte und verschiedenste Artefakte. Bei taktilen Halluzinosen werden Kribbeln, Stechen und ähnliche Sensationen häufiger als Juckreiz angegeben. Ebenso ist Juckreiz bei Dermatozoen- oder Vergiftungswahn meist nur ein Teilsymptom des Beschwerdebildes [15].

Iatrogener Juckreiz

Medikamente verursachen nicht nur urtikarielle Arzneimittelreaktionen, sondern können auch zu Juckreiz ohne sichtbare Hauterscheinungen Anlaß geben. Diese Juckreizform ist selten, macht jedoch differentialdiagnostische Schwierigkeiten. Der Juckreiz manifestiert sich generalisiert oder lokalisiert, bevorzugt hier häufig Regionen, die Druck oder Reibung ausgesetzt sind. Sekundäre Kratzeffekte verschleiern das klinische Bild. Bei der Pathogenese des iatrogenen Juckreizes spielen neben allergischen Mechanismen, Mastzelldegranulation, Cholestase oder UV-verursachten Veränderungen an den peripheren Nerven möglicherweise noch andere unbekannte Faktoren eine Rolle [1]. In den letzten Jahren wurde der Zusammenhang zwischen der Gabe von Hydroxyäthylstärke (HÄS) und einem über Monate bis Jahre persistierenden Juckreiz aufgeklärt. HÄS findet als Plasmaexpander in der Intensivmedizin oder als Rheologikum in der HNO, Neurologie und Inneren Medizin breite Anwendung [9]. Der HÄS-assoziierte Juckreiz tritt paroxysmal auf, weist einen brennenden Charakter auf und geht vereinzelt mit einer Urticaria factitia einher (Abb. 3). Die Inzidenz dieser Nebenwirkung korreliert mit der kumulativen Gesamtdosis an verabreichtem HÄS und beträgt nach längerdauernden Infusionstherapien bis zu 50 % [5]. Ultrastrukturelle Untersuchungen haben gezeigt, daß HÄS bei allen Patienten in verschiedenen Zellen der Haut gespeichert wird. Bei Patienten mit Juckreiz lassen sich mit immunelektronenmikroskopischen Methoden auch Ablagerungen von HÄS in den peripheren Hautnerven nachweisen (Abb. 4). Die Entspeicherung von HÄS in den Nerven geht mit einer allmählichen Remission der Symptomatik einher [13]. Die Annahme einer direkten neuronalen Genese des HÄS-assoziierten Pruritus erklärt die Therapieresistenz auf Antihistaminika und das Ansprechen auf topische Lokalanästhetika oder Capsaicin.

Therapeutische Aspekte des Juckreizes

Die unzureichenden Kenntnisse der Pathophysiologie des Juckreizes machen die Schwierigkeit effektive Therapiemodalitäten zu finden verständlich. Im Vordergrund jeder therapeutischen Über-

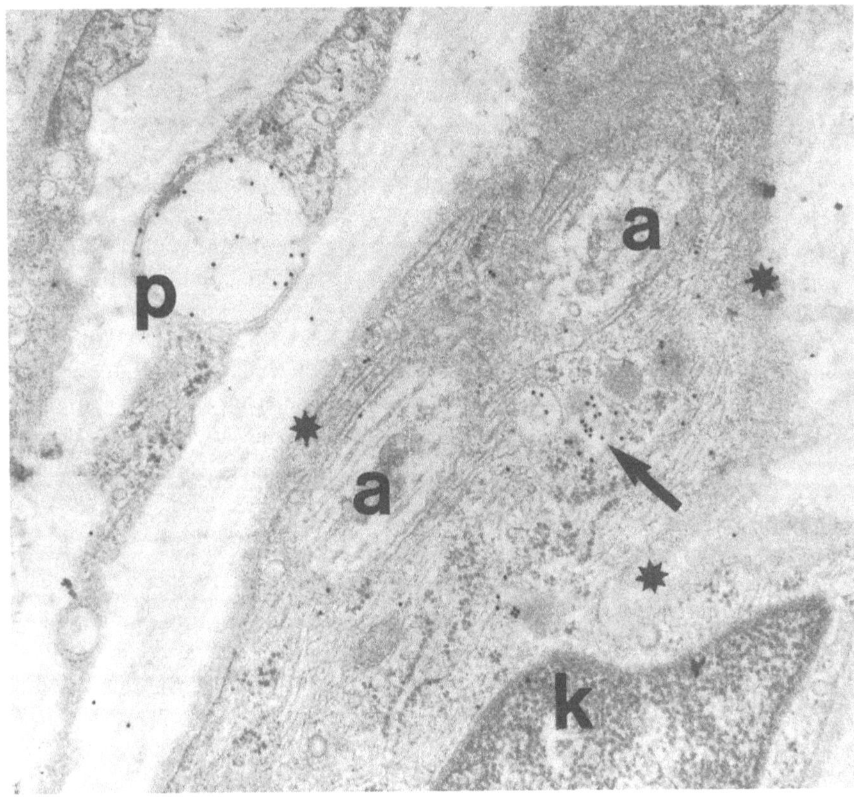

Abb. 4. Immunelektronenmikroskopische Goldmarkierung von HÄS in Speichervakuolen von marklosen, kutanen Nervenfasern (*Pfeil*) und in Perineuralzellen (*p*). (*a*) Axon, (*k*) Zellkern der Schwann-Zelle, (*) Basalmembran

legung bei Juckreiz muß die Behandlung der zugrundeliegenden Grunderkrankung stehen. Darüber hinaus sollten Provokationsfaktoren wie Hauttrockenheit, Kontakt mit irritierenden Stoffen, entfettende Maßnahmen (Alkoholumschläge), bestimmte Genußmittel (Alkohol, Gewürze) sowie falsche Umgebungstemperatur beseitigt werden [6, 15]. Längerfristige Anwendung potentieller Kontaktallergene wie Antihistaminika oder Lokalanästhetika ist zu vermeiden. Auch Doxepin, ein potentes Antihistaminikum, das in größeren Studien erfolgreich topisch bei der atopischen Dermatitis eingesetzt wurde [4], scheint aufgrund seiner chemischen Struktur und der Amplifizierung der T-Zell-Aktivität eine hohe Sensibilisierungsrate aufzuweisen [18].

Begleitende Maßnahmen stellen Stressvermeidung, autogenes Training, Beratung des Patienten sowie Beeinflussung seines psychosozialen Umfeldes dar. Angepaßte Kleidung, Duschen, feuchte Umschläge sowie bei Bedarf Hautfettung mit Harnstoff, der auch eine direkte antipruritogene Wirkung besitzt, können den Juckreiz lindern. Je nach Grunderkrankung sind die Rezeptur von Kortikosteroiden, Anästhetika (Polidocanol, Phenol, Kampfer, Menthol, EMLA), Clioquinol, Resorcin oder Teeren in entsprechenden Grundlagen sinnvoll. Unterstützend können transkutane elektrische neuronale Stimulation oder Akupunktur eingesetzt werden [1].

Einen neuen Therapieansatz stellt Capsaicin dar. Capsaicin (trans-8-methyl-N-vanillyl-6-nonenamide) ist ein Alkaloid, das aus der Paprikapflanze (lateinisch Capsicum) gewonnen wird und für den typisch scharfen Geschmack verantwortlich ist (Abb. 5). Lokal aufgetragen führt Capsaicin zu einer Depletion von Substanz P aus den peripheren Hautnerven. In den ersten Tagen der Anwendung kommt

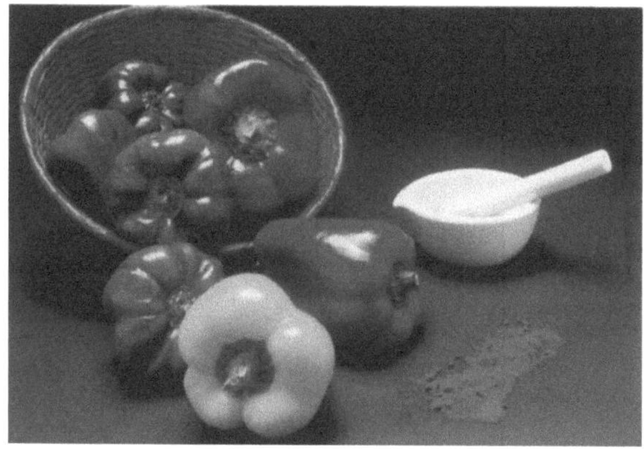

Abb. 5. Capsaicin, ein Alkaloid aus der Paprikapflanze

es daher zu einer initialen neurogenen Entzündung mit Brennen, Erythem und Wärmegefühl. Bei kontinuierlicher, mehrmals täglicher Applikation verhindert Capsaicin jedoch die Reakkumulation von Substanz P und unterdrückt dadurch spezifisch Juckreiz- und Schmerzperzeption [21, 23]. Capsaicin kann zur symptomatischen Therapie bei Neuralgien oder Juckreiz unterschiedlichster Genese eingesetzt werden. Besonders bewährt sich die okklusive Anwendung von Capsaicin bei Lichen simplex chronicus und Prurigo nodularis. Durch die effiziente Ausschaltung des Juckreizes entfällt die manipulative Komponente, wodurch eine rasche Abheilung der Hautveränderungen erreicht wird (Abb. 1b). Capsaicin kann in einschleichender Konzentration von 0,025 % unter langsamer Steigerung auf 0,1 % als kostengünstiges Capsaicin-Extrakt (Firma CAELO) rezeptiert werden.

Meist müssen bei generalisiertem aber auch stärkerem lokalisierten Juckreiz zusätzlich gezielt systemische Antihistaminika (bevorzugt mit sedierendem Effekt), Mastzelldegranulationshemmer, Tranquilizer, trizyklische Antidepressiva oder Neuroleptika eingesetzt werden. Bei schweren Verlaufsformen von Dermatosen wird erst die Unterdrückung der entzündlichen Vorgänge mit Steroiden, Cyclosporin A (atopisches Ekzem), α-Interferon (Mastozytosen) oder Retinoiden (Lichen ruber planus, Lichen sclerosus et atrophicus) zu einer Besserung des Juckreizes führen [6]. Bei einigen inneren oder kutanen Erkrankungen weist eine Strahlentherapie mit UVB oder PUVA einen juckreizmildernden Effekt auf. Möglicherweise beeinflußt die UV-Strahlung dabei direkt die oberflächlich gelegenen Nozizeptoren, wirkt mastzellstabilisierend oder inaktiviert pruritogene Faktoren. Opiatantagonisten scheinen einen völlig neuen Therapieansatz zu ermöglichen [20]. Ausgehend von der Beteiligung der endogenen Opioide in der zentralen Juckreizperzeption und der Entstehung des stereotypischen Kratzverhaltens wurden Opiatantagonisten erfolgreich bei Juckreiz nach Periduralanästhesie und bei cholestatischem Pruritus eingesetzt [10]. Es liegen erste experimentelle Therapieversuche mit oralen Opiatantagonisten bei Atopie, Urtikaria und Psoriasis vor [14]. Limitierende Faktoren sind noch das Auftreten einer Tachyphylaxie und die hohe Nebenwirkungsrate (Übelkeit, Schwindel, Müdigkeit). Die Entwicklung von Derivaten mit verbessertem Wirkprofil und angepaßte Dosierungsschemata lassen jedoch in Zukunft eine gezielte Beeinflussung der zentralnervösen Juckreizverarbeitung erwarten.

Literatur

1. Bernhard JD (1994) Itch. Mechanisms and management of pruritus. McGraw-Hill, New York
2. Cerroni L, Kopera D, Soyer HP, Kerl H (1993) Notalgia paraesthetica, „posterior pigmented pruritic patch" und makulöse Amyloidose. Hautarzt 44: 777–780
3. Denman ST (1986) A review of pruritus. J Am Acad Dermatol 14: 375–392
4. Drake LA, Millikan LE (1995) The antipruritic effect of 5% doxepin cream in patients with eczematous dermatitis. Arch Dermatol 131: 1403–1408
5. Gall H, Kaufmann R, von Ehr M, Schumann K, Sterry W (1993) Persistierender Pruritus nach Hydroxyäthylstärke-Infusionen. Hautarzt 44: 713–716
6. Grabbe J, Czarnetzki BM (1993) Die Therapie des Juckreizes. Z Hautkr 68: 249–252
7. Hägermark Ö, Wahlgren CF (1992) Some methods for evaluating clinical itch and their application for studying pathophysiological mechanisms. J Dermatol Science 4: 55–62
8. Hoover WD, Lang PG (1991) Pruritus in HIV infection. J Am Acad Dermatol 24: 1020–1021
9. Kiehl P (1994) Pruritus nach Hydroxyäthylstärke (HÄS). Allergologie 17: 355–360
10. Jones EA, Bergasa NV (1992) The pruritus of cholestasis and the opioid system. JAMA 268: 3359–3362
11. Ladner E, Mayr A, Schlager A, Berger J (1995) Dermatologische Schmerztherapie. Hautarzt 46: 892–906
12. Magerl W (1991) Neurophysiologie des Juckens. Allergologie 14: 395–405
13. Metze D, Reimann S, Szepfalusi Z, Bohle B, Kraft D, Luger TA (1997) Persistent pruritus after hydroxyethyl starch (HES) infusion - a result of long-term storage in cutaneous nerves. Br J Dermatol (im Druck)
14. Monroe EW (1989) Efficacy and safety of nalmefene in patients with severe pruritus caused by chronic urticaria and atopic dermatitis. J Am Acad Dermatol 21: 135–136
15. Orfanos CE, Garbe C (1995) Therapie der Hautkrankheiten. Springer-Verlag, Berlin Heidelberg New York
16. Reinauer S, Goerz G (1996) Juckreiz. Hautarzt 47: 229–242
17. Greaves MW (1992) Pruritus. In: Champion RH, Burton JL, Ebling FJG (eds) Textbook of dermatology, 5th ed. Blackwell Scientific Publications, Oxford
18. Shelley WB, Shelley ED, Talanin NY (1996) Self-potentiating allergic contact dermatitis caused by doxepin hydrochloride cream. J Am Acad Dermatol 34: 143–144
19. Steen KH, Kaiser HW, Kreysel HW (1995) Die neuronale Vermittlung des Pruritus. Z Hautkr 70: 43–47
20. Summerfield JA (1981) Pain, itch and endorphins. Br J Dermatol 105: 725–726
21. Tupker RA, Coenraads PJ, van der Meer JB (1992) Treatment of prurigo nodularis, chronic prurigo and neurodermitis circumscripta with topical capsaicin. Acta Dermato Venereol (Stockh) 72: 232–235
22. Wahlgren CF (1992) Pathophysiology of itching in urticaria and atopic dermatitis. Allergy 47: 65–75
23. Wallengren J, Klinker M (1995) Successful treatment of notalgia paresthetica with topical capsaicin. J Am Acad Dermatol 32: 287–289

Mundschleimhauterkrankungen

Walter H. C. Burgdorf

Einleitung

Veränderungen der Haut können wichtige Hinweise auf angeborene wie auch erworbene Systemerkrankungen geben. Doch auch die Mundschleimhaut kann bei verschiedenen schwerwiegenden Grunderkrankungen in charakteristischer Weise verändert sein. Die Gruppe der Genodermatosen mit Mundschleimhautveränderungen ist groß, und Gorlin hat hierzu ein grundlegendes und umfassendes Werk geschrieben [11]. Im folgenden Beitrag soll jedoch nur auf erworbene Mundschleimhautveränderungen bei Systemerkrankungen eingegangen werden. Um die Auflistung zahlreicher verschiedener Krankheitsbilder zu vermeiden, soll lediglich eine umschriebene und aufeinander bezogene Gruppe von Erkrankungen der Mundschleimhaut behandelt werden: die orale Candidose sowie Veränderungen bei Ernährungsstörungen und bei der HIV-Infektion. Diese scheinbar separaten Krankheitsgruppen (Pilzinfektion, Vitamin- und Mineralmangelzustände und eine schwerwiegende virale Infektion) stehen jedoch in engem Bezug zueinander. Nicht näher genannt werden sollen verschiedene andere faszinierende Phänomene, wie etwa die meist die Gingiva betreffenden leukämischen Infiltrate, die Mundtrockenheit beim Sjögren-Syndrom und die gelegentlichen Granulome und Pyostomatitiden beim Morbus Crohn.

Orale Candidose

Candida albicans ist eine Hefe mit großer Relevanz innerhalb der Dermatologie. Sie kann Teil der normalen Flora der Mundhöhle sein und wird in Kulturen von Mundabstrichpräparaten bei mehr als 50 % der Patienten einer dermatologischen Praxis gefunden. Aber sowohl verschiedene örtliche wie auch systemische Faktoren können Candida albicans zu einem wichtigen Pathogen machen [9]. Allerdings ist es sehr selten, daß von einer oralen Candidose eine Candidasepsis ausgeht.

Die *orale Candidose*, die Infektion der Mundschleimhaut mit Candida albicans, kann aufgrund des klinischen Bildes diagnostiziert werden. Manche Ärzte bestehen zur Sicherung der Diagnose auf dem histologischen Nachweis von Candida-Hyphen im Gewebe. Wenn jedoch das klinische Bild eindeutig ist, kann hierauf sicher verzichtet werden. Der kulturelle Nachweis von Candida albicans von Abstrichen der Mundschleimhaut ist nicht immer diagnostisch hilfreich, selbst wenn quantitative Analysen durchgeführt werden, da Candida albicans auch auf klinisch erscheinungsfreier Schleimhaut gefunden werden kann.

Bezüglich der klinischen Einteilung der oralen Candidose sind verschiedene Klassifikationen vorgeschlagen worden. Eine relativ einfache Einteilung [2, 7] umfaßt die folgenden Krankheitsbilder:

- Akute pseudomembranöse Candidose (Soor)
- Akute atrophisierende Candidose
- Chronische atrophisierende Candidose
- Chronische hypertrophe Candidose

Die *akute pseudomembranöse Candidose* (Soor), die jedem Dermatologen und Pädiater und auch vielen Müttern bekannt ist, ist gekennzeichnet durch weißlich-gräuliche Veränderungen ohne wesentliche Beschwerdesymptomatik, die leicht durch einen Mundspatel entfernt werden können. Die Wangenschleimhaut ist der am häufigsten betroffene Ort, die obere und untere Umschlagfalte oder auch der vordere Anteil der Zunge können jedoch auch erkranken. Untersucht man entferntes Material, so findet man zahlreiche Hefen, Bakterien und epitheliale Zellelemente.

Bei der Geburt besteht noch keine orale Candidose. Die Mundschleimhaut wird jedoch sehr häufig in den ersten Lebenswochen kolonisiert. Bei 80 % der Kinder findet man Candida albicans ab der vierten Lebenswoche, und bei bis zu 20 % der Kinder treten klinisch manifeste Mundschleimhautveränderungen auf. Die prädisponierenden Faktoren für das Entstehen einer klinischen Symptomatik sind zahlreich. Bedeutung kommt am ehesten einer mütterlichen vaginalen Candidose, einer Frühgeburt oder auch einem verlängerten Krankenhausaufenthalt zu. Bei den meisten Kindern heilt die Infektion spontan. Tritt sie bei älteren Kindern auf oder heilt sie nicht spontan, muß auch an zugrundeliegende Immundefekte, wie etwa die HIV-Infektion, gedacht werden.

Ein weiterer Faktor, der die Entstehung des Mundsoors fördern kann, ist die Radiotherapie. Diese führt zur verminderten Speichelbildung, Absinken des pH-Wertes im Mundbereich und Rückgang der bakteriellen Besiedlung und somit einer sekundären Zunahme von Candida albicans. Weitere prädisponierende Faktoren können Chemotherapie und Fehlernährung und zu einem geringeren Ausmaß auch Schwangerschaft, orale Kontrazeption und Diabetes mellitus sein.

Die *akute atrophisierende Candidose* wird häufig übersehen. Oft findet sich ein rötlicher Fleck, meist am hinteren Rand der Zunge. Häufig bestanden zuvor Soor-Plaques, die weggewischt wurden; allerdings können die rötlich-entzündlichen Herde auch primär auftreten. Die akute atrophisierende Candidose tritt sehr häufig in Form einer Stomatitis oder Glossitis nach antibiotischer Therapie auf, wobei jedoch eine solche Therapie zu allen Formen der oralen Candidose prädisponieren kann. Auch Kortikosteroide, insbesondere die topisch angewendeten inhalierbaren Zubereitungen zur Therapie des Asthma bronchiale, können die Entstehung einer oralen Candidose fördern.

Die chronische atrophisierende Candidose tritt meist unter Zahnprothesen im Bereich des harten Gaumens auf. Die Schleimhautveränderungen sind häufig asymptomatisch und treten insbesondere bei Patienten mit schlecht sitzenden Zahnprothesen auf oder wenn die Prothesen nachts nicht entfernt werden. Zur effektiven Therapie sollten auch die Zahnprothesen mit entsprechenden antimykotischen Lösungen behandelt werden. Bei einzelnen Patienten müssen neue und besser angepaßte Prothesen angefertigt werden.

Ein wichtiges Beispiel der *chronischen hypertrophen Candidose* ist die Glossitis rhombica mediana, die über lange Zeit für eine Entwicklungsstörung der Zunge gehalten wurde. Heute wird diese Erkrankung als Infektion eines prädisponierten Areals mit Candida albicans angesehen [25]. Die fast immer völlig asymptomatische rötliche Plaque wird häufig bei zahnärztlichen Kontrollen entdeckt und spricht meist gut auf topische antimykotische Therapie an. Rezidive sind jedoch häufig. Andere Formen der hypertrophen Candidose stellen die nodulären Veränderungen unterhalb von Zahnprothesen dar und die oft schwer einzuordnenden Läsionen der Candida-Leukoplakie. Diese Veränderungen werden oft im seitlichen Mundbereich gefunden und bestehen meist aus rötlichen und weißlichen Veränderungen. Es ist nicht ganz klar, ob die chronische hypertrophe Candidose ohne weitere Kofaktoren eine Präkanzerose ist. Dies erscheint eher unwahrscheinlich.

Bei der *Lippenrand-Cheilitis* oder der Perlèche haben die Patienten oft zunächst kleine Verletzungen an den Mundwinkeln, die dann sekundär mit Candida albicans infiziert werden (Interlabialmykose Freund). Nur in Ausnahmefällen ist Perlèche schon primär eine Candidainfektion [21]. Sie entsteht häufig bei Kleinkindern mit Speichelfluß, bei älteren Menschen mit schlecht sitzenden Zahnprothesen oder auch nach längeren Zahnbehandlungen mit Traumatisierungen der Mundwinkel. Entgegen vielen Darstellungen in Lehrbüchern ist die Perleche kein sensitiver Hinweis auf das Bestehen eines Diabetes mellitus.

Vitamin- und Mineralmangelzustände

In Industrieländern sind Vitaminmangelzustände außerordentlich selten. Es ist sicher falsch, wenn allein aufgrund einer Perlèche, aufgrund von Aphthen oder unspezifischen Zeichen an der Zunge ein Ernährungsmangel diagnostiziert wird. Allerdings geschieht dies nicht selten, und wir sehen häufig Patienten, die eher überernährt erscheinen und dennoch zusätzlich große Mengen von Vitaminen und Mineralien zu sich nehmen. Die meisten der Studien, die eine Verbindung zwischen einem Vitaminmangel, insbesondere des Vitamin-B-Komplexes, und einer Perlèche oder Glossitis sahen, wurden vor dem Zweiten Weltkrieg in Amerika bei insgesamt unterernährten Bevölkerungsgruppen durchgeführt. Heutige Studien beziehen sich meist auf Einwohner der Dritten Welt, die ebenfalls häufig unter genereller Unterernährung und multiplen Infektionen leiden. Ein Zusammenhang zwischen einer Perlèche und einem spezifischen Vitaminmangel kann kaum sicher nachgewiesen werden.

Bei anderen Mangelernährungszuständen können jedoch orale Veränderungen wichtige Hinweise geben. Beispielsweise bei der Acrodermatitis enteropathica kann bei Kindern als erstes Symptom eine Perlèche auftreten, die sich dann schnell zu einer periorifiziellen und akralen Dermatitis ausdehnt, die sekundär mit Candida albicans infiziert wird.

Wir haben auch mehrere Patienten mit erworbenem Zinkmangel gesehen, beispielsweise aufgrund chronischer Darmentzündungen oder langdauernder intravenöser Ernährung, die ebenfalls eine ausgeprägte Perlèche vor inguinalen und akralen Veränderungen entwickelten. Das klinische Ansprechen auf eine Therapie mit Zink erfolgt überaus schnell, innerhalb weniger Tage, so daß ein Therapieversuch in jedem Fall gerechtfertigt erscheint.

Der Vitamin-C-Mangelzustand, der zum Skorbut führt, kann heute in Einzelfällen ältere Menschen betreffen, die sich unvollständig ernähren; auch Alkoholismus, ösophagealer Reflux und bestimmte Diäten erhöhen das Risiko [5]. Perifollikuläre Hämorrhagien, insbesondere um korkenzieherartig geformte Haare, und eine hämorrhagische Gingivitis sind klassische Befunde.

Bezüglich des Eisenmangels haben wir als Studenten gelernt, daß er zu einer Glossitis und zur Perlèche sowie zum seltenen Plummer-Vinson-Syndrom mit Dysphagie und maligner Entartung führen kann [4, 10]. Das Problem liegt wiederum in der Möglichkeit der zufälligen Assoziation. Beispielsweise leiden zahlreiche Frauen während der Jahre der Menstruation rezidivierend unter diskreten Formen des Eisenmangels, und auch eine Perlèche und ein brennendes Gefühl der Zunge oder des gesamten Mundes sind nicht selten. Ursächliche Zusammenhänge erscheinen hier kaum nachweisbar. Auch der Zusammenhang zwischen einem Vitamin-B12-Mangel und einer Hunter-Glossitis erscheint zweifelhaft. Viele Patienten erhalten monatlich Injektionen mit Vitamin-B12, ohne daß jemals ein Mangel dieses Vitamins nachgewiesen wurde. In seltenen Fällen kann ein Vitamin-B12-Mangel mit großen Aphthen verbunden sein. Dies ist jedoch nur bei Patienten mit ausgeprägten gastrointestinalen, hämatologischen und neurologischen Symptomen der Fall [8, 12].

Aphthen werden vielfach einer Fehlernährung zugeschrieben. Nach Schätzungen leiden jedoch 20–60 % der Erwachsenen zumindest gelegentlich unter Aphthen. Es erscheint daher angemessener, sie eher als Normvarianten zu sehen als im Zusammenhang mit bestimmten Vitamin- oder Mineralmangelzuständen. Bei einigen wenigen Patienten mit Morbus Crohn oder tropischer Sprue können Aphthen der Erkrankung vorausgehen oder ein Rezidiv ankündigen. Nur bei diesen Patienten scheint eine Behandlung mit Folsäure, Eisen und Vitamin-B12 den Aphthen entgegenzuwirken.

Klassischerweise wurde geradezu jeder Typ von Vitamin-B-Mangel mit einer Perlèche oder Glossitis assoziiert. Dies führte zum Begriff der sogenannte Mangelzunge, die typischerweise als atrophische, blasse Zunge beschrieben wird. Dies sind jedoch sehr unspezifische Befunde. Beispielsweise beim Niacinmangel oder bei der Pellagra kann gelegentlich eine Glossitis auftreten, aber nahezu niemals beim Fehlen anderer Zeichen, wie etwa einer Dermatitis, von Diarrhöen und Demenz. In ähnlicher Weise wird der Riboflavinmangel mit einer Perleche, einer seborrhoischen Dermatitis und einer Keratitis assoziiert. Diese Diagnose sollte jedoch nur aufrechterhalten werden, wenn die Keratitis bei einem unterernährten Patienten auftritt. Die Perlèche und die seborrhoische Dermatitis sind viel zu häufig, um einen kausalen Zusammenhang begründen zu können.

Beim Vitamin-A-Mangel oder Vitamin-A-Überdosierung können die Veränderungen an der Haut und Schleimhaut ganz ähnlich aussehen. Gut bekannt sind exfoliative Cheilitis und trockener Mund während einer Retinoidtherapie. Der Vitamin-A-Mangel kann zu ähnlichen Symptomen und schließlich auch zu hyperkeratotischen Mundschleimhautveränderungen, einer Form der Leukoplakie, führen. Hierbei kommt es jedoch beim Vitamin-A-Mangel vor der Ausbildung der genannten dermatologischen Symptome zu ausgeprägten ophthalmologischen Veränderungen. Die Reihe solcher Beispiele könnte fortgesetzt werden. Sie alle weisen daraufhin, daß Mund- und Mundschleimhautveränderungen als alleinige Zeichen einer Mangelernährung kaum wirklich vorkommen.

Mundschleimhauterkrankungen bei der HIV-Infektion

Die Aids-Epidemie hat in vielen Bereichen zu einer neuen Einschätzung etablierter Konzepte geführt [13] . Die akute pseudomembranöse oder atrophisierende Candidose kann sensitives und oft einziges Zeichen der Erkrankung in frühen Stadien der Erkrankung sein [3, 14, 16]. Die Patienten leiden unter einem großen Spektrum von entzündlichen Mundschleimhautveränderungen, wobei Candida albicans aber auch eine bakterielle Kolonisation eine Rolle spielen. Die pathogenetische Bedeutung der einzelnen Erreger kann jedoch nicht sicher eingeordnet werden. Auch der gesamten Gruppe der Herpesviren kommt eine wichtige Rolle zu.

Bei allen Patienten mit oraler Candidose ohne erkenntliche prädisponierende Faktoren oder mit therapierefraktären Erscheinungen sollte an eine HIV-Infektion gedacht werden. Über 25 % der HIV-positiven Patienten mit mehr als 500 CD4 Zellen/µl und über 50 % der Patienten mit weniger als 200 CD4 Zellen/µl haben eine orale Candidose. Der Mundsoor ist eines der Kriterien der Walter-Reed-Klassifikation (Stadium 5 und 6) der HIV-Erkrankung; doch kann sie durchaus auch in frühen Stadien vorkommen. HIV-infizierte Patienten können eine primäre Candidainfektion unter dem Bild eine Perlèche ohne andere prädisponierende Faktoren entwickeln. Symptome wie brennendes Gefühl und Schmerzen stellen sich jedoch meist erst ein, wenn auch der Ösophagus befallen wird.

Candida albicans kann auch bei HIV-infizierten Neugeborenen ein großes Problem darstellen. Die Kinder entwickeln häufiger und früher als Gesunde einen Mundsoor, der darüber hinaus extrem therapierefraktär und in Einzelfällen fast unbehandelbar ist [19].

Die Behandlung ist außerordentlich schwierig. Topische Behandlungsversuche, die bei nicht immunsupprimierten Patienten meist rasch erfolgreich sind, führen hier kaum weiter. Eine systemische Therapie mit Imidazolen kann jedoch sehr effektiv sein. Topisch angewendete Imidazole können zur Rezidivprophylaxe eingesetzt werden [24].

Zu den weiteren bei der HIV-Infektion auftretenden Mundschleimhautveränderungen gehört die *akute ulzerative nekrotisierende Gingivitis* (ANUG), die jedoch nicht nur bei HIV-Patienten auftritt [15]. Die Erkrankung kann anfänglich unbemerkt verlaufen und betrifft typischerweise die Spitzen der interdigitalen Papillen, die ödematös und rötlich verändert erscheinen. Im weiteren Verlauf treten dann ausgeprägter Mundgeruch, Schmerzen, Blutungen und Nekrosen auf. Fieber, Müdigkeit und eine Lymphadenopathie im Halsbereich können ebenfalls hinzukommen. Bakterielle Kulturen ergeben meist eine Mischung von aeroben und anaeroben Organismen. Häufig nachgewiesene Bakterien sind Klebsiella pneumoniae und Enterobacter cloacae. Behandlungsversuche mit Metronidazol können erfolgreich sein, vermutlich aufgrund der breiten Wirksamkeit gegen Anaerobier. Mittel der zweiten Wahl ist Ampicillin. Ebenso wichtig ist jedoch eine strenge und konsequente Mundhygiene und die Entfernung von nekrotischem Gewebe. Als zusätzliche Therapie und auch Prophylaxe können Mundspülungen zum Beispiel mit Chlorhexidin hilfreich sein.

Aphthen sind auch häufig bei HIV-Patienten, besonders bei denen mit bereits manifester Immundefizienz. Die sonst seltenen Erscheinungsformen, Typus major und der herpetiforme Typ, kommen jedoch bei HIV-Patienten deutlich häufiger als in der übrigen Bevölkerung vor [18, 20]. Die großen, tiefen Ulzera können an ungewöhnlichen Stellen, so im Bereich des Pharynx und des Ösophagus auftreten. Sie sind sehr schmerzhaft und heilen nur langsam. Solche Aphthen können eine Candidaösophagitis vortäuschen [1]. Topische Behandlungen helfen nur wenig; systemische Kortikosteroide oder Thalidomid [6] sind oft nötig.

Zu den weiteren entzündlichen Veränderungen bei der HIV-Erkrankung gehören die *marginale Gingivitis* und die *Peridontitis* [15]. Bei der HIV-assoziierten marginalen Gingivitis finden sich typischerweise distinkte bandförmige Rötungen und Plaques am Gingivarand. Eine Gewebedestruktion wie bei der ANUG fehlt jedoch. Bei genauer Untersuchung zeigen sich oft auch punktförmige Erytheme der Gingiva, die auf eine Candidainfektion hinweisen. Hygienische Maßnahmen und die Entfernung der Plaques reichen oft therapeutisch nicht aus. Unter systemischer Therapie mit Imidazolen kann es zu einer Abheilung kommen.

Bei einer kleinen Anzahl von Patienten mit Aids kann eine Peridontitis mit rasch fortschreitender Destruktion der Gingiva und auch tieferen Strukturen auftreten. Ausgeprägte Schmerzen, Hämorrhagien und Zahnverlust kommen dann häufig hinzu. Die ausgeprägten Gewebsnekrosen können denen bei der akuten ulzerierenden nekrotisierenden Gingivitis (ANUG) ähneln; allerdings zeigt sich unter Therapie mit Metronidazol oft nur wenig Besserung.

Auch Infektionen der Mundschleimhaut mit *Herpesviren* können auf eine HIV-Infektion hinweisen [22]. Intraoraler Zoster kann bei jungen Erwachsenen bereits in frühen Stadien der Erkrankung auftreten. In San Francisco trat eine Zosterepidemie einige Jahre vor dem Beginn der HIV-Epidemie auf, und retrospektive serologische Untersuchungen bei den Betroffenen ergaben in vielen Fällen den Nachweis einer HIV-Infektion. Die persistierende und therapierefraktäre periorale Herpessimplex-Infektion mit erosiven Veränderungen gehört zu den Kriterien der HIV/Aids-Erkrankung. Meist ist bei Auftreten der Erscheinungen die Diagnose einer HIV-Infektion bereits bekannt; Ausnahmen kommen jedoch vor. Ähnlich wie bei den perianalen Herpesinfektionen können auch bei den perioralen Infektionen Resistenzen gegenüber

Aciclovir und Koinfektionen mit dem Zytomegalievirus auftreten.

Auch bei der oralen Haarleukoplakie kommt den Herpesviren eine Rolle zu. Diese zunächst harmlos aussehenden, jedoch nicht abwischbaren Plaques, meist am Zungenrand oder auch an anderen Stellen der Zunge, können auf eine HIV-Infektion und auch bereits auf den Übergang zur Aids-Erkrankung hinweisen [23]. Candida albicans wird oft zusätzlich gefunden, jedoch kommt dem Epstein-Barr-Virus am ehesten eine pathogenetische Bedeutung zu. Eine systemische oder topische Therapie mit Aciclovir und auch Pinselungen mit Podophyllin können zu Verbesserungen, jedoch kaum zu einer vollständigen Abheilung führen [17].

Zweifelsohne kann die Mundschleimhaut ein Spiegel systemischer Erkrankungen und insbesondere der HIV-Infektion sein. Allerdings sollte man bei der Einordnung von Mundschleimhautveränderungen ebenso kritisch sein wie bei Veränderungen der übrigen Haut. Bei einem Patienten mit Juckreiz, jedoch ohne auffällige Befunde, wird man kaum die Diagnose einer Tinea oder eines Eisenmangels stellen. Andererseits können Veränderungen der Immunantwort, wie bei der HIV-Infektion, Ernährungsprobleme und andere Faktoren insgesamt zu einer Fülle verschiedener Mundschleimhautveränderungen führen. Oft können hier bereits relativ einfache therapeutische Maßnahmen eine deutliche Besserung bewirken.

Literatur

Lehrbücher
Braun-Falco O, Plewig G, Wolff HH (1995) Dermatologie und Venerologie, 4. Aufl., Kap. 33. Springer, Berlin
Bork K, Hoede N, Korting GW (1993) Mundschleimhaut- und Lippenkrankheiten, 2. Aufl., Schattauer, Stuttgart
Hornstein OP (1996) Erkrankungen des Mundes. Kohlhammer, Stuttgart Berlin Köln

1. Bach MC, Valenti AJ, Howell DA (1988) Odynophagia from aphthous ulcers of the pharynx and esophagus in acquired immunodeficiency syndrome (AIDS). Ann Intern Med 109: 338–339
2. Blechschmidt J, Meinhof W (1989) Candida Mykosen in der Praxis. Diesbach, Berlin
3. Braun-Falco O, Fröschl M, Gürtler L (1988) Dermatovenerologische Erkrankungen als Indikatoren für Diagnose und Prognose der HIV-Infektion. Münch Med Wochenschr 130: 331–336
4. Bridgen ML (1993) Iron deficiency anemia: Every case is instructive. Postgrad Med 93: 181–192
5. Case Records of the Massachusetts General Hospital [Case 39-1995] (1995) Scurvy. N Engl J Med 333: 1695–1702
6. DeAsis MLC, Bernstein LJ, Schliozberg J (1995) Treatment of resistant oral aphthous ulcers in children with acquired immunodeficiency syndrome. J Pediatr 127: 663–665
7. Dreizen S (1984) Oral candidiasis. Am J Med 77: 28–33
8. Drummond JF, White DK, Damm DD (1985) Megaloblastic anemia with oral lesions: A consequence of gastric bypass surgery. Oral Surg Oral Med Oral Pathol 59: 149–153
9. Fotos PG, Vincent SD, Hellstein JW (1992) Oral candidosis. Clinical, historical and therapeutic features of 100 cases. Oral Surg Oral Med Oral Pathol 74: 41–49
10. Geerlings SE, Status van Eps LW (1992) Pathogenesis and consequences of the Plummer-Vinson syndrome. Clin Invest 70: 629–630
11. Gorlin RJ, Cohen Jr MM, Levin LS (1990) Syndromes of the head and neck, 3rd ed. Oxford University Press, New York
12. Greenberg M (1981) Clinical and histological changes of the oral mucosa in pernicious anemia. Oral Surg Oral Med Oral Pathol 52: 38–42
13. Greenspan D, Greenspan JS (1996) HIV-related oral disease. Lancet 348: 729–733
14. Katz MH, Greenspan D, Westenhouse J (1992) Progression to AIDS in HIV-infected homosexual and bisexual men with hairy leukoplakia and oral candidiasis. AIDS 6: 95–100
15. Kuntz A, Fehrenbach FJ, Reichart PA (1987) Nekrotisierend-ulzeröse Gingivitis und progressive Parodontitis bei HIV-Infektion. Dtsch Z Mund-Kiefer-Gesichts-Chir 11: 157–163
16. Langford-Kuntz A, Rüchel R, Reichart PA (1988) Orale Manifestationen der Candidiasis bei HIV-Infektion. Dtsch Z Mund-Kiefer-Gesichts-Chir 12: 28–35
17. Lozada-Nur F (1991) Podophyllin resin 25% for the treatment of oral hairy leukoplakia: an old treatment for a new lesion. AIDS 4: 543–546
18. McPhail LA, Greenspan D, Feigal DW (1991) Recurrent aphthous ulcers in association with HIV infection. Oral Surg Oral Med Oral Pathol 71: 678–683
19. Moniaci D, Cavallari M, Greco D (1993) Oral lesions in children born to HIV-1 positive women. J Oral Pathol Med 22: 8–13
20. Muzyka BC, Glick M (1994) Major aphthous ulcers in patients with HIV disease. Oral Surg Oral Med Oral Pathol 77: 116–120
21. Ohman S-C, Dahlen G, Moller A, Ohman A (1986) Angular cheilitis: a clinical and microbial study. J Oral Pathol 15: 213–217
22. Reichart PA, Pohle H-D, Gelderblom H (1985) Orale Manifestationen bei AIDS. Dtsch Z Mund-Kiefer-Gesichts-Chir 9: 167–176
23. Reichart PA, Gelderblom H, Pohle H-D, Philipsen HP (1986) Hairy leukoplakia (AIDS)-Klinik und Morphologie. Dtsch Z Mund-Kiefer-Gesichts-Chir 10: 161–165
24. Stevens DA, Greene SI, Lang OS (1991) Thrush can be prevented in patients with acquired immunodeficiency syndrome and the acquired immunodeficiency syndrome-related complex. Arch Intern Med 151: 2458–2464
25. van der Waal N (1986) Candida albicans in median rhomboid glossitis: a post-mortem study. Int J Oral Maxillofac Surg 15: 322–325

Dermatologie im
Spannungsfeld

Gesundheitspolitik und dermatologische Praxis

Robert Fuhrmans

Kaum ein Thema hat im zurückliegenden Jahr die Gemüter in der Politik mehr bewegt als die sogenannte Schieflage unseres Sozialstaates. Im Rahmen der Sozialversicherungen hat unter anderem der Generationenvertrag mit der Veränderung der Altersstruktur dazu geführt, daß die Dinge auf dem Kopf stehen.

In der Diskussion um den Fortbestand unseres Gesundheitswesens wurden von Anfang an die ärztlich verursachten Kosten der gesetzlichen Krankenversicherung ins Visier genommen! Fest steht: Die grundlegenden Entscheidungsprozesse im Gesundheitswesen werden nicht nur von der Bundes- und Parteipolitik bestimmt. Das wird schon alleine daran deutlich, daß an der konzertierten Aktion im Gesundheitswesen zuletzt 74 Vertreter aus 29 verschiedenen Organisationen beteiligt waren, darunter auch unsere ärztlichen Standesvertreter und damit wir selbst. In demokratischen Entscheidungsprozessen kommen dann schließlich Mehrheitsmeinungen zum Tragen.

Mehrheitsmeinung außerhalb der Ärzteschaft ist beispielsweise, daß die medizinische Versorgung kostenmäßig nicht expandieren darf und gleichzeitig der Versorgungsgrad der Bevölkerung nicht sinken soll. Mit vergleichbarer Unlogik wird seit Jahren das nicht nur aus kassenärztlicher Tätigkeit resultierende ärztliche Einkommen unter das Joch der Kostenneutralität gezwungen. Die Mehrheitsmeinungen in den innerärztlichen Gremien werden zunehmend von den Hausarzt-/Facharztproportionen bestimmt. Inzwischen muß uns allen klar geworden sein, daß die Dermatologen in den entscheidenden Gremien ohne Lobby sind.

Neben der Öffentlichkeit und den Ärzten tritt die Rechtsprechung als dritte normierende Größe hinzu. Die für 1996 gültigen und erst recht die für 1997 geplanten Abrechnungsbedingungen können in ihren juristischen Konsequenzen für die dermatologischen Praxen zur Zeit nicht annähernd beurteilt und eingeschätzt werden. Sicher ist, daß sich bereits seit dem Gesundheitsstrukturgesetz 1992 die Rechtsprechung mit der Frage der Plausibilität und dem offensichtlichen Mißverhältnis im Rahmen der Wirtschaftlichkeitsprüfung wieder neu beschäftigen muß.

Das bisher Gesagte soll nicht den Eindruck erwekken, als könne die Politik von der ihr zukommenden Verantwortung entlastet werden. Die Forderung nach einer finanziellen Aufwertung der sogenannten sprechenden Medizin zu Lasten der Apparatemedizin wie auch der hausärztlichen gegenüber der fachärztlichen Tätigkeit ist von der politischen Seite im GSG 1992 festgeschrieben worden. Ein Grundübel der inzwischen vehement von vielen Hausärzten vorgetragenen Forderungen ist die Tatsache, daß die innerärztliche Steuerung der Honorare mit einer weltanschaulichen Bewertung verknüpft wird, die besagt, das eine sei gut und das andere sei schlecht. So wird die heute mögliche und organisch aus sprechender und apparativer Leistung hervorgegangene Hochleistungsmedizin auch innerhalb unseres dermatologischen Faches aufs Spiel gesetzt. Eigentlich ist aber in der heutigen Medizin kein Platz und keine Notwendigkeit für Meinungsmache nach dem Motto: Hier Sprache und Hausarzt, dort Apparate und Facharzt. Darüber hinaus zeigt sich im Streit um die Leistungsanbieter im Gesundheitswesen wohl mit dem Psychotherapeutenproblem erst die Spitze des Eisberges. Schon ist beschlossen, das Medizinstudium auch denen zu öffnen, die kein Abitur gemacht haben. Als hätten wir keine Medizinerschwemme! Derartige Entschlüsse machen politisch nur dann Sinn, wenn das Versorgungsmonopol der akademisch ausgebildeten Ärzte im Gesundheitswesen zur Disposition gestellt wird und gebrochen werden soll!

Am Ende könnte die in pseudointellektuellen Kreisen gängige Kritik an der akademisch orientierten medizinischen Ausbildung gesellschaftsfähig und die naturwissenschaftlich orientierte medizinische Arbeitsweise generell abgewertet werden. So gesehen erscheint das Interesse gewisser Kreise an einer angeblich weichen und erfahrungsorientierten Medizin – als wäre die akademische Medizin keine Erfahrungswissenschaft – nur vorgeschoben. Das wahre Ziel solcher Propheten ist eine Willfährigkeitspseudomedizin, die einer objektiv kontrollierbaren, steuerbaren und reproduzierbaren Beeinflussung der Krankheiten entbehrt, und statt dessen das subjektive Wohlempfinden des beeinflußten Patienten zu erreichen sucht.

Ist aber erst einmal die generelle ärztliche Therapiehoheit aufgeweicht, werden die gesetzlichen Krankenkassen entsprechend der derzeitigen Rechtslage jeden subjektiv erfolgreich erlebten Therapieversuch übernehmen wollen und wohl auch müssen und zwar nicht nur als ultima ratio.

In diesem Sinne kündigen gerade die in der „GOÄ NEU" neugeschaffenen Positionsnummern 30/31 (Homöopathie) und 269/269a (Schmerzakupunktur) bezüglich ihrer Bewertung auch für uns in der Dermatologie neue Zeiten an.

Wer kann also ausschließen, provokativ gefragt, daß Neurodermitikern, Psoriatikern oder Allergikern auf Dauer das Pendeln, das Handauflegen oder das Horoskop als medizinische Leistung verweigert werden wird? An dieser Stelle präsentiere ich bewußt die 42 Jahre alte Definition des Begriffes Gesundheit aus dem großen Herder von 1954 und möchte damit zeigen, daß diese subjektivistische Gesundheitsauffassung ein alter Hut ist. Es heißt dort: „Sie ist ein das Ganze des Lebensgefühls umgreifender Zustand, der im Englischen mit dem Begriff für gesund, nämlich 'wholesome' seinen sinnhaften Ausdruck findet. So gesehen umfaßt die Gesundheit das subjektive Gesamtempfinden des Individuums."

In diesen Trend passen Äußerungen, die im medizinischen Umfeld unter wissenschaftlichem Ambiente als Kritik an der heutigen Medizin in die Welt gesetzt werden. Der Sozialmediziner Reinhard Busse erklärt: „Die Gesundheit eines Patienten wird bislang anhand medizinischer Laborergebnisse beurteilt. Ob er selber zufriedener ist, bleibt außen vor."

Der bekannte Gesundheitsökonom Prof. Dr. Peter Oberender kommt zu der Aussage: „Mein Schlagwort für die Zukunft heißt: Therapiehoheit des Patienten, abgeleitet aus dem Selbstbestimmungsrecht."

Demnach droht in der aktuellen gesundheitspolitischen Diskussion der naturwissenschaftlich-medizinisch und rational begründeten Vorstellung von Gesundheit eine hiermit unvereinbare subjektivistische Gesundheitsauffassung übergeordnet zu werden, welche die naturwissenschaftliche Medizin und damit wir als ihre Vertreter doch längst tot geglaubt hatten. Werden wir alle den Anschluß an das kommende Jahrtausend verpassen, wenn wir uns diesen paradoxen Tendenzen verschließen? Die

nachfolgenden Referate im Rahmen dieses Hauptthemas „Dermatologie im Spannungsfeld" haben, wie ich denke, sehr viel mit solchen grundsätzlichen Fragen an die Politik und die Dermatologie zu tun. Dabei heißt es zur Politik, ebenfalls im großen Herder von 1954, und diese Aussage kann in ihrer Gültigkeit auch heute nicht angezweifelt werden: „Inhalt der Politik ist das auf die Durchsetzung bestimmter Ziele gerichtete Handeln von Regierungen, Parlamenten, Parteien und Organisationen. Das Wesen der Politik ist machtmäßige Verwirklichung im öffentlichen Leben."

Im Sinne dieser Definition von Politik wäre es definitiv falsch, die Rationalität der Politiker zu unterschätzen. Das haben wir als sogenannte Leistungserbringer durch die machtmäßige Verwirklichung ihrer analytischen Schlußfolgerungen im Gesundheitsstrukturgesetz 1992 hart zu spüren bekommen. Mehr noch: Inzwischen setzt ja sogar die Kassenärztliche Bundesvereinigung (KBV) im Zusammenhang mit der Honorarfrage ihren Willen zunehmend als einen politischen Kraftakt in den eigenen Reihen durch.

Ich fasse bis hierhin zusammen: Wir sind bei der Betrachtung des gestellten Themas Gesundheitspolitik und dermatologische Praxis gut beraten, das heutige Verständnis des Begriffes Gesundheit in der Öffentlichkeit nicht auf den biologischen Begriff alleine zu fixieren. Wir können die Gesundheitspolitik nicht nur als politische Aufgabe verstehen. Gesundheitspolitik ist vielmehr auch ein sich ständig wandelndes Verständnis dessen, was den Begriffen Gesundheit und Politik zugrundegelegt wird.

Wie steht es also um die dermatologische Praxis in diesen Zeiten? Neben der bereits erwähnten übergeordneten Hausarzt-/Facharztproblematik gilt es die speziellen Arbeitsbedingungen in der dermatologischen Praxis zu verdeutlichen.

Wir erleben zur Zeit, daß ihr ein immer engeres Korsett sowohl durch die aktuellen Vorgaben der Gesundheitspolitik als auch durch die Veränderung der innerärztlichen Machtverhältnisse geschnürt wird.

Hierdurch wird nicht nur die bis dato gültige Kompetenz, sondern auch die rein materielle Existenz unserer Praxen in Frage gestellt.

Hinzu kommt, daß das Leistungsspektrum der Dermatologen in den zurückliegenden Jahren immer mehr durch zusätzliche Prüfungszwänge nach der Facharztprüfung ausgedünnt worden ist. Wer wird in der Zukunft noch die Vielfalt der dermatologischen Betätigung – neben der Dermatologie zum Beispiel die Allergologie und die Andrologie und die Phlebologie und die Proktologie – in seiner Praxis gleichzeitig repräsentieren dürfen? Dieser „Entlaubungsprozeß" erscheint unter dem Aspekt der von den Hausärzten beherrschten Kassenärztlichen Vereinigung und der durch sie gesteuerten Bedeutung der Qualitätszirkel zunehmend dramatisch. Bereits jetzt wird darüber nachgedacht, die Erbringung und Bezahlung von speziellen Leistungen an entsprechend belegte Mitarbeit in Qualitätszirkeln der Kassenärztlichen Vereinigung zu knüpfen. Dabei bleibt es nach wie vor offen, ob Qualitätsstandards durch wie auch immer ausgeübten Druck oder gesicherte individuelle Fortbildung geschaffen werden können. Die Deutsche Dermatologische Gesellschaft und der Berufsverband Deutscher Dermatologen haben diese Problematik aufgegriffen und streben an, diese Frage innerhalb unseres Fachgebietes gemeinsam kompetent zu klären.

„Wo bleiben die Perspektiven?", mögen sie da fragen. Antworten kann es nicht aus der Retorte geben! Zweifellos behandeln die Dermatologen nicht nur ein Grenzorgan, auch innerhalb der heutigen Medizin in Deutschland sind sie Grenzgänger, will heißen, sie entfalten ihr Können da, wo die Kollegen angrenzender Fachrichtungen sie in Zeiten der monetären Begrenzung als ihre Konkurrenten wittern. Jeder Dermatologe kennt die Folgen solcher Fremdbewirtschaftung der Dermatologie aus der eigenen Praxis und weiß, daß dies nicht folgen- und kostenlos für den Patienten und die Krankenkassen ausgeht. Nur beispielhaft seien an dieser Stelle die Steroidrosazea, die Pseudomykosebehandlung mit oralen Antimykotika oder Fehldiagnosen bei malignen Hauterkrankungen genannt.

Unser dermatologisches Fach wird im Praxisalltag gerne als direkte und einfache Medizin mißverstanden. Die Dermatologie erscheint vielen Unerfahrenen mit relativ einfachen Hilfsmitteln und ohne großen Laboraufwand praktiziert werden zu können. Therapeutische Mißerfolge finden sich dann, ich möchte sagen zu unserem Glück, für jeden sichtbar auf der Haut des Patienten wieder.

Fast möchte ich meinen, der Spruch von Goethe, der im chirurgischen Hörsaal meiner Alma mater in Bonn stand, sei solchen omnipotenten Kollegen unbekannt: „Was ist das Schwerste von allem, was das Dir das Leichteste dünket, mit den Augen zu sehen, was vor den Augen Dir liegt."

„Man kann einen anderen nicht überholen, wenn man in seine Fußstapfen tritt", hat François Truffaut einmal gesagt. Die Zukunft verlangt demnach von uns allen ein Ausbrechen aus den Trampelpfaden der eigenen Gewohnheiten. Nietzsche hat das einmal so ausgedrückt: „Man muß noch Chaos in sich haben, um einen tanzenden Stern gebären zu können."

Um diese Aufgabe zu meistern, erscheint es mir für die Dermatologie wünschenswert, die Kräfte insgesamt zu bündeln und den oben genannten Dissoziationstendenzen von akademischer Ausbildung und praktischen Befähigungsnachweisen – sozusagen als zweiter Facharztprüfung – entgegen zu wirken. Unser Fach ist existentiell bedroht, wenn es in einen akademischen und praktischen Zweig zerfällt. Die Diskussion um die Abschaffung der Dermatologie als Staatsexamensfach muß als ein Indiz für eine solche mögliche Entwicklung in Deutschland verstanden werden.

Lassen wir uns deshalb heute und an den kommenden Tagen umso mehr inspirieren im Sinne und zum Nutzen unserer Patienten und unseres Faches.

Bewahren wir uns in der Dermatologie, trotz anderweitiger zentralistischer Bestrebungen, die Vielfalt der Meinungen und die Vielfalt der diagnostischen und therapeutischen Richtungen. Bekennen wir die kryptischen Tiefen unseres Unwissens, das uns Dermatologen in den Augen der anderen Mediziner so oft zum Spott gereicht. Ich bin sicher, wir werden dann in uns genügend Chaos finden, um im Sinne von Nietzsche Sterne tanzen zu lassen und Sternstunden der Erkenntnis zu erfahren.

In Beziehung zur Politik und Standespolitik wünsche ich mir immer und immer etwas mehr Chaos an der Basis, denn nur das Chaos schafft Veränderung!

Wem nützt Qualitätssicherung?

Rüdiger Fritz

Die Grundidee einer Qualitätskontrolle entstammt der Industrie und geht damit in ihrer Definition von industriellen Kriterien aus.

Qualität ist die Beschaffenheit einer Ware nach ihren Unterscheidungsmerkmalen gegenüber anderen Waren in bezug auf ihre Fähigkeit, Nutzen zu stiften. Der Begriff *Qualität* wird sowohl objektiv auf meßbare Eigenschaften als auch subjektiv angewendet, wenn er die Abstufung des Eignungswertes gleichartiger Güter für die Befriedigung bestimmter Bedürfnisse ausdrückt.

Qualitätskontrolle ist die Überwachung der Qualität von produzierten Gütern mit statistischen Methoden. Diese in der Industrie lange geübte Verfahrensweise gilt es auf die Medizin zu übertragen. In der Industrie kann am Ende der Produktionskette die Qualität der Produkte überprüft werden, Ausschuß kann ausgesondert werden. Das ist in der Medizin meist nicht möglich, da

- Produktion und Konsum gleichzeitig stattfinden und
- Kunde und Produkt eine Einheit bilden.

Die Begriffe *Qualitätssicherung* und *Qualitätskontrolle* werden synonym benutzt. Durch die Qualitätssicherung in der Medizin wird die Richtigkeit und Präzision medizinischer Untersuchungen überwacht. Man unterscheidet interne und externe Qualitätssicherung, wobei die interne Qualitätssicherung wesentliche Aktivitäten aller Mitarbeiter im Krankenhaus oder in der Praxis in sich birgt. Die externe Qualitätssicherung beinhaltet im wesentlichen statistische Auswertungen aufgrund von Qualitätsleitlinien, die die Struktur-, die Prozeß- und die Ergebnisqualität überprüfen.

Die Kassenärztliche Bundesvereinigung (KBV) führt in ihren Richtlinien zur Qualitätssicherung wörtlich folgendes aus: „Die Sicherung und Verbesserung der Qualität ärztlicher Tätigkeit ist eine der wichtigsten Voraussetzungen für eine patienten- und bedarfsgerechte fachlich qualifizierte und wirtschaftliche Versorgung auf gleichmäßig hohem Leistungsniveau. Die Qualitätssicherung der ärztlichen Leistung hat zum Ziel, die Qualität des Arbeitsprozesses zu wahren oder zu erhöhen. Dies kann nur verwirklicht werden, wenn Probleme rechtzeitig identifiziert, hinreichend analysiert, praktikable Verbesserungsvorschläge zügig erarbeitet und erfolgreich angewendet werden."

Ressentiments gegenüber qualitätssichernden Maßnahmen resultieren aus Skepsis gegenüber Kontrollmechanismen, wesentlich aber auch aus einem Informationsdefizit.

Wenngleich das Wohl des Patienten das wichtigste Ziel ärztlicher Tätigkeit und auch der Qualitätssicherungsmaßnahmen ist, werden sowohl der Arzt als auch die Angehörigen der Heilberufe aus ethischer Sicht in einer qualitativ hochwertigen Arbeit einen Nutzen sehen. So gibt es doch für eine hochangesiedelte Leistung Befriedigung und Motivation für den Dienst am Patienten.

Auch positive wirtschaftliche Effekte können bei anerkannt guter Qualität ärztlicher Leistungen sowohl in der Praxis als auch in der Klinik erwartet werden. Dazu möchte ich auf eine amerikanische Studie aufmerksam machen, in der nachgewiesen wird, daß höher qualifizierte ärztliche Tätigkeit (hier in der Dermatologie) nicht nur die diagnostische Sicherheit erhöht, sondern auch die Therapie zielgerichteter und wirtschaftlicher erbracht wird. Das beinhaltet letztlich auch einen Nutzen für die Kostenträger.

Zusammengefaßt läßt sich feststellen, daß nicht nur die Patienten, sondern auch die sogenannten Leistungserbringer und die Kostenträger Nutznießer einer qualitätsgesicherten ärztlichen Tätigkeit sind.

Als Standespolitiker möchte ich in diesem Zusammenhang noch einige kritische Bemerkungen machen: Wenn nun der Vorteil qualitativ hochstehender ärztlicher Tätigkeit auf der Hand liegt, ist es nicht verständlich, daß Politiker und auch Funktionsträger der ärztlichen Körperschaften gerade das fachärztliche Engagement honorarpolitisch nicht berücksichtigen. Sollte der Erhalt persönlicher, gut honorierter Machtpositionen vorrangig sein? Sollte das zwanghafte Festhalten an einer schon im Ansatz gescheiterten EBM-Reform mit insuffizienten Reparaturmaßnahmen dem persönlichen Ansehen der Reformer mehr dienen als dem Erhalt einer wirtschaftlich sicheren Basis für eine Patientenversorgung? Der Berufsverband hat es sich zur Aufgabe gemacht, Qualitätssicherung zu vermitteln. Dazu gehört die Unterstützung bestehender und die Gründung neuer Qualitätszirkel. Moderatorenschulung und -weiterbildung werden praktisch umgesetzt.

Zu den anstehenden Aufgaben gehört insbesondere die Erarbeitung von *Leitlinien* für Diagnostik und Therapie, die in enger kollegialer Zusammenarbeit mit der wissenschaftlichen Gesellschaft praxisrelevant ausgestaltet werden müssen.

In diesem Zusammenhang möchte ich darstellen, daß bewußt nicht vom Standard gesprochen wird, sondern von Leitlinien. Der Präsident der Bundesärztekammer hat diese Leitlinien einmal mit der Betonung eines Wasserweges verglichen. Er wies darauf hin, daß innerhalb dieser roten und grünen Begrenzungstonnen ein für die Schiffahrt sicheres Fahrwasser besteht. Darin kann man sich – entsprechend der Verkehrsregeln – bewegen. So sollten Richtlinien zwar verbindlich, aber nicht zu eng gefaßt werden. Einige Beispiele, die in letzter Zeit veröffentlicht wurden, zeigen, daß bei der Ausarbeitung derartiger Richtlinien ein zu starker universitärer und wissenschaftlicher Ansatz Ausgangspunkt war, der sich kaum mit Anforderungen in der Praxis eines niedergelassenen Vertragsarztes deckt, der vertragliche Einschränkungen beachten muß.

Die Richtlinien sollten daher so formuliert werden, daß sie in jeder guten dermatologischen Praxis realisiert werden können. Sie müssen zugleich dem aktuellen Stand und der Vielfalt des Fachgebietes gerecht werden. Notwendig ist es, verschiedene Wege und Alternativen aufzuzeigen, um damit allen Kolleginnen und Kollegen die therapeutische Freiheit zu erhalten. Hier ist eine intensive und fortlaufende Kooperation zwischen dem Berufsverband und der wissenschaftlichen Gesellschaft zwingende Voraussetzung. Sie dient der Leistungsfähigkeit und dem Erhalt unseres Fachgebietes.

Letztendlich wird die vom Berufsverband und der Deutschen Dermatologischen Gesellschaft gemeinsam ergriffene Initiative zur Gründung einer Fortbildungsakademie für Dermato-/Venerologie dazu beitragen, die Strukturqualität unserer Fachgruppe zu verbessern und auf einem hohen Niveau zu halten.

Stimmt aber die Strukturqualität, werden fast zwangsläufig die Prozeß- und Ergebnisqualität angehoben, zum Wohle der Patienten, zur Erfüllung der ärztlich/ethischen Verpflichtung und zur wirtschaftlichen Verwendung der Krankenkassenbeiträge.

Das Wesen alternativmedizinischer Verfahren

Rudolf Happle

„Wir reden aneinander vorbei, obgleich wir über wichtige Dinge sprechen ... Um uns gegenseitig zu verstehen, müßten wir uns erst über den Gebrauch der Begriffe einigen."

Nikolaj I. Wawilow in einer Diskussion mit Trofim D. Lyssenko im Mai 1939 [23]

Diesen Beitrag möchte ich dem Andenken des russischen Pflanzengenetikers Nikolaj I. Wawilow widmen. Als ein dem rationalen Denken verpflichteter Wissenschaftler hat er es gewagt, die alternativ-biologischen Konzepte des Trofim Lyssenko, Präsident der Lenin-Akademie für Agrarwissenschaften und im Laufe seines langen Lebens Träger von sieben Lenin-Orden, zu kritisieren [23]. Aus diesem Grunde ist Wawilow verhaftet und unter einem Vorwand zum Tode verurteilt worden. Er ist 1943 in Haft verhungert. Lyssenkos agrarbiologische Pseudowissenschaft hat in der Sowjetunion jahrzehntelang die Oberhand behalten [4]. Wir Heutigen haben allen Grund, den Namen jenes Mannes im Gedächtnis zu behalten, der sterben mußte, weil er einen öffentlich bejubelten „Paradigmenwechsel" nicht mitmachen wollte.

Obwohl es heute in unserem Lande viel weniger gefährlich ist, sich offen zur eigenen Meinung zu bekennen, ziehen es viele vor, beim Thema Alternativmedizin zu schweigen oder aber einfach mitzumachen. Eine Auswahl alternativmedizinischer Verfahren, von denen es in Deutschland zur Zeit mehr als 100 gibt, zeigt die folgende Übersicht.

Derzeit gängige alternativmedizinische Verfahren

- Akupunktur
- Anthroposophische Medizin
- Ayurveda
- Bach-Blütentherapie
- Bioresonanz
- Chelat-Therapie
- Elektroakupunktur nach Voll
- Fußreflexzonen-Therapie
- Hildegard-Medizin
- Homöopathie
- Homotoxikologie
- Irisdiagnostik
- Kirlian-Photographie
- Klinische Ökologie
- Orthomolekulare Medizin
- Symbioselenkung

Der vorliegende Beitrag hat nicht zum Ziel, diese verschiedenen Praktiken und Glaubenssysteme im einzelnen zu analysieren. Vielmehr sollen die Kriterien, welche allen alternativmedizinischen Verfahren gemeinsam sind und sie von der wissenschaftlichen Medizin unterscheiden, dargestellt werden.

Schon bei oberflächlicher Betrachtung wird klar, daß die Akzeptanz in der Bevölkerung oder bei Ärzten keineswegs als Unterscheidungsmerkmal herhalten kann. Zum Beispiel haben Akupunktur und Homöopathie hierzulande neuerdings Eingang in die Gebührenordnung für Ärzte gefunden [36]. Die Grenze zur wissenschaftlichen Medizin ist verwischt und teilweise aufgehoben. So hat das Freiburger Sozialgericht im Jahre 1993 eine Kasse dazu verurteilt, die Kosten für 112 Akupunkturbehandlungen bei fortgeschrittenem Leberkrebs zu übernehmen [5]. In der Begründung führte das Gericht aus, daß allein das Meinungsbild *innerhalb* der Therapierichtung Akupunktur darüber entscheiden könne, ob diese Methode beim metastasierten Leberkrebs wirksam sei oder nicht. Ein anderes Beispiel aus der eigenen Sprechstunde: Bei einer Patientin mit disseminiertem Granuloma anulare ist ein Arzt mit Hilfe der Irisdiagnostik zum Verdacht auf Leukämie oder Autoimmunkrankheit gekommen und hat hohe Kosten für schulmedizinische Blutuntersuchungen verursacht. In dieser Weise arbeiten Alternativmedizin und Schulmedizin tagtäglich in der Praxis ineinander, wie es ja auch von vielen Politikern gewünscht wird.

Propagierung alternativmedizinischer Verfahren durch Institutionen

Einige Institutionen, die derzeit alternativmedizinische Konzepte fördern oder propagieren, sind im folgenden aufgeführt. Die Bundesregierung hat

Propagierung alternativmedizinischer Verfahren durch Institutionen

- Bundesregierung (Novellierung der Approbationsordnung)
- Institut für Medizinische und Pharmazeutische Prüfungsfragen
- Bundesministerium für Bildung und Forschung (früher: für Forschung und Technologie) (Fördermaßnahmen)
- Bundesärztekammer (Zusatzbezeichnungen)
- Landesärztekammern
- Karl-und-Veronica-Carstens-Stiftung

solche Verfahren mit einer neuen Approbationsordnung für Ärzte zum Lehrinhalt an Universitäten gemacht. Aus diesem Grunde ist es gängige Praxis des Mainzer Institutes für Medizinische und Pharmazeutische Prüfungsfragen geworden, irrationale Glaubensinhalte im Antwortwahlverfahren abzufragen (siehe folgendes).

Eine offizielle Prüfungsfrage des Institutes für Medizinische und Pharmazeutische Prüfungsfragen (August 1994). Die Beantwortung setzt das Einüben in ein irrationales Denkmuster voraus:

Welche der folgenden Dezimalpotenzen ist die niedrigste und kann als eine organotrope homöopathische Potenz angesehen werden?
(A) D2
(B) D12
(C) D20
(D) D30
(E) D100

Die Bundesärztekammer hat Kriterien zur Verleihung alternativmedizinischer Zusatzbezeichnungen ausgearbeitet, und die Landesärztekammern verleihen solche Prädikate. Das Bundesministerium für Forschung und Technologie (heute Bundesministerium für Bildung und Forschung) hat ein Förderprogramm für alternativmedizinische Verfahren gestartet und diese Maßnahme mit einem fragwürdigen Argument begründet: „Obwohl die unkonventionelle Medizin auf zahlreiche Heilerfolge verweisen kann, wird sie vielfach nicht akzeptiert, weil sie nicht mit wissenschaftlichen Methoden ihre Heilungserfolge erklären kann ... Die Verbesserung der Akzeptanz erfolgreicher unkonventioneller medizinischer Richtungen ist daher ein vordringliches öffentliches Anliegen" [7].
Die Karl-und-Veronica-Carstens-Stiftung beeinflußt erfolgreich unsere medizinischen Fakultäten

und erreicht durch Vergabe von finanziellen Mitteln, daß Pseudowissenschaft als Wissenschaft verkleidet auftreten kann. Die Strategie der Stiftung geht aus folgendem Zitat hervor: „Es braucht keine Lehrstühle für Homöopathie oder *Naturheilverfahren* (oder Komplementärmedizin), keine eigenen Abteilungen, Institute u. ä. Es ist viel sinnvoller und effektiver, die entsprechenden Verfahren in die Forschung bestehender Universitätsinstitute und -kliniken zu integrieren!" [3].

Propagierung alternativmedizinischer Verfahren durch universitäre Einrichtungen

Daß pseudowissenschaftliche Verfahren an deutschen medizinischen Fakultäten zur Zeit etabliert sind und von Hochschullehrern gefördert werden [26], mag denjenigen überraschen, der die Wirkmächtigkeit des Zeitgeistes und die Faszination des irrationalen Denkens unterschätzt. Am liebsten würde man dieses betrübliche Kapitel gar nicht zur Kenntnis nehmen. Wenn wir uns aber mit dem Wesen alternativmedizinischer Verfahren befassen wollen, dürfen wir diesen Punkt nicht außer acht lassen. Die Abteilung für Anästhesiologie der Justus-Liebig-Universität Gießen betreibt Ozontherapie, Symbioselenkung und Elektroakupunktur nach Voll nicht nur zur Schmerztherapie [26], sondern beispielsweise auch zur Behandlung des androgenetischen Haarausfalls. An der Tierärztlichen Hochschule Hannover wird die angebliche Wirkung von Homöopathika im Tierversuch erforscht [13]. Die Gynäkologische Klinik der Ruprecht-Karls-Universität Heidelberg bekämpft die weibliche Infertilität mit Ohrakupunktur, Bioresonanz und Homöopathie [26]. Ein Professor für Anatomie der Medizinischen Fakultät der Ludwig-Maximilians-Universität München fungiert als Mitglied des wissenschaftlichen Beirats einer Firma, die eindrucksvolle Kästen für Elektroakupunktur verkauft [26]. In der Abteilung für Anatomie der Universität Witten-Herdecke ist das morphologische Substrat der Akupunkturpunkte im menschlichen Organismus nachgewiesen worden [15]. Daß die Resultate nicht reproduzierbar sind, ist ein Schönheitsfehler, über den wir nicht hinwegsehen können. An der Medizinischen Klinik der Friedrich-Alexander-Universität Erlangen-Nürnberg finanziert die Carstens-Stiftung eine Ambulanz für Alternativmedizin; es wird über eine hohe Akzeptanz der Patienten berichtet [3].

Propagierung alternativmedizinischer Verfahren an deutschen Universitäten

- Erlangen: Innere Medizin [3]
- Gießen: Anästhesiologie [26]
- Hannover: Tierheilkunde [13]
- Heidelberg: Gynäkologie [26]
- München (LMU): Anatomie [26]
- Witten-Herdecke: Anatomie [15]

Welche Beschwerden führen den Patienten zum alternativen Behandler?

Lewith [21] hat untersucht, aus welchen Gründen alternative Behandler aufgesucht werden. Es sind insbesondere Schmerz, Allergien, Störungen der Befindlichkeit, andere psychologische Schwierigkeiten und gastrointestinale Beschwerden, also überwiegend Zustandsbilder, die einer Suggestivbehandlung zugänglich sind. Alternativmedizinische Verfahren werden von jüngeren Menschen mit besserer Schulbildung und höherem Einkommen bevorzugt [28], einer marktwirtschaftlich durchaus interessanten Zielgruppe.

Was halten Ärzte von der Alternativmedizin?

Laut einer Umfrage der Psychiatrischen Klinik Marburg befürworten 60% der Ärzte alternativmedizinische Verfahren, 36% wenden sie an, 50% fordern deren Anerkennung als Kassenleistung und 75% wünschen die Integration ins Medizinstudium [11]. Und das, obwohl die Bundesärztekammer in einem Memorandum festgestellt hat: „Kein Verfahren der besonderen Therapierichtungen ist in dem Sinne wissenschaftlich, daß bei seiner Anwendung mit ausreichender Wahrscheinlichkeit das therapeutische Ziel erreicht wird. Wäre dies der Fall, dann würden solche Verfahren sofort in das Behandlungsrepertoire der wissenschaftlichen Medizin aufgenommen werden, weil es erstes Ziel des Arztes ist, zu helfen" [24]. Offenbar wird die fehlende wissenschaftliche Begründbarkeit von vielen Ärzten nicht als störend empfunden.

Zehn Thesen zur Alternativmedizin

Das Memorandum der Bundesärztekammer hat den Freiburger alternativmedizinischen Arzt Kiene

nicht ruhen lassen: „Nun entbrennt am Ende des 20. Jahrhunderts ein Wissensschaftsstreit, der ohnegleichen sein wird seit dem großen Universalienstreit des Mittelalters" [17]. Mit diesen Worten meint Kiene nicht mehr und nicht weniger, als daß das rationale Denken, da es nicht alles erklären kann, seinen Herrschaftsanspruch aufgeben und das irrationale Denken als grundsätzlich gleichberechtigt anerkennen solle. Zu diesem Streit, an dessen Ende sich Kiene einen großen „Paradigmenwechsel" [19] erhofft, sollen hier einige Thesen aufgestellt werden.

These 1: Alternativmediziner und Schulmediziner sprechen verschiedene Sprachen

Alternativmediziner und Schulmediziner verwenden gleichlautende Begriffe für verschiedene Inhalte. Solange man sich über diese grundsätzliche Sprachverschiedenheit nicht im klaren ist, bleibt jeder Diskurs ein absurdes Unterfangen. Während wir das Wort „Schulmedizin", das urprünglich als Schimpfwort für die akademisch betriebene Medizin gemeint war, heute als ein Synonym für „wissenschaftliche Medizin" durchaus akzeptieren können, beginnen die Schwierigkeiten schon bei „Alternativmedizin". Im eigentlichen Sinne ist sie eine ureigene Aufgabe der Schulmedizin, die alternative Verfahren auf ihre Tauglichkeit prüft, um sie anschließend zu integrieren oder zu verwerfen. Wenn wir aber in diesem Beitrag das Wort ohne Gänsefüßchen gebrauchen, so machen wir eine Konzession an die herrschende Sprachregelung und meinen eine ganz andersartige Alternativmedizin, für die es sowohl eine irrationale als auch eine rationale Definition gibt (Tabelle 1). Man braucht deshalb ein Wörterbuch, wenn man miteinander reden will.

Tabelle 1. Zwei unterschiedliche Definitionen für Alternativmedizin

Irrationale Definition	Rationale Definition
- Von der Schulmedizin abgelehnte Verfahren	- Rational nicht begründbare Verfahren
- Sinnvolle Ergänzung der Schulmedizin	- Keine erkenntnistheoretische Alternative zur Schulmedizin
- Wirkprinzip keineswegs nur Suggestion	- Wirkprinzip ist Suggestion
- Wissenschaft unter einem anderen Paradigma	- Keine Wissenschaft

Tabelle 2 ist ein erster Ansatz für ein solches Glossar. Offenkundig stellt die alternativmedizinische Nomenklatur derzeit in unserem Lande die herrschende Sprachregelung dar. Die besonderen Therapierichtungen, die per Gesetz eine Sonderstellung genießen, sind abwegige Therapierichtungen. Die Naturheilverfahren umfassen auch solche Methoden, die mit „Natur" nichts zu tun haben, wie Eigenbluttherapie, „Amalgam-Ausleitung", Neuraltherapie, chinesische Akupunktur und Elektroakupunktur nach Voll. Erweiterte Heilweisen und komplementäre Medizin sind schöne Worte für rational nicht begründbare Heilweisen. Sanfte Medizin ist ein Propagandawort für Suggestivbehandlung. Ganzheitliche Medizin bedeutet entweder gar nichts oder aber totalitäre Medizin. Betrachten wir zum Beispiel dieses Zitat aus einem Grußwort der hessischen Gesundheitsministerin Iris Blaul: „Gerade Heilpraktiker und Heilpraktikerinnen haben im Gegensatz zur klassischen naturwissenschaftlichen Medizin ein eher ganzheitliches Menschenbild und sind für die Behandlung vieler Krankheitsbilder häufig zu bevorzugen" [16]. Der Leser möge selbst darüber nachsinnen, ob hier etwas Totalitäres oder einfach gar nichts gemeint ist. Mit dem Modewort Paradigmenwechsel wird die Abwendung vom rationalen Denken umschrieben. „Allopathisch" bedeutet pharmakologisch wirksam, „homöopathisch" suggestiv wirksam. Hochpotenz ist eine suggestive Umschreibung für Nichts in einem Vehikel. Dieses Glossar macht die Schwierigkeit des Dialoges deutlich, denn wir können die alternativmedizinische Nomenklatur nicht übernehmen, ohne die Gänsefüßchen mitzudenken.

Tabelle 2. Glossar zur Verständigung zwischen Alternativmedizin und Schulmedizin

Irrationale Nomenklatur	Rationale Übersetzung
• Allopathisch	• Pharmakologisch wirksam
• Besondere Therapierichtungen	• Abwegige Therapierichtungen
• Erweiterte Heilweisen	• Rational nicht begründbare Heilweisen
• Ganzheitliche Medizin	• Totalitäre Medizin
• Hochpotenz	• Nichts in einem Vehikel
• Homöopathisch	• Suggestiv wirksam
• Komplementäre Medizin	• Rational nicht begründbare Medizin
• Naturheilverfahren	• Verfahren, die mit „Natur" nichts zu tun haben
• Paradigmenwechsel	• Abwendung vom rationalen Denken
• Sanfte Medizin	• Suggestivbehandlung

These 2: Alternativmedizin ist nicht unkonventionelle Medizin

Manche Schulmediziner haben die merkwürdige Sprachregelung übernommen, Alternativverfahren als unkonventionelle Medizin zu bezeichnen [25]. In Wirklichkeit ist es die Schulmedizin, die unkonventionell ist, weil deren Konzepte immer wieder der Überprüfung durch Falsifikation unterzogen werden. Hingegen beruft man sich in der Alternativmedizin auf Lehrsätze von Meistern, an die man vorbehaltlos glaubt [6]. Falsifikationsversuche sind entweder nicht erlaubt oder aber nicht möglich, da es sich um Glaubenssätze handelt. Charakteristisch für alternativmedizinische Denksysteme ist ihre Starrheit und Untauglichkeit zur Weiterentwicklung. Es liegt auf der Hand, daß solche Verfahren überaus konventionell sind.

These 3: Das Paradigma der Schulmedizin ist das rationale Denken

Manche Ärzte glauben, die alleinige Grundlage der Schulmedizin sei das naturwissenschaftliche Denken. Dies ist ein Irrtum, denn die Schulmedizin umfaßt auch nichtnaturwissenschaftliche Kategorien wie medizinische Soziologie, Psychosomatik und Psychiatrie [6]. Ein gemeinsames Paradigma ist vielmehr das rationale Denken. Was aber ist rationales Denken? Wir stehen vor der Schwierigkeit, daß wir keine exakte Definition geben können. Wesentliche Merkmale sind Abstraktion, Reproduzierbarkeit der Daten, Entwicklung nachvollziehbarer Terminologien und Systeme. Im Sinne Karl Poppers bedeutet rational begründbare Forschung die kontinuierliche Überprüfung aller Konzepte und Theorien durch den Versuch der Falsifikation [20]. Hinzu kommt noch ein anderer wesentlicher Aspekt: Rationales Denken hat auch eine moralische Dimension. Das Leben und Sterben Wawilows läßt uns hiervon etwas erahnen [23]. Anders formuliert: Wenn Du, lieber Leser, nicht weißt, was rationales Denken ist, dann ist Dir nicht zu helfen.

These 4: Das Paradigma der Alternativmedizin ist das irrationale Denken

Die Alternativmedizin stellt das rationale Denken in Frage und läßt auch andere Denkmuster gelten [12]. Alle alternativmedizinischen Konzepte haben eine nichtlogische Dimension, für deren Anerkennung ein Glaube im metaphysischen Sinne vonnöten ist. Dieser Glaube wendet sich gegen Abstraktion, Reproduzierbarkeit der Daten, Doppelblindversuch. Das irrationale Denken bezeichnet sich selbst gerne als patientenorientiert im Gegensatz zur Schulmedizin, die krankheitsorientiert arbeite. Der metaphysische Ansatz erzeugt eine irrationale Sprache mit Begriffen wie „Ganzheitlichkeit", „Ablehnung einer partikularistischen Ontologie", „erweiterte Heilweisen", „geistartige Lebenskraft". Einige Glaubenssysteme wie die Homöopathie [29] oder die anthroposophische Medizin [35] haben durchaus den Charakter einer Religion und erheben den Anspruch, auch das Unerforschliche erklären zu können.

Alternativmediziner zitieren gerne Thomas Kuhn, der den Begriff „Paradigmenwechsel" geprägt hat [19], oder Paul Feyerabend, von dem das mißverständliche Schlagwort „Anything goes" stammt und der gesagt hat: „Lernen wir, daß rationales Forschen (im Sinne Poppers: eine Theorie gilt solange als richtig, bis sie widerlegt ist) nur vorübergehend von Nutzen ist und daß ... freie Debatten zu den Grundbestandteilen der Wissenschaft gehören" [9]. Hierauf beruft man sich und fordert „Wissenschaftspluralismus", wobei man so tut, als ob rationales und irrationales Denken gleichberechtigt seien [17].

These 5: Manche alternativmedizinischen Konzepte sind falsifizierbar, andere nicht

Viele alternativmedizinische Verfahren sind falsifizierbar, ohne daß deren Verfechter dies zur Kenntnis nähmen. Andere Konzepte sind in dem Sinne unwissenschaftlich, daß sie nicht falsifiziert werden können, weil ihre Aussagen sich dem rationalen Denkmuster entziehen [20]. Für beide Möglichkeiten seien Beispiele genannt.

Falsifizierbar: Die Lehre von den Hochpotenzen

Die Lehre von den Hochpotenzen gehört zur „klassischen" Homöopathie und besagt, daß eine Substanz umso intensiver wirkt, je stärker sie verdünnt wird, wobei es für das irrationale Denken wesentlich ist, daß der Aspekt der „Verschüttelung" oder „Verreibung" mit einbezogen wird [29]. Bekanntlich ist ab einer Verdünnung von D24 kaum ein Molekül der Ausgangssubstanz mehr in der Zubereitung vorhanden. Um das Konzept der Hochpotenzen zu falsifizieren, besorgen wir uns

acht verschiedene Homöopathika, mit der „Potenz" D30 gelöst in 51% Alkohol, zum Beispiel Lachesis mutus (Buschmeister), Arsenicum album, Pyrogenium (Extrakt aus autolysiertem Ochsenfleisch), Sulfur, Apis mellifica (Honigbiene), Acidum nitricum, Zincum metallicum, Pulsatilla pratensis (Küchenschelle). Als Kontrollen nehmen wir noch ein Fläschchen mit 51% Alkohol, der ebenfalls 30 Verschüttelungsschritte durchgemacht hat, sowie Apis mellifica in einer Verdünnung von 10^{-30}, diesmal aber ohne Verschüttelungsschritte. Das Experiment besteht darin, daß wir von diesen 10 Fläschchen die Etiketten entfernen. Dann gibt es keine Möglichkeit mehr, deren Inhalt voneinander zu unterscheiden. Weder chemisch, noch physikalisch, noch biologisch lassen sich die Ausgangssubstanzen, die auf den Etiketten vermerkt waren, identifizieren. Auch lassen sich die beiden Kontrollfläschchen nicht von den „Verumpräparaten" unterscheiden. Damit wäre das Konzept der Hochpotenzen falsifiziert.

Nicht unerwähnt soll jedoch bleiben, daß es Studien gibt, in denen behauptet wird, daß sich solche „Hochpotenzen" aufgrund biologischer Effekte doch unterscheiden lassen. Es sei an den Skandal der Benveniste-Studie in der Zeitschrift „Nature" aus dem Jahre 1988 erinnert [8, 29]. Neuerdings haben Reilly et al. [30] in einer im Lancet veröffentlichten Arbeit dargelegt, daß nichts, gelöst in einem Vehikel, beim atopischen Asthma signifikant besser wirkt als das Vehikel, in dem nichts gelöst ist. Was von dieser Studie zu halten ist, wollen wir getrost dem Scharfsinn des Lesers überlassen.

Falsifizierbar: Elektroakupunktur nach Voll

Mit der Elektroakupunktur nach Voll, die ein Amalgam aus östlichem Mystizismus und westlicher Elektrotechnik darstellt, sollen sich angeblich Allergien, Umweltbelastungen und andere Gesundheitsstörungen diagnostizieren lassen. In kontrollierten Studien hat sich die Methode als untauglich erwiesen [10].

Falsifizierbar: Bioresonanz

Die Methode der Bioresonanz wird in Diagnostik und Therapie eingesetzt, um im menschlichen Organismus ein „ultrafeines Schwingungsspektrum" zu analysieren und, wenn notwendig, zu normalisieren [27]. So kann dem Patienten angeblich die „Spiegelbildschwingung" eines Allergens „aufgeschwungen" und damit Heilung von einer Allergie zuteil werden [33]. In einer Vergleichsuntersuchung konnten Kofler et al. [18] jedoch zeigen, daß bei Pollinose der sogenannte Bioresonanz-Allergie-test im Gegensatz zu Pricktest und inhalativer Provokation keine reproduzierbaren Resultate erbringt. Bei der „Löschtherapie" mittels Bioresonanz ergab sich kein Unterschied zwischen Behandlungs- und Plazebogruppe. Mit Hilfe entsprechender Versuchsanordnungen ist es möglich, auch alle anderen Behauptungen der Verfechter der Bioresonanzmethode zu falsifizieren [32]. An der derzeitigen Beliebtheit des Verfahrens wird dies jedoch wohl kaum etwas ändern.

Nicht falsifizierbar: Das homöopathische „Arzneimittelbild" der Küchenschelle
Über die Küchenschelle (Pulsatilla pratensis) schreibt Zimmermann [38]: „Das Mittel entspricht meist den Frauen mit betonten Formen, breiten Hüften, blonden Haaren und blauen Augen". Wiesenauer [37] führt als „Leitsymptomatik" dieser Pflanze an: „Mädchen und Frauen, hellhäutig, blond, weiblich. Mimosenhafte Natur mit Neigung zum Weinen, depressiv, launenhaft, verzagt." Wir können diese Aussagen für unglaubhaft halten und tun es auch, aber falsifizieren können wir sie nicht, denn wie wollen wir beweisen, daß jene seltene blaue Blume *nicht* einer blonden weinerlichen Frau mit weiblichen Formen entspricht? Die Aussage entzieht sich jedem Falsifizierungsversuch und hat deshalb mit Wissenschaft nichts zu tun.

Nicht falsifizierbar: Beziehung zwischen Milz und Saturn
Die Vorstellung, daß die Bedeutung der Milz in unserem Organismus der Bedeutung des Saturn im Planetensystem entspricht, gehört zum Basiswissen der anthroposophisch erweiterten Medizin [35] und wird zum Beispiel an der Universität Witten-Herdecke für wahr gehalten. Sie ist Teil eines Gedankensystems, das Rudolf Steiner entwickelt hat: „Weil die Milz sich dem Blut zuerst darbietet ... erschien sie den alten Okkultisten am besten mit jenem Namen bezeichnet, der dem Stern zukommt, der für die alten Okkultisten, für ihre Beobachtung, sich im Weltenraum zuerst im Sonnensystem darbietet; deshalb nannten sie die Milz „saturnisch" oder einen „inneren Saturn im Menschen" [34]. Wir können diese Behauptung als absurd abtun, aber wir können nicht beweisen, daß zwischen Saturn und Milz kein Zusammenhang besteht. Die Aussage ist nicht falsifizierbar. Hier zeigt sich eine irrationale Dimension, die den Zweifel nicht zuläßt, und dies gehört zum Wesen aller alternativmedizinischen Verfahren.

These 6: In der Schulmedizin ist der Plazeboeffekt ein wichtiger Faktor, in der Alternativmedizin das alleinige Wirkprinzip

Auch in der Schulmedizin ist der Plazeboeffekt ein wesentlicher Faktor. Es geht in der Praxis nicht darum, ihn auszuschließen, sondern kreativ mit ihm zu arbeiten [6]. Bei Wirksamkeitsstudien unterscheidet die Schulmedizin allerdings diesen Effekt von anderen Wirkungen. Sie kann nicht anders, als in diesem Falle „zerstückelnd" und abstrahierend vorzugehen. Im Gegensatz hierzu ist in der Alternativmedizin der Plazeboeffekt das alleinige Wirkprinzip. Über diesen Punkt wird es jedoch niemals Einigkeit geben [17].

These 7: Schulmedizin und Alternativmedizin haben unterschiedliche Idealziele: Mündigkeit versus Gläubigkeit

Das Idealziel des Schulmediziners ist der mündige Patient, der soweit wie irgend möglich mitentscheiden kann. Aus naheliegenden Gründen wird dieses Ziel oft nicht erreicht. Zum rationalen Denken gehört der Zweifel, aber in der Praxis müssen wir stets abwägen, wieviel Zweifel der Patient ertragen kann.
Das Idealziel der Alternativmedizin ist der gläubige Patient, der keine rationalen Erklärungen wünscht. Es ist immer wieder erstaunlich zu beobachten, an welch absurde Konzepte manche Patienten zu glauben bereit sind. Dies mag mit einer zunehmenden Entfremdung von den Glaubensinhalten der etablierten Kirchen zusammenhängen. Das urtümliche Bedürfnis des Menschen nach metaphysischer Bindung bleibt unbefriedigt und sucht nach einem Ersatz. Gerade der Umstand, daß alternativmedizinische Verfahren mit dem rationalen Denken *nicht* vereinbar sind, macht sie für viele Menschen so attraktiv. Man fühlt sich an den Ausspruch Chestertons erinnert: „Seit die Menschen an nichts mehr glauben, glauben sie an alles mögliche."

These 8: Alternativmedizinische Verfahren sind nicht gefahrlos

Daß alternativmedizinische Verfahren – ebenso wie schulmedizinische Methoden – schwere und mitunter lebensbedrohende Nebenwirkungen verursachen können [1, 2], sei nur deshalb erwähnt, weil es von den Apologeten der sanften Medizin immer wieder bestritten wird. Auf einen besonderen Aspekt hat der Versicherungsmediziner Ostendorf hingewiesen, nämlich auf die Auslösung psychischer Erkrankungen durch alternativmedizinische Verfahren [28]. Mit diesem Problem werden wir immer häufiger in der Praxis konfrontiert.

Psychische Erkrankungen, die durch alternativmedizinische Verfahren ausgelöst werden können

- Chemophobie [28]
- „Wohngift"-Phobie [28]
- Öko-Syndrom [31]
- Amalgamphobie („Sondermüll im Mund") [28]

These 9: Alternativmedizin ist teuer

Hartnack [14] hat Kostenanträge bei Versicherungen studiert und nachgewiesen, daß alternativmedizinische Verfahren keineswegs preiswert, sondern unwirtschaftlich sind. Denken wir nur an die Amalgamphobie und die hieraus folgende sinnlose schulmedizinische Diagnostik und zahnärztliche Behandlung [28]. Welch hohe Kosten die Alternativmedizin verursacht, zeigt auch eine australische Untersuchung [22].

These 10: Alternativmedizin wird es immer geben

Alternativmedizin ist die älteste Form der Medizin, und solange es Krankheiten gibt, wird es sie geben. Sie befriedigt das Bedürfnis vieler Menschen nach irrationaler Glaubensbindung. Jedermann steht es frei, an solche Konzepte zu glauben. Allerdings ist es eine Besonderheit unserer Zeit, daß alternativmedizinische Verfahren integraler Bestandteil der Hochschulmedizin, der Approbationsordnung und der Gebührenordnung geworden sind. Man kann nur hoffen, daß diese Verirrung nur kurz dauern wird, und daß die Alternativmedizin danach wieder das wird, was ihrem eigentlichen Wesen entspricht, nämlich Außenseitermedizin, die nichts mit Wissenschaft zu tun hat und nicht durch die Solidargemeinschaft finanziert werden kann.

Zusammenfassung

Alternativmedizinische Verfahren erfreuen sich derzeit in Deutschland großer Beliebtheit, und deren Akzeptanz wird mit öffentlichen Mitteln gefördert. Das Nachdenken über das Wesen der Alternativmedizin macht es notwendig, daß wir uns zugleich auch auf die geistigen Grundlagen der Schulmedizin besinnen. Zur erkenntnistheoretischen Abgrenzung beider Bereiche werden 10 Thesen aufgestellt: 1. Alternativmediziner und Schulmediziner sprechen verschiedene Sprachen. 2. Alternativmedizin ist nicht unkonventionelle Medizin. 3. Das Paradigma der Schulmedizin ist das rationale Denken. 4. Das Paradigma der Alternativmedizin ist das irrationale Denken. 5. Manche alternativmedizinischen Konzepte sind falsifizierbar, andere nicht. 6. In der Schulmedizin ist der Plazeboeffekt ein wichtiger Faktor, in der Alternativmedizin das alleinige Wirkprinzip. 7. Schulmedizin und Alternativmedizin haben unterschiedliche Idealziele: Mündigkeit vs. Gläubigkeit. 8. Alternativmedizinische Verfahren sind nicht gefahrlos. 9. Alternativmedizin ist teuer. 10. Alternativmedizin wird es immer geben. Daß alternativmedizinische Methoden in Deutschland derzeit integraler Bestandteil der Hochschulmedizin, der Approbationsordnung und der Gebührenordnung geworden sind, stellt eine Verirrung dar, die hoffentlich nicht von langer Dauer sein wird.

Dank

Für Hinweise und Anregungen danke ich Dr. Susanne Breit (München), Prof. Ernst Habermann (Gießen), Prof. Wolfgang H. Hopff (Zürich), Prof. Peter Janich (Marburg), Prof. Wilfried Lorenz (Marburg), Prof. Irmgard Oepen (Marburg), Dr. Gerd-Marko Ostendorf (Wiesbaden) und Prof. Otto Prokop (Berlin).

Literatur

1. Abbot NC, White AR, Ernst E (1996) Complementary medicine. Nature 381: 361
2. Aberer W, Strohal R (1992) Homoeopathic preparations – severe adverse effects, unproven benefits. Dermatologica 182: 253
3. Albrecht H (1995) Muß Komplementärmedizin wissenschaftlich evaluiert werden? Fortschr Med 113: 37–38
4. Anonym (1949) The Situation in Biological Science. Proceedings of the Lenin Academy of Agricultural Sciences of the U.S.S.R., July 31–August 7, 1948. Complete Stenographic Report. International Publishers, New York
5. Anonym (1994) Ersatzkasse muß Akupunktur-Behandlungen bezahlen. Badische Zeitung vom 18.2.1994

6. Bock KD (1993) Wissenschaftliche und alternative Medizin: Paradigmen – Praxis – Perspektiven. Springer-Verlag, Berlin

7. Bundesministerium für Forschung und Technologie (1992) Pressemitteilung vom 6.3.1992

8. Davenas EF, Beauvais J, Amara M, Oberbaum B, Robinzon A, Tedeschi B, Pomeranz B, Benveniste J (1988) Human basophil degranulation triggered by very dilute antiserum against IgE. Nature 333: 816–818

9. Feyerabend P (1980) Erkenntnis für freie Menschen. Suhrkamp, Frankfurt, S 99

10. Gloerfeld H (1987) Elektroakupunktur nach Voll (EAV) – ein Beitrag zur kritischen Einschätzung eines unkonventionellen Verfahrens. Dissertation, Marburg

11. Gräfen U (1995) Gut 60 Prozent der Ärzte befürworten den Einsatz komplementärer Methoden, 36 Prozent wenden sie an. Ärzte-Zeitung, 27.9.1995

12. Habermann E (1994) Wissenschaft, Glaube und Magie in der Arzneitherapie: Manifestationen, Theorie und Bedarf. Skeptiker 7: 4–14

13. Harisch G, Kretschmer M (1990) Jenseits vom Milligramm. Springer-Verlag, Berlin

14. Hartnack D (1994) Unkonventionelle medizinische Methoden – wirklich wirksam und preiswert? Universitätsverlag, Ulm

15. Heine H (1988) Funktionelle Morphologie der Akupunkturpunkte. Aku 16: 4–11

16. Hoch RE (1992) Frechheit von Gesundheitsministerin: „Heilpraktiker sind die besseren Hausärzte". Medical Tribune, 8.5.1992, S 73

17. Kiene H (1994) Komplementärmedizin – Schulmedizin: Der Wissenschaftsstreit am Ende des 20. Jahrhunderts. Schattauer-Verlag, Stuttgart

18. Kofler H, Ulmer H, Mechtler E, Falk M, Fritsch PO (1996) Bioresonanz bei Pollinose: Eine vergleichende Untersuchung zur diagnostischen und therapeutischen Wertigkeit. Allergologie 19: 114–122

19. Kuhn TS (1967) Die Struktur wissenschaftlicher Revolutionen. Suhrkamp, Frankfurt

20. Lakatos I (1970) Falsification and the methodology of scientific research programmes. In: Lakatos I, Musgrave A (eds) Criticism and the Growth of Knowledge. Proceedings of the International Colloquium in the Philosophy of Science, London, 1965, vol. 4. Cambridge University Press, Cambridge, pp 91–196

21. Lewith G (1985) Why do people seek treatment by alternative medicine. Br Med J 290: 28–29

22. MacLennan AH, Wilson DH, Taylor AW (1996) Prevalence and cost of alternative medicine in Australia. Lancet 347: 569–573

23. Medwedjew SA (1971) Der Fall Lyssenko: Eine Wissenschaft kapituliert. Hoffmann & Campe, Hamburg

24. Memorandum der Bundesärztekammer (1993) Arzneibehandlung im Rahmen „besonderer Therapierichtungen". 2. Aufl. Deutscher Ärzte-Verlag, Köln

25. Oepen I (Hrsg) (1993) Unkonventionelle medizinische Verfahren. Gustav Fischer, Stuttgart

26. Ostendorf GM (1993) Die Propagierung von Außenseitermethoden an deutschen Universitäten. Versicherungsmedizin 3: 85–90

27. Ostendorf GM (1993) Mora- und Bioresonanz-Therapie. Münch Med Wochenschr 135: 400–402

28. Ostendorf GM (1995) Probleme der Alternativmedizin in der privaten Personenversicherung. Versicherungsmedizin 47: 224–231

29. Prokop O (1995) Homöopathie: Was leistet sie wirklich? Ullstein, Frankfurt

30. Reilly D, Taylor MA, Beatty NGM, Campbell JH, McSharry C, Aitchison TC, Carter R, Stevenson RD (1994) Is evidence for homoeopathy reproducible? Lancet 344: 1601–1606

31. Ring J, Gabriel G, Vieluf D, Przybilla B (1991) Das klinische Ökologie-Syndrom („„Öko-Syndrom"): Polysomatische Beschwerden bei vermuteter Allergie gegen Umweltschadstoffe. Münch Med Wochenschr 130: 50–55

32. Schöni MH, Schöni-Affolter F (1996) Effekt von Bioresonanz bei Kindern mit atopischer Dermatitis: Eine randomisierte Doppelblindstudie. Schweiz Med Wochenschr 126(Suppl 78): 11 S

33. Schulze-Werninghaus G (1994) Paramedizinische Verfahren: Bioresonanz-Diagnostik und -Therapie. Dtsch Dermatologe 42: 891–896

34. Steiner R (1957) Eine okkulte Physiologie (zuerst veröffentlicht 1911). Rudolf Steiner Verlag, Dornach (zit. nach [35])

35. Stratmann F (1988) Zum Einfluß der Anthroposophie in der Medizin. Zuckschwerdt-Verlag, München

36. Verband der Privatärztlichen Verrechnungsstellen (1995) Die Gebührenordnung für Ärzte (GOÄ) 1996, S 26–27,37

37. Wiesenauer M (1985) Praxis der Homöopathie: Kurzgefaßte Arzneimittellehre für Ärzte und Apotheker. Hippokrates-Verlag, Stuttgart, S 207–209

38. Zimmermann W (1987) Homöotherapie der Hautkrankheiten. Johannes Sonntag Verlagsbuchhandlung, Regensburg, S 39

Pharmakotherapie oder Psychotherapie bei Hauterkrankungen

Uwe Gieler

Da es Hauterkrankungen gibt, die durch die herkömmliche topische und systemische Behandlung von Dermatosen nicht oder nicht ausreichend therapierbar sind, stellt sich die Frage nach Notwendigkeit der psychosomatischen Dermatologie nur in dem Sinne, welche Hauterkrankungen psychosomatisch behandelbar sind und welche Patienten geeignet sind, eine psychotherapeutische Behandlung zu indizieren. Die Frage Pharmakotherapie oder Psychotherapie impliziert die Annahme, als ob die Behandlung von Hauterkrankungen entweder durch topische oder systemische Pharmakotherapie oder durch Psychotherapie zugänglich seien. Nun wissen alle, die in der Praxis stehen, daß es nicht nur eine Reihe von Dermatosen gibt, bei denen einen Pharmakotherapie meist völlig ineffektiv ist (zum Beispiel Artefakte der Haut), wie es auch Dermatosen gibt, bei denen eine begleitende psychotherapeutische Behandlung die Effektivität der dermatologischen Pharmakotherapie entscheidend verbessern kann (zum Beispiel atopisches Ekzem).

Die folgende Übersicht stellt dar, welche Dermatosen durch eine pharmakologische Behandlung nicht zugänglich sind.

Dermatosen, bei denen Pharmakotherapie ineffektiv ist

- Acne excoriée
- Alopecia diffusa
- Aquagener Pruritus
- Artefakte
- Dermatozoenwahn
- Dysästhesien der Haut
- Erythema e pudore
- Gardner-Diamond-Syndrom
- Glossodynie
- Idiopathische Hyperhidrosis
- Idiopathische Urtikaria
- Kratzen sine materia
- Lichen simplex chronicus Widal
- Notalgia paraesthetica
- Pachydermodaktylie
- Prurigo simplex subacuta
- Pruritus genitalis
- Pruritus sine materia
- Pseudoallergien
- Pseudo-Knuckle-pads
- Simulationen
- Taktile Halluzinose
- Trichophagie
- Trichotillomanie

Kasuistik. Eine Studentin, 23 Jahre alt, kommt in die dermatologische Sprechstunde mit dem Wunsch, sie wolle eine Dermabrasion des Gesichtes durchführen wegen ihrer Akne. Alle gängigen Aknetherapeutika wurden durch die Vorbehandler bereits verordnet ohne Erfolg. Bei der klinischen Untersuchung kommt man schnell zu dem Befund, daß die Patientin lediglich eine minimale Akne hat und offenbar mehr unter den vereinzelten Papeln und Komedonen subjektiv leidet, als objektivierbar ist. Auf die Frage, weshalb sie denn an eine Dermabrasion denke, kommt schnell die Antwort „Sehen Sie sich doch mein Gesicht an! Möchten Sie so herumlaufen als Frau?" Es wird sehr schnell klar, daß die Patientin von ihrer Entstellung überzeugt ist und keine alternativen Möglichkeiten zuläßt. Bei der Frage, inwieweit ihre Hauterkrankung ihr Leben verändert habe, stellt sich heraus, daß sie sozial fast völlig isoliert bei der Mutter lebt, ihr Studium wegen Angst vor dem Auffallen nicht mehr weitergeführt hat und auch suizidale Ideen wegen der Hauterkrankung vorhanden sind, die sie bisher durch die Kontrolle der Mutter bewältigen konnte.

Bei diesem Fallbeispiel wird sehr schnell deutlich, daß hier keine Indikation zu einer weiteren topischen Pharmakotherapie zu stellen ist, sondern vielmehr durch die Anwendung von psychosomatischer Grundversorgung der Versuch unternommen werden muß, die Patientin von der Notwendigkeit einer ambulanten oder stationären psychosomatischen oder psychiatrischen Behandlung zu überzeugen. Dies muß jedoch mit viel Fingerspitzengefühl und einer soliden Ausbildung in psychosomatischer Grundversorgung erfolgen [2, 3].

Es stellt sich die Frage, ob es sich hier um Einzel-

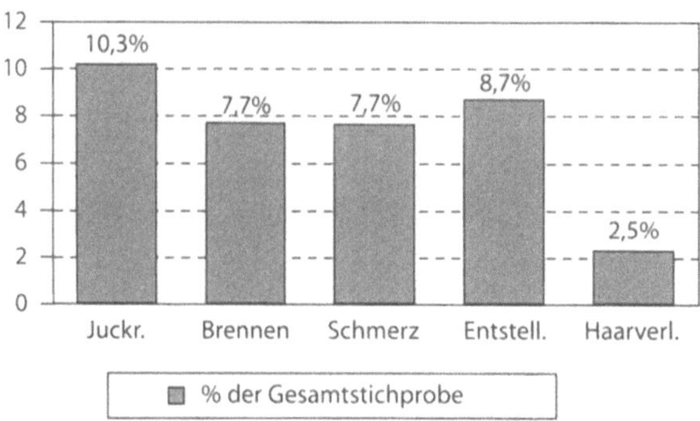

Abb. 1. Häufigkeiten somatoformer Beschwerden bei Hautpatienten einer Universitäts-Poliklinik (n = 195)

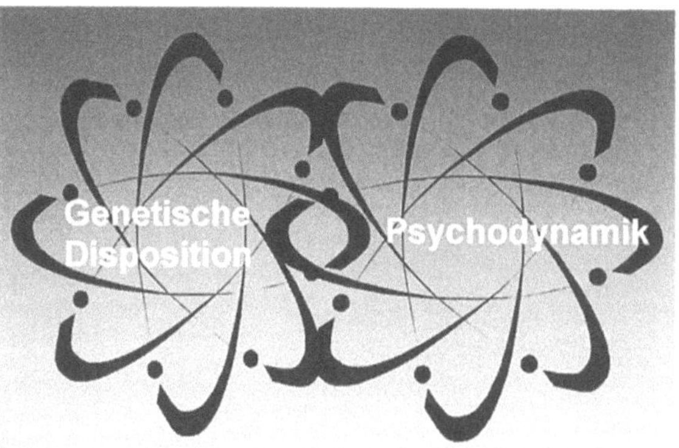

Abb. 2. Ineinandergreifen von Psychosomatik und genetischer Disposition zum Zeitpunkt der Entstehung einer Hauterkrankung

fälle in der dermatologischen Routine handelt oder ob diese Patienten durchaus häufig und regelmäßig den Dermatologen aufsuchen. Zu diesem Zweck führten Gieler et al. (unveröffentlichte Ergebnisse) eine Erhebung an 195 Patienten einer dermatologischen Universitäts-Poliklinik durch, um die Häufigkeit dieser Beschwerdebilder in einer Routineambulanz zu erfassen. Neben den Fragebögen für Patienten zur Erfassung von Körpersymptomen wurden die behandelnden Dermatologen, die nicht psychosomatisch ausgebildet waren, befragt, ob sich ein objektiver Befund erheben läßt oder nicht. In Abb. 1 ist das Ergebnis dargestellt, wobei deutlich wird, daß bei mindestens jedem zehnten Patienten derartige Krankheitsbilder (somatoforme Störungen) eine Rolle spielen.

Bei den chronischen Dermatosen spielt die Pharmakotherapie natürlich eine wichtige Rolle und hier stellt sich nicht die Frage, inwieweit eine Psychotherapie diese ersetzen kann. Dies ist sicher nicht möglich. Andererseits kann bei diesen Dermatosen eine adjuvante Psychotherapie häufig sehr hilfreich sein, die Krankheitsverarbeitung zu verbessern, die Compliance zu fördern oder dem Patienten überhaupt wieder Hoffnung und Sinn zu geben (zum Beispiel Genodermatosen).

Dermatosen, bei denen eine psychotherapeutische Begleittherapie häufig sinnvoll ist

- Akne
- Alopecia areata
- Herpes simplex genitalis
- Lichen ruber
- Melanom
- Neurodermitis
- Psoriasis
- Sklerodermie
- Urtikaria

Auch unter der Annahme, daß sich die genetische Disposition einer Dermatose völlig unabhängig von der psychischen Seite entwickelt und die psychodynamische Entwicklung des betreffenden Menschen eigengesetzlich abläuft, so greifen diese beiden Parameter doch in der Symptomatik ineinander (Abb. 2) und deshalb hängt beispielsweise die Schwere der psychischen Beeinträchtigung nicht selten von dem Erstmanifestationszeitpunkt und der Bestandsdauer der Dermatose ab.

Hinsichtlich der Indikation zur Psychotherapie gelten ähnliche Grundsätze wie in der Pharmakotherapie, die Parallelen sind in Tabelle 1 gegenübergestellt.

Tabelle 1. Indikation zur Pharmakotherapie beziehungsweise Psychotherapie

Pharmakokinetik	Psychokinetik
Geeigneter Zugangsweg	Affektiv positiver Kontakt mit Patient
Lokale Wirksamkeit eines aktiven Wirkstoffs	Introspektionsfähigkeit beziehungsweise internales Krankheitskonzept
Protrahierte Anwesenheit des Wirkstoffs am Wirkort	Widerstand des Patienten nicht zu hoch (Eigenmotivation) beziehungsweise Empathie des Therapeuten ausreichend
Geringe Belastung des Gesamtorganismus	Verhinderung negativer Übertragung; keine aufdeckende Behandlung bei früh gestörten Patienten

Häufige Indikationen zur Psychotherapie in der Dermatologie sind:

- Verschlechterung der Symptomatik bei psychischer Belastung (akut oder chronisch)
- Ausgeprägte soziale Ängste oder Vermeidung durch die Hauterkrankung (Sozialphobie etc.)
- Depression
- Entstellungssyndrom (Dysmorphophobie; Thersites-Komplex)
- Exzessive Manipulationen an der Haut (Kratzen etc.)

Soll ein Patient eine Indikation zur Psychotherapie erhalten, so stellt sich die Frage, welche Form der Psychotherapie für ihn geeignet ist. Die kassenärztlich anerkannten Therapieschulen sind vor allem die Verhaltenstherapie und die tiefenpsychologisch fundierte Psychotherapie, die jeweils spezifische Indikationen haben (Tabelle 2).

Die Weiterbildung in psychosomatischer Grundversorgung, die inzwischen fester Bestandteil der hautfachärztlichen Weiterbildungsordnung geworden ist, stellt eine wesentliche Voraussetzung dar, um dieses wichtige Teilgebiet der Dermatologie nicht denjenigen zu überlassen, die keine fachdermatologischen Kenntnisse haben. Übersichten über psychosomatische Aspekte bei Hautkrankheiten sind inzwischen zahlreich publiziert worden [4]. Die immer wieder aus der Praxis heraus gestellte Frage, wie psychosomatische Ansätze trotz enger Zeitbudgets umzusetzen sind, kann ebenso klar beantwortet werden. Nicht jeder Patient, der ein psychosoziales Problem hat, muß dieses auch lösen und nicht jeder, der das Problem anspricht, ist auch motivierbar für eine Psychotherapie. Als allgemeine Grundsätze hat sich das in Abbildung 3 dargestellte Vorgehen bewährt, nachdem der Hautarzt entscheiden sollte, bei welchem Patienten er sich engagiert und auch entscheidet, welches Problem er selbst aufgrund seiner Ausbildung behandeln kann, und bei wem er besser die Indikation

Tabelle 2. Differentielle Psychotherapieindikation

Verhaltenstherapie	Tiefenpsychologisch fundierte Psychotherapie und Psychoanalyse
Abgrenzbares Problemverhalten	Allgemeine Lebensproblematik
Überschaubarer zeitlicher Rahmen	Zeitlicher Rahmen eher offen (Ausnahme: Fokaltherapie)
Adäquates Erklärungsmodell und Behandlungserwartung des Patienten	Auseinandersetzung mit kindlicher Entwicklung und deren Einflüsse
Bereitschaft zur Kooperation	Empathisches Beziehungsmuster und Übertragungsbeziehung
Therapieziel: Bewältigung	Therapieziel: Verstehen und Wiedererleben emotionaler Reaktionen

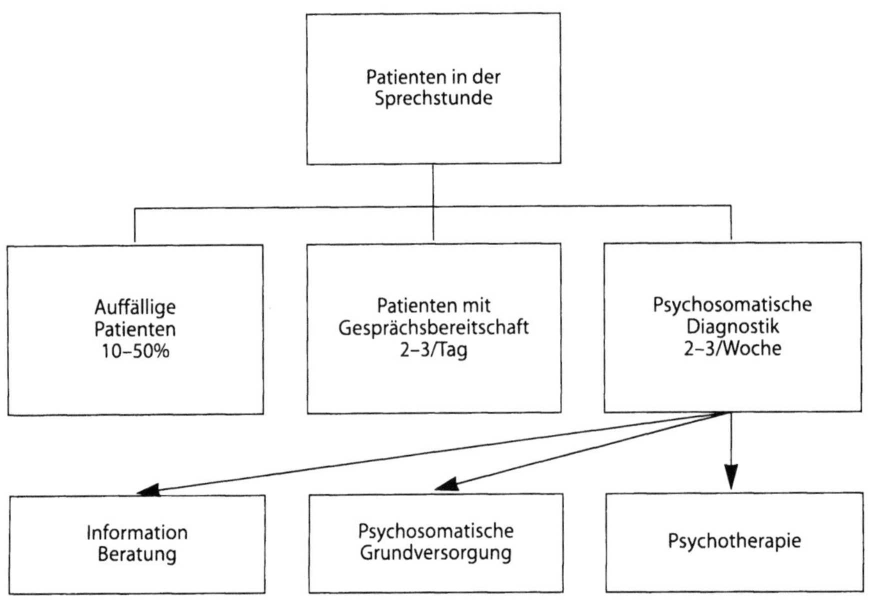

Abb. 3. Psychosomatische Patienten in der Praxis des Hautarztes

zu einer Psychotherapie stellt oder erkennt, daß der Patient nicht behandelbar ist.

Die Frage nach Pharmakotherapie oder Psychotherapie stellt sich demnach nur sehr bedingt, ob der therapeutische Erfolg nun post hoc oder propter hoc sich einstellt [1], kann letztlich nie sicher beantwortet werden. Die gegenseitige Ergänzung der beiden Therapiearten scheint jedoch mehr als die Summe der Einzelkompenten zu bewirken, so daß die Antwort der Frage lauten sollte: Pharmakotherapie und Psychotherapie, je nach Indikation!

Literatur

1. Bosse K (1985) Therapeutischer Erfolg – Post hoc oder propter hoc. In: Mahrle G, Ippen H (Hrsg) Dermatologische Therapie. Perimed, Erlangen
2. Gieler U (1993) Balint-Gruppen in der dermatologischen Fortbildung. Dtsch Dermatol 41: 36–41
3. Gieler U (1994) Psychosomatische Aspekte in der Pflege Hautkranker. Hautnah Derm 10: 311–313
4. Gieler U, Stangier U (1996) Dermatologie. In: Uexküll Th von, Adler R (Hrsg) Psychosomatische Medizin, 5. Aufl. Urban & Schwarzenberg München

Arzt oder Leistungsanbieter?

Gernot Rassner

Die Fragestellung „Arzt oder Leistungsanbieter" trifft kein umschriebenes, abgegrenztes Thema, sie stellt vielmehr eine Tür dar, die sich zu komplexen und vielschichtigen Fragen und Umwälzungen unseres Gesundheitssystems öffnet. Erst nach Skizzierung einiger allgemeiner und spezieller gesundheitspolitischer Rahmenbedingungen ist der Versuch einer Beantwortung möglich.

Ich möchte meine Ausführungen folgendermaßen gliedern:

- Fortschritte und Krise der Medizin
- Ökonomisierung und Verrechtlichung der Medizin
- Arzt oder Leistungsanbieter?
- Situation der Dermatologie

Fortschritte und Krise der Medizin

In diesem Jahrhundert, insbesondere in den letzten 50 Jahren, hat die Medizin früher nicht vorstellbare Fortschritte gemacht. Die Erholungs- und Aufbruchsphase unseres Landes nach dem 2. Weltkrieg war nicht nur gekennzeichnet durch das bekannte Wirtschaftswunder, sondern auch durch ein Wissenschaftswunder und ein Medizinwunder. Der enorme Auftrieb erfaßte nicht nur die wissenschaftliche, sondern auch die praktische Medizin und brachte zahlreiche neue Möglichkeiten der Hilfe und Heilung, gleichzeitig auch ein Wachstum des Gesundheitswesens und eine Differenzierung in neue Gebiete und Bereiche. Auch die Dermatologie wuchs und gedieh.

Zahlreiche neue Medikamente verbesserten die Behandlungsmöglichkeit von Hautkrankheiten. Die Allergologie und operative Dermatologie gewannen durch einen Anstieg entsprechender Erkrankungen immer mehr an Gewicht und wurden auch in der Weiterbildungsordnung verankert. Diagnostisch-therapeutische Methoden wurden an den Kliniken entwickelt und praxisreif gemacht, so zum Beispiel im Bereich der Allergologie, Lichttherapie, Phlebologie/Angiologie, Onkologie, Mykologie, Andrologie, Histologie/Immunhistologie.

Auf dem Boden einer florierenden Wirtschaft waren die Sozialsysteme leistungsfähig genug, eine solche Expansion zu ermöglichen. Auch die Ärzteschaft profitierte ideell und materiell von dieser Entwicklung, die Anspruchshaltung der Patienten entwickelte sich entsprechend. Die Zukunftsperspektiven der Medizin erschienen überaus positiv. Heute allerdings wird fast nur noch von einer Krise der Medizin gesprochen, von einer Fortschrittsfalle und einer Medizin, die an ihre Grenzen gestoßen sei. Zwei wesentliche Aspekte spielen dabei eine Rolle: Der Mangel an Ressourcen und das Auftreten ethischer Probleme.

Mangel an Ressourcen

Die Krankenversicherung (GKV) als Hauptträger der medizinischen Versorgung (90%) kann die von der Medizin entwickelten Möglichkeiten und Leistungen nicht mehr finanzieren. Hauptursachen sind: Einnahmeprobleme (prozentuale Kopplung an die Grundlohnsumme der Beschäftigten, Arbeitslosigkeit) und Lastenverschiebung innerhalb der Sozialsysteme sowie Ausgabenprobleme bedingt durch Fortschritte der Medizin (was früher nicht da war, hat nichts gekostet), Zunahme der Arztzahl als Leistungserbringer, gestiegene Lebenserwartung der Menschen (Zunahme der Zahl medizinbedürftiger älterer Menschen wie Herzkranke, Diabetiker, Nierenkranke) und systemproduzierte Kosten durch entsprechende ökonomische Anreize. Auch in anderen Bereichen stoßen die Ressourcen an Grenzen.

Der Begriff der Kostenexplosion im Gesundheitswesen ist allerdings falsch. Es handelt sich vielmehr um eine Leistungs- und Effektivitätsexplosion, vorwiegend bedingt durch den medizinischen Fortschritt. Auch relativieren sich Anstieg und Höhe der Gesundheitskosten, wenn der allgemeine Kostenanstieg und der seit 1975 relativ stabile Anteil der Gesundheitsausgaben am Bruttosozialprodukt berücksichtigt werden. Das deutsche Gesundheitssystem gilt als eines der besten der Welt.

Ethische Probleme

Die Fortschritte der Medizin haben aber auch erhebliche ethische Probleme gebracht, bedingt durch die Möglichkeit tiefgreifender Eingriffe in alle Lebensphasen wie zum Beispiel künstliche Befruchtung, Embryonenforschung, Todesdefinition und Organentnahme, mögliche Eingriffe in das Erbgut. Weitere ethische Probleme ergeben sich aus den Versuchen der Kostendämpfung.

Ökonomisierung und Verrechtlichung der Medien

Die derzeitige Gesundheitspolitik ist fast nur noch auf Kostendämpfung ausgerichtet, die auf verschiedenen, in sich widersprüchlichen Wegen angestrebt wird. Die wichtigsten Wege sind „Ökonomisierung" (das heißt mehr Marktwirtschaft und weniger Staat) sowie „Verrechtlichung" (das heißt mehr gesetzgeberisch-dirigistische Eingriffe und mehr Staat).

Ökonomisierung

So wie die freie Marktwirtschaft das Wirtschaftswunder hervorgebracht hat, erhofft man sich von der Zauberformel einer marktwirtschaftlichen Medizin Kostensenkung und Effizienzsteigerung.
Marktwirtschaftliche Begriffe und Formulierungen dringen immer mehr in die Medizin ein wie mehr Markt, Wettbewerb, Konkurrenz, Leistungsanbieter, Einkaufsmodell, Gesundheit als Produkt usw.
In den Praxen der niedergelassenen Ärzte spielten ökonomische und wirtschaftliche Determinanten bereits sehr früh und per se eine wichtige Rolle, handelt es sich doch um eigenständige kleine Wirtschaftsunternehmen.
Krankenhäuser waren von solchen ökonomischen Zwängen bis vor einiger Zeit eher geschützt und wurden von Ländern und Gemeinden zum Teil noch unter Berücksichtigung sozialstaatlicher Gesichtspunkte betrieben. Die Ökonomisierung hat jetzt aber auch die öffentlichen Krankenhäuser voll erfaßt.
Die Universitätsklinika sollen nach einem Beschluß der Kultusministerkonferenz in eigenständige Wirtschaftsbetriebe umgewandelt werden (die von den Ländern befürchtete, bevorstehende finanzielle Krise der Universitätsklinika dürfte ein Hauptgrund dafür sein). Die Professoren sollen für ihre Lehr- und Forschungstätigkeit als Professor weiterhin vom Land bezahlt werden, der Chefarzt mit angestelltenähnli-

chem Vertrag aber von dem Klinikum beziehungsweise den Krankenkassen (nach „Marktsituation"). Die Privatliquidation soll entfallen.
Kommunale Kliniken sind zum Teil schon privatisiert worden und arbeiten als GmbHs, teilweise ebenfalls unter Abschaffung der Privatliquidation der Chefärzte.
Private Kliniken und Klinikketten suchen profitable Bereiche und arbeiten unter Bedingungen, die in anderen Krankenhäusern nicht realisierbar sind. Diesen werden die nicht profitablen Bereiche überlassen.
Weitere Elemente und Ziele einer Ökonomisierung des Gesundheitswesens sind die Drosselung der Zahl der „Leistungsanbieter", das heißt der Ärzte im niedergelassenen Bereich, aber auch im Bereich der Kliniken. Weiterhin werden eine Kostensenkung durch Vermehrung der Zahl der Allgemeinärzte bei entsprechender Reduzierung der Zahl von Fachärzten und eine Kostenumschichtung durch erhöhte Selbstbeteiligung angestrebt.

Verrechtlichung

Zur Durchsetzung genannter Ökonomisierungsmaßnahmen mit dem Ziel der Kostendämpfung erfolgten in den letzten Jahren eine ganze Reihe staatlich dirigistischer Maßnahmen, vor allem das Gesundheitsreformgesetz 1989, das Gesundheitsstrukturgesetz 1993 und die jetzt vom Bundestag verabschiedeten Gesetze der 3. Stufe der Gesundheitsreform (unter anderem Krankenhausneuordnung, Weiterentwicklung der Strukturreform). Die vom Gesetzgeber jetzt herausgestellte Stärkung der Selbstverwaltung wird nicht nur positiv gesehen. Kritisiert wird, daß auf diesem Wege Organe der ärztlichen Selbstverwaltung zum Erfüllungsgehilfen des politischen Willens gemacht würden oder ihnen sogar Entscheidungen zugeschoben werden, die eigentlich der Staat zu treffen und zu verantworten hätte.
Bemängelt wird ferner, daß alle bisherigen gesetzgeberischen Aktivitäten lediglich eine Kostendämpfung, nicht aber eine tatsächliche Reform des Gesundheitswesens anpeilen.

Arzt oder Leistungsanbieter?

Bewirken die skizzierten Veränderungen der Ökonomisierung und Verrechtlichung der Medizin nun auch Veränderungen im Arztsein und Arztbild?

Die Antithese Arzt/Leistungsanbieter soll zunächst etwas umformuliert und vom unökonomischen und ökonomischen Arzt gesprochen werden.

Der unökonomische Arzt

Die Priorität seines Handelns wird bestimmt vom Patientenwohl nach den alten ärztlichen Leitprinzipien salus aegroti suprema lex und primum nil nocere.

Ökonomische und rechtliche Zwänge sind für ihn sekundärer Natur.

Das Patienten-Arzt-Verhältnis ist vertrauensvoll und bestimmt von Hilfe erbitten und Hilfe gewähren.

Die Gefahr einer solchen Auffassung liegt in einer mangelhaften Verantwortung gegenüber der Tragfähigkeit des Gesundheitssystems. Auch wird ein utopisches Arztbild vermittelt, welches früher oder später in Konflikt mit ökonomischen Zwängen gerät.

Eine solche primäre oder ausschließlich patientenorientierte Haltung war in früheren Zeiten noch eher möglich, als das Angebot medizinischer Leistungen beschränkt war und Ökonomisierung beziehungsweise Verrechtlichung den Handlungsspielraum nicht so stark einengten. Sie findet oder fand sich auch noch tendenziell bei Krankenhausärzten, die wirtschaftlichen Zwängen nicht in diesem Maße ausgesetzt waren und deren Leistungserbringung auch nicht honorargekoppelt war.

Strikte Budgetierung, drastische Betriebsmittel- und zunehmende Stellenstreichungen, bereits erfolgte Schließung von Abteilungen und der von verschiedenen Seiten geforderte weitere Abbau der Krankenhausmedizin haben aber auch hier die Lage gründlich verändert. Die zwischenärztliche Solidarität löst sich allmählich auf.

Der ökonomische Arzt

Die Priorität des ökonomischen Arztes liegt in wirtschaftlichen Überlegungen, aus denen sich sekundär die Möglichkeiten der Patientenversorgung ergeben. Das Patienten-Arzt-Verhältnis ist geschäftlicher Natur, die Vertrauensbasis kann leiden.

Die Gefahr einer solchen ärztlichen Tätigkeit ist das Dominieren wirtschaftlicher Gesichtspunkte und marktwirtschaftlicher Mechanismen. Das Leistungsangebot orientiert sich an der Vergütung, unrentable oder risikoreiche Leistungen werden möglichst nicht mehr erbracht, Mischkalkulationen entfallen. Es wird versucht, geringe Gewinnspannen durch größeren Umsatz zu kompensieren, neue Einnahmequellen außerhalb der GKV zu erschließen, Konkurrenz möglichst zu schwächen oder auszuschalten.

Diese Gefahren, die jetzt auch in den Krankenhäusern Platz greifen, sind in den Praxen der niedergelassenen Kollegen früher und drastischer relevant geworden, bedingt einerseits durch massive und für freie Berufe einmalige Eingriffe des Gesetzgebers und eigener ärztlicher Organisationen in die ärztliche Tätigkeit, andererseits aber auch durch die Tatsache, daß Praxen eigenwirtschaftlich geführt werden müssen und die Existenz der Praxis und des Praxisinhabers damit verbunden sind. Auch hier hat diese Entwicklung zu einer erheblichen Störung der zwischenärztlichen Solidarität geführt. Die Entwicklung des EBM mit induziertem marktwirtschaftlichen Reaktionen liefert hierfür drastische Beispiele, die unter dem Motto zusammengefaßt werden können „der Ehrliche ist der Dumme".

Läßt die derzeitige Situation dem Arzt überhaupt noch die Möglichkeit, seiner Gesamtverantwortung für seine Patienten, seinen Arbeitsbereich und die Gesellschaft gleichermaßen gerecht zu werden? Die Frage wird zunehmend verneint und sogar eine weitere Verschlechterung befürchtet.

Wenn die Finanzierung des Gesundheitssystems nicht verbessert wird (was unwahrscheinlich ist), die Anforderungen an das Gesundheitssystem weiter steigen (was wahrscheinlich ist) und die bisherigen Versuche der Kostendämpfung nicht ausreichen (was ebenfalls wahrscheinlich ist), ergeben sich weitere Restriktionen im Sinne einer noch stärkeren Verwirtschaftlichung und Rationalisierung (mit Gefährdung der menschlichen und sozialen Komponente) und eines verstärkten Abbaus von Gesundheitsleistungen (Beschränkung auf das medizinisch Notwendige) bis hin zur Rationierung (Beispiel England). Hier gerät der Arzt in die unerträgliche Rolle des Zuteilers von Gesundheitsleistungen. Nicht wenige Ärzte sind der Meinung, daß der Prozeß der Rationierung bereits mehr oder minder schleichend eingesetzt hat.

Wenig überzeugend ist die derzeitige Haltung der Gesundheitspolitik und ihrer Repräsentanten. Die Tatsache eines unumgänglichen Leistungsabbaus bei Fortbestand der jetzigen Rahmenbedingungen wird geflissentlich verschleiert. Zu dieser Verschleierung gehört auch die geniale Erfindung der

Qualitätssicherung, die von der Ärzteschaft bereitwillig aufgegriffen wurde. Eine genauso geniale Erfindung ist die „Stärkung der ärztlichen Selbstverwaltung", die es der Gesundheitspolitik ermöglicht, sich unliebsamen Entscheidungen und der Verantwortung hierfür zu entziehen.

Arztsein und Arztbild kann also folgendes bedeuten:

- Der ausschließlich dem Patientenwohl verpflichtete Arzt
- Der Arzt als Leistungserbringer in einem ökonomischen System
- Der vorwiegend privatwirtschaftlich orientierte Leistungsanbieter
- Der Zuteiler ärztlicher Leistungen im Rahmen einer Gesundheitsrationierung

Situation in der Dermatologie

Die geschilderten Probleme wirken sich natürlich auch in der Dermatologie aus. Zu bedenken ist dabei die besondere Situation unseres Fachgebietes.
Die Dermatologie ist nicht in dem Maße abgegrenzt und ausreichend stabilisiert wie andere Fächer. Ein Grund ist die Existenz verschiedener Teilbereiche mit interdisziplinärem Charakter und offenen Grenzen zu anderen Fachgebieten. Ein weiterer Grund ist, daß entsprechend dem Ursprung der Dermatologie immer noch eine Reihe von Krankheitsbildern von Internisten als innere Krankheiten, von chirurgischen Fächern als chirurgische Krankheiten angesehen wird. Darüber hinaus glauben nicht wenige Ärzte anderer Fachgebiete, eine ausreichende Kompetenz für dermatologische Fragen zu haben. Schließlich gibt es dermatologische Krankheitsbilder, die weder lebensbedrohlich noch hautzerstörend sind, dafür aber eine psychosoziale Bedeutung besitzen. Hier wird in Zukunft zweifellos die Frage des medizinisch Notwendigen gestellt werden.
Die Dermatologie ist deshalb in besonderem Maße Gegenstand der Ökonomisierung und der Eingriffe in die Leistungsmöglichkeiten des Faches geworden.
Dermatologische Kliniken haben durch den Verdrängungswettbewerb innerhalb der Klinika ganz erhebliche Probleme bekommen. Zu nennen sind Schließung von Kliniken, überproportionaler Bettenabbau im Vergleich zu anderen Fächern, jeder Chefarzt/Direktorenwechsel ist in der Regel Anlaß zu Versuchen, die Klinik zu verkleinern und Teil-

bereiche abzusplittern. Innerhalb der einzelnen Klinika wird die Ressourcenverknappung zunehmend mit einer Schwerpunktbildung beantwortet, die meist im Bereich anderer Fächer liegt.
Die Situation in den Praxen der niedergelassenen Dermatologen ist grundsätzlich nicht anders. In den Gremien der ärztlichen Selbstverwaltung (wie Kven) werden Entscheidungen häufig zu Lasten der Dermatologen getroffen, die Umsteuerung in Richtung hausärztlicher Versorgung wird nicht nur von der ärztlichen Selbstverwaltung, sondern auch von der politischen Seite aus betrieben. Die Existenz mancher Praxen ist gefährdet.

Mögliche Auswirkungen dieser Entwicklung
Der Abbau der klinischen Dermatologie wird dazu führen, daß die Kliniken nicht mehr in der Lage sind, einerseits die Breite der Krankenversorgung aufrecht zu erhalten und zu gewährleisten und andererseits (insbesondere in den Universitätskliniken) die Lehre und den wissenschaftlichen Fortschritt zu sichern und damit das Fach lebendig zu erhalten.
In den Praxen besteht ebenfalls Gefahr, daß Teile der Dermatologie verloren gehen und daß das Leistungsspektrum der ambulanten Dermatologie reduziert wird. Die Kliniken werden das nicht auffangen können – ganz im Gegenteil.
Was ist zu tun?
Im Interesse unserer Patienten ist es dringend erforderlich, das im Laufe der Jahre erarbeitete hohe Leistungsniveau fachärztlich-dermatologischer Versorgung zu erhalten. Dies bedeutet aber auch die Gewährleistung eines hohen Qualitätsstandards bei entsprechender Qualifikation und kooperativer Solidarität.
Dringend erforderlich in einer solchen Situation ist deshalb auch die Solidarität aller Dermatologen in Klinik und Praxis. Dies ist unsere einzige Chance, unser Fachgebiet zu erhalten. Diese Solidarität muß besser werden, die Kliniken müssen mehr auf die Bedürfnisse der niedergelassenen Dermatologen eingehen, die wichtige und gleichrangige Partner für uns sind. Die niedergelassenen Dermatologen sollten nicht die klinische Dermatologie als Konkurrenz auffassen und ihre Reduktion befürworten. Es wäre eine fatale Selbsttäuschung anzunehmen, daß der Abbau der klinischen Dermatologie die Praxen stärken würde. Die Patienten werden vielmehr von anderen Fächern übernommen werden und dort sehr willkommen sein. Die Situation der Dermatologie in den USA und England sollte ein warnendes Beispiel sein. Die Lei-

stungsfähigkeit der Dermatologie insgesamt setzt sich aus der Leistungsfähigkeit der Kliniken und der niedergelassenen Dermatologen zusammen. Jede Schwächung, gleichgültig an welcher Stelle, schwächt unser Fachgebiet und verschlechtert die Versorgung unserer Patienten.

Ein wichtiges Ziel der Politik der Deutschen Dermatologischen Gesellschaft war und ist deshalb die Bewahrung der jetzigen Leistungsbreite unseres Faches mit Stärkung wichtiger, medizinisch notwendiger Versorgungsbereiche wie operative Dermatologie, Onkologie, Allergologie, Angiologie/Phlebologie, ihre Verankerung in der Weiterbildungsordnung und Abstützung durch Gründung entsprechender Arbeitsgemeinschaften. Es darf doch nicht sein, daß die Dermatologie der Zukunft so aussieht, daß die medizinisch bedeutsamen Krankheitsbilder von anderen Fächern übernommen werden und der Dermatologe vorwiegend kosmetisch tätig ist.

Nun aber nochmals und abschließend zurück zu der Frage: Arzt oder Leistungsanbieter? Sie kann nur beantwortet werden im Rahmen der Entwicklung und Probleme unseres Gesundheitssystems, die von uns allen etwas mehr Bescheidenheit erfordern und auch erzwingen.

Wir müssen der Arzt bleiben, der primär seinem Patienten verpflichtet ist und für ihn die Verantwortung übernimmt.

Wir müssen gleichzeitig aber auch als Leistungserbringer uns der Verantwortung für die eingesetzten Mittel, den Erhalt unseres Fachgebiets und unseres Gesundheitssystems stellen.

Wir sollten nicht unter ökonomischen und rechtlichen Zwängen zu Leistungsanbietern degenerieren, die im gegenseitigen Verdrängungswettbewerb auf dem Markt des Gesundheitswesens ihre Produkte anbieten. Und wir sollten vor allen Dingen nicht in die Rolle geraten, als „Leistungsrationierer" notwendige ärztliche Hilfe und Leistungen zuzuteilen beziehungsweise vorzuenthalten.

Heilversuch

Hans Christian Korting

Einführung und historischer Ausgangspunkt

Ein rechtlicher Rahmen hat für die Behandlung von Krankheiten und damit auch für die Behandlung von Hautkrankheiten in Deutschland lange Zeit nicht existiert. Die Entscheidung über die zu wählende Therapie oblag dem Arzt und war dem Patienten gegenüber im Regelfall auch nicht unbedingt zu begründen, ja nicht einmal vor dem Hintergrund bestimmter allgemeiner Vorgaben zu treffen. Unerwünschte Arzneimittelwirkungen standen nicht im medizinischen Blickpunkt; soweit sie überhaupt als Problem erkannt wurden, galten sie als unabwendbar. Erst die Erfahrungen mit den schwerwiegenden unerwünschten Wirkungen des als Schlafmittel in Verkehr gebrachten Wirkstoffes Thalidomid haben in Deutschland Anlaß gegeben, ein spezielles Gesetz zur Regelung des Verkehrs mit Arzneimitteln in der Bundesrepublik Deutschland zu erlassen. Vor dem Hintergrund des Gesetzes in seiner heutigen Form gilt es stets bei der Behandlung von Erkrankungen Nutzen und Risiko eines Arzneimittels gegeneinander abzuwägen. Der Gedanke der Risikobewertung wurde dabei wesentlich durch die Erfahrung mit Thalidomid in den Vordergrund gerückt. Die Frage des Nachweises eines Nutzens eines Arzneimittels geht in bezug auf ihre öffentliche Wahrnehmung nicht zuletzt auf Überlegungen in den USA zurück, wo 1962 mit dem Kefaurer Amendment der Wirknachweis als integraler Bestandteil einer formalisierten Arzneimittelzulassung mit Ausrichtung auf definierte Indikationen eingeführt wurde [7]. Im Grunde erst seit Einführung derartiger Gesetze sieht sich der Dermatotherapeut konfrontiert mit einer möglichen, insbesondere auch rechtlichen Problematik der Verordnung von Arzneimitteln, die bei der zu behandelnden Erkrankung noch nicht von der für den Verkehr mit Arzneimitteln zuständigen Behörde freigegeben worden sind.

Immerhin hat man sich aber in Deutschland bereits in den 30er Jahren seitens der Gesundheitsbehörden mit der einschlägigen Thematik im Grundsatz beschäftigt. Eine Richtlinie des Reichsministeriums des Innern von 1931 führt aus:

„Die ärztliche Wissenschaft kann, wenn sie nicht zum Stillstand kommen soll, nicht darauf verzichten, in geeigneten Fällen eine Heilbehandlung mit neuen, noch nicht ausreichend erprobten Mitteln und Verfahren einzuleiten".

In dieser Richtlinie werden zwei Begriffe nach Art eines Begriffspaares definiert: Neuartige Heilbehandlung und wissenschaftlicher Versuch. Als Charakteristikum der hier zu diskutierenden neuartigen Heilbehandlung wird herausgestellt, daß es im Einzelfall notwendig sein kann, zur Erkennung, Heilung oder Verhütung einer Krankheit Maßnahmen zu ergreifen, deren Folgen noch nicht ausreichend zu übersehen sind. Zufolge der Richtlinie muß dabei eine ganze Reihe von Anforderungen erfüllt sein, um ein derartiges Vorgehen zu rechtfertigen, wie die folgende Übersicht zeigt.

In dieser Richtlinie werden somit viele auch heute noch als gültig anzusehende Aspekte des Heilversuches abgehandelt, ohne daß dieser Begriff selbst hier bereits zu finden wäre.

Anforderungen an „neuartige Heilbehandlung". Richtlinie des Reichsministeriums des Innern von 1931 [17]

- Übereinstimmung mit Regeln der Wissenschaft
- Abwägung des Verhältnisses von „Schaden" und „Nutzen"
- Vorausgehende Prüfung im Tierversuch falls möglich
- Einwilligung nach Belehrung
- Besondere Sorgfalt bei Personen unter 18 Jahren
- Bei Krankenanstalten Verantwortung beim leitenden Arzt
- Aufzeichnung über Begründung, Belehrung und Zustimmung
- Hinweis auf besondere Pflichten im „akademischen Unterricht", „bei jeder geeigneten Gelegenheit"

Unter wissenschaftlichen Versuchen werden in dem Papier verstanden „Eingriffe und Behandlungsweisen am Menschen..., die zu Forschungszwecken vorgenommen werden, ohne der Heilbehandlung im einzelnen Falle zu dienen, und deren Auswirkung und Folgen aufgrund der bisherigen Erfahrungen noch nicht ausreichend zu übersehen sind".

Definition und Abgrenzung

Durchaus in Fortentwicklung der obigen Begriffe sind in neuerer Zeit die Fachwörter Therapieversuch und Heilversuch in die wissenschaftliche Literatur eingeführt worden, wobei der letztere Begriff hier in besonderer Weise in Rede steht. Unter Therapieversuch ist nach Schwarz und Schenk [21] zu verstehen die „Anwendung einer möglicherweise oder wahrscheinlich wirksamen, jedoch noch nicht zugelassenen Substanz im Einzelfall beziehungsweise in Einzelfällen bei Patienten in lebensbedrohlichen Situationen oder mit schwerwiegenden, nicht anderweitig therapierbaren Erkrankungen". Hiervon ist der Heilversuch sensu stricto abzugrenzen, wie in der Literatur ausdrücklich betont wird. Pabel [16] führt aus: „Keine klinische Prüfung ist der Heilversuch, bei dem man Arzneimittel im Einzelfall aufgrund der Therapieentscheidung des behandelnden Arztes in einem Indikationsgebiet angewendet wird, für das das Arzneimittel keine arzneimittelrechtliche Zulassung besitzt".

Bei Hauterkrankungen empfohlene Arzneimittel und ihre tatsächlichen Indikationen: Granuloma anulare als Beispiel

In der Praxis werden gerade auch auf dem Gebiet der Behandlung von Hautkrankheiten Medikamente nicht selten jenseits der zugelassenen Indikationen eingesetzt. Dies sei hier exemplifiziert an der Therapie des Granuloma anulare, wie sie sich in einem aktuellen monographischen Werk zur Dermatotherapie darstellt [15]. In dem Werk wird dabei zwischen einem Granuloma anulare superficiale im engeren Sinne und einem Granuloma anulare disseminatum superficiale unter dem Aspekt der Behandlung unterschieden. Die einzelnen Empfehlungen sind in der folgenden Übersicht wiedergegeben.

Möglichkeiten der Arzneimitteltherapie des Granuloma anulare entsprechend einem aktuellen monographischen Werk zur Dermatotherapie [15]

Arzneimitteltherapie des Granuloma anulare superficiale

Kortikosteroide
- lokal okklusiv, zum Beispiel Fludroxycortid-Folie
- intraläsional, zum Beispiel Triamcinolonacetonid, 1:1 mit Lokalanästhetikum verdünnt, 2 mg/cm^2

Granuloma anulare disseminatum superficiale

Retinoide
- Isotretinoin, Acitretin 0,5/0,5 – 0,8 mg/kg KG/Tag

PUVA
- UVA 2,0 – 4,0 J/cm^2,
- 8-MOP, 0,4 mg/kg KG

Sulfone
- Dapson 100 mg/Tag

Die in der Bundesrepublik Deutschland zufolge der Roten Liste 1996 [5] gültigen Indikationen für die genannten Dermatika sind im folgenden niedergelegt.

Indikationen glukokortikoidhaltiger Folie und injizierbarer Glukokortikoidsuspension entsprechend Rote Liste 1996 [5]

Fludroxycortid-Folie
- Chronische Dermatosen, vor allem trockene, schuppende Läsionen, die auf eine lokale Kortikosteroidtherapie ansprechen

Triamcinolonacetonid (10 mg in 1 ml)
- Dermatosen („subläsional")

Indikationen beim Granuloma anulare empfohlener systemischer Dermatika entsprechend Rote Liste 1996 [5]

Isotretinoin
- Schwere, therapieresistente Formen der Akne

Acitretin
- Zur symptomatischen Behandlung schwerster, therapieresistenter Verhornungsstörungen

8-MOP (Ammoidin)
- Schwere Formen der Psoriasis vulgaris, Mycosis fungoides, Vitiligo

Dapson
- Blasenbildende Dermatosen, speziell Dermatitis herpetiformis
- Zur Leprabehandlung zusammen mit anderen Antileprotika

Betrachtet man die vorgeschlagenen Dermatika beim Granuloma anulare vor dem Hintergrund der derzeitigen Indikationen der in Rede stehenden Arzneimittel in der Bundesrepublik Deutschland, so erscheint bei den Topika zumindest in gewissem Umfang der Einsatz gerechtfertigt. Dies gilt insbesondere für Triamcinolonacetonid-Kristallsuspension, die bei „Dermatosen" indiziert ist. Eine derartig breite Indikation ist wohl nur historisch erklärbar, bei Neueinführung einer derartigen Zubereitung wäre nicht zuletzt vor dem Hintergrund der möglichen unerwünschten Wirkungen kaum mit einer derart breiten Definition des Einsatzgebiets durch die Zulassungsbehörde zu rechnen. Die Fludroxycortid-Folie erscheint auf den ersten Blick ebenfalls uneingeschränkt indiziert, handelt es sich doch beim Granuloma anulare fraglos um eine chronische Dermatose. Der Interpretation bedarf aber die zusätzliche Voraussetzung des Ansprechens der Zielerkrankung auf eine lokale Kortikosteroidtherapie. Hier ist zu erwähnen, daß nach Cornell und Maibach das Granuloma anulare den Steroid-resistenten Dermatosen zuzurechnen ist. Diese auch in deutschen Monographien zur Dermatotherapie wiedergegebene Auffassung [12] betrifft möglicherweise aber nur die Anwendung von Glukokortikoiden in halbfesten Formen ohne Okklusion, so daß auch bei näherer Betrachtung die Anwendung als womöglich gerechtfertigt erscheint.

Wesentlich anders stellt sich die Situation bei den systemischen Dermatika dar. Kein einziges der heute empfohlenen Dermatika und keine der Therapiemodalitäten ist bei der Erkrankung indiziert. Nachdem jedem Dermatologen die Schwierigkeit vertraut ist, Granuloma anulare überhaupt erfolgreich zu behandeln und wenn, dann gar mit Topika, wird deutlich, daß auch für eine gar nicht so seltene Hauterkrankung wie das Granuloma anulare keinesfalls ausreichend indizierte Arzneimittel zur Verfügung stehen, um im Alltag dem Anliegen der Patienten gerecht werden zu können. Beim Granuloma anulare, aber auch bei vielen anderen Hauterkrankungen, wird der Hautarzt also auf einen Heilversuch verwiesen sein.

Einsatz von Medikamenten jenseits ihrer zugelassenen Indikationen in den USA und ihre Bewertung durch die Zulassungsbehörde

In den für die Entwicklung von Arzneimitteln führenden und auch für die Entwicklung des Arznei-

Tabelle 1. Adäquater und inadäquater Einsatz von Arzneimitteln bei stationären Patienten in den USA [14]

Arzneimittel	Einsatz außerhalb Zulassung (%)	Beurteilung
Cephalexin	18,3	inadäquat
Allopurinol	57,1	inadäquat
Propranolol	64,7	adäquat

Tabelle 2. Arzneimittel, deren Einsatz außerhalb der zugelassenen Indikationen in den USA von der Arzneimittelzulassungsbehörde als gerechtfertigt angesehen wird [22]

Arzneimittel	Indikation
Xylocain	Arrhythmie
Propranolol	Angina pectoris Tachykardie bei Hyperthyreose Hypertonie
Imipramin	Enuresis
Alkylantien	Lupus erythematodes Rheumatoide Arthritis Wegener Granulomatose

mittelrechts bedeutsamen Vereinigten Staaten von Amerika werden Arzneimittel allgemein seit langer Zeit in großem Umfang außerhalb der jeweiligen Zulassung eingesetzt, wobei von Fachleuten der Einsatz teils als adäquat, teils aber auch als inadäquat beurteilt wird (Tabelle 1). Besonderes Interesse verdient in diesem Zusammenhang die Tatsache, daß die amerikanische Arzneimittelzulassungsbehörde Food and Drug Administration (FDA) selbst bei bestimmten Arzneimitteln den Einsatz in Indikationen, für die sie in den USA nicht zugelassen sind, als gerechtfertigt erklärt hat (Tabelle 2).

Wie die obige Tabelle ausweist, gibt es grundsätzlich auch dermatologische Indikationen nach amerikanischer Auffassung, bei denen Medikamente außerhalb der zugelassenen Indikationen eingesetzt werden sollen (Lupus erythematodes). Zufolge der Standesvertretung der amerikanischen Ärzteschaft, der American Medical Association (AMA), gilt es zwischen „unlabelled use" und „unapproved use" zu unterscheiden, was man möglicherweise mit „nicht vorgesehenem Gebrauch" beziehungsweise „nicht gerechtfertigtem Gebrauch" übersetzen könnte [1].

Gegenwärtig wird der Einsatz von Arzneimitteln jenseits der Zulassung in den USA am häufigsten in der Onkologie verzeichnet, auf besondere Kritik stößt die Praxis aber speziell im dermatologischen Zusammenhang, wo ein entsprechendes Vorgehen in besonderem Maße beworben wird, speziell im Zusammenhang mit Kollagen zur Lippenaugmentation und Tretinoin für Hautfalten [9]. Janin [9] spricht in diesem Zusammenhang von „off label promotion". Gerade auf dem Gebiet der Dermatotherapie wird in neuerer Zeit aber auch hervorgehoben, daß der Einsatz eines Medikamentes in einer zunächst nicht zugelassenen Indikation im Rahmen von Heilversuchen letztlich zu einer entsprechenden Erweiterung der Zulassung führen kann. Dies ist bei Methotrexat und Psoriasis vulgaris der Fall gewesen, und das, obwohl im Rahmen dieser Heilversuche 15 Todesfälle zu verzeichnen waren [23].

Mögliche rechtliche Folgen des Einsatzes von Arzneimitteln jenseits der zugelassenen Indikationen: Probleme der Anwendung und der Nichtanwendung

Angesichts der oben dargelegten therapeutischen Situation des Hautarztes wird es für ihn unumgänglich sein, sich mit den rechtlichen Folgen des Einsatzes von Arzneimitteln jenseits der zugelassenen Indikation näher zu beschäftigen, wobei der Einsatz eines Arzneimittels jenseits der anerkannten Indikationen rechtlich ebenso problematisch sein kann wie der Nichteinsatz.

Der Einsatz eines Dermatikums in nicht zugelassenen Indikationen wird für den Hautarzt insbesondere haftungsrechtliche Implikationen haben können. Greift doch im Schadensfalle bei der Anwendung eines Arzneimittels in zugelassener Indikation die Gefährdungshaftung des pharmazeutischen Unternehmers nach § 84 ff. AMG. Beim Heilversuch ist es demgegenüber zunächst einmal der Arzt selbst, der haftet. Für diesen Fall kann er aber insofern vorsorgen, als er eine Versicherung betreffend ärztliche Berufshaftpflicht abschließt, die wiederum zufolge den Allgemeinen Versicherungsbedingungen für die Berufshaftpflicht (AHB) den Heilversuch abdeckt. Nebenbei sei erwähnt, daß im Falle des klinischen Experiments eine Probandenversicherung greift, die nach Artikeln 40, 41 AMG für diesen Fall vorab abgeschlossen sein muß [19].

Spätestens seit 1990 kann der Arzt aber auch wissen, daß auch der Nichteinsatz eines für die Indikation noch nicht zugelassenen Arzneimittels rechtlich als grober Behandlungsfehler einzustufen sein kann, wie ein Urteil des Oberlandesgerichts Köln vom 30. Mai 1990 (27 U 169/87) ausweist. In dem vom Gericht zu beurteilenden Schadensfall ging es darum, daß ein Kind, bei dem Anhaltspunkte für das Vorliegen einer Herpesenzephalitis gegeben waren, erst verspätet Aciclovir erhalten hat, ein Medikament, das zum Schadenszeitpunkt in dieser Indikation noch nicht zugelassen war. Warum die Richter im Nichteinsatz des Medikaments im gegebenen Fall rechtswidriges Verhalten sehen, begründen sie insbesondere so: Der Einsatz des Medikaments war zum in Rede stehenden Zeitpunkt klinisch gängige Praxis, die Wirksamkeit war aufgrund von Studien an großen Patientenzahlen belegt, die Behandlung war in einem Standardwerk erwähnt. Zudem wurde ausgeführt, daß eine derartige Behandlung auch bei Verdacht notwendig sein kann, wenn die Sicherung der Diagnose zuviel Zeit beansprucht [2].

Verschärfung der Problematik durch Indikationseinengung

Fragt man sich einmal, ob der Einsatz von Medikamenten außerhalb der zugelassenen Indikation in der Dermatologie in Zukunft eher häufiger oder eher seltener notwendig sein wird, so ist eher mit dem ersteren zu rechnen. Dies erhellt schon allein aus dem Vergleich der Indikationen zweier wichtiger systemischer Antimykotika in der Dermatologie, welche zu unterschiedlichen Zeiten in die Therapie eingeführt worden sind, nämlich in den 6oer und den 9oer Jahren, Griseofulvin und Terbinafin (Tabelle 3). Etwas überspitzt kann man feststellen, daß Griseofulvin bei einer Vielzahl von Hautpilz-

Tabelle 3. Beispiel für Indikationseinengung bei dermatologisch relevanten Antimykotika in Deutschland: Griseofulvin versus Terbinafin [5]

Medikament	Indikation
Griseofulvin	Dermatophyteninfektionen der Haut und ihrer Anhangsgebilde
Terbinafin	Durch Dermatophyten verursachte Pilzinfektion der Finger- und Zehennägel (distal-subunguale Onychomykose) Behandlungsversuch bei Mischinfektionen der Nägel mit Hefen Durch Dermatophyten verursachte schwere therapieresistente Pilzinfektionen (Tinea pedis, Tinea corporis, Tinea cruris)

erkrankungen als indiziert gilt, insbesondere auch bei Tinea unguium, und das, obwohl bei dieser so häufigen Indikation in der Mehrzahl der Fälle aus heutiger Sicht eine Heilung nicht erwartet werden kann [13]. Terbinafin ist demgegenüber bei einer Vielzahl von Dermatophytosen der freien Haut nicht indiziert, obwohl an der Wirksamkeit hier kein Zweifel bestehen kann. Hierin spiegelt sich eine wesentlich strengere Bewertung der Nutzen-Risiko-Relation bei neuen Dermatika und Arzneimitteln allgemein seitens der Zulassungsbehörde wider, insbesondere dann, wenn zumindest ein mäßiges Risiko zum Zeitpunkt der Bewertung nicht ausgeschlossen werden kann. Das mäßige Risiko kann dabei zum einen in häufigen harmlosen unerwünschten Wirkungen, vor allem aber in seltenen schwerwiegenden bestehen. Bei Terbinafin sind hier unter anderem Geschmacksstörungen anzuführen [3], eine unerwünschte Arzneimittelwirkung, die interessanterweise in einer großen kontrollierten Studie mit 195 Patienten mit Tinea unguium in der Griseofulvingruppe zweimal, in der Terbinafingruppe aber gar nicht beobachtet wurde [8]. Der bei Terbinafin bereits angesprochene Behandlungsversuch – hier bei „Mischinfektion der Nägel mit Hefen", findet sich auch in neueren Zulassungstexten anderer Dermatika, so wird bei Tinea pedis, gemeint ist hier wohl die hyperkeratotische Form, der Einsatz von 50 mg Fluconazol/Tag oral als indiziert angesehen [5].

Mögliche Wege aus dem Dilemma I: Kosmezeutika

Will man, was sicher ein erstrebenswertes Ziel darstellt, die Zahl der notwendigen Heilversuche auf dem Gebiet der Behandlung und Vorbeugung von Hautkrankheiten gering halten, so bieten sich mehrere Möglichkeiten an, wirkstoffhaltige Zubereitungen zur Anwendung an der Haut in anderer Weise als bisher üblich in Verkehr zu bringen. Das angesprochene Problem der Off-Label-Promotion von Zubereitungen mit Kollagen oder Tretinoin für Lippenaugmentation oder Hautfalten macht deutlich, daß insbesondere auch im Zusammenhang mit der Schaffung einer ästhetisch befriedigenden Haut Handlungsbedarf besteht. Hier bietet es sich an, die Schaffung einer neuen Gruppe von Mitteln zur äußeren Anwendung auch im rechtlichen Sinne zu erwägen, nämlich von Kosmezeutika. Mit Kligman kann man hierunter Mittel zur örtlichen Anwendung an der Haut mit nachgewiesener Wirkung für unbedeutende Gesundheitsstö-

Tabelle 4. Mögliche Wirkstoffe für Kosmezeutika in Europa. Modifiziert nach Weary und Lamberg 1992 [25].

Unwahrscheinliche Kandidaten	Wahrscheinliche Kandidaten
Tretinoin	Fruchtsäuren
Minoxidil	Tocopherol
	Hyaluronsäure
	Ceramide
	Lichtschutzfilter

rungen verstehen [11]. Dieses Konzept wird derzeit auch in Europa eingehend geprüft. Tabelle 4 gibt eine Übersicht über mögliche Kandidaten.

Mögliche Wege aus dem Dilemma II: „Waisen"-Medikamente

Eine andere Möglichkeit, die vermutlich noch schneller realisiert werden wird, besteht darin, pharmazeutischen Herstellern einen Weg zur Erlangung einer Zulassung für ein bestimmtes Medikament in einer gegebenen Indikation zu erleichtern, speziell dann, wenn von der Zulassung keine allzugroßen Deckungsbeiträge erwartet werden können. Waisenmedikamente oder „orphan drugs" sind in den USA seit längerer Zeit durch ein spezielles Gesetz (Orphan Drug Act von 1983) in das Arzneimittelrecht eingeführt [20]. Entsprechend der amerikanischen Rechtsordnung werden unter „Waisen"-Medikamenten medizinisch bedeutsame, aber nicht profitable Medikamente zur Behandlung seltener Erkrankungen verstanden. Vor- und Nachteile für den pharmazeutischen Hersteller sind in Tabelle 5 aufgelistet. In den USA hat dieses Konzept auch für die Dermatologie bereits Bedeutung erlangt. Ein klassisches Beispiel stellt Thalidomid dar. Im Jahr 1990 war es eines von 133 bei 96 unterschiedlichen Erkrankungen eingesetzten seltenen Medikamenten, die als Kandidaten für den Status des „Waisen"-Medikamentes geprüft

Tabelle 5. „Waisen"-Medikamente: Vorteile und Nachteile für pharmazeutische Hersteller in den USA [20]

Vorteile	Nachteile
Vereinfachte klinische Prüfung	Produkthaftung
Steuererleichterung	
Exklusivität bei fehlendem Patentschutz	

Tabelle 6. Ermöglichung der Entwicklung eines topischen Rosazeamittels über den „Waisen"-Medikament-Status in den USA: Metronidazolgel als Beispiel [4]

Zeitlicher Ablauf	Schritte
1983	Orphan Drug Act, Gründung der „Start-up Company" für das Projekt
1985	Antrag auf Genehmigung der klinischen Prüfung („Investigational New Drug", IND-Status)
1987	Antrag auf Orphan-Drug-Status, Zulassungsantrag
1988	Zulassung, Gewährung des Status

wurden. Bei den geprüften Indikationen handelt es sich um Erythema nodosum leprosum bei lepromatöser Lepra, untersucht wird auch die Graftversus-Host-Disease (Phase III respektive II) [18]. Daß der Status eines „Waisen"-Medikamentes auch bei Dermatika grundsätzlich eine berechtigte Option darstellt, zeigt das Beispiel der Entwicklung eines Metronidazolgels als Rosazeamittel (Tabelle 6). Lange Zeit wurde die Entwicklung von „Waisen"-Medikamenten innerhalb der Europäischen Union als hier nicht greifbare Möglichkeit verstanden. Dem ist der Rat der Europäischen Union durch eine Entschließung vom 20. Dezember 1995 entgegengetreten [Amtsblatt Europäische Gemeinschaft 1995 (350/3)].

Heilversuch und Kostenerstattung in der Dermatotherapie

Grundsätzlich kann man darüber nachdenken, ob auch vergleichsweise niedrige mit der Behandlung verbundene Kosten es angemessen erscheinen lassen können, Medikamente jenseits der zugelassenen Indikation bei Hautkrankheiten einzusetzen. Generell werden ja heute neben Nutzen-Risiko-Bewertungen zunehmend auch Aufwand-Nutzen-Bewertungen vorgenommen. Jurzik et al. [10] haben es unternommen, einmal die Kosten für die Behandlung der Akne mit dem in den USA zugelassenen Medikament Isotretinoin und dem in dieser Indikation nicht zugelassenen Medikament Spironolacton gegenüberzustellen. Bei einer Dosis von zweimal täglich 40 oder 50 mg ergeben sich Kosten für eine Behandlung über 30 Tage in Höhe von 204 gegenüber 3,7 US-Dollar. Angesichts der gegenwärtigen Rechtssituation und Rechtsauffas-

sung wird wohl in Deutschland gegenwärtig der Preis keine Rechtfertigung für einen Heilversuch in der Dermatologie darstellen.

Es könnte aber sehr wohl relativ rasch so sein, daß die Möglichkeit der Durchführung von Heilversuchen durch Krankenversicherungsträger eingeschränkt wird. In den USA wird bereits damit gerechnet, daß der Einsatz von Zytostatika jenseits ihrer Registrierung in der Onkologie bezüglich Erstattungsfähigkeit durch die Versicherungsträger überprüft werden könnte [25]. In Deutschland ist in diesem Zusammenhang bereits der Einsatz von Zytokinen bei metastasiertem malignem Melanom diskutiert worden.

Versuch der zusammenfassenden Bewertung und Ausblick

Auch heute und im Zusammenhang mit der Dermatotherapie wird man den Ausführungen von Cowan und Bertsch aus dem Jahre 1984 [6] zustimmen müssen, wonach „neuartige Therapieverfahren oder nicht validierte Praktiken" eine Grauzone medizinischer Aktivitäten besetzen zwischen medizinischen Standardpraktiken und Aktivitäten, die klar als Forschung definiert sind [Übersetzung H.C.K.]. Der Heilversuch wird deshalb für den Dermatologen immer mit Problemen verbunden sein. Im Interesse seiner Patienten, aber auch seiner selbst, muß er sich aber dieser Problematik stellen. Eine fundierte Kenntnis der verschiedenen Aspekte ermöglicht es, im Einzelfall die richtigen Entscheidungen zu treffen. Grundsätzlich wichtig ist es dabei, das klinische Experiment mit seinem primären Forschungszweck vom Heilversuch oder therapeutischen Versuch mit seinem primären Heilzweck im Einzelfall abzugrenzen [19]. In der Praxis wird es insbesondere von Bedeutung sein, stets den aktuellen Zulassungsstatus eines in Erwägung gezogenen Dermatikums zu kennen. Hierbei kann gegebenenfalls der Rückgriff auf die aktuelle Rote Liste von Nutzen sein. In Zukunft werden vermutlich auch verstärkt therapieorientierte Monographien Hilfestellung geben. Im Rahmen der kassenärztlichen Versorgung könnte es im Einzelfall von Vorteil sein, bei einem besonders kostenträchtigen geplanten Heilversuch sich der Zustimmung des Kostenträgers zu versichern. Während von der aktuellen Zulassungspraxis seitens der zuständigen Behörde (Bundesinstitut für Arzneimittel und Medizinprodukte, Bonn) bei neuen Medikamenten eher mit eingeengten Indikationen gerechnet werden kann, könnte die Umsetzung der Vorgaben für „Waisen"-Medikamente in der Europäischen Union die Häufigkeit der Notwendigkeit von Heilversuchen auch in der Dermatologie reduzieren helfen. Gerade hier wäre ein wesentlicher Beitrag auch von der rechtlichen Anerkennung von Kosmezeutika zu erwarten, mit der aber kurzfristig eher nicht zu rechnen ist.

Danksagung

Für überlassene Informationen sei insbesondere Prof. Dr. A. Zesch vom Bundesinstitut für Arzneimittel und Medizinprodukte, Berlin, sowie Apotheker L. Nicolai vom Bundesverband der Pharmazeutischen Industrie, Frankfurt, gedankt.

Literatur

1. Anonymus (1972) Eternal vigilance – the price of liberty. J Amer Med Assoc 222: 1553–1555
2. Anonymus (1991) Grober Behandlungsfehler eines Arztes wegen Nichteinsatz eines für eine bestimmte Indikation noch nicht zugelassenen Arzneimittels. Pharma Recht, S 18–23
3. Beutler M, Hartmann K, Kuhn M, Gartmann J (1993) Taste disorders in terbinafine. Brit Med J 307: 26
4. Borgman RJ (1992) Development of an orphan drug by a start-up company. Int J Technol Assess Hlth Care 8: 566–572
5. Bundesverband der Pharmazeutischen Industrie (1996) Rote Liste 1996. Editio Cantor, Aulendorf
6. Cowan DH, Bertsch E (1984) Innovative therapy. The responsibility of hospitals. J Legal Med 5: 219–251
7. Delaney M (1989) The case for patient access to experimental therapy. J Infect Dis 159: 416–419
8. Hofmann H, Bräutigam M, Weidinger G, Zaun H and the Lagos Study Group (1995) Treatment of toe nail onychomycosis. A randomized double-blind study with terbinafine and griseofulvin. Arch Dermatol 131: 919–922
9. Janin B (1993) Crack down on „off-label" promotion is felt at AAD meeting. Skin Allergy News 24: 15
10. Jurzik RS, Spielvogel RL, Rose LI (1992) Antiandrogens in the treatment of acne and hirsutism. Amer Fam Phys 45: 1803–1806
11. Kligman AM (1993) Why cosmeceuticals? Cosmet Toilet 108: 37–38
12. Korting HC (1995) Dermatotherapie. Ein Leitfaden. Springer, Berlin
13. Korting HC, Schäfer-Korting M (1992) Is tinea unguium still widely incurable? Arch Dermatol 128: 243–248
14. Mundy GR, Fleckenstein L, Mazzullo JM, Sundaresan PR, Weintraub M, Lasagnia L (1974) Current medical practice and the food and drug administration. Some evidence for the existing gap. J Amer Med Assoc 229: 1744–1748
15. Orfanos CE, Garbe C (1995) Therapie der Hautkrankheiten. Springer, Berlin
16. Pabel N (1987) Klinische Prüfung und Musterregelung. Dtsch Apoth Ztg: 59
17. Reichsministerium des Innern (1931) Richtlinien für neuartige Heilbehandlung und für die Vornahme wissenschaftlicher Versuche am Menschen. Dtsch Med Wochenschr 37: 50
18. Randall T (1990) Investigational new drug (US) „orphan" trials now use thalidomide from two sources. J Amer Med Assoc 263: 1474
19. Rieger HJ (1978) Nebentätigkeit und zivilrechtliche Haftung bei der klinischen Erprobung von Medikamenten. Dtsch Med Wochenschr 103: 1589–1591
20. Scharf SF (1985) Orphan drugs: the question of products liability. Amer J Law Med 10: 491–513
21. Schwarz JA, Schenk J (1992) Therapieversuch mit noch nicht zugelassenen Substanzen. Pharmazeut Ind 54: 11–14
22. Temple R (1974) Legal implications of the package insert. Med Clin North Amer 58: 1151–1159
23. Torres A (1994) The use of Food and Drug Administration-approved medications for unlabeled (off-label) use. Arch Dermatol 130: 32–36
24. Umbach W (1995) Cosmeceuticals – the future of cosmetics? Cosmet Toilet 110: 33–40
25. Weary PE, Lamberg SI (1992) Approved drugs for unapproved indications: some clouds on the horizon. J Amer Acad Dermatol 27: 133–135

Vom Softlaser zur Bioresonanz – das Spektrum der alternativen Apparatemedizin

Roland Kaufmann

Einleitung

Enttäuschungen über frustrane Bemühungen „schulmedizinischer" Heilkünste, schwindendes Vertrauen in eine hochtechnisierte „Apparatemedizin", mangelhafte Zuwendung im von wirtschaftlichen und bürokratischen Zwängen diktierten kassenärztlichen Versorgungssystem, inadäquate Erwartungshaltungen zusammen mit fehlendem Verständnis über das Wesen der eigenen, oft chronischen und rezidivfreudigen Hauterkrankung sind mögliche Motive für die Inanspruchnahme „alternativer", also wissenschaftlich nicht anerkannter Verfahren der Diagnostik und Therapie. Plazebowirkungen suggestiver Heilmethoden, vermeintliche Erfolge bei spontanheilenden Dermatosen, Positivdarstellungen in den Medien und vieles mehr nähren den Glauben an verborgene Kräfte von Licht, elektromagnetischen Strömungen oder fernab verwurzelter Praktiken, die nicht nur zur Therapie von Hautkrankheiten oder andrologischen Leiden, sondern auch in der Diagnostik allergologischer Problemstellungen in einer permissiven Medizinlandschaft ihren Stellenwert beanspruchen.

Untersuchungstechniken ohne faßbare oder reproduzierbare Aussagekraft und therapeutische Verfahren mit fehlendem Wirksamkeitsnachweis werden sowohl von Heilpraktikern als auch von naturheilkundlich orientierten Ärzten bei unterschiedlichen Dermatosen offeriert, mit Eigenschaften wie „ganzheitlich" positiv besetzt, und Präfixe wie „soft-", oder „bio-" verheißen nebenwirkungsfreie, schonend-sanfte und natürliche Methoden. Verbale oder methodentechnische Verknüpfungen mit traditionellen Verfahren der Akupunktur oder wirksamen Methoden der Lasermedizin verleihen den Anschein einer seriösen, wissenschaftlich oder empirisch begründeten Basis.

In diesem Zusammenhang wird eine Reihe von Gerätschaften auch bei Hautkranken eingesetzt, über die man als Dermatologe in aller Regel nur marginal im Rahmen von Patientengesprächen erfährt. Aufgabe dieses Beitrages soll es sein, kurz über Prinzip und postulierte Indikationen „alternativer" Techniken zu berichten. Aufgabe der Dermatologen ist in diesem Zusammenhang, vor potentiellen Gefahren derartiger Methoden zu warnen, die einerseits zur Verschleppung einer geeigneten Diagnostik und Therapie, andererseits zu unnötigen Zusatzkosten im Gesundheitswesen beitragen können.

Das Spektrum der alternativen Diagnose- und Therapiegeräte

Die Naturheilkunde nimmt für sich als Heilverfahren die Hydrotherapie, die Bewegungstherapie, die Ernährungstherapie, die Phytotherapie und die Ordnungstherapie in Anspruch. Als „hygiogenetisch" orientierte indirekt wirkende Methoden werden sie polar den kausal orientierten direkten „künstlichen" Therapieformen der „Schulmedizin" gegenübergestellt. In diesem klassischen Verständnis bedient sie sich der „genuinen Naturfaktoren" Wärme und Kälte, Licht und Luft, Wasser und Erde, Bewegung und Ruhe, Ernährung beziehungsweise Diät und Heilpflanzen [12]. Diese „natürlichen" Therapieverfahren sollen Selbstheilungskräfte unterstützen, würden also bei großzügiger Betrachtungsweise der Dinge und selbst bei Außerachtlassung der Wirksamkeitsfrage einer Spontantheilung (soweit diese möglich ist) zumindest nicht im Wege stehen.

Im Widerspruch hierzu finden bei Heilpraktikern und auch bei naturheilkundlich geprägten Kollegen zunehmend Techniken in Diagnostik und Therapie Anwendung, die weder „naturgegebene" Verfahren verkörpern noch eine Spontanheilung begleiten, sondern vielmehr Hilfesuchende infolge der vermeintlichen Logik und zum Teil hochtechnischen Outfits in die Irre führen und korrekte Diagnosen und etwaig notwendige Behandlungen unter Umständen verzögern oder gar verhindern. Verschiedene Apparate und Techniken, die in der Alternativmedizin einerseits zur Diagnostik, aber auch zur Therapie dermatologischer Krankheitsbilder Einsatz finden, sind in der folgenden Übersicht zusammengefaßt und werden nachfolgend im einzelnen erörtert. Allen diesen Verfahren ist gemeinsam, daß ihre diagnostische Aussagekraft oder ihre therapeutische Wirksamkeit nach wissenschaftlichen Kriterien unzureichend oder gar nicht belegt ist, teilweise klar widerlegt ist, und daß ihre theoretischen Grundlagen spekulativ und ohne wissenschaftliche Begründung sind.

Einsatz alternativer Diagnostik- und Therapiegeräte [9, 36]

Diagnostische Verfahren
- Kirlian-Photographie
- Thermoregulationsdiagnostik
- Bioelektronik
- Elektroakupunktur nach Voll
- Elektroneuraldiagnostik nach Croon

Therapeutische Verfahren
- Soft- und Mid-Laser
- Magnetfeldtherapie
- Bio- und Multiresonanztherapie
- Farbtherapie

Kirlian-Photographie

Das Ziel der *Kirlian-Photographie* (Synonym *energetische Terminalpunkt-Diagnose*) ist eine Sichtbarmachung der „Lebensenergie" [9]. Das Verfahren selbst beruht auf dem Prinzip, über die Haut auf eine Fotoplatte abgeleitete elektrische Ladungen sichtbar zu machen („Funkenkorona"). Derart bildlich dargestellte „Lebensenergie" (die sich auch von toten Objekten oder Geweben darstellen ließe) verkörpert die „Bioaura" des untersuchten Individuums und läßt den alternativ sehenden Heiler Krankheiten erkennen und Therapien überwachen.

Thermoregulationsdiagnostik

Die *Thermoregulationsdiagnostik* (Synonym Regulationsthermographie) basiert auf der Annahme, daß Erkrankungen des Körperinneren an unterschiedlichen Hauttemperaturprofilen und deren Änderung nach leichter Abkühlung zu erkennen sind. Das postulierte Prinzip dieses Verfahrens besteht also darin, die Temperatur definierter Hautoberflächenpunkte unter verschiedenen Bedingungen (zum Beispiel geänderte äußere Umgebungstemperatur) repetitiv zu messen und über die „Temperaturregulationsfähigkeit" der Haut Rückschlüsse

auf Krankheiten oder Krankheitsursachen zu gewinnen („Regulationsstarre" versus „Chaos"). Sie beruht auf der Messung von bis zu 100 über das gesamte Integument verteilten Hauttemperaturwerten. Beispielsweise wird mit dem Gerät Eidatherm ein sogenanntes Standardthermogramm, ein Mammathermogramm und ein Zahnthermogramm erstellt. Als Kältereiz wird der entkleidete Körper 10 min der Raumtemperatur ausgesetzt und dann erneut gemessen. Die Werte sind dann als farbiges Balkendiagramm ablesbar. Über einen Vergleich mit einem Normthermogramm wird dann derart beispielsweise eine Diagnostik von Tumoren, von Fokalinfekten oder von Allergien angepriesen [5, 29].

Bioelektronik nach Vincent

Hierbei werden von Proben (Speichel, Blut, Urin) verschiedene Parameter bioelektronisch „gemessen" (pH-Wert, Widerstand, elektrisches Potential). Der Vergleich mit Idealwerten soll dann Tumorleiden, das biologische Alter, aber auch Stoffwechselerkrankungen erkennen lassen [9].

Elektroakupunktur nach Voll

Die *Elektroneuralakupunktur* nach Voll (EAV) (Synonym Biometrische Systemdiagnostik, Resonanztestverfahren, elektromedizinische Systemdiagnostik) oder verfahrenstechnische Abwandlungen (Impulsdermographie, Hautwiderstandsmessung, Elektrohauttest) mißt den Hautwiderstand mittels einer differenten Punktelektrode („elektronische Widerstandsmessung") [9, 11, 36]. Vergleiche mit einer „Normal"-skala finden zum Beispiel einen diagnostischen Einsatz zum Auffinden von Foci. In Diagnosen werden häufig odontogene Herde und zahnärztliche Materialien genannt. Über Testpunkte am Mittelfinger sollen Allergien entschlüsselt werden. Das Verfahren wird aber auch als Kippschwingungstherapie zur „Behandlung" dieser Störherde eingesetzt. Die Elektroakupunktur nach Voll wird allerdings nicht nur zur Diagnostik und Therapie in der ärztlichen und zahnärztlichen Praxis, sondern auch zur Austestung von Medikamenten, außerdem zur Feststellung der Belastung durch Umweltnoxen propagiert. An Testung, Diagnostik und Behandlung werden bestimmte Bedingungen geknüpft, so soll der Behandler in einem „bioelektrischen Gleichgewicht" sein. Für den Wert der Methode wird argumentativ die Tatsache herausgestellt, daß deren Begründer Voll mit dem Bundesverdienstkreuz geehrt wurde und ihm von Papst Paul VI. eine goldene Medaille für seine Verdienste um die leidende Menschheit verliehen wurde. Durch Meinungsverschiedenheiten seiner Schüler entstanden zahlreiche Abwandlungen hinsichtlich der Meßpunkte und Gerätschaften. Während zunächst etwa 1100 Akupunkturmeßpunkte beschrieben wurden, werden diese von Anhängern der „Bioelektronischen Funktionsdiagnostik" auf 60, von Vertretern der „Vegatestmethode" gar auf 2 Meßpunkte reduziert. Die Durchführung gleicht sich im Prinzip in allen Fällen, indem der Patient eine Handelektrode umfaßt, und der Behandler den Meßkreis durch Aufsetzen einer Punktelektrode schließt. Als pathologisch gelten dann Werte, die vom „Normwert" (50 auf der Skala von Voll) abweichen oder auch ein sogenannter Zeigerabfall nach Aufsetzen der Elektrode. In diesem Falle wird die „Ursache" mit Hilfe des Medikamententests eruiert. Ampullensätze enthalten das putative Auslöseragenz in homöopathisch potenzierter Verdünnung. Nach „Einbringen der Ampullensätze in den Meßkreis" über eine „Antenne" oder „Wabe" wird der Hautleitwert erneut gemessen und bei Normalisierung der Krankheitsauslöser (zum Beispiel Amalgam) entlarvt.

Elektroneuraldiagnostik nach Croon

Bei diesem Verfahren erfolgt ebenfalls eine Hautwiderstandsmessung mit einem speziellen ENTH-Gerät zur Detektion von „Reaktionsstellen", die dann auch „therapiert" werden können. Im diagnostischen Angebotskatalog findet sich wiederum ein Allerlei, unter anderem Erkennung von Krebs, multiple Sklerose, Asthma, Entlarvung von Simulanten. Auch diese Methode erhebt für sich den Anspruch auf eine ganzheitliche Behandlung mit Hilfe einer „Normalisierung des elektrischen Gesamtheitszustandes" [9].

Soft- und Mid-Laser

Laser niedriger Leistungsdichte („low level laser", „low power laser", „low intensity laser") finden als Softlaser (zum Beispiel Helium-Neon-Laser HeNe: 632.8 nm) oder etwas tieferreichende längerwellige MID-Laser (Gallium-Aluminium-Arsenid GaAlAs: 830 nm, Gallium-Arsenid-Laser GaAs: 904 nm) mit Leistungsdichten im Milliwattbereich bei zahl-

reichen Indikationen, insbesondere zur Schmerzlinderung, Entzündungshemmung und Wundheilungsförderung mit kontrovers beurteilten Erfolgen Anwendung [2, 3].

Da die Emissionslinien dieser Laser im sogenannten optischen Fenster (600 bis 1300 nm) mit kaum relevanter Absorption durch vorhandene Chromophore (Proteine, DNA, Wasser, Hämoglobin, Melanin) gelegen ist, sind die Penetrationseigenschaften in diesem Spektralbereich günstig. Üblicherweise werden Energiedosierungen von $1-4$ J/cm^2 mit Leistungen zwischen 10 und 90 mWatt appliziert. Diese Bestrahlungsparameter sind allerdings selbst für nennenswerte thermische Interaktionen zu schwach (maximale Temperatursteigerungen < 0,5 °C). Daher lassen sich im Gegensatz zu den konventionell in der Medizin eingesetzten Dauerstrich- und gepulsten Hochleistungs-Lasertypen direkte biologische Effekte am bestrahlten Gewebe nicht erfassen. Eine Vielzahl von Untersuchern fand jedoch in vitro unterschiedliche stimulatorische, inhibitorische, „modulierende" oder auch keinerlei Wirkungen niedrigenergetischen Laserlichtes auf das proliferative-, migratorische- oder Differenzierungsverhalten bestrahlter Zellkulturen oder Bakterienkolonien [7, 10, 20, 28, 30, 35, 37], auf zelluläre Eigenschaften und Syntheseleistungen (Proteinsynthese, Membranpotentiale, Rezeptorbindungsaffinitäten, Neurotransmitterfreisetzungen, Phagozytoseleistungen, ATP-Synthese, Prostaglandinsynthese) [8, 16, −18, 25−27, 32, 38], ebenso auf die Wundheilung im Tiermodell [1, 4, 6, 13, 20]. Wenngleich eine zunehmende Zahl sorgfältig geplanter und analysierter kontrollierter Vergleichsstudien mit reproduzierbaren Bestrahlungs- und Meßparametern Evidenzen für eine wellenlängenabhängige nichtthermische Beeinflussung zellulärer Prozesse erkennen lassen, bleiben die Grundlagen dieser möglicherweise auf einer Beeinflussung von Komponenten der mitochondrialen Atmungskette beruhenden Interaktionen ebenso wie die mögliche klinische Relevanz spekulativ [2, 3, 14].

Beruhend auf der Vorstellung einer stimulierenden Wirkung monochromatischen Lichtes auf biologische Funktionen von Zellen wurden der Begriff der „Biostimulation" geprägt und diese Systeme bereits seit den 70er Jahren in der Wundbehandlung eingesetzt [22−24,34]. Klinisch wird basierend auf diesem Prinzip inzwischen ein sehr heterogenes Spektrum an Softlasertypen mit unterschiedlichsten Applikationsarten (Punktbestrahler auch zur „Laserakupunktur", defokussierte Bestrahlungen auch als „Laserdusche") und Bestrahlungsparametern zur Therapie chronischer Wunden oder entzündlich-schmerzhafter Erkrankungen propagiert. Kontrollierte klinische Wirksamkeitsnachweise stehen bisher für die Mehrzahl der Indikationen aus. Die qualitativ sehr unterschiedlich geplanten, mit verschiedenen Lasertypen, Bestrahlungsparametern und Applikationsarten durchgeführten und auf größtenteils semiquantitativen Erhebungen („Nachlassen der Steifheit", „Schmerzlinderung") beruhenden Untersuchungen machen Vergleiche, wertende Kommentare oder eine schlüssige Metaanalyse kaum möglich. Zudem sind Indikationen wie Ulcus cruris aufgrund der multiplen variablen Einflußgrößen und Rahmenbedingungen nur sehr schwierig in kontrollierten Studien vergleichend zu prüfen. Zahllose Berichte über „günstige Effekte" oder auch „positive Erfahrungen an großen Fallsammlungen" sind nicht überprüfbar. Einige sorgfältig kontrollierte Vergleichsstudien zur Beeinflussung der Wundheilung bei venösen Ulzera zeigten keinen signifikanten Vorteil der zusätzlichen Laserbestrahlung [19, 21, 31]. Herstellerfirmen propagieren die „klinisch gut belegte und nebenwirkungsfreie" Softlaserbestrahlung dennoch bei verschiedensten dermatologischen Indikationen, so bei Herpes simplex, Zoster, Ulcus cruris, Narben, Ekzemen, Varikosis oder Alopecia areata.

Gänzlich undurchsichtig wird das therapeutische Feld allerdings durch den Einsatz der Soft-Laser zur Stimulation von Akupunkturpunkten. Auch hier spiegelt sich in den Empfehlungen zur Anwendung die übliche Argumentationspalette alternativer Heilkunst wider: Eine Fülle pseudowissenschaftlicher Wortkonstrukte, Verbindungen zu seit Jahrtausenden „bewährten" Volksmedizin, gleichsam aber Anknüpfungen an modernste High-Tech-Medizin. Ebenso fehlen nicht die prophylaktischen Argumente bei bemängeltem Ausbleiben des Therapieerfolges: „Notwendigkeit der langen Anwendung" oder „setzt entsprechende Erfahrung voraus" (nicht die Methode ist erfolglos, allenfalls der unerfahrene unwissende Therapeut oder der ungeduldige Patient!).

Magnetfeldtherapie

Über rotierende oder „gepulste" Magnetfelder wird mit Hilfe entsprechend eindrucksvoller Apparate, aber gleichsam auch unter Anwendung magnetischer Folien oder Gegenstände „therapiert". Propagierte Indikationen beinhalten neben verschiedenen orthopädischen Leiden auch Keloide und Wunden [9]. Übergänge bestehen zur Multicom-Bioresonanztherapie.

Bio- und Multiresonanztherapie

Das 1977 von Franz Morell begründete Verfahren versteht sich (wie auch die anderen Methoden der alternativen Apparatemedizin) als „zentraler Kern einer neuen fortschrittlichen Medizin", als „bisher fehlendes Bindeglied zwischen östlicher, jahrtausendalter Tradition und westlicher Technologie auf dem Boden moderner Wissenschaft" [15]. Als neue Richtung propagiert sie „bewährte Denkmuster durch die Quantenphysik wissenschaftlich zu untermauern und zu erklären". Die variantenreiche Methode umfaßt vor allem zwei diagnostisch und therapeutisch eingesetzte Systeme: *Mora* und *Multicom*. Das Prinzip von *Mora* beruht auf der Annahme, daß elektromagnetische Schwingungen vom Organismus und allen Zellen ausgehen und daß durch inverse Schwingungen gleicher Intensität krankhafte Schwingungen über Resonanzphänomene wieder ausgelöscht werden können. Derart sollen pathologische Schwingungen erkannt und schwache physiologische Schwingungen verstärkt werden. Die „Löschung der Störsignale" dient auch zur Elimination von Dauerstreß, zum Ausleiten von Toxinen oder von Allergenen („Entlastungs- und Ausleitungstherapie"). Mit Hilfe von Elektroden (BICOM-Gerät) werden Körperschwingungen abgeleitet, durch einen „Molekularsaugkreis" kranke Schwingungen erfaßt, mittels „Separator" abgekoppelt und zur Heilung dem Körper als invertierte Therapieschwingungen wieder zugeführt. Mit der Begründung, alle Akupunkturmeridiane hätten ihre Anfangs- und Endpunkte an Händen und Füßen, werden die Metallelektroden hier appliziert. So gibt es Zylinderelektroden für Kinderhände und Klammerelektroden für Säuglinge. Nach einer „Basistherapie" werden über zusätzliche Stiftelektroden („Goldfinger") direkt an oder in der Nähe von Zielorganen „behandelt", so zum Beispiel perinasal bei Rhinitis allergica oder am Gehörgang bei rezidivierender Otitis media. Bei Allergien wird das Schwingungsmuster des Allergens („Löschen der Allergie durch Spiegelbildschwingung") gesondert dem Gerät zugeleitet und als gespiegelte Schwingung dem Patienten wieder zugeführt (man wähle hierzu am BICOM-Computer das Programm mit dem Code 999, seit 1994 auch das revolutionäre Programm 998 mit verstärkter Allergeninformation!) [33]. *Multicom* arbeitet nicht mit körpereigenen elektromagnetischen Schwingungen, sondern mit „Umweltschwingungen" [9]. Diese Form der Bioresonanz mit externen Signalen soll „konstitutionell" wirken und den Gesamtorganismus aktivieren, Stoffwechselstörungen direkt korrigieren, gestörte Biorhythmen synchronisieren, oder den Energieaustausch mit der Umgebung regeln [15]. Appliziert werden unter anderem Farb-, Ton-, oder Metallschwingungen.

Die Variante der Chakra-Therapie mittels im Multicom „digital abrufbaren Edelsteinen" nutzt die Indikationsvielfalt der „sehr tiefgehenden Heileffekte von Edelsteinschwingungen", die zum Beispiel über gestörte Meridiane mittels Laser, Magnetfelder oder über Hand- und Fußelektroden eingestrahlt werden. Bei dermatologischen Krankheitsbildern werden Schwingungen unterschiedlich gefärbter Steine eingesetzt: Gelbe Steine (Bernstein bei Asthma, Zitrin bei Hautkrankheiten), weiße Steine (Bergkristall bei Bindegewebeerkrankungen), rote Steine (Granat bei andrologischen Störungen), blaue Steine (Amethyst bei Furunkel), grüne Steine (Turmalin bei Krebs). Die „richtige Auswahl" wird dann über die *Elektroakupunktur nach Voll* oder andere Verfahren (*RAC, Kinesiologie*) getroffen. Auf Haut und Genitaldrüsen zielen schließlich noch die metallischen Kraftfelder von Silber, dessen organische Affinität zur Haut bestehen soll und dem als „metallverbundene Konstitution vom Planetentyp ein pyknischer lunarer Mensch" zugeordnet wird mit einer zur Hysterie neigenden „Silberpsyche". Dem weichteilaffinen Silber steht dann diametral das Blei gegenüber, mit der „Bleipsyche" des verhärteten, sturen Zeitgenossen und den Problemen an harten Strukturen wie Knochen und Zähnen!

Entsprechend zu wertende Seminare (Kursgebühr auf Kreta etwa DM 1900) informieren dann unter anderem über „In-vitro- und In-vivo-Bicom-Grundlagenforschung", über „gezielte Ausleitung von Umwelttoxinen", über „Individualisieren von Medikamenten", über „Differenzierung patienteneigener Säfte nach elektromagnetischen Kriterien", über „Einflüsse von Uhren oder Schmuck auf Therapieerfolge", über „Geopathietestung und deren Neutralisation" oder über den zusätzlichen Einsatz von Bachblüten [36]. Derart eingestimmte Anhänger („Experten") vermarkten die Bioresonanz zur Diagnostik und Therapie unter anderem bei allergischen Erkrankungen, bei Dermatosen und in der Wundheilung.

Farbtherapie

Die *Farbtherapie* ordnet bestimmte Farben einzelnen Krankheitsbildern zu. Kaum überraschend soll sich Rot bei Bluterkrankungen und Gelb bei Gallenleiden auswirken. Geheimnisvoller ist hier schon der Einsatz von Orange bei Falten und Allergien, von Grün bei Aids, von Rosa bei Krebs, oder gar von Violett bei Orangenhaut und Glatzenbildung. Bestrahlt wird dann als einfache Farblichtbestrahlung mit Lampe und Filter oder aber auch über Akupunkturpunkte (Farbakupunktur). Weitere Modifikationen stellen die *kreative Farbtherapie*, das *Aura-Reading* und die *Auraheilung* dar, ebenso die Farbtherapie über das Multicomgerät im Rahmen der Bioresonanzverfahren.

Literatur

1. Abergel RA, Lyons RF, Castel JC, et al (1987) Biostimulation of wound healing by lasers: Experimental approaches in animal models and in fibroblast cultures. J Dermatol Surg Oncol 13: 127–133
2. Babapour R, Glassberg E, Lask GP (1995) Low energy laser systems. Clin Dermatol 13: 87–90
3. Basford JR (1995) Low intensity laser therapy: still not an established clinical tool. Laser Surg Med 16: 331–342
4. Braverman B, McCarthy RJ, Ivanonkovich AD, et al (1989) Effects of helium-neon and infrared laser irradiation on wound healing in rabbits. Laser Surg Med 9: 50–58
5. Brück K (1993) Temperaturregelung und die sogenannte Thermoregulationsdiagnostik. In: Oepen I (Hrsg) Unkonventionelle medizinische Verfahren. Fischer, Stuttgart, pp 174–187
6. Cambier DC, Vandertraeten GC, Mussen MJ, Van-der-Spank JT (1996) Low-power laser and healing of burns: a preliminary assay. Plast Reconstr Surg 97: 555–558
7. Deckelbaum LJ, Scott JJ, Stetz ML, O'Brien KM, Sumpio BE, Madri JA (1993) Photoinhibition of smooth muscle cell migration: Potential therapy for restenosis. Laser Surg Med 13: 4–11
8. Enwemeka CS (1992) Ultrastructural morphometry of membrane-bound intracytoplasmic collagen fibrils in tendon fibroblasts exposed to HeNe laser beam. Tissue Cell 24: 511–523
9. Federspiel K, Herbst V (1992) Die andere Medizin. Stiftung Warentest, Berlin
10. Fork RK (1971) Laser stimulation of nerve cells in aplysia. Science 171: 907–908
11. Gloerfeld H, Himmelhahn GW, Oepen I (1993) Zur Elektroakupunktur nach Voll. In: Oepen I (Hrsg) Unkonventionelle medizinische Verfahren. Fischer, Stuttgart, pp 150–161
12. Hentschel HD (1996) Naturheilverfahren in der ärztlichen Praxis, 2. Aufl. Deutscher Ärzteverlag, Köln

13. Kana JS, Hutschenreiter G, Haina D, Waidelich W (1984) Effects of low power density laser radiation on healing of open wounds in rats. Arch Surg 116: 293–296

14. Karu TI, Ryabykh TP, Feoseyeya GE, Puchkova NI (1989) Helium-Neon laser-induced respiratory burst of phagocytic cells. Lasers Surg Med 9: 585–588

15. Köhler B (1994) Bioresonanz-Therapie, Einführung in die Quantenmedizin, 4. Aufl., Junghohann Verlagsgesellschaft, Neckarsulm

16. Kubasova T, Kovacs L, Somosy Z, Unk P, Kokai A (1984) Biological effect of He-Ne laser investigations on functional and micromorphological alterations of cell membranes in vitro. Laser Surg Med 4: 981

17. Lam TS, Abergel RP, Meeker CA (1986) Laser stimulation of collagen synthesis in human skin fibroblast cultures. Laser Life Sci 1: 61–77

18. Loevschall H, Arenholt-Bindslev D (1994) Effect of low level diode laser irradiation of human oral mucosa fibroblasts in vitro. Lasers Surg Med 14: 347–354

19. Lundeberg T, Malm M (1991) Low-power HeNe laser treatment of venous leg ulcers Ann Plast Sureg 27: 537–539

20. Lyons RF, Abergel RP, White RA (1987) Biostimulation of wound healing in vivo by a helium-neon laser. Ann Plast Surg 18: 47–50

21. Malm M, Lundeberg T (1991) Effect of low power gallium arsenide laser on healing of venous ulcers. Scand J Reconstr Hand Surg 25: 249–251

22. Mester E, Spiry T, Szende B, Tota JG (1971) Effects of laser rays on wound healing. Am J Surg 122: 532–535

23. Mester E, Toth N, Mester A (1982) The biostimulative effect of laser beam. Laser Basic Biomed Res 22: 4

24. Neiburger EJ (1995) The effect of low-power lasers on intraoral wound healing. N Y State Dent J 61: 40–43

25. Ohta A, Abergel RP, Uitto J (1987) Laser modulation of human immune system: Inhibition of lymphocyte proliferation by a gallium-arsenide laser at low energy. Laser Surg Med 7: 199–201

26. Passarella S, Casamassima E, Molinari S (1994) Increase of proton electrochemical potential and ATP synthesis in rat liver mitochondria irradiated in vitro by helium-neon laser. FEBS Lett 175: 95

27. Passarella S, Casamassima E, Quagliariello E, Caretto G, Jirillo E (1985) Quantitative analysis of lymphocyte irradiation by helium-neon laser. Biochem Biophys Res Comm 130: 546

28. Quickenden TI, Daniels LL (1993) Attempted biostimulation of division in saccaromyces cerevisiae using red coherent light. Photochem Photobiol 57: 272–278

29. Rost A (1994) Lehrbuch der Regulationsthermographie. Hippokrates, Stuttgart

30. Rood PA, Haas AF, Graves PJ, Wheeland RG, Isseroff RR (1992) Low-energy helium neon laser irradiation does not alter human kerativnocate differentiation. J Invest Dermatol 99: 445–448

31. Santoianni P, Monfrecola G, Martelotta D, Ayala F (1984) Inadequate effect of helium-neon laser on venous leg ulcers. Photodermatol 1: 245–249

32. Saperia D, Glassberg E, Lyons RF (1986) Demonstration of elevated type I and III procollagen mRNA levels in cutaneous wounds treated with helium-neon laser: Proposed mechanism for enhanced wound healing. Biochem Biophys Res Commun 138: 1123–1128

33. Schumacher P (1995) Biophysikalische Therapie der Allergien. Erweiterte Bioresonanztherapie, 2. Aufl. Sonntag Verlag, Stuttgart

34. Sugrue ME, Carolan J, Leen EJ, Feely TM, Moore DJ, Shanik GD (1990) The use of infrared laser therapy in the treatment of venous ulceration. Ann Vasc Surg 4: 179–181

35. Van Breugel HHFI, Bar PR (1993) He-Ne laser irradiation affects proliferation of cultural rat Schwann cells in a dose dependent manner. J Neurocytol 22: 185–190

36. Vieten M (1996) Alternative Heilmethoden. Antilla Verlag, Berlin

37. Wollman Y, Rochkind S (1993) Muscle fiber formation in vitro is delayed by low power laser irradiation. J Photochem Photobiol Biol 17: 287–290

38. Young S, Bolton P, Dyson M, et al (1989) Macrophage responsiveness to light therapy. Laser Surg Med 9: 497–505

Optimierte Pharmako-
therapie

Rationale magistrale Rezeptur

Max Gloor

Einleitung

Die Individualrezeptur hat dort ihren Platz in der dermatologischen Therapie, wo therapeutische Ziele nicht in gleicher Weise durch Spezialitäten erreicht werden können. Dies ist vor allem der Fall, wenn Externagrundlagen optimiert werden sollen. Der Fortschritt ist in diesem Bereich so groß, daß die Entwicklung von Spezialitäten durch die Industrie vielfach nicht mit den Erkenntnissen der Physiologie, Pharmakologie und Pharmazie Schritt hält. Zudem stehen zunehmend finanzielle Erwägungen einer praktischen Umsetzung des wissenschaftlichen Fortschrittes in der Externatherapie im Wege. Im folgenden soll am Beispiel des atopischen Ekzemes gezeigt werden, daß die Individualrezeptur eine wesentliche Bereicherung des therapeutischen Spektrums bedeuten kann.

Welche Anforderungen sind an eine Grundlage bei Neurodermitis atopica zu stellen?

Fettende Wirkung

Die Talgdrüsen des Neurodermitikers zeigen eine hochgradig verminderte Sekretion [8]. Auch die epidermalen Lipide sind deutlich reduziert [19]. Eine Grundlage soll dementsprechend Lipide in der Hornschicht substituieren.

Hydratisierende Wirkung

Die Haut des Atopikers weist einen niedrigeren Wassergehalt auf als die Hornschicht des Gesunden. Die Hornschicht ist in vermindertem Maß in der Lage, Wasser aufzunehmen und zu binden [24]. Eine Grundlage soll also in der Lage sein, den Wassergehalt der Hornschicht anzuheben.

Verbesserung der Schutzfunktion der Hornschicht

Die Barrierefunktion der Hornschicht des Neurodermitikers ist herabgesetzt [9, 19]. Bei Kontakt mit Wasser und vor allem Waschlösungen kommt es zu einer weiteren Schädigung der Barriere. Bei repetitiven Waschungen ist diese Schädigung so gravierend, daß es innerhalb eines Zeitraumes von 12 h zu keiner Restitution in vollem Umfang kommt [13]. Dadurch wird es den häufig irritativ wirksamen waschaktiven Substanzen ermöglicht, in die lebende Epidermis zu penetrieren und dort eine Entzündung auszulösen. Außerdem kommt es durch die Barriereschädigung zu einer Zytokinfreisetzung, die an der Auslösung der Entzündung beim Neurodermitiker mitbeteiligt sein mag [20]. Schließlich beeinflußt die Integrität der Barriere auch die Dichte der Langerhanszellen in der Epidermis [21]. Dadurch bestehen Beziehungen zwischen den Immunmechanismen der Neurodermitis und der Barrierefunktion [4].

Geringe Okklusivität

Eine Barriereschädigung der Hornschicht führt zu reparativen Reaktionen. Es wird vermutet, daß durch den Flüssigkeitsflux aus der lebenden Epidermis durch die Barriere nach außen die Reparationsmechanismen angestoßen werden. Durch Unterbindung des Flüssigkeitsfluxes mit einer Okklusivfolie kann die Barriererestitution vermindert werden [20, 21]. Aus diesen Erwägungen heraus muß vermutet werden, daß stark okklusiv wirksame Externagrundlagen die Barriererestitution hemmen und damit das Krankheitsbild negativ beeinflussen. Außerordentlich umstritten ist die Funktion der Schweißdrüsen beim Neurodermitiker. Immerhin wird allgemein akzeptiert, daß das Schwitzen zur Manifestation des Juckreizes beim Neurodermitiker beitragen kann [14]. Auch aus diesem Gesichtspunkt heraus erscheint es wichtig, daß eine Grundlage beim Neurodermitiker nicht zu stark okklusiv wirkt.

Antibakterielle Wirkung

Eine Vielzahl von Untersuchungen hat gezeigt, daß beim Neurodermitiker vermehrt Staphylococcus aureus auf der Haut gefunden wird [11]. Aus diesem Grund wird vielfach eine systemische und topische Antibiotikatherapie durchgeführt. Dies erscheint wegen der raschen Resistenzinduktion vor allem bei längerer Behandlung nicht unbedenklich [10]. Anzustreben ist eine antiseptische topische Therapie mit geringem Risiko der Resistenzinduktion.

Akzeptanz

Die Neurodermitis ist eine chronische Erkrankung mit langfristiger Behandlungsbedürftigkeit. Weist eine Grundlage kein gutes Eindringvermögen und keine optimale Verstreichbarkeit auf, so ist zu erwarten, daß sie vom Patienten nicht mit der nötigen Konsequenz angewendet wird.

Wie soll eine Grundlage beim Neurodermitiker zusammengesetzt sein?

Emulsionstyp

W/O-Emulsionen bestehen nach Strukturuntersuchungen aus drei Phasen:

- Äußere Fettphase
- Wassertröpfchen durch Mischemulgatorsystem stabilisiert
- Überschußkristallisat-Emulgatoren

In der Fettphase läßt sich eine lipophile Gelphase und eine lipophile flüssige Phase mit gelösten Emulgatormolekülen unterscheiden. Das lipophile Gelgerüst ist ähnlich wie beispielsweise bei Vaseline für die Struktur und Konsistenz der Zubereitung verantwortlich [16, 17]. W/O-Emulsionen substituieren Fette in der Hornschicht, die sich allerdings wesentlich von den physiologischen Hornschichtlipiden unterscheiden können. Sie verbessern außerdem die Hornschichthydratation teilweise durch das inkorporierte Wasser. Da dieses die innere Phase der Emulsion darstellt, verdunstet es kaum. Außerdem bedingt die Okklusivität eine Hydratation. Durch eigene Untersuchungen konnten wir zeigen, daß der austrocknende Effekt von Waschungen in der Hornschicht durch die in-

termittierende Anwendung von W/O-Emulsionen verhindert werden kann [2]. Auch die persistierenden Austrockungs- und Barriereschädigungseffekte bei repetitiver Waschung können durch die intermittierende Anwendung von W/O-Emulsionen stark reduziert werden [12]. Wegen der dominierenden Bedeutung der hydratisierenden Wirkung und wegen der geringeren Okklusivität ist es wünschenswert, daß W/O-Emulsionen einen großen Wassergehalt möglichst von mehr als 50 % aufweisen. Dies wirkt sich auch auf die Akzeptanz der Zubereitung günstig aus, die bei W/O-Emulsionen häufig problematisch ist.

O/W-Emulsionen bestehen nach Strukturuntersuchungen aus fünf Phasen:

- Mischkristalle aus O/W-Emulgatoren und W/O-Emulgatoren
- Interlamellär gebundenes Wasser
- Lipophile Gelphase aus W/O-Emulgatoren
- Bulkwasser
- Disperse lipophile Phase

Das Bulkwasser verdunstet schnell und bedingt einen Kühleffekt [16, 17]. Wegen des geringen Anteils der lipophilen dispersen Phase ist der fettende Effekt gering. Der hydratisierende Effekt resultiert aus dem lamellär gebundenen Wasser und ist ausgeprägt. Völlig fehlt die Schutzwirkung für die Barriere bei Tensideinwirkung. Der exsikkierende Effekt der Tensidlösung wird kaum beeinflußt [2]. Aus diesem Grund eignen sich O/W-Emulsionen nicht für die Behandlung der Neurodermitis. Ein Okklusiveffekt ist zunächst nicht nachweisbar, stellt sich aber in geringem Maß mit zeitlicher Verzögerung ein [25]. Die Akzeptanz ist besser als bei W/O-Emulsionen.

Amphiphile Emulsionen wurden am Beispiel der Basiscreme DAC untersucht. Es fanden sich folgende Phasen:

- Teilweise gequollenes Gelgerüst aus Polyethylenglycerolmonostearat und Cetylalkohol
- Völlig gequollenes Gelgerüst aus Glycerolmonostearat und Cetylalkohol mit Kohärenz
- und eine kohärente lipophile Phase

Bei Zugabe von Wasser quillt das Gelgerüst aus Polyethylenglycerolmonostearat und Cetylalkohol weiter auf und es entsteht schließlich Bulkwasser. Je nach Wassergehalt überwiegt also als äußere Phase die hydrophile oder die lipophile Phase. Bei hohem Wassergehalt ähnelt die Emulsion einer

O/W-Emulsion. Wenn das Bulkwasser auf der Haut verdünstet, bildet sich wieder eine Emulsion, die dem W/O-Typ ähnelt [16, 17]. Die fettende und hydratisierende Wirkung ist günstig. Die Schutzfunktion gegen Tenside ist mit der von O/W-Emulsionen vergleichbar. Das gleiche gilt für die Okklusivität. Die Akzeptanz ist sehr gut.

Multilayer Systeme (DMS Cream, Kuhs GmbH & Co, Lörrach) enthalten keine Emulgatoren, sondern Membranlipide, besonders Phospholipide und Phytosterole. Außerdem finden sich ähnlich wie in den Hautoberflächenlipiden Triglyzeride und Squalen. Nach Verdunsten von freiem Wasser bilden sich multilamelläre Lipidfrakturen auf der Haut aus, die den physiologischen Hautoberflächenlipiden ähneln. Die fettende und hydratisierende Wirkung ist gut. Ein Zusatz von Ceramiden läßt eine Verbesserung der Barrierefunktion vermuten. Das Eindringvermögen ist optimal. Nicht geklärt ist die Schutzwirkung gegen Tensideinwirkungen, man darf jedoch vermuten, daß sie der von O/W-Emulsionen entspricht.

Moisturizer

Urea wird in dermatologischen Externa vielfach verwendet. Wir konnten zeigen, daß der Zusatz von 10 % Urea zu einer O/W-Emulsion dazu führt, daß die moisturizierende Wirkung der Emulsion verbessert wird; dieser Effekt wirkt sich stärker bei Applikation in W/O-Emulsionen als in O/W-Emulsionen aus [2, 3, 26]. Außerdem fanden wir, daß eine O/W-Emulsion, die als solche keinerlei Schutzwirkung gegen Tensideinwirkungen aufweist, beim Zusatz von 10 % Urea die Exsikkation durch eine Tensidlösung verhindert [2]. Bei repetitiver Tensideinwirkung fanden wir, daß bei intermittierender Anwendung einer O/W-Emulsion mit Zusatz von 10 % Urea die persistierende exsikkierende, barriereschädigende und entzündungserregende Wirkung der Tensidlösung vermindert wurde, während bei gleicher Anwendung der ureafreien O/W-Emulsion keine Schutzwirkung nachweisbar war [12]. Einen gewissen Nutzen mag die bakteriostatische Wirkung von Urea haben. Nachteilig ist die irritative Wirkung besonders bei hohen Konzentrationen von etwa 10 %. Dies gilt insbesonders, wenn noch frische ekzematoide Veränderungen vorhanden sind.

Glycerin wird in dermatologischen Externa wenig verwendet, um so mehr jedoch in Kosmetika. Glycerin hat eine wesentlich stärkere moisturizierende Wirkung als Urea, die sowohl in W/O- als – in verstärktem Maß – in O/W-Emulsionen zum Tragen kommt [1, 2]. Ähnlich wie Urea führt Glycerin bei Zusatz zu einer O/W-Emulsion dazu, daß diese – ohne den Glycerinzusatz wirkungslose – Emulsion bei einer Konzentration von 10 % eine Schutzwirkung gegen Tensideinwirkungen bewirkt, die der von W/O-Emulsionen entspricht [2, 12]. Im Detail gilt das gleiche wie oben für Urea ausgeführt wurde. Neue eigene Untersuchungen mit Irritanzientests (Alkaliresistenz, DMSO-Test, Natriumlaurylsulfattest) haben gezeigt, daß Glycerin die Barriererestitution spezifisch beeinflußt. Es wurde dabei experimentell durch Lipidextraktion eine Barriereschädigung gesetzt und die Barriererestitution durch eine Okklusivfolie verhindert. Wurde unter die Folie Glycerin gegeben, so wurde ein Flüssigkeitsflux aus der Tiefe erzeugt, der zu einer Verbesserung der Barriererestitution führt (unveröffentlichte Ergebnisse). Ein Vorteil gegenüber Urea ist das völlige Fehlen einer irritativen Wirkung.

Kombinationen von Glycerin und Urea wurden bisher kaum eingesetzt. Glycerin wird offenbar in die lamellären Strukturen der epidermalen Lipide eingelagert und führt zu einer Zunahme des interzellulären Wassers, Urea soll an Proteine angelagert werden und damit eher eine intrazelluläre Wasseranreicherung bewirken. Eine Kombination erscheint aus diesen Gründen sinnvoll. Ein weiteres Argument für eine Kombination ist die Reduktion der Irritation im Vergleich zu 10 % Urea. Eigene Untersuchungen haben gezeigt, daß die Kombination 5 % Urea/5 % Glycerin in einer O/W-Emulsion mindestens eine gleichwertige Schutzwirkung wie 10 % Urea oder 10 % Glycerin gegen Tensideinwirkungen bewirkt. Bei den Versuchen wurde mit der jeweiligen Schutzcreme behandelt und anschließend gewaschen. Die Hornschichtfeuchtigkeit wurde mit dem Corneometer gemessen. Gemessen wurde außerdem die Oberflächenrauhigkeit mit der Profilometrie. Dabei ergab sich eine glättende Wirkung der Waschlösung. Wurde mit den genannten Schutzcremes vorbehandelt, so wurde die Glättung durch die Kombination 5 % Urea/5 % Glycerin und durch 10 % Glycerin verstärkt. Die Wirkung von 10 % Urea war deutlich geringer. Die Untersuchungen unterstützen die Annahme einer keratolytischen Wirkung von Glycerin in der Literatur [22]. Aufgrund dieser Ergebnisse plädieren wir für die Anwendung von Kombinationen aus Urea und Glycerin oder für die Anwendung von Glycerin und halten die Anwendung von Urea allein eher für weniger geeignet, zumindest in der hohen Konzentration von 10 %.

Nachtkerzensamenöl und Ceramide

Optimal wäre der Zusatz von Ceramiden, welche die Hornschichtfunktion deutlich verbessern können [7]. Für die Rezeptur kommen sie aus Kostengründen meist nicht in Frage. Literaturangaben lassen vermuten, daß auch Nachtkerzensamenöl zu einer Verbesserung der Hornschichtbarriere führt. Auch eine Verbesserung der Hornschichthydratation wird vermutet [15, 18]. Ein solcher Effekt wäre vorstellbar, da Nachtkerzensamenöl einen großen Anteil an Linolsäure enthält. Linolsäure ist in Ceramid 1 enthalten, dem eine Schlüsselrolle für die Barrierefunktion zugeschrieben wird. Ob Gamma-Linolensäure eine Bedeutung in diesem Zusammenhang hat, ist nicht definitiv geklärt.

Antiseptika

Wir konnten bei eigenen Untersuchungen zeigen, daß Triclosan 3 % eine ähnliche bakterienreduzierende Wirkung vor allem auch auf S. aureus hat wie Erythromycin [5]. Es kommt jedoch zu keiner Resistenzinduktion. Wir empfehlen deshalb die Anwendung von 3 % Triclosan in Neurodermitisexterna.

Welche Rezepturen verwenden wir in der Praxis?

Die im folgenden genannten Rezepturen eignen sich nicht nur für die Grundlagenbehandlung beim Neurodermitiker, sondern auch für die Zurezeptur von Hydrokortison (0,1–1%), Triamcinolonacetonid (0,01–0,1%) und Betamethasonvalerat (0,01–0,1%). Nach eigenen Befunden ist es zu vermuten, daß alle genannten Wirkstoffe aus derartigen Systemen ausreichend freigesetzt werden [6]. Leukichthol und Liquor carbonis detergens sind in der Rezeptur problematisch. Die Kompatibilität wird jeweils angegeben.

Spezialitäten

Einige Spezialitäten, beispielsweise Excipial U Lipolotio oder Laceran Emulsion, erfüllen unsere Vorstellungen zum Teil. Eine vollständige Umsetzung unserer therapeutischen Vorstellungen ist jedoch dadurch nicht möglich.

W/O-Emulsionen

Geeignet erscheinen die in der folgenden Übersicht angegebenen Rezepturen. Rezeptur A enthält 13,6 % Glycerin und 21,4 % Wasser. Der Gehalt an Nachtkerzensamenöl ist 18 %. Bemerkenswert ist der hohe Glyceringehalt bei vergleichsweise niederem Wassergehalt. Durch den hohen Glyceringehalt bedingt wird die Rezeptur von manchen Patienten als etwas klebrig empfunden. Gegebenenfalls empfiehlt sich die Verminderung des Glyceringehaltes. Kompatibilität besteht mit 5 % Liquor carbonis detergens, nicht jedoch mit Leukichthol. Die Rezeptur kann auch ohne Nachtkerzensamenöl verordnet werden.

Rezeptur A, B, C 1 und C 2: W/O-Emulsionen

Rezeptur A

Adeps lanae	10,00
Glycerin 85 %	16,00
Aqua dest.	18,00
Nachtkerzensamenöl	16,00
Triclosan	3,00
Ung. Cordes	ad 100,00

M. f. ung.
Die Rezeptur kann auch unter Weglassung von Nachtkerzensamenöl verordnet werden.

Rezeptur B

Urea	7,00
Glycerin 85 %	10,00
Triclosan	3,00
Eucerinum W/O-Grundlage	ad 100,00

M. f. ung.

Rezeptur C 1

Urea	3,00
Glycerin 85 %	10,00
Triclosan	3,00
Excipial U Lipolotio	ad 100,00

M. f. ung.

Rezeptur C 2

Nachtkerzensamenöl	18,00
Urea	3,00
Glycerin 85 %	10,00
Triclosan	3,00
Excipial U Lipolotio	ad 100,00

M. f. ung.

Rezeptur B enthält etwas mehr als 50% Wasser, 8,5% Glycerin und 7% Urea. Die Rezeptur zieht besser in die Haut ein als Rezeptur A und erscheint weniger klebrig. Die Rezeptur enthält kein Nachtkerzensamenöl und ist mit 4% Liquor carbonis detergens kompatibel, jedoch nicht mit Leukichthol. Rezeptur C 1 und Rezeptur C 2 sind Lotionen. Rezeptur C 1 enthält etwa 55% Wasser, 7% Urea und 8,5% Glycerin, Rezeptur C 2 enthält 43% Wasser, 17% Nachtkerzensamenöl, 7% Urea und 8,5% Glycerin. Es besteht eine Kompatibilität mit 4% Leukichthol, nicht jedoch mit Liquor carbonis detergens. Die Haltbarkeit ist jedoch auch bei Leukichthol maximal vier Wochen.

Amphiphile Emulsion

Die in der nächsten Übersicht angegebene Emulsion enthält das Emulgatorsystem der Basiscreme DAC. Der Wassergehalt ist mit 55% etwas höher wie bei der Basiscreme DAC. Glycerin, Urea und Propylenglycol finden sich jeweils in einer Konzentration von 6,7%, Nachtkerzensamenöl in einer Konzentration von 16,7%. Das Eindringvermögen ist optimal. Hervorzuheben ist die gute Kompatibilität mit Leukichthol 5% und Liquor carbonis detergens 5%. Bei eigenen vergleichenden Untersuchungen erwies sich die Wirkstoffpenetration aus der Basiscreme DAC, die in etwa dieser Grundlage entsprechen dürfte, weitgehend überlegen gegenüber anderen Grundlagen bezüglich Hydrokortison und Triamcinolonacetonid [6]. Die günstige Penetration dürfte auf Propylenglykol zurückzuführen sein, das eine Funktion als Penetrationsvermittler aufweisen soll.

Rezeptur einer amphiphilen Emulsion

Glycerinmonostearat	4,0
Cetylalkohol	6,0
Polyoxyethylenglycerolmonostearat	7,0
Glycerin	10,0
Urea	10,0
Propylenglykol	10,0
Nachtkerzensamenöl	25,0
Triclosan	4,5
gereinigtes Wasser	ad 150,0
M. f. ung.	

Multilayer System

Die in der folgenden Übersicht angegebene Rezeptur enthält als Basis das oben erwähnte Multilayer System; der Wassergehalt liegt bei etwas weniger als 50%, der Gehalt an Nachtkerzensamenöl beträgt etwas mehr als 17%, der Gehalt an Urea 7% und an Glycerin 8,5%. Die Akzeptanz dieser Zubereitung ist zweifelsfrei die beste unter den genannten Rezepturen, allerdings liegt der Preis erheblich über dem der anderen Rezepturen. Es besteht weder mit Liquor carbonis detergens noch mit Leukichthol eine Kompatibilität. In der Literatur wird der Kombination von Glycerin und Multilayer Systemen eine besonders gute Wirkung zugeschrieben [23]. Alle genannten Rezepturen enthalten zur antiseptischen Wirkung 3% Triclosan.

Rezeptur mit einem Multilayer System

Urea	21,0
Glycerin 85%	30,0
Nachtkerzensamenöl	52,0
Triclosan	9,0
Aqua dest.	52,0
DMS Basic-Cream	ad 300,0
M. f. ung.	

Die vorliegenden Darstellungen sollen am Beispiel der Neurodermitis deutlich machen, daß die Individualrezeptur eine Verbesserung der topischen dermatologischen Therapie in bestimmten Fällen ermöglicht. Dem erfahrenen Dermatologen kann es damit gelingen, auch in den Fällen, in denen herkömmliche Therapien erfolglos bleiben, teilweise Erfolge zu erzielen. Wie die vorliegenden Beispiele zeigen, stellt die Individualrezeptur jedoch erhebliche Voraussetzungen an das Wissen und die Erfahrung des Therapeuten.

Literatur

1. Batt M D, Fairhurst E (1986) Hydration of the stratum corneum. Int J Cosm Sci 8: 253–264
2. Bettinger J, Gloor M, Gehring W (1994) Influence of a pretreatment with emulsions on the dehydration of the skin by surfactants. Int J Cosm Sci 16: 53–60
3. Bettinger J, Gloor M, Gehring W, Wolf W (1995) Influence of emulsions with and without urea on water-binding capacity of the stratum corneum. J Soc Cosmet Chem 46: 247–254
4. Bruijnzeel-Koomen C, Mudde G, Bruijnzeel P, Bieber T (1991) IgE receptors on Langerhans cells: Their signifi-

cance in the pathophysiology of atopic eczema. In: Ruzicka T, Ring J, Przybilla B (eds) Handbook of atopic eczema. Springer-Verlag, Berlin, pp 154–165

5. Gehring W, Forssman Th, Jost G, Gloor M (1996) Die keimreduzierende Wirkung von Erythromycin und Triclosan bei der atopischen Dermatitis. Akt Dermatol 22: 28–31

6. Gehring W, Heitzler C, Gloor M (1991) Die Individualrezeptur als Alternative für die externe Kortikosteroidtherapie. Z Hautkr 66: 755–757

7. Gehring W, Wenz J, Gloor M (1997) Influence of topically applied ceramides on the barrier function of intact skin, atopic skin and experimentally induced barrier damage. Int J cosm Sci (im Druck)

8. Gloor M (1991) Sebaceous gland activity in atopic eczema. In: Ruzicka T, Ring J, Przybilla B (eds) Handbook of atopic eczema. Springer-Verlag, Berlin, pp 287–295

9. Gloor M (1994) Hornschichtbarriere und ihre Modulation. Z Hautkr 69: 656–662

10. Gloor M, Pfahler E, Neumann W, Höffler U, Hoffmann M, Schmidt U (1982) Lokale Aknetherapie mit Erythromycin und Benzoylperoxyd. Z Hautkr 57: 867–878

11. Gloor M, Peters G, Stoika D (1982) On the resident aerobic bacterial skin flora in unaffected skin of patients with atopic dermatitis and in healthy controls. Dermatologica 164: 258–265

12. Grunewald AM, Gloor M, Gehring W, Kleesz P (1995) Barrier creams – commercially available barrier creams versus urea- and glycerol-containing oil-in-water emulsions. Dermatosen 43: 69–74

13. Grunewald AM, Gloor M, Gehring W, Kleesz P (1995) Damage to the skin by repetitive washing. Cont Dermat 32: 225–232

14. Hanifin JM, Chan SCh (1991) Role of cyclic nucleotide metabolism in the pathophysiology of atopic ecczema. In: Ruzicka T, Ring J, Przybilla B (eds) Handbook of atopic eczema. Springer-Verlag, Berlin, pp 232–244

15. Jánossy IM, Raguz JM, Rippke F, Schwanitz HJ (1995) Effekte einer 12,5%igen Nachtkerzensamenöl-Creme auf hautphysiologische Parameter bei atopischer Diathese. Z Hautkr 70: 498–502

16. Junginger HE (1992) Systematik der Dermatika – Kolloidchemischer Aufbau in Dermatika – Therapeutischer Einsatz, Pharmakologie und Pharmazie. Niedner R, Ziegenmeyer J, (Hrsg.) Dermatika – Therapeutischer Einsatz, Pharmakologie und Pharmazie. Wiss Verlagsgesellschaft Stuttgart, S 475–515

17. Junginger HE (1994) Ointments and creams as colloidal drug delivery systems. In: Kreuter J (ed) Colloidal drug delivery systems. Marcel Dekker, New York, pp 1–30

18. Maas-Irslinger R, Gaßmüller J, Tausch I (1995) Wirkung von Nachtkerzensamenöl-Creme bei atopisch-trockener Haut. In: Abstraktband, 38. Kongress der Deutschen Dermatologischen Gesellschaft Berlin 29.4.–3.5.1995, Busse-Druck, Herford, S 268–269

19. Melnik BC (1991) Disturbances of epidermal lipid metabolism and barrier function in atopic eczema. In: Ruzicka T, Ring J, Przybilla B (eds) Handbook of atopic eczema. Springer-Verlag, Berlin, pp 296–305

20. Proksch E (1992) Regulation der epidermalen Permeabilitätsbarriere durch Lipide und durch Hyperproliferation. Hautarzt 43: 331–338

21. Proksch E, Brasch J, Sterry W (1996) Integrity of the permeability barrier regulates epidermal Langerhans cell density. Brit J Dermatol 134: 630–638

22. Rawlings A, Harding C, Watkinson A, Banks J (1995) The effect of glycerol and humidity on desmosome degradation in stratum corneum. Arch Dermatol Res 287: 457–464

23. Summers B, Summers R, Chandar P, Gursky R, Feinberg C, Rawlings AV (1995) The effect of lipids with and without humectants on skin xerosis. J Invest Dermatol 104: 687 (A)

24. Thune P (1989) Evaluation of the hydration and the water holding capacity in atopic skin and in socalled dry skin. Acta Dermatol Venereol Acta Dermato Venerol (Stockh) Suppl 144: 133–135

25. Tsutsumi H, Otsugi T, Hayashi S (1979) Study on the occlusivity of oil films. J Soc Cosmet Chem 90: 345–356

26. Wohlrab W, Hassler N (1981) Penetrationskinetik von Harnstoff in die menschliche Haut. Dermatol Monatsschr 167: 277–283

Wichtige Arzneimittelinteraktionen

Hans F. Merk

Einleitung

In der Dermatotherapie werden zunehmend systemisch applizierte Medikamente mit hoher Wirksamkeit angewendet, so daß die Notwendigkeit besteht, auch Arzneimittelreaktionen durch Wechselwirkung von Medikamenten zu beachten. Die Möglichkeit einer pharmakologisch relevanten Wechselwirkung beginnt mit dem Resorptionsprozeß und endet mit der Elimination. Demnach sind vor der Resorption stehende Interaktionen – wie zum Beispiel die Präzipitatbildung bei entsprechender falschen Mischung in Infusionslösung – Inkompatibilitäten. Angaben über die Häufigkeit von Arzneimittelreaktionen reichen je nach untersuchter Patientengruppe von 0,3 % bis über 80 % bei geriatrischen Patienten, die mehr als 20 Medikamente erhalten [19, 20]. Entsprechend müssen Patienten als besonders gefährdet gelten, die viele Medikamente erhalten, also ältere Patienten, Aids-Patienten und Diabetiker.

Durch Wechselwirkungen von Medikamenten können sowohl erwünschte als auch unerwünschte Wirkungen ausgelöst werden. So wurde früher als Maßnahme zur Kostenreduzierung die Wechselwirkung zwischen Penizillin und Probenecid auf der Ebene der renalen Elimination genutzt, heute bestehen ähnliche Vorschläge zur Kombination von Ciclosporin A mit Ketoconazol oder Grapefruitsaft [21].

Meistens jedoch treten Wechselwirkungen unerwünscht auf. Die Erfassung von Arzneimittelwechselwirkungen ist eine wesentliche Aufgabe der klinischen Pharmakologie sowohl in der Entwicklung neuer Pharmaka wie auch in der Beobachtung zugelassener Medikamente.

Im Rahmen der Entwicklung von Pharmaka lassen sich Wechselwirkungen überprüfen, die auf einer definierten Ebene mit Medikamenten stattfinden, eine geringe therapeutische Breite besitzen und klinisch denkbare Kombinationen darstellen. Diese Untersuchungen werden aber zumeist bei gesunden Probanden durchgeführt und lassen dabei notwendigerweise viele Unbekannte aus, wie die Situation bei erkrankten Patienten mit eingeschränkter Le-ber- oder Nierenfunktion. Weiterhin kann eine Hemmung der Wirksamkeit eines Präparates B durch ein Präparat A um konstant 50 % weniger Probleme bereiten, als eine Hemmung um 25 %, aber mit einer großen Streuung von 10 – 70 % [17]. Nicht selten können mehrere Gründe gleichzeitig erst eine Bedingung schaffen, in der eine theoretisch zu erwartende Wechselwirkung auch klinisch relevant wird. So wurden in einem Screening bei 2422 Patienten über 25005 Behandlungs-Tage 113 (4,7 %) Kombinationen gefunden, die potentiell Interaktionen haben können, klinisch nachweisbar waren aber nur 0,3 % [20]. Somit bleibt die Entdeckung klinisch relevanter Arzneimittelinteraktionen eine wichtige Aufgabe des behandelnden Arztes.

Arzneimittelwirkungen lassen sich in Typen A – F unterscheiden:

- Typ A: Dosis-Wirkungs-abhängig
- Typ B: Idiosynkrasie-Reaktion
  Kein Bezug zur bekannten Pharmakologie
  Veränderte Dosis-Wirkungsbeziehung
  Erhebliche interindividuelle Unterschiede
- Typ C: Wirkungsänderung bei langer Applikation
- Typ D: Spätwirkungen (Teratogenität und Karzinogenität)
- Typ E: Arzneimittelüberdosierung oder Akkumulation
- Typ F: Arzneimittelwechselwirkungen
  Pharmakokinetisch
  Pharmakodynamisch

Typ B, C und F können zumeist erst nach Zulassung und bei breiter Anwendung der Medikamente sicher beurteilt werden.

Aus diesem Grunde soll im Rahmen dieser Übersicht besondere Aufmerksamkeit auf die möglichen Mechanismen einer Arzneimittelinteraktion und deren klinischer Bedeutung gelegt werden. Unerwünschte Arzneimittelwechselwirkungen können vor allem dann auftreten, wenn der Patient Medikamente mit kleiner therapeutischen Breite erhält. Für die meisten dieser Medikamente besteht heute die Möglichkeit, den Plasmaspiegel zu bestimmen, was bei Hinzufügung weiterer Medikamente vor allem bei denkbaren Interaktionen sinnvoll ist.

Medikamente mit kleinem therapeutischem Index

- Digitalisglykoside
- Antikonvulsiva
- Antikonzeptiva
- orale Antikoagulantien
- Theophyllin
- Ciclosporin A

Arzneimittelwechselwirkungen können auf verschiedenen Ebenen auftreten.

Ebene verschiedener Arzneimittelwechselwirkung:

Pharmakodynamische Wechselwirkungen
Pharmakokinetische Wechselwirkungen
- Beeinflussung der Resorption (pH-Wertveränderungen, gastrointestinale Motilität, Komplexbildung)
- Konkurrierende Bindung an Serumproteine
- Beeinflussung des enteropathischen Kreislaufes und der renalen Clearance
- Hemmung oder Induktion arzneimittelmetabolisierender Enzyme, vor allem CYP P450-Enzyme

Ist eine solche Wechselwirkung der Medikamente durch ihre spezifische pharmakologische Wirkung zu erklären, handelt es sich um eine pharmakodynamische Wechselwirkung (Tabelle 1).

Tabelle 1. Arzneimittelwechselwirkungen Pharmakodynamik

Arzneimittel	Wirkungen
Methotrexat + Trimethoprim	Knochenmarksuppression
Retinoide + Vitamin A	Vitamin-A-Intoxikation
Amitriptylin + Minocyclin	Pigmentierung
Adrenalin + Beta-Blocker (Lokalanästhesie)	Hypertensive Krise

Pharmakodynamische Wechselwirkungen

Für den Dermatologen ist die Wechselwirkung der Retinoide mit Tetrazyklin oder Minozyklin bezüglich der Entstehung eines Pseudotumor cerebri von großer praktischer Bedeutung. Keine Wechselwirkung mit Retinoiden haben Antibiotika wie zum Beispiel Penizillin, Cephalosporine oder Erythromycin gezeigt [1]. Dosisprobleme können natürlich

auftreten bei gleichzeitiger Gabe von Vitamin A und Retinoiden.

Eine weitere gefährliche Wechselwirkung muß zwischen Methotrexat und Trimethoprim bedacht werden. Beide Präparate hemmen Folatdehydrogenasen. Zwar beeinflußt Trimethoprim vor allem die der Bakterien, aber eine Restaktivität besteht auch gegenüber dem humanen Enzym, was bei Kombination mit Methotrexat zu einer erheblichen Knochenmarkssuppression führen kann [19]. Daher sollte diese Kombination grundsätzlich gemieden werden. Eine ähnliche Auswirkung über einen anderen Mechanismus hat die Kombination von Azathioprin mit Allopurinol. Letzteres hemmt die Xanthinoxidase und damit den Abbau der Purine zur Harnsäure. Die Folge für Azathioprin beziehungsweise seines Metaboliten 6-Mercaptopurin ist deren Aufstau und damit erhöhte zytotoxische Aktivität. Zur Vermeidung einer entsprechenden Knochenmarkssuppression muß man Azathioprin auf 1/4 oder 1/3 seiner normalen Dosierung reduzieren [14]. Hypertensive Krisen bei Gabe von adrenalinhaltigen Lokalanästhetika und Beta-Blockern sind bislang nur bei vergleichsweise hohen Dosen, wie sie während einer langdauernden mikroskopisch kontrollierten Chirurgie gegeben werden, beobachtet worden [1]. Mögliche paradoxe Effekte des Adrenalins in der Behandlung des anaphylaktischen Schocks bei Patienten, die mit Beta-Blockern behandelt werden, sind ebenfalls sehr gefürchtet und können eine ungünstige, hohe Dosierung des Adrenalins erzwingen [15]. Aus diesem Grund sollten Testungen wie der Intrakutantest oder orale Provokationen oder spezifische Hyposensibilisierung nicht bei Patienten durchgeführt werden, die aus anderen Gründen mit Beta-Blockern behandelt werden. Die Applikation möglicher phototoxischer oder photoallergisierender Substanzen bei PUVA-Therapie, wie Sulfonamide, Tetrazykline, Sulfoharnylharnstoffderivate, Chlorothiazid und Nalidixinsäure ist zwar naheliegend, sollte aber vom Dermatologen besonders bedacht werden, wenn der Patient wegen anderer Erkrankungen von weiteren Ärzten betreut wird.

Wechselwirkung bei der Resorption von Medikamenten

Pharmakokinetisch bedingte Arzneimittelinteraktionen können auf mehreren Stufen zwischen Resorption und Elimination auftreten. Die für den Dermatologen wichtigsten Wechselwirkungen auf der Ebene der Resorption können nicht nur durch

Tabelle 2. Arzneimittelwechselwirkungen (Resorption)

Arzneimittel		Wirkungen
Ketoconazol	Antazida H2-Hemmer	Geringere Löslichkeit
Penizillamin	Al3+/Mg2+ enthaltende Antazida, Nahrungsmittel, Eisenpräparate	Bildung schlecht löslicher Chelate
Penizillin Vitamin A Digoxin	Neomyzin	Neomyzin-Malabsorptionssyndrom
Chinolone	Antazida mit Al3+, Mg2+, Milch, Zn2+, Fe2+	Bildung schlecht löslicher Komplexe
Tetrazykline	Antazida mit Al3+, Mg2+, Milch, Zn2+, Fe2+	Bildung schlecht löslicher Chelate

Interaktionen zwischen Medikamenten, sondern auch durch Medikamente und Nahrungsmittel auftreten. Durch ihren hohen Gehalt an zweiwertigem Kalzium oder Magnesium können Milchprodukte zur Chelatierung mit Medikamenten wie Tetrazyklin, Gyrasehemmer oder Penizillamin führen (Tabelle 2). Dasselbe gilt auch für Medikamente mit zweiwertigen Kationen wie Antazida. Bei streng indizierter Chemotherapie mit Gyrasehemmern sollte aus diesem Grunde auch auf eine Eisensubstitution verzichtet werden [17].

Arzneimittel, die eine anticholinergische Aktivität besitzen – Antihistaminika wie etwa Hydroxizin – verlangsamen die Motilität des Gastrointestinaltraktes. Das führt zu einer Verlangsamung der Resorption [19]. Da die gesamt resorbierte Arzneimittelmenge in der Regel nicht davon betroffen ist, kann das aber zu Problemen führen bei Medikamenten, bei denen es bei verlangsamter Resorptionen zu Umverteilungen wie zum Beispiel zwischen Nerven- und Fettgewebe kommt. Das ist bei gleichzeitiger Gabe von Analgetika zu bedenken. Tetrazyklin hat eine Wechselwirkung mit Digoxin, was eine Digitalisintoxikation begünstigen kann. Man nimmt an, daß diese Wechselwirkung auf einer Beeinflussung der gastrointestinalen Flora beruht. Neomycineinnahme kann mit einem Malabsorptionssyndrom einhergehen, das in seiner Pathophysiologie wenig verstanden ist [19]. Das gilt vor allem für Vitamin A; aber auch die Resorption von Penizillin und Digitalisglykosiden wird bei gleichzeitiger Neomycingabe beeinträchtigt.

Wechselwirkung durch Verdrängung aus Bindungen an Serumproteine

Nach der Resorption können Medikamente sich an Serumproteine binden und dabei mit anderen Medikamenten um gleiche Bindungsstellen konkurrieren. Auch können Medikamente die dreidimensionale Struktur von Serumproteinen ändern, was sich wiederum in einer unterschiedlichen Bindungsaffinität auswirkt. In jedem Fall führt dies zu einer erhöhten Konzentration des frei verfügbaren Medikamentes im Serum. Diese Interaktion, der früher eine große Bedeutung zugemessen wurde, scheint aber in den meisten Fällen nicht alleinige Ursache einer klinisch relevanten Wechselwirkung zu sein [11]. Die erhöhte Menge frei verfügbaren Medikamentes im zentralen Kompartiment Serum oder Blut führt zu einer verstärkten Aufnahme in Zielorgane einschließlich Niere und Leber, was auch die Elimination erhöht. Das hat einen neuen „Steady state" der Plasmakonzentration zur Folge, was nur eine geringere Änderung der Konzentration darstellt, als es In-vitro-Untersuchungen, die nur diese eine Ebene der Wechselwirkung erfassen, annehmen lassen. Alleine wenn das Medikament eine lange Halbwertszeit, ein geringes Verteilungsvolumen – also in nur geringem Maß das zentrale Kompartiment Blut verläßt – und eine schmale pharmakologische Breite besitzt, können klinisch relevante Wechselwirkungen auftreten. Arzneimittel, bei denen dieses beachtet werden kann, sind im wesentlichen Phenytoin, Tolbutamid und orale Antikoagulantien [11].

Wechselwirkung auf der Ebene fremdstoffmetabolisierender Enzyme

Kleinmolekulare Fremdstoffe einschließlich Medikamente werden meistens zu hydrophilen Metaboliten verstoffwechselt, um besser über Harn oder Galle ausgeschieden zu werden. Für die meisten Substanzen ist dabei der erste Rezeptor dieses Fremdstoffmetabolismus ein Cytochrom (CYP) P450-Isoenzym, durch das sie zu hochreaktiven Zwischenprodukten metabolisiert werden, die dann durch Epoxidhydrasen, Reduktasen und Transferasen zu organischen Säuren weiter metabolisiert werden [14]. Als primäre Rezeptoren nehmen dabei die CYP P450-Isoenzyme eine zentrale Stellung ein. Es sind dies im endoplasmatischen Retikulum lokalisierte Enzyme mit einem Porphyrin als prostheti-

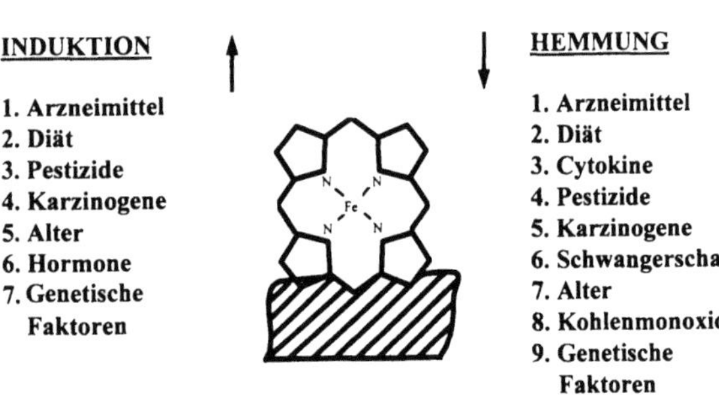

Abb. 1. Die prosthetische Gruppe des Cytochrom P450 im endoplasmatischen Retikulum ist ein Porphyrin. Verschiedene Faktoren können seine Aktivität beeinflussen

sche Gruppe (Abb. 1). Die Aktivität dieser Enzyme kann durch vielfältige Faktoren wie die Arzneimittel selber, andere Umweltsubstanzen wie Nahrungsmittel, Pestizide oder Tabakkonsum, unterschiedliche Expression von Zytokinen wie Interleukin 1, 6, Interferone und Tumor-Nekrosis-Faktor-alpha oder genetische Faktoren auf den verschiedenen Ebenen der Transskription, Translation und der katalytischen Reaktion gehemmt oder induziert werden [16, 21]. Die Leber ist das zentrale Organ dieses Metabolismus, aber auch extrahepatische Organe wie die Dünndarmwand können erheblich zu diesem Stoffwechsel beitragen, wie die Metabolisierung des Ciclosporin A durch das CYP P450 3A4 in der Dünndarmwand gezeigt hat [16]. Die Isoenzyme des CYP P450 werden nach einer internationalen Übereinkunft mit drei Ergänzungen gekennzeichnet: die erste arabische Zahl nach 450 gibt die Genfamilie an, ein großer Buchstabe danach die Subgenfamilie und die letzte arabische Zahl kennzeichnet das einzelne Isoenzym selber. Kursiv geschriebene Bezeichnungen beschreiben das jeweilige Gen. Im Metabolismus der Medikamente spielen vor allem Isoenzyme von vier Enzymfamilien eine Rolle. Insbesondere gilt das für das CYP P450 3A4, das 10–60% der in der Leber vorkommenden CYP P450 Isoenzyme ausmachen kann. Zudem macht es bis 75% der CYP P450 Isoenzyme in der Dünndarmwand aus. Alleine für das CYP P450 3A4 wurden im Rahmen von Interaktionsuntersuchungen bezüglich des Ciclosporin A 59 Medikamente aus 17 unterschiedlichen Arzneimittelklassen nachgewiesen, die dieses Enzym hemmen oder induzieren können [20]. Die erhebliche Schwankung des Anteils dieses Enzyms in der Leber spiegelt die vielfältigen Einflüsse wider, welche die Aktivität dieser Enzyme modulieren. Die Wechselwirkung

einzelner Medikamente mit CYP P450 Isoenzymen kann dabei sehr komplex sein. So hemmt das H2-Antihistaminikum Cimetidin mit CYP P450 2D6, 3A4, 1A2 und 2C9 gleich mehrere Isoenzyme. Auch können Medikamente CYP P450-Aktivitäten beeinflussen, werden aber selber durch andere Isoenzyme metabolisiert. Das gilt für Chinidin, das CYP P450 2D6 hemmt, aber Substrat von CYP P450 3A4 ist. Viele Beta-Blocker hemmen CYP P450 2D6 in Abhängigkeit von ihrer Fettlöslichkeit, nur einzelne werden aber durch dieses Enzym verstoffwechselt [16].

Diese fremdstoffmetabolisierenden Enzyme unterliegen zudem einem Polymorphismus, das heißt ihre Aktivitäten sind durch genetische Faktoren bestimmt und dadurch bei verschiedenen Bevölkerungsteilen unterschiedlich stark ausgeprägt. Interessanterweise finden sich derartige Polymorphismen im Zusammenhang mit einer Arzneimittelwirkung nur bei den fremdstoffmetabolisierenden Enzymen als Bindungsfaktoren für Medikamente, während Polymorphismen bei Rezeptoren für Medikamente sich stets als Krankheit manifestieren und nicht erst bei Exposition gegenüber einem Fremdstoff manifest werden [8]. Diese Beobachtung geht einher mit einer geringeren Homologie der Gene fremdstoffmetabolisierender Enzyme verglichen mit denen für Medikamentenrezeptoren. Unter entwicklungsgeschichtlichen Aspekten ist diese Beobachtung sinnvoll, weil die fremdstoffmetabolisierenden Enzyme die Funktion der Entgiftung vielfältigster Stoffe haben und damit rascher auf Umweltveränderungen reagieren müssen. Änderungen bei Rezeptoren sind sehr viel riskanter, da sie in viel stärkerem Maße mit verschiedenen weiteren die Signalgebung vermittelnden Proteinen und anderen Substanzen in Zellen ständig interagieren müssen. Die Potenz dieses Mechanismus fremdstoffmetabolisierender Enzyme und ihrer Polymorphismen zeigt sich daran, daß trotz intensivster Bemühungen mit außerordentlich toxischen Pestiziden und Insektiziden es bislang nicht gelungen ist, entsprechende störende Insekten vollkommen auszuschalten [8]. Diese Beobachtung mag erklären, warum pharmakodynamische Wechselwirkungen im Vergleich zu Wechselwirkungen auf der Ebene des Metabolismus vergleichsweise selten sind.

Gerade in der Dermatopharmakologie sind verschiedene Medikamente bekannt geworden, die auf dieser Ebene interagieren und deshalb vom Dermatologen bedacht werden müssen. Die wichtigsten Beispiele sind die Azole, Antihistaminika wie Terfenadin, Astemizol und Loratadin, Ciclosporin A und Erythromycin. Alle diese Medikamente interagieren mit dem CYP P450 3A4 und können entweder seine Aktivität erheblich hemmen, zum Beispiel die Azole, oder sie werden durch dieses Enzym metabolisiert wie etwa Ciclosporin A, Erythromycin und die oben erwähnten Antihistaminika, wobei Loratadin neben der Metabolisierung durch CYP P450 3A4 auch durch das Isoenzym 2D6 verstoffwechselt wird. Aber auch Nahrungsbestandteile beeinflussen CYP P450 Isoenzyme. Besondere Bedeutung hat das für das bittere Prinzip der Grapefruit verantwortliche Naringenin erlangt [5]. Ein besonders starker Induktor des CYP P450 3A4 ist Rifampicin, was zu erheblichen Schwankungen in der Bioverfügbarkeit von Ciclosporin A führen kann [1].

Große Aufmerksamkeit haben kürzlich Wechselwirkungen mit Antihistaminika und der Gefahr einer Kardiotoxizität erregt. Durch ihren lipophilen Charakter sind sie gut membranlöslich und besitzen lokalanästhetische Wirkungen, was die Kardiotoxizität, aber auch die Gefährdung bei Epileptikern erklärt [7, 12]. Diese unerwünschten Wirkungen können durch Wechselwirkung mit anderen Medikamenten auf der Ebene der CYP P450-abhängigen Metabolisierungen, wie das Beispiel Terfenadin und Astemizol zeigt, begünstigt werden, etwa bei gleichzeitiger Gabe von Ketoconazol, Itraconazol, Erythromycin, aber auch Grapefruitsaft [7]. Die Inhaltssubstanz der Grapefruit, welche die Ursache der Hemmung von CYP P450 3A4 ist, heißt Naringenin, das zu dem bitteren Geschmack der Grapefruit führt (Abb. 2). Inzwischen haben Untersuchungen dieser Wechselwirkung zur Entwicklung eines Metaboliten von Terfenadin geführt, der nach bisherigen Untersuchungen derartige Wechselwirkungen nicht aufweist und zumindest unter In-vitro-Bedingungen nicht die gleichen chinidinartigen Eigenschaften wie Terfenadin besitzt, sondern möglicherweise in naher Zukunft eine wirkungsvolle Alternative darstellen dürfte [3]. So zeigt gerade dieses Beispiel, daß eine relativierende Betrachtung von erwünschten wie auch unerwünschten Effekten bei der Pharmakologie von Arzneimittelwechselwirkungen zu neuen therapeutischen Alternativen führt.

Bei den Azolen ist vor allem die Liste der Wechselwirkungen für Ketoconazol sehr lang, während sie im Falle von Itraconazol vergleichsweise geringer ist, da es spezifischer an CYP P450-Isoenzyme der Pilze bindet. Dasselbe gilt für Fluconazol. Trotzdem gilt besondere Vorsicht bei gemeinsamen Applikationen mit Ciclosporin A. Auch ist an Wech-

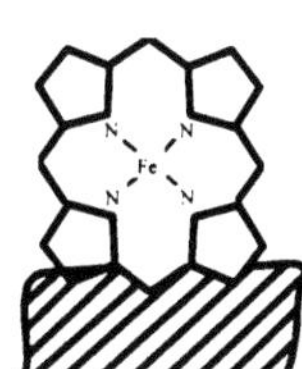

Abb. 2. Vielfältig sind die Interaktionsmöglichkeiten verschiedener Medikamente, Nahrungsbestandteile und Genußmittel mit CYP P450. Den größten Anteil am Gesamt CYP P450 in der menschlichen Leber hat das CYP P450 3A4. Es wird induziert unter anderem von Griseofulvin, Glukokortikoiden wie dem Dexamethason, Rifampicin. Gehemmt wird es unter anderem von Azolen, Ciprofloxazin, Erythromycin, Naringenin aus der Grapefruit. Ein wichtiges Substrat dieses Enzyms sind Antihistaminika wie Terfenadin, Astemizol und Loratadin, das zusätzlich von CYP P450 2D6 metabolisiert wird. Dieses Enzym wird wiederum gehemmt von Cimetidin und Beta-Blockern. Theophyllin ist Substrat für CYP P450 1A2, das durch Gyrasehemmer wie Ciprofloxazin und Cimetidin gehemmt wird. Äthanol induziert CYP P450 2E, dessen Substrat neben Äthanol selber auch Paracetamol ist

selwirkungen bei gemeinsamer Applikation mit Rifampicin, Phenytoin oder Carbamazepin zu denken [13]. Griseofulvin ist ein Antimykotikum, das P450-Isoenzyme induziert. Das ist bei der gleichzeitigen Gabe von oralen Kontrazeptiva, Antikoagulantien und Phenobarbital zu bedenken. Wie Griseofulvin kann Rifampicin die Wirksamkeit von oralen Kontrazeptiva verhindern [14]. Griseofulvin interagiert wie auch Ketoconazol mit dem CYP P450 2E1, über das auch der Alkohol abgebaut werden kann und was bei gleichzeitiger Einnahme dieser Medikamente mit Alkohol antabusartige Effekte auslösen kann [14]. Komplexer sind sehr gefürchtete Interaktionen zwischen dem bei Analgetikaintoleranz empfohlenen Paracetamol und Äthanol. Paracetamol wird durch CYP P450 2E1 zu einem zytotoxischen und damit zur Leberzellnekrose führenden Hydrochinonderivat metabolisiert, das normalerweise durch Bindung an Glutathion entgiftet wird [16]. Derselbe Detoxifikationsmechanismus besteht aber auch für Äthanol, so daß nach erheblichem Alkoholgenuß nicht mehr ausreichend Glutathion zur Verfügung steht. Die Folge sind sogar tödlich verlaufende, schwere Leberzellnekrosen nach Paracetamoleinnahme, zumal Alkohol selber auch das giftende CYP P450 2E1 induziert [16]. Ein weiterer Aspekt ist erst kürzlich hinzugekommen. Es hat sich gezeigt, daß die Ausbildung alkoholbedingter Hepatitiden und Leberzirrhosen mit der Bildung von Antikörpern gegen Äthanolradikale einhergeht, die durch das CYP P450 2E1 gebildet werden [16]. Aus diesen Gründen sollte man sehr zurückhaltend sein, Patienten, bei denen man einen größeren Alkoholkonsum vermutet, Paracetamol als Analgetikaersatz zu empfehlen.

Theophyllin ist ein weiteres Beispiel für ein Medikament mit einem schmalen therapeutischen Index und möglichen Wechselwirkungen auf der Ebene der Metabolisierung. Es wird durch CYP P450 1A2 verstoffwechselt. Dadurch können Wechselwirkungen mit Cimetidin, Gyrasehemmern wie Ciprofloxazin und Enoxazin – weniger Ofloxazin und Norfloxazin – aber auch bei Tabakkonsum resultieren [17]. Fernerhin hemmen Interferone dieses Enzym, was bei Infektionen oder Grippeschutzimpfungen bedacht werden muß [19].

Unbekannt ist bislang die Ursache für eine erhöhte Hepatotoxizität bei Kombinationen von Methotrexat und Retinoiden. Intensive Untersuchungen zur Beeinflussung etwa des Stoffwechsels von Methotrexat durch Retinoide lassen keinen übereinstimmenden Schluß zu [9, 10]. In jedem Fall sollte man aber diese Kombination meiden.

Eine ganz andere Situation ergibt sich für das Sulfon Dapson. Es wird durch das CYP P450 3A4 zu einem Hydroxylaminderivat metabolisiert, der im wesentlichen für gefürchtete unerwünschte Wirkungen einschließlich Methämoglobinämie und Agranulozytosen verantwortlich ist. Bei der gleichzeitigen Gabe von Rifampicin, die entsprechend den WHO-Empfehlungen bei Lepra eine denkbare Kombination ist, erhöht sich daher diese Nebenwirkungsgefahr, andererseits kann sie durch Ketoconazol oder Cimetidin, möglicherweise auch durch Grapefruit, reduziert werden [16].

Wechselwirkungen bei der Elimination

Die für den Dermatologen wichtigste Interaktion auf dieser Ebene ist zwischen Methotrexat und nichtsteroidalen Antiphlogistika. Durch Hemmung der Prostaglandinsynthese kann es zur Erschwerung der tubulären Ausscheidung von Methotrexat mit folgender Nierenschädigung durch Aufstau dieser Substanz kommen [1]. An diese schwere unerwünschte Wirkung muß man denken, da eine Kombination etwa bei Psoriasis arthopathica naheliegen könnte, in jedem Fall aber vermieden

Tabelle 3. Arzneimittelwechselwirkungen: Elimination

Arzneimittel		Mechanismus
Methotrexat	NSAID	Hemmung der PG-Bildung
Methotrexat	Ciclosporin A	?
Methotrexat	Penizillin	?

werden sollte. Die Nephrotoxizität bei Kombination von Methotrexat und Ciclosporin A ist durch die pharmakologischen Eigenschaften zwar denkbar, in ihrem exakten Pathomechanismus bislang aber nicht geklärt (Tabelle 3).

Zusammenfassung und Ausblick

Faßt man die erwähnten Wechselwirkungen und möglichen Mechanismen zusammen, so lassen sich unter Bezug auf dermatologische Erkrankungen folgende besonders wichtige und stets zu bedenkende Interaktionen herausstellen:

- Bei Akne keine Kombinationen von Tetrazyklin und Retinoiden
- Bei Psoriasis keine Kombinationen von Methotrexat mit Trimethoprim, Ciclosporin A, nichtsteroidalen Antiphlogistika und Retinoiden
- Bei Urtikaria Vorsicht bei der Verordnung von Terfenadin, Astemizol, Loratadin und älteren Antihistaminika, wenn gleichzeitig Medikamente gegeben werden, die CYP P450 3A4 wesentlich beeinflussen (Azole, Erythromycin, Ciclosporin A, aber auch Grapefruitsaft)
- Bei Autoimmunerkrankungen wie Lupus erythematodes Reduktion des Azathioprin auf 1/4 bis 1/3 der normalen Dosis bei gleichzeitiger Gabe von Allopurinol zur Behandlung einer Gicht.

Bedenkt man weiterhin die Medikamente beziehungsweise Medikamentengruppen mit schmaler therapeutischer Breite, wird man nach dem jetzigen Stand unter dem Aspekt der Arzneimittelinteraktion eine hohe Sicherheit in der Dermatotherapie gewährleisten, zumal wenn man stets zumindest an diese Möglichkeit bei unerklärlichem Wirkungsverlust oder auffälligen Reaktionen denkt. Gerade molekularbiologische Methoden lassen eine Entwicklung voraussehen, die es in den kommenden Jahren erlaubt, Polymorphismen der fremdstoffmetabolisierenden Enzyme bei Patienten im voraus zu bestimmen beziehungsweise bei Arzneimittelentwicklungen bereits zu berücksichtigen, um Probandenkollektive gezielt zusammenstellen zu können [16].

Auch bestehen Versuche, durch Bestimmung kritischer CYP P450 Isoenzyme wie des 3A4 in Lymphozyten und Monozyten auf Veränderungen dieser Enzyme in der Leber bei entsprechenden Arzneimittelkombinationen zu untersuchen.

Literatur

1. Andersen WK, Feingold DS (1995) Adverse drug interactions clinically important for the dermatologist. Arch Dermatol 131: 468–473
2. Chou RC, Wyss R, Huselton CA, Wiegand UW (1991) A newly discovered xenobiotic metabolic pathway: ethyl ester formation. Life Sciences 49: 169–172
3. Estelle F, Simons R (1996) Histamine and H1-receptor antagonists in allergic disease. Marcel Dekker, New York
4. Fuhr U, Klittich K, Staib AH (1993) Inhibitory effect of grapefruit juice and the active component naringenin on CYP1A2 dependent metabolism of caffeine in man. Br J Clin Pharmac 35: 431–436
5. Guengerich FP, Kim DH (1990) In vitro inhibition of dihydropyridine oxidation and aflatoxin B1 activation in human liver microsomes by naringenin and other flavonoids, Carcinogenesis 11: 2275–2279
6. Harris RZ, Tsunoda SM (1996) Timing of drug administration of prevent drug interactions. JAMA 275: 445–446
7. Honig P, Baraniuk JN (1996) Adverse effects of H1-receptor antagonists in the cardiovascular system. In: Estelle F, Simons R (eds) Histamine and H1-receptor antagonists in allergic disease. Marcel Dekker, New York, pp 383–412
8. Kalow W (1993) Pharmacogenetics: Its biologic roots and the medical challenge. Clin Pharmacol & Therapeut 54: 235–241
9. Larsen FG, Jakobsen P, Knudsen J, Weismann K, Kragballe K, Nielsen-Kudsk, F (1993) Conversion of acitretin to etretinate in psoriatic patients is influenced by ethanol. J Invest Dermatol 100: 623–627
10. Larsen FG, Nielsen-Kudsk F, Jakobsen P, Schroder H, Kragballe K (1990) Interaction of etretinate with methotrexate pharmacokinetics in psoriatic patients. J Clin Pharmacol 30: 802–807
11. MacKichan JJ (1989) Protein binding drug displacement interactions. Fact or fiction? Clin Pharmacokinet 16: 65–73
12. Meltzer EO, Welch MJ (1996) Adverse effects of H1-receptor antagonists in the central nervous system. In: Estelle F, Simons R (eds) Histamine and H1-receptor antagonists in allergic disease. Marcel Dekker, New York, pp 357–381
13. Merk HF (1995) Dermatotherapie. Z Hautkrh 7: 487
14. Merk HF, Bickers DR (1992) Dermatopharmakologie und Dermatotherapie. Blackwell Wissenschaftsverlag, Berlin
15. Merk HF, Eichler G (1995) Anaphylaktoide Reaktionen. In: Plewig G, Korting HC (Hrsg) Fortschritte der praktischen Dermatologie und Venerologie, Bd 14, Springer, Heidelberg, pp 108–115
16. Park BK, Pirmohamed M, Kitteringham NR (1995) The role of cytochrome P450 enzymes in hepatic and extrahepatic human drug toxicity. Pharmac Ther 68: 385–424
17. Radant JM, Marchbank CR, Dudley MN (1992) Interactions of fluoroquinolones with other drugs: mechanisms, variability, clinical significance, and management. Clin Infect Dis 14: 272–284
18. Schwartz EL, Hallam S, Gallagher RE, Wiernik PH (1995) Inhibition of all-trans-retinoic acid metabolism by fluconazole in vitro and in patients with acute promyelocytic leukemia. Biochem Pharmacol 50: 923–928
19. Stockley IH (1994) Drug interactions. Blackwell Science, Oxford
20. Tucker GT (1992) The rational selection of drug interaction studies: implications of recent advances in drug metabolism. Int J Clin Pharmacol, Therapy Toxicol 30: 550–553
21. van den Bossche H, Koymanns L, Moereels H (1995) P450 inhibitors of use in medical treatment: focus on mechanisms of action. Pharmacol Ther 67: 79–100
22. Webber IR, Back DJ (1993) Effect of etretinate on cyclosporin metabolism in vitro. Br J Dermatol 128: 42–44

Dermatologische Therapie in Schwangerschaft und Stillzeit

Reinhard Breit

Eine dermatologische Therapie während einer Schwangerschaft oder einer Stillzeit stellt besondere Anforderungen an den Therapeuten, da in jedem einzelnen Fall überlegt werden muß, ob und inwieweit der Embryo, der Fetus oder der Säugling von der Therapie betroffen oder gar geschädigt wird. Während in einer Schwangerschaft eine Mitbehandlung des werdenden Lebens zwangsläufig erfolgt, kann in der Stillzeit die medikamentöse Verbindung zwischen mütterlichem und kindlichem Organismus durch Unterbrechung oder Einstellen des Stillens jederzeit aufgelöst werden.

Therapie in der Schwangerschaft

Eine dermatologische Therapie während einer Schwangerschaft kann erforderlich werden wegen Erkrankungen, die durch die Schwangerschaft ausgelöst oder verursacht werden, wegen Erkrankungen, die durch die Schwangerschaft modifiziert wurden und wegen Erkrankungen, die nur zufällig in der Schwangerschaft auftreten. „In der Schwangerschaft sollen nur Arzneimittel eingesetzt werden, wenn sie unbedingt nötig sind, das heißt, wenn bei einem Verzicht auf diese Schäden durch die Krankheit entstehen können." [5] Im folgenden werden die Medikamentengruppen diskutiert, die hierbei, also im jugendlichen Alter einer Frau, möglicherweise zum Einsatz kommen müssen.

Mißbildungsrisiko

Trotz der großen Sorge vor einer Schädigung oder gar Mißbildung des werdenden Kindes werden von Schwangeren im ersten Trimenon, wie eine 1977 veröffentlichte Studie der Deutschen Forschungsgemeinschaft ergab, eine überraschend große Zahl von Medikamenten eingenommen [8]. So gaben immerhin 26 % von Schwangeren ohne besondere Gesundheitsstörungen an, vier und mehr Medikamente in dieser Zeit eingenommen zu haben. Weniger verwunderlich ist, daß 90 % von Schwangeren,

Tabelle 1. Einnahme von Pharmaka im ersten Trimenon (Auswahl). Deutsche Forschungsgemeinschaft: Schwangerschaftsverlauf und Kindesentwicklung 1977 [8]

Pharmaka	%
Weibliche Sexualhormone	23,0 %
Vitamine A, B, C	22,3 %
Laxantien	21,1 %
Antihistaminika	17,0 %
Tranquilizer	12,5 %
Analgetika	12,1 %
Sulfonamide	7,0 %
Schnupfenmittel	6,8 %
Schlafmittel	6,8 %
Antibiotika	6,4 %
Kortisonpräparate	2,6 %

die schwerer oder chronisch erkrankt waren, Pharmaka einnahmen. Tabelle 1 zeigt, daß hierbei auch Präparate, die in einer dermatologischen und allergologischen Praxis verordnet werden, an vorderster Stelle zu nennen sind.

Bevor man sich jedoch mit dem Mißbildungsrisiko, das durch diese Medikamente verursacht werden kann, auseinandersetzt, muß Klarheit über das Mißbildungsrisiko des Menschen insgesamt bestehen, das bei 2–3 % aller Schwangerschaften zum Tragen kommt. Wenn hierbei auch nur ein sehr kleiner Prozentsatz auf exogene Ursachen, in diesem Fall auf die Einnahme von Arzneimitteln und Umweltfaktoren, zurückzuführen ist, so bedeutet dieses doch, daß 1 von etwa 1000 bis 2500 neugeborenen Kindern eine Fehlbildung, verursacht durch Arzneimittel oder Umweltschäden, aufweist (Tabelle 2). Die Öffentlichkeit sieht das offensichtlich anders. So betrafen 89 % aller Anfragen an das Humangenetische Institut Frankfurt am Main im Zeitraum zwischen 1980 und 1989 die Frage nach dem schädigenden Einfluß von Arzneimitteln [1]. Andere vermutete Ursachen traten hier teilweise sehr ungerechtfertigt vollständig zurück (Tabelle 3). Durch das Forschungsprojekt Pegasus (prospektive Erhebung der Gabe von Arzneimitteln während der Schwangerschaft und zur Sicher-

Tabelle 2. Mißbildungsrisiko des Menschen. Nach Fränz 1995 [1]

Ursachen	%
Insgesamt	2 – 3 %
Unbekannte Ursache	1,3 – 2,1 %
Genmutationen	0,4 – 0,6 %
Chromosomenmutationen	0,1 – 0,15 %
Exogene Ursachen	
Infektionen	0,04 – 0,09 %
Arzneimittel + Umwelt	0,04 – 0,09 %
Stoffwechselkrankheiten	0,02 – 0,06 %
Strahlen	0,02 – 0,06 %

Tabelle 3. Anfragen an das Humangenetische Institut Frankfurt/Main (1980 – 1989). Nach Fränz 1995 [1]

Schädigende Einflüsse	%
Arzneimittel	89 %
Umweltchemikalien	3 %
Infektionen	2 %
Alkohol und Rauschgifte	2 %
Röntgenstrahlen	2 %
Impfungen	1 %
Unfälle, Operationen, Krankheiten	1 %

heit des Kindes durch das Institut für Medizinische Informatik, Biometrie und Epidemiologie der Universität München), das zur Zeit läuft, ist zu erwarten, daß verläßliche Daten zur Arzneimittelsicherheit während der Schwangerschaft erhoben werden können. Nach heutiger Kenntnis ist die Embryotoxizität und Teratogenität beim Menschen durch eine Reihe nicht medikamentöser Ursachen wesentlich höher. Dem wird Diabetes mellitus ein zweifaches Abortrisiko und eine drei- bis vierfach erhöhte Mißbildungsrate zugeschrieben. Fieberhafte Erkrankungen mit Temperaturen über 40 °C führen zu einer leichten Erhöhung der Mißbildungsrate, während Alkohol bei sehr hohen Dosen in 25 – 50 % zu Mißbildungen führt. Das verminderte Geburtsgewicht bei starken Raucherinnen sollte in der Zwischenzeit bekannt sein, aber auch hohe Dosen von Koffein können möglicherweise eine Erhöhung des Fehlgeburtsrisikos bewirken [1].

Ratgeber: Rote Liste

Bei der dermatologischen Therapie in Schwangerschaft und Stillzeit müssen wir zunächst davon ausgehen, daß in Deutschland die jährlich aktualisierte Rote Liste, das Arzneimittelverzeichnis des Bundesverbandes der Pharmazeutischen Industrie, eine verläßliche Hilfe bei unserer pharmakologischen Entscheidung bietet [7]. In den in ihr niedergelegten Leitsätzen zur Arzneimitteltherapie in Schwangerschaft und Stillzeit finden wir die Angabe, daß fast alle Arzneimittel die Plazenta passieren oder in die Muttermilch übergehen, daß kein Wirkstoff als 100%ig sicher gelten kann, daß aber auch keine Noxe bekannt ist, die 100 % schädlich ist. Die Forderung, daß stets eine strenge Indikationsstellung zu erfolgen hat, ist eigentlich eine Selbstverständlichkeit und auch die Bemerkung, daß der gewünschte Erfolg gegen mögliche unerwünschte Wirkungen für das Kind abgewogen werden muß. In diesen in einem eigenen Kapitel mit grüner Randleiste ausgeführten Leitlinien entsteht zunächst der Eindruck, daß Arzneimittel nach 11 Gruppen je nach ihrem Risikoprofil für die Schwangerschaft eingruppiert werden. Dies wird jedoch in keiner Weise durchgehalten, da es auf der einen Seite Arzneimittel gibt, deren Hersteller keinerlei Angaben zur Schwangerschaft macht, und auf der anderen Seite die Texte der Eingruppierungen auch als Untertext in den umfangreichen Gegenanzeigen, Anwendungsbeschränkungen, Nebenwirkungen und Wechselwirkungen der Präparate aufgenommen sein können. Aus diesem Grund ist auch der Inhalt der Roten Liste für eine Verwendung in einer EDV nur sehr bedingt geeignet. Selbst die erhältliche EDV-Version Rote Liste Pro 1996/I Version 2.1 kann bei der Suche nach Medikamenten, die in der Schwangerschaft angewandt werden können, zu erstaunlichen Fehlinformationen führen, abgesehen davon, daß ausgesprochene Programmfehler ihre Verwendung direkt gefährlich gestalten. Von den 11 Gruppen kommen zunächst bei der Therapie während einer Schwangerschaft die Gruppen 1 – 3 bevorzugt in Frage. Hier hat sich bei umfangreicher Anwendung am Menschen kein Verdacht auf eine embryotoxische oder teratogene Wirkung ergeben. Die Gruppen 1, 2 und 3 unterscheiden sich insofern, daß bei der Gruppe 1 auch der Tierversuch keine derartigen Hinweise erbrachte, in Gruppe 2 zu Tierversuchen keine Aussage gemacht wird, sei es, daß sie nicht ausreichend durchgeführt wurden oder ihre Ergebnisse widersprüchlich waren, während in der Gruppe 3 Tierversuche zwar eine embryotoxische und teratogene Wirkung zeigten, dies jedoch für den Menschen ohne Bedeutung zu sein scheint.
Es sind dies Arzneimittel, die bisher von einer großen Zahl von schwangeren Frauen eingenom-

men wurden, ohne daß schädigende Ereignisse bekannt wurden. Bei der Beurteilung von Tierversuchen sind natürlich interspezifische Unterschiede zu berücksichtigen, wie sie sich in schrecklicher Weise bei der Thalidomid-Katastrophe manifestierten, wo bereits 0,5 mg pro kg und Tag beim Menschen zu schweren Mißbildungen führen konnte, während selbst 4000 mg pro kg und Tag bei der Ratte ohne jede Wirkung blieb. Weitere Arzneimittel, die für eine Therapie in der Schwangerschaft eventuell in Frage kommen, sind in die Gruppen 4–6 eingeordnet. Hier finden sich diejenigen Arzneimittel, die bisher wohl nur von einer kleinen Anzahl schwangerer Frauen eingenommen wurden, sei es, daß sie erst kurzzeitig auf dem Markt sind, oder deren Indikationsbereich die Anwendung bei einer großen Zahl schwangerer Frauen ausschließt. Auch hier ist zumindestens bei der Gruppe 4 angefügt, daß der Tierversuch keine Hinweise auf embryotoxische oder teratogene Wirkungen ergeben hat. Die Anwendung von Arzneimitteln der Gruppe 7–11 kann eigentlich nicht in Frage kommen, da hierbei entweder ein embryotoxisches oder teratogenes Risiko beim Menschen bekannt ist (Gruppe 7), ein fetotoxisches Risiko beim Menschen bekannt ist (Gruppe 8), das Risiko perinataler Komplikationen oder Schädigungen besteht (Gruppe 9), das Risiko unerwünschter hormonspezifischer Wirkungen auf die Frucht beim Menschen gegeben ist (Gruppe 10) oder gar das Risiko einer mutagenen oder karzinogenen Wirkung besteht (Gruppe 11).

Systemische Therapie in der Schwangerschaft

Für eine systemische dermatologische Therapie in der Schwangerschaft kommen wohl zuvorderst die Präparategruppen Antihistaminika, Glukokortikoidpräparate, Antibiotika und möglicherweise auch Antimykotika in Frage.

Antihistaminika
Unter den Antihistaminika findet sich bei drei Präparaten keine Einschränkung für die Anwendung in der Schwangerschaft, und zwar für das Präparat Dimegan (Brompheniramin), Postafen (Meclozin) und Soventol (Bamipin). Erwähnenswert ist hier, daß Hartmann [2] feststellt: „Für eine teratogene Wirkung von Antihistaminika und Antiemetika in der Schwangerschaft ließ sich, bezogen auf das Klinik-standardisierte relative Risiko, nur für Brompheniramin ein signifikant erhöhtes Risiko für die

Tabelle 4. Terfenadinhaltige Arzneimittel. (Nach Bundesverband der Pharmazeutischen Industrie e.V. 1996 [7])

Präparate	Eingruppierung
Fomos	Kontra Gr. 4
Hisfedin	Kontra Gr. 4
Histaterfen	Kontra Gr. 1
Logomed Allergie-/Juckreiz-Tbl.	Kontra Gr. 4
Teldane	Kontra Gr. 4
Terfedura	Kontra Gr. 4
Terfemundin	Kontra Gr. 5
Terfenadin Heumann	Kontra Gr. 4
Terfenadin Stada	Kontra Gr. 4
Terfenadin-ratiopharm	Kontra Gr. 4
Terfenadin von ct	Kontra Gr. 4
Terfen-Diolan	Kontra Gr. 4
Terfium	Kontra Gr. 4
Vividrin mit Terfenadin	Kontra Gr. 4

Auslösung kindlicher Mißbildungen nachweisen." Es kann also vermutet werden, daß der Hersteller von Dimegan bisher einen entsprechenden Warnhinweis nur vergessen hat. Unter den Antihistaminika Gruppe 1, also von Präparaten, bei denen in umfangreicher Anwendung am Menschen kein Verdacht und auch im Tierversuch kein Hinweis auf eine embryotoxische oder teratogene Wirkung beim Menschen vorliegen, finden sich Atosil (Promethazin), Fenistil (Dimetinden), Histaterfen (Terfenadin) und Tavegil (Clemastin). Nun ist Terfenadin in sehr vielen unterschiedlichen Präparaten auf dem Markt (Tabelle 4). Wenn man diese Präparate nun durchsieht, so findet sich erstaunlicherweise im allgemeinen eine Eingruppierung nach Gruppe 4, aber sogar auch eine Eingruppierung nach Gruppe 5. Dieser Unsicherheit liegt wohl zugrunde, daß Terfenadin bei Ratte und Kaninchen nicht teratogen ist, erst bei sehr hoher Dosis beim Kaninchen allerdings embryoletal. Für den Menschen sind bisher keine Hinweise auf Embryotoxizität bekannt geworden, wobei Serienuntersuchungen nicht vorliegen [4]. Durch die unterschiedliche Eingruppierung können sich für den nach einem preiswerten Präparat suchenden Arzt unter Umständen beträchtliche Probleme mit seiner Patientin ergeben.

Glukokortikoide
Wenden wir uns nun den Glukokortikoiden zu, die nach Korting [3] zu den sichersten Arzneimitteln in der Schwangerschaft gehören und gegenüber Antihistaminika bei entsprechender Indikationsstellung zu bevorzugen sind, da sie bei Primaten gesichert

nicht teratogen sind. Lediglich eine Wachstumsverzögerung bei hoher Dosierung scheint möglich zu sein, so daß man annimmt, daß Glukokortikoide als zusätzliche Faktoren bei der Auslösung von multifaktoriell bedingten Gesichtsspalten eine Rolle spielen könnten, so daß nur dann, wenn in der Verwandtschaft derartige Mißbildungen bereits aufgetreten sind, zu einer gewissen Vorsicht geraten werden müßte [1]. Es ist also nicht verwunderlich, daß eine größere Zahl von Präparaten keinen Einschränkungshinweis für die Schwangerschaft aufweist (siehe folgende Übersicht). Wenn man mit Delphicort ein Triamcinolon-haltiges Präparat hier vorfindet, so verwundert es nicht zu sehr, daß andere Hersteller Triamcinolon-haltiger Präparate eine andere Eingruppierung vornehmen, immerhin bis zu Gruppierung 8, also der Feststellung, daß ein fetotoxisches Risiko beim Menschen bestünde. Der größere Teil der einschränkungslosen Präparate enthält Prednisolon oder verwandte Verbindungen. Das hindert jedoch auch die Prednisolon-vermarktenden Pharmaunternehmen nicht, hier teilweise zu einer vollständig anderen Eingruppierung zu kommen; wieso hier sogar ein embryotoxisches oder fetotoxisches Risiko beim Menschen dokumentiert wird, ist nur schwer nachvollziehbar (Tabelle 5). Offensichtlich gehen die Rechtsabteilungen der unterschiedlichen Pharmahersteller von völlig unterschiedlichen Gesichtspunkten aus. Das Bemühen der Rote-Liste-Kommission in Zusammenarbeit mit den pharmazeutischen Unternehmen seit Jahren, Angaben zu vergleichbaren Fertigarzneimitteln zu harmonisieren und dem Stand der wissenschaftlichen Erkenntnisse anzupassen, ist offensichtlich nicht sehr weit gediehen. Leidtragender ist der therapierende Arzt, dem hier eine Verantwortung überwälzt wird, die ihm bei der Verordnung eines Fertigarzneimittels nicht angedient werden dürfte.

Kortikoide ohne Einschränkungen (Auswahl).
(Nach Bundesverband der Pharmazeutischen Industrie e.V. 1996 [7]):

- Delphicort (Triamcinolon)
- Dexamed (Dexamethason)
- Dexamonozon (Dexamethason)
- Duraprednisolon (Prednisolon)
- Hydrocortison Jenapharm, Hoechst (Hydrocortison)
- Metypred (Methylprednisolon)
- Prednisolon-Rotexmedica (Prednisolon)
- Urbason (Methylprednisolon)

Tabelle 5. Prednisolonhaltige Arzneimittel. (Nach Bundesverband der Pharmazeutischen Industrie e.V. 1996 [7])

Präparate	Eingruppierung
Decaprednil	Streng Gr. 3, Gr. 8
Decortin H	Streng Gr. 3
Duraprednisolon	keine Einschränkung
Hefasolon	Streng Gr. 10
Predni-H-Tablinen	Streng Gr. 7, Gr. 8
Prednisolon Jenapharm	Streng bis 1. Trim. Gr. 3, Gr. 8
Prednisolon-Rotexmedica	keine Einschränkung
Prednisolon Ferring	Streng Gr. 3
Prednisolon Sanhelios	Streng Gr. 7, Gr. 8
Prednisolon-ratiopharm	Gr. 3 s. Kap. m. grüner Leiste

Antibiotika

Der Einsatz von systemischen Antibiotika der Gruppe Penizilline und Makrolidantibiotika ist offensichtlich auch in der Schwangerschaft ohne große Bedenken möglich. Bei der Verwendung des EDV-Programmes Rote Liste Pro 1996/1 Version 2.1 sind wir hier auf einen bedenklichen Programmfehler gestoßen. So wirft das Programm bei der Suche nach Antibiotika der Gruppe 1 auch die antivirale Substanz Retrovir aus, die in Wirklichkeit und wohl zu Recht nach Gruppe 11 (es besteht das Risiko mutagener/karzinogener Wirkung) eingruppiert wurde. Das Programm ist offensichtlich nicht in der Lage, zwischen 1 und 11 zu unterscheiden.

Antimykotika

Unter den oral einzunehmenden Antimykotika ohne Einschränkung finden sich selbstverständlich Nystatin-haltige Präparate. Resorbierbare Präparate finden sich erst in der Gruppe 4, und zwar die Fluconazol-haltigen Zubereitungen Diflucan und Fungata.

Verbotene Präparate

Welche der in einer dermatologischen Praxis üblicherweise verordneten Präparate sind nun ganz sicher in der Schwangerschaft verboten? Zunächst die Retinoide Neotigason (Acitretin) und Roaccutan (Isotretinoin), die gesichert teratogen beim Menschen sind. Die extrem langen Halbwertszeiten erfordern hier zusätzliche Maßnahmen auch lange nach der Einnahme des Präparates. Eine Behandlung mit Zytostatika wie Methotrexat, DTIC und auch Fluorouracil kommt nicht in Frage, jedenfalls sehr problematisch ist die Gabe von Imurek (Azathioprin). Für die Tetrazykline ist eine Zahnverfärbung des ersten und bei länger andauernder Gabe auch des zweiten Gebisses beim Kind bekannt, die Einlagerung in den Knochen scheint eher unbedenklich zu sein [1].

Grundregeln für eine systemische Therapie
Als Generalregel für die systemische Therapie in der Schwangerschaft ergibt sich, daß alte Präparate, für die große Erfahrungen vorliegen, zu bevorzugen sind (zum Beispiel bei den Antihistaminika). In allen Fällen sollte nur im strikten Einvernehmen mit der Schwangeren behandelt werden, wobei der Arzt im Einzelfall entscheiden muß, ob ihm hier mehr eine warnende oder eine beruhigende Rolle zukommen muß. Sicher ist es weise, die Summe der möglicherweise schädigenden Einflüsse klein zu halten, um ein möglicherweise minimal erhöhtes Risiko bei der Einnahme eines notwendigen Medikamentes durch eine Verringerung des Risikos, das von Genußgiften ausgeht, zu kompensieren.

Lokale Therapie in der Schwangerschaft

Bei einer lokalen dermatologischen Therapie in der Schwangerschaft ist die Gefährdung von einer nennenswerten Resorption des Arzneistoffes abhängig. Aus diesem Grund sollte man von Langzeittherapien oder von einer großflächigen Anwendung auf geschädigter Haut gelegentlich abraten. Dennoch erscheint es übertrieben zu sein, Arzneimittel aus der Gruppe der Antihistaminika, Kortikoide, Antibiotika und Antimykotika, deren Risikoprofil bei systemischer Anwendung dargelegt wurde, in gleicher Weise bei einer Lokaltherapie einzugruppieren.

Aknemittel
Typische im Lebensalter einer schwangeren Frau anzuwendende Arzneimittel stellen die externen Aknemittel dar. Hier finden sich erst in der Gruppe 3 einige wenige Einträge, so die Tretinoinhaltigen Präparate Epi-Aberel-Creme, -Gel und -Lösung. Und auch hier stoßen wir wieder auf die Problematik der Roten Liste, als andere Tretinoinhaltige Präparate die Eingruppierungen 5 und 6, aber auch 7 (embryotoxisches Risiko für den Menschen) und 9 (Risiko perinataler Komplikationen und Schädigungen beim Menschen) erfahren. Es fällt schwer, einen derartigen Warnhinweis noch ernsthaft zu würdigen.

Grundregeln für eine lokale Therapie
Welche sinnvollen und praxisbezogenen Ratschläge können nun für eine lokale dermatologische Therapie der Schwangerschaft gegeben werden? Zu vermeiden sind sicher alle systemisch verbotenen Arzneimittel, also eigentlich die Eingruppierungen 7–11, wegen einer meist wohl nur theoretisch gegebenen Gefahr auch in lokalen Zubereitungen. Für lokal angewandte Salizylsäure wird ein möglicher Einfluß auf den Prostaglandinstoffwechsel diskutiert, Podophyllin, das gut penetriert, ist teratogen und embryotoxisch, desgleichen sollten Phenole nicht eingesetzt werden. Bei jodhaltigen Präparaten ist ein Einfluß auf die kindliche Schilddrüse denkbar, während das kanzerogene Potential extern angewandter Teere wohl sehr überschätzt wird.

Therapie in der Stillzeit

Zur dermatologischen Therapie in der Stillzeit können eigentlich alle Arzneimittel eingesetzt werden, wenn sie unbedingt nötig sind, auch wenn die Substanz in die Muttermilch übergeht, eben gegebenenfalls unter zeitweiligem oder vollständigem Verzicht auf das Stillgeschäft. Die Rote Liste gruppiert Präparate für die Indikation bei stillenden Müttern nach La 1–La 5 ein [7]. Eine wünschenswerte Eingruppierung nach La 0 (es ist bekannt, daß die Substanz nicht in die Milch übergeht) existiert nicht, da die meisten von der Mutter eingenommenen Substanzen trotz physiologischer Barrieren in die Muttermilch übergehen. „Normalerweise ist jedoch die Konzentration der Medikamente in der Milch geringer als im mütterlichen Plasma; es sind daher entweder nur Spuren oder wenigstens doch untoxische Mengen von Medikamenten in der Milch nachzuweisen." [6]. Hierbei ist zunächst die mütterliche Medikamentendosis zu berücksichtigen. Eine Rolle spielen weiter die Proteinbindung des Pharmakon im Serum, sein Molekulargewicht und natürlich seine Fettlöslichkeit. Von Bedeutung ist weiter die Ph-Differenz zwischen Plasma (Ph 7,4) und Muttermilch (Ph 7,0), die einen selektiven Rückhalt oder eine Ausscheidung in die Muttermilch zur Folge haben kann. Von Bedeutung ist natürlich die unterschiedliche Medikamentenwirkung beim Kind, das eben nicht ein kleiner Erwachsener ist.
So müssen wir mit einer verminderten Abbaufähigkeit der Leber für Medikamente, einer verminderten Eliminationsfähigkeit der Niere und für

viele Präparate mit einer verringerten Proteinbindung und damit einer besseren Bioverfügbarkeit rechnen. Dennoch zeigt natürlich allein die Überlegung, daß wir im Plasma der Mutter bei einer erforderlichen und adäquaten Therapie einen ausreichenden Wirkspiegel vorfinden müssen und möglicherweise der gleiche, aber kein höherer Wirkspiegel, im Nahrungsmittel Milch für den Säugling auftaucht, daß eine Eingruppierung des Medikaments nach La 4, das besagen würde, daß die Substanz in die Milch übergehe und deshalb in Abhängigkeit von korrekter Dosisart, der Anwendung und Dauer der Medikation eine ernsthafte Schädigung des Säuglings eintreten kann, nur sehr selten erforderlich ist.

Auch hier werden wir beim Studium der Roten Liste wieder mit einer völlig unterschiedlichen Interpretation der anscheinend objektiven Eingruppierungsmerkmale konfrontiert. So finden wir für Polaronil (Dexchlorpheniramin) die Angabe streng La 1, was dem geneigten Leser suggeriert, daß er vorsichtig sein soll, da die Substanz in die Milch übergehe, und für Omeril (Mebhydrolin) kontra La 1, was für den verordnenden Arzt bedeutet, er solle das Präparat nicht geben, da es in die Milch übergehe. Was sich die entsprechenden Rechtsabteilungen, die Fenistil (Dimetinden) mit streng La 2 und Lisino (Loratadin) mit kontra La 2 bezeichnen, gedacht haben, läßt sich nur vermuten, da bei La 2 der schon von La 1 bekannte Satz noch mit dem Zusatz komplettiert wird: „Eine Schädigung des Säuglings ist bisher nicht bekannt geworden". Obwohl die Reihung von La 1 bis La 5 anscheinend zu schwereren Nebenwirkungen fortschreitet, könnte man dieses ja auch so interpretieren, daß die Substanz zwar in die Milch übergeht, aber nach bisheriger Erfahrung harmlos ist. Wie unsinnig selbst ein und dieselbe pharmazeutische Firma vorgehen kann, zeigt sich bei der Eingruppierung bei Quellada H (Lindan) und Quellada P (Pyrethrine). Für das etwa 40mal toxischere Lindan hielt diese Firma keinen Warneintrag für Schwangerschaft und Stillzeit für erforderlich, während sie die wesentlich harmloseren Pyrethrine mit Eingruppierung 7 (embryotoxisches Risiko) und für die Stillzeit mit La 1 (es ist bekannt, daß die Substanz in die Milch übergeht; was sicher korrekt ist), versehen hat.

Dennoch können wir in den meisten Fällen bei einer erforderlichen dermatologischen Therapie in der Stillzeit relativ gut behandeln. „In den meisten Fällen sind die Gefahren, die den Kindern erwachsen könnten, nur theoretischer Natur ... Es läßt sich auch relativ selten eine zwingende medikamentöse Therapie vorstellen, die ... nicht durch ein anderes Therapieregime, das weniger Gefahren für das Neugeborene hat, ersetzt werden könnte ... Insgesamt gibt es sicher nur selten einen Anlaß, einer Mutter das Stillen zu untersagen." [6].

Ratgeber: Fachliteratur

Dem fachlichen Dilemma der unzureichenden und weitgehend nicht zwischen den einzelnen Herstellern abgeglichenen Angaben in der Roten Liste, dem Arzneimittelverzeichnis des Bundesverbandes der Pharmazeutischen Industrie, können wir in vielen Fällen durch Kenntnisse der wissenschaftlichen Untersuchungsergebnisse entgehen. Sehr gut aufbereitet finden wir sie zum Beispiel in: Kleinebrecht J, Fränz J, Windorfer A (1995) Arzneimittel in der Schwangerschaft und Stillzeit, ein Leitfaden für Ärzte und Apotheker, der 1995 in der 4. Auflage erschien.

Ob wir dadurch in jedem Einzelfall der forensischen Problematik entgehen können, bleibt zweifelhaft, so daß wir abschließend feststellen können: „Bei der Therapie in Schwangerschaft und Stillzeit sind wir Ärzte von der Roten Liste und der Pharmaindustrie verlassen! Und: Vor Gericht und bei der Therapie sind wir in Gottes Hand!"

Literatur

1. Fränz J (1995) Arzneimittel in der Schwangerschaft. In: Kleinebrecht J, Fränz J, Windorfer A (Hrsg.) Arzneimittel in der Schwangerschaft und Stillzeit. Wissenschaftliche Verlagsgesellschaft, Stuttgart
2. Hartmann AA (1992) Welche Einschränkungen bestehen für Kortikoide und Antihistaminika in der Schwangerschaft? Z Hautkr 67: 309–315
3. Korting HC (1996) Dermatotherapie in der Schwangerschaft. Vortrag bei der 126. Tagung der Vereinigung Südwestdeutscher Dermatologen, Würzburg
4. Shepard TH (1989) Catalog of teratogenic agents. The Johns Hopkins Press, Baltimore
5. Zesch A (1990) Lokaltherapie in der Schwangerschaft. Hautarzt 41: 365–368
6. Windorfer jun. A, Wehrkamp A (1995) Arzneimittel in der Stillzeit. In: Kleinebrecht J, Fränz J, Windorfer A (Hrsg.) Arzneimittel in der Schwangerschaft und Stillzeit. Wissenschaftliche Verlagsgesellschaft, Stuttgart
7. Bundesverband der Pharmazeutischen Industrie e.V. (1996) Rote Liste 1996. Editio Cantor, Aulendorf/Württ.
8. Deutsche Forschungsgemeinschaft (1977) Schwangerschaftsverlauf und Kindesentwicklung. Harald Boldt-Verlag, Boppard

Aktuelle Therapie von Haarerkrankungen

Hans Wolff

Die Diagnostik und Behandlung von Haarerkrankungen ist ein wesentlicher Bestandteil dermatologischer Tätigkeit. Im folgenden werden drei in der Praxis häufige und oft schwer behandelbare Störungen der Kopfhaut und Haarfollikel abgehandelt – die vernarbenden Alopezien, die Alopecia areata und die androgenetische Alopezie.

Vernarbende Alopezien

Die Behandlung vernarbender Alopezien ist äußerst schwierig und langwierig. Hauptziel ist es, die immer vorhandene Entzündung zum Stillstand zu bringen. Die Beurteilung des Therapieerfolges ist durch die oft nur gering schwelenden, aber sehr langwierigen Verläufe erschwert. Zur Wahl der optimalen Therapie muß unbedingt eine genaue Diagnose gestellt werden. Hierzu ist meist die Entnahme von Kopfhautbiopsien notwendig, am besten zwei 5-mm-Stanzbiopsien. Der erste Gewebezylinder wird horizontal für die HE-Färbung aufgearbeitet, der zweite wird vertikal geteilt – eine Hälfte für die HE-Färbung, die andere Hälfte für die direkte Immunfluoreszenz-Untersuchung [14].

Vernarbende Alopezien

- Chronisch diskoider Lupus erythematodes (CDLE)
- Lichen ruber follicularis capillitii
- Folliculitis decalvans
- Perifolliculitis capitis abscedens et suffodiens
- Pseudopelade Brocq

Etwa 1/3 der Patienten mit *chronisch diskoidem Lupus erythematodes* (CDLE) des Integuments weist eine vernarbende Alopezie auf [58]. Der CDLE wird histologisch und durch positive direkte Immunfluoreszenz gesichert, wobei Immunglobulin-G- und Komplement-C3-Ablagerungen entlang der Basalmembranzone sichtbar werden [58]. Die Therapie des CDLE am Kapillitium entspricht jener an anderen Körperstellen. Im Vordergrund steht konsequenter Sonnenschutz mittels Kopfbedeckung oder durch Sunblocker mit sehr hohem Lichtschutzfaktor. Bevor zu einer systemischen Therapie gegriffen wird, können zunächst Kortikosteroidcremes oder -lösungen der Klasse III und IV versucht werden. Dabei sollte vor allem der behaarte Randbereich der Läsionen 1mal täglich behandelt werden. Am intensivsten wirksam ist die nächtliche Okklusivtherapie mit Kortikosteroidcreme-Kopfkappen. Da die Okklusivtherapie wegen des anschließend immer notwendigen Haarewaschens für die Patienten sehr aufwendig ist, kann im täglichen Wechsel auch mit Kortikosteroidlösungen gearbeitet werden.

Gelingt es durch diese Maßnahmen nicht, die Entzündung zu stoppen, können Hydroxychloroquin oder Chloroquin versucht werden [9]. Wichtig ist dabei zur Verhinderung einer Retinopathie die Berechnung der täglichen Dosis bezogen auf das Idealgewicht, da sich die Medikamente kaum in das Fettgewebe verteilen [35]. Die Dosierung beträgt bei Chloroquin 3,5–4,0 mg/kg Idealgewicht und bei Hydroxychloroquin 6,0–6,5 mg/kg Idealgewicht [27, 35]. Bei beiden Antimalariamitteln sollten halbjährliche Untersuchungen des Augenhintergrundes erfolgen, um eine Retinopathie frühzeitig zu erkennen.

Kortikosteroide zur Anwendung am Kapillitium

• Dexamethason-21-isonicotinat	0,25%	Dexa Loscon mono Lösung
• Clobetasol-17-propionat	0,05%	Dermoxin Creme, Dermoxinale Lösung
• Betamethason-17-valerat	0,1%	Celestan-V Creme, Celestan-V-crinale Lösung
• Betamethason-17-valerat	0,1%	Betnesol-V Creme, Betnesol-V-crinale Lösung
• Betamethason-17,21-dipropionat	0,06%	Diprosone Creme, Diprosone Lösung

Anwendung einmal täglich; die Cremes auch okklusiv über Nacht

Auch beim *Lichen ruber follicularis* (Lichen planopilaris) des Kapillitiums [32, 48] können zunächst Kortikosteroidlösungen oder -kopfkappen versucht werden. Läßt sich der oft schleichende Krankheitsprozeß dadurch nicht aufhalten, sollte ein Therapieversuch mit Acitretin (Neotigason) in einer Dosierung von etwa 0,5 mg/kg erfolgen. Bei starker Krankheitsaktivität kann Acitretin über etwa vier Wochen hinweg mit Methylprednisolon (0,5 – 1,0 mg/kg) kombiniert werden. Insgesamt sind die therapeutischen Erfolge beim Lichen ruber follicularis selbst bei Verwendung starker und nebenwirkungsreicher Medikamente oft unbefriedigend [32, 48].

Sind neben atrophisch-narbigen Arealen auch Pusteln am Kapillitium vorhanden (Abb. 1), liegt meist eine *Folliculitis decalvans* vor [1, 6, 49]. Bei fortschreitender Entzündung und Vernarbung kann es zur Ausbildung von Büschel- oder Pinselhaaren kommen. Sie stellen eine ideale Eintrittspforte für Staphylokokken dar und führen so zur weiteren Verschlimmerung der Entzündung [30, 51].

Bei allen pustulösen Follikulitiden sollte eine mykologische Diagnostik zum Ausschluß einer tiefen Trichophytie durchgeführt werden. Bei der bakteriologischen Diagnostik ist auch auf mikroaerophile Keime zu achten. Fast immer steht jedoch Staphylococcus aureus im Vordergrund [1, 6, 30, 49, 51]. Am Beginn der Behandlung steht eine nach Antibiogramm verabreichte innerliche Antibiotikatherapie über mindestens zwei bis vier Wochen. Um eine schnellere Remission zu erzielen, kombinieren wir meist mit innerlichen Kortikosteroiden (Methylprednisolon 1 mg/kg). Ist dann eine Remission erzielt, wird mit Kortikosteroidkopfkappen über mehrere Monate weiterbehandelt. Gut geeignet erscheint auch die Kombination einer Kortikosteroidcreme mit einem Antibiotikum, zum Beispiel Betamethason-17-valerat mit Fusidinsäure (Fucicort Creme). Als Alternative zu den Kortikosteroiden kann auch eine mehrmonatige Therapie mit Diaminodiphenylsulfon (Dapson, 100 mg/Tag) versucht werden. Obwohl wissenschaftlich nicht untermauert, können die oben genannten Therapieverfahren aufgrund des guten Nebenwirkungsprofils auch mit innerlicher Zinkgabe (zum Beispiel Solvezink, 3mal 200 mg/Tag) kombiniert werden [1]. Insgesamt sind die Erfolgsaussichten, die Entzündung und den Haarausfall zu stoppen allerdings gering, was Raum für alternative Verfahren bietet.

Hierzu zählt bei uns auch der Einsatz von warmen Solekopfbädern. Dabei badet der Patient den behaarten Kopf täglich oder jeden 2. Tag für 20 min. in einer 10%igen Kochsalzsole (500 g NaCl auf 4,5 l Wasser). Die Bäder haben bei einigen Patienten zu einer bemerkenswerten Eindämmung der Entzündungsaktivität und Pustulationen geführt. Der Effekt beruht wahrscheinlich auf der osmotischen Eluierung von entzündlichen Gewebsproteasen und Zytokinen, ähnlich wie bei der Soletherapie der Psoriasis vulgaris [57].

In der schwersten Ausprägung pustulöser Follikulitiden findet sich, besonders bei Schwarzen, eine *Perifolliculitis capitis abscedens et suffodiens* [2, 44, 46]. Hier ist Isotretinoin (Roaccutan, 0,5 – 1,0 mg/kg) Mittel der Wahl [2, 44, 46]. Sind bereits ausgeprägte Fistulationen und Vernarbungen vorhanden, muß nach einer Isotretionin-Vorbehandlung und unter antibiotischer Abdeckung das gesamte betroffene Areal exzidiert werden [2].

Ob es sich bei der *Pseudopelade Brocq* um ein eigenständiges Krankheitsbild handelt, ist umstritten [3, 7, 48]. Für die Eigenständigkeit sprechen jedoch die Abwesenheit von Entzündungszeichen, die anfangs regelmäßige Kleinfleckigkeit der alopezischen Areale („Fußstapfen im Schnee") und die Histologie, die im fortgeschrittenen Stadium durch den Ersatz normaler Follikel durch fibröse

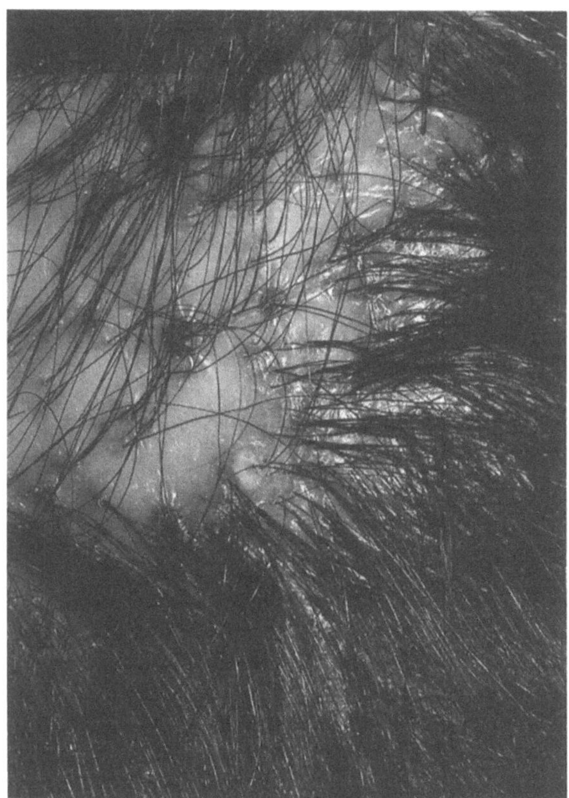

Abb. 1. Folliculitis decalvans

Stränge, nur mäßige entzündliche Infiltrate, eine normale Epidermis und negative Immunfluoreszenz geprägt ist [3, 7]. Der Verlauf ist unberechenbar und kann sich langsam schleichend über Jahre hinziehen, bevor die Erkrankung schließlich zum Stillstand kommt [7]. Eine wirksame Therapie ist nicht bekannt. Allerdings erscheint ein Therapieversuch mit örtlichen Kortikosteroidlösungen gerechtfertigt.

Alopecia areata

Mit einer Inzidenz von etwa 0,1% und einem Erkrankungsrisiko von etwa 1,7% auf Lebenszeit ist die *Alopecia areata* verhältnismäßig häufig [40, 41, 53]. Pathogenetisch handelt es sich um eine Autoimmunerkrankung, bei der CD4-positive T-Lymphozyten die Haarfollikel angreifen und paralysieren [22, 33]. Daher sind die meisten der in der folgenden Übersicht aufgelisteten Therapiemaßnahmen immunsuppressiv oder immunmodulierend [15, 33]. Im Gegensatz zu den vernarbenden Alopezien ist die Haarlosigkeit der Alopecia areata voll reversibel. Bei kurzer Bestandsdauer und geringer Ausprägung besteht eine etwa 50%ige Wahrscheinlichkeit des spontanen Wiederwachstums innerhalb eines Jahres. Leider ist allerdings auch die Wahrscheinlichkeit eines Rezidivs sehr hoch.

Therapiemöglichkeiten bei Alopecia areata

Milde Ausprägung (< 30 % des Kapillitiums)
- Kortikosteroide   siehe Seite 152
  äußerlich
- Cignolin   Psoralon MT
- Zink   Solvezink, 3mal 200 mg/Tag

Schwere Ausprägung (Ophiasis-Typ, Alopecia areata totalis)
- Kortikosteroide   Methylprednisolon, 1 mg/kg
  innerlich   KG
- Diaminodiphe-   Dapson-Fatol, 100 mg/Tag
  nylsulfon
- Diphencyprone   DCP in Azeton
  topisch   (0,0000001 – 2,0 %)

Therapie der ersten Wahl bei gering ausgeprägter Alopecia areata sind Kortikosteroide, entweder als Cremes oder Lösungen. Auch Zink kann ohne Bedenken gegeben werden [38, 59]. Dabei ist jedoch nach Ergebnissen einer aktuellen Studie [38] auf eine ausreichend hohe Dosierung zu achten, zum Beispiel Solvezink Brausetabletten, 3mal 200 mg/

Tag, bei Alopecia areata totalis sogar 3mal 400 mg pro Tag. Die Dithranol-Reiztherapie bei Alopecia areata [16, 47] wurde von uns häufig versucht, jedoch meist ohne Erfolg. Die intradermale Applikation von Kortikosteroidkristallsuspensionen ist aufgrund der gelegentlich eintretenden dermalen Atrophie (Dellenbildung) und der zwar seltenen aber sehr dramatischen Embolie der Arteria nervi optici nicht empfehlenswert.

Zu den besonders schwer therapierbaren Formen der Alopecia areata gehören der Ophiasis-Typ mit haarlosen Arealen im Okzipital- und Parietalbereich sowie die Alopecia areata totalis (Abb. 2). Je länger eine Alopecia areata besteht, desto ungünstiger die Prognose, insbesondere wenn zusätzlich Tüpfel- oder Sandpapiernägel vorliegen. Für die schweren Formen der Alopecia areata gibt es keine etablierten Therapiemöglichkeiten, so daß auf Heilversuche oder wissenschaftliche Studien zurückgegriffen werden muß.

Systemisch verabreichte Kortikosteroide sind aufgrund der Langzeitnebenwirkungen höchstens zur Bremsung eines akuten Schubes geeignet. Wenn verabreicht, sollten sie über mindestens sechs

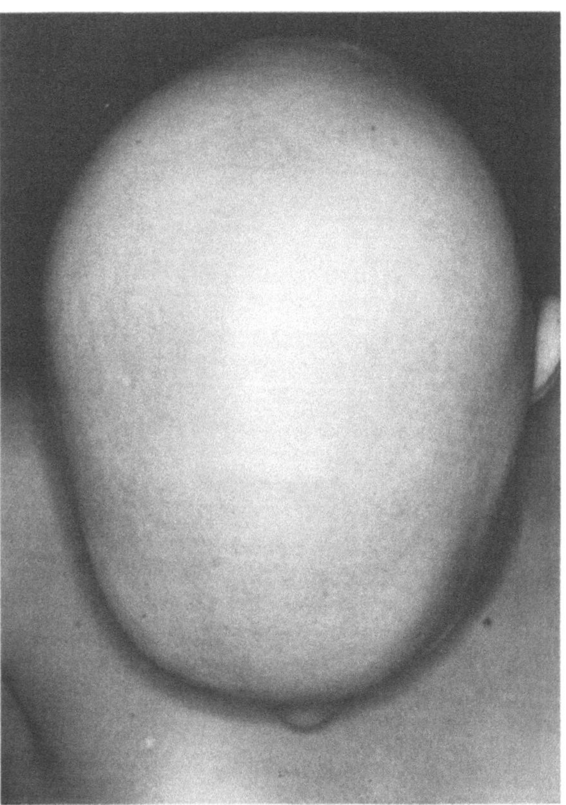

Abb. 2. Alopecia areata totalis

Wochen gegeben werden [37]. Wir beginnen mit 1 mg/kg Methylprednisolon, das dann alle zwei Wochen um etwa 10–12 mg reduziert wird. Allerdings sind die eigenen Erfahrungen mit innerlichen Kortikosteroiden enttäuschend, so daß wir bei schweren Fällen der Alopecia areata bevorzugt Diaminodiphenylsulfon (Dapson Fatol) verwenden [26]. Vor Einleitung der Therapie ist normale Glukose-6-Phosphatdehydrogenase-Aktivität im Serum zu sichern. Auch weißes und rotes Blutbild müssen kontrolliert werden, vor allem der Hämoglobin- und Methämoglobinspiegel. Nach einschleichender Dosierung (erste Woche 50 mg/Tag) werden dann täglich 100 mg Dapson eingenommen. Der Methämoglobinspiegel wird zunächst alle zwei Wochen bestimmt. Ist er nach vier bis acht Wochen Therapie stabil, muß er nur noch alle drei Monate bestimmt werden. Dapson wird von etwa ¾ der Patienten problemlos und über lange Zeit vertragen. Bei etwa ¼ der Behandelten kommt es zu einem deutlichen Methämoglobin-Anstieg auf über 5 % Hb und gelegentlich auch zu einer reversiblen Anämie. Zu bedenken ist, daß die Behandlung mit Dapson einen Heilversuch darstellt, der besonderer Dokumentation und Aufklärung bedarf. In Einzelfällen ist es bei anderen Indikationen sogar zu Agranulozytosen gekommen [10]. Das systemische Immunsuppressivum Ciclosporin A [18] wird von uns bei der Alopecia areata aufgrund von Nutzen-Risiko-Abwägungen (Nephrotoxizität) nicht angewendet. Auch die früher häufig durchgeführten Bestrahlungen mittels PUVA halten einer kritischen Analyse nicht stand [20, 50].

Die derzeit wohl wirksamste Therapie der ausgeprägten Alopecia areata ist die Induktion eines allergischen Kopfekzems mittels des obligaten Kontaktallergens Diphencyprone, DCP [24, 31, 53, 56]. Nach der Sensibilisierung mit 2 %iger DCP-Lösung wird in wöchentlichen Abständen eine gerade so niedrige Konzentration der DCP-Lösung am Kapillitium aufgebracht, daß ein mildes Kontaktekzem entsteht [53]. Die geeignete DCP-Konzentration muß mit Fingerspitzengefühl individuell austitriert werden. Wichtig ist, daß in den ersten Monaten bis zum Wachstum von Haaren nur eine Kopfhälfte behandelt wird, damit ein spezifischer Therapieeffekt von einer Spontanremission unterschieden werden kann. Der Wirkmechanismus der DCP-Therapie beruht wahrscheinlich auf einer ekzembedingten Interferenz der Zytokinsignale, woraus eine Suppression der gegen die Haarfollikel gerichteten Lymphozyten resultiert [22, 23]. An Nebenwirkungen können bei etwa ¼ der Patienten über-

schießende Ekzeme auftreten, teils mit Nässen und Blasenbildung. Besonders unangenehm ist die Entwicklung einer Vitiligo [13, 19, 21]. Hier sind vor allem Dunkelhäutige und Patienten mit anamnestisch angegebener Vitiligo gefährdet [13, 21]. Die Erfolgsaussichten der topischen Immuntherapie mittels DCP oder Quadratsäure mindern sich bei langer Bestandsdauer der Alopecia areata, starker Ausprägung, zusätzlich vorhandenem atopischem Ekzem sowie bei Tüpfel- oder Sandpapiernägeln [17, 54, 56]. Ein Wiederwachstum der Haare läßt sich selbst nach jahrelanger Haarlosigkeit bei 30–50 % der Patienten erreichen [53]. Allerdings muß damit gerechnet werden, daß die topische Immuntherapie nur solange wirkt, wie sie angewendet wird, und daß günstige Langzeitergebnisse nur bei 10–20 % der schwer betroffenen Patienten zu erzielen sind [5, 24, 52]. Aufgrund ihrer Aufwendigkeit und Nebenwirkungen sollte die DCP-Therapie vorerst nur im Rahmen kontrollierter wissenschaftlicher Studien oder in spezialisierten Zentren eingesetzt werden.

Androgenetische Alopezie

Während die *androgenetische Alopezie* der Frau als Krankheit akzeptiert wird, ist die Glatzenbildung beim Mann eigentlich nur ein phänotypisches Merkmal [8]. Trotzdem stehen gerade junge Männer bei beginnender Glatzenbildung oft unter hohem Leidensdruck, der sie dann zum Dermatologen führt. Entscheidend für den Erfolg der Behandlung ist, daß sie bereits zum Zeitpunkt des einsetzenden Effluviums beginnt. Die therapeutischen Möglichkeiten bei androgenetischer Alopezie sind in verschiedenen Übersichten kritisch gewürdigt worden [8, 42, 45]. Die folgende Übersicht zeigt die wichtigsten Therapeutika. Mittlerweile am gründlichsten untersucht ist die topische Anwendung von 2 %iger Minoxidillösung, die über internationale Apotheken als Regaine, Alostil oder Neo-Capil erhältlich ist. Bei kritischer Wertung der anfänglich optimistischen Studien ist allerdings nur bei etwa 20–30 % der Männer ein Anhalten des Haarausfalls und nur bei etwa 10 % der Männer ein kosmetisch zufriedenstellendes Wiederwachstum kräftiger Terminalhaare zu erwarten [11, 43]. Die zweimal tägliche Behandlung mit den Fertigpräparaten wird von den Krankenkassen in der Regel nicht übernommen und kostet den Patienten etwa 80–100 DM pro Monat.

Therapiemöglichkeiten bei androgenetischer Alopezie

Androgenetische Alopezie des Mannes
- 17-α-Estradiol   Ell-Cranell
- 2 % Minoxidil-   Regaine, Alostil, Neo-Capil
  lösung
- Finasterid   Noch in Phase-III-Studien

Androgenetische Alopezie der Frau
- Östrogen-   Progynova 10,0 in 70 % Isopro-
  lösungen   pylalkohol ad 300,0, Ell-Cranell,
                   Crinohermal fem neu
                   Alpicort-F neu
- 2 % Minoxidil-   Regaine, Alostil, Neo-Capil
  lösung
- Antiandrogene   Diane-35, Neo-Eunomin
  Kontrazeptiva
- Cyproteron-   Androcur 20/50 mg + Diane-35
  acetat

Ein vielversprechendes und konzeptionell elegantes Therapieprinzip ist die systemische Hemmung des Enzyms 5-α-Reduktase mittels Finasterid. Das Enzym sorgt für die Umwandlung von Testosteron in Dihydrotestosteron [39]. Der Androgenmetabolit Dihydrotestosteron spielt eine wichtige Rolle bei der benignen Prostatahyperplasie, der Acne vulgaris und der androgenetischen Alopezie. Ausgangspunkt der Untersuchungen war die Beobachtung, daß Männer mit genetisch determiniertem 5-α-Reduktasedefekt nie eine androgenetische Alopezie oder eine Prostatahyperplasie entwickeln [25]. Mittlerweile ist Finasterid zur Behandlung der benignen Prostatahyperplasie weltweit zugelassen [39] und wird auch zur Therapie der androgenetischen Alopezie des Mannes bereits in Heilversuchen verwendet [55]. Allerdings sollten vor einer breiten Verwendung die Ergebnisse der großen internationalen Phase-III-Studien abgewartet werden. Wichtig ist, daß das Präparat vorerst nur bei Männern zur Anwendung kommt, da es bei schwangeren Frauen zur Feminisierung männlicher Föten führen könnte.

Zur äußerlichen Anwendung bei androgenetischer Alopezie von Mann und Frau stehen unter anderem das verschreibungsfähige 17-α-Östradiol (Ell-Cranell) und das rezeptfreie Trikostim zur Verfügung. Beide Präparate nehmen für sich in Anspruch, die 5-α-Reduktase zu hemmen. Bei androgenetischer Alopezie, die zum Stillstand gekommen ist, kann das Erscheinungsbild in bestimmten Fällen mittels Eigenhaartransplantation verbessert werden [28]. Allerdings kostet dies den Patienten in der Regel zwischen 5000 und 25000 DM.

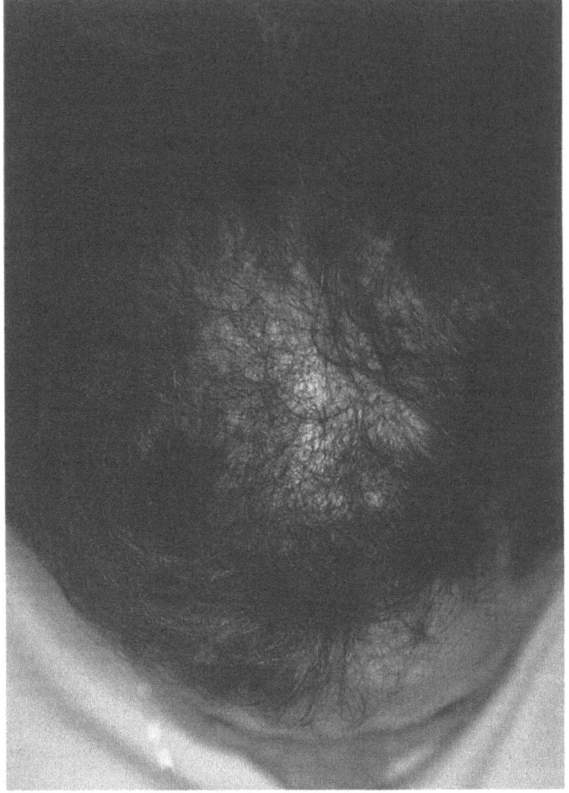

Abb. 3. Androgenetische Alopezie der Frau

Bei der *androgenetischen Alopezie der Frau* [4] kommen je nach Ausprägung verschiedene Therapieintensitäten zur Anwendung. Diskrete Haarlichtung im Stadium 0-I nach Ludwig [29] kann mit örtlich angewendeten Östrogenlösungen gestoppt werden, zum Beispiel Progynova 10,0 in 70 %igem Isopropylalkohol ad 300,0. Fertigprodukte wie Ell-Cranell, Alpicort-F neu oder Crinohermal fem neu enthalten neben dem Östrogen auch ein Kortikosteroid. Diese Kombination ist vor allem bei zusätzlicher seborrhoischer Kopfschuppung sinnvoll. Bei stärkerer Haarlichtung im Stadium I-II nach Ludwig (Abb. 3) können systemisch gegebene Antiandrogene von Nutzen sein, wie Diane-35 oder Neo-Eunomin. Bei ausgeprägter Haarlichtung im Stadium II-III nach Ludwig kann nach Rücksprache mit dem Gynäkologen das Antiandrogen Cyproteronacetat (Androcur) in einer Dosierung von 20–50 mg/Tag eingesetzt werden [34]. Aufgrund der feminisierenden Effekte auf männliche Föten muß bei der Gabe von Antiandrogenen eine Schwangerschaft ausgeschlossen sein und eine sichere Kontrazeption durchgeführt werden.

Die 2%ige Minoxidillösung bewirkt auch bei

Frauen in etwa 10% der Anwendungen ansprechende kosmetische Resultate [12, 36]. Zu warnen ist allerdings vor der Anwendung bei Frauen dunklen Typs, da es bei ihnen zu einer unangenehmen Hypertrichose im Gesicht kommen kann.

Fazit

Hinter dem Symptom Alopezie verbergen sich eine Reihe pathogenetisch völlig unterschiedlicher Erkrankungen. Der erste Schritt zur optimalen Therapie ist die genaue Diagnosestellung, was bei den vernarbenden Alopezien nicht immer einfach ist. Bei der Alopecia areata steht für schwere Formen die aufwendige, aber dafür relativ gut wirksame Diphencypronetherapie zur Verfügung. Auf dem Gebiet der androgenetischen Alopezie des Mannes scheint die Hemmung der 5-α-Reduktaseaktivität derzeit die vielversprechendsten Ansatzpunkte zu bieten.

Literatur

1. Abeck D, Korting HC, Braun-Falco O (1992) Folliculitis decalvans. Long-lasting response to combined therapy with fusidic acid and zinc. Acta Derm Venereol (Stockh) 72: 143–145

2. Bachynsky T, Antonyshyn OM, Ross JB (1992) Dissecting folliculitis of the scalp. A case report of combined treatment using tissue expansion, radical excision, and isotretinoin. J Dermatol Surg Oncol 18: 877–880

3. Bergner T (1987) Pseudopelade Brocq – Krankheitsbild oder Krankheitsentität? Inauguraldissertation. Medizinische Fakultät der Ludwig-Maximilians-Universität, München

4. Bergner T, Braun-Falco O (1991) Die androgenetische Alopezie der Frau. Hautarzt 42: 201–210

5. Berth JJ, Hutchinson PE (1991) Treatment of alopecia totalis with a combination of inosine pranobex and diphencyprone compared to each treatment alone. Clin Exp Dermatol 16: 172–175

6. Bogg A (1963) Folliculitis decalvans. Acta Derm Venereol (Stockh) 43: 14–24

7. Braun-Falco O (1986) Pseudopelade of Brocq. Dermatologica 172: 18–23

8. Braun-Falco O, Bergner T (1989) Die androgenetische Alopezie des Mannes. Hautarzt 40: 669–678

9. Braun-Falco O, Plewig G, Wolff HH (1995) Dermatologie und Venerologie, 4. Aufl., Springer, Berlin, S 992–1028

10. Coleman MD (1993) Dapsone: modes of action, toxicity and possible strategies for increasing patient tolerance. Br J Dermatol 129: 507–513

11. De Groot A, Nater JP, Herxheimer A (1987) Minoxidil: Hope for the bald? Lancet 329: 1019–1022

12. DeVillez RL, Jacobs JP, Szpunar CA, Warner ML (1994) Androgenetic alopecia in the female. Treatment with 2% topical minoxidil solution. Arch Dermatol 130: 303–307

13. Duhra P, Foulds IS (1990) Persistent vitiligo induced by diphencyprone. Br J Dermatol 123: 415–416

14. Elston DM, McCollough ML, Angeloni VL (1995) Vertical and transverse sections of alopecia biopsy specimens: Combining the two to maximize diagnostic yield. J Am Acad Dermatol 32: 454–457

15. Fiedler VC (1992) Alopecia areata. A review of therapy, efficacy, safety, and mechanism. Arch Dermatol 128: 1519–1529

16. Fiedler VC, Wendrow A, Szpunar GJ, Metzler C, DeVillez RL (1990) Treatment-resistant alopecia areata. Response to combination therapy with minoxidil plus anthralin. Arch Dermatol 126: 756–759

17. Gordon PM, Aldridge RD, McVittie E, Hunter JAA (1996) Topical diphencyprone for alopecia areata: evaluation of 48 cases after 30 months of follow-up. Br J Dermatol 134: 869–871

18. Gupta AK, Ellis CN, Cooper KD, Nickoloff BJ, Ho VC, Chan LS, Hamilton TA, Tellner DC, Griffiths CE, Voorhees JJ (1990) Oral cyclosporine for the treatment of alopecia areata. A clinical and immunohistochemical analysis. J Am Acad Dermatol 22: 242–250

19. Hatzis J, Gourgiotou KAT, Varelzidis A, Stratigos J (1988) Vitiligo as a reaction to topical treatment with diphencyprone. Dermatologica 177: 146–148

20. Healy E, Rogers S (1993) PUVA treatment for alopecia areata – does it work? A retrospective review of 102 cases. Br J Dermatol 129: 42–44

21. Henderson CA, Ilchyshyn A (1995) Vitiligo complicating diphencyprone sensitization therapy for alopecia universalis. Br J Dermatol 133: 496–497

22. Hoffmann R (1996) Significance of cytokine patterns in alopecia areata before and after therapeutic allergic contact dermatitis (letter). J Invest Dermatol 306: 379–380

23. Hoffmann R, Wenzel E, Huth A, van der Steen P, Schäufele M, Henninger HP, Happle R (1994) Cytokine mRNA levels in alopecia areata before and after treatment with the contact allergen diphenylcyclopropenone. J Invest Dermatol 103: 530–533

24. Hoting E, Boehm A (1992) Therapy of alopecia areata with diphencyprone. Br J Dermatol 127: 625–629

25. Imperato-McGinley J, Guerrero L, Gautier T, Peterson RE (1974) Steroid 5α-reductase deficiency in men: an inherited form of male pseudohermaphroditism. Science 186: 1213–1215

26. Knauber J, Zaun H (1990) Pathogeneseorientierte Therapieversuche bei Alopecia areata: Vergleich von DCP und Dapson. Akt Dermatol 16: 348–352

27. Koranda FC (1981) Antimalarials. J Am Acad Dermatol 4: 650–655

28. Lucas MWG (1987) Die Behandlung der männlichen Glatze ausschließlich mit Mini-Grafts. Z Hautkr 62: 1735–1745

29. Ludwig E (1977) Classification of the types of androgenetic alopecia (common baldness) occurring in the female sex. Br J Dermatol 97: 247–254

30. Luelmo-Aguilar J, Gonzalez-Castro U, Castells-Rodellas

A (1993) Tufted hair folliculitis. A study of four cases. Br J Dermatol 128: 454–457

31. MacDonald-Hull S, Pepall L, Cunliffe WJ (1991) Alopecia areata in children: response to treatment with diphencyprone. Br J Dermatol 125: 164–168

32. Mehregan DA, van Hale HM, Muller SA (1992) Lichen planopilaris: clinical and pathologic study of forty-five patients. J Am Acad Dermatol 27: 935–942

33. Mitchell AJ, Krull EA (1984) Alopecia areata: pathogenesis and treatment. J Am Acad Dermatol 11: 763–775

34. Mortimer CH, Rushton H, James KC (1984) Effective medical treatment for common baldness in women. Clin Exp Dermatol 9: 342–350

35. Ochsendorf FR, Runne U (1991) Chloroquin und Hydroxychloroquin: Nebenwirkungsprofil wichtiger Therapeutika. Hautarzt 42: 140–146

36. Olsen EA (1991) Topical minoxidil in the treatment of anderogenetic alopecia in women. Cutis 48: 243–248

37. Olsen EA, Carson SC, Turney EA (1992) Systemic steroids with or without 2% topical minoxidil in the treatment of alopecia areata. Arch Dermatol 128: 1467–1473

38. Peter C, Hoting E (1996) Therapie der Alopecia areata mit Zinksulfat – eine placebokontrollierte Studie an 307 Patienten. Z Hautkr 71: 175–189

39. Rittmaster RS (1994) Finasteride. N Engl J Med 330: 120–125

40. Safavi KH, Muller SA, Suman VJ, Moshell AN, Melton LJ3 (1995) Incidence of alopecia areata in Olmsted County, Minnesota, 1975 through 1989. Mayo Clin Proc 70: 628–633

41. Sahn EE (1995) Alopecia areata in childhood. Semin Dermatol 14: 9–14

42. Sasson M, Shupack JL, Stiller MJ (1993) Status of medical treatment for androgenetic alopecia [see comments]. Int J Dermatol 32: 701–706

43. Savin RC, Atton AV (1993) Minoxidil. Update on its clinical role. Dermatol Clin 11: 55–64

44. Scerri L, Williams HC, Allen BR (1996) Dissecting cellulitis of the scalp: response to isotretinoin. Br J Dermatol 134: 1105–1108

45. Schell H, Kiesewetter F, Hornstein OP (1994) Haarwuchsmittel bei androgenetischer Alopezie. Anspruch und Realität. Hautarzt 45: 360–363

46. Schewach-Millet M, Ziv R, Shapira D (1986) Perifolliculitis capitis abscedens et suffodiens treated with isotretinoin (13-cis retinoic acid). J Am Acad Dermatol 15: 1291–1292

47. Schmoeckel C, Weissmann I (1979) Treatment of alopecia areata by anthralin-induced dermatitis. Arch Dermatol 115: 1254–1255

48. Silvers DN, Katz BE, Young AW (1993) Pseudopelade of Brocq is lichen planopilaris: report of four cases that support this nosology. Cutis 51: 99–105

49. Suter L (1983) Folliculitis decalvans. Hautarzt 32: 429–431

50. Taylor CR, Hawk JLM (1995) PUVA treatment of alopecia areata partialis, totalis and universalis: audit of 10 years' experience at St John's Institute of Dermatology. Br J Dermatol 133: 914–918

51. Tong AKF, Baden HP (1989) Tufted hair folliculitis. J Am Acad Dermatol 21: 1096–1099

52. Tosti A, Guidetti MS, Bardazzi F, Misciali C (1996) Long-term results of topical immunotherapy in children with alopecia totalis or alopecia universalis. J Am Acad Dermatol 35: 199–201

53. van der Steen P, Hoffmann R, Raykowski S, Schäufele M, Happle R (1995) Alopecia areata. Klinik, Pathogenese und topische Immuntherapie. Dt Ärztebl 92: 831–836

54. van der Steen PHM, van Baar HM, Happle R, Boezeman JB, Perret CM (1991) Prognostic factors in the treatment of alopecia areata with diphenylcyclopropenone. J Am Acad Dermatol 24: 227–230

55. Walsh DS, Dunn CL, James WD (1995) Improvement in androgenetic alopecia (Stage V) using topical minoxidil in a retinoid vehicle and oral finasteride. Arch Dermatol 131: 1373–1375

56. Weise K, Kretzschmar L, John SM, Hamm H (1996) Topical immunotherapy in alopecia areata: anamnestic and clinical criteria of prognostic significance. Dermatology 192: 129–133

57. Wiedow O, Streit O, Christophers E, Ständer M (1989) Freisetzung von humaner Leukozytenelastase durch hypertone Salzbäder bei Psoriasis. Hautarzt 40: 518–522

58. Wilson CL, Burge SM, Dean D, Dawber RP (1992) Scarring alopecia in discoid lupus erythematosus. Br J Dermatol 126: 307–314

59. Wolowa F, Stachow A (1980) Behandlung der Alopecia areata mit Zinksulfat. Z Hautkr 55: 1125–1134

Allergie und Umwelt

Warum nehmen Allergien zu?

Erwin Schöpf, Judit M. Mueller und Wolfgang Czech

Einleitung

Allergische Erkrankungen finden heute zunehmende Beachtung. In den Medien wird gehäuft über Allergien berichtet und viele Patienten stellen sich mit verschiedensten Symptomen bei ihrem Arzt vor mit der Frage nach einer allergischen Reaktion. Aber nehmen Allergien wirklich zu oder handelt es sich vielmehr um einen besseren Informationsstand, eine verstärkte Sensibilisierung von Patienten und Kollegen, die dazu führen, vermehrt allergische Erkrankungen zu diagnostizieren?
Allergie bezeichnet eine spezifische Änderung der Immunitätslage, welche zu einer krankmachenden Überempfindlichkeitsreaktion führt. Verschiedene Mechanismen können der allergischen Erkrankung zugrundeliegen. Nach Coombs und Gell werden unterschieden:

- IgE-vermittelte Reaktionen (Typ I), zum Beispiel Rhinitis allergica, Asthma bronchiale, Insektengiftanaphylaxie
- Antikörpervermittelte zytotoxische Reaktionen (Typ II), zum Beispiel Agranulozytose, hämolytische Anämie
- Immunkomplexreaktionen (Typ III), zum Beispiel Vaskulitis, Serumkrankheit
- T-Zell vermittelte Reaktionen (Typ IV), zum Beispiel allergisches Kontaktekzem

Epidemiologische Daten

Arzneimittelallergien sind nach zunächst deutlich ansteigenden Fallzahlen in den 50er Jahren heute weitgehend konstant. Auch allergische Kontaktekzeme zeigen keine klare Zunahme; während Kontaktallergien gegen Nickel verglichen mit den 70er Jahren heute häufiger gesehen werden, finden sich Kontaktallergien gegen Chromat heute seltener. Eine deutliche Zunahme der Prävalenz zeichnet sich bei den IgE-vermittelten (Typ I) Allergien ab. Hiervon sind überwiegend Erkrankungen des atopischen Formenkreises wie Rhinitis allergica, allergisches Asthma bronchiale und das atopische Ek-

zem betroffen. Die ebenfalls IgE-vermittelten Insektengiftallergien hingegen scheinen nicht in gleicher Weise zuzunehmen [20]. Die Zahl der gemeldeten Berufskrankheiten hat ebenfalls zugenommen, dies scheint jedoch auf eine Zunahme der durch eine atopische Erkrankung verursachten Berufserkrankungen zurückzuführen zu sein.
Eine Reihe von Untersuchungen der vergangenen Jahre konnten zeigen, daß es zu einer tatsächlichen Zunahme der Prävalenz allergischer, insbesondere atopischer Erkrankungen kommt. So konnten Taylor et al. anhand dreier Kohorten bei Kindern eine Zunahme der Ekzemprävalenz von 5,1 % (1946) auf 7,3 % (1958) und 12,2 % (1970) nachweisen [33]. Ähnliche Tendenzen finden sich beim Asthma bronchiale. Burr et al. verglichen 12jährige Kinder 1973 und 1988. Aktuelle asthmatische Beschwerden fanden sich bei 4,2 % (1973) und 9,1 % (1988) [6]. Ninan et al. untersuchten Schulkinder 1964 und 1989 und fanden Anstiege in der Prävalenz für Rhinitis allergica von 4,1 % auf 10,2 %, für Asthma bronchiale von 3,2 % auf 11,9 % und für das atopische Ekzem von 5,3 % auf 12 % [26].
Untersuchungen anderer Autoren bewegen sich in vergleichbaren Dimensionen. Was könnten nun Ursachen für diesen in einem relativ kurzen Zeitraum erfolgten Anstieg der Prävalenz allergischer Erkrankungen sein? Grundsätzlich wird die Prävalenz allergischer Erkrankungen durch genetische und durch Umweltfaktoren determiniert.

Genetische Hintergründe

Die Genorte von MHCII-Strukturen, welche Oligopeptide aus verschiedenen Allergenen präsentieren, befinden sich auf Chromosom 6. Sie bestimmen die Spezifität der allergischen Reaktion. Für einige Aeroallergene konnten bereits MHC-Assoziationen festgestellt werden. Der Genort der gesteigerten IgE-Produktion scheint in der Region 5q31 auf Chromosom 5 lokalisiert zu sein [19]. In ähnlicher Lokalisation sind auch die Genloci der für die IgE-Regulation wichtigen Zytokine Interleukin-4 und Interleukin-13 zu finden. Da jedoch Genfrequenzen über Generationen weitgehend konstant bleiben, in unserer Bevölkerung kann von ungefähr 24–28% potentiellen Allergikern ausgegangen werden, erklärt der genetische Hintergrund nicht ausreichend den in nur wenigen Jahren erfolgten Wandel in der Häufigkeit allergischer Erkrankungen [14].

Umweltfaktoren

Es stellt sich daher die Frage, ob und in welcher Form Umweltfaktoren die zunehmende Häufigkeit allergischer Erkrankungen bedingen könnten. Hierbei muß unterschieden werden zwischen veränderter Allergenexposition und der Einwirkung unspezifischer adjuvanter Faktoren. Die Allergenexposition beeinflußt den Sensibilisierungsgrad und das Auftreten allergischer Beschwerden [17]. Adjuvante Faktoren könnten bei bereits sensibilisierten Patienten zu einer Triggerung der Beschwerdesymptomatik beitragen, oder aber zu einer Zunahme der Sensibilisierungsrate und der Prävalenz allergischer Erkrankungen führen.

Außenraumschadstoffe

Erste Untersuchungen über die Beeinflußbarkeit allergischer Erkrankungen durch Umweltfaktoren führten Ishizaki et al. bei Zederpollenallergikern in Japan durch. Bei fast identischen Pollenflugwerten erkrankten Anwohner einer verkehrsreichen Straße häufiger an Zedernpollenpollinosis als in Zedernwäldern wohnende Menschen [13].
Von Mutius et al. verglichen die Prävalenz atopischer Erkrankungen bei Schulkindern in München und Leipzig. Obwohl sich in Leipzig deutlich höhere Werte für Schwefeldioxid und Schwebstoffe fanden, lag die Prävalenz für Asthma bronchiale und Rhinitis allergica in München höher als in Leipzig, wohingegen bronchitische Beschwerden in Leipzig häufiger waren [23, 24]. In München dominierten im Gegensatz zu Leipzig Belastungen mit NO_x und Ozon, ferner ist die Verkehrsbelastung sehr hoch, was möglicherweise die Unterschiede teilweise erklären könnte [12]. Wjist et al. sahen bei 9–11jährigen Kindern in München eine Abnahme der exspiratorischen Lungenfunktion in Abhängigkeit von der Verkehrsbelastung des Wohnbezirks [36]. Braback et al. verglichen Pricktestungen bei Schulkindern in Polen, wo sich ebenfalls hohe Schwefeldioxid und Schwebstaubbelastungen finden, mit einem

städtischen und einem ländlichen Gebiet in Schweden. Im Vergleich zu Befunden im ländlichen Schweden traten positive Pricktestreaktionen auf verschiedene Aeroallergene deutlich, teils signifikant häufiger im städtischen Schweden auf, in Polen fanden sich deutlich, teils signifikant geringere Reaktionen [5].

Innenraumbelastungen

Neben unterschiedlichen Schadstoffbelastungen gibt es jedoch eine ganze Reihe weiterer Faktoren, welche die Allergieprävalenz entscheidend mitbeeinflussen könnten. Spätestens seit der Ölkrise hat sich der Wohnungsbau in Westeuropa zunehmend verändert und gut isolierte, warme Wohnräume sind entstanden. Dieses Innenraumklima begünstigt die Zunahme von Allergenen wie Hausstaubmilben und Schimmelpilzen. Allergische Erkrankungen scheinen in der Tat heute zunehmend von Innenraumallergenen auszugehen, wohingegen früher Pollenallergien überwogen.

Sozioökonomische Faktoren

Auch sozioökonomische Faktoren könnten die Allergieprävalenz beeinflussen. Williams et al. fanden eine Zunahme der Ekzemprävalenz mit steigendem Sozialstatus [35]. Von Mutius et al. konnten zeigen, daß die Atopieprävalenz mit steigender Geschwisterzahl deutlich abnimmt [24]. Auch Strachan fand eine umgekehrte Korrelation zwischen Geschwisterzahl und Prävalenz von Rhinitis allergica [30]. Strachan spekuliert, daß eine abnehmende Familiengröße zu höheren Hygienestandards und zu einer Abnahme von Infekten der Kinder führt und daß dieser moderne, westliche Lebensstil mit einer Zunahme allergischer Erkrankungen assoziiert sein könnte. Interessanterweise beeinflußte insbesondere die Zahl der älteren Geschwister, welche aus Schule und Kindergarten Infekte mit nach Hause bringen, die Allergieprävalenz.
Häufige Infekte im Kindesalter könnten eine Verschiebung der Th2-Helferzell-Antwort und gesteigerten IgE-Produktion zugunsten einer zur Infektabwehr erforderlichen Th1-Helferzell-Antwort und Interferon-gamma-Produktion begünstigen. In der ehemaligen DDR kamen die Kinder schon früh in die Kinderkrippe, weil die meisten Mütter berufstätig waren, und sie erkrankten häufiger an bana-

len Infekten. Behrendt et al. fanden im Vergleich ost- und westdeutscher Kinder in Westdeutschland eine höhere Prävalenz atopischer Erkrankungen, jedoch in Ostdeutschland signifikant höhere Gesamt-IgE-Spiegel im Serum. Neben der anamnestischen Angabe von Wurminfektionen beeinflußten unter anderem auch Familiengröße und Passivrauchen die Ergebnisse [3]. Shirakawa et al. fanden eine deutliche inverse Assoziation zwischen positiven Tuberkulinhauttestreaktionen und atopischen Erkrankungen bei japanischen Schulkindern. Sie postulieren, daß Infektionen, welche eine starke Th1-Helferzell-Antwort hervorrufen, über eine Inhibition der Th2-Helferzell-Antwort das Auftreten atopischer Erkrankungen unterdrücken können. Ein Rückgang von Infektionskrankheiten wie der Tuberkulose könnte eine Ursache für die zunehmende Häufigkeit atopischer Erkrankungen sein [29a].

Wirkungen von Innen- und Außenraumschadstoffen

Verschiedene Innen- und Außenraumschadstoffe konnten in jüngerer Zeit in ihren Wirkungen auf den Menschen sowie tierexperimentell näher untersucht werden.

So konnte in zahlreichen Untersuchungen gezeigt werden, daß Passivrauchexposition zu dosisabhängigen Auswirkungen auf respiratorische Symptome und Lungenfunktionswerte führt und es steht heute außer Frage, daß kindliche Passivrauchexposition mit einer Zunahme der Asthmaprävalenz assoziiert ist [11, 27]. Bei Kindern, die in Wohnungen mit Holzfeuerung leben, wurden gehäuft und in stärkerer Ausprägung Giemen und Husten festgestellt [7]. Die Zunahme von Häufigkeit und Schwere von Atemwegserkrankungen bei Kindern in Wohnungen mit Holzfeuerung oder Gasherd wird von verschiedenen Autoren berichtet [22, 27, 29].

Ozonexposition führt zu einer Entzündungsreaktion des oberen und unteren Respirationstrakts. In bronchoalveolärer Lavage wurden vermehrt neutrophile Leukozyten sowie potente proinflammatorische Zytokine festgestellt [9]. Vorexposition mit Ozon führte bei sensibilisierten Asthmatikern zu einer Zunahme der bronchialen Hyperreaktivität bei anschließender Exposition mit einem spezifischen Allergen [16, 21]. Vorexposition mit Stickstoffdioxid und Schwefeldioxid, in Konzentrationen entsprechend starkem Verkehrsaufkommen,

führte nach anschließender Allergenexposition zu einer signifikanten Verschlechterung der Lungenfunktion [8]. Dias-Sanchez et al. fanden nach nasaler Provokation mit Dieselabgaspartikeln, ebenfalls starkem Straßenverkehr entsprechend, einen signifikanten Anstieg der IgE-Produktion in der Nasenschleimhaut und ein verändertes Muster von IgE-messenger-RNA-Isoformen [10]. Nasale allergenprovokation nach Exposition mit Stickstoffdioxid führte bei sensibilisierten Rhinitikern zu einem signifikanten Anstieg des Spiegels von eosinophilem kationischem Protein in der Nasallavage [34].

Diese Ergebnisse legen nahe, daß verschiedene Umweltschadstoffe über Aktivierung proinflammatorischer Prozesse allergische Reaktionen bei bereits sensibilisierten Patienten triggern können. Ob sie auch den Sensibilisierungsprozeß und die Prävalenz allergischer Erkrankungen beeinflussen, ist derzeit beim Menschen noch unklar.

Umweltschadstoffe und Allergieprävalenz: Tierexperimentelle Daten

Takafuji et al. konnten zeigen, daß Dieselabgaspartikel bei Mäusen den spezifischen, IgE-vermittelten Sensibilisierungsprozeß nach nasaler Applikation von Ovalbumin verstärken können [31]. Riedel et al. fanden nach Exposition mit Schwefeldioxid über 5 Tage und anschließender Allergenexposition beim Meerschweinchen signifikant höhere Sensibilisierungsraten und bronchiale Obstruktion [28]. Exposition mit Tabakrauch führte bei Ratten zu erhöter IgE-Produktion und zur verstärkten Bildung spezifischer IgE-Antikörper nach Allergenexposition [37]. Auch für Schwebstoffe konnte ein Verstärkungseffekt der IgE-vermittelten Sensibilisierung bei Mäusen gezeigt werden [32].

Diese Untersuchungen geben Hinweise, daß Umweltschadstoffe im Tiermodell in der Lage sein können, nicht nur die klinische Manifestation allergischer Erkrankungen zu triggern, sondern darüber hinaus die Sensibilisierungsrate zu erhöhen. Inwieweit diese Ergebnisse auf den Menschen übertragbar sind, muß in weiterführenden Untersuchungen geklärt werden. Ob auch Streß und psychische Belastungen des modernen, westlichen Lebensstils die steigende Prävalenz allergischer Erkrankungen mit bedingen könnten, bleibt derzeit Gegenstand der Spekulation. Verschiedene Autoren beschrieben enge Wechselwirkungen von Langerhanszellen und Zytokinen sowie Neuropeptiden und Neurohormonen [1, 2, 4, 18], die Streßabhängigkeit des atopischen Ekzems ist seit langem bekannt.

Zusammenfassung

Allergische Erkrankungen, insbesondere des atopischen Formenkreises, sind in Zunahme begriffen. Bei weitgehender Konstanz der Genfrequenzen über Generationen sind die Ursachen für diese Entwicklung im wesentlichen in veränderten Umweltfaktoren zu suchen. Verschiedene Untersuchungen konnten zeigen, daß westlicher Lebensstil die Entstehung atopischer Erkrankungen fördert. Damit verbundene Faktoren sind ein verändertes Wohnklima, welches die Zunahme von Innenraumallergenen begünstigt. Auch hoher Sozialstatus und geringe Geschwisterzahl, möglicherweise assoziiert mit besseren hygienischen Bedingungen und verringerten kindlichen Infekten erhöhen das Allergierisiko. Umweltschadstoffe führten im Tierversuch zu einer Zunahme spezifischer Sensibilisierungen. Beim Menschen konnte gezeigt werden, daß Umweltschadstoffe bei sensibilisierten Patienten allergische Reaktionen triggern können. Inwieweit sie auch beim Menschen zu vermehrten Sensibilisierungen und zu einer Zunahme der Allergieprävalenz führen können, muß in Zukunft weiter untersucht werden.

Literatur

1. Aebischer I, Stämpfli MR, Zürcher A (1994) Neuropeptides are potent modulators of human in vitro immunglobulin E synthesis. Eur J Immunol 24: 1908–1913
2. Asahina A, Hosoi J, Beissert S (1995) Inhibition of the induction of delayed-type and contact hypersensivitiy by calcitonin gene-related peptide. J Immunol 154: 3056–3051
3. Behrendt H, Krämer U, Dolgner R, Hinrichs J, Willer H, Hagebeck H, Schlipköter HW (1993) Elevated levels of total serum IgE in East German children: atopy, parasites, or pollutants? Allergo J 2: 31–40
4. Bhardwaj RS, Luger TA (1995) Propiomelanocortin production by epidermal cells: evidence for an immune neuro-endocrine network in the epidermis. Arch Dermatol Res 387: 85–90
5. Braback L, Breborowicz A, Dreborg S, Knutsson A, Piekliks H, Björlsten B (1994) Atopic sensitization and respiratory symptoms among Polish and Swedish school children. Clin Exp Allergy 24: 826–835
6. Burr ML, Butland BK, King S, Vaughan-Williams E (1989) Changes in Asthma prevalence: two surveys 15 years apart. Arch Dis Child 64: 1452–1456
7. Butterfield P, LaCava G, Edmundson E, Penner J (1989) Woodstoves and indoor air: the effects on preschoolers upper respiratory system. J Environ Health 52: 172–173
8. Devalia JL, Rusznak C, Herdman MJ, Trigg CJ, Tarraf H, Davies RJ (1994) Effect of nitrogen dioxide and sulfur dioxide on airway response of mild asthmatic patients to allergen inhalation. Lancet 344: 1668–1671
9. Devlin RB, McDonell WF, Mann R, Becker S, House DE, Schreinemachers D, Koren HS (1989) Exposure of humans to ambient levels of ozone for 6.6 hours causes cellular and biochemical changes in the lung. Am J Respir Cel Mol Biol 4: 72–81
10. Diaz-Sanchez D, Dotson AR, Takenaka H, Saxon A (1994) Diesel exhaust particles induce local IgE production in vivo and alter the pattern of IgE messenger RNA isoforms. J Clin Invest 94: 1417–1425
11. Dold S, Reitmeir P, Wjst M, von Mutius E (1992) Auswirkungen des Passivrauchens auf den kindlichen Respirationstrakt. Monatsschr Kinderheilkd 140: 763–768
12. Fritsch C, von Mutius E, Weiland SK, Röll G, Magnussen H (1994) Prävalenz asthmatischer und allergischer Erkrankungen bei Schulkindern – ein Vergleich zwischen Leipzig und München. Allergo J 3: 11–16
13. Ishizaki T, Koizumi K, Ikemori R, Ishiyama Y, Kushibiki E (1987) Studies of prevalence of Japanese cedar pollinosis among residents in a densely cultivated area. Ann Allergy 58: 265–270
14. Jäger L (1995) Allergien – werden sie weiter ansteigen? Leopoldina, Halle 41: 211–222
15. Koren HS, Devlin RB, Graham DE, Mann R, McGee MP, Horstman DH, Kozumbo WJ, Becker S, House DE, McDonell WF, Bromberg PA (1989) Ozone-induced inflammation in the lower airways of humans. Am Rev Respir Dis 139: 407–415
16. Koren HS, Bromberg PA (1995) Is ozone a risk factor in "environmental asthma"? Allergo J 4: 215–218
17. Lau S, Falkenhorst G, Weber A, Werthmann I, Lind P, Buettner-Goetz P, Wahn U (1989) High mite-allergen exposure increases the risk of sensitization in atopic children and young adults. J Allergy Clin Immunol 84: 718–725
18. Luger TA (1995) Allergie und Streß: Die Rolle von Neuropeptiden als Entzündungsmediatoren. Allergo J 4: 427–429
19. Marsh D (1995) Genetics of atopy and IgE. In: Frank MM (ed) Samters immunologic diseases, 5th ed. Little, Brown, Boston pp 1257–1271
20. Müller UR (1989) Insektengiftallergie. Gustav Fischer, Stuttgart
21. Molfino NA, Wright SC, Katz I, Tario S, Silverman F (1991) Effect of low concentrations of ozone on inhaled allergen responses in asthmatic subjects. Lancet 338: 199–203
22. Morris K, Morganlander M, Coulehan JL, Gahagen S, Arena VC (1990) Wood-burning stoves and lower respiratory tract infections in American Indian children. Am J Dis Child 144: 105–108
23. von Mutius E, Fritsch C, Weiland SK, Röll G, Magnussen H (1992) Prevalence of asthma and allergic disorder among children in united Germany: a descriptive comparison. BMJ 305: 1395–1399

24. von Mutius E, Martinez FD, Fritzsch C, Nicolai T, Röll G, Tiemann HH (1994) Prevalence of asthma and atopy in two areas of West and East Germany. Am J Respir Crit Care Med 149: 358–364

25. von Mutius E, Martinez FD, Fritzsch C, Nicolai T, Reitmeir P, Tiemann HH (1994) Skin test reactivity and number of siblings. BMJ 308: 692–695

26. Ninan TK, Russell G (1992) Respiratory symptoms and atopy in Aberdeen schoolchildren: evidence from two surveys 25 years apart. BMJ 304: 873–875

27. Pierson W, Koenig JQ (1992) Respiratory effects of air pollution on allergic disease. J Allergy Clin Immunol 90: 557–566

28. Riedel F, Krämer M, Scheibenbogen C, Rieger CHL (1988) Effects of SO_2 exposure on allergic sensitization in the guinea pig. J Allergy Clin Immunol 82: 527–534

29. Samet JM, Marbury MC, Spengler JD (1987) Health effects and sources of indoor air pollution. Part I. Am J Rev Respir Dis 136: 1486–1508

29a.Shirakawa T, Enomoto T, Shimazu S, Hopkin JM (1997) The inverse association between tuberculin response and atopic disorder. Science 275: 77–79

30. Strachan D (1989) Hay fever, hygiene, and household size. BMJ 299: 1259–1260

31. Takafuji S, Suzuki S, Koizumi K, Tadokoro K, Miyamoto T, Ikemori R, Muranaka M (1987) Diesel-exhaust particulates inoculated by the intranasal route have an adjuvant activity for IgE production in mice. J Allergy Clin Immunol 79: 639–645

32. Takafuji S, Suzuki S, Koizumi K, Tadokorro K, Ohashi H, Muranaka M, Miyamoto T (1989) Enhancing effect of suspended particulate matter on the IgE antibody production in mice. Int Arch Allergy Appl Immunol 90: 1–7

33. Taylor B, Wadsworth J, Wadsworth M, Peckam C (1984) Changes in the reported prevalence of childhood eczema since the 1939–45 war. Lancet 2(8414): 1255–1257

34. Wang JH, Devalia JL, Duddle JM, Hamilton SA, Davies RJ (1995) Effect of six-hour exposure to nitrogen dioxide on early phase nasal response to allergen challenge in patients with a history of seasonal allergic rhinitis. J Allergy Clin Immunol 96: 669–676

35. Williams HC, Strachan DP, Roderick JH (1994) Childhood eczema: disease of the advantaged? BMJ 308: 1132–1135

36. Wjst M, Reitmeir P, Dold S, Wulff A, Nicolai T, von Loeffelholz-Colberg E, von Mutius E (1993) Road traffic and adverse effects on respiratory health in children. BMJ 307: 596–600

37. Zetterström O, Nordvall SL, Björksten B, Ahlstedt S, Stelander M (1985) Increased IgE antibody responses in rats exposed to tobacco smoke. J Allergy Clin Immunol 75: 594–598

Die Epikutantestung mit patienteneigenen Produkten

Peter J. Frosch, Beate Pilz, Detlev Peiler, Barbara Dreier und Sören Rabenhorst

Daecke et al. [1] haben den Stellenwert patienteneigener Testsubstanzen bei der Epikutantestung anhand des Krankengutes von 2460 Patienten untersucht. Die Daten waren an den Informationsverbund Dermatologischer Kliniken (IVDK) zur wissenschaftlichen Auswertung von Kontaktallergien in Göttingen von über 20 Hautkliniken in den Jahren 1989 bis 1992 weitergegeben worden. Bei 208 von 2460 der Epikutantestungen (8,5%) wurden Typ-IV-Sensibilisierungen auf 289 Substanzen gefunden. Bei 44% davon konnte nur durch Tests eigener Substanzen eine Kontaktallergie nachgewiesen werden. Bei 56% ließ sich die positive Reaktion mit Epikutantestreaktionen in der Standardreihe und den Ergänzungsreihen der Deutschen Kontaktallergiegruppe (DKG) korrelieren. Es handelte sich dabei in erster Linie um medizinische Externa, Kosmetika, gummihaltige Substanzen und Lederprodukte. Die Aufschlüsselung positiver Reaktionen ergab in 85 Fällen mehrfach neue Allergene aus der Gruppe der Acrylate.

Menné et al. [6] fanden in einer multizentrischen Untersuchung, daß die europäische Standardreihe lediglich in 37% bis 73% ausreichende Klarheit über die Auslöser der Kontaktdermatitis ergab. In 5% bis 23% waren nur die Ergänzungsreihen positiv. Auch diese Autoren betonten die Notwendigkeit der Testung patienteneigener Produkte.

Zimmermann [12] untersuchte das Krankengut der allergologischen Ambulanz der Universitätshautklinik Heidelberg in der Zeit von 1986 bis 1988. Bei 1145 Patienten wurden in 854 Fällen patienteneigene Substanzen getestet (insgesamt 6880). Von 455 positiven Testreaktionen waren 295 (64,8%) von jetziger klinischer Relevanz. Bei 231 der 854 Patienten (27,1%) war mindestens ein Test positiv. Die größte Gruppe mit positiven Testreaktionen bildeten die medizinischen Externa (24%). Weitere wichtige Substanzklassen waren ophthalmologische Externa, Feuchtigkeitscremes, Duftstoffe, Desinfektionsmittel, Seifen und Shampoos.

Obwohl diese Zahlen die große Bedeutung der Epikutantestung mit patienteneigenen Produkten eindrucksvoll unterstreichen, ist bisher die Problematik im Schrifttum sehr unzureichend beleuchtet worden. Klare Empfehlungen über die praktische Durchführung fehlen entweder in den gängigen Lehrbüchern oder sie divergieren sehr stark in bezug auf Konzentration und Vehikel. Aus Unkenntnis über Inhaltsstoffe und deren Toxizität werden Produkte oft unverdünnt oder in zu hohen Konzentrationen epikutan getestet. Starke nekrotische Reaktionen mit Narben und Pigmentstörungen sind oft die Folge. Außerdem kann der Patient durch einige Stoffe über den Epikutantest sensibilisiert werden. Eine Vereinheitlichung auf diesem Gebiet ist daher dringend notwendig im Interesse der allergologischen Qualitätssicherung und der Patientensicherheit. Die Autoren verstehen die folgenden Empfehlungen als eine erste Bestandsaufnahme und bitten die Leser um konstruktive Kritik. Der Text ist bewußt kurz gehalten, die wesentlichen Informationen sind in Tabellen übersichtlich dargestellt. Auf diese Weise soll die praktische Umsetzung durch das technische Personal erleichtert werden.

Informationsquellen

Unverzichtbare Informationsquellen sind folgende Bücher:

de Groot AC (1994) Patch testing. Concentrations and vehicles for 3700 chemicals, 2. Aufl. Elsevier, Amsterdam

Falbe J, Regitz M (1989–1992) Römpp Chemielexikon, 9. Aufl., Band 1–6. Thieme Verlag, Stuttgart 1989–1992

Fiedler HP (1996) Lexikon der Hilfsstoffe für Pharmazie, Kosmetik und angrenzende Gebiete, 4. Aufl., Editio Cantor, Aulendorf

Rycroft JG, Menné T, Frosch PJ (1995) Textbook of contact dermatitis, 2. Aufl., Springer Heidelberg

Hausen BM, Brinkmann J, Dohn W (1992) Lexikon der Kontaktallergene. Ecomed, Landsberg/Lech

---

In memoriam Frau Prof. Dr. med. Gabriele Bäurle (1947–1997)

Schulz K-H, Fuchs T (1993) Der Epikutantest. Manuale allergologicum, IV. Dustri Verlag, Deisenhofen

de Groot AC, Weyland JW, Nater JP (1994) Unwanted effects of cosmetics and drugs used in dermatology, 3. Aufl., Elsevier, Amsterdam

Hervorzuheben ist besonders das Werk von de Groot [2], das eine alphabetische Aufzählung von 3700 Grundstoffen enthält unter Angabe von Synonymen, Testkonzentrationen und Vehikeln, unter Angabe von Literatur, Merck-Indexnummer und Monographien des „Cosmetic Ingredient Dictionary". Außerdem werden äußerst hilfreiche Kommentare in bezug auf Photosensibilisierung, atypische Verlaufsformen der Kontaktdermatitis und systemische Wirkung gegeben. Bei vielen Substanzen besteht keine Einigkeit über die Testkonzentration, da die Literaturangaben unterschiedlich sind. Dies wird vom Autor deutlich hervorgehoben; in vielen Fällen spricht er eine Empfehlung nach seinen Erfahrungen aus.

In Tabelle 3 dieses Buches werden Gruppen von chemischen Substanzen alphabetisch aufgeführt und Konzentrationen, Vehikel und Literatur angegeben (zum Beispiel Antibiotika, Antihistaminika, Anilinfarben, photographische Chemikalien). In Tabelle 4 werden Fertigprodukte gelistet, die eigentlichen patienteneigenen Produkte, die der Patient mit in die Praxis/Klinik bringt. Hier herrscht die größte Unsicherheit in der Testung. Daher wird im folgenden diese Gruppe am intensivsten dargestellt.

Testmethodik

Informationen über das toxische Potential des Produktes

Keine Testung ohne genaue Information über das Produkt und dessen Inhaltsstoffe!

- Hersteller
- Fachliteratur
- IKW (Industrieverband Körperpflege und Waschmittel e.V.), Karlstr. 21, D-60329 Frankfurt
- IVDK (Informationsverbund Dermatologischer Kliniken), Universitätshautklinik, D-37075 Göttingen
- Technischer Aufsichtsdienst der Berufsgenossenschaften

Verdünnung von Substanzen

- Meßgeräte (Waagen, Pipetten)
- Zerkleinerungsutensilien (Mörser, Messer, Feilen etc.)
- Vehikel: Azeton (acet), Alkohol (70% Äthanol) (alc), Methylethylketon (mek), Olivenöl (oo), Petrolatum (Vaseline/pet)

Das Ansetzen mit flüchtigen Lösungsmitteln und flüchtigen Inhaltsstoffen sollte unter einem Abzug oder in einem gut belüfteten Raum stattfinden.

pH-Messung

Die Testlösung sollte in einem Bereich von pH 4–9 liegen. (Bestimmung mit pH-Universalindikatorpapier pH 0–14, Merck). Pufferlösung pH 5.5 (DAB 10): Zitronensäure 9,054g, Na-monohydrogenphosphat 40.796, Wasser ad 1.000 ml.

Hauttestung

Offener Epikutantest
Bei unbekannter lokaler Toxizität sollte das Material nicht sofort okklusiv, sondern erst offen getestet werden. Wir empfehlen das Auftragen des Materials auf ein gut gekennzeichnetes Areal von 2 × 2 cm auf der Beugeseite der Unterarme, der Außenseite des Oberarmes oder am Rücken. Nach Antrocknen des Materials wird es mit einem lokkeren Gazeverband vor dem Verreiben geschützt. Ablesung 20 min nach dem Auftragen und vor dem Abdecken, erneut nach 24 h. Ist keine starke irritative Reaktion erkennbar, kann anschließend der geschlossene Epikutantest gewählt werden.

Geschlossener Epikutantest
Bewährt haben sich die Finn-Kammern auf Scanpor-Pflaster. Für größere Volumina sind die großen Finn-Kammern (12 mm Durchmesser) zu verwenden. Zum Teil werden die Produkte auch direkt auf die Haut appliziert und mit einem okklusiven Pflaster abgedeckt (Polyethylenfolie, darüber Fixomull-Pflaster); (Beiersdorf, Hamburg). Der geschlossene Epikutantest mit Materialien, deren Toxizität nicht näher bekannt ist, sollte an einer Stelle erfolgen, wo der Patient beim Eintreten von Schmerzen selbst das Material entfernen kann. Darauf ist bei der Aufklärung besonders hinzuweisen. Flüchtige Lösemittel läßt man erst verdampfen, bevor die Kammer aufgeklebt wird.

Epikutantest nach Hornschichtabriß
Substanzen mit geringer Penetration durch eine intakte Hornschicht können bei der Epikutantestung auf normaler Rückenhaut selbst nach okklusiver Applikation über 48 h zu keiner Reaktion führen, obwohl sie in anderen Körperregionen oder auf vorgeschädigter Haut eine kontaktallergische Reaktion auslösen. Am besten wurde dies dokumentiert für ophthalmologische Externa [3]. Für solche Fälle empfehlen wir etwa 50 % der Hornschicht durch Tesafilm-Abriß (Stripping) zu entfernen. Bei normaler Rückenhaut wird dies etwa durch zehn Abrisse erreicht. Es sollte immer ein Leerfeld mit physiologischer Kochsalzlösung als Kontrolle zusätzlich angelegt werden. Für weitere Details wird auf die Originalpublikation verwiesen [3].

Anwendungstest

In vielen Fällen ist das Ergebnis der Epikutantestung in bezug auf „toxisch" beziehungsweise „allergisch" unklar. Außerdem kann in seltenen Fällen der Epikutantest auf normaler Rückenhaut negativ sein, das Produkt jedoch in einer empfindlicheren Körperregion, zum Beispiel periorbital, eine kumulativ-irritative oder allergische Reaktion auslösen. Für solche Fälle empfehlen wir:
ROAT (Repeated Open Application Test): Einreiben von etwa 0,3 ml des Produktes in die Ellenbeuge (Areal von 10 × 5 cm), 2mal täglich für mindestens 5 Tage.

Anwendungstest
Anwendung des Produktes in der vom Hersteller und vom Anwender vorgesehenen Form. Reaktionen können hier unter Umständen erst nach mehrwöchiger Anwendung oder in Zusammenhang mit Kofaktoren wie Sonnenlicht auftreten. Genauere anamnestische Hinweise und Inspektion des akuten Befundes können hier weiterhelfen.

Kontrolltestungen

Bei Substanzen mit unbekannter lokaler Toxizität unter den Bedingungen des geschlossenen Epikutantestes müssen Testungen an Kontrollpersonen durchgeführt werden; das Minimum ist 5, besser sind 10, ideal wären 50.

Konzentrationsgradient

Ist bei einer Substanz die adäquate Testkonzentration nicht bekannt, ist es hilfreich, eine Verdünnungsreihe (1:100, 1:1000, 1:10 000), beispielsweise mindestens zwei verschiedene Konzentrationen zu testen. Bei allergischen Reaktionen ist der Konzentrationsgradient meist flacher als bei toxischen Reaktionen, das heißt bei einer Sensibilisierung tritt auch noch eine positive Reaktion bei hoher Verdünnung auf. Dies ist aber nur eine allgemeine Regel, von der es zahlreiche Ausnahmen bei Allergenen und Irritantien gibt. Sehr hilfreich für die Unterscheidung „allergisch" und „irritativ" sind der morphologische Unterschied der Testreaktionen bei verschiedenen Konzentrationen und der zeitliche Verlauf. Manche Irritantien (zum Beispiel Tenside, Dithranol) können auch eine leichte Crescendoreaktion zeigen.

Patientenaufklärung

Bei der Testung von Substanzen mit nicht näher bekannter lokaler Toxizität ist der Patient mündlich, gegebenenfalls auch schriftlich über die möglichen Risiken aufzuklären (starke bullöse Reaktion, Narbe, Pigmentstörung). Dies gilt auch für die Testung an Kontrollpersonen. Bezüglich weiterer Einzelheiten der Epikutantestung wird auf die einschlägige Literatur verwiesen [10, 11]. Die folgende Übersicht veranschaulicht den Ablauf der Testung patienteneigener Produkte.

Schrittweises Vorgehen für die Testung von patienteneigenen Produkten bei Verdacht auf Kontaktdermatitis

Anamnese

- Gruppenzuordnung zu Kontaktstoffkategorien des IVDK

Erste Phase
- Epikutantestung mit Standardreihe und sinnvollen Ergänzungsreihen
- Testung von einfachen patientenspezifischen Produkten (zum Beispiel Kosmetika, Textilien, Gummiprodukte, Lederartikel-Fertigprodukte mit geringer Irritabilität)

↓

- Nachweis von Sensibilisierung auf Stoff X

Zweite Phase

Nach 4 (12 Wochen) oder zusammen mit ersten Phase

- Epikutantestung mit schwierigen Fertigprodukten (starke Irritation beziehungsweise Sensibilisierung durch Test möglich) nach umfassender Information
- Kosmetika (Inhaltsstoffe), sinnvolle Auswahl
- Berufsstoffe
- Produkte des häuslichen Milieus

Dritte Phase

- Epikutantestung mit Einzelsubstanzen nach positiver Reaktion auf Fertigprodukt

(Informationen nach de Groot und anderen Quellen).

Allgemeine Leitlinien

- Vermeidung von Redundanz (keine Doppeltestung bzgl. bekannter Allergene; Angry-back-Gefahr)
- Testung mit adäquater Konzentration und Vehikel (Vermeidung von stark toxischen Reaktionen; Vermeidung von aktiven Sensibilisierungen durch Test)
- Interpretation des Testergebnisses
  positiv: sicher allergisch? (Kontrolltestungen) relevant?

negativ: Testung adäquat? Kumulative Irritation? „Compound allergy"? (Wiederholung mit höherer Konzentration oder anderem Vehikel)
- Anwendungstest, ROAT

Tabelle 1 gibt einen Überblick über die folgenden Kontaktstoffkategorien.

Dekorative Kosmetika, Lichtschutzmittel

Immer Standardreihe, Salbengrundlagen und Konservierungsmittelreihe der DKG testen. Wichtige Grundstoffe und Konservierungsmittel sowie Duftstoffe der Kosmetika sind darin vorhanden. Sind in den Kosmetika auch Lichtfilter eingearbeitet, so sollte die Lichtfilterreihe der DKG getestet werden. Die Lichtfilterreihe muß auch belichtet werden (5 J/cm^2 UVA), um photoallergische Reaktionen zu erfassen. Zur sicheren Einordnung der Testreaktionen ist oft ein ROAT oder ein Anwendungstest notwendig. Bei Dermatitiden im Augenbereich handelt es sich oft um kumulative Irritationen, insbesondere bei Atopikern. Bei einer Nickelallergie können auch Spuren von Nickel in Augenkosmetika eine Rolle spielen (Tabelle 2).

Tabelle 1. Kontaktstoffkategorien des IVDK – in welchen Bereichen werden die Allergene vermutet?

Kosmetika/Medizin	Kleidung/Sonstige	Haushalt	Industrie/Handwerk/Hobby
Friseurstoffe (Dauerwelle, Farbe, Gel)	Handschuhe (Leder, Gummi, Stoff)	Desinfektionsmittel	Baustoffe (Zement, Fliesenkleber)
Kosmetika, Cremes, Lichtschutzmittel	Kleidung, Textilien	Insektenvertilgungsmittel	Farben, Lacke, Verdünner
Nagelkosmetika (Lack, künstliche Nägel)	Leder (Gürtel, Griffe)	Lösungsmittel, Benzin	Fette, Öle (keine Kühlschmierstoffe)
Parfüm, Deo, Rasierwasser	Schuhe, Stiefel (Leder, Gummi, Stoff)	Kleber	Hölzer
Seife, Duschgel, Shampoo, Zahncreme	**Sonstige**	Nahrungsmittel (-zusätze)	Kleber
Medizinisches Hilfsmaterial (Nahtmaterial, EKG-Gel)	Büromaterial	Pflanzen (keine Nahrungsmittel)	Kunststoffe
Implantate, Osteosynthesematerialien (Metall)	Chemikalien (sonstige)	Putz-, Reinigungs-, Waschmittel	Kühlschmierstoffe
Medikamente, innerlich	Gummi (sonstiges)	Tierhaare, Felle, Pelze	Leder (Gürtel, Griffe)
Medikamente, äußerlich	Sonstiges	Metalle (sonstiges, Münzen)	Lösungsmittel, Benzin
Schmuck, Armbanduhr (Metall)		Hausstäube	Metalle (Münzen)
Zahnfüllungsmaterialien (Amalgam usw.)			Pestizide, Herbizide, Insektizide
Zahnprothesen, -brücken, -spangen			Pflanzen (keine Nahrungsmittel)
Desinfektionsmittel			Tierhaare, Felle, Pelze
			Metalle (Verarbeitung, zum Beispiel Dreher)
			Werkzeug (Metall, Holz, Kunststoff)

Tabelle 2. Testung von dekorativen Kosmetika und Lichtschutzmitteln

Augen-Make-up	Konzentration	Kommentar
Lidstift	unverdünnt	
Eyeliner	unverdünnt	
Lidschatten	unverdünnt	
Maskara	unverdünnt	Material trocknen lassen (flüchtige Lösemittel)
Make-up-Entferner	unverdünnt	Irritationen möglich (amphotere Tenside)
Gesichts-Make-up		
Rouge	unverdünnt	
Gesichtspuder	unverdünnt	
Foundation/ Grundlage	unverdünnt	
Lippenstift	unverdünnt	Zusätzlich belichteter Epikutantest
Feuchtigkeitscremes		
Cremes/Salben/ Lotionen für verschiedene Anwendungsregionen	unverdünnt	Irritationen möglich, insbesondere bei Cremes und Lotionen nach 48h okklusiver Applikation; Testung von Inhaltsstoffen, ROAT, Anwendungstest. Auch belichteter Epikutantest, wenn Lichtfilter vorhanden
Bleichcremes	unverdünnt	
Sonnenschutzmittel	unverdünnt	Kommerzielle Lichtfilterreihe, belichteter Epikutantest
Selbstbräunungscremes	unverdünnt	
Parfüm		
Parfüm	unverdünnt	Patch trocknen lassen vor Aufkleben
Kölnisch Wasser/ Eau de toilette	unverdünnt	Belichteter Epikutantest in unklaren
Rasierwasser	unverdünnt	Fällen
Deo-Spray		
Deo-Roll on	unverdünnt	Patch trocknen lassen
Deo-Stick	unverdünnt	Irritation möglich;
Deo-Puder	unverdünnt	ROAT, Anwendungstest
Intim-Sprays	unverdünnt	
Rasierseife	1 % (Wasser)	Irritation möglich
Rasiercreme (Schaum)	1 % (Wasser)	Anwendungstest

Seife, Duschgel, Shampoo, Badezusätze, Zahncreme

Die waschaktiven Substanzen (Natriumlaurylsulfat, Laurylethersulfate, Sulfobernsteinsäureester, Isethionate) spielen als Allergene praktisch keine Rolle. Sie sollten bei der Aufschlüsselung auch nicht getestet werden, da sie meist irritative Reaktionen (auch bei 1 % oder 0,5 %) im geschlossenen Epikutantest verursachen. Auch die übrigen Inhaltsstoffe sind in der Regel allergologisch nicht bedeutsam mit Ausnahme der Duftstoffe und der Konservierungsmittel (vor allem in Shampoos und Duschgelen). Cocamidopropylbetain hat in Shampoos, Duschgelen und „liquid cleansers" sowie Kontaktlinsenflüssigkeiten zu allergischen Reaktionen geführt [2]. Die inzwischen identifizierten Allergene, Dimethylaminopropylamin (Hauptallergen) und Cocamidopropyldimethylamin (Nebenallergen) sind als Kontaminanten in den neuen Chargen der führenden Hersteller nicht mehr so hoch konzentriert wie früher vorhanden. Bei der Testung von 1 % Cocamidopropylbetain in Wasser treten irritative Reaktionen relativ häufig auf, zum Teil auch im Crescendomuster (Tabelle 3).

Tabelle 3. Testung von waschaktiven Substanzen

Seife/Duschgel/ Shampoo	Konzentration	Kommentar
Stückseife	1 % und 0,5 % (Wasser)	Anwendungstest
Shampoo	1 % und 0,5 % (Wasser)	Bei Badezusatz – Verdünnung
Duschgel	1 % und 0,5 % (Wasser)	Nach den Herstellerempfehlungen
Badezusatz	0,1 % und 0,05 % (Wasser)	
Zahncreme		
Zahncreme	1 % und 0,5 % (Wasser)	Duftstoffe und Pflanzenzusätze als Einzelsubstanz testen.
Mundgel Mundspülung		Belichteter Epikutantest bei Cheilitis

Friseurstoffe (Dauerwelle, Farbe, Gel) und Nagelkosmetika (Lack, künstliche Nägel)

Friseurblock der DKG testen, enthält relevante Haarfarben, Dauerwellenflüssigkeiten (Glycerylmonothioglykolat und Ammoniumthioglykolat) und Bleichmittel (Ammoniumpersulfat). Wenn negativ und hochgradiger Verdacht auf allergische Kontakt-

Tabelle 4. Testung von Friseurstoffen und Nagelkosmetika

Friseurstoffe	Konzentration	Kommentar
Haarfarben	2 % (Wasser)	Cave: Sensibilisierung durch Test möglich. Offener Test: 5 Tropfen Farbe und 5 Tropfen Oxidationsmittel, Ablesung 24 h und 48 h. Wenn negativ, geschlossener Epikutantest mit Inhaltsstoffen nach Rücksprache mit dem Hersteller (Einsatzkonzentration, Vehikel?)
Haarfestiger	unverdünnt	Patch trocknen lassen
Haarspray	unverdünnt	Irritationen möglich
Gel		Konservierungsmittel und Lichtfilter testen
Depilatorien	unverdünnt, offener Test 1 % Thioglykolsäure (Vas)	kann irritieren
Nagelkosmetika		
Nagellack	unverdünnt	Offener Test – trocknen lassen! Toluolsulfonamidformaldehydharz ist häufiger Sensibilisator
Weichmacher	unverdünnt	
Nagelcreme	unverdünnt	
Nagellackentferner	keine Testung	Enthält Azeton und andere Lösemittel
Klebstoffe für künstliche Nägel	1 %, 0,1 % (Methylethylketon)	Offener Test. Enthalten Acrylate, meist UV-härtend

dermatitis weiterhin besteht, müssen die vom Patienten verwendeten Produkte getestet werden (Tabelle 4).

Äußerlich anzuwendende Medikamente

- Externum unverdünnt testen
- Bei zugesetzten bekannten Reizstoffen (Senf etc.) Verdünnungsreihe einsetzen
- Gleichzeitig neben Standard die Salbengrundlagenreihe und Konservierungsmittel testen
- Wenn Externum positiv und Reaktion nicht erklärbar durch positive Reaktionen in Standard und Ergänzungsreihen, müssen die Einzelstoffe getestet werden (Konzentration und Vehikel nach de Groot (2) und Herstellerinformation).

Cetylstearylalkohol und/oder Propylenglykol sind in den Vehikeln von fast allen Kortikosteroidcremes und Antimykotika enthalten; dies erklärt die oft zahlreichen positiven Reaktionen auf die mitgetesteten Produkte.

Medizinisches Hilfsmaterial

- EKG-Gel ist unverdünnt zu testen
- Euxyl K 400 (oder Kathon CG) als Konservierungsmittel mögliche Ursache von Sensibilisierungen
- Bei Nahtmaterial ist kein Test durchzuführen

Implantate, Osteosynthesematerialien

- Metalle im Standard
- Metallergänzungsreihe (DKG)
- Methylmethacrylat 2 % (Vas)
- Palacos und Monomerflüssigkeit nicht unverdünnt testen

Zahnfüllungsmaterialien

- Amalgamreihe (DKG)
- Formaldehyd, Eugenol, Antibiotika in Wurzelfüllungen

Zahnprothesen, Zahnbrücken, Zahnspangen

- Spanmaterial (fein) der Prothese testen (in Finn-Kammer, angefeuchtet mit physiologischer NaCl-Lösung)
- Bei Zahnspangen nähere Informationen über Metallegierung einholen und deren Salze aus der Metallergänzungsreihe (DKG) verwenden

Bei der sehr seltenen allergischen Kontaktstomatitis durch Kunststoffe ist eine gezielte Testung nach Produktinformation nötig. Die Tabellen 5 und 6 enthalten wichtige Sensibilisatoren für Zahntechniker, die mit den Einzelkomponenten in nicht auspolymerisierter Form umgehen. Diese haben ein um ein Vielfaches höheres Sensibilisierungspotential als die ausgehärteten Materialien [8].

Tabelle 5. Dentalreihe Acrylate

Substanz[a]	Abkürzung	Konzentration
Butylacrylat	(BA)	0,1 % Vas (Vaseline)
Ethylacrylat	(EA)	0,1 % Vas
Urethanacrylat	(UA)	0,1 % Vas
Pentaerythritoltriacrylat	(PETA)	0,1 % Vas
Tris(2-hydroxyethyl)isocyanurattriacrylat	(Tris-HEICA)	0,1 % Vas
Propoxyliertes Glyceroltriacrylat		0,1 % Vas
Methylmethacrylat	(MMA)	2,0 % Vas
1,4-Butandioldimethacrylat	(BUDMA)	2,0 % Vas
2-Hydroxypropylmethacrylat	(2-HPMA)	2,0 % Vas
Tetrafluorpropylmethacrylat		2,0 % Vas
Ethylmethacrylat	(EMA)	2,0 % Vas
Tetrahydrofurfurylmethacrylat		2,0 % Vas
2-Hydroxyethylmethacrylat	(2-HEMA)	1,0 % Vas
(Di-)Urethandimethacrylat	(UDMA)	2,0 % Vas
Ethylenglycoldimethacrylat	(EGDMA)	2,0 % Vas
Triethylenglycoldimethacrylat	(TEGDMA)	2,0 % Vas
Decamethylendimethacrylat		2,0 % Vas
Trimethylolpropantrimethacrylat	(TMPTMA)	2,0 % Vas
Acryliertes aliphatisches Polyurethan		0,1 % Vas
Bis-GMA	(Bis-GMA)	2,0 % Vas
Epoxyacrylat		0,5 % Vas
Epoxy-Acrylat-Oligomer		1,0 % Vas
Acryl-Epoxy-Oligomer		1,0 % Vas
Polyethylenglycol-400-Dimethacrylat		2,0 % Vas

[a] Die Epikutantestung mit diesen Substanzen wird nur für Zahntechniker mit Verdacht auf allergisches Handekzem empfohlen.

Tabelle 6. Dentalreihe Additiva

Substanz	Abkürzung	Konzentration
Hydrochinon	(HC)	1,0 % Vas
Hydrochinonmonomethylether	(HQME)	2,0 % Vas
Menthadien-1,4 (Gamma-Terpinen)		2,0 % Vas
Benzoylperoxid	(BPO)	1,0 % Vas
Bis-(-4-Chlorbenzoyl)-peroxid		1,0 % Vas
Kupfernaphthenat		1,0 % Vas
Campherchinon (Bornaudion)		2,0 % Vas
Butyl-hydroxy-toluol	(BHT)	2,0 % Vas
1-Benzyl-5-phenylbarbitursäure	(PBS)	0,5 % Vas
5-Butylbarbitursäure	(BBS)	0,5 % Vas
β-Phenylethyl-Dibutyl-Essigsäureethylester-Ammon.-Cl		10,0 % Vas
Lucirin TPO (Trimethyl-benzyl-diphenyl-phosphinoxid)		1,0 % Vas
Butoxyethyl-4-dimethyl-aminobenzoat		10,0 % Vas
N,N-Dimethyl-p-Toluidin		2,0 % Vas

Tabelle 6. Fortsetzung

Substanz	Konzentration
Kupferacetylacetonat	5,0 % Vas
4-Methoxyphenol	2,0 % Vas
Tinuvin P [2(-2H-Benzotriazol-2-yl)-4-Methylphenol]	1,0 % Vas
Triethanolamin	2,5 % Vas
2-Hydroxy-4-Methoxybenzophenon	2,0 % Vas
Chinacridon B (PV Echtrot B)	1,0 % Vas
Pyrazolon-Farbpigment (PV Orange)	2,0 % Vas
Melamin-Formaldehydharz (Madurit)	7,0 % Vas
Sulfonsäure-Melamin-Formaldehydharz (Melment)	7,0 % Vas
Dimethylphthalat	1,0 % Vas
Dibutylphthalat	5,0 % Vas
Carnaubawachs	50,0 % Vas
Kobalt-Zink-Phenakit	0,1 % Vas
Mangan-Kobalt-Spinell	0,1 % Vas
Cu-Phthalo-Cyanat-Komplex	5,0 % Vas

Desinfektionsmittel

Gebrauchskonzentration auch für Epikutantest verwenden (Tabelle 7).

Tabelle 7. Testung von Desinfektionsmitteln

Desinfektionsmittel	Konzentration	Kommentar
Händedesinfektion	unverdünnt	Bei positiver Reaktion Inhaltsstoffe testen; Kontrollen
Flächendesinfektion	1 %, 0,1 %, 0,01 %	
Instrumentendesinfektion	0,01 %	

Kleidung (Textilien, Handschuhe, Schuhe, Stiefel)

Das wichtigste Allergen im Leder ist das Kaliumdichromat, das in der Standardreihe enthalten ist (Tabelle 8). Die meisten Dichromatallergiker reagieren jedoch nicht auf chromgegerbte Schuhe und Stiefel, gelegentlich auf chromgegerbte Handschuhe. Bei Reaktionen auf Textilien ist in erster Linie an Sensibilisierungen durch Azofarbstoffe zu denken; außerdem können Formaldehydharze (zum Beispiel p-tert. Butylphenolformaldehydharz) eine Rolle spielen. Irritative Dermatititen werden vor allem bei Atopikern beobachtet, begünstigt durch Druck, Wärme, Okklusion, Reibung und Transpiration.

- Materialstück (Stoff, Leder) 2 ×2 cm, angefeuchtet mit physiologischer Kochsalzlösung epikutan testen
- Gummireihe (DKG)
- Latexmilch (Pricktest bei Verdacht auf Kontakturtikaria)

Tabelle 8. Textilfarben und Appreturen

Substanz	Konzentration
1 Disperse Yellow 3	1,0 % Vas
2 Disperse Red 1	1,0 % Vas
3 Disperse Red 17	1,0 % Vas
4 Disperse Blue 153	1,0 % Vas
5 Disperse Blue 3	1,0 % Vas
6 Disperse Blue 35	1,0 % Vas
7 Dimethylol dihydroxyethyleneurea (Fix. CPN)	4,5 % Aqu
8 Dimethylol propylene urea (Fix. PH)	5,0 % Aqu
9 Tetramethylol acetylenediurea (Fix. 140)	5,0 % Aqu
10 Disperse Blue 106	1,0 % Vas
11 Ethyleneurea melamineformaldehyde (Fix. AC)	5,0 % Vas
12 Urea formaldehyde (Kaurit S)	10,0 % Vas
13 Melamine formaldehyde (Kaurit M70)	7,0 % Vas
14 Disperse Blue 85	1,0 % Vas
15 Disperse Orange 1	1,0 % Vas
16 Disperse Orange 13	1,0 % Vas
17 Disperse Brown 1	1,0 % Vas
18 Disperse Blue 124	1,0 % Vas
19 Basic Red 46	1,0 % Vas
20 Disperse Yellow 9	1,0 % Vas
21 Dimethylthiourea	1,0 % Vas

Die Substanzen sind bei Chemotechnique und Hermal erhältlich. Azofarben können bei zu hoher Testkonzentration sensibilisieren.

Insektenvertilgungsmittel (Pestizide)

Vorher genaue Informationen einholen: Beipackzettel, Hersteller, Fachliteratur; Schubert [9]. Beispiele zeigt Tabelle 9.
In den Pestizidreihen von Hermal und HAL sind die gebräuchlichsten Inhaltsstoffe vorhanden.
Das von Patienten mitgebrachte Fertigprodukt enthält außerdem verschiedene Zusätze, die irritieren können (Tenside, Lösemittel, Füllstoffe). Dadurch sind die meisten klinischen Reaktionen bei oft unsachgemäßer Anwendung zu erklären.
Bei zu hoher Verdünnung des Fertigproduktes, zum Beispiel 0,1% in Wasser, kann eine Sensibilisierung auf den Wirkstoff übersehen werden. Bei der Abklärung von Berufsdermatosen sollten daher

Tabelle 9. Testung von Pestiziden

Allgemeine Richtlinie	Konzentration	Kommentar
Cholinesterase-inhibitoren	0,1 % (Wasser)	Die meisten Pestizide sind stark reizend, und die Konzentrationsbereiche für allergische und toxische Epikutantestreaktionen liegen nahe beieinander
Pyrethrine	1 % (Vas)	
Pestizide, verschiedene	1 % (Wasser oder Azeton)	

immer auch die aktiven Inhaltsstoffe einzeln getestet werden.
Informationen über den Technischen Aufsichtsdienst der Berufsgenossenschaften.

Putz-, Reinigungs- und Waschmittel

- Allgemeine Richtlinie: 1% und 0,1% (Wasser)
- Bei positiven Reaktionen Kontrolltestungen an Freiwilligen
- Beim Patienten erneute Exposition unter den vom Hersteller vorgesehenen normalen Anwendungsbedingungen
- Bei weiterhin hochgradigem Verdacht auf eine allergische Kontaktdermatitis Testung der Inhaltsstoffe (nach Informationen des Herstellers, IKW, de Groot [2]). Die waschaktiven Substanzen sind meist nicht das Allergen, dieses ist eher in den Zusatzstoffen zu suchen (Duftstoffe, Konservierungsmittel und andere)
- Quaternäre Ammoniumverbindungen, Säuren und Laugen können stark irritieren und sollten nur in Ausnahmefällen in ausreichender Verdünnung getestet werden (0,01% in Wasser).

Nahrungsmittel – Bäcker

Bei Bäckern muß durch Prick- und Scratch-Chamber-Testung eine Proteinkontaktdermatitis ausgeschlossen werden.

- Scratch-Chamber-Testung: Vier oberflächliche Skarifikationen mit einer feinen Nadel, Applikation des Testmaterials unter einer großen Finn-Kammer für 24 h. Ablesung nach 24 h und 48 h. Diese Technik kann auch bei anderen Nahrungsmitteln verwendet werden. Bei Früchten und Gemüsen können irritative Reaktionen auftreten [5, 7].

Bäcker-Testung

Prick-Testung
- Roggenmehl-Extrakt (Scherax)
- Weizenmehl-Extrakt (Scherax)
- Roggenmehl nativ (Diamant T 1150)
- Weizenmehl nativ (Sonnenstrahl T 405)
- Mandeln nativ
- Haselnüsse nativ
- Sojabrocken nativ
- Papain aus Carica papaya (Sigma)
- Amylase (Aspergillus) (Fa. Fluka)
- Backhilfe
- Anis nativ
- Kümmel nativ
- Zimt nativ
- Nelke nativ
- Vanille-Stange nativ
- Sonnenblumenkerne nativ
- eigene Substanzen

Scratch-Chamber-Test
- Roggenmehl nativ (Diamant T 1150)[a]
- Weizenmehl nativ (Sonnenstrahl T 405)[a]
- Papain aus Carica papaya (Sigma)[a]
- Amylase (Aspergillus) (Fluka)[a] und 1 %
- Eigene Mehle und Backhilfen
    [a] mit 1 Tropfen physiologischer Kochsalzlösung

Epikutantestungen
- Standardreihe
- Riechstoffe
- Bäckerreihe
    - Dodecylgallat (Laurylgallat)   1,0 %
    - Ethyl-4-hydroxybenzoat   3,0 %
    - Natriumbenzoat   5,0 %
    - Propionsäure   3,0 %
    - Sorbinsäure   2,0 %
    - Benzoesäure   5,0 %

Knettest
- Mit mitgebrachten Teigen
- Ablesung nach 20 min und 24 h (Bläschen, Ekzemschub?)

Pflanzen

Allergologisch von größter Bedeutung sind die umfangreiche Gruppe der Korbblütler (Kompositen) und Primeln. Hierfür stehen kommerziell die wichtigsten Allergene zur Verfügung (Sesquiterpenlacton-Mix 0,1 % in Vaseline für Kompositen, Primin 0,01 % in Vaseline). Ist der Suchtest damit negativ, müssen Pflanzenextrakte getestet werden. Die direkte Testung von frischem Material (Blüte, Blatt,

Stengel, Knolle) bewirkt häufig irritative Reaktionen; außerdem kann durch den Epikutantest eine Sensibilisierung des Patienten erfolgen. Dringend abzuraten ist von der direkten Testung folgender Arten:

Keine Epikutantestung mit Pflanzenteilen bei
- Alstromerie (alle Teile), Becherprimel, Tulpe, Lilie (alle Teile), Zwiebel
- Knoblauch, Iris, Hyazinthe, Narzisse, Weihnachtsstern (Milchsaft)
- „Kroton" (Milchsaft)

Die Herstellung von Pflanzenextrakten für die Epikutantestung (nach Hausen 1988)

- Auspressen des Pflanzensaftes, Verdünnen im Verhältnis 1:10 und 1:100 mit Wasser
- Kurze Extraktion mit Diäthyläther (60 bis 90 s). Tulpen, Lilien, Alstromerien und andere Liliengewächse werden besser mit Methanol extrahiert
- Das Allergen wird in seiner glykosidisch gebundenen Form in höherer Stabilität extrahiert
- Nach Abdampfen des Lösungsmittels in einem Rotationsverdampfer wird der Extrakt in ein geeignetes Vehikel eingearbeitet. (Alternative zum Rotationsverdampfer: Gefäß mit großer Oberfläche im Freien oder auf dem Balkon etwa 1 h stehen lassen – Ether nicht in geschlossenen Räumen verdampfen lassen)
- Der Extrakt wird in einer Konzentrationsreihe verdünnt: 1:10, 1:100, 1:1000. Vehikel: Wasser, Methanol, Äthanol, Azeton, Essigester, Methylethylketon oder Pflanzenöl. Einarbeitung in Vaselin ist ebenfalls möglich. Dann kann der Extrakt in Spritzen abgefüllt längere Zeit im Kühlschrank aufbewahrt werden

Irritative Konzentrationsbereiche sind durch Kontrolluntersuchungen an mindestens zehn Freiwilligen zu ermitteln.
In den meisten Praxen wird lediglich der erste aufgeführte Weg durchzuführen sein. Die genaue botanische Zuordnung ist wichtig und kann oft nur unter Hinzuziehung von Experten erfolgen.

Unverzichtbare Literatur für die Epikutantestung von Pflanzen

Hausen BM (1988) Allergiepflanzen, Pflanzengifte. Handbuch und Atlas der allergieinduzierenden

Wild- und Kulturpflanzen. Kontaktallergene. Ecomed Verlag, Landsberg/Lech
Benezra C, Ducombs G, Sell Y, Foussereau J (1985) Plant Contact Dermatitis. Decker, Toronto

Hölzer

- Genaue Informationen über Holzart (botanische Klassifizierung) und mögliche Irritantien und Allergene einholen
- Epikutantestung mit feinem Holzstaub (unverdünnt, angefeuchtet mit physiologischer Kochsalzlösung und 10 % in Vaseline)
- Exotische Hölzer können stark irritieren. Diese nicht direkt testen, sondern nur verdünnt: Teak, „Santos"-Palisander, Makoré
- Terpentin ist das Hauptallergen von harzführenden Arten (Koniferen): Kiefer, Fichte, Tanne, Lärche

Büromaterial

Reaktionen auf Papier sind häufig irritativer Natur, insbesondere bei Atopikern. In Einzelfällen sind Sensibilisierungen auf Papier nachgewiesen worden (meist Kolophonium, selten Kunstharze). Der Papierblock mit Inhaltsstoffen, die zur Zeit Verwendung finden, hat noch experimentellen Charakter (Tabelle 10). Als Suchtest sollte das Papier (2 × 2 cm Stückchen, angefeuchtet mit physiologischer NaCl-Lösung) für 48 h epikutan okklusiv geklebt werden. Bei NCR-Papier ist auch das durchgeschriebene Papier zu applizieren (nach festem Verreiben mit einem Kugelschreiber zur Freisetzung der Tinte).

- Kohlefreies Durchschlagpapier (NCR)
- Diethylentriamin (Inhaltsstoff der enkapsulierten Tinte) als Allergen Kreuzreaktionen mit Triethylentetramin und Diamino-Diphenylmethan möglich
- Telefax-Papier
- Kolophonium, Bisphenol A als Allergene
- Papierblock

Weitere wichtige Sensibilisatoren im Bürobereich
- Tinte (unverdünnt)
- Tintenlöscher (unverdünnt, offener Test)
- Tinte, UV härtend (1 % in Vaseline)
- Gummiartikel
- Klebstoffe (Kolophonium, Kunstharze)
- Hölzer (Tischplatten, Griffe)

- Pflanzen
- Flüssigsyndets, Cremes, Deos, die zum Teil nur dort verwendet werden

Tabelle 10. Testung von Papierinhaltsstoffen

Substanz	Konzentration
Anilin	1,0 % Vas
Dibuthylphtalat	1,0 % Vas
Hydrochinon	1,0 % Vas
d-Limonen	1,0 % Vas
p-Phenylazoaniline	1,0 % Vas
2,7-Dihydroxynaphtalen	1,0 % Vas
Methylgallat	1,0 % Vas
Behensäure	1,0 % Vas
Nigrosin	1,0 % Vas
Diethylentriamin	0,5 % Vas
p-tert-Butylkatechol	1,0 % Vas
Resol	5,0 % Vas
Novolak	5,0 % Vas
Thioharnstoff	0,1 % Vas
Abietinsäure	10,0 % Vas
Trikresylphosphat	5,0 % Vas
Triphenylphosphat	5,0 % Vas
Bis-GMA	2,0 % Vas
Kolophonium (im Standard)	20,0 % Vas
Formaldehyd (im Standard)	1,0 % Aqu
p-tert. Butylphenol-Formaldehydharz (im Standard)	1,0 % Vas
(Chlor-)Methylisothiazolon (im Standard)	0,01 % Vas

Baustoffe

- Beton
- Zement
- Fugenharz
- Fliesenkleber

Keine native Testung, da stark irritierend. Einige wichtige Allergene sind enthalten in: Standardreihe, metallverarbeitende Industrie/technische Öle (Hermal). In Einzelfällen Inhaltsstoffe testen.
Tabelle 11 faßt Informationen zu Baustoffen zusammen.
Für weitere Informationen wird auf eine Übersichtsarbeit verwiesen [4].

Farben, Lacke

Die chemische Zusammensetzung von Farben und Lacken ist heute sehr komplex. Schnell härtende Farben enthalten meist Acrylate, die individuell getestet werden müssen infolge ihrer großen che-

Tabelle 11. Baustoffe

Substanz	Bemerkung	Wichtige Allergene
Beton	auch irritativ	Kaliumdichromat Tributylphosphat (Entschäumer) Polyacrylate (Fließmittel) Phenylquecksilbernitrat (Aushärtungsverzögerer) Triethanolamin (Aushärtungsbeschleuniger) Formaldehyd-Abspalter (Konservierungsmittel) Isothiazolinon (Konservierungsmittel)
Zement	auch irritativ	Kaliumdichromat Kobaltchlorid Triethanolamin (Mahlhilfe)
Fugenharz	auch irritativ	Epoxidharz Ethylendiamin Diethyltriamin Tetramethyldiamin Phenol-Formaldehydharz Harnstoff-Formaldehydharz Chloracetamid Isothiazolinon-Derivate
Kleber	auch irritativ	Verschiedene (s. dort)

Tabelle 12. Testung von Farben und Lacken

Farben, Lacke	Konzentration	Kommentar
Farben, Lacke	100%, 50%, 10% (Olivenöl oder Wasser je nach Löslichkeit)	Bei hohem Gehalt an Lösemitteln zuerst offener Test mit unverdünntem Produkt
Lackverdünner	10% (Aceton)	Offener Test (unverdünnt) Okklusiver Epikutantest mit 10% (Azeton)

mischen Unterschiede. In Tabelle 12 ist aufgeführt, was als Suchtest eingesetzt werden kann.

Neben Acrylaten (in alten Produkten und neuen Bioprodukten ist Terpentin) können auch Konservierungsmittel, vor allem Isothiazolinone als Allergene eine Rolle spielen.

Fette, Öle

Tabelle 13 listet die Konzentrationsmengen für Öle und Fette auf.

Tabelle 13. Testkonzentrationen von Fetten und Ölen

Fette, Öle	Konzentration
Schmierfette	unverdünnt und 20% (Vas)
Schmieröle	unverdünnt, 50%, 10% (Olivenöl)
Hydrauliköle	1% (Olivenöl)

Kühlschmiermittel

Durch Kühlschmiermittel entstehen meist irritative Dermatitiden infolge der Austrocknung und der kumulativen Irritation durch Tenside und Alkalien. Relevante Kontaktallergene sind die zugesetzten Biozide (Isothiazolinone, Formaldehydabspalter, Biobane, früher verschiedene Chlorverbindungen). Diese Stoffe sind überwiegend in der Reihe metallverarbeitende Industrie/technische Öle der DKG (Hermal) enthalten (Tabelle 14).

Tabelle 14. Testung von Kühlschmiermitteln

Kühlschmiermittel	Konzentration*	Kommentar
Wasserlöslich	100%, 10%, 1% (Wasser)	gebrauchte Lösung
Wasserlöslich	100%, 10%, 1% (Wasser)	frisch angesetzt
Ölig	50%, 10% (Olivenöl)	

* Angaben beziehen sich auf die gebrauchsfertige Kühlschmiermittellösung (nicht auf das Konzentrat)

Kühlschmiermittel – häufigste Fehler

- Das gebrauchte Kühlschmiermittel wird nicht getestet. Darin können aber Oxidationsprodukte und andere oft nicht näher bekannte Umsetzungsprodukte irritative und/oder allergische Reaktionen verursachen.
- Das Biozid wird von Patienten in konzentrierter Form mitgebracht und unverdünnt oder 1%ig getestet; die meisten sind in diesen Konzentrationen stark toxisch. Sie werden in Kühlschmiermittel oft nur im ppm-Bereich oder 0,1% eingesetzt.
- Das Kühlschmiermittelkonzentrat, das im Maschinenbereich meist auf 4% mit Wasser verdünnt wird, wird für die Testperson unverdünnt verwendet.
- Irritative Reaktionen werden als allergische fehlinterpretiert (leichte Crescendoreaktion auch bei Irritantien möglich, ungenügende Kontrolltestungen, „angry back").

Gummichemikalien

- Chemisch nicht näher definiert
- Gummiinhaltsstoffe, verschiedene: 2 % (Vas oder Azeton),
- Akzeleratoren: 1 % (Vas),
- Antioxidantien: 1 % (Vas)
- Fertigprodukt: unverdünnt

Kleber

Kleber sind eine große Gruppe von chemisch verschieden zusammengesetzten Produkten, die in zahlreichen Fertigungsbereichen benutzt werden, zunehmend auch von Heimhandwerkern. Sie sind meist stark irritierend in unverdünnter Form bei längerem okklusiven Hautkontakt (Tabelle 15).

Tabelle 15. Testung von Klebern

Kleber	Konzentration	Kommentar
Kleber	unverdünnt 10 %, 1 % (Aceton) oder anderes geeignetes Vehikel – Wasser, Alkohol, Vaselin.	Offener Test (unverdünnt) Okklusiver Epikutantest
Cyanoacrylat (Sekundenkleber)	2 % Vaselin oder unverdünnt	Ist primär stark reizend (auch aerogen) und ein sehr seltenes Allergen. Testung mit 2 % (Vas) oder unverdünnt, offen, trocknen lassen.

Acrylate sind in zahlreichen Klebern verschiedener Art (Pflaster, Abdichtmassen, Spachtelmassen) vorhanden. Bei Zweikomponentenklebern erhöhte Vorsicht in der okklusiven Testung – nicht höher als 1 % in Vaselin.

Die angegebenen Testkonzentrationen sind nur als allgemeine Richtlinien zu verstehen, da gesicherte Erfahrungen mit den zahlreichen chemischen Varianten an größeren Testkollektiven fehlen (Tabelle 16).

Sensibilisierung durch Epikutantest ist möglich.

Tabelle 16. Testkonzentrationen von Klebern

Kleber	Konzentration
Acrylat-Pulver[a], verschiedene (nicht näher spezifiziert)	10 % (Vas)
Dimethacrylate	2 % (Vas)
Methacrylate	2 % (Vas)
Acrylonitrile	0,1 % (Vas)
Methylolacrylamide	0,1 % (Vas)
Acrylat-Monomer-Flüssigkeit (chemisch nicht näher spezifiziert)	0,1 % – 1 % (Vas)
Acrylate, UV-härtend	0,1 % (Vas)

[a] auspolymerisiert.

Kunststoffe

Keine unkritische Applikation von zahlreichen langen kommerziellen Testreihen, da die meisten Patienten nicht mit der Herstellung von Kunststoffen zu tun haben (kein Kontakt mit den irritierenden und sensibilisierenden Rohchemikalien). Ausnahmen sind Zahntechniker, Beschäftigte im Flug-

Tabelle 17. Testung von Kunststoffen

	Konzentration
Epoxydharze	
Epoxydharz	1 % (Vas)
Epoxydharz-Verdünner (Phenylether-, Kresolether-, aliphatische langkettige Ether)	0,1 %-1 % (Vas) (Azeton, Ethanol)
Epoxydharzhärter	0,1 % - 1 % (Vas)
Chemisch sehr heterogene Stoffgruppe mit teilweise hoher lokaler Toxizität; offene Testung mit Verdünnungsserie. Als Vehikel kann auch Methylethylketon verwendet werden.	
Acrylamide	5 % (Vas)
Isocyanate	0,1 % (Azeton)
Diphenylmethan-4,4-diisocyanat (MDI)	0,1 % (Vas) (Hermal)
1,6 Hexamethylen-diisocyanat (HDI)	1 % (Vas)
Toluylendiisocyanat (TDI)	0,1 % (Vas) (Hermal)
Karzinogene Substanzen; Asthmaanfall durch Testung möglich	
Polyurethan-Spanplatten	Spanmaterial fein
Melamin-Formaldehydharz	7 % (Vas)
Phthalate	5 % (Vas)
Phenol-Formaldehydharz, Novolak	5 % (Hermal)
Phenol-Formaldehydharz, Resol	5 % (Hermal)

zeug- und Bootsbau und ähnliche Bereiche. Die ausgehärteten Kunststoffe sind sehr selten sensibilisierend (Restmonomer-Diffusion). Epikutantestung erst nach genauer Information über vollständige Zusammensetzung des Kunststoffes und dessen Toxizität (so weit bekannt).
Stark toxische Reaktionen, Sensibilisierungen durch Testung sind möglich (Tabelle 17).
Grundstoffe der Akrylate, Epoxide, Isocyanate und weitere Hilfsstoffe sind enthalten in der Lack-, Plastik-, Klebstoff-Reihe und Zahnprothesenstoffe II (Akrylate) von Hermal.

Nicht testen

Eine routinemäßige Testung folgender Produkte wird nicht empfohlen wegen häufiger toxischer Reaktionen und/oder äußerst fraglicher allergologischer Bedeutung. In Einzelfällen bei hochgradigem Verdacht als Auslöser einer allergischen Kontaktdermatitis Verdünnungsreihen des Fertigproduktes (10 %, 1 %, 0,1 %) und dessen Einzelbestandteile testen.

- Adstringentien (zum Beispiel Ag NO$_3$)
- Antigefriermittel
- Autowachs
- Benzin
- Dieselkraftstoff
- Fußbodenwachs
- Kalk
- Lösemittel, verschiedene
- Kerosin
- Metallspäne, grob
- Rostentferner
- Spiritus
- Toluol
- WC-Reiniger und andere „scharfe"/ätzende Reinigungsmittel
- Zement

Alle Produkte, die flüchtige Lösungsmittel enthalten, stechend riechen, einen sehr niedrigen oder sehr hohen pH-Wert haben (pH < 4 beziehungsweise > 9) sollten nur nach Einholen von näheren Informationen mit Vorsicht getestet werden: Zunächst offener Test. Wenn negativ, okklusiver Test mit Verdünnungsreihe (separat auf Oberarminnenseite oder lumbal für 24 h kleben, bei Schmerzen vom Patienten selbst entfernen lassen).

Testung patienteneigener Produkte – Empfehlung für Testkonzentration und Vehikel nach chemischen Gruppen- (Nach de Groot [2])

Die meisten Handbücher über Kontaktdermatitiden geben nur Empfehlungen für Testkonzentration und Vehikel einzelner Chemikalien. De Groot tut dies auch für chemische Gruppen und Substanzklassen. Derartige Gruppen können entweder aus chemisch verwandten Bestandteilen (Sulfonamide, quaternäre Ammoniumverbindungen) oder aus funktionell verwandten Substanzen (Pestizide, Photochemikalien, topische Antihistaminika) bestehen.
Oft ist der Inhaltsstoff in einem Fertigprodukt nicht in der allergologischen Primärliteratur zu finden (neue Substanz, andere Nomenklatur, Publikation zur Zeit nicht verfügbar).
Für solche Fälle ist es sinnvoll, sich an der chemischen Gruppe der Substanz zu orientieren, wenngleich auch durch geringfügige chemische Modifikationen oft große Unterschiede in der Toxizität oder im Sensibilisierungspotential vorhanden sein mögen. Das Vehikel ist generell Vaseline (Vas), in allen anderen Fällen ist es angegeben (Tabelle 18).

Schlußfolgerung

Aus den umfangreichen Tabellen und Erläuterungen geht hervor, daß die Epikutantestung von patienteneigenen Substanzen äußerst aufwendig ist. Es sind große Sachkenntnisse erforderlich, um Testkonzentration und Vehikel richtig zu bestimmen. In Einzelfällen müssen Anwendungsteste und Kontrolltestungen an freiwilligen Versuchspersonen oder Patienten durchgeführt werden. Jede Epikutantestung mit patienteneigenen Substanzen muß mit einer umfangreichen Informationsarbeit begonnen werden. Hier treten in der Praxis erhebliche Probleme auf, da viele Hersteller zögernd antworten oder nicht sämtliche Inhaltsstoffe bekanntgeben. Mehrfach haben wir beobachtet, daß dem Produkthersteller keine genauen Informationen über die chemische Zusammensetzung und den Reinheitsgrad der verwendeten Zusätze vorliegen (bei Parfums, Farben, Gummiprodukten). Bei allem Verständnis für die zum Teil notwendige Geheimhaltung von chemischen Daten ist die medizinische Abklärung jedoch nur möglich, wenn von vornherein ein offenes Vertrauensverhältnis zwischen Arzt und Produkthersteller besteht. Die Testung

Tabelle 18. Testkonzentrationen für chemische Gruppen

Klassifizierung des Materials	Testkonzentration/ Lösungsmittel	Bemerkungen
Acrylate, Pulver	10 %	
Acrylate, Monomerflüssigkeit (nicht näher spezifiziert)	0,1 – 1 %	Sensibilisierungsgefahr bei unverdünnter Testung
Acrylate, UV-gehärtet siehe auch Dentalkunststoffe	0,1 %	
Alkalien	0,1 % – 0,5 % aqua	
Anilinfarben	2 %	Sensibilisierungsgefahr
	1 %	
Antibiotika (topisch)	10 %	
Antihistaminika (topisch)	unverdünnt	
Antimykotika (topisch) (aktiver Inhaltsstoff)	1 % Vas und 1 % mek[c]	
Azofarben	1 %	Sensibilisierungsgefahr
Benzotriazolderivate	5 %	
Cephalosporine	20 % Vas und unverdünnt	Kontakturikaria
Cholinesterasehemmer (siehe Pestizide)	0,1 % aqua oder acet[a]	
Cyanoacrylate	2 %	
Dithiocarbamate	2 %	
Enzyme in Reinigungsmitteln	keine Testung	
Epoxidhärter	0,1 % – 1 %	
Epoxidharze (Monomer/Basis)	1 %	
Epoxidverdünnungsmittel, (reaktiv) Flüssigkeit, Härter	0,1 % – 1 % Vas (acet, alc)[b]	
Farbstoffe (verschiedene)	2 %	Vor Testung nähere Information beim Hersteller einholen, da Sensibilisierungsgefahr
Formaldehydharze (mit Ausnahme von Harnstoffformaldehydharz und Melaminformaldehydharz)	1 % Vas oder alc	
Gewürzöle	5 % alc	
Glycidylether	0,25 % mek	
Gummiantioxidanzien	1 %	
Gummibeschleuniger	1 %	
Gummichemikalien	1 %	
Holzteere	0,1 %, 1 %	Irritation möglich
Hydroxybenzoesäureester, halogeniert	5 %	
Hydroxybenzoesäureester (Parabene)	5 %	
Hydroxychinoline, halogeniert	3 %	
Isocyanate	0,1 % Vas oder acet	Einstufung als Karzinogene – vor Testung genaue Informationen einholen
Kortikosteroide	10faches der Originalkonzentration Vas und als Konzentrationsreihe bis Originalkonzentration (Vehikel: 45 % Alk, 10 % Propylenglykol, 45 % Isopropylalkohol)	Anwendungstest, ROAT, Irritation möglich
Kreidefarben	1 %	Sensibilisierung sehr selten, meist Irritation
Lebensmittelfarben	1 %	Sensibilisierung sehr selten, meist Irritation
Methylolacrylamid (Monomer)	0,1 %	
Milchsäureester	0,1 % u. 1 % Vas oder oo[d]	
Mineraldestillate	unverdünnt	

Tabelle 18. (Fortsetzung)

Klassifizierung des Materials	Testkonzentration/ Lösungsmittel	Bemerkungen
Miranole	1 % aqua	
Nitrofurylaminothiadazol	1 %	
Nonoxynole	1 % aqua	Testkonzentration kann irritierend sein
Organische Farben	2 %	Sensibilisierungsgefahr
para-Aminobenzoesäureester	5 %	
Parabene	3 %	
Parfümöl siehe Riechstoffe		Kann irritierend sein
Peroxide, organisch	1 %	
Pestizide (nicht näher spezifiziert)	1 % aqua oder acet (zum Teil wesentlich niedriger)	Bei allen Pestiziden vorher Information über Toxizität einholen
Pestizide, Cholinesterasehemmer	1 % aqua oder acet	Bei allen Pestiziden vorher Information über Toxizität einholen
Pestizide, Pyrethrine	1 %	Bei allen Pestiziden vorher Information über Toxizität einholen
Pflanzenextrakte	1 %, 10 % aqua	Irritationen. Nähere Information vor Testung unbedingt einholen, Sensibilisierungsgefahr
Pflanzliche Gerbstoffe	1 %	
Phenothiazine	1 % aqua oder Vas	Photosensibilisator
Photochemikalien	1 % aqua oder Vas	
Phthalate	5 %	
Pigmente	20 %	
Piperazin-Abkömmlinge	5 % aqua	
Plastikhärter	0,1 % – 1 % acet oder aqua	
Polyester (Oligomere)	1 % acet oder 20 % acet	
Polyether (Oligomere)	0,5 % – 1 %	
Polyethylenglykol (Carbowax)	unverdünnt und 30 %	1 %, 5 % Vas bei PEG 1000 beziehungsweise PEG 3350
Polyethylenglykol 400	unverdünnt	
Polyurethanplatten	unverdünnt	
Pyrethrine siehe Pestizide	1 %	
Quaternäre Ammonium-Salze (zum Beispiel Benzalkoniumchlorid)	0,01 % aqua und 0,1 % aqua	Irritationen möglich
Riechstoffe (Einzelkomponenten)	1 % – 5 %	Irritationen möglich; in Einzelfällen kann 1 % in Vaselin zur Erkennung einer Sensibilisierung zu niedrig sein.
Salizylate	2 % oo	
Schmierstoffarben	2 %	
Silikon-Flüssigkeiten	unverdünnt	
Sulfonamide	5 %	
Teere (nicht näher spezifiziert)	0,1 % und 1 %	Irritationen möglich
Tetrazykline	5 %	
Thiuramsulfide	1 %	
Triazinderivate	1 % aqua	
Triphenylmethanfarbstoffe	2 % aqua	

[a] acet = Azeton; [b] alc = Alkohol 70 %; [c] mek = Methylethylketon; [d] oo = Olivenöl

von kodierten Fraktionen, die die Produkthersteller zum Teil für die Testung zur Verfügung stellen, ist nicht unproblematisch und sollte unterbleiben. Sie kann akzeptiert werden, wenn der Hersteller den Code in versiegelten Umschlägen zusammen mit den Proben liefert (Öffnung bei schweren Reaktionen, Rücksendung in ungeöffnetem Zustand bei negativem Testausfall). In vielen Fällen werden die Testsubstanzen zu konzentriert oder zu hoch verdünnt in ungeeigneten Vehikeln für die Epikutantestung geliefert. Den Produktherstellern sind oft die Probleme der Epikutantestung und die kommerziell verfügbaren Epikutantestreihen nicht bekannt. Die Deutsche Kontaktallergiegruppe und der Informationsverbund Dermatologischer Kliniken haben im vergangenen Jahrzehnt sehr viel Arbeit in diese Problematik investiert. Die Sachkenntnisse von vielen Kollegen wurden genutzt, um die Testreihen von Herstellern aktuell und nach dem neuesten Wissensstand zu gestalten. Es ist eine Aufgabe der Zukunft, den Informationsfluß zwischen dem Hautarzt und Allergologen in der Praxis und diesen Institutionen zu verbessern. Optimal wäre die Einrichtung einer zentralen Beratungsstelle, die Anfragen per Telefon, Fax oder E-mail schnell beantworten kann. In Anbetracht der zu erwartenden Anfragenfrequenz ist eine ausreichende technische und personelle Ausstattung zu fordern.

Der Nutzeffekt wird vielfältig sein: Rationelle und sichere Epikutantestung, Vermeidung von Fehlinformationen über Produkte und deren Inhaltsstoffe, Möglichkeit der zentralen Datenerfassung und frühzeitige Erkennung von neuen Sensibilisatoren und Irritantien. Auch in Zeiten finanzieller Engpässe sollte diese Zielsetzung im Interesse der Verbrauchersicherheit intensiv verfolgt werden.

Zusammenfassung

Die Epikutantestung von patienteneigenen Produkten ist schwierig und differenziert vorzunehmen. Sie erfordert große Sachkenntnisse und ist zeitaufwendig. Die Honorierung steht dazu in einem krassen Mißverhältnis. Gleichwohl ist die Testung mit patienteneigenen Produkten notwendig und unverzichtbar. In der vorliegenden Arbeit werden detaillierte Empfehlungen für die Testung wichtiger Stoffklassen nach Literaturmitteilungen und eigenen Erfahrungen abgegeben: Kosmetika,

Duftstoffe, Friseurstoffe, Kleidung, Textilien, Putz- und Reinigungsmittel, Pflanzen, Farben, Lacke, Kleber, Kunststoffe, Kühlschmierstoffe Neben Angaben für geeignete Testkonzentrationen und Vehikel wird auch das methodische Vorgehen besprochen. Vor der Testung sind immer genaue Informationen über sämtliche Inhaltsstoffe und deren Potential in Bezug auf Irritation und Sensibilisierung einzuholen. Der oft sehr zähe Informationsfluß zwischen Arzt und Hersteller muß vordringlich verbessert werden. Da auch der Hersteller oft mit Fragen der örtlichen Toxizität überfordert ist, wird die Einrichtung einer zentralen Beratungsstelle mit adäquater personeller und technischer Ausstattung gefordert.

Literatur

1. Daecke CM (1994) Der Stellenwert patienteneigener Testsubstanzen bei der Epikutantestung. Hautarzt 45: 292–298
2. de Groot AC (1995) Contact allergy to cocamidopropyl betaine. Contact Dermatitis 33: 419–422
3. Frosch PJ, Weickel R, Schmitt Th, Krastel H (1988) Nebenwirkungen von ophthalmologischen Externa. Z Hautkrh 63: 126–136
4. Geier J, Strupek K (1995) Anamnese-Auxilium für die berufsdermatologische Untersuchung von Maurern, Betonbauern, Fliesenlegern und Angehörigen verwandter Berufe. Dermatosen 43: 75–80
5. Hannuksela M (1995) Skin tests for immediate hypersensitivity. In: Rycroft RJG, Menné T, Frosch PJ (eds) Textbook of contact dermatitis, 2. Aufl. Springer, Heidelberg, pp 287–292
6. Menné T, Dooms-Goossens A, Wahlberg JE, White IR, Shaw S (1992) How large a proportion of contact sensitivies are diagnosed with the European standard series? Contact Dermatitis 26: 201–202
7. Niinimäki A (1987) Scratch-chamber tests in food handler dermatitis. Contact Dermatitis 16: 11–20
8. Rustemeyer T, Frosch PJ (1996) Occupational skin diseases in dental laboratory technicans. Contact Dermatitis 34: 125–133
9. Schubert HJ (1995) Pesticides. In: Rycroft RJG, Menné T, Frosch PJ (eds) Textbook of contact dermatitis, 2. Aufl. Springer, Heidelberg, pp 527–538
10. Schulz KH, Fuchs TH (1993) Der Epikutantest. Manuale allergologicum IV 4: 19–39
11. Wahlberg JE (1995) Patch testing. In: Rycroft RJG, Menné T, Frosch PJ (eds) Textbook of contact dermatitis, 2. Aufl. Springer, Heidelberg, pp 239–268
12. Zimmermann J (1990) Epidemiologie von Kontaktallergenen. Ergebnisse einer prospektiven Studie mit Hilfe eines Personalcomputers. Dissertation, Medizinische Fakultät Universität Heidelberg

Hautschutz am Arbeitsplatz

Sawko W. Wassilew

Einleitung

Die Zahl der Verdachtsmeldungen beruflich bedingter Hautkrankheiten hat in den vergangenen Jahren eine nicht akzeptable Höhe erreicht, auch wenn ihr Anstieg langsam abnimmt. 11% dieser Meldungen werden als Berufskrankheiten anerkannt, 49% haben Präventivmaßnahmen als Konsequenz, so daß 60% der Meldungen kostenrelevant sind. Die Rentenzahlungen stehen damit von der Zahl der Rentenfälle hier an dritter Stelle aller Berufskrankheitsgruppen [11]. Aus den hohen hieraus resultierenden Kosten leitet sich die Notwendigkeit der Prävention von berufsbedingten Hautkrankheiten ab. Es handelt sich in über 90% um Kontaktekzeme, welche wiederum zu 10–20% allergisch und zu 80–90% kumulativ-toxisch bedingt sind [7]. Dieses begründet den Stellenwert von Hautschutzmaßnahmen am Arbeitsplatz. Der Einsatz von Hautschutzpräparaten ist dabei sehr kostengünstig. Hautschutzpräparate pro Jahr und Mitarbeiter kosten etwa 50–60 DM. Anders ausgedrückt: Mit den Kosten, die einem Unternehmen aus einem einzigen Arbeitsunfähigkeitstag eines Mitarbeiters entstehen, können vier Jahre lang Hautschutzpräparate für einen Mitarbeiter beschafft werden.

Berufskrankheiten der Haut sind in der Regel keine schicksalhaften Erkrankungen, sondern durch menschliches Handeln entstanden. Sie sollten daher leicht zu verhindern sein. Dem informierten und wachsamen Hautarzt kommt dabei eine Schlüsselrolle zu.

Allgemeine Hautschutzmaßnahmen

Zu den allgemeinen vorbeugenden Maßnahmen gehört zunächst die Erkennung irritativ oder allergisierend wirkender Stoffe. Hierzu ist die Hilfe eines Dermatologen unumgänglich. Einmal erkannt sollte versucht werden, diese Stoffe vom Arbeitsplatz zu entfernen oder zumindest durch technische Maßnahmen einen Hautkontakt zu verhindern.

Hierfür hilfreich sind „Technische Regeln, Gefahrstoffe" (TRGS). Sie sind Bestandteile des staatlichen Regelwerkes zur Durchsetzung des Schutzes von Mensch und Umwelt und geben Standards vor, so zum Beispiel die TRGS 613 „chromatarme Zemente". Mit ihr soll bewirkt werden, chromatarme Zemente und zementäre Produkte herzustellen, so durch die Zugabe von Eisen-II-Sulfat zum Zement, um die Häufigkeit des Chromatekzems zu reduzieren.

Auch durch organisatorische Maßnahmen kann es gelingen, durch geeignete Gestaltung der Arbeitsabläufe zu verhindern, daß einzelne Beschäftigte ständig mit einseitigen hautschädigenden Arbeiten belastet werden. Dies kann einerseits durch die Gestaltung des Arbeitsplatzes erreicht werden, so durch die Einrichtung geschlossener Systeme, andererseits durch die Rotation von Mitarbeitern zwischen Arbeitsplätzen mit unterschiedlichem Gefährdungspotential.

Eine weitere wichtige Möglichkeit des Hautschutzes am Arbeitsplatz ist die Bereitstellung persönlicher Schutzvorrichtungen, zum Beispiel spezielle Schutzkleidung, wie Schutzanzüge, Stiefel, Masken und Handschuhe. Am Beispiel der Handschuhe wird die Problematik spezieller Schutzkleidung besonders deutlich. Die Art der Handschuhe, ihre Dicke und ihre allgemeine Ausführung müssen jeweils auf spezifische Schutzanforderungen an den einzelnen Arbeitsplätzen abgestimmt sein. Dabei kann sich die Auswahl des richtigen Handschuhs sehr schwierig gestalten. Hierzu gibt es mittlerweile gesetzliche Richtlinien und europäische Normen, die über den Bundesverband Handschutz e.V., Brunnenweg 1, D-27404 Elsdorf beziehbar sind. Auch die richtige Benutzung und Pflege der Handschuhe spielen eine wichtige Rolle im Rahmen der Prävention beruflich bedingter Dermatosen [12]. Zu bedenken ist auch, daß durch die Handschuhe selbst Schäden hervorgerufen werden können. Zum einen durch die darin enthaltenen Materialien, zum anderen durch ihre Okklusionswirkung. Der entsprechend ausgebildete Dermatologe erscheint besonders geeignet bei der Auswahl und der Anwendung solcher Handschutzhandschuhe beratend tätig zu sein [8].

Spezielle Hautschutzmaßnahmen

Spezielle Hautschutzpräparate werden vor, während und nach der Arbeit eingesetzt. Zum speziellen Hautschutz am Arbeitsplatz gehören die Verwendung von Hautschutzpräparaten zur Unterstützung persönlicher Schutzmaßnahmen sowie persönliche Hygienemaßnahmen, wie möglichst schonende Hautreinigung und eine sorgfältige Hautpflege.

Hautschutzpräparate dienen der Prophylaxe von Hautekzemen, aber auch der Verhütung sekundärer Hautprobleme durch das Tragen von Schutzkleidung, manchmal aber auch der Erleichterung der Hautreinigung. Sie sollen vor der Arbeit, aber auch zwischendurch nach Pausen vor der Wiederaufnahme der Arbeit zum Schutz gegen spezifische Hautgefährdungen aufgetragen werden. Dabei können sich die Schutzansprüche dieser Präparate nicht gegen alle, sondern nur gegen einzelne Schadstoffe oder Schadstoffgruppen mit vergleichbaren physikochemischen Eigenschaften richten. Auch muß gewährleistet sein, daß sie gut verträglich sind und nicht selbst zu Hautirritationen führen. Mittlerweile wurden viele kommerzielle Hautschutzprodukte auf ihre Fähigkeit untersucht, Hautirritation zu verhindern. Mit ganz unterschiedlichen Untersuchungsansätzen wurden bisher große Unterschiede in der Wirksamkeit solcher Schutzsalben gefunden. Einige Produkte haben die Irritation der getesteten Testsubstanzen sogar verstärkt [13].

Ziel zukünftiger Untersuchung muß es sein, mit Hilfe experimenteller Methoden ihre Wirksamkeit in kontrollierten Studien herauszufinden und als Hautschutzfaktor gegenüber bestimmten Irritantien zu berechnen, vergleichbar mit dem Lichtschutzfaktor für Sonnenschutzmittel. Diese Forderung, die sich auch aus der am 1.1.1997 in Kraft tretenden 6. Änderung der EG-Kosmetikrichtlinie ableiten läßt, die eine Wirksamkeit auch von als Kosmetika eingestuften Substanzen fordert, ist bisher von sehr wenigen Handelspräparaten erfüllt worden. Die meisten wurden, wenn überhaupt, lediglich in orientierenden In-vitro-Prüfungen getestet, was für eine sichere Beurteilung der Schutzwirkung nicht ausreicht. Hierzu sind heute humanexperimentelle In-vitro-Untersuchungen zu fordern, die multizentrisch zu vergleichbaren Ergebnissen führen sollten. Der Prüfvorgang muß konkret konzipiert werden. Für Routinetestzwecke stehen heute einige anerkannte In-vivo-Methoden zur Verfügung [2–5, 9]. Sie bedürfen allerdings noch der Überprüfung in Ringversuchen. Zur Testung von Hautschutzpräparaten sind Prüfmodelle geeignet, mit denen sich unter nicht okklusiven Bedingungen protektive Effekte von Hautschutzpräparaten gegenüber gängigen Irritantien, wie Natriumlaurylsulfat, NaOH, Toluol nachweisen lassen. Die Prüfbedingungen dieser Verfahren müssen so ausgewählt werden, daß die verwendeten Irritantien nach wiederholter Einwirkung in unterschwellig toxischen Konzentrationen zu visuell oder mit Hilfe hautphysiologischer Meßtechniken (zum Beispiel transepidermaler Wasserverlust, TEWL) erfaßbaren Hautreaktionen führen können. Es kann dann untersucht werden, ob sich diese Hautreaktion durch ein vor der Applikation des Irritans aufgetragenes Hautschutzpräparat abschwächen oder unterdrücken läßt.

Bei der Anwendung von Hautschutzsalben muß auch darauf geachtet werden, daß sie mit Tätigkeiten und Werkstücken kompatibel sind und nicht selbst irritierende Wirkung auf die Haut haben.

Für die Hersteller sollte eine offene Deklaration der Inhaltsstoffe selbstverständlich sein. Dies gilt besonders für allergierelevante Stoffe. Die offenen Deklarationen müssen sich nach dem international anerkannten INCI-System (International Nomenclature of Cosmetic Ingredients) richten. Diese englischsprachige Deklaration der Inhaltsstoffe ermöglicht einen inhaltlichen Vergleich mit den Allergiepässen von Mitarbeitern auch in bezug auf die Auswahl von Hautschutzpräparaten. Für den Dermatologen, der ein Hautschutzpräparat auswählen und empfehlen soll, muß eine ausreichende Produktdokumentation mit Anwendungshinweisen und allgemeinen Informationen zur Verfügung gestellt werden. Wichtig ist die Aufklärung des Anwenders darüber, wann und wie Hautschutzpräparate aufzutragen sind. Die Motivation hierfür ist oft schwierig. Sie erfordert eine intensive Zusammenarbeit zwischen Dermatologen, Betriebs- oder Werksarzt, Sicherheitsbeauftragten, technischem Aufsichtspersonal und eventuell bei zunehmenden Hautproblemen eines Hautschutzbeauftragten des Betriebes.

An vielen Arbeitsplätzen ist eine regelmäßige Hautreinigung unumgänglich. Sie sollte im Sinne des Hautschutzes möglichst schonend erfolgen. Je nach zu entfernender Verschmutzung enthalten Hautreinigungsmittel unterschiedlich irritierende Bestandteile, wie waschaktive Substanzen (Tenside), Reibemittel und Lösemittel. Die Untersuchung des Irritationspotentials von Hautreinigungsmitteln für einfache, grobe oder spezielle Verschmutzung ist heute in anerkannten Tests möglich, was deren Auswahl erheblich erleichtert. Traditionelle Verhaltensweisen bei der Hautreinigung, die möglichst schnell und radikal für viele Anwender erfolgen soll, müssen durch Aufklärung verhindert werden.

Hautschutz und Hautreinigung müssen durch Hautpflege ergänzt werden. Der Effekt der heute angebotenen Hautpflegepräparate ist ähnlich schwierig zu untersuchen wie derjenige der Hautschutzpräparate. Testverfahren, die auf einem experimentellen Irritationsmodell beruhen und mit biophysikalischen Meßverfahren die Evaluation von Pflegepräparaten bei der akuten und chronisch-kumulativen irritativen Dermatitis erlauben, sind in der Entwicklung [10]. Inwieweit die unterschiedliche Lokaltherapie eine Regenerationsfähigkeit der epidermalen Barriere beim Menschen beeinflußt oder gar beschleunigt, ist aber immer noch ungeklärt und gehört sicherlich zu den wissenschaftlichen Herausforderungen mit großem Praxisbezug. Ein bisher völlig unerreichtes Ziel ist auch die Definition eines Hautregenerationsfaktors vergleichbar mit dem Lichtschutzfaktor. Ansprechpartner für den Betrieb zur Auswahl geeigneter Hautschutzsalben, Hautreinigungs- und Hautpflegemittel ist immer wieder der kompetente Dermatologe.

Hautschutz am Arbeitsplatz kann erheblich erleichtert werden durch die Erstellung von Hautschutzplänen mit einem Dreipunkteprogramm über Hautschutz, Hautreinigung und Hautpflege. Solche Hautschutzpläne sollten arbeitsstoff- und arbeitsplatzspezifisch erstellt werden. Sie setzen eine genaue Kenntnis der Situation vor Ort voraus und erfordern daher die Kooperation der Arbeitsplatzverantwortlichen, der Zuständigen für Arbeitssicherheit, der Betriebsmediziner und womöglich eines berufsdermatologisch versierten Dermatologen. Sie erfordern aber auch die Akzeptanz von Betriebsrat und Geschäftsführung.

Schlußfolgerung und Ausblick

Hautschutz am Arbeitsplatz mit speziellen Hautschutzpräparaten, Hautreinigung und Hautpflege ist ein Bestandteil der persönlichen Schutzausrüstung und daher vom Unternehmer kostenlos zur Verfügung zu stellen. Es sollten in Zukunft nur Präparate Anwendung finden, bei denen ein Wirksamkeitsnachweis, soweit heute möglich, in bezug auf Schutz, Reinigung und Pflegewirkung erbracht wurde. Zu wenig ist noch bekannt zur Frage nach der Übertragbarkeit von experimentell gewonnenen Erkenntnissen zur Wirksamkeit von Hautschutz auf die betriebliche Realität. Hierzu fehlen epidemiologische Untersuchungen. Ein weiteres Problem ist die Tatsache, daß der persönliche Hautschutz in der betrieblichen Realität oft wenig Beachtung findet. So wurde in einer epidemiologischen Studie festgestellt, daß selbst Arbeitnehmer, die bereits wegen einer beruflich bedingten Hauterkrankung den Arbeitsplatz gewechselt hatten, in etwa 50 % nie oder nur selten Hautschutz angewandt hatten (Diepgen TK, Vortrag auf dem 3. Krefelder Hautschutztag 18.–19.6.1996). Es bedarf in der Zukunft also nicht nur der Untersuchung der Wirksamkeit, sondern auch der Akzeptanz von Hautschutzmaßnahmen. Ansätze zu solchen Feldstudien sind gemacht, sie sind nur in Zusammenarbeit mit Betrieben, Berufsgenossenschaften, der herstellenden Industrie, Arbeitsmedizinern und Dermatologen sinnvoll.

Literatur

1. Anderson KE (1996) Reproducibility of the chamber scarification test. Contact Dermatitis 34: 181–184
2. Frosch P, Kurte A (1994) Efficacy of skin barrier creams, (IV). The repetitive irritation test (RIT) with a set of 4 standard irritants. Contact Dermatitis 31: 161–168
3. Gehring W, Dördelmann C, Gloor M (1994) Effektivitätsnachweis von Hautschutzpräparaten. Allergologie 17: 97–101
4. Grunewald AM, Gloor M, Gehring W, Kleesz P (1995) Barrier creams. Commercially available barrier creams versus urea- and glycerol-containing oil-in-water emulsions. Dermatosen 43: 69–74
5. Grunewald AM, Lorenz J, Gloor M, Gehring W, Kleesz P (1996) Lipophilic Irritants. Protective value of urea- and of glycerol-containing oil-in-water emulsions. Dermatosen 44: 81–86
6. Kresken JJ, Wassilew SW (1992) Untersuchungen zur Irritationspotenz gewerblich verwendeter Hautschutz- und Hautpflegepräparate. Z Hautkr 67: 334–338
7. Mathias CGI (1990) Prevention of occupational contact dermatitis. J Am Acad Dermatol 23: 742–748
8. Peter C, Bohne-Matusall R, Hoting E, Egmose K (1994) Materialprüfung von Arbeitsschutzhandschuhen für den Friseurbedarf. Dermatosen 42: 10–14
9. Pilz B, Frosch PJ (1994) Hautschutz für Friseure. Die Wirksamkeit von zwei Hautschutzprodukten gegenüber Detergentien im repetitiven Irritationstest. Dermatosen 42: 199–202
10. Schlüter-Wigger W, Elsner P (1996) Efficacy of 4 commercially available protective creams in the repetitive irritation test (RIT). Contact Dermatitis 34: 278–283

11. Schnuch A, Butz M (1993) Kosten berufsbedingter Hauterkrankungen für die Berufsgenossenschaften. Dermatosen 41: 10–19

12. Wehrmann W (1996) Gesetzliche Richtlinien zur persönlichen Schutzausrüstung. Dermatosen 44: 90

13. Wulfhorst B, Schwanitz HJ (1994) Zur Wirksamkeit von Hautschutzpräparaten. Arbeitsmed Sozialmed Umweltmed 29: 84–92

Naturlatexallergie – ein ernstes Risiko

Bernhard Przybilla, Franziska Ruëff und Wolfgang Pfützner

Aus Naturlatex hergestelltes Gummimaterial wird aufgrund seiner günstigen Eigenschaften für vielfältige Zwecke eingesetzt. Der Rohstoff, die heute vorwiegend in Südostasien von *Hevea brasiliensis* (Familie *Euphorbiaceae*) durch Zapfen gewonnene Naturlatexmilch, unterliegt bis zum fertigen Produkt einem komplexen physiko-chemischen Verarbeitungsprozeß [23]. Dabei können zahlreiche niedermolekulare Stoffe in das Produkt gelangen, von denen manche (beispielsweise Thiurame, Carbamate, Benzthiazole) als häufigere Auslöser von allergischer Kontaktdermatitis oder allergischem Kontaktekzem gut bekannt sind.

Naturlatexmilch enthält neben den für die Gummieigenschaften verantwortlichen cis-1,4-Polyisoprenketten (etwa 30–40 %) und einer wäßrigen Phase (etwa 50–60 %) zahlreiche weitere Inhaltsstoffe wie Lipide, Kohlenhydrate, Aminosäuren und Proteine [23]. Letztere können die Bildung von spezifischen IgE-Antikörpern induzieren, die allergische Reaktionen vom Soforttyp auslösen können. Erste derartige Reaktionen wurden bereits in den 20er Jahren unseres Jahrhunderts berichtet [24, 48]. In der Folgezeit war diese Soforttypallergie dann keine bedeutsame Erkrankung. Eine Publikation Ende der 70er Jahre [37] markiert den Beginn der jetzigen Epidemie der Naturlatexallergie.

In Naturlatex konnten bisher zahlreiche, von menschlichem IgE erkannte Allergene identifiziert werden, deren klinische Bedeutung offensichtlich in Abhängigkeit von der Art der Naturlatexexposition und der geographischen Herkunft der Untersuchten unterschiedlich ist [4, 17, 31, 32, 57, 60]. Ein Haupt- oder Leitallergen, dessen Existenz zur Bearbeitung zahlreicher Fragestellungen im Zusammenhang mit der Naturlatexallergie sehr hilfreich wäre, konnte bislang nicht identifiziert werden [56].

Jede Soforttypallergie ist eine ernste Erkrankung. Bei der Naturlatexallergie sind die individuellen und gesellschaftlichen Konsequenzen besonders schwerwiegend, da:

- Die Häufigkeit der Naturlatexallergie inzwischen sehr groß ist und offensichtlich weiter zunimmt
- Die Erkrankung nicht selten schwer verläuft
- Die weite, nicht zuletzt auch versteckte Verbreitung von Naturlatex die Karenz außerordentlich erschwert
- Das Versagen von Aufsichtsorganen und manchen Verantwortlichen im Medizinbereich die bereits schwierige Situation weiter verschärft

Epidemiologie

Die umfangreiche Verwendung von Naturlatex im medizinischen Bereich hat zur Folge, daß Sensibilisierungen hier besonders häufig sind. Betroffen sind sowohl beruflich Tätige, vor allem Pflege- und Laborpersonal, Ärzte, aber auch Büro- und Reinigungskräfte, als auch Patienten, die häufig oder ständig medizinisch versorgt werden, insbesondere Patienten mit Spina bifida oder urogenitalen Fehlbildungen. Auch außerhalb des medizinischen Bereiches geht intensiver Kontakt mit Naturlatex-allergen-haltigem Material mit einem wesentlichen Sensibilisierungsrisiko einher. Besonders, aber nicht ausschließlich, von einer Naturlatexallergie betroffen sind Personen mit einer atopischen Veranlagung. Ein vorbestehendes oder assoziiertes Handekzem ist häufig [53] und könnte die Sensibilisierung beziehungsweise Reaktionsauslösung fördern.

In Tabelle 1 sind Häufigkeitsangaben zur Prävalenz der Naturlatexsensibilisierung in verschiedenen Bevölkerungsgruppen zusammengefaßt. Zwar ist Sensibilisierung nicht gleichzusetzen mit Allergie, das heißt klinisch manifester Erkrankung; insbesondere bei intensivem Allergenkontakt ist von einem Risiko der Entwicklung von Symptomen auch bei bislang „nur" Sensibilisierten auszugehen. Eine zuverlässige Erfassung der epidemiologischen Situation steht noch aus. Die verfügbaren Daten wurden nicht einheitlich gewonnen, darüber hinaus scheinen regionale Unterschiede zu bestehen. Soweit Angaben für die Bundesrepublik

Tabelle 1. Prävalenz der Sensibilisierung gegenüber Naturlatex. (Nach Przybilla et al. 1996 [41])

Betroffene	Häufigkeit
Medizinische Berufe	bis 17 % [61]
Patienten mit Spina bifida	bis 72 % [30]
Berufliche Naturlatexexposition außerhalb des Medizinbereichs	bis 11 % [50]
Atopische Personen mit Naturlatexexposition	bis 36 % [35]
Allgemeinbevölkerung	
Bei atopischer Veranlagung	bis 8,6 % [40]
Ohne atopische Veranlagung	bis 2,3 % [40]

Deutschland vorliegen, lassen sie ebenfalls eine hohe Sensibilisierungsrate gegenüber Naturlatex erkennen [22, 26, 42]. Es wurde geschätzt, daß derzeit bei mindestens 1,5 Mio. Einwohnern der Bundesrepublik Deutschland eine Naturlatexsensibilisierung besteht [41].

Klinisches Bild der Naturlatexallergie

Grundsätzlich sind alle Symptome einer Soforttypallergie möglich. Am häufigsten beobachtet werden

- Kontakturtikaria
- Rhinokonjunktivitis
- Asthma
- Anaphylaktischer Schock

Eine Reihe von Todesfällen infolge allergischer Reaktionen auf Naturlatex ist dokumentiert [29, 47]. Der Allergenkontakt kann unterschiedlich erfolgen. Vornehmliche Kontaktorte sind Haut und Schleimhäute [10, 41, 44], bei medizinischer Behandlung sind auch intravasale Injektionen [45], seröse Häute oder andere Körpergewebe mögliche Eintrittspforten der Allergene. Die Allergene führen im unmittelbaren Kontaktbereich und/oder an anderen Orten, das heißt systemisch, zu Symptomen. Eine besondere Gefährdung, insbesondere im medizinischen Bereich, stellt die Exposition gegenüber aerogenen Naturlatexallergenen dar, die vor allem an Handschuhpuder gebunden in die Luft gelangen [8, 49, 55]; sie lösen Rötung oder Quaddeln an frei getragener Haut, Rhinoconjunctivitis allergica oder Asthma aus. Aerogene Naturlatexallergene können über Lüftungssysteme und kontaminierte Kleidungsstücke verfrachtet werden und abseits von ihrem Entstehungsort Symptome verursachen.

Die Naturlatexallergie beginnt häufig als Kontakturtikaria, bei medizinisch Tätigen vorwiegend an den Händen beim Tragen von Naturlatexhandschuhen. Später kommt es dann nicht selten zu einer Progression mit Auftreten weiterreichender Symptome [25]. Von besonderer Bedeutung ist hier die Entwicklung von allergischem Asthma, das sich bei hiervon betroffenen durchschnittlich etwa zwei Jahre nach den ersten Symptomen einer Naturlatexallergie manifestierte [5].

Bei intensiven Kontakten mit Naturlatex am Arbeitsplatz, wie sie vor allem bei Tätigen im medizinischen Bereich, bei anderen Berufen mit Verwendung von Naturlatex-Handschuhen sowie in der Naturlatexindustrie bestehen, ist eine Naturlatex-Sensibilisierung grundsätzlich als beruflich erworben anzusehen. Bei anderer Bewertung ist zu beweisen, daß die Naturlatexsensibilisierung bereits vor Tätigkeitsaufnahme bestanden hat.

Neben den oben genannten, charakteristischen Manifestationen einer Naturlatexallergie wurden auch Reaktionen beschrieben, die zumindest derzeit noch als „ungewöhnlich" zu bezeichnen sind: Im Zusammenhang mit einem Squash-Spiel kam es zu einer anaphylaktischen Reaktion, die offensichtlich durch Naturlatex ausgelöst war [12]. Bei drei Kindern wurde ein atopisches Ekzem durch die Benutzung von Naturlatex-Gummischnullern provoziert [34]. Wir selbst beobachteten eine Patientin, die Rhinitis und längerfristig persistierende Lidschwellungen durch Gummiabrieb von alltäglichem Gebrauchsmaterial (Schuhsohlen, Schreibmaschinenwalze) entwickelte [43]; Naturlatexallergene lassen sich in Reifenabrieb, der in Stadtluft in hohen Konzentrationen gefunden wird, nachweisen [58] und könnten aerogen Reaktionen auslösen. Eine mehrfache Transplantatabstoßung bei operativer Versorgung einer Lippen-Kiefer-Gaumenspalte war vermutlich Folge einer örtlichen allergischen Reaktion auf Naturlatex [1]; ob solche Wundheilungsstörungen selten oder ein bedeutsames, bisher nicht beachtetes Risiko bei Sensibilisierten sind, ist bislang unbekannt. Schwere Reaktionen wurden durch Speisen ausgelöst, die infolge ihrer Zubereitung mit Gummihandschuhen offensichtlich Naturlatexallergene enthielten [46]. Grundsätzlich sind Naturlatexallergene als ubiquitär aufzufassen, sie sind bei allen Soforttyp- oder IgE-vermittelten Reaktionen als potentielle Auslöser in Betracht zu ziehen. Sehr selten kann es durch Naturlatex zu einer allergischen Kontaktdermatitis ohne Kontakturtikaria kommen [59].

Diagnose

Die Naturlatexallergie wird diagnostiziert mittels
Anamnese, Hauttests, Bestimmung der Naturlatex-
spezifischen IgE-Antikörper im Serum und gegebenenfalls Provokationstests.

Wichtige Aspekte der Anamnese sind in der folgenden Übersicht zusammengestellt. Hervorgehoben sei hier nochmals, daß besonders bei Unverträglichkeitsreaktionen, die im medizinischen Bereich auftreten, immer eine Naturlatexallergie in
Betracht zu ziehen ist. Nicht wenige dieser Reaktionen werden beispielsweise als „Lokalanästhe-
tika-" oder „Narkotikaüberempfindlichkeit" fehlgedeutet.

Anamnestische Leitfragen zur Naturlatexallergie

- Unverträglichkeit von Gummimaterial (insbe-
  sondere Handschuhe, Luftballons, Kondome)
- Berufliche Tätigkeit
- Fortgesetzte oder häufige medizinische Versor-
  gung
- Zwischenfälle bei medizinischen Eingriffen
- Atopische Erkrankungen (atopisches Ekzem,
  Heuschnupfen, Asthma)
- Nahrungsmittelüberempfindlichkeit

Der Hautpricktest wird am besten mit Naturlatexmilch vorgenommen, auch aus Handschuhmate-
rial bereitete Extrakte werden verwendet. Kommerzielle Testlösungen sind bisher nicht auf dem
Markt, aber in Entwicklung. Naturlatex sollte
heute Bestandteil der Standardreihe zur Diagnostik von Soforttypreaktionen sein. Naturlatexmilch enthält in Abhängigkeit von der Vorbehandlung unterschiedliche Allergene [3]. Alle unsere Patienten mit einer klinisch relevanten Sensibilisierung zeigten eine Pricktestreaktion auf Naturlatexmilch, die Spezifität betrug allerdings nur
74,3 %. Wie bei allen Hauttests ist zu beachten,
daß es durch den Test zu systemischen Reaktionen (vor allem Rhinokonjunktivitis, Asthma, auch
Anaphylaxie) kommen kann.

Spezifische IgE-Antikörper gegenüber Naturlatex
lassen sich im Serum allergischer Patienten keineswegs immer nachweisen, auch bei klinisch
schweren Reaktionen können sie fehlen. Ihr
Nachweis gelang in 41,4 % [21] bis 92,0 % [13]. Mit
Ammoniak versetzte Naturlatexmilch oder Hand-
schuhextrakte enthalten mehr IgE-Antikörper-
bindende Epitope als unbehandelte Latexmilch
[3].

Provokationstests werden erforderlich, wenn mit
den genannten Methoden eine sichere Diagnose
nicht gestellt werden kann. Gebräuchlich sind Tra-
getests, bei denen zunächst ein Fingerling, dann
ein ganzer Naturlatexallergen-haltiger Handschuh
über 10 bis 20 min angelegt werden. Das Auftreten
einer Kontakturtikaria wird als Reaktion bewertet
(Abb. 1). Führt auch dies zu keinem eindeutigem
Ergebnis, so ist bei hinweisender Anamnese die
genaue Nachahmung der vom Patienten als auslösend beschriebenen Situation nötig. Bei ausschließlich respiratorischen Symptomen sind Mes-
sungen wie bei nasalen oder bronchialen Provokationstests erforderlich. Bei Provokationstests ist
das Risiko weiterreichender Reaktionen beim Patienten zu berücksichtigen. Darüber hinaus ist
darauf zu achten, die Exposition anderer Patienten
und des Personals gegenüber Naturlatexallergenen
(insbesondere über Handschuhpuder) zu vermeiden.

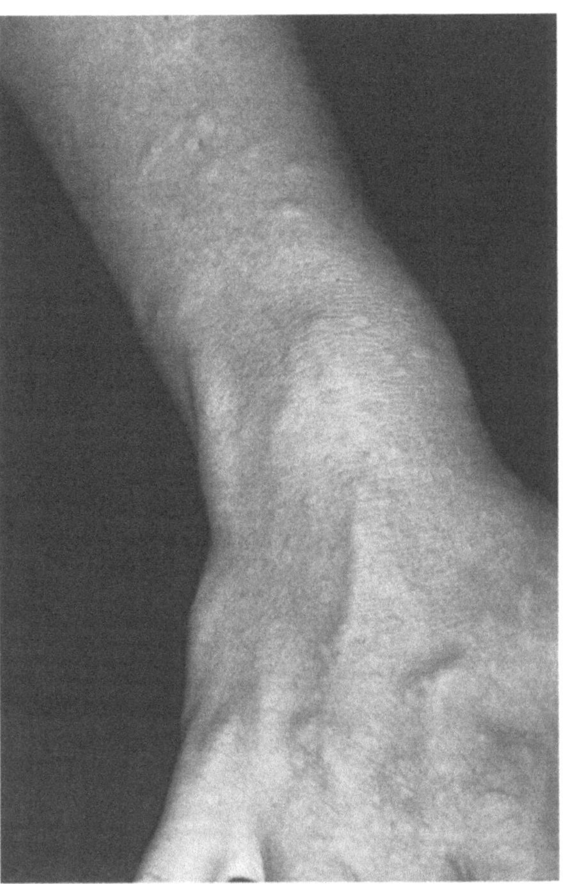

Abb. 1. Provokation einer Naturlatex-allergischen Kontakturtikaria durch Anlegen eines allergenhaltigen Handschuhs

Assoziierte Sensibilisierungen

Bei Patienten mit Naturlatexallergie sind Testreaktionen und klinische Überempfindlichkeitsreaktionen vom Soforttyp insbesondere auf Nahrungsmittel häufig. So fanden sich unter 25 Patienten 13 (52 %) mit 42 Nahrungsmittelüberempfindlichkeiten, am häufigsten gegenüber Avocado, Eßkastanie, Banane, Kiwi und Papaya [13]. 33 von 47 Naturlatex-allergischen Patienten hatten Pricktestreaktionen auf Nahrungsmittel, in 53 % auf Avocado, in 40 % auf Kartoffel, in 38 % auf Banane, in jeweils 28 % auf Tomate oder Eßkastanie und in 17 % auf Kiwi; im Serum wurden spezifische IgE-Antikörper gegen ein Protein mit Sequenzhomologie zu den im Pflanzenreich weitverbreiteten Patatinen in 23 % gefunden [11]. Weiter wurde über assoziierte Sensibilisierungen gegen Papain [9], Feige [13], Mango und Passionsfrucht [14], Pfirsich [18], Pflaume, Kirsche, Nektarine, Erdbeere und Schellfisch [33], Ananas und Melone [19], Erdnuß [28], Buchweizen [2], Condurangorinde [39], Ragweed [7] und Ficus [27] berichtet. Angesichts der weiten Verbreitung von *Ficus spp.* als Zierpflanzen könnte die letztgenannte assoziierte Reaktion größere klinische Bedeutung haben.

Trotz der zahlreichen Berichte über Nahrungsmittelsensibilisierungen bei Naturlatex-allergischen Patienten ist bisher nur in wenigen Fällen eine klinisch bedeutsame, tatsächliche Kreuzreaktivität eindeutig belegt. Im übrigen sind ausschließlich assoziierte Sensibilisierungen bei den überwiegend atopischen Naturlatex-allergischen Patienten nicht auszuschließen. Lediglich für Banane [19, 36], Eßkastanie [6] und Condurangorinde [39] wurde bislang die klinische Überempfindlichkeit durch Provokationstests gezeigt und durch Inhibition der Bindung spezifischer IgE-Antikörper in vitro eine Kreuzreaktivität belegt. Bei einer eigenen Patientin konnte in dieser Weise auch eine Kreuzreaktion zwischen *Ficus benjamina* und Naturlatex nachgewiesen werden [unveröffentlicht].

Konsequenzen der Naturlatexallergie

Naturlatex-allergische Patienten müssen den Kontakt mit Naturlatexallergenen vermeiden. Dies ist auch Personen mit Hauttestreaktionen oder Naturlatex-spezifischen IgE-Antikörpern im Serum ohne bisherige klinische Symptomatik zu empfehlen. Weiterer Kontakt kann nicht nur zu Krankheitserscheinungen führen, sondern auch die allergische Reaktionslage verstärken („boostern"). Insbesondere bei intensiver Exposition gegenüber Naturlatexallergenen, so besonders bei medizinischen Eingriffen, sind auch bei Patienten mit bislang geringgradigen Symptomen oder bei Sensibilisierten ohne bisherige klinische Symptomatik schwere Reaktionen zu befürchten. Bei Patienten mit Naturlatexallergen-induziertem allergischen Asthma kann eine fortgesetzte Exposition rasch zu respiratorischer Insuffizienz mit allen Folgen (Rechtsherzbelastung, mögliche Lebenszeitverkürzung) führen. Auch nach vollständiger Beendigung einer beruflichen Naturlatexexposition kann das Krankheitsbild bestehen bleiben [15]. Alle Patienten mit schweren allergischen Reaktionen auf Naturlatex sollten ein Notfallset (Antihistaminikum, Glukokortikosteroid zur oralen Anwendung, Adrenalinspray) stets mit sich führen.

Karenzmaßnahmen sind dadurch erschwert, daß Naturlatex vielfältig eingesetzt wird und nicht selten „versteckt", das heißt für den Benutzer nicht ohne weiteres erkennbar vorkommt. In Tabelle 2 sind einige Beispiele angeführt; solche Listen können niemals vollständig sein, in der Praxis ist bei Überempfindlichkeitsreaktionen von Naturlatex-allergischen Patienten bis zum Beweis des Gegenteils von einer Auslösung durch Naturlatex auszugehen. Schwierig ist, daß eine einfache Unterscheidung von Natur- und Kunstgummi häufig nicht möglich ist; selbst Hersteller wissen manchmal nicht, ob ihre Produkte Naturlatex enthalten. Eine Deklarationspflicht ist insofern dringlich erforderlich.

Tabelle 2. Beispiele für das Vorkommen von Naturlatex

Gegenstände des Alltagsgebrauches	Gegenstände des medizinischen Bedarfs
• Handschuhe	• Handschuhe
• Luftballons	• Fingerlinge
• Kondome	• Pflaster
• Reifen	• Endotrachealtuben
• Schuhsohlen	• Beißkeile
• Textilien	• Beatmungsmasken
• Kabel	• Beatmungsgeräte
• Bälle	• Infusionsschläuche
• Matratzen	• Katheter
• Briefmarken	• Dekubitusringe
• Radiergummi	• Drainagen
• Gummiringe	• Gummistopfen von Injektionslösungen oder Spritzen
• Tür-/Fensterdichtungen	• Verpackungsmaterial
• Schnuller	• Gummiunterlagen

Im *Privatleben* verschlechtert die Notwendigkeit, Naturlatex zu meiden, die Lebensqualität erheblich. Der Lebensraum ist eingeschränkt, angesichts des versteckten Vorkommens von Naturlatexallergenen sind unbeabsichtigte, zu Reaktionen führende Kontakte nicht immer vermeidbar. Da naturlatexfreie Kondome in Deutschland bisher nicht zugelassen sind, besteht auch ein erhöhtes Risiko von ungewollten Schwangerschaften oder sexuell übertragenen Krankheiten. In den USA ist ein Naturlatexallergen-freies Kondom unter dem Markennamen Avanti verfügbar (Condomania Mail Order Division, Los Angeles, Telefax 001-213-934-9784; für diese Information danken wir Herrn Dr. H.G. Kluess, Universitätshautklinik Bonn). Weitere bedeutsame Einschränkungen im Leben der Betroffenen ergeben sich aus den assoziierten Reaktionen auf Nahrungsmittel und andere Allergene (vor allem Ficus-Arten).

Bei der *Berufstätigkeit* zu Reaktionen führender Naturlatexkontakt muß beendet werden. Im allgemeinen ist es möglich, durch geeignete Gestaltung des Arbeitsplatzes, besonders durch Verwendung von Alternativmaterial, eine Fortsetzung der Tätigkeit zu ermöglichen. Im Medizinbereich sind insbesondere Naturlatexallergen-freie Schutzhandschuhe nötig. Diese werden den Betroffenen allerdings keineswegs immer ohne weiteres zur Verfügung gestellt, Verharmlosung des Krankheitsbildes und Verhöhnung des Arbeitnehmers („Stell' Dich nicht so an!"...) sind an der Tagesordnung. Eine besondere Gefährdung geht von aerogenen Naturlatexallergenen aus, die besonders auf die Verwendung gepuderter Naturlatexallergen-haltiger Handschuhe zurückzuführen ist. Derart belastete Arbeitsplätze sind nicht zumutbar. Verwenden alle Mitarbeiter eines Arbeitsbereiches nur noch ungepuderte Handschuhe, so kann der Sensibilisierte die Tätigkeit oft fortführen [51]. Unzweifelhaft ist der Gebrauch von gepuderten Naturlatexallergen-haltigen Handschuhen nicht mehr zu vertreten [10, 41]. Obwohl dies seit einigen Jahren bekannt ist, weigern sich viele für die Beschaffung von Handschuhen Verantwortliche, dies umzusetzen. Schwere, auch lebensbedrohliche Reaktionen von Mitarbeitern oder, im medizinischen Bereich, von Patienten, werden wissentlich in Kauf genommen. Der Tatbestand mindestens der fahrlässigen Körperverletzung ist zu diskutieren (§§ 230 und 223 StGB). Leider zeigt sich aber auch, daß die von einer Naturlatexallergie betroffenen Arbeitnehmer häufig stillhalten oder Symptome sowie mögliche Spätfolgen nicht wahrhaben wollen, um berufliche Laufbahn und soziale Existenz nicht zu gefährden. Auch die Erstattung einer Berufskrankheitsanzeige wird häufig nicht gewünscht.

Eine besondere Gefährdung Naturlatex-allergischer Patienten besteht bei medizinischer Versorgung [52]. Nicht nur sind die Expositionsmöglichkeiten außerordentlich zahlreich, auch die Kontakte sind häufig besonders intensiv (Bereiche mit einem hohen Verbrauch an gepuderten Naturlatexallergen-haltigen Handschuhen, Schleimhautkontakte, intravenöse Zufuhr). Besonders schwere Reaktionen treten daher vor allem im medizinischen Bereich auf [20, 29, 54]. Auf eine Naturlatexallergie zurückzuführende Überempfindlichkeitsreaktionen werden dabei nicht selten verkannt und anderen Stoffen zugeschrieben, mit einer erheblichen Dunkelziffer Naturlatex-allergischer Reaktionen ist zu rechnen. Unterbleibt die erforderliche allergologische Diagnostik, so sind Überlebende solcher Zwischenfälle bei neuerlichen Eingriffen wesentlich gefährdet. Besondere Risiken ergeben sich bei Naturlatex-allergischen Patienten auch bei medizinischer Notfallversorgung, vor allem bei eingeschränkter oder fehlender Kommunikationsmöglichkeit.

Grundsätzlich ist bei jeder medizinischen Versorgung, die mit der Exposition gegenüber Naturlatexallergen-haltigem Material verbunden ist, an die Möglichkeit einer Naturlatexsensibilisierung zu denken. Naturlatexfrei versorgt werden müssen

- Patienten mit belegter Naturlatexallergie oder -sensibilisierung sowie
- Patienten mit Spina bifida [52] oder häufiger medizinischer Versorgung wegen urogenitaler Fehlbildungen

Zwar finden sich nicht bei allen Patienten mit schweren allergischen Reaktionen auf Naturlatex Hinweise auf dieses Risiko [38]. Dennoch sind weiterhin die bekannten Risikofaktoren unbedingt zu berücksichtigen. Eine allergologische Abklärung ist dann erforderlich, wenn:

- Unverträglichkeitsreaktionen auf Naturlatex (vor allem Handschuhe, Luftballons, Kondome) angegeben werden
- Intensive Kontakte zu Naturlatex bei der beruflichen Tätigkeit bestehen (vor allem Medizinberufe, andere Berufe mit Gummihandschuhbenutzung, Tätigkeit in der Gummiindustrie)
- Fortgesetzt oder häufiger medizinische Versorgung erfolgte
- Unverträglichkeitsreaktionen bei früherer medizinischer Versorgung auftraten

Kann bei diesen Patienten die allergologische Diagnostik vor der medizinischen Versorgung nicht erfolgen, so muß so vorgegangen werden, als ob eine Naturlatexallergie gesichert wäre.

Ein erhöhtes Risiko allergischer Reaktionen auf Naturlatex besteht weiter bei Patienten mit

- bedeutsamen atopischen Erkrankungen und/oder
- allergischen Reaktionen auf Nahrungsmittel

Auch bei diesen Patienten ist eine allergologische Klärung der Situation anzustreben.

Die Naturlatexallergen-freie medizinische Versorgung ist organisatorisch aufwendig und derzeit mit nicht unbeträchtlichen Kosten verbunden. Es ist angezeigt, Naturlatexallergen-freie Infusionsbestecke, Notfallkoffer, Krankenzimmer und Operationsbereiche vorzuhalten. Eine Hilfe hierzu bietet eine Liste, in der auch Bezugsquellen Naturlatexallergen-freien Materials angegeben sind [44]. Gewarnt sei vor dem Begriff hypoallergen, der nicht definiert ist; so können sogenannte hypoallergene Handschuhe hohe Konzentrationen an Naturlatexallergenen enthalten [62]. Eine Auswahl von Handschuhen für verschiedene Zwecke findet sich in den Tabellen 3 und 4; zu beachten ist, daß sich die Inhaltsstoffe solcher Produkte ändern können, ohne daß dies an der Produktbezeichnung erkennbar ist. Hinweise zum praktischen Vorgehen bei Naturlatexallergen-freier Patientenversorgung sind im folgenden angeführt.

Tabelle 3. Naturlatexfreie Handschuhe

Produkt	Vertrieb/Hersteller	Material	Bekannte Hilfsstoffe
OP-Handschuhe (steril)			
Derma Prene	Ansell	Neopren	Thioharnstoffe, Maisstärke
Neolon	Becton Dickinson	Neopren	Carbamate
Manex neoderm	Beiersdorf	Styren-Ethylen-Butadien	Maisstärke
Allergard	Johnson & Johnson	Styren-Ethylen-Butadien	Maisstärke
Notalex	Prolax	Styren-Ethylen-Butadien	
Sympren	Medimex	Styren-Butadien	Maisstärke
Untersuchungshandschuhe (unsteril)			
Triflex Vinyl UHS	Baxter	Polyvinylchlorid	
Glovex neoderm	Beiersdorf	Styren-Ethylen-Butadien	
Glovex vinyl	Beiersdorf	Polyvinylchlorid	
Manyl	Braun	Polyvinylchlorid	
Vinyl, ungep.	Dahlhausen	Polyvinylchlorid	
Peha-fit	Hartmann	Polyvinylchlorid	
Vinyl 2000	Meditrade	Polyvinylchlorid	
Vinyl	Mölnlycke	Polyvinylchlorid	
Hygienehandschuhe (steril)			
Dispex steril	Beiersdorf	Polyethylen-Copolymer	
Clinhand elastic	Wilhelm Heisig	Polyethylen-Copolymer	
Hygienehandschuhe (unsteril)			
Dispex	Beiersdorf	Polyethylen	Maisstärke
Ethiparat	Johnson & Johnson	Polyethylen	
Peha-fol	Hartmann	Polyethylen	
PE-UH	Dahlhausen	Polyethylen	
Gefütterte Haushalts- und Arbeitshandschuhe			
Nitrile	Marigold	Nitril	Carbamate
Long Nitrosolve	Marigold	Nitril	Carbamate
Green Supasolve	Marigold	Nitril	Carbamate
Sempernugget	Semperit	Nitril	
Sempersoft	Semperit	Polyvinylchlorid	
Semperstar	Semperit	Polyvinylchlorid	

Tabelle 4. Naturlatexhaltige, ungepuderte Handschuhe

Produkt	Vertrieb/ Hersteller	Bekannte Hilfsstoffe
OP-Handschuhe (steril)		
Nu Tex	Ansell	Carbamate, Thiurame
Micro-Thin Nu Tex	Ansell	Carbamate, Thiurame
Triflex Powder-free	Baxter	Carbamate
Dextren	Becton Dickinson	Innenbeschichtung aus synthetischem Polymer, Carbamate
Manex puderfrei	Beiersdorf	Mercaptobenzothiazol, Carbamate
Peha-taft puderfrei	Hartmann	Carbamate, Mercaptobenzothiazol, Thiurame; Innenseite Pflegelotion
Gentle med	Meditrade	Carbamate
Gel	Prolax	Carbamate, Hydrogel-Innenbeschichtung
Biogel	Regent	Carbamate, Methacrylat-Polymer
Biogel Super-Sensitive	Regent	Carbamate, Methacrylat-Polymer
Biogel M	Regent	Carbamate, Methacrylat-Polymer
Biogel Indikator	Regent	Carbamate, Methacrylat-Polymer
Sempermed Ultra	Semperit	Carbamate, Mercaptobenzothiazol
Untersuchungshandschuhe (unsteril)		
No Powder Exam	Ansell	Carbamate, Thiurame
Manufix-UH puderfrei	Braun	Carbamate, Mercaptobenzothiazol
Gentle skin	Meditrade	Carbamate
Gentle skin anatom	Meditrade	Carbamate
Glads ungepudert	Mölnlycke	Carbamate, Mercaptobenzothiazol
Biogel Diagnostic	Regent	Carbamate, Methacrylat-Polymer
Sempermed exam powder free	Semperit	
Sensicare powder free	Becton Dickinson	Carbamate

Versorgung des Naturlatex-allergischen Patienten

- Diagnose der Naturlatexallergie sichern
- Auffällige Hinweise auf Naturlatexallergie anbringen (Kranken-, Kurvenblatt; Krankenzimmer, Bett; Hinweisarmband)
- Medizinisches Personal informieren und schulen (beispielsweise Vermeidung von Naturlatex-Verschleppung über Hände oder Kittel)
- Keine Naturlatexallergen-haltigen Gegenstände im Krankenzimmer (Handschuhe, Matratzenschoner, Infusionsbestecke, Stopfen in Durchstechflaschen)
- Keine gepuderten Naturlatexallergen-haltigen Handschuhe in Aufenthaltsbereichen des Patienten
- Untersuchungen oder Operationen des Patienten an erster Stelle des Tagesprogramms
- Versorgung des Patienten ausschließlich mit Naturlatexallergen-freien Handschuhen, Gebrauchsgegenständen und Geräten
- Bei Eingriffen Prämedikation mit H_1- und H_2-Blockern (Ausnahme: Sicher Naturlatexallergen-freie Einheit)

Die besondere Problematik der Naturlatexallergie

In den vergangenen Jahren hat der Gebrauch von Schutzhandschuhen im medizinischen Bereich stark zugenommen. Dies allein kann die Epidemie der Naturlatexallergie jedoch nicht erklären, da auch früher in manchen Bereichen ein sehr intensiver Naturlatexallergenkontakt bestand, ohne daß allergische Reaktionen in bedeutsamer Häufigkeit beobachtet wurden. Der wesentliche Grund für die Zunahme der Sensibilisierung gegenüber Naturlatex scheint vielmehr in Änderungen der Materialeigenschaften infolge veränderter Produktion zu liegen. Insbesondere ist durch die gesteigerte Nachfrage, vor allem nach preiswerter Ware, offensichtlich ein vermehrtes Angebot qualitativ minderwertiger Produkte auf dem Markt. So kann durch ausreichendes Auslaugen („leaching") bei der Handschuhherstellung der Allergengehalt wesentlich reduziert werden; auf die hierzu erforderliche, längere Auslaugzeit wird jedoch aus Kostengründen häufig verzichtet [23]. Mögliche weitere Gründe für die Zunahme der Häufigkeit der Naturlatexallergie werden diskutiert, so beispielsweise der Ersatz von Talkum durch Maisstärke als Handschuhpuder oder veränderte Lagerungsbedingungen von Naturlatex. Das Fehlen von Qualitätsnormen hinsichtlich des Allergengehaltes und eine durch kurzsichtiges Kostendenken geprägte Materialbeschaffung haben letztlich die derzeitige Situation herbeigeführt.

Obwohl zahlreiche Publikationen zur Naturlatexallergie erschienen sind und spätestens 1993 in Deutschland vom damaligen Bundesgesundheitsamt auf das Krankheitsbild und seine Konsequenzen hingewiesen wurde [16], ist das Krankheitsbild in der Ärzteschaft außerhalb der Allergologie bislang weitgehend unbeachtet geblieben. Weiter bestimmen falsche Vorstellungen von Allergie das Denken: Die Berücksichtigung von „ein bißchen Augenrötung, Nasenlaufen und Hautjucken" hält mancher mit „größeren Aufgaben" beschäftigte Mediziner für unter seiner Würde – der Patient kann an solcher Einstellung sterben. In bemerkenswerter Weise entziehen sich auch die Verantwortungsträger für Arbeitsplatz- und Medizinsicherheit (Bundesinstitut für Arzneimittel und Medizinprodukte, Gewerbeaufsicht, staatlicher Gewerbearzt, Berufsgenossenschaften) bislang mehr oder weniger ihren Aufgaben. Besonders bedenklich ist, daß trotz des nun seit längerem gut bekannten Risikos der Naturlatexallergie von vielen Verantwortlichen im Krankenhausbereich die Gefahren weiterhin auf Kosten der Arbeitsplatzsicherheit von Mitarbeitern und des Wohlergehens der Patienten ignoriert werden. Es ist ethisch unvertretbar, wenn aus Ignoranz oder gar mit dem Ziele von Kosteneinsparungen Menschen dauerhaft krank gemacht werden. Da gleichzeitig viele im beruflichen Bereich von einer Naturlatexallergie Betroffene aus sozialen Ängsten heraus stillhalten, ist die Dimension des Problems der Naturlatexallergie der Öffentlichkeit bisher kaum bekannt.

Maßnahmen zur Risikominderung sind dringend und unverzüglich erforderlich. Ziele sind dabei die Vermeidung weiterer Sensibilisierung, das heißt primäre Prävention, sowie die Verhinderung von Krankheitssymptomen bei bereits Sensibilisierten, das heißt sekundäre Prävention. Ideal wäre die vollständige Elimination der Allergene aus Naturlatex-material. Bis die hierfür erforderlichen Technologien zur Verfügung stehen, sind Sofortmaßnahmen erforderlich, die in einem kürzlich publizierten Positionspapier der Deutschen Gesellschaft für Allergologie und klinische Immunologie angeführt werden [41]. Praktisch wichtige Hinweise zur Naturlatexallergie finden sich weiter in den Empfehlungen einer interdisziplinären Arbeitsgruppe [10].

Sofortmaßnahmen zur Prävention der Naturlatexallergie. Aus dem Positionspapier der Deutschen Gesellschaft für Allergologie und klinische Immunologie [41]:

Allgemeine Maßnahmen
- Kennzeichnungspflicht für alle Naturlatex-haltigen Gegenstände und Materialien
- Verbot der Verwendung gepuderter Naturlatexallergen-haltiger Handschuhe
- Verwendung von Produkten aus Alternativmaterial, soweit möglich
- Nachhaltige Aufklärung der Öffentlichkeit über das Krankheitsbild der Naturlatexallergie und die damit verbundenen Risiken

Berufsleben
- In Tätigkeitsbereichen mit erhöhtem Risiko einer Naturlatexallergie regelmäßige Pflichtinformation der Mitarbeiter über Krankheitsbild sowie Prävention
- Verpflichtung des Arbeitsgebers, für Naturlatexallergische Arbeitnehmer notwendige Schutz- oder Arbeitshandschuhe ausreichend und ohne Erschwernis zur Verfügung zu stellen (ist die Berufsgenossenschaft zur Erstattung verpflichtet, so sollte diese unmittelbar an den Arbeitgeber erfolgen)
- Sicherstellung des konsequenten Einsatzes aller Möglichkeiten der Sekundärprävention, um Naturlatexsensibilisierten den Verbleib am Arbeitsplatz zu ermöglichen
- Verbot der Diskriminierung von Stellenbewerbern mit Naturlatexallergie für Tätigkeiten, die mit Maßnahmen der Sekundärprävention allergenfrei gestaltet werden können

Medizinische Versorgung
- Nachhaltige Information der medizinisch Tätigen und der Krankenhausträger über das Krankheitsbild der Naturlatexallergie und die sich ergebenden Konsequenzen für die Patientenversorgung
- Sicherstellung der primär Naturlatexallergenfreien Versorgung von Patienten mit Spina bifida oder urogenitalen Fehlbildungen
- Sicherstellung Naturlatexallergen-freier medizinischer Versorgung für allergische oder sensibilisierte Patienten und für Patienten mit Hinweisen auf eine Naturlatexallergie, bei denen eine allergologische Klärung noch nicht erfolgte
- Gewährleistung der Naturlatexallergen-freien Versorgung auch im notärztlichen Bereich
- Einführung einer einheitlichen Notfallkennzeichnung Naturlatex-allergischer Personen (beispielsweise durch ein Hinweisarmband)

Literatur

1. Abeck D, Przybilla B, Enders F, Ring J (1992) Latex allergy and repeated graft rejections. Lancet 339: 1609
2. Abeck D, Börries M, Kuwert C, Steinkraus V, Vieluf D, Ring J (1994) Nahrungsmittel-Anaphylaxie bei Latexallergie. Hautarzt 45: 364–367
3. Akasawa A, Hsieh LS, Lin Y (1996) Comparison of latex-specific IgE binding among nonammoniated latex, ammoniated latex, and latex glove allergenic extracts by ELISA and immunoblot inhibition. J Allergy Clin Immunol 97: 1116–1120
4. Alenius H, Kalkkinen N, Reunala T, Turjanmaa K, Palosuo T (1996) The main IgE-binding epitope of a major latex allergen, prohevein, is present in its N-terminal 43-amino acid fragment, hevein. J Immunol 156: 1618–1625
5. Allmers H, Kirchner B, Huber H, Chen Z, Walther JW, Baur X (1996) Latenzzeit zwischen Exposition und Symptomen bei Allergie gegen Naturlatex. Vorschläge zur Prävention. Dtsch Med Wochenschr 121: 823–828
6. Añíbarro B, Garcia-Ara MC, Pascual C (1993) Associated sensitization to latex and chestnut. Allergy 48: 130–131
7. Appleyard JK, McCullough JA, Ownby DR (1994) Cross-reactivity between latex, ragweed, and blue grass allergens. J Allergy Clin Immunol 53: 182
8. Baur X, Jäger D (1990) Airborne antigens from latex gloves. Lancet 335: 912
9. Baur X, Chen Z, Rozynek P, Düser M, Raulf-Heimsoth M (1995) Cross-reacting IgE antibodies recognizing latex allergens, including Hev b1, as well as papain. Allergy 50: 604–609
10. Baur X, Allmers H, Raulf-Heimsoth M, Cremer R, Fuchs T, Heese A, Niggemann B, Przybilla B, Rueff F, Schürer N (1996) Naturlatex-Allergie. Empfehlungen der interdisziplinären Arbeitsgruppe. Allergologie 19: 248–251
11. Beezhold DH, Sussman GL, Liss GM, Chang NS (1996) Latex allergy can induce clinical reactions to specific foods. Clin Exp Allergy 26: 416–422
12. Beuers U, Baur X, Schraudolph M, Richter WO (1990) Anaphylactic shock after game of squash in atopic woman with latex allergy. Lancet 335: 1095
13. Blanco C, Carrillo T, Castillo R, Quiralte J, Cuevas M (1994) Latex allergy: clinical features and cross-reactivity with fruits. Ann Allergy 73: 309–314
14. Brehler R, Rütter A (1995) Nahrungsmittelallergien bei Typ-I-Sensibilisierung gegen Latex. Allergologie 18: 379–382
15. Brugnami G, Marabini A, Siracusa A, Abbritti G (1995) Work-related late asthmatic response induced by latex allergy. J Allergy Clin Immunol 96: 457–464
16. Bundesgesundheitsamt (1993) Arzneimittel-Schnellinformation: Allergische Reaktionen auf Latex-haltige Produkte zum medizinischen Gebrauch. Dtsch Ärztebl 90: B-223
17. Chen Z, van Kampen V, Raulf-Heimsoth M, Baur X (1996) Allergenic and antigenic determinants of latex allergen Hev b1: peptide mapping of epitopes recognized by human, murine and rabbit antibodies. Clin Exp Allergy 26: 406–415
18. Crisi G, Belsito DV (1993) Contact urticaria from latex in a patient with immediate hypersensitivity to banana, avocado and peach. Contact Dermatitis 28: 247–248
19. Dompmartin A, Szczurko C, Michel M, Castel B, Cornillet B, Guilloux L, Rémond B, Dapogny C, Leroy D (1994) 2 cases of urticaria following fruit ingestion, with cross-sensitivity to latex. Contact Dermatitis 30: 250–252
20. Franz R, Hilz B, Grübl A, Bauer CP (1995) Allergische Typ-I-Reaktion auf Latex als Ursache schwerer intraoperativer Komplikationen bei zwei mehrfach operierten Kindern. Allergo J 4: 153–155
21. Fuchs T, Wahl R (1992) Allergische Soforttypreaktionen auf Naturlatex unter besonderer Berücksichtigung von Operationshandschuhen. Med Klinik 87: 355–363
22. Fuchs T (1994) Latex allergy. J Allergy Clin Immunol 93: 951–952
23. Fuchs T (1995) Gummi und Allergie. Dustri, München-Deisenhofen
24. Grimm (1927) Überempfindlichkeit gegen Kautschuk als Ursache von Urticaria und Quinckeschem Ödem. Klin Wochenschr 6: 1479
25. Heese A, Peters KP, Koch HU, Hornstein OP (1995) Allergien gegen Latexhandschuhe. Aktueller Trend, Risikofaktoren und Vorsichtsmaßnahmen. Allergologie 18: 358–365
26. Heese A, Peters KP, Stahl J, Koch HU, Hornstein OP (1995) Häufigkeit und Zunahme von Typ-I-Allergien gegen Gummihandschuhe bei Zahnmedizinstudenten. Hautarzt 46: 15–21
27. Hovanec-Burns D, Jaggi K, Corrao M, Ordonez M, Bragg A, Unver E (1994) Cross-reactivity between latex and ficus allergens. J Allergy Clin Immunol 93: 283
28. Hovanec-Burns D, Ordonez M, Corrao M, Enjamuri S, Unver E (1995) Identification of another latex cross-reactive food allergen: peanut. J Allergy Clin Immunol 95: 150
29. Klinge J, Wild F, Drexler S, Heese A, Scharf J (1994) Schwerer Narkosezwischenfall durch Sensibilisierung auf Latex. Letaler Verlauf bei einem 3jährigen Patienten mit Blasenekstrophie. Monatsschr Kinderheilk 142: 784–786
30. Konz KR, Chia JK, Kurup VP, Resnick A, Kelly KJ, Fink JN (1995) Comparison of latex hypersensitivity among patients with neurologic defects. J Allergy Clin Immunol 95: 950–954
31. Kurup VP, Kelly KJ, Turjanmaa K, Alenius H, Reunala T, Palosuo T, Fink JN (1993) Immunoglobulin E reactivity to latex antigens in the sera of patients from Finland and the United States. J Allergy Clin Immunol 91: 1128–1134
32. Lu LJ, Kurup VP, Hoffman DR, Kelly KJ, Mulari PS, Fink JN (1995) Characterization of a major latex allergen associated with hypersensitivity in spina bifida patients. J Immunol 155: 2721–2728
33. Magera BE, Sullivan TJ (1994) Immediate hypersensitivity to food in latex allergic subjects. J Allergy Clin Immunol 93: 182

34. Mäkinen-Kuljunen S, Sorva R, Juntunen-Backman K (1992) Latex dummies as allergens. Lancet 339: 1608–1609

35. Moneret-Vautrin DA, Beaudouin E, Widmer S, Mouton C, Kanny G, Prestat F, Kohler C, Feldmann L (1993) Prospective study of risk factors in natural rubber latex hypersensitivity. J Allergy Clin Immunol 92: 668–677

36. M'Raihi L, Charpin D, Pons A, Bongrand P, Vervloet D (1991) Cross reactivity between latex and banana. J Allergy Clin Immunol 87: 129–130

37. Nutter AF (1979) Contact urticaria to rubber. Brit J Dermatol 101: 597–598

38. Ownby DR, Tomlanovich M, Sammons N, McCullough J (1991) Anaphylaxis associated with latex allergy during barium enema examinations. Amer J Radiol 156: 903–908

39. Pfützner W, Thomas P, Przybilla B (1996) Immediate type hypersensitivity to condurango bark (CB) in a patient allergic to natural rubber latex. J Allergy Clin Immunol 97: 321

40. Porri F, Lemiere C, Birnbaum J, Guilloux L, Didelot R, Vervloet D, Charpin D (1995) Prevalence of latex allergy in atopic and non-atopic subjects from the general population. J Allergy Clin Immunol 95: 154

41. Przybilla B, Ruëff F, Baur X, Fuchs T, Heese A (1996) Zur gesundheitlichen Gefährdung durch die Allergie vom Soforttyp gegenüber Naturlatex. Positionspapier der Deutschen Gesellschaft für Allergie- und Immunitätsforschung. Allergo J 5: 185–192

42. Ruëff F, Reißig G, Thomas P, Przybilla B (1994) High frequency of reactivity to natural latex in unselected patients: clinical significance of skin prick tests and specific IgE antibodies in the serum. Allergy Clin Immunol News (Suppl 2): 92

43. Ruëff F, Thomas P, Przybilla B (1996) Natural rubber latex as an aeroallergen in the general environment. Contact Dermatitis 35: 46–47

44. Schürer NY, Fillies B, Goerz G (1995) Die Latex-Transparenzliste. Dahlhausen, Düsseldorf

45. Schwartz HA, Zurowski D (1993) Anaphylaxis to latex in intravenous fluids. J Allergy Clin Immunol 92: 358–359

46. Schwartz HJ (1995) Latex: a potential hidden „food" allergen in fast food restaurants. J Allergy Clin Immunol 95: 139–140

47. Slater JE (1994) Latex allergy. J Allergy Clin Immunol 94: 139–149

48. Stern G (1927) Überempfindlichkeit gegen Kautschuk als Ursache von Urticaria und Quinckeschem Ödem. Klin Wochenschr 6: 1096–1097

49. Swanson MC, Bubak ME, Hunt LW, Yunginger JW, Warner MA, Reed CE (1994) Quantification of occupational latex aeroallergens in a medical center. J Allergy Clin Immunol 94: 445–451

50. Tarlo SM, Wong L, Roos J, Booth N (1990) Occupational asthma caused by latex in a surgical glove manufacturing plant. J Allergy Clin Immunol 85: 626–631

51. Tarlo SM, Sussman G, Contala A, Swanson MC (1994) Control of airborne latex by use of powder-free latex gloves. J Allergy Clin Immunol 93: 985–989

52. Task Force on Allergic Reactions to Latex (1993) Committee report. J Allergy Clin Immunol 92: 16–18

53. Taylor JS, Praditsuwan P (1996) Latex allergy. Review of 44 cases including outcome and frequent association with allergic hand eczema. Arch Dermatol 132: 265–271

54. Thomas P, Lukacs A, Ruëff F, Przybilla B (1995) Intraoperative Anaphylaxie durch Naturlatex bei einem dreijährigen Jungen. Dtsch Med Wochenschr 120: 609–612

55. Tomazic VJ, Shampaine EL, Lamanna A, Withrow TJ, Adkinson NF, Hamilton RG (1994) Cornstarch powder on latex products is an allergen carrier. J Allergy Clin Immunol 93: 751–758

56. Tomazic VJ, Withrow TJ, Hamilton RG (1995) Characterization of the allergen(s) in latex protein extracts. J Allergy Clin Immunol 96: 635–642

57. Vallier P, Balland S, Harf R, Valenta R, Deviller P (1995) Identification of profilin as an IgE-binding component in latex from Hevea brasiliensis: clinical implications. Clin Exp Allergy 25: 332–339

58. Williams PB, Buhr MP, Weber RW, Volz MA, Koepke JW, Selner JC (1995) Latex allergen in respirable particulate air pollution. J Allergy Clin Immunol 95: 88–95

59. Wyss M, Elsner P, Wüthrich B, Burg G (1993) Allergic contact dermatitis from natural latex without contact urticaria. Contact Dermatitis 28: 154–156

60. Yagami T, Sato M, Nakamura A, Shono M (1995) One of the rubber latex allergens is a lysozyme. J Allergy Clin Immunol 96: 677–686

61. Yassin MS, Lierl MB, Fischer TJ, O'Brien K, Cross J, Steinmetz C (1994) Latex allergy in hospital employees. Ann Allergy 72: 245–249

62. Yunginger JW, Jones RT, Fransway AF, Kelso JM, Warner MA, Hunt LW (1994) Extractable latex allergens and proteins in disposable medical gloves and other rubber products. J Allergy Clin Immunol 93: 836–842

Berufskrankheitenanzeige – Folgen für Patient und Arzt

Thomas L. Diepgen

Epidemiologische Aspekte von Berufskrankheitenanzeigen

Wie häufig sind Berufsekzeme?

Seit vielen Jahren stehen berufsbedingte Hauterkrankungen in westlichen Industriestaaten an der Spitze der angezeigten Berufserkrankungen. Dabei handelt es sich meistens um Kontaktekzeme (90–95 %), die überwiegend an den Händen lokalisiert sind. In westlichen Industriestaaten wird die Neuerkrankungsrate (Inzidenzrate) auf 0,5 bis 1 Neuerkrankung pro 1000 Beschäftigte und Jahr geschätzt [2, 13]. Demgegenüber sind Handekzeme in der Bevölkerung sehr viel häufiger (Tabelle 1). Nach einer in Göteborg (Schweden) durchgeführten Untersuchung betrug die Punktprävalenz des Handekzems in der Bevölkerung 5,4 % und die 1-Jahresprävalenz 10,6 % [21]. Die höchsten Prävalenzraten wurden im Medizin- und Krankenpflegeberuf (15,9 %) und im Dienstleistungsgewerbe (14,7 %) festgestellt, wobei hier besonders die Reinigungsberufe (21,9 %) betroffen waren. In einer in den Niederlanden an 3140 Personen im Alter zwischen 28 und 71 Jahren durchgeführten Untersuchung [25] betrug die altersadjustierte 3-Jahresprävalenz in der chemischen Industrie 14,2 %, in der Metallindustrie 11,6 %, im Baugewerbe 7,8 % und in der Landwirtschaft 6,5 %. Alle Diagnosen wurden dermatologisch überprüft und ein Handekzem wurde dann angenommen, wenn ekzematöse Hauterscheinungen insgesamt länger als 3 Wochen bestanden oder in den letzten 3 Jahren rezidivierend aufgetreten waren.

Bei einer Untersuchung von 1505 Krankenhausangestellten in Paris [3] wurde eine Ekzemprävalenz von 18 % ermittelt, in 8 % lagen berufsbedingte Ekzeme vor. Bei einer Befragung von Krankenhauspersonal in Schweden wurden sogar in 41 % Ekzeme festgestellt [22]. In den Niederlanden wurde die Inzidenz von allergischen und irritativen Handekzemen auf 7,9 Fälle pro 1000 Personen und Jahr geschätzt [20].

Wie lassen sich diese gravierenden Unterschiede zwischen Berufsekzemen und Handekzemen mit oder ohne berufliche Verursachung erklären? Vermutlich stellen die angezeigten Berufserkrankungen nur die „Spitze des Eisberges" dar, da ja nicht jedes, im Rahmen der beruflichen Tätigkeit aufgetretene Ekzem zur Anzeige gelangt. Außerdem muß man zwischen berufsbedingter Erkrankung und Berufskrankheit unterscheiden. Eine *berufsbedingte Erkrankung* ist dann anzunehmen, wenn es überwiegend wahrscheinlich ist, daß die Erkrankung durch berufliche Noxen ausgelöst oder verschlimmert worden ist. Eine *anerkannte Berufskrankheit* setzt demgegenüber das zusätzliche Vorliegen sozialversicherungsrechtlicher Tatbestände voraus, zum Beispiel bei der BK 5101 der Zwang zur Tätigkeitsaufgabe und die Schwere oder wiederholte Rückfälligkeit. Auch aus methodischen Gründen sind die wenigen vorliegenden bevölkerungsbezogenen Untersuchungen zum Kontaktekzem nur bedingt vergleichbar [12, 13].

Tabelle 1. Zeitraumprävalenz des Handekzems in bevölkerungsbezogenen Studien (Auswahl)

Autor	Untersuchungsmethode	Zeitraumprävalenz	Prävalenz des Handekzems (%)		
			männlich	weiblich	gesamt
Coenraads (1983) [1]	U[a]	3 Jahre	4,6	8,0	6,2
Kavli (1984) [19]	F[b]	1 Jahr	4,9	13,2	8,9
Meding (1987) [21]	F, U	1 Jahr	8,8	14,6	10,6
Smit (1993) [25]	F	1 Jahr	5,2	10,6	8,2
Funke (1996) [16]	U	1 Jahr	5,6	10,5	6,7

[a] U: dermatologische Untersuchung; [b] F: Fragebogen

Berufskrankheitenanzeigen in Nordbayern

In Zusammenarbeit mit dem Bayerischen Landesinstitut für Arbeitsmedizin (Zweigstelle Nürnberg) führen wir seit 1990 eine epidemiologische Studie durch, in der prospektiv alle Verdachtsmeldungen auf das Vorliegen einer berufsbedingten Hauterkrankung in Nordbayern, das heißt in Ober-, Mittel-, Unterfranken und in der Oberpfalz standardisiert erfaßt werden [7]. Von insgesamt etwa 1,6 Mio. Beschäftigten werden jährlich etwa 1200 bis 1400 Verdachtsmeldungen auf das Vorliegen einer berufsbedingten Hautkrankheit (BK 5101 Hauterkrankung ohne Hautkrebs) zur Anzeige gebracht. Die Hauterkrankung wurde als berufsbedingt eingestuft, falls der Beruf als mindestens wesentliche Teilursache für die Hauterkrankung wahrscheinlich gemacht werden konnte, unabhängig davon, ob die Erkrankung als Berufserkrankung anerkannt oder ob Maßnahmen nach § 3 eingeleitet wurden. Unter Anerkennung als Berufskrankheit wurden nicht nur die erstmals entschädigten Fälle, sondern auch die Anerkennungen dem Grunde nach auch bei einer Minderung der Erwerbsfähigkeit (MdE) unter 20 % subsumiert. In diesem Fall müssen immer Maßnahmen nach § 3 ergriffen werden, um die Verschlimmerung der Berufskrankheit zu verhindern. Maßnahmen nach § 3 können jedoch auch bei berufsbedingten, jedoch nicht anerkannten Hauterkrankungen vorgeschlagen werden.

In 74 % konnte für die Hauterkrankung eine Berufsbedingtheit wahrscheinlich gemacht werden (n = 2562). Diese Zahl ist vermutlich noch höher, da unter den nicht berufsbedingten Fällen auch jene Versicherten subsumiert werden mußten, die sich einer weiteren Aufklärung ihrer vermeintlichen Berufskrankheit entzogen.

Bei der Geschlechtsverteilung überwogen Frauen mit 60 %. Berufsbedingte Hauterkrankungen traten bei Frauen zu über 70 % in den Berufsgruppen Friseurhandwerk (41,7 %), Heil- und Pflegeberufe (17,1 %), Nahrungsmittelverarbeitung (8,5 %) und Reinigung (4,2 %) auf, bei Männern in über 70 % in den Berufsgruppen Metallhandwerk (40,7 %), Bauberufe (17,1 %), Heil- und Pflegeberufe (12,2 %) und Nahrungsmittelverarbeitung (2,6 %). Da jedoch die Beschäftigtenzahlen in den verschiedenen Berufsgruppen sehr unterschiedlich sind, sagen diese prozentualen Angaben wenig über das tatsächliche Berufsekzemrisiko aus. Daher wurde unter Berücksichtigung des durchschnittlichen Beschäftigungsstandes in der gleichen Zeitspanne die Inzidenzraten (IR), definiert als Zahl der Neuerkrankungen in drei Jahren pro 10.000 Beschäftigte, abgeschätzt. Diese Liste wird vom Friseurhandwerk (IR = 580) mit großem Abstand angeführt, gefolgt von Bäckereihandwerk (IR = 191), Galvanik (IR = 113), Floristen (IR = 103), Konditoren (IR = 84) und Fliesenlegern (IR = 74). So lassen sich besonders hautgefährdende Berufe ermitteln, für die Maßnahmen der Prävention und Rehabilitation verbessert werden müssen.

Berufsekzeme treten nach relativ kurzen Expositionszeiten und überwiegend bei jungen Personen auf. Dabei erkrankten Friseurinnen und Friseure in 56 % im Alter zwischen 15 und 19 und weitere 34 % zwischen 20 und 24 Jahre, während bei den Metallarbeitern nur 4 % vor dem 20. Lebensjahr erkrankten, jedoch 24 % im Alter zwischen 20 und 24 und 18 % zwischen 25 und 29 Jahren.

Insgesamt traten allergische Kontaktekzeme und subtoxisch-kumulative Handekzeme etwa gleich häufig auf. Bei den subtoxisch-kumulativen Handekzemen können endogene Faktoren, wie eine atopische Diathese krankheitsbegünstigend wirken. So wurde eine atopische Hautdiathese als zusätzlich wichtiger Kofaktor in über 43 % diagnostiziert. Vermutlich lag eine Atopie noch häufiger vor, da hier nur eindeutige anamnestische und klinische Befunde Berücksichtigung fanden. Eine atopische Hautdiathese wurde besonders häufig in Heil- und Pflegeberufen (55 %) und in nahrungsmittelverarbeitenden Branchen (56 %), seltener dagegen in Bau- (27 %) und Reinigungsberufen (29 %) diagnostiziert.

Erwartungsgemäß variierten die Häufigkeiten allergischer und subtoxisch-kumulativer Kontaktekzeme in den verschiedenen Branchen entsprechend der jeweiligen berufstypischen Hautbelastungssituation. So erkrankten Friseure überwiegend an allergischen Kontaktekzemen (68 %), während subtoxisch-kumulative Handekzeme in den Ernährungs- (75 %), Metall- (66 %) und Reinigungsberufen (64 %) überwogen.

Gefahrenquellen für Berufsekzeme

In Tabelle 2 wird eine Übersicht über häufig vorkommende Gefahrenquellen für berufliche Ekzemerkrankungen in den besonders häufig betroffenen Berufsgruppen gegeben [11]. Eine besondere Gefährdung ist dabei durch sogenannte Feuchtarbeit gegeben, falls diese einen erheblichen Teil der

Tabelle 2. Allergene und/oder Irritantien (Auswahl) in Berufen mit deutlich erhöhtem Erkrankungsrisiko für Kontaktekzeme. Die meisten dieser Berufsgruppen sind häufig mit Feuchtarbeit verbunden. (Nach Diepgen et al. 1995 [11])

Tätigkeiten	Einwirkungen	Auswahl wichtiger Allergene und chemisch irritativer Substanzen
Friseure	Dauerwellmittel	Ester und Salze der Thioglykolsäure
	Haarfarben	p-Phenylendiamin, p-Toluylendiamin und andere Färbemittel, Resorcin, Parabene
	Blondiermittel	Persulfate
	Haarwaschmittel	Konservierungsstoffe, Duftstoffe, Pflanzenextrakte, Cocamidopropylbetain und andere Emulgatoren
	Gummihandschuhe	Akzeleratoren[a]; Naturlatex
Bäcker, Konditoren	Teige	Weizen-, Roggen-, Sojamehl, Amylase
	Aromen und Gewürze	Vanille, Bittermandel, Anis, Orangenschalenextrakt, Zimt
	Konservierungsmittel, Antioxydantien	Benzoesäure, Sorbinsäure, Oktyl-, Propyl-, Dodecylgallat
Galvanik	galvanische Bäder	Nickel- und Chromationen, Kobaltverbindungen, Säuren, Alkalien
	Gummischutzhandschuhe	Akzeleratoren[a]; Naturlatex
Gärtner, Floristen	Zierpflanzen	Primeln, Chrysanthemen und andere Asteraceae, Alstroemerien, Tulpenzwiebeln und andere
	Pflanzenschutzmittel	Carbamate, Thiurame, Pyrethrum
Bauarbeiter, Maurer, Fliesenleger	Zement, Frischbeton	Chromationen, Kobaltverbindungen
	Kunststoffe	unausgehärtete Epoxidharze und Härter, Isocyanate
Metallarbeiter	Kühlschmierstoffe (insbesondere wassergemischte)	Konservierungsstoffe (Formaldehydabspalter, Triazine, Isothiazolinone), Emulgatoren, Korrosionsschutzmittel, Ethanolamine, Tallöl, Mineralöl
	Metalle	Nickel-, Kobalt-, Chromationen
	Metallkleber	Epoxidharze, Acrylate, Härter
Kunststoffarbeiter	unausgehärtete Kunstharze	Epoxidharze und Härter, Akrylate, Kobaltbeschleuniger, Peroxide, Melamin-, Harnstoff-, Phenol-Formaldehydharze, Isocyanate, Phthalate, Lösemittel
Köche, Küchenhilfen	Lebensmittel	Mehl, Enzyme, Fleisch, Fische, Krustentiere, Gemüse, Gewürze, Konservierungsstoffe, Farbstoffe
	Reinigungsmittel	Konservierungsstoffe (Isothiazolinone, Formaldehyd, Parabene), Duftstoffe
	Gummihandschuhe	Akzeleratoren[a], Naturlatex
Heil- und Pflegeberufe	Desinfektionsmittel	Formaldehyd, Glutaraldehyd, Quecksilberverbindungen, Chlorkresol, Phenole
	Medikamente	Antibiotika, Lokalanästhetika, Phenothiazine (Photoallergene), ätherische Öle
	Gummihandschuhe	Akzeleratoren[a], Naturlatex
Zahntechniker	Dentalchemikalien	Unausgehärtete Akrylate, Eugenol, Nickel, Kobalt, Palladium, Amalgam, Säuren
Textilhersteller und -verarbeiter	Textilfarben	Azofarben, Anthrachinonfarben, Chromatverbindungen
	Appreturen, Spezialausrüstungen	Formaldehydharze, Akrylate, Polyurethane
	Gummifäden	Akzeleratoren[a], Naturlatex
	Kleidungszubehör	Nickel-, Kobaltionen
Leder-, Fellverarbeitung	Gerbstoffe	Chromationen, Tannin, Säuren, Laugen
	Kleber	Kolophonium, p-tert-Butylphenolformaldehydharz
	Imprägnierungsmittel	

Tabelle 2. (Fortsetzung)

Tätigkeiten	Einwirkungen	Auswahl wichtiger Allergene und chemisch irritativer Substanzen
Holzbearbeiter, Tischler, Zimmerer	Hölzer Klebstoffe Beizen Holzschutzmittel	Palisanderarten, Teak, Makoré, Mahagoni, Nadelhölzer Formaldehydharze, Kolophonium, Epoxidharze, Akrylate Chromationen, Azofarbstoffe Chromationen, Insektizide, Fungizide
Maler, Lackierer, Anstreicher, Fußbodenleger	Farben, Kunstharze Klebstoffe Verdünner	Chromationen, Terpentin und Terpentinersatzstoffe, Farbpigmente Formaldehydharze, Kolophonium, Epoxide, Akrylate, Isozyanate Lösemittel
Löter, Elektroniker	Lötmittel Metallkleber Metalle	Kolophonium, Metallchloride, Säuren Epoxidharze, Akrylate, Härter Nickel-, Kobalt-, Chromationen
Reinigungsdienste	Detergentien Desinfektionsmittel Fußbodenpflegemittel Gummihandschuhe	Tenside und Reinigungsmittel Formaldehyd, Glutaraldehyd, Phenole, Duftstoffe Akzeleratoren[a], Naturlatex
Fotolaboranten	Farbentwickler Fotochemikalien Gummihandschuhe	p-Phenylendiamin, Hydrochinon, Metol Chromationen, Formaldehyd Akzeleratoren[a], Naturlatex
Gummihersteller und Gummiverarbeiter	Gummi, Gummizusatzstoffe	Naturlatex, Thiurame, Thiocarbamate, Mercaptobenzothiazole, p-substituierte Amine
Landwirtschaftliche Berufe	Futtermittelstäube Tierhaare Gummiinhaltsstoffe Desinfektionsmittel Pflanzenschutzmittel	Getreide, Medikamente, Futtermittelzusätze

[a] Thiurame, Thiocarbamate, Mercaptobenzothiazole; Alterungsschutzmittel

Arbeitszeit einnimmt, und die Haut nicht durch persönliche Schutzausrüstung geschützt werden kann, besonders bei zusätzlicher mechanischer und chemischer Einwirkung. Erfahrungsgemäß sind in diesem Zusammenhang Tätigkeiten als hautgefährdend anzusehen, bei denen die Beschäftigten

- regelmäßig mehr als 2 h täglich mit ihren Händen Arbeiten im feuchten Milieu (Hautkontakt mit flüssigen wäßrigen und nichtwäßrigen Medien) ausführen oder
- einen entsprechenden Zeitraum feuchtigkeitsdichte Handschuhe (Okklusion) tragen oder
- häufig oder intensiv ihre Hände reinigen müssen, wobei häufig mit etwa 20mal pro Tag angesetzt werden kann, entsprechend weniger, wenn aggressive Reinigungsmaßnahmen zur Anwendung kommen.

Häufig entstehen berufsbedingte Ekzeme erst durch das Zusammenwirken verschiedener Einflüsse, auch durch die Anwendung unzweckmäßiger Hautreinigungsmittel und durch mangelnden Hautschutz.

Die Berufskrankheitenanzeige und die Einschätzung der Minderung der Erwerbsfähigkeit

Das Berufskrankheitsverfahren

Hat ein Arzt den begründeten Verdacht, daß bei einem Versicherten eine Berufskrankheit im Sinne der Nr. 5101 der Anlage 1 der BeKV [28] vorliegt, so erstattet er die nach §5 BeKV vorgeschriebene Berufskrankheitenanzeige (BK-Anzeige). Die BK-Anzeige wird in zweifacher Ausfertigung entweder dem Träger der Unfallversicherung (im allgemeinen ist das die entsprechende Berufsgenossenschaft) oder der für den Beschäftigungsort des Versicherten zuständigen Stelle des medizinischen Arbeitsschutzes, das heißt dem staatlichen Gewerbearzt, zugesandt. Die Unfallversicherungsträger informieren den staatlichen Gewerbearzt über alle Fälle, in denen ihnen der Verdacht einer BK angezeigt wird. Außerdem haben sie in allen Fällen, in denen vorbeugende Maßnahmen zur Verhinderung einer konkret drohenden Berufskrankheit ergriffen werden müssen, dem Gewerbearzt Gelegenheit zur Stellungnahme zu geben (§ 3 BeKV). Dieser hat sich daraufhin sachverständig zu äußern, ob wirklich eine Berufskrankheit vorliegt oder ob eine solche zu entstehen droht, und welche Maßnahmen zu empfehlen sind. Der Ablauf des Berufskrankheitenverfahrens ist in Abbildung 1 dargestellt.

In der Anlage 1 zur BeKV (Liste) sind unter Nr. 5101 als Berufskrankheit bezeichnet: „Schwere oder wiederholt rückfällige Hauterkrankungen, die zur Unterlassung aller Tätigkeiten gezwungen haben, die für die Entstehung, die Verschlimmerung oder das Wiederaufleben der Krankheit ursächlich waren oder sein können." Es sind alle Krankheiten der Haut oder Hautanhangsgebilde mit Ausnahme von Hautkrebs (vergleiche dazu Nr. 5102 der Anlage 1 zur BeKV) eingeschlossen. Die Diagnose der Hautkrankheit muß im Vollbeweis gesichert sein.

Hautkrankheiten als Erscheinung einer Allgemeinerkrankung entsprechend den BK-Nummern 1101 bis 1110, 1201 und 1202, 1302 bis 1309 und 1315 der

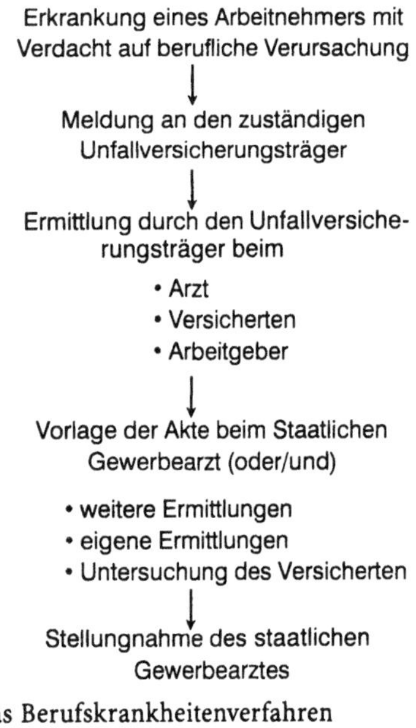

Erkrankung eines Arbeitnehmers mit
Verdacht auf berufliche Verursachung
↓
Meldung an den zuständigen
Unfallversicherungsträger
↓
Ermittlung durch den Unfallversicherungsträger beim
• Arzt
• Versicherten
• Arbeitgeber
↓
Vorlage der Akte beim Staatlichen
Gewerbearzt (oder/und)
• weitere Ermittlungen
• eigene Ermittlungen
• Untersuchung des Versicherten
↓
Stellungnahme des staatlichen
Gewerbearztes

Abb. 1. Das Berufskrankheitenverfahren

Anlage 1 zur BeKV sind unter diesen BK-Nummern zu prüfen. Bei Hautinfektionen sind die BK-Nummern 3101, 3102 und 3104 in Betracht zu ziehen. Die Beurteilung von Chlorakne und anderer durch chlorierte Aryloxide (zum Beispiel durch Dioxine) verursachten Berufsdermatosen erfolgt nach Nr. 1310 der Anlage 1 zur BeKV. Ferner wird auf die BK Nr. 2402 (Einwirkung von ionisierenden Strahlen) hingewiesen.

Einschätzung der Minderung der Erwerbsfähigkeit (MdE) bei BK 5101

Von der Arbeitsgemeinschaft für Berufs- und Umweltdermatologie (ABD) in der Deutschen Dermatologischen Gesellschaft wurden in Zusammenarbeit mit dem Hauptverband der gewerblichen Berufsgenossenschaften, dem Bundesverband der Unfallversicherungsträger der öffentlichen Hand und dem Bundesverband der landwirtschaftlichen Berufsgenossenschaften die „Empfehlungen für die Einschätzung der Minderung der Erwerbsfähigkeit (MdE) bei Berufskrankheiten der Haut nach Nr. 5101" 1995 herausgegeben [10]. Diese Empfehlungen sollen dazu beitragen, daß bei der Bewertung der Folgen beruflich verursachter Hauterkrankungen einheitliche Maßstäbe angelegt werden, soweit es sich um regelmäßig vorkommende Krankheitsbilder mit typischem Verlauf handelt.

Der auf der Einschätzung des Gutachters beruhende Vorschlag zur MdE stellt nicht die einzige, aber eine wesentliche Grundlage für die Entscheidung des Trägers der gesetzlichen Unfallversicherung (UV-Träger) dar.

In den Empfehlungen wird insbesondere auf die wesentlichen rechtlichen Aspekte und deren Interpretation eingegangen (zum Beispiel Verursachung, Verschlimmerung, Schwere, wiederholte Rückfälligkeit, Unterlassung der gefährdenden Tätigkeit). Sie dienen zur Einschätzung der MdE bei *allergischen* und *nicht allergischen* Hautkrankheiten. In langjähriger gutachterlicher Praxis haben sich Erfahrungssätze herausgebildet, die auch von der Rechtsprechung bestätigt worden sind; die MdE-Bewertung umfaßt hiernach in der Regel Sätze bis 30 von 100. Eine MdE von mehr als 30 von 100 ist nur in ungewöhnlich schweren Fällen angezeigt und bedarf einer besonderen Begründung.

Für den ärztlichen Gutachter sind das klinische Bild (Befund) und der Verlauf maßgeblich. Neben dem aktuellen Befund sind aktenkundig dokumentierte Befunde der behandelnden Ärzte oder

Tabelle 3. Anhaltspunkte zur Schätzung der MdE. (Nach Diepgen et al. 1995 [10])

Auswirkung einer Allergie	Ausmaß der Hauterscheinungen, auch nach irritativer Schädigung			
	keine	leicht	mittel	schwer
keine	0%	10%	20%	25%
geringgradig	0%	10%	20%	25%
mittelgradig	10%	15%	25%	30%
schwerwiegend	20%	20%	30%	≥ 30%

auch Daten der Krankenkassen kritisch zu berücksichtigen. Rezidive sind daraufhin zu werten, ob sie tatsächlich aufgrund einer beruflich erworbenen Allergie oder beruflich bedingten Minderbelastbarkeit der Haut Folge der Berufskrankheit sind. Eine detailierte Darstellung zu dem wichtigen Tatbestand der Schwere beziehungsweise wiederholten Rückfälligkeit findet sich unter [15]. Wesentlicher Bestandteil der Empfehlungen ist die Tabelle zur Schätzung der MdE (Tabelle 3). Die Beurteilungskriterien bedürfen der nachfolgenden erläuternden Hinweise:

Ausmaß der Hauterscheinungen, auch nach irritativer Schädigung

In der *waagerechten Spalte* der Tabelle finden sich Hinweise für die Beurteilung von Hauterscheinungen. Diese können durch erneute Einwirkung von Allergenen verursacht sein und/oder auch bei adäquater Therapie persistieren. Das Persistieren nicht-allergischer Ekzeme ist eher die Ausnahme und betrifft Versicherte mit schweren Hautveränderungen aufgrund jahrelanger Einwirkung von irritativen Noxen. Meist heilt das nicht-allergische Kontaktekzem in einer angemessenen Zeit nach Meiden der Noxe ab.

In der *waagerechten Spalte* finden sich außerdem Hinweise zur Beurteilung einer irritativen Schädigung, wenn seit der Tätigkeitsaufgabe keine floriden Hauterscheinungen mehr aufgetreten sind, aber aufgrund von diskreten Befunden bei Hautbelastung eine irritative Schädigung zu diagnostizieren ist. Wirkt sich eine irritative Schädigung beziehungsweise der Zwang zur Meidung irritativer Belastung auf die MdE aus, so ist die zur Auslösung von Hauterscheinungen notwendige Intensität der irritativen Wirkung zu beurteilen.

Leichte Hauterscheinungen

Hauterscheinungen, die bis zu 3mal pro Jahr auftreten und bei adäquater Therapie schnell wieder abheilen. Gering lichenifizierte oder gering atro-

phische Haut als Folgezustand eines langwierigen beruflichen Ekzems oder nach Kortikosteroidbehandlung.

Unverträglichkeit intensiver sonstiger (irritativer, toxischer) Hautbelastung.

Mittlere Hauterscheinungen

Häufig auftretende Rezidive. Krankeitsschübe, die trotz adäquater Therapie mehrere Wochen bestehen. Lichenifizierte oder dünne, leicht vulnerable Haut als Folgezustand eines langwierigen beruflichen Ekzems oder nach Kortikosteroidbehandlung.

Unverträglichkeit mäßiger sonstiger Hautbelastung.

Schwere Hauterscheinungen

Ausgedehnte Krankheitsschübe oder dauernd bestehende Hauterscheinungen mit Rhagaden, Lichenifikation oder Superinfektion.

Unverträglichkeit schon geringer sonstiger Hautbelastung.

Auswirkung der Allergie

In der *senkrechten Spalte* der Tabelle finden sich Hinweise zur Beurteilung der Allergie. Positive Ergebnisse von Allergietestungen sind sorgfältig auf ihre klinische und berufliche Relevanz anhand der Anamnese und des klinischen Befundes zu überprüfen.

Die Auswirkung der Allergie ist zu beurteilen nach ihrem Umfang und nach ihrer Intensität, beides im Hinblick auf die verschlossenen Arbeitsmöglichkeiten. Beim Umfang der Sensibilisierung dürfen positive Testreaktionen nicht einfach addiert werden, sondern der Umfang der verschlossenen Arbeitsmöglichkeiten ist zu beurteilen.

Bei der Bewertung der Verbreitung von Allergenen auf dem allgemeinen Arbeitsmarkt in krankheitsauslösender Form ist auf den Stand der berufsdermatologisch-wissenschaftlichen Erkenntnisse zurückzugreifen.

Geringgradige Auswirkung Einzelner Berufsstoff, wenig verbreitet auf dem allgemeinen Arbeitsmarkt.

Mittelgradige Auswirkung Einzelner Berufsstoff, weit verbreitet, oder mehrere Berufsstoffe, gering verbreitet auf dem allgemeinen Arbeitsmarkt beziehungsweise einzelner Berufsstoff, wenig verbreitet bei klinisch besonders intensiver Sensibilisierung.

Schwerwiegende Auswirkung: Mehrere Berufsstoffe, weit verbreitet, einzelner Berufsstoff, sehr weit verbreitet auf dem allgemeinen Arbeitsmarkt, auch mit Berücksichtigung möglicher Kreuzallergien und/oder bei klinisch besonders intensiver Sensibilisierung.

Prävention und Rehabilitation von Berufsekzemen

Prognose bei Berufsekzem

Relativ wenige epidemiologische Untersuchungen existieren zur Prognose von Berufsekzemen. In einer Übersichtsarbeit kommen Hogan et al. [17] zu dem Schluß, daß bei nur etwa der Hälfte der Patienten oder noch weniger nach Jahren das Berufsekzem abgeheilt ist. Nach einer skandinavischen Untersuchung [23] verbesserten sich die Hauterscheinungen bei 65–70% der Patienten mit Handekzemen und mittelgradigem bis schwerem atopischen Ekzem, nachdem diese den Arbeitsplatz gewechselt hatten. Immer wieder wird jedoch auch beobachtet, daß in einen Beruf umgeschult wird, in dem erneut ein erhöhtes Hauterkrankungsrisiko gegeben ist. In Australien wurde bei über $^{1}/_{4}$ der Patienten festgestellt, daß nach Arbeitsplatzwechsel die neuen Arbeitsplatzbedingungen sich ungünstig auf das Berufsekzem auswirkten [27]. In dieser Studie persistierten jedoch auch in 4,5% die Hauterscheinungen ohne dafür ersichtlichen Grund.

Gesundheitsökonomische Konsequenzen

Die gesundheitsökonomischen Auswirkungen von Kontaktekzemen sind sehr groß, da es sich meist um chronische, häufig nicht befriedigend zu behandelnde Gesundheitszustände handelt. Es sind nicht nur die direkten Kosten der ärztlichen Behandlung zu berücksichtigen, sondern auch die indirekten Kosten, die durch Arbeitsausfall und Produktivitätsverlust entstehen. Gerade bei Berufsekzemen treten häufig sehr lange Arbeitsunfähigkeitszeiten auf. So waren beispielsweise bei berufsbedingten Ekzemen in Nordbayern in über 33% Behandlungszeiten von über 6 Monaten (in 21% länger als 1 Jahr) notwendig [24]. Desweiteren entstehen gravierende Umschulungs- und Rehabilitationskosten sowie Rentenleistungen. Grundsätzlich ist medizinische Rehabilitation vor der beruflichen Rehabilitation anzustreben. Etwa 30 medizinische Rehabilitationen kosten ebenso viel wie eine berufliche Rehabilitation. Die Kosten einer solchen Um-

schulung lassen sich mit durchschnittlich 150.000 bis 200.000 DM ansetzen. Im Jahr 1993 befanden sich bei der Bundesanstalt für Arbeit 23.543 Rehabilitanden wegen „Krankheiten der Haut und des Unterhautzellgewebes" in berufsfördernden Maßnahmen [11]. Davon wurden bei 3.150 Personen (13%) Umschulungen durchgeführt. Die Kosten erreichen somit eine dreistellige Millionenhöhe.

Hinzu kommen Kosten, die sich aus den sozialmedizinischen Konsequenzen und dem Verlust an Lebensqualität aufgrund des berufsbedingten Ekzems ergeben. Die krankheitsbedingte Berufsaufgabe ist leider häufig auch mit einem „sozialen Abstieg" verbunden. Gerade in Zeiten hoher Arbeitslosigkeit und nicht genügender Lehrstellen sind diejenigen jungen Menschen besonders schwer betroffen, die wegen einer Hauterkrankung eine Berufsausbildung abbrechen oder den soeben erlernten Beruf aufgeben müssen. Berufsbedingte Hauterkrankungen treten ja häufig bei relativ jungen Menschen auf, oft bereits während der Berufsausbildung [6, 7].

Allgemeine Grundsätze der Prävention von Berufsekzemen

Wegen der in der betrieblichen Praxis auftretenden, sehr unterschiedlichen und vielfältigen Gefährdungen der Haut müssen geeignete Maßnahmen zur Vermeidung von Hautschäden immer der jeweiligen Einzelsituation angepaßt werden. An erster Stelle stehen dabei stets technische Schutzmaßnahmen. Es ist zu prüfen, ob der schädigende Arbeitsstoff durch einen weniger hautgefährdenden ersetzt oder durch technische Maßnahmen der Hautkontakt mit diesem unterbunden werden kann („no-touch technique"). An dritter Stelle stehen organisatorische Maßnahmen. So schreibt die Technische Regel für Gefahrstoffe im Friseurhandwerk (TRGS 530) vor, Arbeitsabläufe so zu gestalten, daß ein ständiger Wechsel zwischen Naß- und Trockenarbeit gewährleistet ist und nicht einzelne Beschäftigte (beispielsweise Auszubildende) ständig mit einseitiger Feuchtarbeit (Haarwäschen) belastet werden. Die neue TRGS 613 schreibt Ersatzstoffe, Ersatzverfahren und Verwendungsbeschränkungen für chromathaltige Zemente vor (unter anderem Zugabe von Eisen-(II)-sulfat). In den letzten Jahren wurden neue hautphysiologische Untersuchungsverfahren (Messung des transepidermalen Wasserverlustes mittels Evaporimetrie) entwickelt, mit denen die irritative Schädigung durch Arbeitsstoffe bereits vor dem Auftreten sichtbarer Hautschäden bestimmt werden kann [14, 18].

Grundsätze der Prävention: Rangfolge der Schutzmaßnahmen

* Ersatz hautgefährdender Arbeitsstoffe:
  Irritantien, zum Beispiel weniger irritierende
  Kühlschmierstoffe [6]
  Allergene, zum Beispiel saure Dauerwelle
* Technische Maßnahmen: Gekapselte Maschinen,
  Verwendung von Putzautomaten
* Organisatorische Maßnahmen: Aufteilung von
  Feuchtarbeit, längere Pufferzeiten zum Abtrocknen von Werkstücken
* Persönliche Schutzausrüstung (Handschuhe)
  und spezieller Hautschutz
* Geeigneter Personenkreis
  (Jugendarbeitsschutzgesetzuntersuchungen,
  Berufsgenossenschaftlicher Grundsatz G 24)

Erst dann kommt der Einsatz persönlicher Schutzausrüstung zum Tragen. An letzter Stelle steht in der Rangfolge von Schutzmaßnahmen die Auswahl des geeigneten Personenkreises.

Eine entscheidende Rolle bei Vorsorgeuntersuchungen sollte eigentlich das Jugendarbeitsschutzgesetz spielen [9]. Warum versagt aber das Jugendarbeitsschutzgesetz in seiner bisherigen Form aus dermatologischer Sicht? Zum einen fallen heutzutage ohnehin nur noch etwa die Hälfte der Berufsanfänger unter das Jugendarbeitsschutzgesetz, zum anderen sind die allgemeine Untersuchungssituation und die fachliche Qualifikation der mit den Untersuchungen betrauten Ärzten ungünstig: Meist werden die Untersuchungen durchgeführt, wenn bereits die Berufswahl gefallen ist. Die Untersuchungssituation ist dann zusätzlich nicht unabhängig, da der Arzt im allgemeinen den zu Untersuchenden und seine Familie seit vielen Jahren gut kennt, es in strukturschwachen Regionen ohnehin schwierig sein kann eine gewerbliche Lehrstelle zu finden, und er darum unter einem gewissen Entscheidungsdruck steht. Gleichzeitig liegen häufig nicht genügend arbeitsmedizinische und dermatologische Kenntnisse bei dem mit der Untersuchung betrauten Arzt vor.

Der berufsgenossenschaftliche Grundsatz G 24

Einen wichtigen Beitrag zur Prävention von berufsbedingten Hauterkrankungen könnte zukünftig der berufsgenossenschaftliche Grundsatz G 24 „Hauter-

krankungen (mit Ausnahme Hautkrebs)" leisten, der inzwischen in einer überarbeiteten Form vorliegt und neueren berufsdermatologischen Forschungsergebnissen Rechnung trägt. Der G 24 soll Anhaltspunkte für arbeitsmedizinische Vorsorgeuntersuchungen von Versicherten geben, die beruflich einem erhöhten Hauterkrankungsrisiko ausgesetzt sind. Bisher ist er leider nicht rechtsverbindlich für die besonders gefährdeten Berufsgruppen vorgeschrieben.

Nach wie vor ist es nicht möglich, vor der ersten Exposition gegenüber einer bestimmten Substanz die Personen ausfindig zu machen, die für eine Sensibilisierung durch diesen Stoff prädisponiert sind. Daher muß auch von sogenannten prophetischen Testungen abgeraten werden.

Personen mit atopischer Hautkonstitution sind gefährdet, bei entsprechender Feuchtbelastung sowie bei Umgang mit irritativen Substanzen subtoxischkumulative Handekzeme und in der Folge davon unter Umständen auch allergische Typ-IV-Kontaktekzeme und/oder Typ-I-Kontaktallergien zu entwikkeln [4, 5, 26].

Heute nimmt man an, daß bei über 20 % der jungen Erwachsenen eine, wenn auch unterschiedlich ausgeprägte, atopische Disposition besteht [6]. Berufsdermatologisch wird jedoch die Atopie häufig zu pauschal beurteilt, so daß für Atopiker einerseits die Gefahr besteht, auf Berufe verwiesen zu werden, die mit hohen spezifischen Hautbelastungen verknüpft sind und allergische/atopische Erkrankungen verschlimmern oder auslösen können, andererseits aber auch, daß aufgrund unzureichender diagnostischer und nicht aktualisierter Belastungskriterien ein irrtümlicher Ausschluß von Berufen oder Tätigkeiten stattfindet, bei denen die Gefahr der Erkrankungsauslösung oder Verschlimmerung minimal ist.

Das Ziel jeder Art von berufsberatenden Maßnahmen und Vorsorgeuntersuchungen muß es sein, den in das Erwerbsleben eintretenden Versicherten in hohem Maße wettbewerbsfähig zu machen beziehungsweise zu halten. Es kommt deshalb darauf an, Personen zu erkennen, für die in bestimmten Berufen eine besondere Gefahr besteht, daß sie sich eine Hautkrankheit zuziehen beziehungsweise sich bei ihnen eine vorbestehende Hautkrankheit verschlimmert. Es handelt sich dabei stets um Risikoabschätzungen, das heißt es kann nicht mit Bestimmtheit vorausgesagt werden, welche individuelle Person mit einer bestimmten Befundkonstellation erkranken wird. Will man zu einer rationalen Beurteilung kommen, die alle Fälle nachvollziehbar gleich behandelt, muß man die Erkrankungswahrscheinlichkeit zugrunde legen. Auch die Tatsache, daß ein Arbeitnehmer in einem hautbelastenden Beruf schon seit einigen Monaten erscheinungsfrei arbeitet, sollte nicht zu einer Abweichung von der abstrakten Wahrscheinlichkeitsbeurteilung führen, da die Latenzzeiten verschieden sein können.

Die Überarbeitung des G 24 versucht mehr denn je dem Gedanken der Prävention und nicht der Selektion Rechnung zu tragen. Dies soll insbesondere dadurch zum Ausdruck kommen, daß je nach Hautgefährdung unterschiedliche Nachuntersuchungsfristen gewählt werden, um rechtzeitig geeignete Präventionskonzepte ergreifen beziehungsweise deren Wirksamkeit überprüfen zu können. Die Beratung zum Hautschutz sollte entsprechend der Arbeitsplatzsituation und der individuellen Hautkonstitution verbindlich vorgeschrieben sein.

Als Hilfe zur Beurteilung arbeitsmedizinischer Vorsorgeuntersuchungen für Tätigkeiten in einem hautbelastenden Beruf schlägt der neue G 24 vor, Befunde in Merkmale 1., 2. und 3. Ordnung einzuteilen:

Merkmale 1. Ordnung

- Schweres atopisches Ekzem mit längerer oder wiederholter Beteiligung der Hände
- Ausgeprägtes, chronisches oder chronisch-rezidivierendes subtoxisch-kumulatives oder allergisches Handekzem
- Klinisch relevante Sensibilisierung gegenüber Allergenen, deren Kontakt bei der geplanten Tätigkeit nicht zu meiden ist
- Berufsbedingte Hauterkrankung, die aufgrund einer anlagebedingten Minderbelastbarkeit der Haut zur Tätigkeitsaufgabe gezwungen hat
- Schwere therapieresistente Psoriasis der Hände bei mechanisch oder chemisch stark belastender Tätigkeit (Köbner-Phänomen)

Kriterien 2. Ordnung

- Atopisches Ekzem ohne Beteiligung der Hände (besonders Beugenekzem)
- Leichtere Ekzemmanifestationen der Hände (zum Beispiel Dyshidrose)
- Metallsalzreaktionen in Kombination mit atopischer Hautdiathese
- Allergische Rhinitis oder allergisches Asthma bei Berufen, bei denen erhöhte Gefahr besteht, Typ-I-Allergien zu entwickeln (zum Beispiel Bäcker)
- Psoriasis palmaris bei manuell stark belastenden Tätigkeiten

Kriterien 3. Ordnung

- Hinweise für eine verstärkte Irritationsbereitschaft der Haut: Wollunverträglichkeit, Juckreiz beim Schwitzen, Sebostase (besonders in Verbindung mit anderen Minorkriterien des atopischen Ekzems)

Dementsprechend kann die Eignung oder Nichteignung je nach zu erwartender beruflicher Hautbelastung ausgesprochen werden. Wie bei allen derartigen Empfehlungen dürfen die Kriterien nicht starr-schematisch angewandt werden, sondern stellen Anhaltspunkte dar. Maßgeblich sind stets die individuellen Verhältnisse des Einzelfalls. Empfehlenswert ist hier eine gute Zusammenarbeit von Berufsdermatologen und Arbeitsmedizinern.

Neuerungen im staatlichen Regelwerk

Bis vor kurzem fanden sich im staatlichen Regelwerk wenige berufsdermatologisch relevante Vorschriften [8]. In den letzten Jahren wurden aber in der Bundesrepublik wichtige Schritte zur Prävention des Berufsekzems unternommen.

So ist die TRGS 530 „Friseurhandwerk" nach Aussage vieler mit dem Arbeitsschutz befaßter Personen ein wichtiger Schritt zur Prävention von Handekzemen und Allergien in dieser besonders stark gefährdeten Berufsgruppe. Desweiteren ist die TRGS 613 „Ersatzstoffe, Ersatzverfahren und Verwendungsbeschränkungen für chromathaltige Zemente und chromhaltige zementhaltige Zubereitungen" zu erwähnen. Die Feuchtarbeit gilt unbestritten als besonders hautbelastend. Daher haben wir großen Wert auf die Erstellung der TRGS 531 „Gefährdung der Haut im feuchten Milieu (Feuchtarbeit)" gelegt, die im September 1996 veröffentlicht wurde. Weitere TRGSen werden zur Zeit von einem durch den Autor geleiteten Arbeitskreis des Ausschuß für Gefahrstoffe erarbeitet: eine TRGS „Sensibilisierende Arbeitsstoffe – Haut", eine TRGS „Sensibilisierende Arbeitsstoffe – Atemwege" und eine TRGS „Verzeichnis sensibilisierender Stoffe".

Medizinische und berufliche Rehabilitation

Bei einer Behinderung oder drohenden Behinderung muß zunächst die Umschulungsnotwendigkeit geprüft werden. Es ist zu entscheiden, ob der betroffene Versicherte unter Beachtung aller möglichen präventiven Maßnahmen seine frühere Tätigkeit nicht doch fortsetzen kann. Wird die Notwendigkeit einer beruflichen Neuorientierung bejaht, muß die geeignete berufsfördernde Maßnahme ausgewählt werden. Dies ist in etwa bei jedem 6. Versicherten eine Umschulung und wird aus verschiedenen Gründen im wesentlichen bei jüngeren Versicherten durchgeführt [11].

Viele Ärzte sind mit der Beratung der hautkranken Beschäftigten befaßt und stellen oft die Weichen für deren weiteres Schicksal. Zur Etablierung einheitlicher, transparenter Kriterien und um Konflikte zwischen den mit Rehabilitationsmaßnahmen befaßten Ärzten und Gutachtern zu vermeiden, wurden daher in Zusammenarbeit von ABD, dem gewerbeärztlichem Dienst, der Bundesanstalt für Arbeit und der gewerblichen Berufsgenossenschaft Anhaltspunkte für die Notwendigkeit der Tätigkeitsaufgabe sowie Hinweise für geeignete Umschulungsberufe erarbeitet [11].

Eine Notwendigkeit zur Tätigkeitsaufgabe besteht erst dann, wenn alle präventiven Maßnahmen ausgeschöpft sind. Eine Minderbelastbarkeit der Haut begründet alleine noch keine Umschulungsnotwendigkeit. Es müssen Hauterscheinungen vorliegen und diese trotz Ausschöpfung aller präventiven Schutzmaßnahmen (technische und organisatorische Schutzmaßnahmen, persönlicher Hautschutz) persistieren oder chronisch rezidivieren.

Mußte ein Versicherter in der Vergangenheit wegen eines irritativen Kontaktekzems oder eines kombinierten irritativ-allergischen Kontaktekzems eine berufliche Tätigkeit aufgeben, so sollte er in Zukunft keine Tätigkeiten mit Feuchtbelastung mehr ausüben, auch wenn keine atopische Diathese vorliegt. Vermutlich gibt es noch andere konstitutionelle Faktoren, die eine Minderbelastbarkeit der Haut bedingen. Da diese zur Zeit noch nicht faßbar sind, sollte das eingetretene Ereignis eines ausgeprägten irritativen Kontaktekzems, das zur Berufsaufgabe geführt hat, als Ausschlußkriterium für eine Umschulung in einen hautbelastenden Beruf dienen.

Differenzierter sind rein allergische Kontaktekzeme in der Vorgeschichte zu beurteilen. Selbstverständlich sind bei vorausgegangenen allergischen Kontaktekzemen alle Tätigkeiten nicht geeignet, bei denen das Allergen wieder eine Rolle spielt. Es ist aber keine Einschränkung für Feuchtberufe anzunehmen, wenn die Hauterkrankung durch ein potentes Allergen (Glycerylmonothiogykolat, Epoxide, Primin) verursacht wurde, nach Meiden des Allergens abheilte, keine atopische Hautdiathese vorliegt und auch im privaten Bereich Feuchtbelastung vertragen wurde. Handelt es sich dagegen um Allergene,

die allgemein im Berufsleben häufig vorkommen, so sind solche Patienten für hautbelastende Berufe nicht geeignet.

Literatur

1. Coenraads PJ, Nater JP, Lende van der R (1983) Prevalence of eczema and other dermatoses of the hands and arms in the netherlands. Association with age and occupation. Clin Exp Dermatol 8: 495–503
2. Coenraads PJ, Smit HA (1992) Epidemiology of contact dermatitis. In: Rycroft RJG, Menné T, Frosch PJ, Benecra C (eds) Textbook of Contact Dermatitis. Springer, Berlin, pp 133–150
3. Delaport MF, Estryn-Behar M, Brucker G, Peigne E, Pelletier A (1990) Pathologie dermatologique et exercise professionnel en milieu hospitalier. Arch Mal Prof 51: 83–88
4. Diepgen TL (1991) Die atopische Hautdiathese. Gentner Verlag, Stuttgart
5. Diepgen TL, Fartasch M (1993) General aspects of risk factors in hand eczema. In: Menné T, Maibach HI (eds) Hand Eczema. CRC Press, Boca Raton, pp 141–156
6. Diepgen TL (1994) Epidemiologie des atopischen Ekzems. In: Fuchs E, Schulz K-H (Hrsg) Manuale Allergologicum. Dustri Verlag, München-Deisenhofen V.14.2, S 1–32
7. Diepgen TL, Schmidt A, Schmidt M, Fartasch M (1994) Demographic and legal characteristics of occupational skin diseases. Allergologie 17: 84–89
8. Diepgen TL, Schmidt A (1994) Rechtliche Rahmenbedingungen des Hautschutzes in Deutschland. Dermatosen 42: 5–9
9. Diepgen TL, Bork K (1995) Jugendarbeitsschutzuntersuchungen: berufsdermatologische und allergologische Aspekte. Arbeitsmed Sozialmed Umweltmed 30: 461–463
10. Diepgen TL, Kühl M, Schmidt A (1995) Empfehlungen für die Einschätzung der Minderung der Erwerbsfähigkeit (MdE) bei Berufskrankheiten der Haut nach Nr. 5101 der Anlage 1 zur Berufskrankheiten-Verordnung. Dermatosen 43: 290–292
11. Diepgen TL, Schmidt A, Berg A, Plinske W (1995) Medizinische Hinweise für die berufliche Rehabilitation von hautkranken Beschäftigten. Dt Ärztebl 92: A-31–40
12. Diepgen TL, Coenraads PJ (1995) What can we learn from epidemiological studies on irritant contact dermatitis. In: Elsner P, Maibach H (eds) Irritant Dermatitis: New clinical and experimental aspects. Karger Basel, vol 23, pp 18–27
13. Diepgen TL (1996) Epidemiological studies on the prevention of occupational contact dermatitis. In: Elsner P, Lachapelle JM, Wahlberg J, Maibach HI (eds) Prevention of Contact Dermatitis Curr Probl Dermatol. Karger, Basel, vol 25, pp 1–9
14. Fartasch M, Hüner A, Tepe A, Funke U, Diepgen TL (1993) Hautphysiologische Untersuchungsmethoden in der Berufsdermatologie. Allergologie 16: 25–34
15. Fartasch M, Schmidt A, Diepgen TL (1993) Die

„Schwere" der Hauterkrankung nach BKVO 5101 in der gutachtlichen Beurteilung. Dermatosen 41: 242–245

16. Funke U, Diepgen TL, Fartasch M (1995) Identification of high-risk groups for irritant contact dermatitis by occupational physicians. In: Elsner P, Maibach HI (eds) Irritant Dermatitis: New clinical and experimental aspects. Karger Verlag, Basel, vol 23, S 64–72

17. Hogan DJ, Dannaker CJ, Maibach HI (1990) The prognosis of contact dermatitis. J Am Acad Dermatol 23: 300–307

18. Hüner A, Fartasch M, Hornstein OP, Diepgen TL (1994) The irritant effect of different metalworking fluids. Contact Dermatitis 31: 220–225

19. Kavli G, Forde OH (1984) Hand dermatoses in Tromso. Contact Dermatitis 10: 174–177

20. Lantinga H, Nater JP, Coenraads PJ (1984) Prevalence, Incidence and course of eczema of the hands and forearms in a sample of the general population. Contact Dermatitis 10: 135–139

21. Meding B, Swanbeck G (1987) Prevalence of hand eczema in an industrial city. Br J Dermatol 116: 627–634

22. Nilsson E (1986) Individual and environmental risk factors for hand eczema in hospital workers. Acta Derm Venereol (Stockh) Suppl 128: 1–63

23. Rystedt I (1985) Factors influencing the occurrence of hand eczema in adults with a history of atopic dermatitis in childhood. Contact Dermatitis 12: 185–191

24. Schmidt A, Diepgen TL, Schmidt M, Fartasch M (1992) Soziale Konsequenzen berufsbedingter Hautkrankheiten. In: Kreutz R, Piekarski C (Hrsg) Verhandlungen der Deutschen Gesellschaft für Arbeitsmedizin e.V., 32. Jahrestagung in Köln. Gentner Verlag Stuttgart, S 204–209

25. Smit HA, Burdorf A, Coenraads PJ (1993) The prevalence of hand dermatitis in different occupations. Int J Epidemiol 22: 288–293

26. Tacke J, Schmidt A, Fartasch M, Diepgen TL (1995) Occupational contact dermatitis in bakers, confectioners and cooks – a population-based study. Contact Dermatitis 33: 112–117

27. Wall LM, Gebauer KA (1991) A follow up of occupational skin disease in Western Australia. Contact Dermatitis 24: 241–243

28. Wendland ME, Wolff HF, Mehrtens G (1986) Die Berufskrankheitenverordnung (BeKV) – Kommentar. Erich Schmidt, Berlin

Allergologische Aspekte von Impfungen

Uwe-Frithjof Haustein

Antigene in Impfstoffen

In Abhängigkeit vom Herstellungsprozeß können unterschiedliche Antigene in den Impfstoffen enthalten sein, die zumindest als arzneilich wirksame Bestandteile deklariert und aus den Fachinformationen ersichtlich sein müssen (Tabelle 1).

- Das *Impfantigen* ist für anaphylaktische oder allergische Reaktionen selten relevant, selbst wenn Anstiege des spezifischen IgE im Serum von Impflingen nach Boosterung mit Adsorbatimpfstoffen nachgewiesen werden können. Die geringe Quantität und verzögerte Freisetzung des Antigens aus dem Adsorbatimpfstoff-Depot unterstreichen diese Zweifel.

- *Kulturmedien* werden zumeist eliminiert. Relevant ist das Hühnereiprotein. Selten kommen aber auch Proteinreste aus Hefezellen sowie Kälberserum (bei Virusanzucht verwendet), letzteres in Mengen < 1 mg pro Impfdosis, in Frage [18]. Aminosäuren und Zucker sind als physiologische Substanzen nicht allergen.

- *Hilfsstoffe* werden quantitativ soweit wie möglich minimiert. Antibiotika werden gegen bakterielle Verunreinigungen zugesetzt [16]. Zur Inaktivierung und Detoxifizierung werden Formaldehyd (Hepatitis B), Thiocyanat oder Bernsteinsäure (physiologische Substanz) oder Phenol (Cholera) verwendet. Hier sind allergische Reaktionen vom verzögerten Typ möglich. β-Propiolacton wird vollständig hydrolysiert. Zur Virusspaltung wird gelegentlich Polysorbat (zum Beispiel Tween 80) eingesetzt. Weitere Substanzen betreffen Phenolrot, Natriumtetraborat, Protaminsulfat und Chloroform [17].

- *Konservierungsmittel und Stabilisatoren* – Humanalbumine oder Polygeline dienen als Stabilisatoren. Die dosisabhängigen anaphylaktoiden Reaktionen, die nach intravenöser Infusion auftreten, kommen bei den kleinen Mengen subkutaner Applikation genau so wenig zum Tragen, wie echt allergische Reaktionen ausgesprochen selten sind. Durch β-Propiolakton strukturell verändertes Humanalbumin hat allerdings in den USA gehäuft allergische Reaktionen ausgelöst. Dextran, das gelegentlich schockähnliche Bilder verursacht, wurde deshalb durch verschiedene Aminosäuren in einigen Viruslebendimpfstoffen ersetzt. Das im Poliomyelitis-Schluckimpfstoff enthaltene Lactalbuminhydrolysat wird in so geringen Mengen zugeführt, daß es nur bei hochgradiger Milcheiweißallergie relevant werden dürfte.

  Konservierungsmittel sind insbesondere in Mehrfachentnahmeflaschen enthalten. Merthiolat und Natriumtimerfonat sind als Allergene,

Tabelle 1. In Impfstoffen enthaltene Substanzen

Reste von Kulturmedien	
Kulturzellen	Ovalbumin (Gelbfieber), Hefe (Hepatitis B)
Kälberserum	Tollwut-Impfstoff
Hühnereiprotein	Gelbfieber

Hilfsstoffe	
Antibiotika	Amphotericin B, Neomycin, Kanamycin, Framycetin Chlortetrazyklin, Streptomycin, Polymyxin B
Formalin / Thiocyanat / Äther	Hepatitis B, Grippe
Phenol	Pneumokokken, Cholera
β-Propiolacton	wird vollständig hydrolysiert
Tween 80	Typ-IV-Reaktion
Phenolrot	Poliomyelitis
Natriumtetraborat	

Konservierungsmittel und Stabilisatoren	
Human-Albumin	
Laktalbuminhydrolysat	
Natriumtimerfonat / Merthiolat	Typ-IV-Allergien
Benzalkoniumchlorid	
Cetyltrimethylammoniumbromid	

Adsorbentien	
Aluminiumhydroxid / Aluminiumphosphat	Fremdkörperreaktionen

insbesondere vom verzögerten Typ (Lokalreaktionen) ernst zu nehmen und durch Testung zu verifizieren [11, 14]. Sie sind auch in Augentropfen und Mitteln zur Kontaktlinsenreinigung enthalten. Gleiches trifft für Benzalkoniumchlorid, wohl kaum für Cetyltrimethylammoniumbromid zu.

- *Adsorbentien.* Die hier zu erwähnenden Substanzen, wie Aluminiumhydroxid oder Aluminiumphosphat, lösen Fremdkörperreaktionen, aber keine Allergien aus [4]. Daher verbieten sich Hauttestungen.
- In Deutschland nicht zugelassene *Impfstoffe* (zum Beispiel Tollwut) können relevante Mengen an enzephalitogenen Proteinen enthalten und zu allergischer Enzephalitis führen, wenn Reisende bereits im Ausland geimpft werden müssen [17].
- *Passive Immunisierung, Sera.* Antitoxische Sera (allogen, xenogen von Ziege, Pferd, Rind) werden vor allem noch bei Tetanus, gegebenenfalls bei Diphtherie, Botulismus, Gasbrand, Milzbrand und Schlangenbissen angewandt. Bei bereits Sensibilisierten sind anaphylaktischer Schock, bei Nichtsensibilisierten unter Anwendung höherer Serumdosen eine Serumkrankheit zu erwarten, gelegentlich treten nur fragmentartige Symptome auf.

Impfungen von allergischen oder atopischen Patienten

Impfungen von hühnereiweißallergischen Patienten

Einige wichtige Impfstoffe können nur mittels embryonierter Hühnereier oder daraus abgeleiteter Zellkulturen hergestellt werden, was für die Anwendung bei bereits durch die Nahrung sensibilisierten Patienten, die in 3 Gruppen eingeteilt werden sollten, relevant werden kann [17].

Gruppe 1: Allgemeine Unverträglichkeit von Hühnereiern ohne klinisch gesicherte allergische oder anaphylaktische Symptome, wie bei atopischer Dermatitis. Im Prinzip dennoch kein erhöhtes Impfrisiko.

Gruppe 2: Im Hauttest nachgewiesene, klinisch nicht bedeutsame Hühnereiweißallergie (Ovalbumin). Empfohlen wird eine orale Provokation nach dem ersten Lebensjahr unter intensivmedizinischen Vorsichtsmaßnahmen. Bei negativem Ausfall ist eine Impfung mit Mumps-Masern-Röteln-Impfstoff nach dem 14. Lebensmonat möglich.

Tabelle 2. Impfstoffe, die Hühnereiweiß enthalten. (Mod. nach Miller et al. 1983 [12])

Impfstoff	Anzucht auf	Hühnereiweißgehalt
Gelbfieber	Hühnerembryonen	++++
Influenza	Allantoisflüssigkeit	++
Masern	Fibroblastenzellkulturen	+
Mumps	Fibroblastenzellkulturen	+
FSME	Fibroblastenzellkulturen	+
Tollwut	Fibroblastenzellkulturen	+

Gruppe 3: Nach Verzehr von Hühnerei auftretende IgE-vermittelte Soforttypreaktion aller Grade (Urtikaria – anaphylaktischer Schock). Hier wird ein besonderes Vorgehen vorgeschlagen.

Die Impfung selbst hat bisher in keinem Fall zur Sensibilisierung gegen Hühnereiweiß geführt. Der Gehalt der Impfstoffe an Eiprotein ist je nach Herstellungsverfahren unterschiedlich (Tabelle 2). Im Gelbfieberimpfstoff sind bis zu 1,6 mg Hühnerprotein/0,5 ml Einzeldosis enthalten (30 % der Trockensubstanz), während im Influenzaimpfstoff durch aufwendige Reinigungsschritte der Ovalbumingehalt auf < 5 μg/Dosis verringert werden konnte, was den WHO-Empfehlungen und den Vorschriften des Europäischen Arzneibuches entspricht. Bei Masern- oder Mumpsimpfstoffen ist der Nachweis mittels des sensiblen Western-Blots nicht mehr gelungen. Außerdem ist zu beachten, daß das in Impfstoffen enthaltene embryonale Hühnereiweiß nicht mit den Proteinen des erwachsenen Huhnes übereinstimmt und nur relativ selten Kreuzreaktionen bekannt wurden [12].

Unter 76 000 US-Soldaten, die gegen Influenza geimpft wurden, traten bei zwei Empfängern anaphylaktische Schocks auf. Bei Patienten mit nachgewiesener Hühnereisensibilisierung ist in 3 – 5 % der Fälle eine Allgemeinreaktion nach Masern-Röteln-Mumps-Impfung zu erwarten [19].

Im Verdachtsfall ist eine Vortestung nach den Empfehlungen der American Academy of Pediatrics erforderlich [15], das heißt Pricktest des 1:10 verdünnten Impfstoffes, gegebenenfalls Intrakutantest bis zu 0,05 ml des unverdünnten Impfstoffes. Bei negativem Ausfall erfolgt die Routineimpfung, bei positiver Reaktion muß fraktioniert geimpft werden [6].

In Tabelle 3 ist das Vorgehen bei den gegen Hühnereiweiß allergischen Patientengruppen dargestellt. Bei auf Hühnerfibroblasten-Zellkulturen hergestellten Vakzinen wie Masern-Mumps-Lebendvakzinen können Patienten der Gruppe 1 und

Tabelle 3. Impfstoffe

Gruppeneinteilung	Mumps-Masern-Röteln	Grippe	Gelbfieber
Gruppe 1	Routine	Routine	Routine
Gruppe 2	Routine	Vermeiden, wenn nötig nach vorheriger Testung	Kontraindiziert
Gruppe 3	HDC-Impfstoff oder nach vorheriger Testung	Kontraindiziert	Kontraindiziert

2 bedenkenlos geimpft werden [1, 9]. Vorsicht ist bei Patienten der Gruppe 3 geboten, bei denen HDC(human diploic cell)-Impfstoff empfohlen wird. Nach Lavi et al. [10] oder Murphy und Strunk [13] sollte in diesen Fällen eine prävakzinale Hauttestung vorgenommen werden, das heißt Pricktest (1:10) und gegebenenfalls intradermaler Test (Tabelle 4). Bei positivem Test muß fraktioniert geimpft werden. Bei negativem Testergebnis kann routinemäßig subkutan oder intramuskulär in normaler Dosierung geimpft werden. Bei Totimpfstoffen gegen FSME und Tollwut ist das allergische Risiko extrem gering [11].

Auf embryonisierten Hühnereiern hergestellte Vakzine, wie gegen Influenza oder Gelbfieber [7], erfordern eine besondere Vorsicht (Tabelle 3). In

Tabelle 4. Durchführung von Allergie-Testen. (Modifiziert nach Lavi et al. 1990 [10])

Art der Testung	Ergebnis	Empfohlenes Vorgehen
Pricktest 1:10 verdünnter Impfstoff	positiv (Erythem > 10 mm Quaddel > 3 mm)	Fraktionierte subcutan Impfung
	negativ oder ± (Erythem < 10 mm)	intradermale Testung
Kontrolle: Histamin 1:10 und NaCl		
Intradermale Testung mit 0,02 ml der 1:100 verdünnten Vakzine bei negativem Ergebnis	positiv	Fraktionierte subcutan Impfung
Gabe von 0,02 ml der 1:10 verdünnten Vakzine	negativ	Routine-Impfung

Vorgehen bei klinisch relevanter Hühnereiweißallergie (Nach Lavi et al. 1990 [10])

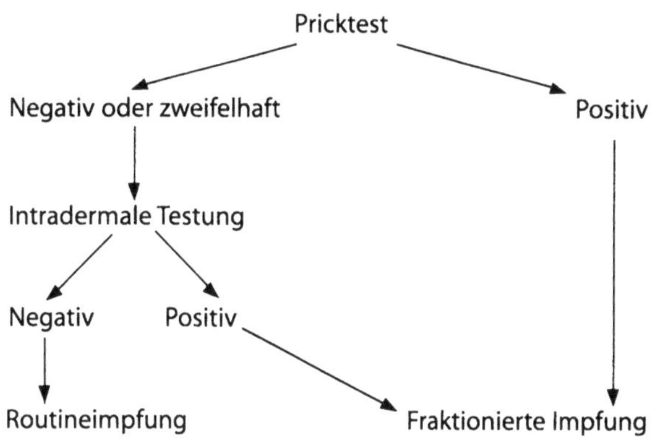

Durchführung der fraktionierten subkutanen Impfung (Modifiziert nach Lavi et al. 1990 [10] beziehungsweise Murphy und Strunk 1985 [13])

1. Injektion 0,05 ml des 1:100 verdünnten Impfstoffes

20 min. Wartezeit

2. Injektion 0,05 ml des 1:10 verdünnten Impfstoffes

20 min. Wartezeit

3. Injektion 0,05 ml des unverdünnten Impfstoffes

Weiteres Vorgehen nach [10]	Weiteres Vorgehen, leicht modifiziert nach [13]
20 min. Wartezeit	
4. Injektion 0,05 ml des unverdünnten Impfstoffes	4. Injektion 0,1 ml des unverdünnten Impfstoffes
20 min. Wartezeit	
5. Injektion 0,05 ml des unverdünnten Impfstoffes	5. Injektion 0,15 ml des unverdünnten Impfstoffes
20 min. Wartezeit	
Bis zur Erreichung der vollen Dosis	6. Injektion 0,2 ml des unverdünnten Impfstoffes
Insgesamt 12 Injektionen	Insgesamt 6 Injektionen

dringlichen Fällen kann eine fraktionierte Impfung unter strenger klinischer Überwachung im Sinne einer Desensibilisierung über mehrere Tage versucht werden.

Patienten der sogenannten Hochrisikogruppe

Ihr gehören Impflinge mit genetisch erhöhter Bereitschaft zur Ausbildung von Allergien und/oder erhöhtem Nabelschnur-IgE-Spiegel an [5]. Etwa 11–12 % der Neugeborenen fallen darunter. Bei Patienten mit schweren atopischen Erkrankungen sowie Autoimmunerkrankungen sollten Nutzen und Risiko der Impfung besonders sorgfältig abgewogen werden. Hier ist die Frage nach einer unspezifischen Stimulation oder nach Adjuvanseffekten auf die Pathogenese der Autoimmunerkrankung einzukalkulieren. Als Mechanismus ist eine polyklonale Stimulierung mit Aktivierung autoreaktiver Lymphozyten zu vermuten. Andererseits sind gleiche Effekte oder umgekehrt die Überforderung des Immunsystems durch manifeste Infektionskrankheiten ebenfalls zu befürchten, so daß die Impfung in einer klinisch kontrollierten Phase des Grundleidens eher vorzuziehen ist.

Auch Exazerbationen von Hauterkrankungen durch Impfungen wurden diskutiert. Beim atopischen Ekzem ist eine Beeinflussung (oft positiv, gelegentlich negativ) durch eine Masernimpfung nicht auszuschließen. Schwer entscheidbar ist die Frage, ob ein Psoriasisschub tatsächlich durch eine Impfung ausgelöst werden kann. Nach Masernimpfungen wird gegenteiliges diskutiert.

Das Impfrisiko der Atopiker entspricht bei BCG und Diphtherie/Tetanus offensichtlich demjenigen in der Normalpopulation. Die Bedeutung der Pertussisimpfung für eine Frühmanifestation einer atopischen Erkrankung wird bisher kontrovers diskutiert [19]. Die Poliomyelitisschluckimpfung wird durch

Atopiker gut toleriert. Da die allergischen Reaktionen auf Impfstoffe in erster Linie den Zusatzstoffen zuzuschreiben sind, ist mit zunehmendem Reinheitsgrad der Impfstoffe mit einer Abnahme der Nebenwirkungen zu rechnen.

Hyposensibilisierung und Impfung

Inwiefern die simultane Applikation aktiver Immunisierungen und Hyposensibilisierungsinjektionen erhöhte Risiken mit sich bringt, ist bisher nicht kontrolliert untersucht worden. Es wird daher empfohlen, zwei Wochen vor und nach einer Impfung Hyposensibilisierungsinjektionen zu unterlassen [19] und die nachfolgende Hyposensibilisierungsdosis nicht zu erhöhen.

Klinische Krankheitsbilder

Lokalreaktionen im Bereich der Injektionsstelle

Derartige Lokalreaktionen sind in der Regel nicht als Impfkomplikation, nicht als Allergie im engeren Sinne, sondern als Immunreaktion im Rahmen der Vakzination zu sehen. Sie kommen nach subkutaner und intramuskulärer Injektion in etwa 30 % vor, seltener bei attenuierten Lebendimpfstoffen, zum Beispiel Masern, häufiger bei den höher zu dosierenden Totimpfstoffen und hier wiederum häufiger bei bakteriellen Ganzkeimimpfstoffen (Cholera) als bei hochgereinigten Antigenen (Influenza). Adsorbentien erhöhen die Anzahl der Lokalreaktionen (Tetanus) [4]. Daher bewegt sich das Ausmaß der zu erwartenden Rötung und Induration zwischen 15 und 30–50 mm. Immunologisch liegt eine Immunkomplexreaktion vom Typ III (Arthus-Reaktion) zugrunde [3]. Adsorbentien bewirken eine nichtallergische Fremdkörperreaktion (Granulome, sterile Abszesse, Zysten) (Tabelle 5). Bei

Tabelle 5. Lokalreaktionen

	Impfantigen	Adsorbens	Konservierungsmittel, Antibiotika
Intervall	6–48 h (12 h)	6–48 h (24 h)	24–72 h (48 h)
Dauer	1 Tag	1–3 Tage, Wochen	3–7 Tage
Symptome	Rötung, Schmerz, Spontanrückbildung	Rötung, Schwellung, Schmerz, Granulom, Zyste	Rötung, Juckreiz, Schmerz
Ursache	Typ III, Immunkomplex	Fremdkörperreaktion	Typ-IV-Reaktion
Therapie	Kühlende Umschläge	Analgetika, Exzision	Antiallergika
Bemerkungen	Bei allen Impfstoffen	nur bei Adsorbatimpfstoffen	Nur bei Totimpfstoffen
Empfehlungen	Antikörper-Titerkontrolle	Tief i.m. injizieren	Allergietestung

allergischer Disposition, hyperimmunisierten Patienten und zu oberflächlicher Impfung sind verstärkte Lokalreaktionen zu erwarten, die nur symptomatisch mit kühlenden Aufschlägen und gegebenenfalls Analgetika zu behandeln sind.

Granulome treten im Gefolge der zu oberflächlichen Injektion von Adsorbatimpfstoffen vermehrt auf, auch wenn das Adsorbat an der Kanüle haftet und im Stichkanal zurückfließt [4]. Die Granulome bleiben über Wochen bis Monate, manchmal auch Jahrzehnte bestehen. Sterile Abszesse und Zysten können punktiert, eröffnet oder exzidiert werden. Durch strenge intramuskuläre Applikation mit einer frischen Kanüle lassen sich Granulombildungen minimieren.

Die *Embolia cutis medicamentosa* (Nicolau-Syndrom) kommt extrem selten vor, wenn kleine Impfstoffmengen in Arteriolen gelangen und analog einer Mikroembolie zu Mangeldurchblutung, Livedo oder Nekrose führen [20].

Allergische Reaktionen im engeren Sinne treten in 1‰ bis 1% der Fälle durch verschiedene in den Impfstoffen enthaltene Allergene auf, in erster Linie auf Merthiolat und Natriumtimerfonat, gelegentlich auch auf Antibiotika [16] oder Phenol. Größtenteils sind sie harmlos, das heißt gehen in einer verstärkten Lokalreaktion unter und stellen keine Kontraindikationen für weitere Impfungen dar. In der Mehrzahl handelt es sich um Typ-IV-Reaktionen vom Tuberkulintyp. Notfalls ist auf intramuskuläre Impfungen auszuweichen, da sich die verzögerte Reaktion in erster Linie in Dermis und Subkutis abspielt. Differentialdiagnostisch kommen auch einmal allergische Kontaktekzeme auf Desinfektionsmittel der Injektionsstelle oder auf lokal angewandte lindernde Gele in Frage. In Tabelle 5 werden die Lokalreaktionen gegen das Impfantigen, Adsorbentien sowie Konservierungsmittel und Antibiotika gegenübergestellt.

Systemische Reaktionen

Akute Reaktionen
Anaphylaktische Reaktionen sind innerhalb von wenigen Minuten bis längstens eine Stunde zu erwarten und variieren von abortiven Fragmenten bis zum Vollbild des Schocks. Sie kommen außerordentlich selten vor [16]. Die Inzidenz einer lebensbedrohlichen Reaktion wird bei Tetanustoxoidpräparaten mit 1:1 Mio. angegeben, bei Diphtherietoxoid liegt sie möglicherweise etwas höher [2]. Schockähnliche Symptome werden bei Pertussisimpfungen mit einer Frequenz von 1:10.000 angegeben [19]. Anaphylaktische Reaktionen stellen spezifische IgE-Sensibilisierungen dar und müssen von anaphylaktoiden und vasovagalen Reaktionen abgegrenzt werden. Die diagnostische Abklärung ist vor weiteren Impfmaßnahmen essentiell.

Anaphylaktoide Reaktionen sind nicht IgE-vermittelt und dosisabhängig. Sie treten am ehesten nach versehentlich intravasaler Gabe von Absorptivimpfstoffen auf. Ihr Wirkungsmechanismus, ob über direkte Histaminliberation, Komplementaktivierung oder Cycloxygenasehemmung ist nicht bekannt [8]. Die nächste Impfung kann wieder vertragen werden. Andererseits kann bereits die erste Impfung als Auslöser fungieren, da keine vorherige allergische Sensibilisierung erfolgt. Testmöglichkeiten an der Haut sind nicht bekannt.

Vasovagale Reaktionen imponieren als Unwohlsein, Schwindel, Schwarzwerden vor den Augen und orthostatischer Kollaps. Sie haben mit allergischen Reaktionen nichts zu tun. In Tabelle 6 werden diese Reaktionen nochmals gegenübergestellt.

Subakute Reaktionen
Bei Totimpfstoffen werden relativ viele Antigene rasch freigesetzt, bei Lebendimpfstoffen muß erst eine Vermehrung des Impfantigens stattfinden.

Tabelle 6. Differenzierung von Anaphylaxie, anaphylaktoiden Reaktionen und vasovagalem Kollaps

	Anaphylaxie	Anaphylaktoide Reaktion	Vasovagaler Kollaps
Intervall	Wenige bis 60 min	Sofort bis wenige min	Vor, während oder bis 15 min nach Impfung
Ursache	spezifische IgE-Antikörper	Unklar, intravasal?	Schmerz, Angst, Orthostase
Symptome	Klassisch	Wie bei Anaphylaxie	Kreislaufbedingt
Pathogenese	IgE, Mastzelldegranulation, Mediatoren	Mastzelldegranulation, Mediatoren	Kreislaufdysregulation
Empfehlung	Testung, Karenz	Bei negativen Testen weiterimpfen bei Intensivüberwachung	Weiterimpfen

Daraus resultieren unterschiedliche Zeitintervalle der immunkomplexvermittelten Reaktionen. Exantheme, Urtikaria, Erythema exsudativum multiforme, Vaskulitis, Arthritis sind als klinische Korrelate anzusehen. Außer Impfantigenen kommen auch andere in Impfstoffen enthaltene Substanzen als Auslöser in Frage. Sie treten außerordentlich selten auf. In unserer Klinik haben wir ein Erythema exsudativum multiforme nach Hepatitis-B-Impfung beobachtet.

Verzögerte Reaktionen
Auch hierunter fallen noch *Immunkomplex*-vermittelte Bilder, wenn die Allergene durch Absorbentien verzögert freigesetzt oder, wie in Lebensimpfstoffen, erst allmählich augmentiert werden. Als klassisches Beispiel gilt die Serumkrankheit.
Des weiteren wird diskutiert, inwiefern Autoimmunkrankheiten durch Impfungen gebahnt oder gar ausgelöst werden können. Auf Grund der kontrollierten Menge der zugeführten Antigene oder eben attenuierten Erreger wird dies bezweifelt. Zumindest ist aber durch „natürliche spontane" Virusinfektionen und über molekulare Mimikry der Verlust der Immuntoleranz erklärbar.
Letztlich sind *Spättypreaktionen* vom Typ IV einzukalkulieren, allerdings zumeist als Lokalreaktionen oder Kontaktekzeme. Das Intervall bis zum Auftreten der Symptome kann bis zu 14 Tage betragen. Arthritiden wurden nach Röteln- und Hepatitis-B-Impfung bekannt. Thrombozytopenien traten nach Masern-, Röteln-, Diphtherie- und Booster-Impfungen gegen Tetanus auf. Vaskulitiden der Haut stellen eine sehr seltene Komplikation dar (Schoenlein-Henoch-Purpura). Stets ist bei diesen Diagnosen nach anderen Ursachen zu fahnden (Medikamente). Bei einer Patientin haben wir ein Erythema nodosum durch Neomycin im Masern-Mumps-Röteln-Impfstoff gesehen, bei einem anderen Patienten ein Pseudolymphom (B-Zellen) nach Tetanus-Adsorbat-Impfstoff (kein Fremdkörpergranulom). Der Nachweis einer impfspezifischen immunologischen Reaktion, zum Beispiel von spezifischen Immunkomplexen, ist bisher zumeist nicht gelungen und stellt eine Aufgabe der Zukunft dar. Dies trifft auch bei vermutetem Befall innerer Organe wie Glomerulonephritis, Uveitis, Kardiomyopathie, Alveolitis, hämolytische Anämie und Agranulozytose zu. Die Einbeziehung von ZNS und peripherem Nervensystem ist hierbei gesondert zu betrachten [17].
Bei *neurologischen Erkrankungen* nach Impfungen ist die differentialdiagnostische Abklärung dringlich, bevor eine Impfkomplikation durch enzepha-

Tabelle 7. Neurologische Erkrankungen und Impfungen

Erkrankung	Inzidenz	Pathomechanismus	
		Totimpfstoff	Lebendimpfstoff
Krampfanfälle	0 – 1 %	Fieber bei der Impfkrankheit	
Mononeuritis		Immunkomplexe	
Polyneuritis	1 – 4:1 Mio.	Autoimmunreaktion gegen Myelin	
Guillain-Barré-Syndrom		Aktivierte T-Lymphozyten und Makrophagen zerstören die Myelinscheide	
Poliomyelitis	1:3,5 – 5 Mio.	0	Lyse von Neuronen durch Polio-Impfviren
Meningitis	1:1 Mio.	0	Impfviren
Enzephalitis	1:1 Mio.	0	Impfviren oder „molecular mimicry"
Multiple Sklerose		Unspezifische Stimulation des Basisleidens	

litogene Substanzen oder Myelinantigene erwogen werden kann. In Tabelle 7 sind die Erkrankungen, ihre Häufigkeiten und Pathomechanismen aufgelistet.

Zusammenfassung

Impfstoffe führen selbst nicht zu allergischen Sensibilisierungen. Übliche Nahrungsmittel- und Inhalationsallergien werden durch Impfungen nicht ausgelöst. Allergische Reaktionen durch Impfstoffe sind in der Regel auf Rest- oder Zusatzstoffe wie Hühnereiweiß, Phenol, Tween 80, Natriumtimerfonat, Merthiolat, Benzalkoniumchlorid und Antibiotika zurückzuführen. Durch die Hochreinigung der heutigen Impfstoffe sind derartige Nebenwirkungen außerordentlich selten. Patienten mit erhöhter genetischer Disposition zu allergischen Reaktionen (Atopiker, erhöhter IgE-Gehalt, Autoimmunkrankheiten) weisen in der Regel kein erhöhtes Nebenwirkungsrisiko auf. Bei Patienten mit nachweislicher Inhalations- oder Nahrungsmittelallergie kann nach Ausschluß einer Hühnereiweißallergie generell eine Routineimpfung empfohlen werden. Bei Patienten mit positiven Tests auf Hühnereiweiß kann ein auf Hühnerfibroblasten angezüchteter Impfstoff (Mumps-Masern) angewendet werden. Vorsicht ist bei auf Allantoisflüssigkeit angezüchteten Impfstoffen geboten, während auf Hühnerembryonen gezüchteter Gelbfieberimpfstoff kontraindiziert ist. Bei Patienten mit relevanter Hühnereiweißallergie (orale Provokation) sollte ein HDC-Impfstoff (Masern, Mumps) nach vorheriger Prick- oder Intrakutantestung fraktioniert angewandt werden. Grippe- und Gelbfieberimpfstoffe sind in solchen Fällen kontraindiziert.

Literatur

1. Beck S, Williams LW, Shirrell MA, Burks AW (1991) Egg hypersensitivity and measles-mumps-rubella vaccine administration. Pediatrics 88: 913–917
2. Brindl MJ, Twyman DG (1962) Allergic reaction to tetanus toxoid. A report of four cases. Brit Med J 1: 1116
3. Cavallini LG, Haddad ZH (1977) Arthus phenomenon after mixed vaccine injection. Am Med Ass 238: 2307
4. Fawcett HA, Smith NP (1984) Injection-site granuloma due to aluminium. Arch Dermatol 120: 1318–1322
5. Fescharek R, Quast U, Franke V, Dreimer U (1990) Impfungen bei hühnereiweißallergischen Patienten. Z Allg Med 66: 1022–1029
6. Greenberg MA, Deborah LB (1988) Safe administration of mumps-measles-rubella vaccine in egg-allergic children. J Pediat 113: 504
7. Harvey RE (1975) The predictive value of egg skin tests and yellow fever vaccine skin tests in egg-sensitive individuals. J Allerg Clin Immunol 63: 196–197
8. Haustein U-F, Ziegler B (1988) Anaphylaktoide Intoleranzreaktionen bei der chronisch rezidivierenden Urtikaria. Z Klin Med 43: 1023–1028
9. Kemp A, van Asperen P, Mukhi A (1990) Measles immunisation in children with clinical reactions to egg protein. Amer J Dis Child 144: 33
10. Lavi S, Zimmermann MD, Koren G, Gold R (1990) Administration of measles, mumps and rubella virus vaccine (live) to egg-allergic children. J Amer Med Ass 263: 269
11. Lindemayr H, Drobil M, Ebner H (1984) Impfreaktionen nach Tetanus- und Frühsommermeningoenzephalitis-Schutzimpfungen durch Merthiolat (Thiomersal). Hautarzt 35: 192–196
12. Miller JR, Orgel HA, Meltzer E.O (1983) The safety of egg-containing vaccines for egg-allergic patients. J Allergy 71: 568
13. Murphy KR, Strunk RC (1985) Safe administration of influenza vaccine in asthmatic children hypersensitive to egg proteins. J Pediat 106: 931
14. Noel J, Golloway A, Ive FA (1991) Hypersensitivity to thiomersal in hepatitis B vaccine. Lancet 338: 705
15. Peter G (1986) Report on the Committee of Infectious Diseases. Ed 20. Evanston III. American Academy of Pediatrics
16. Pong AH (1989) Anaphylaxis due to neomycin in adsorbed diphtheria, tetanus and polio vaccine. Clin Invest Med 12(Suppl 4): B6
17. Quast U, Thilo W, Fescharek R (1993) Impfreaktionen. Hippokrates, Stuttgart
18. Spiess H (1994) Impfkompendium. Georg Thieme Verlag, Stuttgart
19. Wahn U, Seger R, Wahn V (1987) Pädiatrische Allergologie und Immunologie. Gustav Fischer Verlag, Stuttgart
20. Wallach D, Vignon-Pennamen MD, Aubiniére E (1990) Nécrose cutaneé à type de dermite livedoide de Nicolau. Ann Dermatol Venerol 117: 905–907

Nahrungsmittelallergie 1996

Alexander Kapp und Thomas Werfel

Nahrungsmittel können eine Vielzahl von Unverträglichkeitsreaktionen an Haut oder Schleimhäuten auslösen. Häufige Krankheitsbilder sind Kontakturtikaria, Quincke – Ödem, Stomatitis, Glossitis, Rhinitis, Bronchitis, Asthma bronchiale sowie gastrointestinale Symptome wie Diarrhö, Malabsorption und Pruritus ani. Zu den systemischen Reaktionen zählen Hautreaktionen wie Flush, Pruritus, Urtikaria, anaphylaktoide und anaphylaktische Reaktionen und die Provokation einer atopischen Dermatitis. Zu den Nahrungsmittelunverträglichkeiten kann man möglicherweise auch Immunkomplexerkrankungen, Entzündungen des Fettgewebes, allergische Kontaktdermatitiden, Arthralgien, Migräne und Morbus Crohn rechnen [39]. Über 45 % der allergischen Reaktionen auf Nahrungsmittel äußern sich an der Haut. Der Rest betrifft vor allem den Respirationstrakt (20 %), den Gastrointestinaltrakt (20 %) oder das kardiovaskuläre System (15 %) [57].

Pseudo-allergische Reaktionen auf Nahrungsmittel

In der allergologischen Praxis werden häufig Unverträglichkeitsreaktionen beobachtet, die allergische Reaktionen imitieren oder ihnen stark ähneln, ohne daß jedoch eine immunologische Ursache gefunden werden kann. Für diese erst seit wenigen Jahren unter dem Begriff pseudo-allergische Reaktionen (PSAR) zusammengefaßten Krankheitsbilder ist charakteristisch, daß sie unerwartet und unabhängig von pharmakologischen und toxikologischen Nebenwirkungen eines Stoffes auftreten, sowie die Unspezifität für die auslösende Substanz, die fehlende Übertragbarkeit, das Auftreten bei Erstkontakt und die genetische Prädisposition. Klinisch treten diese PSAR häufig in Form von Urtikaria oder Angioödem, Asthma bronchiale bis hin zur anaphylaktoiden Kreislaufreaktion in Erscheinung. Ursächlich kommen, neben einer Vielzahl von Arzneimitteln, insbesondere auch Nahrungsmittelinhaltsstoffe in Frage [13, 37, 40]. Die zugrundeliegenden pathophysiologischen Mecha-nismen sind in den meisten Fällen nicht bekannt. Da bei PSAR keine spezifischen IgE-Antikörper oder spezifischen T-Effektorzellen nachzuweisen sind, wird eine direkte Aktivierung unterschiedlicher zellulärer Subsysteme (eosinophile, basophile und polymorphkernige Granulozyten, Monozyten und Lymphozyten sowie Thrombozyten) angenommen. Desweiteren gibt es auch Hinweise für eine direkte Aktivierung des Komplementsystems [23, 49]. Für die wenigsten Substanzen, die als Auslöser von PSAR angeschuldigt werden, existieren klare Vorstellungen über die dem Krankheitsbild zugrundeliegenden Regulationsvorgänge auf zellulärer oder humoraler Ebene. Daher beruht die Diagnostik bislang auf der Anamnese sowie aufwendigen und risikoreichen Expositionstestungen, zumal der Hauttestung in diesem Fall keine entscheidende Bedeutung zukommt [33]. Bislang existieren noch keine einfachen und routinefähigen In-vitro-Testverfahren zur Diagnostik von PSAR. Aktuelle Untersuchungen unserer Arbeitsgruppe weisen jedoch darauf hin, daß bestimmte Effektorfunktionen von eosinophilen und basophilen Granulozyten im Rahmen von PSAR moduliert werden. So wurde gezeigt, daß Nahrungsmitteladditiva unter definierten Stimulationsbedingungen bei Patienten mit PSAR zu einer signifikant gesteigerten Freisetzung von reaktiven Sauerstoffspezies aus isolierten Eosinophilen in vitro führen [28]. Darüber hinaus gibt es Befunde, die auf eine gesteigerte Freisetzung von Sulfidoleukotrienen in vitro aus Basophilen bei Patienten mit PSAR hinweisen [16]. Diese Befunde sind vereinbar oder erscheinen relevant für die klinisch beobachtete Symptomatik von PSAR.

Von den pseudo-allergischen (und den unten besprochenen allergischen) Reaktionen auf Nahrungsmittel müssen differentialdiagnostisch stets auch Krankheitsbilder abgegrenzt werden, die

- durch Toxine in den Nahrungsmitteln oder in kontaminierenden Bakterien hervorgerufen werden
- durch Enzymdefekte (beispielsweise Laktoseintoleranz) bedingt sind

- vasoaktiven Aminen (Histamin, Tyramin) in Nahrungsmitteln zugeschrieben werden können

Auch sind Symptome manchmal durch bloße Abneigung gegenüber bestimmten Nahrungsmitteln erklärbar [30]

Allergische Reaktionen auf Nahrungsmittel

Nahrungsmittelallergien können sich als typische IgE-vermittelte Frühreaktionen (beispielsweise klassische Kuhmilchallergie mit Quincke-Ödem) und/oder als allergische Spätreaktionen (beispielsweise Ekzemverschlechterung bei atopischer Dermatitis), die eventuell auch IgE unabhängig vermittelt werden, manifestieren.

Als IgE-vermittelte Frühreaktionen treten Symptome durch Nahrungsmittelallergien innerhalb von Minuten bis zu 2 h auf. Reaktionen, die mehr als 2 h nach Verabreichung des Allergens auftreten, werden als Spätreaktionen bezeichnet. Es können jedoch auch noch 24–48 h nach entsprechender Exposition Nahrungsmittelreaktionen beobachtet werden. Bei der atopischen Dermatitis treten am häufigsten kombinierte Früh- und Spätreaktionen auf; isolierte Spätreaktionen sind selten [52, 57].

Die häufigsten Nahrungsmittel, die hierzulande Allergien auslösen, sind Hühnerei, Kuhmilch, Soja, Nüsse, Fisch und Weizen. Besonders intensiv werden derzeit Nahrungsmittelallergene untersucht, die wie bestimmte Profiline kreuzreaktive Epitope zu Pollenantigenen aufweisen [17] und bei Patienten mit allergischem Asthma bronchiale oder Rhinitis allergica ein orales Allergiesyndrom (OAS) hervorrufen können [14]. Das OAS wird im Gegensatz zu den anderen Nahrungsmittelallergien auch häufig im Erwachsenenalter beobachtet.

Die Prognose ist bei Kindern mit Nahrungsmittelallergien insgesamt gut: Die meisten Kinder werden innerhalb weniger Jahre tolerant und weisen bis zum Schulalter keine Symptome mehr auf [7].

Diagnose von Nahrungsmittelallergien und Pseudo-Allergien

Die Patientenanamnese liefert nach wie vor die entscheidenden Hinweise zur Diagnosestellung. Durch verschiedene Haut- und Labortests kann die Sensibilisierung nachgewiesen werden. Eine klinisch relevante Diagnose kann aber meist nur durch die Provokationstestung ermittelt werden [10]. Pseudo-Allergien auf Nahrungsmittel sind durch ihre klinischen Symptome charakterisiert und nicht durch den Nachweis der Sensibilisierung.

Bei der Diagnose von Nahrungsmittelallergien müssen folglich 4 Kriterien erfüllt werden [14, 29]:

- Anamnestische Wahrscheinlichkeit
- Immunologische Sensibilisierung
- Positiver Provokationstest
- Ausschluß anderweitiger Ursachen

Eliminationsdiäten sind als Diagnoseverfahren eher ungeeignet, da sie über einen längeren Zeitraum beim Patienten Ernährungsmangelerscheinungen hervorrufen können. Zudem können nach erneuter Exposition mit dem Antigen schwerste allergische Reaktionen ausgelöst werden [45]. Vielmehr sollte hier eine Suchdiät zum Einsatz kommen, bei der stufenweise verschiedene relevante Allergengruppen in der Nahrung zugeführt werden. Bei einer positiven Provokation kann im Einzelfall eine weitere Differenzierung vorgenommen werden [29]. Wünschenswert wäre die Möglichkeit, standardisierte verkapselte Nahrungsmittelallergene zur Provokation einsetzen zu können. Allerdings sind zahlreiche Nahrungsmittelallergene in ihrer Molekülstruktur noch nicht charakterisiert. Darüber hinaus bestehen auch noch Unklarheiten, was die enzymatische Metabolisierung der Allergene im Intestinaltrakt anbetrifft und ob die geringen Mengen verkapselter Nahrungsmittel zur Auslösung allergischer Symptome in jedem Fall ausreichend sind. Auch ist ein OAS, welches ja durch den direkten Mundschleimhautkontakt zu Nahrungsmitteln ausgelöst wird, mit verkapselten Nahrungsmitteln nicht zu diagnostizieren.

Positive Provokationen lassen sich häufig schwer objektivieren, da subjektive Symptome nur mit Vorsicht zu verwerten sind, die Auslösung einer schweren klinischen Symptomatik aber im Sinne des Patienten vermieden werden sollte. Die intragastrale Provokation unter endoskopischer Kontrolle ist ein für den Patienten belastendes, nicht routinefähiges Verfahren. Zur Zeit befindet sich ein neues Testverfahren, die koloskopische Allergenprovokation (COLAP-Test, Darm-Pricktest) in der klinischen Erprobung [6, 32]. Inwieweit dieses Testverfahren eine Routinefähigkeit erlangen wird, sei dahingestellt. Allerdings stellt diese Technik ein interessantes Modell zur Untersuchung immunologischer Mechanismen der Nahrungsmittel-Allergie am Schockorgan Darmschleimhaut dar.

Über die Möglichkeiten der Chymase- und Tryptasebestimmungen im Serum als Bestätigung einer nahrungsmittelbedingten Mastzelldegranulation liegen bislang keine klaren Befunde vor. Der Nachweis von Histamin im Serum scheint ebenfalls keine verläßliche Objektivierung zu ermöglichen. Das gleiche gilt für den Nachweis von Histaminmetaboliten im Urin [5, 55]. Hier ist die Bestimmung von Aktivierungsprodukten eosinophiler Granulozyten, wie dem ECP, sehr interessant. So war nach einer Nahrungsmittelprovokation nur bei Kindern, die mit einer Verschlechterung der atopischen Dermatitis reagierten, innerhalb von 24 h ein Anstieg des Serum-ECP zu beobachten, nicht aber bei Patienten mit einer gastrointestinalen Symptomatik. Bei beiden Patientengruppen kam es sofort nach der Provokation zu einem Abfall der Eosinophilenzahl im peripheren Blut [35, 48].

So steht bislang als verläßliche Diagnosemethode einer Nahrungsmittelallergie immer noch die Patientenanamnese, gestützt auf Hauttests und RAST-Bestimmungen, zur Verfügung und letztendlich die klinische Erfahrung an erster Stelle. Zur Anamneseerhebung haben sich genaue, über einen mehrwöchigen Zeitraum geführte Symptom-Nahrungsmittel-Tagebücher bewährt, in denen auch therapeutische Maßnahmen und besondere Lebensumstände protokolliert werden sollten [36].

Als Goldstandard gilt nach wie vor die plazebokontrollierte doppelblinde Provokation, die allerdings für viele Nahrungsmittel häufig technisch nicht durchführbar ist. Eine orale Provokationstestung sollte im symptomarmen Intervall durchgeführt und begleitende Therapien und Umstände sollten so wenig wie irgend möglich verändert werden [9, 10, 15].

Doppelblind und plazebokontrolliert provozierte Nahrungsmittel sind am geeignetsten in Flüssigkeiten mit intensivem Eigengeschmack zu verabreichen. Für diese Art der Testung kommen Nahrungsmittel in Frage, die entweder selbst flüssig sind oder als Pulver in Flüssigkeit gelöst werden können. Feste Nahrungsmittel können in Breie untergerührt werden oder müssen sonst offen provoziert werden [10, 36]. Bei hochsensibilisierten Patienten sollten die oralen Provokationen bei liegendem intravenösem Zugang durchgeführt werden. Bei zu befürchtenden Frühreaktionen müssen orale Provokationstestungen titriert durchgeführt werden.

Auch auf derartig durchgeführten Provokationstestungen beruhende Diätempfehlungen sind bei Kindern nur für ein Jahr gültig. Danach sollte die aktuelle klinische Relevanz anhand einer erneuten oralen Provokationstestung bestimmt werden, denn

bei mindestens $1/3$ klinisch relevanter Sensibilisierungen tritt nach ein bis zwei Jahren eine Toleranzentwicklung ein [8]. Ärztlich verordnete Diätempfehlungen sollten in Form einer ausführlichen Diätberatung durch eine geschulte Diätassistentin ausgesprochen werden.

Befunde zur atopischen Dermatitis

Im klinischen Kontext wird die Rolle von Nahrungsmitteln als mögliche Auslöser von Schüben dieser Erkrankung kontrovers diskutiert.

Einfluß von Diäten auf das Auftreten der atopischen Dermatitis in der frühen Kindheit

So war geringere Prävalenz der atopischen Dermatitis während der frühen Kindheit in einigen Studien bei Kindern aus Atopikerfamilien nachweisbar, die mindestens sechs Monate gestillt oder mit einem hypoallergenen Hydrolysat gefüttert worden waren [21, 26 41]. Allerdings ließen sich diese Ergebnisse nicht in allen Untersuchungen bestätigen [20]. Auch eine zusätzliche Diät bei der Mutter während des letzten Trimenon der Schwangerschaft und während der Stillzeit hatte einen protektiven Effekt in bezug auf die Prävalenz atopischer Erkrankungen während des ersten Lebensjahres des Kindes. Bereits am Ende des zweiten Lebensjahres gab es allerdings keine signifikanten Unterschiede mehr in der Prävalenz atopischer Erkrankungen zwischen Diät- und Kontrollgruppen [3, 24]. Aus diesen Ergebnissen läßt sich ableiten, daß Eliminationsdiäten in der frühen Kindheit wahrscheinlich nicht geeignet sind, den Ausbruch einer atopischen Dermatitis zu verhindern.

Einfluß von Eliminationsdiäten auf den Hautzustand bei atopischer Dermatitis

Viele Patienten mit manifester atopischer Dermatitis vermuten dennoch, daß allergische Reaktionen auf Nahrungsmittel bei ihnen Ekzeme auslösen oder unterhalten können. Die Mehrzahl der Patienten probiert im Verlauf der Erkrankung ungezielte Diäten aus, wobei es bei zweifelhaftem Nutzen zu Fehlernährungen und emotionalen Belastungen kommen kann [50].

Es wurden zahlreiche Studien publiziert, die Erfolge in der Behandlung der atopischen Dermatitis durch definierte Eliminationsdiäten angeben (zusammengefaßt in [52]). In einer der wenigen plazebokontrollierten Studien mit Eliminationsdiäten, bei der in der „Plazebophase" den Mahlzeiten Milch und Eipulver zugemischt wurde, ohne daß es die Kinder oder Eltern bemerkten, wurde eine Besserung der Ekzeme bei 60 % der Kinder durch Entfernung von Ei und Milch beschrieben [4].

Plazebokontrollierte, doppelblinde orale Provokation bei atopischer Dermatitis

Die plazebokontrollierte, doppelblinde orale Provokation kann bei Patienten mit atopischer Dermatitis zu drei unterschiedlichen Reaktionsmustern führen [57]:

- Auftreten von IgE-vermittelten Soforttypreaktionen wie Juckreiz, Kontakturtikaria, generalisierter Urtikaria, Quincke-Ödem, Diarrhö oder Asthma bronchiale
- Entstehung von intensivem Pruritus, der rasch nach Provokation einsetzt und zum Kratzen mit nachfolgender Exazerbation von ekzematösen Läsionen führt
- Verschlechterung der atopischen Dermatitis beziehungsweise Auslösung eines Schubes nach 6 – 24 h im Sinne einer Spätreaktion

Sampson et al. beschrieben darüber hinaus bei Kindern mit atopischer Dermatitis juckende, flächenhafte, erythematöse Hautveränderungen, die innerhalb weniger Stunden nach plazebokontrollierter, doppelblinder, oraler Provokation von Nahrungsmitteln auftraten [43, 44]. Bei wiederholter oraler Provokation mit kutanen Reaktionen kam es in diesen Untersuchungen, wie auch schon 1936 von Engman et al. beschrieben [18], zu Exkoriationen und ekzemähnlichen Morphen. Ob dies als Hinweis auf die ernährungsbedingte Ekzemauslösung bei atopischen Kindern zu werten ist, ist umstritten [19].

Verzögert auftretende, typische Ekzemreaktionen nach oraler Provokation wurden dagegen in Studien beobachtet, in denen das Nahrungsmittel täglich über mehrere Tage verabreicht wurde [22, 25, 47].

In-vitro-Parameter bei oral provozierbarer atopischer Dermatitis

Spezifische IgE-Antikörper oder positive Pricktestreaktionen gegenüber Nahrungsmitteln, die bei über 50 % der Patienten mit atopischer Dermatitis nachgewiesen werden [15, 44], haben keinen hohen prädiktiven Wert in der Diagnostik klinisch relevanter Reaktionen. So haben nur 25 – 30 % der Patienten, bei denen nahrungsmittelspezifisches IgE nachweisbar ist, eine klinische Reaktion in oralen Provokationstests. Auch bleiben Pricktests nach Toleranzentwicklung auf Nahrungsmittel häufig positiv [43].

Da die Charakterisierung zellulärer Immunparameter von nahrungsmittelantigenspezifischen Reaktionen die Grundlage für diagnostische Tests zur Abklärung von Spätreaktionen auf Nahrungsmittel darstellen könnte, wurden in eigenen Untersuchungen nahrungsmittelspezifische T-Zellen bei oral provozierbaren Patienten näher charakterisiert.

Zunächst wurde der Lymphozytenproliferationstest hinsichtlich seiner Sensitivität und Spezifität für die wichtigsten Milchproteine (Caseine) genauer untersucht. Caseine stellen etwa 80 % der Milchproteine und somit die wichtigste Proteinquelle in der Ernährung vieler Menschen dar.

Kontaminierende Lipopolysaccharide waren die Ursache für unspezifische Proliferationen im Lymphozytenproliferationstest, und erst nach Entfernung der Endotoxine wurden signifikant höhere Proliferationsraten auf Casein bei Patienten als bei Kontrollpersonen gemessen [53]. Die proliferative Antwort auf Casein war sowohl bei Zellen von oral provozierbaren Kindern als auch bei Zellen von entsprechenden jugendlichen und erwachsenen Patienten gegenüber den Lymphozytenantworten von Kontrollgruppen erhöht [38, 53]. Bei der Untersuchung der Caseinhauptfraktionen (α-, β-, K-Casein) waren besonders deutliche Unterschiede im Lymphozytenproliferationstest mit der K-Fraktion beim Vergleich zwischen oral provozierbaren Patienten und Kontrollindividuen zu erhalten [54].

Die Lymphozytenstimulation mit Casein bei oral provozierbaren Patienten führte auch zur veränderten Expression einer Reihe von Zytokinrezeptoren. Das Muster dieser Expressionen entsprach Ergebnissen, die auch mit Tetanustoxoid- oder Dermatophagoides-pteronyssinus-stimulierten Lymphozyten erhalten wurden [11, 12], was als zusätzlicher Hinweis für eine typische T-Zell-abhängige Immunantwort auf Casein bei oral provozierbaren Patienten mit atopischer Dermatitis zu werten ist.

Kontaminierende Lipopolysaccharide in den Nahrungsmittelfraktionen wurden in keiner der früheren Arbeiten zum Lymphozytenproliferationstest bei Kuhmilchallergien berücksichtigt und könnten zu der schlechten Diskriminierung zwischen Patienten und Kontrollindividuen beigetragen haben, von der in zuvor publizierten Studien berichtet wurde [1, 2, 31, 34]. Interessanterweise ließen sich in einer dieser Arbeiten trotzdem Lymphozyten von Kindern mit „Milch-reaktiver" atopischer Dermatitis in vitro mit Kuhmilch-Casein expandieren, die das cutaneous lymphocyte antigen (CLA) auf ihrer Membran exprimierten [1].

In eigenen Untersuchungen fanden sich keine Korrelationen zwischen Casein-spezifischen IgG- oder IgE-Antikörpern und Casein-induzierter Lymphozytenproliferation [53, 54].

Fehlende Korrelationen zwischen spezifischem IgE und der Ekzemantwort auf Nahrungsmittel wurden zuvor von anderen Autoren publiziert [4, 25, 27]. Auf der anderen Seite fanden Sampson et al. eine hohe Korrelation zwischen nahrungsmittelinduzierten kutanen Symptomen und spezifischem IgE, wobei es sich hier um Kinder mit atopischer Dermatitis mit überwiegend frühzeitig einsetzenden klinischen Symptomen handelte [43, 44]. Zusammengefaßt sprechen die eigenen und die publizierten Ergebnisse dafür, daß es sowohl Patienten, vor allem Kinder, mit oral provozierbarer atopischer Dermatitis gibt, bei denen in der Zirkulation sowohl nahrungsmittelproteinspezifische Lymphozyten als auch spezifisches IgE nachzuweisen sind, als auch Patienten (Kinder, Jugendliche und Erwachsene), bei denen IgE-unabhängige zelluläre Mechanismen bei der Ekzemreaktion relevant sind.

Die von uns durchgeführten Frequenzanalysen zirkulierender T-Lymphozyten führten zu unterschiedlichen Ergebnissen bei Kindern und Jugendlichen beziehungsweise Erwachsenen: Während die mittlere Frequenz von T-Lymphozyten, die in Anwesenheit von Casein (und IL-2) proliferierten, bei Kindern, trotz positivem Lymphozytenproliferationstest, mit 1: 1389 sehr gering war [38], war der Anteil von entsprechenden Zellen bei älteren Patienten mit oral provozierbarer atopischer Dermatitis mit 1: 309 deutlich höher [53], was für eine höhere Antigenreaktivität (Affinität) von nahrungsmittelspezifischen T-Zellen bei Kindern spricht.

Untersuchung von nahrungsmittelspezifischen T-Zellen-Klonen bei oral provozierbarer atopischer Dermatitis

Um die T-Zell-Antworten qualitativ besser zu charakterisieren, wurden T-Zell-Klone (TCC) sowohl von Kindern als auch von Erwachsenen nach einem Protokoll isoliert und vermehrt, das erfolgreich auch bei der Herstellung von TCC gegen Milbenallergene angewendet worden war [42, 56]. Der Anteil CD8+ nahrungsmittelspezifischer TCC war bei Kindern höher als bei Erwachsenen (57% vs. 34%). Ein überraschend hoher Anteil CD8+ Lymphozyten wurde kürzlich auch in polyklonalen T-Zell-Linien von hühnereiallergischen Kindern mit atopischer Dermatitis gefunden, die mit dem Eiprotein Ovomukoid kultiviert worden waren [46], während bei eiallergischen Asthmatikern vor allem CD4+ Zellen proliferierten. Diese Beobachtung weist zusammen mit den Ergebnissen der eigenen Untersuchung auf eine besondere Rolle von nahrungsmittelspezifischen CD8+ Lymphozyten bei Kindern mit oral provozierbarer atopischer Dermatitis hin.

Die Situation in läsionaler Haut wurde aus ethischen Gründen nur bei jugendlichen und erwachsenen Patienten mit oral provozierbarer atopischer Dermatitis untersucht. Bisherige Frequenzanalysen und Klonierungsexperimente sprechen für die Präsenz von IFN-γ und IL-4 sezernierenden Casein-reaktiven Zellen auch in läsionaler Haut bei oral provozierbaren Patienten mit atopischer Dermatitis [51].

Vorläufige Ergebnisse weisen darüber hinaus auf eine spezifische Lymphozytenantwort gegenüber dem Birkenmajorallergen Betv2 und kreuzreagierenden Nahrungsmittelallergenen (Haselnuß, Karotte) hin, die auch in ekzematöser Haut bei birkenpollensensibilisierten und entsprechend oral provozierbaren Patienten mit atopischer Dermatitis nachzuweisen ist. Da dieser Befund Implikationen für den Einfluß von Nahrungsmitteln auf den Verlauf der atopischen Dermatitis für eine größere Untergruppe von Patienten haben könnte, werden derzeit Untersuchungen über möglicherweise kreuzreagierende T-Zellen auf klonaler Ebene durchgeführt.

Literatur

1. Abernathy-Carver KJ, Sampson HA, Picker LJ, Leung DYM (1995) Milk-induced eczema is associated with the expansion of T cells expressing cutaneous lymphocyte antigen. J Clin Invest 95: 913–918
2. Albani S, Avanzini MA, Plebani A, Scotta MS, Perversi S, Licardi G, Ugazio AG, Burgio GR (1989) Diagnostic value of a lymphocyte stimulation test in cow milk protein intolerance. Ann Allergy 63: 489–492
3. Arshad SH, Matthews S, Gant C, Hide DW (1992) Effect of allergen avoidance on development of allergic disorders in infancy. Lancet 339: 1493–1497
4. Atherton DJ, Sewell M, Soothill JF, Wells RS, Chilvers

CE (1978) A double-blind controlled crossover trial of an antigen-avoidance diet in atopic eczema. Lancet 1: 401–403

5. Beyer K, Niggemann B, Schulze S, Wahn U (1994) Serum tryptase and urinary 1 methylhistamine as parameters for monitoring oral food challenges in children. Int Arch Allergy Immunol 104: 348–351

6. Bischoff SC, Meyer J, Hermann A, Meyer PN, Zeck-Kapp G, Manns P (1995) Intestinal allergy provocation test by endoscopy: New diagnostic tool for food allergy? Gastroenterol 108: A784

7. Bishop JM, Hill DJ, Hosking CS (1990) Natural history of cow milk allergy: clinical outcome. J Pediatr 116: 862–867

8. Bock SA (1982) The natural history of food sensitivity. J Allergy Clin Immunol 69: 173–177

9. Bock SA, Atkins FM (1990) Patterns of food hypersensitivity during sixteen years of double-blind, placebo-controlled food challenges. J Pedriatr 117: 561–567

10. Bock SA, Sampson HA, Atkins FM, Zeiger RS, Lehrer S, Sachs M, Bush RK, Metcalfe DD (1988) Double-blind, placebo-controlled food challenge (DBPCFC) as an official procedure: A manual. J Allergy Clin Immunol 82: 986–997

11. Boeker M, Werfel T (1995) Binding of antibodies of the activation antigens panel to mononuclear cells after antigen-specific stimulation in vitro. In: Schlossmann VSF, Boumsell L, Gilks W, Harlan JM, Kishimoto T, Morimoto C, Ritz J, Shaw S, Silverstein R, Springer T, Tedder TF, Todd RF (eds) Leukocyte Typing V. Oxford University Press, pp 1181–1182

12. Boeker M, Werfel T (1995) Binding of cytokine receptor panel mAb to mononuclear cells after antigen-specific stimulation in vitro. In: Schlossmann VSF, Boumsell L, Gilks W, Harlan JM, Kishimoto T, Morimoto C, Ritz J, Shaw S, Silverstein R, Springer T, Tedder TF, Todd RF (eds) Leukocyte Typing V. Oxford University Press, pp 1960–1961

13. Bosso JV, Simon RA (1991) Urticaria, angiooedema and anaphylaxis provoked by food additives. In: Metcalfe DD, Sampson HA, Simon RA (eds) Food allergy, adverse reactions to foods and food additives. Blackwell, Boston, 288–300

14. Bruijnzeel-Koomen C, Ortoloani C, Aas K, Bindslev-Jensen C, Björkstén B, Moneret-Vautrin D, Wüthrich B (1995) Adverse reactions to food. Allergy 50: 623–635

15. Burks AW, Mallory SB, Williams LW, Shirrell MA (1988) Atopic dermatitis: Clinical relevance of food hypersensitivity reactions. J Pediatr 113: 447–451

16. Czech W, Schöpf E, Kapp A (1995) Release of sulfidoleukotrienes in vitro: Its relevance in the diagnosis of pseudoallergy to acetylsalicylic acid. Inflamm Res 44: 291–295

17. Ebner C, Hirschwehr R, Bauer L, Breiteneder H, Valenta R, Ebner H, Kraft D, Scheiner O (1995) Identification of allergens in fruits and vegetables: IgE cross reaction with the important birch pollen allergens Bet v 1 and Bet v 2 (birch profilin). J Allergy Clin Immunol 95: 962–969

18. Engman WF, Weiss R, Engman MF (1936) Eczema and environment. Med Clin North Am 20: 651–663

19. Goldenhersh MA (1990) Atopic dermatitis and food hypersensitivity. New Engl J Med 322: 274

20. Gustafsson D, Lowhagen T, Andersson K (1992) Risk of developing atopic disease after early feeding with cows milk based formula. Arch Dis Child 67: 1008–1010

21. Halken S, Host A, Hansen LG, Østerballe O (1992) Effect of an allergy prevention programme on the incidence of atopic symptoms in infancy: a prospective study of 159 „high risk" infants. Allergy 47: 545–553

22. Hammar H (1977) Provocation with cows milk and cereals in atopic dermatitis. Acta Dermato Venereol (Stockh) 57: 159–163

23. Hänsch GM, Römer W, Voigtländer V, Rother U (1981) Effect of salicylates on the complement system: generation of mediators in vivo and in vitro. Clin Immunol Immunopathol 21: 228–236

24. Hide DW, Matthews S, Matthews L, Stevens M, Ridout S, Twiselton R, Gant C, Arshad SH 1994: Effect of allergen avoidance in infancy on allergic manifestations at age 2 years. J Allergy Clin Immunol 93: 842–846

25. Hill DJ, Duke AM, Hosking CS, Hidson IL (1988) Clinical manifestations of cows milk allergy in childhood. II: The diagnostic value of skin tests and RAST. Clin Allergy 18: 481–490

26. Kajosaari M, Saarinen UM (1983) Prophylaxis of atopic disease by six month total solid food elimination: evaluation of 135 exclusively breastfed infants in atopic families. Acta Paediatr Scand 72: 411–414

27. Kondo N, Agata H, Fukutomi O, Motoyoshi F, Orii T (1990) Lymphocyte response to food antigens in patients with atopic dermatitis who are sensitive to foods. J Allergy Clin Immunol 86: 253–260

28. Lenz P, Czech W, Schöpf E, Kapp A (1994) Eosinophils – Crucial target cells in pseudo-allergic reactions to acetylsalicylic acid? Arch Dermatol Res 286: 223

29. Lessof MH (1996) Diagnose und Therapie allergischer Erkrankungen des Gastrointestinaltraktes. In: Holgate ST, Church MK, Kapp A (Hrsg) Allergologie. Ullstein Mosby, Wiesbaden, S 273–280

30. Mattes RD (1991) Learned food aversions: A family study. Physiol Behav 50: 499–504

31. May CD, Alberto R (1972) In vitro responses of leukocytes to food proteins in allergic and normal children: Lymphocyte stimulation and histamine release. Clin Allergy 2: 335–344

32. Mayer J, Bischoff SC, Meyer PN, Wedemeyer J, Zeck-Kapp G, Manns MP (1996) Intestinale Allergenprovokation zur Diagnostik von Nahrungsmittelallergien. Allergologie 19: 150

33. Metcalfe DD, Sampson HA (1990) Workshop on experimental methology for clinical studies of adverse reactions to foods and food additives. J Allergy Clin Immunol 86: 421–442

34. Minor JD, Tolber SG, Frick OL (1980) Leukocyte inhibition factor in delayed onset food allergy. J Allergy Clin Immunol 66: 314–321

35. Niggemann B, Beyer K, Wahn U (1994) The role of eosinophils and their granule protein ECP in monitoring oral food challenge tests in children with food sensitive atopic dermatitis. J Allergy Clin Immunol 94: 963–971

36. Niggemann B, Beyer K, Pohl C, Wahn U (1996) Diagnostisches Vorgehen beim Verdacht auf Nahrungsmittelallergie im Kindesalter. Monatsschr Kinderheilkd 144: 65–73
37. Ormerod AD (1996) Pathophysiologie der Urtikaria. In: Holgate ST, Church MK, Kapp A (eds) Allergologie. Ullstein Mosby, Wiesbaden, S 241–252
38. Reekers R, Beyer K, Niggemann N, Wahn U, Freihorst J, Kapp A, Werfel T (1996) The role of circulating food antigen specific lymphocytes in food allergic children with atopic dermatitis. Br J Dermatol 135: 935–941
39. Robertson DAF, Jones DB (1996) Pathophysiologie allergologischer Erkrankungen des Gastrointestinaltrakts. In: Holgate ST, Church MK, Kapp A (Hrsg) Allergologie. Ullstein Mosby, Wiesbaden, S 273–280
40. Rudski E, Czubalski K, Grzywa Z (1980) Detection of urticaria with food additives intolerance by means of diet. Dermatologica 161: 57–62
41. Saarinen UM, Kajosaari M, Backman A, Siimes MA (1979) Prolonged breast-feeding as prophylaxis for atopic disease. Lancet 2: 163–166
42. Sager N, Feldmann A, Schilling G, Kreitsch P, Neumann C (1992) House dust mite-specific T cells in the skin of subjects with atopic dermatitis: Frequency and lymphokine profile in the allergen patch test. J Allergy Clin Immunol 89: 801–810
43. Sampson HA (1992) The immunopathogenic role of food hypersensitivity in atopic dermatitis. Acta Dermatol Venereol (Stockh) 176: 34–37
44. Sampson HA, McCaskill CC (1985) Food hypersensitivity and atopic dermatitis: Evaluation of 113 patients. J Pediatr 107: 669–675
45. Sampson HA, Mendelson L, Rosen JP (1992) Fatal and near-fatal anaphylactic reactions to food in children and adolescents. N Engl J Med 327: 380–384
46. Sampson HA, Rowe J, Eigemann PA, Leung DYM, Huang SK (1996) Ovomucoid-specific CD8+ TH2-like cell lines in atopic dermatitis patients (AD) with egg allergy. J Allergy Clin Immunology 97: A423
47. Sloper KS, Wadsworth J, Brostoff J (1991) Children with atopic eczema. I: Clinical response to food elimination and subsequent double-blind food challenge. Quart J Med, New Series 80: 677–693
48. Suomalainen H, Soppi E, Isolauri E (1994) Evidence for eosinophil activation in cow's milk allergy. Ped Allergy Immunol 5: 27–31
49. Voigtländer V, Hänsch GM, Rother U (1980) Effect of aspirin on complement in vivo. Int Arch Allergy Appl Immun 61: 145–149
50. Webber SA, Graham-Brown RA, Hutchinson PE, Burns DA (1989) Dietary manipulation in childhood atopic dermatitis. Br J Dermatol 121: 91–98
51. Werfel T, Ahlers G, Boeker M, Kapp A (1997) Characterization of specific T-cell responses to food antigens in atopic dermatitis (AD). In: Ring J, Vieluf D, Behrendt H (Hrsg) New trends in allergy IV. Springer-Verlag Berlin, S 233–236
52. Werfel T, Ahlers G, Reekers R, Boeker M, Kapp A (1996) Ekzemreaktionen auf Nahrungsmittelallergen bei atopischer Dermatitis: Klinische und immunologische Befunde. In: Wüthrich B (Hrsg) Nahrungsmittelallergien. Dustri Verlag, Deisenhofen, S 186–196
53. Werfel T, Ahlers G, Schmidt P, Boeker M, Kapp A, Neumann C (1997) Milk-responsive atopic dermatitis is associated with a casein-specific lymphocyte response in adolescent and adult patients. J Allergy Clin Immunol (im Druck)
54. Werfel T, Ahlers G, Schmidt P, Boeker M, Kapp A (1996) Detection of a K-casein specific lymphocyte response in milk-responsive atopic dermatitis. Clin Exp Allergy, 26: 1380–1386
55. Werfel T, Kapp A (1997) Ex-vivo-Untersuchungen bei allergologischen Erkrankungen. In: Pzybilla B, Bergmann KC, Ring J (Hrsg) Praktische allergologische Diagnostik. Chapman and Hall (im Druck)
56. Werfel T, Morita A, Grewe M, Renz H, Wahn U, Krutmann J, Kapp A (1996) Allergen-specificity of skin-infiltrating T-cells is not restricted to a type 2 cytokine pattern in chronic skin lesions of atopic dermatitis. J Invest Dermatol 107: 871–876
57. Wüthrich B (1993) Zur Nahrungsmittelallergie. Allergologie 16: 280–287

Versteckte Allergene

Werner Aberer, Johann Derhaschnig und Birger Kränke

De Groot [8] hat 1986 an die 2800 Kontaktallergene beschrieben, und jedes Jahr werden mittels prädiktiver oder diagnostischer Testung zahlreiche weitere identifiziert. Die Zahl der Inhalationsallergene pflanzlichen, tierischen oder industriellen Ursprungs ist ebenfalls unüberschaubar, gleiches gilt für Allergene aus den Gruppen der Nahrungs- und Arzneimittel. Daneben verkomplizieren zahllose Stoffe, die Pseudo-Allergien auslösen können, wie etwa natürliche biogene Amine, Zusatzstoffe und Kontaminanten in Nahrungsmitteln sowie Schadstoffe in der Luft die Abklärung der heterogenen klinischen Krankheitsbilder. Und zudem können viele unspezifische und unerwünschte Adjuvantien wie Ozon beim Asthmatiker, Alkohol beim Nahrungsmittelallergiker oder eine HIV-Infektion beim Medikamentenempfänger die Ausprägung der klinischen Symptome verstärken. Die Abklärung allergischer Zustandsbilder verlangt daher oft viel Zeit und Geduld, gute Literaturkenntnisse, Erfahrung und letztlich ausgeprägte Sherlock-Holmes-Fähigkeiten. Die Trefferquote hängt somit von vielen Faktoren ab, und Ursachen für ein Nicht-Entdecken versteckter Allergene finden sich zahlreiche: das Allergen mag noch nicht als solches beschrieben, für Patient und Arzt schwer erkennbar, als verbotener oder nichtdeklarierter Zusatz nicht zu entlarven oder aufgrund untauglicher Testprozeduren nicht zu entdecken sein. Manche Allergene entstehen erst bei der Verarbeitung oder im Körper, manche sind nur Haptene oder benötigen einen Ko-Faktor, wie etwa körperliche Anstrengung und UV-Exposition. Schließlich wird nicht nur von Laien, sondern auch von Medizinern der Terminus Allergie häufig als Überbegriff für verschiedenste Überempfindlichkeitsreaktionen verwendet; er muß entsprechend gängiger Nomenklatur pathologischen Immunreaktionen nach Coombs und Gell vorbehalten bleiben. Hier sollen Beispiele von Typ-I- und Typ-IV-Allergien als Ursachen für das potentielle Verstecktbleiben von Allergenen präsentiert werden.

Das Allergen ist noch nicht bekannt

Als historisches Beispiel soll die Entdeckung der Hausstaubmilbe als Allergen dargestellt werden: Jedes Protein im Hausstaub stellt eine potentielle Quelle der Allergenexposition dar. Analysen des Hausstaubes in den 60er Jahren haben aufgezeigt, daß Tierhaare, Insekten und Pilze großteils dessen allergene Potenz bedingen. Eine Lücke im Verständnis bestand aber offensichtlich, bis Spieksma und Voorhorst 1967 in Holland die Hausstaubmilbe als wichtige Ursache der Hausstauballergie aufdeckten [35]. In der Folge wurde klar, daß die Milbenallergie unter Patienten mit Asthma extrem häufig war, und eine diesbezügliche Sensibilisierung erwies sich bei asthmatischen Patienten in Ländern wie Japan und England als derart wichtig, daß andere Quellen der Innenraumbelastung als vernachlässigbar eingestuft werden konnten [27].
Chlormethyl/methylisothiazolinon (MCI/MI) wurde aufgrund von Tier- und Humanstudien als Substanz mit geringer Sensibilisierungspotenz ab Mitte der 70er Jahre als Konservierungsmittel für Körperpflegeprodukte immer häufiger eingesetzt [9]. Erste Fälle einer Kontaktallergie wurden aber erst 1980 beobachtet und 1984 beschrieben. Eine signifikante und rasante Zunahme der Sensibilisierungen veranlaßte Schweden, die Substanz 1985 in die Standardserie der Kontaktallergene aufzunehmen. Erst 1988 kam MCI/MI in den europäischen Standard, in manchen Ländern war es noch Anfang der 90er Jahre nicht enthalten und wurde deshalb als Allergen meist nicht aufgedeckt.
Fehlende Literaturberichte zu einer bestimmten Substanz garantieren somit keineswegs, daß diese keine kontaktallergene Potenz aufweist. So mögen manche negativen Epikutantestergebnisse durch das Nichtmittesten von bis dahin nicht als Kontaktallergen erkannten Substanzen erklärbar sein. Die Ermittlung des allergenen Potentials einer neuen Chemikalie erfolgt, bevor sie vermarktet wird, mittels Struktur-Funktions-Analysen sowie durch In-vitro-Testung sowie Testungen an Tier und Mensch. Selbst sorgfältigstes Vorgehen läßt aber

nie das Risiko ausschließen, daß diese Substanz nicht doch sensibilisieren kann und sich bei späterer Vermarktung als potentes Allergen herausstellt. Für Soforttypallergien mögen dafür folgende Beispiele gelten: Sogar molekularbiologisch hergestelltes Insulin mit einer Aminosäurensequenz, die identisch dem Humaninsulin ist, kann als solches sensibilisieren. Und eine der großen Gefahren gentechnologisch gewonnener Produkte wird darin gesehen, daß (völlig unerwartete) Neoantigene gebildet werden könnten, deren Ausschluß mit den derzeit verfügbaren Methoden trotz größter Vorsicht nicht möglich ist. Zwar kann der Transfer bekannter Allergene mittels adäquater Methoden erkannt werden, stammt das Protein aber aus einer nichtallergenen Quelle, so gibt es laut Food and Drug Administration (FDA) der USA keinen verläßlichen prädiktiven Assay, um die allergologische Unbedenklichkeit vorherzusagen [10]. Und schließlich könnten sich sowohl das transferierte Agens als auch dessen Produkt als Allergen erweisen. Eine potentielle Büchse der Pandora tut sich auf.

Das Hautsensibilisierungspotential muß laut OECD- und EU-Regelung von 1992 für jede neue Chemikalie, deren Ausstoß 100 kg/Jahr übersteigt, im Tiersystem ermittelt werden. In über 90 % wird dafür der Meerschweinchenmaximierungstest (GPMT) nach Kligman eingesetzt [23]. Bruze [7] erzielte mit diesem Test für 1,2-Dibrom-2,4-dicyanobutan, Phenoxyethanol und deren Stoffgemisch Euxyl K 400 ein negatives Ergebnis. In klinischen Studien hat sich das Produkt trotzdem als häufiges und relevantes Allergen erwiesen und inzwischen einen prominenten Platz in den Hitlisten der Allergene erobert [15]. Solche Diskrepanzen lassen manche Autoren den obengenannten Test als antiquiert einstufen. So hat Hausen 1992 mittels der FCA-Methode zwar eine Sensibilisierungspotenz aufzeigen können, die Sensibilisierungshäufigkeit von Euxyl K 400 damals aber als selten bezeichnet [12]. Dies ist inzwischen allerdings überholt, da die vermeintliche Ungefährlichkeit der Substanz zu einem erheblich umfangreicheren Einsatz beigetragen hat [15].

Das Allergen ist schwer erkennbar

Jede Allergiediagnostik muß auf einer exakten Anamnese aufbauen. Wenn nun der Arzt nicht die zielführenden Fragen stellt oder die Patienten diese nicht verstehen (können), kann dies zu unvollständiger oder falscher Testplanung und somit zu falsch-negativen Ergebnissen führen. In der Folge können dann für den betroffenen allergischen Patienten keine korrekten Empfehlungen bezüglich Karenzmaßnahmen abgegeben werden.

Das Allergen ist für den Patienten schwer erkennbar

Ist der Patient (vom Arzt) nicht ausreichend oder nicht korrekt über die Expositionsquellen aufgeklärt oder ist für ihn die Gefahr aufgrund fehlender Deklaration nicht erkennbar, so kommt es unweigerlich zu Problemen.

Werden dem Beifußallergiker zwar die Blütezeit des Beifuß und die sich daraus ergebenden Konsequenzen erklärt, er aber nicht über die häufige Assoziation der Beifußpollenallergie mit einer Nahrungsmittelproblematik informiert, so erhält er nur einen Bruchteil der relevanten und erforderlichen Informationen.

Auch dem „Kosmetika-Allergiker" muß erklärt werden, wie er beim Kauf eines Kosmetikums die für ihn relevante Information erhält. Die CTFA-Bezeichnung der ihn betreffenden Allergene muß mitgeteilt und er muß angehalten werden, nur volldeklarierte Produkte zu kaufen, welche sein Allergen nicht enthalten.

Bei einigen Allergieformen sind absolute Karenzmaßnahmen nicht dauerhaft zu garantieren, wie etwa bei Insektengift- und manchen Formen der Nahrungsmittelallergie. Hier muß der Patient im Falle eines Feldstiches oder des akzidentellen Genusses seines Nahrungsmittelallergens ausreichend Informationen über eine adäquate Notfallsmedikation erhalten und diese Medikation auch griffbereit haben sowie korrekt einsetzen können.

Das Allergen ist für den Arzt schwer erkennbar

Lückenhaftes Wissen

Allergologie als Querschnittsfach wird nicht nur von Experten ausgeübt. Durch die Vielfältigkeit der Krankheitsbilder kann jeder Arzt mit Allergiesymptomen konfrontiert werden. Zweifellos bestimmen Ausbildungsgrad und Erfahrung die Trefferquote des allergologisch tätigen Arztes. Ein negatives Befundergebnis bedeutet lediglich, daß der Arzt einen relevanten Auslöser nicht gefunden hat – nicht aber, daß eine Allergie sicher ausgeschlossen ist. Der Experte mag zwar an seltene Allergene oder an ungewöhnliche Zusammenhänge denken, diese entgehen allerdings naturgemäß häufig dem

Ungeübten. Wissenslücken mögen somit manches negative Testresultat bedingen.

Bei 20 Patienten mit der Anamnese respiratorischer Probleme und einer Sensibilisierung gegen Katzenepithelien, die alle selbst keine Katzen hielten, wurde die Korrelation zwischen den Symptomen und einer eventuellen Katzenexposition abgeklärt [8]. Nur bei 9 Patienten konnte eine Beziehung zwischen einer Katzenexposition und dem Beginn der Symptome gefunden werden, für 11 mußte die Allergenquelle als versteckt eingestuft werden. Im klinischen Alltag wird aber ein positiver Test als oft falsch-positiv und somit irrelevant bezeichnet, wenn der auf Tierepithelien Sensibilisierte keine Tierhaltung angibt.

Patienten sind häufig schlechte Beobachter, drücken sich falsch aus oder treten in Allergenkontakt, wo sie es nicht erwarten. Ärztliche Kunst ist es, ihnen „ihr Geheimnis zu entlocken" und darauf die korrekte Diagnostik und Beratung aufzubauen. Eine nahrungsmittelinduzierte Anaphylaxie betrifft häufig Personen, die von ihrer Allergie wissen, aber das relevante Allergen aufgrund mangelhafter Aufklärung nicht sehen (englisch: hidden) oder unabsichtlich (englisch: inadvertant) zuführen. Für Ei, Fisch, Milch, Naturlatex, Erdnüsse, Leguminosen, Sellerie trifft dies relativ häufig zu; eine Verstärkung der Reaktion durch gleichzeitigen Alkoholgenuß, Sport oder Medikamente ist möglich. Nur selten muß das Geschehen als idiopathisch eingestuft und ein Kontakt mit maskierten Nahrungsmittelallergenen vermutet werden [18]. Berichte über Probleme durch maskierte Allergene wie Senf in „chicken dips" [13], Buchweizen im Weizenburger [30] und Hyfoama 88 in Lutschbonbons [13] werden daher auch immer wieder als allergologische Besonderheit auf Kongressen präsentiert.

Der Großteil der Kontaktallergien wird durch wenige Substanzen ausgelöst. Diese sind in den (geographisch angepaßten) Standardserien zusammengefaßt. Lückenhaftes Wissen läßt viel zu selten mit Spezialsubstanzen das mit dem Standardtest ermittelte negative Testergebnis nachkontrollieren. So ist erstaunlich, daß Tosti noch 1988 über Thiomersal als verstecktes Allergen in der Ophthalmologie berichten konnte [29], wo doch dieses Konservierungsmittel in Ophthalmologika und Kontaktlinsenflüssigkeiten schon viele Jahre breite Verwendung fand und bekanntermaßen (?) als mittelstarkes Allergen eine hohe Sensibilisierungshäufigkeit aufweist.

Folge lückenhaften Wissens mag auch sein, wenn aus verrechnungstechnischen Gründen lediglich eine kleine Auswahl (Standardserie) aus der unendlichen Palette von Kontakt-, Inhalations- oder Nahrungsmittelallergenen getestet wird. Das daraus resultierende negative Testergebnis hält in weiterer Zukunft dann oft von einer erneuten Testung ab.

Fehleranfällige Testmethodik

Jede diagnostische Maßnahme erfordert adäquate Testmethoden und verläßliche Testreagentien. Je besser der Arzt ausgebildet ist, desto besser weiß er um die Schwachstellen in den Testsystemen Bescheid.

So ist schon die Methodenwahl oft nicht einfach. Bezogen auf die vielen klinischen Krankheitsbilder, unter denen sich eine Allergie manifestieren kann, kann die korrekte Wahl schwierig sein: Ein Handekzem durch Operationshandschuhe kann eine Soforttypallergie auf Latex, eine Kontaktallergie auf eine Vulkanisierungssubstanz oder auch eine Irritationsreaktion repräsentieren. Die Wahl der adäquaten Methodik erfordert deshalb neben der Kenntnis der potentiellen Allergene und der korrekten Testdurchführung auch umfassende klinische Kenntnisse der einzelnen Krankheitsbilder. Die allergologischen Testmethoden selbst bergen viele Fehlermöglichkeiten, die manchmal aufgrund fehlender Qualitätskontrolle über lange Zeit unentdeckt bleiben. So sind die Basismethoden Prick- und Epikutantest technisch einfach durchzuführen. Die Fehleranfälligkeit dieser In-vivo-Testmethoden ist aber groß und das Unwissen um dieses Faktum häufig ebenfalls.

Der untersuchende Arzt sollte zwar davon ausgehen dürfen, daß kommerzielle Testsubstanzen, die der Abklärung einer spezifischen Sensibilisierung dienen, adäquat standardisiert sind. Dies ist aber nicht immer so, denn noch unterliegen diese Produkte nicht den strengen Anforderungsprofilen von Medikamenten, und manche Hersteller scheinen der Qualitätskontrolle keinen besonderen Stellenwert beizumessen. Daneben spielen nicht nur Probleme bei der Herstellung, sondern auch während des Transports und der Lagerung der kommerziellen Testreagentien eine Rolle.

So erwiesen sich die käuflichen Pricktestlösungen vier verschiedener Produzenten in Deutschland als immunologisch inaktiv und ungeeignet für die Diagnose der Apfelallergie [34]. Und auch Reagentien, welche für die In-vitro-IgE-Diagnostik verwendet werden, entsprechen bei vielen Allergenen häufig nicht den hohen Ansprüchen, die der Allergologe erwarten würde [2]. Eine Erklärung für das landesweite Nichtbeobachten von Kontaktsensibilisierungen auf MCI/MI ließ sich durch ein untaugliches Testprodukt erklären. Die Epikutantestsubstanz enthielt nur 1% der für diese Fragestellung international empfohlenen Konzentration [1]. Von den schier unendlich vielen potentiellen Allergenen ist überdies nur ein Bruchteil kommerziell, und damit „in geprüfter Qualität" erhältlich. Ist dies nicht der Fall, muß mit individuellen Eigenanfertigungen getestet werden; es bleibt ein großes Reservoir für Fallstricke und Fehler [37].

Allergene als unerlaubte Inhaltsstoffe

Der Allergologe muß bei der Abklärung einer vermutlich allergischen Reaktion alle Inhaltsstoffe eines Produktes einer kritischen Prüfung unterziehen, gesetzlich oder durch Verordnung verbotene Substanzen sollten aber nicht berücksichtigt werden müssen. So ist es bei der Vielzahl der potentiellen Allergene in Fleischprodukten, vom Fleisch selbst über Konservierungsmittel, Farbstoffe, Nüsse, Körner, Pilze, Kräuter, Gewürze, Soja, Ei und viele andere ein Suchen ohne Ende [38], wenn diese auch auf unerlaubte (aber nicht selten vorhandene) Zusätze wie Antibiotika oder Weichmacher (Papain) ausgedehnt werden muß. Nichtsdestoweniger sind die genannten Substanzen relevant, wie zahlreiche Literaturberichte zeigen. So sollte etwa der Nußallergiker in der Prinzregententorte keine Glasur mit einem kokosfetthaltigen Präparat erwarten müssen [36]. Um solche Überraschungen zu vermeiden, werden Methoden entwickelt, mit deren Hilfe etwa versteckte Erdnußallergene [31] oder Spuren der Paranuß in gentechnologisch manipulierter Soja [19] entdeckt werden können.

Auch die Verwendung von Kontaktallergenen wird zusehends reglementiert (Nickelverordnung, Chromat in Zement, Konservierungsmittel in Kosmetika). Umso schwieriger wird die Situation für den Allergologen, wenn er bei der Abklärung von Kontaktekzemen auch an verbotene Substanzen denken muß. So gilt die unerlaubt hohe Freisetzung von Nickel aus Modeschmuck trotz strenger gesetzlicher Vorschriften (in Österreich) noch immer als Kavaliersdelikt. Daß aber selbst renommierte Firmen bei der Uhrenherstellung der Nickelfreisetzung aus Armbändern nicht ausreichend Aufmerksamkeit schenken, ist erstaunlich. Produkthaftungsklagen zum Schutz des Konsumenten wären angebracht, was des Allergologen Arbeit aber nicht erleichtert.

Das Allergen entsteht oder verschwindet während der Verarbeitung

Viele Allergene sind empfindlich gegenüber physikalischen Einflüssen. So wird etwa das Hauptallergen des Apfels nicht erst durch Kochen, sondern schon durch kurzfristige Luftexposition inaktiviert. Auch werden die meisten Molkeproteine zwar nicht durch Pasteurisieren, wohl aber durch extensives Erhitzen denaturiert. Pasteurisieren kann hingegen die allergene Potenz einzelner Proteine, wie etwa des Betalactoglobulin, steigern [5]. Und Meerschweinchenstudien zeigten auf, daß der enzymatische Abbau von Milchproteinen zur Bildung von Neoantigenen führen könnte [26].

Schon Bandmann wies darauf hin, daß man Terpentin oxidieren muß, damit seine eigentlichen Allergene wirksam werden können [3]. So kann sich auch der Gehalt von Allergenen in Kosmetika, in Haushaltssubstanzen und in technischen Produkten während der Lagerung im Testlaboratorium – so wie in natura – ändern. Chemische Veränderungen können zu Zersetzung oder Polymerisation etwa bei bestimmten Kunststoffen wie Akryl- und Carbamidharzen führen.

Das Allergen entsteht erst im/am Körper oder im Fertigprodukt

Niedermolekulare Pharmaka benötigen als Haptene die Bindung an ein körpereigenes Trägerprotein, um immunogen zu sein. Nur für einige wenige Arzneimittel sind die chemischen Grundlagen dieser Sensibilisierungsphase bekannt, lediglich beim Penizillin kennen wir mit der Penizilloyl-Gruppe die Major- und mit Penizillinat und Penizillamin einzelne Minordeterminanten. Auch die exakten Ursachen dafür, warum manche Arzneimittelallergien bei Patienten mit bestimmten Grunderkrankungen (Immundefizienz – Gammaglobulin, HIV-Infektion – Sulfonamid, EBV-Infektion – Ampizillin, schwache Azetylierer) gehäuft auftreten, ist noch nicht im Detail bekannt. Für den Allergologen bringt dies bedeutende Probleme mit sich, da in derartigen Situationen die konventionellen Testmethoden vielfach versagen.

Formaldehyd ist ein altbekanntes Kontaktallergen. Formaldehyd-„releasers" oder -„donors" sind lineare oder zyklische, reversible Polymere des Formaldehyd und werden heute in Kosmetika weitverbreitet als Konservierungsmittel eingesetzt [16]. Die Freisetzung von Formaldehyd ist stark pH- und temperaturabhängig. Eine kontaktallergische Reaktion kann durch die Gesamtsubstanz, Formaldehyd oder beides bedingt sein. Die tatsächlichen

Mechanismen und auch das Ausmaß der Kreuzallergien ist aber weitgehend unbekannt, Fehlinterpretationen sind häufig. Auch Formaldehydkunstharze, wie sie in der Industrie verbreitet sind und über veredelte Textilfasern beim Konsumenten in Hautkontakt kommen, können Formaldehyd freisetzen. Das Ausmaß der Formaldehydfreisetzung ist allerdings sehr variabel und von der Verbindung und dem Anwendungsgebiet abhängig. Pauschalaussagen sind deshalb oft irreführend, und die Testung ist im Einzelfall häufig auch für Experten problematisch.

Das Allergen benötigt einen Ko-Faktor

Sensibilisierung ist definitionsgemäß nicht per se mit klinischen Symptomen verbunden. So ist etwa der (korrekte) Nachweis von IgE-Antikörpern nicht gleichbedeutend mit Krankheit/Allergie, und ein positiver Epikutantest kann ein Indikator für eine anamnestische oder eine noch nicht manifest gewordene Kontaktallergie sein. Bei manchen Sensibilisierten benötigt das Allergen einen Ko-Faktor, um die Allergie manifest werden zu lassen. Diagnostisch muß dann eine Exposition nicht nur mit dem relevanten Allergen, sondern auch mit dem relevanten Ko-Faktor erfolgen.

Berichte über anstrengungsinduzierte Anaphylaxie auf Weizenprodukte oder Fleischeiweiße sind gut dokumentiert [38], wobei typischerweise die Sensibilisierung auf das Nahrungsmittel ohne den Ko-Faktor Anstrengung konsequenzlos bleibt. Für die Diagnostik hilfreich ist, daß meist parallel auch eine Respirationsallergie besteht.

Bekanntes Beispiel aus der Kontaktallergologie sind die Photokontaktallergene. Haben in der Dekade vor 1975 die halogenierten Salizylanilide in Seifen in Zusammenhang mit Sonnenexposition häufig und zum Teil massive und langandauernde Kontaktekzeme ausgelöst, so war in den Folgejahren der Duftstoff Moschus Ambrette in Körperpflegeprodukten häufigstes Problemprodukt. Heute werden derartige Reaktionen gehäuft auf UV-Filter in Sonnenschutzmitteln beobachtet, was nicht nur ein lästiges, sondern auch ein häufig schwierig zu diagnostizierendes Problem ist [28].

Das Allergen verursacht ein neues Krankheitsbild

Das Spektrum allergischer Erkrankungen muß aufgrund neuer Erkenntnisse ständig erweitert werden. Der Allergologe muß seine Testmethoden darauf ausrichten.

Kontaktreaktionen vom Soforttyp werden erst seit 20 Jahren als eigenständiges Krankheitsbild eingestuft. Inzwischen sind zahllose Substanzen bekannt, die auf immunologischem und/oder nichtimmunologischem Weg bei Hautkontakt eine Soforttypreaktion auslösen. Diese rekrutieren sich aus den Nahrungs- und Arzneimitteln, tierischen und pflanzlichen Produkten, Metallen, Konservierungsmitteln, Desinfizientien und vielen anderen [17].

Klassische Indikationen für den Epikutantest sind Ausschluß oder Bestätigung einer Allergie als Ursache einer Kontaktdermatitis. Das Erythema exsudativum multiforme stellt ein entzündliches Krankheitsbild dar, das wohl primär nicht mit einer Immunreaktion vom verzögerten Typ (Typ-IV-Allergie) in Beziehung gebracht wird. Nichtsdestoweniger konnte kürzlich wiederholt als Ursache für ein generalisiertes Erythema exsudativum multiforme eine kontaktallergische Reaktion auf das topisch applizierte, nichtsteroidale Antiphlogistikum Bufexamac ausfindig gemacht werden [14].

Das Allergen ist primär nicht zu erkennen oder die Relevanz nicht bekannt

In manchen Situationen ist trotz größter Fachkenntnis das Allergen nur durch blindes Suchen zu ermitteln; und die Relevanz mancher im Rahmen der Diagnostik aufgedeckter Sensibilisierungen mag beim aktuellen Stand des Wissens nicht einstufbar sein.

Während die Basis jeder allergologischen Abklärung die Anamnese sein muß, ist diese manchmal nicht möglich oder nicht zielführend. Nur in diesen Fällen ist ein blindes Suchen gerechtfertigt. Die retrospektive Aufarbeitung schwerer oder tödlicher Zwischenfälle ist oft unergiebig, und die tatsächliche Häufigkeit unerkannter Anaphylaxien wird mit Sicherheit unterschätzt. Über die Prävalenz von tödlicher Anaphylaxie auf Penizillin [20] und Insektengifte [4] wurde zumindest vereinzelt publiziert. Wohl auch, weil bei ersteren, da iatrogen ausgelöst, meist Hinweise auf die Ursache bestehen, und für zweitere mit der IgE-Bestimmung eine verläßliche Testmethodik zur Verfügung steht. Im Gegensatz dazu gibt es über letale Anaphylaxien auf Nahrungsmittel keine aussagekräftigen epidemiologischen Daten [18, 22]. Die Dunkelziffer mag hoch sein, aber die technischen Möglichkeiten der Abklärung sind beschränkt. Bemerkenswert ist allerdings, daß Sampson bei der Aufarbeitung von sechs letalen und sieben beinahe letalen Nahrungsmittelanaphylaxien bei atopischen Kindern feststellen mußte, daß bei allen dreizehn das

Allergen (Nüsse, Erdnüsse, Ei, Milch) bekannt gewesen war, und dennoch unbewußte Einnahme zum Schock geführt hatte [22]. Ist dem Betroffenen oder seinen Angehörigen das Allergen aber nicht bekannt, so muß eine allergologische Aufarbeitung post mortem wohl meist ergebnislos enden, wenn sie überhaupt eingeleitet wird. Und nicht jeder Post-mortem-Nachweis von Antikörpern gegen Insektengifte beweist, daß der Tod durch einen Insektenstich eingetreten sein muß [26].

In der Kontaktallergologie stellt die Compound-Allergie noch immer ein schlecht verstandenes Phänomen dar [21]. Mutmaßungen und Hinweise, warum das Testen mit den einzelnen Inhaltssubstanzen des Gemisches negativ, mit dem Fertigprodukt aber positiv verläuft, wie wir es häufig bei den Duftstoffen sehen, gibt es viele. Die Beweisführung ist aber oft schwierig, und die Einstufung der klinischen Relevanz meist unmöglich. So rangiert der Duftstoff-Mix in Allergenhitlisten meist an zweiter Stelle hinter Nickel, die Testung mit den Einzelsubstanzen des Mixes verläuft aber häufig negativ, und die Daten spiegeln keineswegs die Problematik in der Bevölkerung wider [11].

Das Allergen ist versteckt im eigentlichen Sinne des Wortes

Während die Enstehung von Kontaminanten im Produktionsprozeß von Medikamenten oder Nahrungsmitteln chemisch-analytisch nachvollziehbar ist, sind Verunreinigungen aus einer Verpackung etwa oder durch Kontakt nicht vorhersehbar.

Bei einer Patientin mit beruflicher Latexsensibilisierung traten wiederholt anaphylaktische Reaktionen nach Lokalanästhetikagabe auf. Als auslösendes Allergen wurde schließlich Latexkontamination aus dem Gummistopfen der Mehrfachampulle identifiziert [24].

Zur Anamnese bei Kontaktekzemen in der Genitalregion bei Männern gehört auch die Frage nach der Verwendung topischer Produkte durch die Partnerin; so ließen sich Ekzeme auf Hygienesprays, Parfüms, Haarfärbemittel, Benzoylperoxid in Aknepräparationen, Lubrikantien, Kontrazeptiva und topische Antimykotika in Vaginalcremen [32] zurückführen. Fisher hat allerdings empfohlen, bei dieser Aklärung nicht nur nach Kontaktsubstanzen der Gattin („spouse") zu forschen, sondern in diesem „liberalen Zeitalter" auch an andere Partner („consort dermatitis") zu denken;

und somit die Suche nach versteckten Allergenen auf geheime Partner auszudehnen.

Schlußfolgerung

Versteckte Allergene, und damit überraschende Gefahren für den Allergiker, stellen meist ein Zeichen fehlender Information dar: Der Patient ist nicht ausreichend diagnostisch abgeklärt oder nicht umfassend über offene und versteckte Allergenquellen informiert. Aufgabe des allergologisch tätigen Arztes wäre es, einerseits dem Betroffenen das für seine spezifische Situation erforderliche Wissen zu vermitteln; dafür ist allerdings eine solide Ausbildung und eine kontinuierliche fachspezifische Fortbildung Voraussetzung – beides wird für das Querschnittsfach Allergologie allzuoft vernachlässigt. Daneben gilt es immer wieder aufzuzeigen, daß unser wichtigstes Hilfsmittel für die Demaskierung versteckter Allergene eine umfassende Deklaration darstellt. Hier sind wir zu aktiver Teilnahme an der politischen Diskussion aufgerufen.

Literatur

1. Aberer W, Reiter E, Gailhofer G (1990) Pitfalls in patch testing: problems with rather than from Kathon CG. Contact Derm 23: 380–381
2. Aberer W, Kränke B, Hager A, Wick G (1995) In vitro allergy testing needs better standardization – test results from different laboratories lack comparability mostly due to missing effective standards. Int Arch Allergy Immunol 108: 82–88
3. Bandmann H-J, Fregert S (1982) Epicutantestung, 2. Aufl. Springer, Berlin, S 31
4. Barnard JH (1973) Studies of 400 hymenoptera sting deaths in the United States. J Allergy Clin Immunol 52: 259–264
5. Bleumink E, Young E (1968) Identification of the atopic allergen in cows milk. Int Arch Allergy 34: 521–543
6. Braso-Aznar JV, Pelaez-Hernandez A, Rochina-Puchades A, Morales-Rubio C, Burches-Baixauli E (1995) Etiologic role of unapparent exposure in cat allergy. Allergy 50: 447–450
7. Bruze M, Gruvberger B, Agrup G (1988) Sensitization studies in the guinea pig with the active ingredients of Euxyl K 400. Contact Derm 18: 37–39
8. DeGroot AC (1986) Patch testing. Test concentrations and vehicles for 2800 allergens. Elsevier, Amsterdam
9. DeGroot AC, Weyland JW (1988) Kathon CG: A review. J Am Acad Dermatol 18: 350–358
10. FDA (1992) Statement of policy. Foods derived from new plant varieties. Food Drug Admin, Fed Reg 57: 22984–23005

11. Frosch PJ, Pilz B, Andersen KE, Burrows D, Camarasa JG, Dooms-Goossens A, Ducombs G, Fuchs T, Hannuksela M, Lachapelle JM, Lathi A, Maibach HI, Menné T, Rycroft RJG, Shaw S, Wahlberg JE, White I, Wilkinson JD (1995) Patch testing with fragrances: results of a multicenter study of the European Environmental and Contact Dermatitis Research Group with 48 frequently used constituents of perfumes. Contact Derm 33: 333–342

12. Hausen BM, Brinkmann J, Dohn W (1992) Lexikon der Kontaktallergene. Ecomed, Landsberg

13. Kanny G, Fremont S, Talhouarne G, Nicolas JP, Moneret-Vautrin DA (1995) Anaphylaxis to mustard as a masked allergen in "chicken dips". Ann Allergy Asthma Immunol 75: 340–342

14. Koch P, Bahmer FA (1994) Erythema-multiforme-like, urticarial papular and plaque eruptions from bufexamac: report of 4 cases. Contact Derm 31: 97–101

15. Komericki P, Kränke B, Aberer W (1996) Allergisches Kontaktekzem durch Euxyl K 400 in feuchtem Toilettenpapier. Allergologie 19: 85–87

16. Kränke B, Szolar-Platzer C, Aberer W (1996) Reactions to formaldehyde and formaldehyde releasers in a standard series. Contact Dermatitis 35: 192–193

17. Lahti A, Maibach HI (1987) Immediate contact reactions: Contact urticaria syndrome. Semin Dermatol 6: 313–320

18. Moneret-Vautrin DA, Kanny G (1995) Food-induced anaphylaxis. Ann Gastroenterol Hepatol 31: 256–263

19. Nordlee JA, Taylor SL, Townsend JA, Thomas LA, Bush RK (1996) Identification of a Brazil-nut allergen in transgenic soybeans. New Engl J Med 334: 688–692

20. Parker CW (1963) Penicillin allergy. Am J Med 34: 747–752

21. Rietschel RL (1992) The patch test as an exercise in cutaneous pharmacokinetics. Does compound allergy exist? Arch Dermatol 128: 678–679

22. Sampson HA, Mendelson L, Rosen JP (1992) Fatal and near fatal anaphylactic reactions to food in children and adolescents. New Engl J Med 327: 380–384

23. Schlede E, Eppler R (1995) Testing for skin sensitization according to the notification procedure for new chemicals: the Magnusson and Kligman test. Contact Derm 32: 1–4

24. Schwartz H, Zurowski D (1993) Anaphylaxis to latex in intravenous fluids. J Allergy Clin Immunol 92: 358–359

25. Schwartz HJ, Squillace DL, Sher TH, Teigland JD, Yunginger JW (1986) Studies in stinging insect hypersensitivity: post mortem demonstration of antivenom IgE antibody in possible sting-related sudden death. Amer J Clin Pathol 85: 607–610

26. Spies JR, Stevan MA, Stein WJ (1972) The chemistry of allergens. XXI. Eight new antigens generated by successive pepsin hydrolysis of bovine beta-lactoglobulin. J Allergy Clin Immunol 50: 82–91

27. Sporik R, Holgate ST, Platts-Mills TAE, Cogswell JJ (1990) Exposure to house dust mite allergen (Der p 1) and the development of asthma in childhood: prospective study. New Engl J Med 323: 502–505

28. Thune P (1984) Contact and photocontact allergy to sunscreens. Photoderm 1: 5–9

29. Tosti A, Tosti G (1988): Thimerosal: a hidden allergen in ophthalmology. Contact Dermatitis 18: 268–273

30. Trojan A, Wüthrich B (1995) Anaphylaktische Reaktion nach Genuß eines durch Buchweizen kontaminierten Weizenburgers bei hochgradiger Sensibilisierung auf Buchweizen. Allergologie 18: 334–336

31. Uhlemann L, Becker WM, Schlaak M (1993) Food allergy: identifying and characterizing peanut allergens with patient sera and monoclonal antibodies. Z Ernährungswiss 32: 139–151

32. Valsecchi R, Pansera B, diLandro A, Cainelli T (1994) Connubial contact sensitization to clotrimazole. Contact Dermatitis 30: 248

33. Varga E-M, Wüthrich B (1995) Akutes Quincke-Ödem bei einem zweijährigen Knaben nach Genuß eines Lutschbonbons bei Typ-I-Allergie auf das Glutenpolypeptid Hyfoama 88. Allergologie 18: 331–333

34. Vieths S, Aulepp H, Schöning B, Tschirnich R (1995) Untersuchungen zur Apfelallergie bei Birkenpollinotikern. Allergologie 18: 89–97

35. Voorhorst R, Spieksma FThM, Varekamp H (1967) The house dust mite (Dermatophagoides pteronyssinus) and the allergens it produces: identity with the house dust allergens. J Allergy 39: 325–330

36. Wagner G, Ring J (1981) Anaphylaktische Reaktionen bei Nuß- und Mohnallergie. Notfallmedizin 7: 361–364

37. Whitmore SE (1992) The importance of proper vehicle selection in the detection of minoxidil sensitivity. Arch Dermatol 128: 653–656

38. Wüthrich B (1996) Allergien auf Fleischeiweiße bei Erwachsenen. Allergologie 19: 130–134

Kontroversen und Trends

Fumarsäurederivate zur Behandlung der Psoriasis

Percy Lehmann

Einleitung

Die Entwicklungsgeschichte der Therapie mit Fumarsäurederivaten seit den ersten Selbstversuchen des Chemikers Dr. Walter Schweckendiek im Jahre 1959 [12] bis zur Zulassung durch das Bundesinstitut für Arzneimittel und Medizinprodukte 1994 gehört sicherlich zu den ungewöhnlichsten, die jemals eine Therapieform genommen hat.

Ein Grund für diesen außergewöhnlichen Weg liegt in der seit Beginn sehr emotionsgeladenen Diskussion um die Wirksamkeit, aber auch um die Nebenwirkungen dieses Medikamentes, die einer objektiven Bewertung dieser Therapieform entgegenstand. So wechselten sich euphorische Berichte über sensationelle Heilerfolge [11, 12] mit abschmetternden Beurteilungen über Wirkungslosigkeit und erhebliche Nebenwirkungen ab [5, 10].

Erst spät wurde versucht, durch kontrollierte Studien eine objektive Einschätzung zu gewinnen. Ein weiterer Grund für diese Verzögerungen waren wahrscheinlich die Art der Anwendungen, die anfänglich neben einer Diät eine orale und topische Behandlung mit verschiedenen Wirkkomponenten umfaßte [11].

Dies vermittelte den Eindruck einer eher glaubens- und lebenseinstellungsorientierten Behandlungsform, wobei eine Vielzahl von Vorträgen der Protagonisten dieser Therapie diesen Eindruck noch verstärkten.

Pharmakologie und Wirkprinzip

Fumarsäure ist eine ungesättigte, aliphatische Dikarbonsäure, die zu den Fruchtsäuren (Abb. 1) zählt und natürlicherweise in zahlreichen Pflanzen vorkommt, zum Beispiel *Fumaria officinalis*. Beim Menschen kommt sie als Metabolit des Zitratzyklus vor. Fumarsäure selbst wird nicht resorbiert und ist somit als Antipsoriatikum völlig wirkungslos, wenn es per os eingenommen wird. Das jetzt zugelassene Fertigarzneimittel Fumaderm enthält auch keine Fumarsäure, sondern eine Mischung aus Fumar-

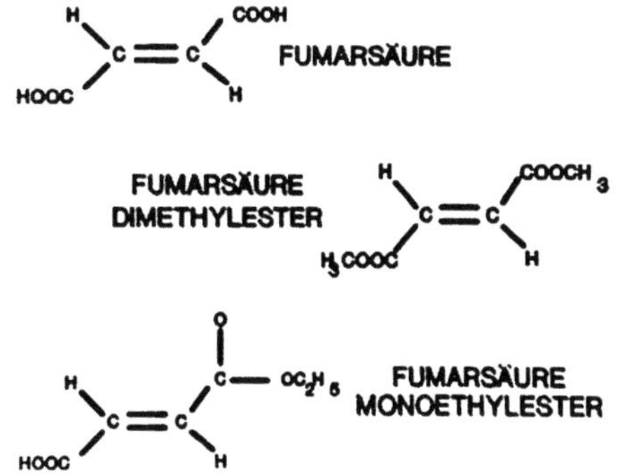

Abb. 1. Strukturformeln von Fumarsäure, Fumarsäuremonoethylester und Fumarsäuredimethylester

säuredimethylester und Kalziumsalz, Magnesiumsalz und Zinksalz des Fumarsäuremonoethylesters (Tabelle 1).

Das pharmakologische Wirkprinzip der Fumarsäureester ist nach wie vor ungeklärt. Die früher immer wieder postulierte fehlerhafte Funktion der Fumarsäure im Zitronensäurezyklus, die in der Erbanlage des Psoriatikers verankert sei [11, 12], konnte durch keinerlei experimentelle Befunde bestätigt werden. Experimentelle Untersuchungen zum Wirkprinzip zeigten folgende Ergebnisse: Fumarsäuremonoethylester hemmte in PHA-stimulierten Lymphozyten den Einbau von Thymidin und Uridin in Nukleinsäuren [9]. Wei-

Tabelle 1. Inhaltsstoffe des Fertigarzneimittels Fumaderm

Inhaltsstoffe	Menge
Fumaderm initial	
Dimethylfumarat	30 mg
Monoäthylfumarat Ca-Salz	67 mg
Monoäthylfumarat Mg-Salz	5 mg
Monoäthylfumarat Zn-Salz	3 mg
Fumaderm	
Dimethylfumarat	120 mg
Monoäthylfumarat Mg-Salz	87 mg
Monoäthylfumarat Mg-Salz	5 mg
Monoäthylfumarat Zn-Salz	3 mg

terhin wäre eine klinisch zu beobachtende Lymphopenie nach Gabe von Fumarsäuremonoethylester durch eine Reduktion der T-Suppressor-Zellen erklärbar [6].

Thio [14] konnte bei In-vitro-Untersuchungen eine Proliferationshemmung der Keratinozyten und Sebök [13] eine Hemmung von interzellulären Adhäsionsmolekülen bei kultivierten Keratinozyten durch Fumarate aufzeigen. Nach systemischer Therapie mit Fumaraten zeigte sich eine Reduktion von Granulozyten und nachfolgend auch von T-Helfer-Zellen in Epidermis und Korium [2].

Zusammenfassend ist festzustellen, daß diese Einzelbefunde noch kein einheitliches pharmakologisches Wirkprinzip der Therapie mit Fumaraten erkennen lassen. Dies spricht jedoch nicht gegen diese Therapieform, zumal das gleiche für viele hochwirksame Antipsoriatika gilt.

Klinische Studien zur Wirksamkeit und zu Nebenwirkungen

Die erste größere, wissenschaftlich fundierte und kontrollierte Studie über die Behandlung mit Fumarsäurederivaten wurde 1985 von van Dijk [4] veröffentlicht. Etwa 82 % der Psoriatiker reagierten mit guten bis sehr guten Behandlungsresultaten. Als Nebenwirkungen wurden Magen-Darm-Probleme, Hautmißempfindungen und allgemeine Unpäßlichkeiten berichtet. In dieser Studie fielen keine Laborauffälligkeiten auf (Urin- oder Blutbildveränderungen).

Weitere Studien zur klinischen Wirksamkeit von Fumaraten stammen von Bayard et al. [3], Nieboer et al. [7] und Nugteren-Huyung et al. [8], die erstmalig 1990 eine plazebokontrollierte Doppelblindstudie über einen Zeitraum von 16 Wochen mit 39 Patienten durchführten. In dieser Studie zeigte sich, daß die Behandlung mit einem Kombinationspräparat aus Monoäthyl- und Dimethylsäureestern gegenüber einem Monopräparat aus Octylhydrogenfumarat sowie gegenüber Plazebo signifikant besser war. Auch hier zeigten sich als wesentliche Nebenwirkungen Flush, Nausea, Diarrhö und Müdigkeit. Ein Patient entwickelte eine nach dem Absetzen des Präparates reversible Niereninsuffizienz, bei mehreren Patienten zeigten sich Eosinophilie und Lymphopenie, die ebenfalls reversibel waren.

Altmeyer et al. [1] untersuchten in einer multizentrischen, plazebokontrollierten Doppelblindstudie bei 100 Patienten die Wirksamkeit einer Mixtur aus Dimethylfumarat und Monoäthylhydrogenfumaraten über einen Behandlungszeitraum von 16 Wochen. Es konnte eine eindeutige Wirksamkeit in der Verum-Gruppe festgestellt werden, bei allerdings sehr häufigen unerwünschten Wirkungen: 75 % der Patienten zeigten deutliche Nebenwirkungen, am häufigsten Flush, gastrointestinale Beschwerden, Leukozyto- und Lymphozytopenie sowie Eosinophilie. Bei 22 % der Patienten führte dies zum Abbruch der Behandlung. Eine Besonderheit der Therapie scheint der verzögerte Beginn der Wirkung zu sein, wobei die Daten in der Literatur einen Zeitraum von 2–9 Wochen angeben.

Zusammenfassung

Zusammenfassend kann aufgrund der vorliegenden Studien geschlossen werden, daß Fumarate bei der Behandlung der Psoriasis wirksam sind.

Die wesentlichen Probleme ergeben sich aus den sehr hohen Nebenwirkungsraten (Tabelle 2). So scheinen Flush und Nausea fast obligatorisch in der Initialphase der Behandlung aufzutreten. Nach Ausschöpfung der Alternativen wären diese meist passageren Symptome bei einer wirksamen Therapie sicherlich tolerierbar. Allerdings führen die beschriebenen Blutbildveränderungen und die durch Kasuistiken belegte Nephrotoxizität, die auch im Tierversuch nach 52 Wochen als dosisabhängige toxische Veränderungen an den Nieren nachweisbar war, bei Nutzen-Risiko-Abschätzung zu einer erheblichen Einschränkung der Indikationsbreite. So lautet auch die durch das Bundesinstitut für Arzneimittel und Medizinprodukte erteilte zugelassene Indikation für das Präparat Fumaderm: „Wegen des Behandlungsrisikos nur zur Behandlung von schweren Formen der Psoriasis vulgaris (außer Psoriasis pustulosa oder Psoriasis vom Pla-

Tabelle 2. Unerwünschte Ereignisse der Therapie mit Fumaraten nach den vorliegenden Studien

Unerwünschte Ereignisse	Häufigkeit
• Hitzegefühl/Flush	70–85 %
• Übelkeit, Diarrhöen	
• Magenkrämpfe	
• Leukopenie	häufig
• Lymphopenie	häufig
• Eosinophilie	gelegentlich
• Abbruch der Therapie	20–30 %
• Nephrotoxizität	Einzelbeobachtungen

que-Typ), sofern eine äußere Therapie nicht angezeigt ist. Eine vorhergehende Verträglichkeitsanpassung mit Fumaderm initial ist erforderlich."

Literatur

1. Altmeyer P, Matthes U, Pawlak F, Hoffmann K, Frosch PJ, Ruppert P, Wassilew SW, Horn T, Kreysel HW, Lutz G, Barth J, Rietzschel I, Joshi RK (1994) Anti-psoriatic effect of fumaric acid derivatives: Results of a multicenter double-blind study in 100 patients. J Am Acad Dermatol 30: 977–981
2. Bacharach-Buhles M, Pawlak FM, Matthes U, Joshi RK, Altmeyer P (1994) Fumaric acid esters (FAEs) suppress CD 15- and ODP 4-positive cells in psoriasis. Acta Dermato Venereol (Stockh) Suppl 186: 79–82
3. Bayard W, Hunziker T, Krebs A, Speiser P, Joshi R (1987) Perorale Langzeitbehandlung der Psoriasis mit Fumarsäurederivaten. Hautarzt 38: 279–285
4. van Dijk E (1985) Fumarzuur voor de behandeling van patienten met psoriasis. Ned Tijdschr Geneeskd 129: 485–486
5. Dubiel W, Happle R (1972) Behandlungsversuch mit Fumarsäuremonoäthylester bei Psoriasis vulgaris. Z Haut Geschlkr 47: 545–550
6. Nieboer C, de Hoop D, van Loenen AC, Langendijk PNJ, van Dijk E (1989) Systemic therapy with fumaric acid derivatives: New possibilities in the treatment of psoriasis. J Am Acad Dermatol 20: 601–680
7. Nieboer C, de Hoop D, Langendij PNJ, van Loenen AC, Gubbels J (1990) Fumaric acid therapy in psoriasis: A double-blind comparison between fumaric acid compound therapy and monotherapy with dimethylfumaric acid ester. Dermatologica 181: 33–37
8. Nugteren-Huying WM, van der Schroeff JG, Hermans J, Suurmond D (1990) Fumaric acid therapy for psoriasis, a randomized, double-blind, placebo-controlled study. J Am Acad Dermatol 22: 311–312
9. Petres J, Kalkhoff KW, Baron D, Geiger R, Kunick I (1975) Der Einfluß von Fumarsäuremonoäthylester auf die Nucleinsäure- und Proteinsynthese PHA-stimulierter menschlicher Lymphozyten. Arch Dermatol Forsch 251: 295–300
10. Raab W (1984) Psoriasis-Behandlung mit Fumarsäure und Fumarsäureestern. Z Haut Geschlkrh 59: 671–679
11. Schäfer GN (1982) Psoriasis mit Fumarsäure beherrschbar. Selecta 22: 1868–1872
12. Schweckendiek W (1959) Heilung von Psoriasis vulgaris. Med Mschr 13: 103–104
13. Sebök B, Bonnekoh B, Mahrle G (1994) IL-1 alpha-induced expression of ICAM-1 on cultured hyperproliferative keratinocytes: suppression by antipsoriatic dimethyl-fumarate. Int J Dermatol 5: 367–370
14. Thio HB, Zomerdijk TPL, Oudshoorn C, Kempenaar J, Nibbering PH, van der Schroeff JG, Ponec M (1994) Fumaric acid derivatives evoke a transient increase in intracellular free calcium concentration and inhibit the proliferation of human keratinocytes. Brit J Dermatol 131: 856–861

Das Konzept der Tuberkulide

Klaus Degitz

Die Tuberkulose ist vielleicht so alt wie die Menschheit selbst. Prähistorische Knochenfunde deuten auf die Erkrankung hin. Einzelne Symptome waren im Altertum unter dem Namen Phthisis bekannt. Pathologisch-anatomische Studien im 17. und 18. Jahrhundert führten zu konkreteren Vorstellungen über die Tuberkulose. 1865 wies der französische Arzt Villemin die Übertragbarkeit der Erkrankung im Tierexperiment nach, und 1882 entdeckte Robert Koch die Tuberkelbazillen [1, 6].

Begriffsbestimmung

In der Folge stellte sich bald heraus, daß *Mycobacterium tuberculosis* nicht in allen bei Tuberkulösen beobachteten Hautveränderungen mikroskopisch oder kulturell nachgewiesen werden konnte. Diesem Phänomen trug Darier 1896 Rechnung, indem er vorschlug, solche Hautveränderungen Tuberkulide zu nennen [7]. Das aus dem Griechischen entliehene patronymische Suffix -id deutet auf eine Beziehung zur Tuberkulose hin, es macht aber auch deutlich, daß ein Unterschied zur echten Hauttuberkulose besteht.

Üblichen pathophysiologischen Vorstellungen zufolge entstehen Tuberkulide dadurch, daß aus einem manifesten oder latenten Tuberkuloseherd Tuberkelbazillen oder deren Bestandteile hämatogen streuen und nach Absiedlung in der Haut zu spezifischen Immunreaktionen führen. Hierbei dürften initial Vorgänge im Sinne einer Typ-III-Reaktion nach Coombs und Gell (Ablagerungen von Mykobakterienantigene enthaltenden Immunkomplexen in Hautgefäßen) eine Rolle spielen. Im weiteren Verlauf steht dann eine durch T-Zellen und aktivierte Makrophagen vermittelte granulomatöse Entzündungsreaktion im Vordergrund [4, 13].

Als diagnostische Kriterien für Tuberkulide gelten ein typisches klinisches und histologisches Erscheinungsbild bei Ausschluß klinisch und histologisch ähnlicher Erkrankungen, eine durchgemachte oder akute Organtuberkulose, ein stark positiver intrakutaner Tuberkulintest als Ausdruck einer erworbenen *Mycobacterium-tuberculosis*-spezifischen Immunreaktion sowie das Ansprechen auf antituberkulotische Chemotherapie [4, 24].

Auch bei anderen Infektionskrankheiten können nach hämatogener Allergenaussaat exanthematische Begleitreaktionen beobachtet werden. In Analogie zu den Tuberkuliden spricht man von Id-Reaktionen. Klinisch charakterisiert sind vor allem die Mykide (wie der Lichen trichophyticus), die analog zu den bezüglich der Tuberkulide definierten Kriterien diagnostiziert werden können: Typische Hautveränderungen bei Ausschluß klinisch ähnlicher Erkrankungen, das gleichzeitige Vorliegen einer mykotischen Infektion sowie eine erregerspezifische Reaktion im Intrakutantest [25]. Es wird angenommen, daß es bei Mykiden lediglich zur Aussaat von Pilzbestandteilen, nicht aber intakter Mikroorganismen kommt, da mikroskopisch in Mykiden bisher keine Pilzelemente entdeckt worden sind. Fundiertere molekulare Analysen stehen allerdings aus.

Klinische Formen der Tuberkulide

Tuberkulide unterscheiden sich von den meisten Formen der manifesten Hauttuberkulose durch ihr Verteilungsmuster und die zeitliche Entwicklung der Einzelläsionen. Tuberkulide weisen eine exanthematisch-symmetrische Verteilung auf. Sie treten bevorzugt schubartig rezidivierend in Erscheinung und können spontan abheilen. Tuberkulöse Hautveränderungen sind hingegen meist eng umschrieben und asymmetrisch lokalisiert. Sie vergrößern sich langsam zentrifugal über Wochen und Monate ohne zur Abheilung zu neigen.

Im Laufe der Zeit wechselten die Meinungen darüber, welche Hautveränderungen den Tuberkuliden zuzuordnen sind. Zu den Tuberkuliden im engeren Sinne zählt man heute das papulonekrotische Tuberkulid, das Erythema induratum Bazin und den Lichen scrophulosorum.

Das papulonekrotische Tuberkulid ist eine chronisch-rezidivierende exanthematische Eruption nekrotisierender und narbig abheilender Papeln. Prädilektionsstellen sind akrale Regionen und die Streckseiten der Extremitäten. Histologisch zeigen die Läsionen häufig initial eine leukozytoklastische Vaskulitis und in der Folge keilförmige dermale Nekrosen. Ältere Läsionen sind von perivaskulären lymphohistiozytären Infiltraten und tuberkuloiden Granulomen gekennzeichnet [3, 13]. Klinisch und initial histologisch ähnelt das papulonekrotische Tuberkulid der papulonekrotischen Spielart der allergischen Vaskulitis und muß hiervon abgegrenzt werden.

Das Erythema induratum Bazin ist eine chronische Erkrankung mit zu Ulzerationen neigenden schmerzhaften Knoten an den Waden. Histologisch ist eine lobuläre granulomatöse Pannikulitis typisch. Einige entzündliche nodöse Prozesse an den Unterschenkeln können klinisch und histologisch sehr ähnlich aussehen und müssen diagnostisch berücksichtigt werden. Hierzu zählen Panarteriitis nodosa, Perniosis oder Lupus erythematodes profundus.

Der Lichen scrophulosorum ist eine vorzugsweise bei Tuberkulose-Erstinfektion am Rumpf auftretende Aussaat spitzkegeliger Papeln. Er wird als Ausdruck der sich formierenden spezifischen Immunantwort bei Tuberkuloseerstinfektion verstanden. Differentialdiagnostisch ist an lichenoide Exantheme anderer Genese zu denken, so an Lichen ruber follicularis oder Lichen trichophyticus. Der Lupus miliaris disseminatus faciei wird in westlichen Ländern nicht mehr zu Tuberkuliden gezählt, sondern als granulomatöse Verlaufsform der Rosazea angesehen. Dennoch muß insbesondere bei Patienten aus Ländern mit hoher Tuberkulosemorbidität an die Möglichkeit im Gesicht lokalisierter Tuberkulide gedacht werden [26].

Ätiologische Beziehung zur Tuberkulose

Bereits 1916 vertrat Lewandowsky in seinem Buch „Die Tuberkulose der Haut" hinsichtlich der Entstehung der Tuberkulide pathophysiologische Vorstellungen, die sich von heutigen Auffassungen überraschend wenig unterscheiden. Er vermutete, daß Tuberkulide spezifische Überempfindlichkeitsreaktionen gegen hämatogen in die Haut gelangte Tuberkelbakterien oder deren Bestandteile sind [15]. Damals wie heute ist aber die ätiologische Zuordnung der Tuberkulide zur Tuberkulose pro-

blematisch. Hierbei wiegt besonders schwer, daß der mikrobiologische Nachweis von Erregern aus den Läsionen nicht gelungen ist. Gelegentliche zu Beginn dieses Jahrhunderts veröffentliche Berichte über die mikroskopische oder kulturelle Identifizierung von Mykobakterien in Tuberkuliden waren später nicht zu reproduzieren [24]. Der intradermale Tuberkulintest wird zwar als wichtigstes diagnostisches Kriterium für Tuberkulide erachtet, er zeigt aber lediglich an, ob das getestete Individuum nach einem Kontakt mit *Mycobacterium tuberculosis* eine spezifische Immunantwort aufgebaut hat. Eine Unterscheidung von aktiver und abgelaufener Tuberkulose ist dagegen nicht sicher möglich. Daher ist ein positiver intradermaler Tuberkulintest bei der Stellung der Diagnose Tuberkulid keinesfalls allein ausreichend.

Das Fehlen sicherer Nachweismethoden für *Mycobacterium tuberculosis* in Tuberkulidläsionen und die Häufigkeit ähnlicher Krankheitsbilder nichttuberkulöser Ätiologie ließ vor allem in Ländern mit niedriger und rückläufiger Tuberkulosemorbidität (USA in den 70er und 80er Jahren) Zweifel an der Existenz bestimmter Tuberkulide aufkommen [5, 14], während in Ländern mit hoher Tuberkulosemorbidität kaum einmal ein Zweifel bezüglich der Existenz der Tuberkulide bestand [13, 16].

Nachweis mykobakterieller Erbsubstanz in Tuberkuliden

Die mykobakterielle Diagnostik hat kürzlich durch molekularbiologische Verfahren, insbesondere durch die Polymerasekettenreaktion (PCR), eine Bereicherung erfahren. Die PCR ist eine durch zyklische Temperaturänderungen gesteuerte enzymatische Reaktion zur exponentiellen Vermehrung von DNA [12] und ermöglicht die millionenfache Vervielfältigung ausgewählter Abschnitte der mykobakteriellen Erbsubstanz innerhalb weniger Stunden. Die meisten Formen der Hauttuberkulose sind paucibazillär, klinische Proben enthalten daher oft nur wenig mykobakterielle DNA. Durch PCR kann diese abschnittsweise ausreichend vermehrt und anschließend mit herkömmlichen molekularen Verfahren (Restriktionsenzymanalyse, sequenzspezifische Hybridisierung) nachgewiesen werden [8]. Mittels PCR wurde bei Lupus vulgaris, Skrophuloderm, orifizieller Tuberkulose und anderen Formen der Hauttuberkulose *Mycobacterium-tuberculosis*-DNA nachgewiesen [10, 17, 18, 20, 22, 23]. Es können sowohl archivierte als auch frische Hautproben durch PCR analysiert werden. Die Methode hat der Kultur gegenüber den Vorteil, daß sie nur wenige Tage in Anspruch nimmt. Eine methodenkritische Bewertung der Mykobakterien-PCR-Analyse von Hautproben findet sich in Referenz [8].

Als einen Beitrag zur Klärung der Ätiologie der Tuberkulide haben mehrere Forschergruppen mittels PCR-Technik nach mykobakterieller DNA in Tuberkulidläsionen gesucht. Sowohl bei Erythema induratum Bazin [9, 11, 19] als auch beim papulonekrotischen Tuberkulid [2, 11, 27] wurde in läsionalen Hautproben *Mycobacterium-tuberculosis*-DNA nachgewiesen.

Pathophysiologische Bedeutung

Freie Nukleinsäuren werden in Blut oder Gewebe durch DNA-spaltende Enzyme rasch abgebaut [21]. Der Nachweis der Erbsubstanz von *Mycobacterium-tuberculosis* in Tuberkuliden impliziert daher die Anwesenheit von *Mycobacterium-tuberculosis*-Organismen, die noch genügend strukturelle Integrität aufweien, um die mykobakterielle DNA vor enzymatischer Degradierung zu schützen. Der geschilderte PCR-Nachweis von *Mycobacterium tuberculosis* dürften somit den ersten reproduzierbaren direkten Hinweis auf die Anwesenheit der Erreger in Tuberkuliden darstellen. Zusammen mit den indirekten klinischen und immunologischen Anhaltspunkten untermauern die PCR-Befunde die ätiologische Verbindung der Tuberkulide zur Tuberkulose. Es sei hier ergänzend erwähnt, daß sich ausnahmsweise aus Tuberkulidläsionen ein Lupus vulgaris entwickeln kann, aus dem Erreger kulturell anzüchtbar sind [16]. Diese Beobachtung spricht wie die PCR-Befunde für die Anwesenheit von *Mycobacterium-tuberculosis* in Tuberkuliden.

Der Nachweis mykobakterieller DNA in Tuberkuliden steht nicht grundsätzlich im Widerspruch zum fehlenden mikroskopischen Nachweis von säurefesten Stäbchen, sondern reflektiert wahrscheinlich die gegenüber der PCR sehr niedrige Sensitivität der mikroskopischen Methode. Beim Lupus vulgaris erwiesen sich PCR und Kultur als deutlich sensitiver als die Mikroskopie zum Erregernachweis [10]. In Tuberkulidläsionen sind nur geringe Erregerzahlen zu erwarten, die sich wohl ähnlich wie beim Lupus vulgaris regelmäßig einem mikroskopischen Nachweis entziehen.

Während wie oben erläutert der PCR-Nachweis von mykobakterieller DNA in einigen Tuberkulidläsionen für die Anwesenheit vollständiger Myko-

bakterien spricht, ist nicht ausgeschlossen, daß daneben auch Bakterienbruchstücke oder von Mykobakterien sezernierte Substanzen allein für die Entstehung von Tuberkuliden verantwortlich sein können. Eine solche Möglichkeit besteht für diejenigen mittels PCR-Technik untersuchten Fälle von Erythema induratum Bazin und papulonekrotischem Tuberkulid, in denen keine *Mycobacterium-tuberculosis*-DNA nachgewiesen wurde [2, 9, 11, 19, 27].

Infektiologische Bedeutung

Die PCR ermöglicht den Nachweis mykobakterieller DNA in klinischen Proben, erlaubt aber nicht zu beurteilen, ob die Erreger bei Probengewinnung lebend oder tot waren. Da aus Läsionen von Erythema induratum Bazin und papulonekrotischem Tuberkulid weder kulturell noch im Tierexperiment Erreger angezüchtet werden können, sind diese Tuberkulide in der Regel als nicht infektiös anzusehen. Es muß noch geklärt werden, weshalb die aufgrund der geschilderten PCR-Befunde in Tuberkuliden anzunehmenden Mykobakterien nicht wachstumsfähig sind. Es ist denkbar, daß die Erreger bereits inaktiviert sind, wenn sie in die Haut gelangen. Alternativ könnte die starke spezifische Immunantwort der betroffenen Individuen (abzulesen am typischerweise stark positiven intrakutanen Tuberkulintest) die Erreger zwar nicht vollständig zerstört, aber doch so nachhaltig oder gar irreversibel geschädigt haben, daß die kulturelle Anzüchtung verhindert wird. Für eine zentrale Bedeutung der Stärke der Immunantwort spricht der Vergleich der Tuberkulide mit der Tuberculosis cutis miliaris disseminata. Hier kommt es wie bei den Tuberkuliden zur hämatogenen Aussaat von Mykobakterien in die Haut. Allerdings besteht im Gegensatz zur Situation bei den Tuberkuliden bei der Miliartuberkulose eine anerge Reaktionslage mit fehlender immunologischer Gegenwehr, und die Erreger sind gut aus Hautläsionen anzüchtbar.

Therapeutische Bedeutung

Die antituberkulotische Chemotherapie der Tuberkulide erfolgt häufig ex iuvantibus, falls bei den betroffenen Patienten keine aktive Tuberkulose gefunden wird. Bei Nachweis von *Mycobacterium-tuberculosis*-DNA durch die PCR wird die antituberkulotische Chemotherapie auf eine rationale Grundlage gestellt [9]. Der Erfolg der antituberkulotischen Chemotherapie dürfte aus den geschilderten Überlegungen heraus weniger auf die Zerstörung der ohnehin nicht vermehrungsfähigen Erreger in den Tuberkulidläsionen zurückzuführen sein, sondern vielmehr auf die Sanierung eines klinisch manifesten oder auch inapparenten tuberkulösen Fokus, der die Ausbildung von Tuberkulidläsionen unterhält.

Zusammenfassung

Der Nachweis von *Mycobacterium-tuberculosis*-DNA in Läsionen von Erythema induratum Bazin und papulonekrotischem Tuberkulid unterstützt als direkter Hinweis auf die Anwesenheit der Erreger in Tuberkuliden die ätiologische Beziehung dieser Erkrankungen zur Tuberkulose. Das Konzept der Tuberkulide hat auch 100 Jahre nach Prägung des Tuberkulidbegriffs Bestand und klinische Relevanz in der Dermatologie.

Literatur

1. Ackerknecht EH (1979) Geschichte der Medizin, 4. Aufl. Enke, Stuttgart
2. Baselga E, Margall N, Barnadas MA, De Moragas JM (1996) Mycobacterium tuberculosis DNA in papulonecrotic tuberculid. Arch Dermatol 132: 92–94
3. Braun-Falco O, Plewig G, Wolff HH (1995) Dermatologie und Venerologie, 4. Aufl. Springer-Verlag, Berlin, pp 233–238
4. Braun-Falco O, Thomas P (1995) Zum Tuberkulid-Begriff aus heutiger Sicht. Hautarzt 46: 383–387
5. Cribier B, Grosshans E (1990) Érythème induré de Bazin: concept et terminologie obsolètes. Ann Dermatol Venereol 117: 937–943, pp 145–162
6. Crissey JT, Parish PC (1981) The dermatology and syphilology of the nineteenth century. Praeger, New York
7. Darier MJ (1896) Des tuberculides cutanées. Ann Dermatol Syphiligr 7: 1431–1436
8. Degitz K (1996) Detection of mycobacterial DNA in the skin. Etiologic insights and diagnostic perspectives. Arch Dermatol 132: 71–75
9. Degitz K, Messer G, Schirren H, Classen V, Meurer M (1993) Successful treatment of erythema induratum of Bazin following rapid PCR-based detection of mycobacterial DNA. Arch Dermatol 129: 1619–1620
10. Degitz K, Steidl M, Neubert U, Plewig G, Volkenandt M (1993) Detection of mycobacterial DNA in paraffin-embedded specimens of lupus vulgaris by polymerase-chain reaction. Arch Dermatol Res 285: 168–170
11. Degitz K, Steidl M, Thomas P, Plewig G, Volkenandt M (1993) Aetiology of tuberculids. Lancet 341: 239–240
12. Degitz K, Volkenandt M (1993) Polymerase-chain reaction. Hautarzt 44: 681–689
13. Jordaan HF, Van Niekerk DJ, Louw M (1994) Papulonecrotic tuberculid. A clinical, histopathological, and immunohistochemical study of 15 patients. Am J Dermatopathol 16: 474–485
14. Lever WF, Schaumburg-Lever G (1990) Histopathology of the skin, 7th edn. Lippincott, Philadelphia, p 274
15. Lewandowsky F (1916) Die Tuberkulose der Haut. Springer, Berlin, pp 69–77
16. Morrison JGL (1974) The papulonecrotic tuberculide. From Arthus reaction to lupus vulgaris. Br J Dermatol 91: 263–270
17. Nachbar F, Classen V, Meurer M, Nachbar T, Schirren CG, Degitz K (1996) Orificial tuberculosis: detection by polymerase-chain reaction. Br J Dermatol 135: 106–109
18. Penneys NS, Leonardi CL, Cook S, Blauvelt A, Rosenberg S, Eells LD, Konwiser M, Aaronson CM (1993) Identification of Mycobacterium tuberculosis DNA in five different types of cutaneous lesions by the polymerase chain reaction. Arch Dermatol 129: 1594–1598
19. Schneider JW, Geiger DH, Rossouw DJ, Jordaan HF, Victor T, van Helden PD (1993) Mycobacterium tuberculosis DNA in erythema induratum of Bazin. Lancet 342: 747–748
20. Serfling U, Penneys NS, Leonardi CL (1993) Identification of Mycobacterium tuberculosis DNA in a case of Lupus vulgaris. J Am Acad Dermatol 28: 318–322
21. Srinivasan SK, Iversen P (1995) Review of in vivo pharmacokinetics and toxicology of phosphorothioate oligonucleotides. J Clin Lab Anal 9: 129–137
22. Steidl M, Neubert U, Volkenandt M, Chatelain R, Degitz K (1993) Lupus vulgaris confirmed by polymerase-chain reaction. Br J Dermatol 129: 314–318
23. Taniguchi S, Chanoki M, Hamada T (1993) Scrofuloderma: the DNA analysis of mycobacteria by the polymerase chain reaction. Arch Dermatol 129: 1618–1619
24. Tappeiner G, Wolff K (1993) Mycobacterial diseases: tuberculosis and atypical mycobacterial infections. In: Fitzpatrick TB, Eisen AZ, Wolff K, Freedberg IM, Austen KF (eds) Dermatology in General Medicine, 4th edn. McGraw Hill, New York, pp 2370–2395
25. Thomas PA, Korting HC (1995) The "id"-concept: new insight into an old problem. Eur J Dermatol 5: 114–116
26. Vanhooteghem O, Doffiny Y (1996) Lichen scrophulosorum type tuberculids of the face. Dermatology 192: 393–395
27. Victor T, Jordaan HF, Van Niekerk DJT, Louw M, Jordaan A, Van Helden PD (1992) Papulonecrotic tuberculid. Identification of Mycobacterium tuberculosis DNA by polymerase chain reaction. Am J Dermatopathol 14: 491–495

Krank durch intestinale Candida-Besiedlung?

Helmut H. Wolff und Yvonne Gaber

Einleitung

Der Hefepilz Candida albicans findet sich als Saprophyt ubiquitär auf Schleimhäuten von Warmblütern, an der Haut allenfalls in den intertriginösen Bereichen, selten wird er im Boden, auf Pflanzen oder in der Luft nachgewiesen. Eindeutige Beschreibungen von Candidose des Menschen findet man seit dem Altertum, so schon bei Hippokrates oder Galen [9]. Entdeckt wurde der Mikroorganismus 1841 von Langenbeck; auf die auch aus anderen Bereichen der Mykologie bekannten, bis heute andauernden Schwierigkeiten bezüglich der Nomenklatur soll hier nicht eingegangen werden (alte Bezeichnungen unter anderem Oidium, Monilia); der Name Candida albicans ist jedenfalls heute eindeutig akzeptiert, als Krankheitsbezeichnung wird in den USA Candidiasis, in Europa Candidosis bevorzugt [3]. Die Bedeutung als opportunistischer Keim ist lange bekannt; so schrieb der schwedische Pädiater Berg Mitte des letzten Jahrhunderts: „Die Candida ist ein Schwämmchen, das nur den kranken Baum befällt, diesen Baum durch ihren Befall aber noch kränker macht" (zitiert nach [8]). Diese Bedeutung trat dann im Zeitalter der Antibiotika und später mit der Ausbreitung von Aids wieder nachdrücklicher in Erscheinung.

Candidiasis hypersensitivity syndrome

In den letzten Jahren kam zunehmend die Behauptung auf, daß die nicht selten nachweisbare Besiedlung des menschlichen Darms durch Candida über die bekannten lokalen Symptome hinaus für eine Vielzahl von allgemeineren Beschwerden oder systemische Krankheiten [1, 20] verantwortlich sei, etwa im Sinne der früher ähnlich breit interpretierten Fokus-Theorie. Die vielfältigen, zum Teil gegensätzlichen Symptome wurden unter dem Begriff Candidiasis hypersensitivity syndrome zusammengefaßt, die auch Begriffe wie „muffiger Körpergeruch" und „Säuferleber ohne eine Tropfen Alkohol"

enthält. Die letztgenannte Kuriosität beruht auf der Meinung, die Vergärung von Kohlenhydraten im Darm durch Candida albicans führe zu derartig großen Alkoholmengen, daß eine Leberschädigung mit Transaminasenerhöhung resultiert. Um es vorwegzunehmen: Seriöse Berechnungen schließen diese Möglichkeit völlig aus [2]. Zusätzlich sind als wichtige Dermatosen die Psoriasis, die Neurodermitis und die seborrhoische Dermatitis zu nennen, für die ebenfalls eine Mitauslösung durch „Pilzbefall" des Darms postuliert wird [11, 12]. Das Konzept des Candidiasis hypersensitivity syndrome beruht auf der Verallgemeinerung von Einzelfallbeobachtungen durch Truss 1978 [19]. Es wurde und wird vor allem in der paramedizinischen Literatur, in Ratgebern, auf Vorträgen und von Selbsthilfegruppen sowie in der Tagespresse propagiert; empfohlen wird eine Anti-Pilz-Diät, stark betont wird auch die Notwendigkeit einer Darmsanierung mittels Antimykotika von den diesbezüglich engagierten Firmen der pharmazeutischen Industrie, daneben von höchst dubiösen Diagnostiklabors und Therapeuten. Das Magazin „Der Spiegel" hat in einem durchweg kritischen Bericht im Juni 1996 den Freiburger Hygieniker Daschner zitiert, der in diesem Zusammenhang von „Abzocken sondergleichen" spricht.

Intestinale Candidose, behauptete Symptome

Candidiasis Hypersensitivity Syndrome
- Herzbeschwerden, Kurzatmigkeit
- Hungerattacken, Blähungen
- Diarrhö, Obstipation
- Übergewicht, chronische Müdigkeit
- Nahrungsmittelunverträglichkeit
- Arthritiden, Myalgien
- Konzentrationsstörungen
- „Muffiger Körpergeruch"
- „Säuferleber ohne einen Tropfen Alkohol"

Dermatosen
- Psoriasis vulgaris
- Atopische Dermatitis
- Seborrhoische Dermatitis

Passagere Mykoflora, kommensale Mykoflora und Mykose

Der Nachweis von Candida albicans im Oropharynx, auf der Darmschleimhaut oder im Stuhl ist nicht gleichbedeutend mit einer behandlungsbedürftigen Mykose. Epidemiologische Untersuchungen konnten bei 50(bis 80!)% auch gesunden Menschen zumindest vorübergehend Candida nachweisen. Dabei kann es sich um eine passagere Mykoflora handeln: Die Pilze werden mit der Nahrung aufgenommen, siedeln sich aber nicht an und werden bald wieder ausgeschieden. In anderen Fällen handelt es sich um eine harmlose, saprophytäre Besiedlung, die kommensale Mykoflora, bei der sich die Pilze innerhalb gewisser Grenzen vermehren [10]. Der Übergang von diesem Zustand zur pathologischen Mykoflora und damit zur Krankheit, der Mykose, hängt von Erreger- und Wirtseigenschaften ab. Auf Seiten des Erregers spielen neben der Keimzahl die Virulenzfaktoren (Wachstumsrate, Hyphenbildung, Switching, Oberflächenfaktoren wie Rezeptoren, Adhäsionsmoleküle, Immunmodulatoren), die Produktion lytischer Enzyme und die Verkleidung des Erregers durch molekulare Mimikry eine Rolle [20]. Bei der Abwehr durch den Wirtsorganismus können spezifische und unspezifische Mechanismen unterschieden werden. Als Anhalt für die Behandlungsbedürftigkeit einer intestinalen Candidose [13] kann die Zahl koloniebildender Organismen pro Gramm Faeces dienen.

Bewertung des Nachweises von Candida im Stuhl

Bei Immunkompetenten
- < 10^3/g Faeces: kein Krankheitswert
- < 10^6/g Faeces: kontrollbedürftig
- > 10^6/g Faeces: therapiebedürftig, Immunstatus?

Bei Immundefizienten
- Therapiebedürftig auch ohne Symptome

Bei unbekanntem Immunstatus
- Wichtiger Indikator
- Immunstatus klären
- Ursachen suchen

Klinisch lassen sich drei Schweregrade einer Candidose unterscheiden

- Oberflächliche Candidose
- Lokal invasive Candidose
- Systemisch disseminierte Candidose

Als besonderes Krankheitsbild wurde die chronische mukokutane Candidose herausgestellt, bei der therapieresistent besonders der Oropharynx, die Haut und die Nägel (weniger der Darm) befallen sind. Es handelt sich jedoch um kein einheitliches Krankheitsbild, sondern um mindestens 8 verschiedene Varianten, darunter sowohl genetisch determinierte (autosomal-rezessiv mit oder ohne Endokrinopathien, autosomal-dominant ohne Endokrinopathie) als auch sporadisch vorkommende primäre und sekundäre Formen [9]. Die Bedeutung für den Dermatologen liegt dabei in der frühzeitigen Erkennung der begleitenden Symptome. Beispielsweise kann bei der Variante mit assoziiertem Thymom die chronische mukokutane Candidose dem Thymustumor um längere Zeit vorausgehen [9].

Risikofaktoren

Es ist lange bekannt – und der Pädiater Berg aus der Mitte des letzten Jahrhunderts wurde bereits zitiert –, daß Candidose fast nur bei lokaler oder systemischer Abwehrschwäche entsteht. Candidose ist „eine Krankheit der Kranken", die allerdings einen Circulus vitiosus einleiten kann. Die den Dermatologen, vielleicht aber nicht allen Ärzten geläufigen Risikofaktoren – Krankheiten, Therapieformen, sonstige Bedingungen – sind in der folgenden Übersicht zusammengefaßt.

Candidose: Risikofaktoren

Krankheiten
- Angeborene Immundefekte
- T-Zell-Defekte (Di George-Syndrom, chronische mukokutane Candidose)
- Erworbene Immundefekte (Aids, Autoimmunerkrankungen)
- Stoffwechselerkrankungen (Diabetes)
- hämatologische Erkrankungen (Morbus Hodgkin, Leukämien)
- Maligne Tumoren, Kachexie
- Verbrennungen, Nierenversagen

Therapieformen
- Glukokortikosteroide
- Immunsuppressiva
- Antibiotika
- Strahlentherapie
- Schwere Operationen

Sonstiges
- Früh-, Neugeborene
- Schwangerschaft
- Senium

Diagnostik

Praxisrelevant für die Diagnose einer Candidose sind das Nativpräparat, und beweisend ist die Pilzkultur mit Differenzierung.

In Einzelfällen mag auch die histologische Untersuchung einer Biopsie (PAS-Färbung) hilfreich sein, gelegentlich deckt sie die Diagnose bei einer unter anderer Fragestellung entnommenen Schleimhautprobe auf. Die Blutkultur und die PCR als weitere direkte Keimnachweise spielen in der Praxis keine Rolle, ebensowenig der indirekte Nachweis mittels Serodiagnostik [16].

Therapie

Bei behandlungsbedürftigen Candidosen des Darms werden folgende Therapieschemata empfohlen:

Oberflächliche Candidose
- Nystatin (oral 3mal 500.000 – 1 Mio I.E/Tag)
- Amphotericin B (oral 2 – 4mal 200 – 400 mg/Tag)
- Behandlungsdauer: mindestens 2 Wochen

Lokal-invasive Candidose
- Ketoconazol (oral, 200 – 400, max. 600 mg/Tag)
- Fluconazol (oral, 50 – 100 mg/Tag)
- Itraconazol (oral, 200 – 400, max. 600 mg/Tag)
- Behandlungsdauer: mindestens 6 Wochen

Alternativ wird zur Reduzierung von Resistenzentwicklung die Kombination von Amphotericin B und Flucytosin (oral oder intravenös) empfohlen. Auf die Nierenfunktion ist zu achten.

Intestinale Candidose und Allgemeinerkrankungen?

Wie eingangs erwähnt, beruht die Annahme eines Zusammenhanges zwischen intestinaler Candidose (nicht nur der saprophytären Besiedlung) und unspezifischen Krankheitssymptomen oder Allgemeinerkrankungen nur auf wenig überzeugenden Einzelbeobachtungen [2, 6, 14, 17, 18]. Nach wie vor gilt die detaillierte Stellungnahme des „Executive Committee of the American Academy of Allergy and Immunology" zum „Candidiasis hypersensitivity syndrome" [1]:

„Das Konzept ist spekulativ und unbewiesen", es folgt dann eine fünf Punkte umfassende Begründung.

„Die vorgeschlagenen Therapieprogramme sind potentiell gefährlich".

Empfohlen werden kontrollierte Studien. Solche liegen bisher nur in begrenztem Umfang vor, und sie sprechen gegen einen ursächlichen Zusammenhang. Renfro et al. [15] haben 100 Patienten mit chronischem Erschöpfungszustand („fatigue") untersucht, darunter acht mit von ihnen angenommener Verursachung durch Candida. Ein Zusammenhang ließ sich jedoch bei genauer Analyse nicht feststellen. In beiden Gruppen überwogen psychiatrische Symptome. Dismuskes et al. [4] publizierten eine prospektive randomisierte Crossover-Doppelblindstudie mit 42 Patientinnen. Die geklagten Symptome eines Candidiasis hypersensitivity syndrome wurden unter Nystatintherapie gegenüber Plazebo nicht signifikant gebessert.

Auch epidemiologische Untersuchungen können dieses Konzept nicht stützen. Henseler hat 1995 eine Studie anhand der Daten von 44.695 stationär an der Kieler Universitätshautklinik behandelten Patienten die Assoziationen zwischen mukokutaner Candidainfektion und anderen dermatologischen sowie einigen internistischen Krankheiten analysiert [5]. Es ergab sich, daß Patienten mit Dermatomyositis, Pemphigus, Tinea inguinalis und Condylomata acuminata mehr als dreifach häufiger, Patienten mit Urtikaria, Follikulitis und bullösem Pemphigoid doppelt häufiger Candidose zeigten als erwartet. Signifikant erhöht war auch das relative Risiko bei Patienten mit Erysipel, Akne, Psoriasis und atopischer Dermatitis. Diese Daten können bedeutsam für die Frage sein, bei welchem Krankheitsbild (und bei welchen Therapieformen) mit einer begleitenden oder sekundär induzierten Candidose zu rechnen ist, die entsprechende Diagnostik und Therapie verlangt. Ein Beleg für eine ursächlich-pathogenetische Bedeutung der Candidose bei dermatologischen Erkrankungen läßt sich aus den vorliegenden Daten allenfalls für die chronische Urtikaria (relatives Risiko = 2,9) ableiten. Dieser Zusammenhang wird seit langem diskutiert und wird auch durch eigene Einzelfallbeobachtungen gestützt. Die Beweiskette lautet in diesen Fällen: chronische Urtikaria-Nachweis einer intestinalen Candidose – antimykotische Therapie – Sistieren der Urtikaria, eventuell nach einer massiven letzten Exazerbation. Ähnliche Zusammenhänge sind auch für andere Hautreaktionen zu diskutieren, bei denen eine sogenannte infektallergische Genese – wie bei Urtikaria neben vielfältigen sonstigen Ursachen – in Frage kommt, beispielsweise Erythema anulare centrifugum [10], Vasculitis allergica, Erythema multiforme, Erythema nodosum.

Zusammenfassung

Intestinale Candidabesiedlung ist nicht gleichzusetzen mit behandlungsbedürftiger Krankheit. Eine antimykotische Therapie ist nur bei der nachgewiesenen Erkrankung indiziert.

Bei diffusen Beschwerden ist ein Zusammenhang mit Candidabesiedlung oder Candidose des Darms unbewiesen. Vielfach besteht aber eine Mykophobie [17].

Auf dermatologischem Fachgebiet ist ein Zusammenhang mit infektallergisch getriggerten Erkrankungen möglich, so bei chronischer Urtikaria. Hinweisend sind die diagnostische Sicherung der Mykose und die Abheilung der Dermatose nach antimykotischer Therapie.

Wichtiger ist der Umkehrschluß: Candidose ist nicht Ursache, sondern Folge vieler Erkrankungen oder von Therapieformen.

Daher ist es eine wichtige Aufgabe für den Dermatologen, bei Candidose nach möglichen Ursachen sowie Grundkrankheiten zu fahnden.

Literatur

1. Anderson JA, Chai H, Clamann HN, Ellis EF, Fink JN, Kaplan AP, Lieberman PL, Pierson WE, Salvaggio JE, Sheffler AL, Slavin RG (1986) Candidiasis hypersensitivity syndrome. Approved by the Executive Committee of the American Academy of Allergy and Immunology. J Allergy Clin Immunol 78: 271–273
2. Bernhardt M (1996) Candida im Ökosystem des Orointestinaltraktes. Mycoses 39 (Suppl 1): 44–47
3. Braun-Falco O, Plewig G, Wolff HH (1996) Dermatologie und Venerologie, 4. Aufl. Springer Berlin
4. Dismukes WE, Wade JS, Lee JY, Dockery BK, Hain JD (1990) A randomized, double-blind trial of nystatin therapy for the candidiasis hypersensitivity syndrome. N Engl J Med 323: 1717–1723
5. Henseler T (1995) Mukokutane Candida-Infektionen bei Patienten mit Hautkrankheiten. Mycoses 38 (Suppl 1): 7–13
6. Knoke M (1996) Klinische Bilder der Candidose im Orointestinaltrakt. Fiktion oder Realität? Mycoses 39 (Suppl 1): 40–43
7. Listemann H (1996) Bemerkungen über die Anti-Pilz-Diät. Akt Dermatol 22: 53–55
8. Male O (1989) Mykosen – der Breitbandmehrbereichskrankheitskomplex. Wien Med Wochenschr 15/16: 342–345
9. Martin AG, Kobayashi GS (1993) Yeast infections: Candidiasis, Pityriasis (Tinea) versicolor. In: Fitzpatrick TB, Eisen AZ, Wolff K, Freedberg JM, Austen KF (eds) Dermatology in general medicine, 4th ed. McGraw Hill, New York, Vol II, pp 2452–2467
10. Meinhof W (1995) Die intestinale Besiedlung mit Candida albicans und ihre Auswirkung auf einige chronisch-entzündliche Dermatosen. Hautarzt 46: 525–527
11. Menzel J (1984) Zur Provokation der Dermatitis atopica durch intestinale Candidamykose. Z Hautkr 59: 1463–1468
12. Menzel J, Holzmann H (1988) Seborrhoisches Ekzem, Psoriasis und intestinaler Hefepilzbefall. Akt Dermatol 14: 314–316
13. Müller J (1982) Pilze im Gastrointestinaltrakt. Fortschr Med 20: 936–941
14. Nolting S (1996) Die Candida-Connection: Statements ohne wissenschaftliche Grundlage. Editorial. Pilzdialog 11: 3
15. Renfro L, Feder HM, Lane TJ, Mann P, Matthews DA (1989) Yeast connection among 100 patients with chronic fatigue. Am J Med 86: 165–168
16. Rüchel R (1995) Diagnostik der Candidamykosen. Internist 36: 125–127
17. Seebacher C (1996) Mykophobie – eine neue Krankheit? Mycoses 39 (Suppl 1): 30–32
18. Stremmel W (1996) Schlußwort zu: Candida-Besiedlung und Befall des Gastrointestinaltrakts. Dtsch Ärztebl 93: B-1004–1005
19. Truss CO (1978) Tissue injury induced by Candida albicans: mental and neurologic manifestations. J Orthomolecular Psychiatry 7: 17
20. Wedding U, Geiss HK, Theilmann L, Stremmel W (1995) Candida-Besiedlung und Befall des Gastrointestinaltraktes. Dtsch Ärztebl 92: B2449–2454

Spurenelemente und Antioxidantien

Thomas Ruzicka, Sherko von Schmiedeberg und Clemens Fritsch

Spurenelemente

Spuren- oder Mikroelemente werden diejenigen chemischen Elemente genannt, deren Anteil an der Körpermasse kleiner als 0,01 % ist. Die Spurenelemente können nach ihrer Lebensnotwendigkeit in drei Gruppen eingeteilt werden: Die essentiellen, die möglicherweise essentiellen und die nichtessentiellen beziehungsweise toxischen (Tabelle 1). Nach heutigem Wissensstand können elf Spurenelemente mit Sicherheit als essentiell bezeichnet werden [16]. Es ist schwierig experimentell zu klären, ob ein Spurenelement essentiell ist, da oft schon kleinste Mengen des Elementes ausreichen, um Mangelerscheinungen des Organismus zu verhindern. Die meisten Spurenelemente sind Metalle und wirken zumeist als Säurekatalysatoren in Enzymsystemen der Zelle. Etwa 35 % aller Enzyme enthalten ein Metallion als wesentlichen, funktionellen Bestandteil. Der Entzug von essentiellen Spurenelementen führt zu typischen Mangelerscheinungen, die durch Zugaben der entsprechenden Elemente aufgehalten werden können oder reversibel sind (Tabelle 2). Einige der Spurenelemente wirken schon in sehr niedrigen Konzentrationen toxisch (Blei, Platin und Quecksilber). Metallisches Quecksilber, das industriell als Katalysator verwendet wird, wird in Flüssen und Seen von Mikroorganismen in das neurotoxische Dimethylquecksilber überführt. Toxische Konzentrationen von Blei hemmen sogenannte SH-Enzyme, insbesondere Enzyme der Porphyrinbiosynthese, ATPasen und die Lipoamiddehydrogenase. Bestimmte Platinsalze haben eine hohe sensibilisierende Potenz. Neben Symptomen einer Soforttyp-Allergie wie Rhino-Konjunktivitis und Asthma bronchiale können Urtikaria, Pruritus und auch eine Kontaktdermatitis auftreten. Generell gilt für alle Spurenelemente der Satz von Paracelsus (1493–1541): „Was ist das nit gifft ist? Alle ding sind gifft/und nichts ohn gifft/allein die dosis macht das ein ding kein gifft ist", das heißt alle Spurenelemente, auch die essentiellen, sind potentiell toxisch, wenn sie in entsprechend hohen Konzentrationen verabreicht oder aufgenommen werden.

Tabelle 1. Die Spurenelemente

Essentiell	Möglicherweise essentiell	Nichtessentiell/ toxisch
Eisen	Aluminium	Antimon
Zink	Arsen	Blei
Kupfer	Barium	Platin
Jod	Brom	Quecksilber
Mangan	Cadmium	
Selen	Fluor	
Chrom	Lithium	
Kobalt	Nickel	
Molybdän	Silicium	
Vanadium	Strontium	
Zinn		

Tabelle 2. Mangelerscheinungen der essentiellen Spurenelemente

Element	Tagesbedarf (mg)	Mangelerscheinung
Chrom	< 0,005	Wachstumsstörungen, Störungen des Glukose-, Fett- und Proteinstoffwechsels
Eisen	0,5–5	mikrozytäre Anämie
Iod	0,1–0,2	Hypothyreose, Kretinismus
Kobalt	< 0,005	makrozytäre Anämie
Kupfer	1–2,5	Wachstumsstörungen, mikrozytäre Anämie, Sterilität, Störung des Kollagen- und Elastinstoffwechsels
Mangan	2–5	Sterilität, Chondrodysplasie
Selen	0,075	Störungen des Immunsystems
Zink	0,4–6	Wachstumsstörungen, Haarausfall, Wundheilungsstörungen

Angeborene Stoffwechselstörungen der Spurenelemente

Für einige essentiellen Spurenelemente (Zink, Eisen, Kupfer, Molybdän und Mangan) sind angebo-

Tabelle 3. Hereditäre Stoffwechselstörungen der Spurenelemente

Element	Syndrom	Klinik
Zink	hereditäre Zinkämie	erhöhter Plasmazinkspiegel
	Akrodermatitis enteropathica	Wachstumsstörungen, Haarausfall, Immunstörungen, unbehandelt Letalität 40 %
Eisen	idiopathische Hämochromatose	Hautpigmentierung, Hepatomegalie, Diabetes mellitus
Kupfer	M. Wilson	Leberzirrhose, neurologische Symptome, Kayser-Fleischer Kornealring
Molybdän	Sulfitoxidase-Xanthindehydrogenase-Mangel	Gesichtsasymmetrie, Mikrogyrie, neurologische Symptome (Krämpfe)
Mangan	Iminodipeptidurie (Prolidasemangel)	Ulzera der Unterschenkel, Infektneigung, mentale Retadierung

rene Defekte im Stoffwechsel beschrieben worden (Tabelle 3). Keiner dieser Defekte ist bisher vollständig aufgeklärt worden [4].

Spurenelemente und das Immunsystem

Von der klinischen Wirksamkeit und direktem Einfluß auf das humorale und zelluläre Abwehrsystem muß bei folgenden Spurenelementen ausgegangen werden:

- Zink
- Lithium
- Selen
- Mangan [13]

Das humorale Immunsystem verfügt über Wirkmechanismen mit sehr hoher Enzymaktivität (DNA- und RNA-Polymerasen), die alle überdurchschnittlich zinkhaltig sind. Zink hat somit direkten Einfluß auf das Verhältnis von $CD4^+$ T-Helferzellen und $CD8^+$ Suppressorzellen, auf die Zytokinproduktion und Mitogenstimulation der Lymphozyten sowie die Phagozytosefähigkeit von Makrophagen. Als Bestandteil der Desoxyribonucleotidyltransferase gewährleistet es die Differenzierung von Lymphoblasten. Das Element Lithium wirkt systemisch über eine Stimulation des Prostaglandins E2. Weiterhin hat Lithium einen positiven Effekt auf den Granulozyten-Makrophagen-

Stimulationsfaktor. Das Element Selen wirkt als Bestandteil der Glutathionperoxidase als klassisches Antioxidans und Radikalenfänger auf die humorale und zelluläre Abwehr. Selen schützt immunkompetente Zellen vor der Zerstörung durch Hydroxyl- und Peroxylradikale sowie vor den Wirkungen von ionisierenden und UVA-Strahlen. Bei einer Überdosierung von Selen kann es jedoch zu einer Hemmung des Immunsystems kommen.

Spurenelemente in der Dermatologie

Nickel

Das Spurenelement Nickel gehört zu den häufigsten Auslösern einer Typ-IV-Kontaktsensibilisierung. Seit einigen Jahren wird die Frage, ob die systemische Aufnahme von Nickel Einfluß auf eine Nickeldermatitis hat, kontrovers diskutiert [3]. Von einer Reihe von Untersuchern wurde gezeigt, daß eine orale Zufuhr von Nickel bei Patienten mit nachgewiesener Nickelsensibilisierung zu einer Exazerbation von Handekzemen führt. Im Tiermodell konnte gezeigt werden, daß eine verminderte Nickelaufnahme zu einer erhöhten Nickelsensibilisierung führt beziehungsweise eine orale Toleranzinduktion bei nickelsensibilisierten Mäusen möglich ist.

Lithium

Während eine systemische Lithiumgabe über die Stimulation des Entzündungsmediators PGE2 zur Exazerbation einer Psoriasis vulgaris führen kann, wird die äußerliche Anwendung von Lithium (Efadermin Salbe) erfolgreich in der Behandlung der seborrhoischen Dermatitis eingesetzt. Eine antiinflammatorische Wirkung über eine Hemmung von PGE2 sowie antimikrobielle Eigenschaften von Lithium werden diskutiert [11].

Zink

Aufgrund seiner immunmodulatorischen Eigenschaften wirkt Zink sowohl bei äußerlicher als auch innerlicher Gabe entzündungshemmend und im weitesten Sinne antiekzematös. Zinkoxid wird seit Jahren als Externum in verschiedenen Salben, Schüttelmixturen und Pasta zinci angewandt. In vitro hat Zink einen Hemmeffekt auf die Replikation von Herpes-simplex-Viren und von Dermatophyten. Systemisch wird Zink, neben der Zinkmangeldermatose Acrodermatitis enteropathica, zur Behandlung von entzündlichen Hautkrankheiten, der Akne vulgaris, der erosiv-pustulösen Dermatose der Kopfhaut sowie bei großflächigen Verbrennungen und Wundheilungsstörungen eingesetzt.

Selen

Das Element Selen ist essentieller Bestandteil der Glutathionperoxidase, die neben der Peroxidentgiftung in Erythrozyten auch auf die Wasserstoffperoxide ungesättigter Fettsäuren wirkt. Diese Wasserstoffperoxide entstehen unter Einwirkung von sehr reaktionsfähigen Radikalen, die zum Beispiel durch UV-Bestrahlung induziert werden können. In vitro konnte in humanen Fibroblastenkulturen gezeigt werden, daß Selen einen protektiven Effekt auf die UVA-induzierte Lipidperoxidation sowie den UVA-induzierten Zelltod hat. Herrick et al. konnten zeigen, daß bei Patienten mit primärem Raynaud-Syndrom sowie bei Patienten mit progressiver systemischer Sklerodermie ein erniedrigter Plasma-Selenspiegel mit einem gleichzeitig erhöhten Plasmaspiegel von Lipidperoxiden korreliert [12]. Die Autoren empfehlen im Rahmen von klinischen Studien eine Substitutionstherapie mit Antioxidantien (Vitamin C, Selen) bei Patienten mit primärem Raynaud-Syndrom und progressiver systemischer Sklerodermie.

Quecksilber

Metallisches Quecksilber (Hg), das industriell als Katalysator Anwendung findet, wird in Flüssen und Seen von Mikroorganismen in das neurotoxische Dimethylquecksilber überführt und gelangt nach Anreicherung in den Fischen in die menschliche Nahrungskette. Neben der Nahrung stammt die Hg-Belastung von beruflich nicht exponierten Personen aus den Amalgamfüllungen. Die Minimata-Krankheit ist eine chronische Hg-Vergiftung mit zunächst unspezifischen Beschwerden wie Schwäche, Gewichtsverlust, Kopf- und Gliederschmerzen sowie Stomatitis, Gingivitis und Albuminurie. Im weiteren Verlauf kommt eine sensorische distal betonte Neuropathie hinzu. Äußerliche Exposition gegenüber Hg-Verbindungen kann eine akute generalisierte exanthematische Pustulose mit zahlreichen Pusteln und großflächigen Erythemen in den Intertrigines sowie Fieber und Leukozytose zur Folge haben, das toxische Pustuloderm. Eine besondere klinische Variante der Kontaktsensibilisierung gegen Hg ist das Baboon-Syndrom mit hellroten unscharf begrenzten Erythemen in den Beugen. Kürzlich konnten wir in unserem eigenen Patientengut einen ungewöhnlichen, bisher nicht beschriebenen Fall einer Purpura pigmen-

tosa progressiva bei einem Patient mit nachgewiesener Typ-IV-Sensibilisierung gegen Hg (Abb. 1) ausmachen. Diskutiert wird darüber hinaus eine ätiopathogenetische Rolle des Hg, insbesondere bei Amalgamfüllungen, beim Lichen ruber mucosae. In einer Studie, in der etwa 500 Patienten untersucht wurden, konnte bei 9 von 10 Patienten mit einem histologisch gesicherten Lichen ruber mucosae eine Typ-IV-Sensibilisierung gegen Quecksilber nachgewiesen werden [1]. Die Frage, ob die Hg-Belastungen durch Amalgamfüllungen zu entsprechenden klinischen Krankheitsbildern führen, wurde in den letzten Jahren kontrovers diskutiert [15]. Gemessen an der Häufigkeit von Amalgamfüllungen fühlen sich nur wenige Patienten durch diese beeinträchtigt. Die beobachteten Symptome sind zumeist unspezifisch und viel-

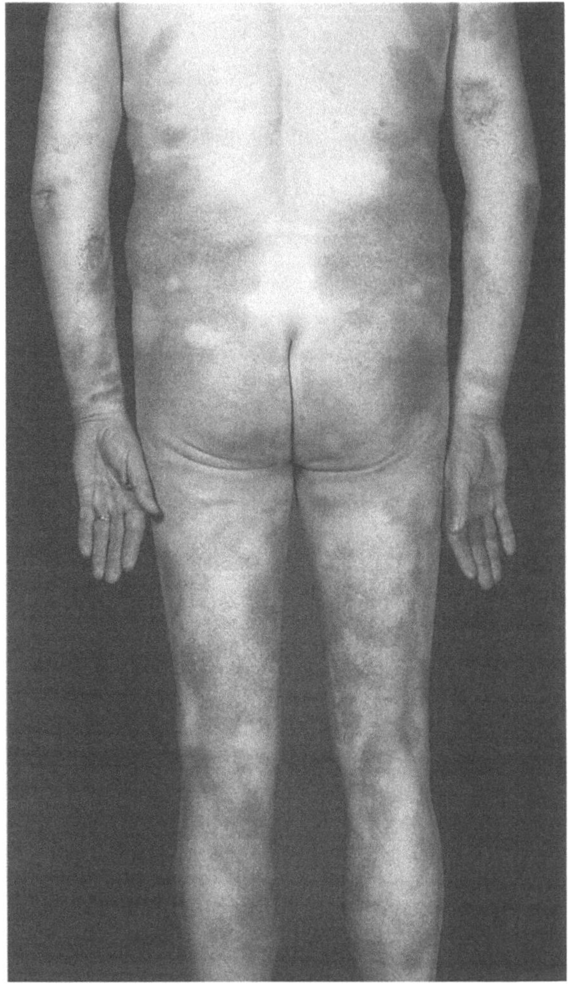

Abb. 1. Purpura pigmentosa progressiva bei Typ-IV-Sensibilisierung gegen Quecksilber

schichtig und bisher konnte kein charakteristisches Bild einer Amalgamkrankheit beschrieben werden. Allergische Reaktionen auf Amalgamfüllungen können auftreten, weltweit wurden bisher nur etwa 100 Patienten publiziert.

Gold

Gold wird als Basistherapeutikum in der Rheumatologie eingesetzt, wobei mit einer bis zu 30%igen Nebenwirkungsrate zu rechnen ist. An der Haut werden insbesondere Exantheme beobachtet, die viele andere Dermatosen imitieren können. Häufig sind lichenoide Läsionen. Experimentell konnte gezeigt werden, daß nicht das ursprüngliche Medikament – Gold in der Oxidationsstufe I – sondern dessen reaktiver Metabolit Gold(III), der in Phagozyten gebildet wird, über veränderte Selbstproteine eine spezifische T-Zellantwort induzieren kann [9]. Eine Patientin, die wegen einer rheumatoiden Arthritis über ein halbes Jahr mit Goldpräparaten behandelt wurde, entwickelte eine schwere lichenoide Dermatitis (Abb. 2). Wegen der schweren generalisierten Dermatitis war es nicht möglich, eine kutane Allergietestung durchzuführen. Deshalb wurde der Lymphozytentransformationstest als In-vitro-Ansatz mit den isolierten Blutlymphozyten der Patientin durchgeführt. Im Lymphozytentransformationstest konnten T-Zellen nachgewiesen werden, die spezifisch gegen den Metaboliten Gold(III) sensibilisiert waren, nicht jedoch gegen das ursprüngliche Medikament Gold(I) (Abb. 3).

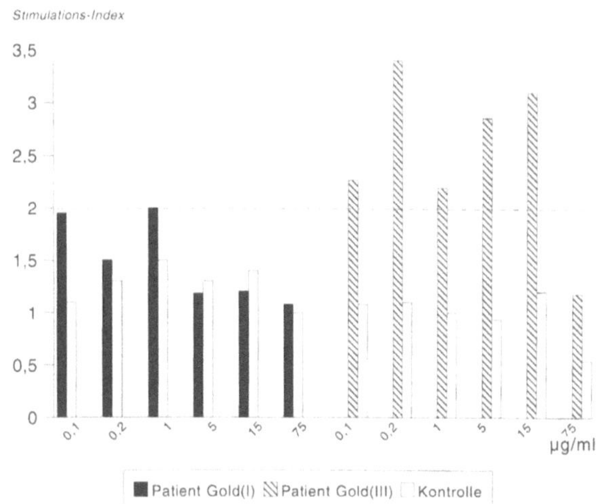

Abb. 3. Im Lymphozytentransformationstest (LTT) Nachweis von T-Lymphozyten, die gegen Gold (III) sensibilisiert sind, nicht jedoch gegen das ursprüngliche Medikament Gold in der Oxidationsstufe I

Antioxidantien

Antioxidantien schützen die Zellen vor oxidativem Stress. Oxidativer Stress wird durch reaktive Sauerstoffspezies (ROS) hervorgerufen. Zu den ROS zählen Singulet-Sauerstoff ($^1O_2$), Hydroxyl-Radikale (HO•), Superoxid-Radikale (O_2•$^-$), Alkoxyl-Radikale (RO•), Peroxyl-Radikale (ROO•), Stickstoffmonoxid-Radikal (NO•), Peroxynitrit ($ONOO^-$) und Semiquinon-Radikal (Q•$^-$) [14]. ROS werden

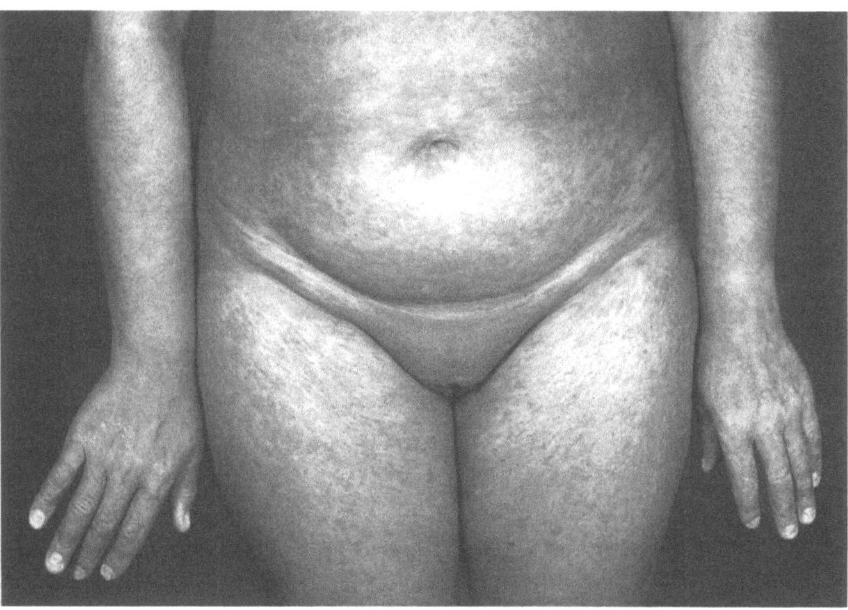

Abb. 2. Generalisierte lichenoide Dermatitis nach medikamentöser Goldtherapie

endogen über die Atmungskette, Enzyme und Entzündungsreaktionen gebildet. Darüber hinaus finden sich exogen in Raum- und Außenluft Substanzen wie Zigarettenrauch, Stickstoffoxid sowie Industrie- und Verkehrsabgase, die ROS induzieren. Auch Röntgenstrahlen und Licht können ROS erzeugen. Die DNS sowie Proteine als auch Lipide sind Angriffspunkte der ROS. Die Effekte der ROS werden auch therapeutisch eingesetzt. Hier sei als aktuelles Beispiel die photodynamische Therapie erwähnt. Die Interaktion von Porphyrinen mit Licht induziert eine phototoxische Reaktion, bei der ROS entstehen, die über Membranschäden zu einer selektiven Tumornekrose führen [7]. Diesen zur Gruppe der Prooxidantien zählenden ROS stehen in der Zelle und auch in den Körperflüssigkeiten Schutzsysteme gegenüber, die als Antioxidantien zusammengefaßt werden. Eine Auslenkung aus diesem „steady-state" zugunsten der Prooxidantien wird als oxidativer Streß bezeichnet (Abb. 4). In den letzten Jahren hat sich immer mehr herauskristallisiert, daß oxidativer Streß bei der Entstehung einer ganzen Reihe von Krankheiten mit verantwortlich ist. Die vorzeitige Alterung und die Atherosklerose werden durch Beeinträchtigung des Lipidstoffwechsels verursacht. Modifikation und Oxidation von Proteinen führen zur senilen Demenz sowie zur Katarakt. Die Karzinogenese beruht auf DNS-Schäden [6,14]. Darüber hinaus scheint oxidativer Streß bei Autoimmunerkrankungen sowie bei der Progression von Aids eine pathogenetische Rolle zu spielen. Die Antioxidantien unterbinden die Wir-

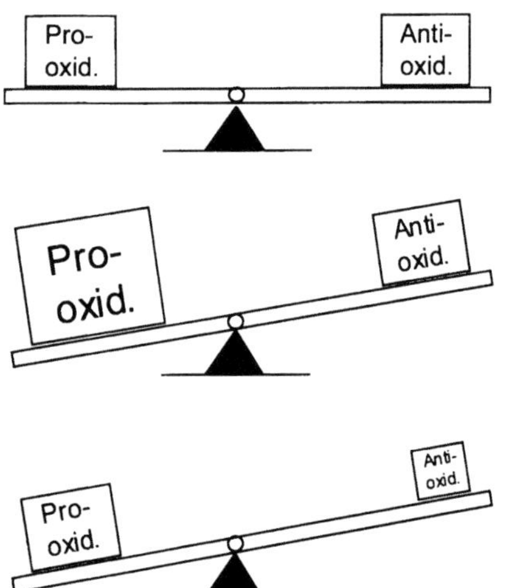

Abb. 4. Oxidativer Stress. Ein Überschuß von Prooxidantien sowie ein Mangel an Antioxidantien führen zu oxidativem Stress

Tabelle 4. Antioxidantien

Enzymatische Antioxidantien	Nicht enzymatische Antioxidantien	
	Wasserlösliche	Lipidlösliche
Superoxiddismutasen (SODs)	Vitamin C	Vitamin E
Katalase	Glutathion	Carotinoide
GSH-Peroxidasen	Urat	Ubiquinol-10
	Bilirubin	
	Flavonoide	

kungen der ROS auf die DNS, die Lipide und die Proteine. Die Antioxidantien sind ähnlich wie die Prooxidantien verschiedenster Herkunft. Man kann diese Gruppe von Abwehrmolekülen in enzymatische und nicht enzymatische Antioxidantien unterteilen (Tabelle 4).

Enzymatische Antioxidantien

Superoxiddismutasen (SODs)

SODs sind Metalloproteine, welche die Konversion von Superoxidanionen in Peroxid und molekularen Sauerstoff katalysieren. SODs werden bezüglich der Metallionen in drei Gruppen (CuZn-, Mn- und Fe-Enzym) unterteilt.

Katalase

Die Katalase ist ein Hämenzym, das die Bildung von Sauerstoff und Wasser aus Wasserstoffperoxid katalysiert und im antioxidativen Verteidigungssystem gegen toxische Sauerstoffmetaboliten wirkt. Als Akatalasämie wird die einfach-rezessiv erbliche, sich im Kindesalter manifestierende Enzymopathie mit Fehlen der Katalase in Blut und Geweben bezeichnet. Es bilden sich Nekrosen und Geschwüre in Mund und Rachen, da die Spaltung des von vergrünenden Streptokokken gebildeten Wasserstoffperoxids ausbleibt.

Glutathion

Glutathion (GSH) schützt die Erythrozytenmembran vor oxidierenden Substanzen. Eine der wichtigsten biologischen Eigenschaften des GSH ist die Reduktion von Hydroperoxiden, katalysiert durch die GSH-Peroxidase. GSH wird durch Wasserstoffperoxid in Glutathiondisulfid oxidiert und nachfolgend durch die GSH-Reduktase mit dem Wasserstoffdonator regeneriert. Ein Mangel der GSH-Peroxidase in Erythrozyten führt zur hämolytischen Anämie. Bei Fehlen des GSH werden vermehrt reaktive Lipidperoxide angehäuft. Weiterhin spielt GSH eine Rolle bei der Bildung der Raumstruktur von Peptiden wie Insulin und vielen Proteinen. In der Toxikologie und Strahlenchemie ist GSH bei der Metabolisierung reaktiver Intermediate durch Thioethersynthese und der Reparatur von DNS-Schäden beteiligt.

Nichtenzymatische Antioxidantien

Die nichtenzymatischen Antioxidantien werden in lipid- und wasserlösliche unterteilt (Tabelle 4).

Vitamin C
Vitamin C (L-Ascorbinsäure) wirkt als Kosubstrat in der Prokollagen-, Katecholamin- und Carnitinbiosynthese und wird für das wichtigste Antioxidans in extrazellulären Flüssigkeiten gehalten. Die Wirkung des Vitamin C als Antioxidans beruht auf der Reaktion mit Sauerstoffradikalen und Singulet-Sauerstoff in der wäßrigen Phase [14]. Vitamin C erfüllt darüber hinaus die Funktion eines Ko-Antioxidans durch die Wechselwirkung mit der oxidierten Form des α-Tocopherol (Vitamin E), das durch Reduktion mit Vitamin C regeneriert werden kann. Im Plasma schützt Vitamin C als Antioxidans vor oxidativem Streß durch zum Beispiel aktivierte polymorphkernige Granulozyten oder Zigarettenrauch, und im Sperma vor endogener oxidativer DNS-Schädigung. Weiterhin verhindert es die Oxidation des LDL-Cholesterol, wodurch das Fortschreiten der Atherosklerose verlangsamt wird.

Flavonoide
Flavonoide sind eine große Gruppe von pflanzlichen Polyphenolen, die in Nahrungsmitteln (Früchte, Gemüse, Wein, Tee) weit verbreitet sind [2]. Sie bilden rote, blaue und gelbe Pigmente im Pflanzenreich. Mehr als 3000 Flavonoide wurden identifiziert. Einige häufig vorkommende sind Kämpherol, Rutin, Quercetin und Hesperitin. Queritin und Rutin können den Gehalt an Serumtriglyzeriden verringern und wirken antithrombotisch. Einige Flavonoide weisen antiallergische, antiinflammatorische und antikanzerogene Effekte auf. Verschiedene Flavonoide hemmen die Lipidperoxidation oder können als Chelatoren von Eisenionen wirken.

Vitamin E
Der Begriff Vitamin E beinhaltet verschiedene Komponenten wie Tocopherole und Tocotrienole und wird vor allem in Pflanzenölen und Nüssen aufgenommen. RRR-α-Tocopherol ist beim Menschen als die aktivste Form das wichtigste Vitamin E. Vitamin E schützt in vivo die Gewebelipide vor dem Angriff durch freie Radikale und hemmt somit die Lipidperoxidation [14]. Es spielt eine wichtige Rolle in der Vorbeugung einer atherogenen Modifikation des LDL-Cholesterins. Der Schutzmechanismus beruht hauptsächlich auf der Reaktion der Hydroxylgruppe des Tocopherols mit einem Radikal, wobei das entsprechende Vitamin-E-Radikal entsteht. Die Reparatur des Vitamin-E-Radikals zur Regenerierung des Ausgangsstoffes Vitamin E über die Wechselwirkung mit Vitamin C und Ubiquinol ist von größtem biologischen Interesse. Vitamin E wurde zur Therapie der Epidermolysis bullosa hereditaria erprobt. Kasuistische Mitteilungen über eine Besserung des kutanen Lupus erythematodes unter systemischer oder lokaler Vitamin-E-Gabe wurden kürzlich veröffentlicht. Bei zwei Patienten mit Morbus Günther wirkte sich die systemische Gabe von Vitamin E und C positiv auf die Anämie aus. Die kutane Photosensibilisierung dieser an multiplen Ulzerationen und Mutilationen leidenden Patienten konnte nicht verbessert werden [10].

Karotinoide
Karotinoide sind in der Natur weit verbreitete Pigmente, die von Pflanzen, Algen und Bakterien produziert werden. Über 500 verschiedene Komponenten konnten bisher identifiziert werden, von denen β-Karotin am bekanntesten ist. Ein Teil der Karotinoide, insbesondere β-Karotin, agiert als Provitamin A. Die Hauptkarotinoide im menschlichen Organismus sind α-, β-Karotin, Cryptoxanthin, Lykopin, Zeaxanthin und Lutein. In Karotten finden sich α- und β-Karotin, der gelbe Farbstoff im Mais ist das Zeaxanthin, und die Tomate hat ihr kräftiges Rot vom Lykopin. Die Karotinoide werden zur Behandlung der Beschwerden bei der erythropoetischen Protoporphyrie, bei der durch einen Enzymdefekt der Ferrochelatase vermehrt Protoporphyrin in der Haut eingelagert wird, eingesetzt [10]. Lichtbestrahlung der mit dem Photosensibilisator angereicherten Haut induziert ROS mit der Entwicklung der typischen brennenden Schmerzen. Karotinoide fangen die organisch freien Radikale ab, desaktivieren angeregte Sauerstoffmoleküle und können somit die Schmerzsymptomatik verbessern. Der Mechanismus, durch den Karotinoide biologische Systeme gegen $^1O_2$-vermittelte Zerstörung schützen, scheint insbesondere von dem physikalischen Quenching abzu-

hängen. Verglichen mit α-Tocopherol ist β-Karotin ein relativ schwaches Antioxidans. Unter den biologisch vorkommenden Karotinoiden wiederum ist Lykopin der effektivste $^1O_2$-Fänger. Im Gewebe liegt vorwiegend β-Karotin vor, mit Ausnahme der Hoden, die vor allem Lykopin enthalten. Epidemiologische Studien weisen darauf hin, daß β-Karotin die Krebsprävention unterstützt. β-Karotin wird neben der erythropoetischen Protoporphyrie besonders bei der PLD und dem diskoidem Lupus erythematodes als Radikalfänger (interner Lichtschutz) eingesetzt. Weiterhin kann β-Karotin bei Hypo- und Depigmentierungen der Haut (Leukoderm, Vitiligo) eine symptomatische Besserung erzielen.

Ubiquinon

Die Rolle des Ubiquinon als Redoxträger in der Atmungskette ist etabliert. Hier agiert es als Mediator zwischen den Dehydrogenasen und den Cytochromen der mitochondrialen Elektronentransportkette und nimmt an dem Protonentransfer über die innere Mitochondrienmembran teil. Die Ubiquinole, die reduzierten Formen der Ubiquinone, können mit ROS reagieren und verhindern somit eine direkte Schädigung der Biomoleküle und den Start der Lipidperoxidation. Ubiquinol-10 ist ein effektiver $^1O_2$-Fänger, dessen kurzkettige Homologe mit dem α-Tocpheroxyl-Radikal reagieren und Vitamin E wiederherstellen können.

Es gibt zunehmend Hinweise, daß antioxidativ wirkende Vitamine Schutz gegen eine Vielzahl von degenerativen Erkrankungen wie kardiovaskuläre Erkrankungen, Katarakt und Tumoren bieten [8]. Diesbezüglich liegen reichliche, aber auch widersprüchliche Untersuchungen vor: Wissenschaftlichen Untersuchungen zufolge sollen antioxidativwirkende Vitamine durch Abfangen organisch freier Radikale und Desaktivierung angeregter Sauerstoffmoleküle eine präventive Rolle bei der Krebsentstehung spielen. Ein erhöhter Verzehr von Früchten und Gemüsen geht mit einem geringeren Risiko einher, an Lungen-, Ösophagus- und Magenkrebs zu erkranken und soll einen Schutz gegen degenerative und kardiovaskuläre Erkrankungen bieten. Darüber hinaus schützt ein erhöhter Verzehr an lykopinhaltigen Nahrungsmitteln vor Prostatakrebs. Die Resorption des Lykopins aus Tomaten hängt von deren Zubereitung ab. Trinken von Tomatensaft führt zu keiner Aufnahme von Lykopin, wogegen Verzehr von Tomatensalat oder Pizza zu einer hohen Resorption des Lykopin beiträgt, da diese Speisen Öl enthalten. Epidemiologische Stu-

dien zeigten geographische Unterschiede der Krebsentstehung möglicherweise aufgrund regionaler Unterschiede der Einnahme von antioxidativ wirksamen Vitaminen. Darüber hinaus fand sich in analytischen epidemiologischen Studien eine Assoziation der Plasmakonzentrationen von antioxidativ wirksamen Vitaminen mit dem Krebsrisiko.

In den meisten Ländern geht eine starke Zufuhr von gesättigten Fettsäuren über die Nahrung mit dem erhöhtem Risiko an einer Herzkreislauferkrankung zu erkranken einher. Einige Regionen Frankreichs machen diesbezüglich eine Ausnahme [5]. Dort sterben vergleichsweise wenig Menschen an Herzkrankheiten trotz fetthaltiger Nahrung. Dieses französische Paradoxon scheint auf der antioxidativen Schutzwirkung des Rotweins zu beruhen. Neben der Schutzfunktion durch den Alkohol selbst haben verschiedene Phenolkomponenten antioxidative Eigenschaften, welche die Oxidation von Lipoproteinen hemmen.

Literatur

1. Alanko K, Kanerva L, Jolanki R, Kannas L, Estlander T (1996) Oral mucosal diseases investigated by patch testing with a dental screening series. Contact Dermatitis 34: 263–267
2. Bors W, Heller W, Michel C, Saran M (1990) Radical chemistry of flavonoid antioxidants. In: Emerit I, Pakker L, Auclair C (eds) Antioxidants in therapy and preventive medicine. Plenum Press, New York, pp 165–170
3. Burrows D (1992) Is systemic nickel important? J Am Acad Dermatol 26: 632–635
4. Dörner K (Hrsg) (1993) Akute und chronische Toxizität von Spurenelementen. Wissenschaftliche Verlagsgesellschaft, Stuttgart
5. Frankel EN, Kanner J, German JB, Parks E, Kinsella JE (1993) Inhibition of oxidation of human low-density lipoprotein by phenolic substances in red wine. Lancet 341: 454–457
6. Frei B (1994) Reactive oxygen species and antioxidant vitamins: Mechanisms of action. Am J Med 97(S3A): 5–13
7. Fritsch C, Becker-Wegerich PM, Schulte KW, Neuse W, Lehmann P, Ruzicka T, Goerz G (1996) Photodynamische Therapie und Mamillenplastik eines großflächigen Rumpfhautbasalioms der Mamma. Effektive Kombinationstherapie unter photodynamischer Diagnostik. Hautarzt 47: 438–442
8. Gaziano JM (1994) Antioxidant vitamins and coronary artery disease risk. Am J Med 97(S3A): 18–21
9. Goebel C, Kubicka-Muranyi M, Tonn T, Gonzales J, Gleichmann E (1995) Phagocytes render chemicals immunogenic: Oxidation of gold (I) to T cell sensitizing gold (III) metabolite generated by mononuclear phagocytes. Arch Toxicol 69: 450–459

10. Goerz G, Fritsch C, Bolsen K (1996) Porphyrien aus dermatologischer Sicht. In: Macher E, Kolde G, Bröcker B (Hrsg) Jahrbuch der Dermatologie. Stoffwechsel und Haut. Biermann, Zülpich S 75–99
11. Efalith Multicenter Trial Group (1992) A double-blind, placebo-controlled, multicenter trial of lithium succinate ointment in the treatment of seborrhoic dermatitis. J Am Acad Dermatol 26: 452–457
12. Herrick AL, Rieley F, Schofield D, Hollis S, Braganza JM, Jayson M (1994) Micronutrient antioxidant status in patients with primary Raynaud's phenomenon and systemic sclerosis. J Rheumatol 21: 1477–1483
13. Holtmeier HJ, Kruse-Jarres J (Hrsg) (1991) Zink. Wissenschaftliche Verlagsgesellschaft, Stuttgart
14. Sies H, Stahl W (1995) Vitamins E and C, β-carotene, and other carotinoids as antioxidants. Am J Clin Nutr 62: 1315S–1321S
15. Städtler P, Ebeleseder K (1995) Amalgam. Dermatosen 43: 163–171
16. Zumkley H (1983) Spurenelemente. Thieme, Stuttgart

Helicobacter pylori: Auslöser von Hautkrankheiten?

Wilhelm N. Meigel

Helicobacter pylori: Vorkommen und Bedeutung

Über lange Jahrzehnte galt der menschliche Magen wegen seines sauren Milieus als ein unwirtliches und ungeeignetes Terrain für eine bakterielle Besiedelung.

Es war daher eine Sensation, als zwei Forscher in Australien im Jahre 1983 Bakterien aus der Magenmukosa eines Patienten mit Gastritis und Ulkuskrankheit anzüchten konnten [15]. Die helikale Form dieser gramnegativen, mikroaerophilen Bakterien sowie ihr Nachweis in der Antrumregion des Magens haben zur Namensgebung Helicobacter pylori (H. pylori) beigetragen. Epidemiologisch gesehen geht man heute davon aus, daß etwa die Hälfte der Weltbevölkerung von der Infektion der Magenmukosa durch H. pylori betroffen ist [19]. Weiterhin steht inzwischen unzweifelhaft fest, daß diese Infektion für die chronische Typ-B-Gastritis und für die überwiegende Mehrzahl der peptischen Ulzerationen des Duodenums und des Magens verantwortlich ist. 92 % der Fälle von Ulcus duodeni und 70 % der Fälle von Ulcus ventriculi können mit einer H.-pylori-Infektion in Zusammenhang gebracht werden. Die verbleibenden 30 % der gastralen Ulzera gehen auf das Konto der Einnahme von nichtsteroidalen Antiphlogistika. Es muß jedoch betont werden, daß nicht jede H.-pylori-Infektion zwangsläufig auch eine Erkrankung auslöst. Man hat vielmehr Anhaltspunkte dafür, daß lediglich einer von sechs Infizierten auch eine Ulkuskrankheit entwickelt [11, 18]. Über die Bedeutung der H.-pylori-Infektion für die chronische Gastritis und die Ulkuskrankheit hinaus ist heute auch gesichert, daß diese Infektion auch ein wichtiger prädisponierender Faktor für die Entwicklung des Adenokarzinoms des Magens ist, immerhin der weltweit zweithäufigsten Karzinomerkrankung [4]. Schließlich sprechen viele Befunde dafür, daß das Non-Hodgkin-Lymphom des Magens ebenfalls eng mit der Infektion durch H. pylori zusammenhängt. Normalerweise hat der Magen kein lymphatisches Gewebe. Das mukosa-assoziierte lymphatische Gewebe (MALT) ist erst bei einer chronischen H.-pylori-Infektion des Magens nachzuweisen. Praktisch alle Patienten mit NHL des Magens weisen diese Infektion auf [7].

Helicobacter pylori: Nachweis und Eradikation

H. pylori besitzt eine hochaktive endogene Urease, welche Harnstoff in Ammoniak und CO_2 spaltet. So schafft der Keim nach seiner Aufnahme im Magen ein alkalisches Mikroklima, in dem er sich mittels seiner Flagellen schnell in das nahezu alkalische Mikromilieu der Antrumregion bewegen und dort in den der Schleimhaut aufliegenden Mukus eindringen kann. Über ein Adhäsin bindet der Keim an die Epithelzellen der Antrummukosa [12]. Dies setzt eine Kaskade von komplexen Entzündungsreaktionen in Gang, in deren Verlauf es zur Epithelschädigung und unter anderem zu einer Antikörperbildung gegen H. pylori kommt [9]. Spezifische Antikörper gegen H. pylori können im Serum nachgewiesen werden, ihre Bedeutung liegt aber weniger im Nachweis eines aktuellen und relevanten Krankheitsgeschehens als vielmehr in der Beantwortung epidemiologischer Fragestellungen. Neben dem Antikörpernachweis kann die Infektion indirekt mit hoher Sensitivität und Spezifität auch durch den 13C-Harnstoff-Atemtest nachgewiesen werden. Hier macht man sich die Ureaseaktivität des Keims zunutze und gibt dem Patienten eine 13C-markierte Harnstofflösung zu trinken. Im Fall einer Infektion wird der markierte Harnstoff gespalten und das 13CO2 kann in der Atemluft nachgewiesen werden [5]. Der 13C-Atemtest hat zwar den Vorteil, nicht invasiv zu sein, seine Verfügbarkeit ist jedoch begrenzt, die Kosten sind hoch, und es gibt eine Reihe von Einschränkungen seiner Anwendbarkeit im Hinblick auf die Therapiekontrolle.

Invasive Techniken zum Nachweis der H.-pylori-Infektion bedienen sich der Gastroskopie und der anschließenden histologischen Untersuchung der Biopsien (Abb. 1, 2). Aus den Biopsien kann mittels verschiedener Ureaseschnellteste der Nachweis

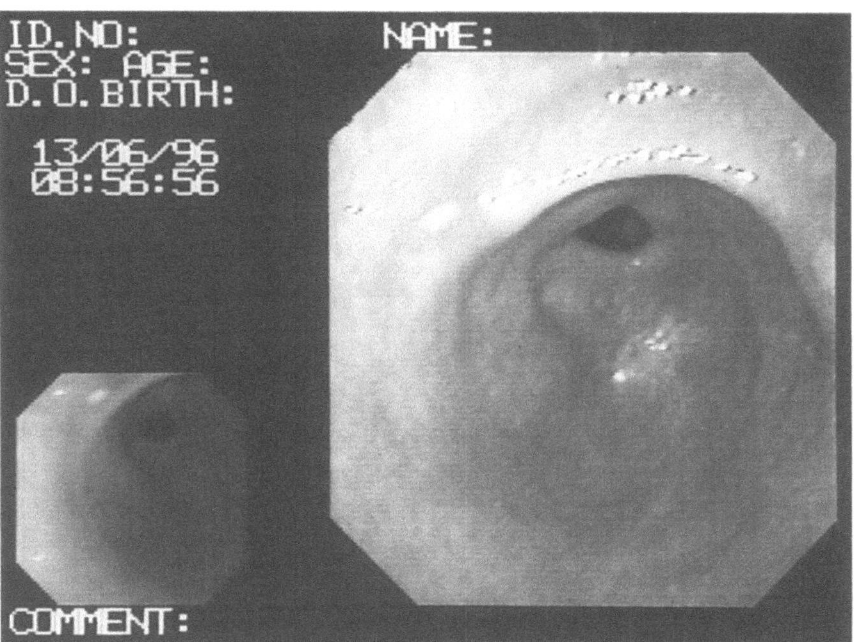

Abb. 1. Floride Antrumgastritis im endoskopischen Bild. (Mit freundlicher Genehmigung von Herrn Dr. Waßmuth, 1. Medizinische Abteilung, Allgemeines Krankenhaus St. Georg)

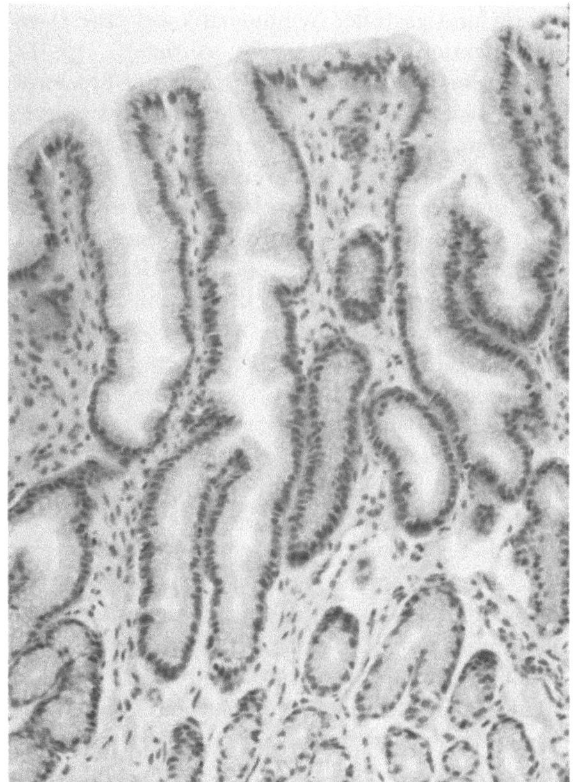

Abb. 2. Normale Magenschleimhaut. HE-Färbung. (Mit freundlicher Genehmigung von Prof. Dr. Vierbuchen, Pathologisches Institut, Allgemeines Krankenhaus St. Georg)

der Infektion geführt werden. Die endoskopische Untersuchung hat zudem den Vorteil, daß man auch über den Grad der Schädigung der Magenschleimhaut (Gastritis, Ulkus, Karzinom) eine Aussage machen kann (Abb. 3). Die Kultur hat für Routinezwecke keine Bedeutung [25].

Helicobacter-pylori-Diagnostik

Invasive Diagnostik
- Urease-Schnelltest
- Histologie
- Kultur

Nicht-invasive Diagnostik
- 13C-Harnstoff-Atemtest
- Serologie

In der Therapie des H. pylori werden heute vor allem Antibiotika (Clarithromycin, Amoxicillin, Metronidazol und Tetrazykline, früher zusätzlich noch Wismut) in Verbindung mit potenten Säuresekretionshemmern (vor allem Omeprazol, aber auch andere Protonenpumpenhemmer) eingesetzt. Es existieren verschiedene Therapieschemata, die allesamt Vor- und Nachteile haben, wobei die Tripeltherapie mit Omeprazol (2mal 20 mg), Amoxizillin (2mal 1 gr) und Clarithromycin (2mal 500 mg) über sieben Tage mit einer 95%igen Eradikationsrate der Dualtherapie mit Omeprazol (2mal 40 mg) und Amoxizillin (2mal 1 gr) über 14 Tage

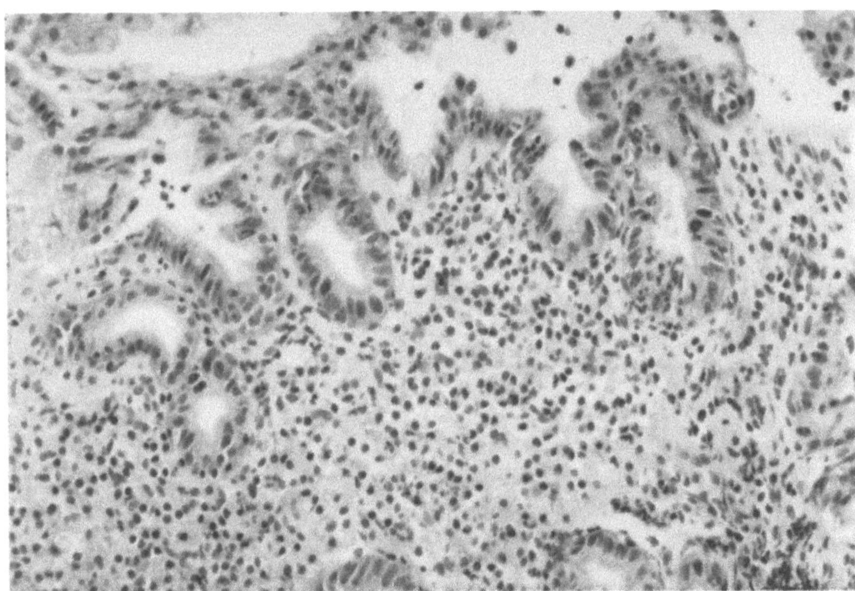

Abb. 3. Floride Antrumgastritis bei Helicobacter-pylori-Infektion. HE-Färbung. (Mit freundlicher Genehmigung von Prof. Dr. Vierbuchen, Allgemeines Krankenhaus St. Georg)

deutlich überlegen scheint. Eine Monotherapie führt nur selten zur Keimeradikation, die dann gegeben ist, wenn H. pylori vier bis sechs Wochen nach Therapieabschluß nicht mehr nachweisbar ist [25].

Helicobacter-pylori-Infektion und Hauterkrankungen

Urtikaria

Die chronische Urtikaria zählt zu den häufigsten Hauterkrankungen. Die Ursachen sind zahlreich, unter anderem werden Nahrungsmittelallergien, Fokalinfekte, Intoleranzreaktionen auf Medikamente, aber auch intestinale Candidiasis und bakterielle Darmerkrankungen als Auslöser verantwortlich gemacht [2, 3]. Trotz aller diagnostischen Bemühungen bleibt aber nach wie vor etwa 1/3 der Fälle von chronischer Urtikaria ungeklärt. Seit den 50er Jahren war es deshalb üblich, bei diesen Fällen in der Vorstellung, es handele sich um ein nicht erkanntes Fokalgeschehen, Antibiotika zur „Sanierung" dieser okkulten Infektionen einzusetzen [13, 14]. Als nun durch die intensive klinische und theoretische Forschung im Zusammenhang mit H. pylori für einen Großteil der entzündlichen Magen- und Duodenalerkrankungen stark veränderte pathogenetische Konzepte erarbeitet wurden, lag es natürlich nahe, auch die alte Frage des Zusammenhangs von chronischer Urtikaria und Magen/Darmerkrankungen neu zu beleben. In der Literatur finden sich bisher 3 Untersuchungen zu diesem Thema, wobei in offenen nicht randomisierten Protokollen insgesamt 65 Patienten mit chronischer Urtikaria und gastraler Symptomatik auf eine H.-pylori-Infektion hin untersucht wurden [1, 10, 26]. Eine zusammenfassende Darstellung der Ergebnisse findet sich in Tabelle 1. Bei den unselektionierten Patienten konnte entweder mit invasiven [1, 10] oder nicht invasiven Nachweismethoden [26] H. pylori in einem hohen Prozentsatz nachgewiesen werden, wobei einige Patienten trotz eines positiven Nachweises von H. pylori und trotz des Vorliegens einer chronischen Urtikaria keine klinisch relevante Magensymptomatik aufwiesen. Die Eradikationstherapie führte überwiegend zu einem Sistieren der Urtikaria (Tabelle 1). Dabei erscheint erwähnenswert, daß in dem von Tebbe et al. [26] untersuchten Patientenkollektiv drei Therapieversager auftraten, da nach sechs Wochen erneut H. pylori im 13C-Harnstoff-Atemtest nachgewiesen werden konnte. Zwei dieser Patienten erfuhren keine Besserung der Urtikaria, bei einem Patienten verschlechterte sich die Symptomatik sogar. Der Pathomechanismus des Zusammenhangs zwischen Urtikaria und H.-pylori-Infektion ist zur Zeit ungeklärt. Denkbar wäre eine pseudo-allergische Reaktion auf bakterielle Antigene. Eine IgE-mediierte Immunantwort auf H. pylori ist bisher nicht beschrieben. Jedenfalls erscheint es notwendig, in kontrollierten Protokollen unter Randomisierung der Patienten den Zusammenhang an einem größeren Patientenkollektiv weiter zu untersuchen.

Tabelle 1. Helicobacter pylori und chronische Urtikaria

Autoren	n	Alter	Gastrale Symptome	H.-pylori-Nachweis	Therapie	Urtikaria abgeheilt/ gebessert	H.-pylori-Eradikation
Kolibàsovà et al. 1994 [10]	30	20–61	21	21	Tripeltherapie klassisch (Metronidazol, Tetrazyklin-HCl, Wismut)	20/21	21/21
Bohmeyer et al. 1996 [1]	10	24–55	10	8	Dualtherapie (Omeprazol, Amoxizillin)	8/8	keine Angaben
Tebbe et al. 1996 [26]	25	10–65	10	17	Dualtherapie Tripeltherapie (Omeprazol, Amoxizillin)	8/17 total 6/17 partiell	14/17

Rosazea

Aufgrund gelegentlich beobachteter Hyper- oder Hypoazidität, gastritischer Symptome und anderer intestinaler Beschwerden wurde immer wieder ein Zusammenhang von Rosazea und Magen-Darm-Erkrankungen vermutet, wenn auch in kontrollierten Studien nie ein signifikanter Unterschied zu Kontrollkollektiven festgestellt werden konnte. Es war daher zu erwarten, daß man auch eine Korrelation von H.-pylori-Infektionen und Rosazea zu finden hoffte. Es gibt zwei widersprüchliche serologische Untersuchungen zu dieser Fragestellung. Während Powell et al. [20] bei 19 von 20 Rosazeapatienten Antikörper gegen H. pylori nachweisen konnten, war eine andere Gruppe nicht so erfolgreich. Schneider et al. [24] fanden nur in 49% der Patienten mit Rosazea Antikörper gegen H. pylori und somit keinen Unterschied zum Kontrollkollektiv. Die Zahl liegt auch kaum höher als die Prävalenzrate von H.-pylori-Antikörpern in den USA, die bei 45% liegt [6]. In einer klinischen Studie von Rebora et al. [21] wurden 31 Patienten im Alter zwischen 28 und 77 Jahren mit Rosazea untersucht, wobei H. pylori in 84% histologisch nachgewiesen wurde. Die Behandlung erfolgte mit einer Metronidazolmonotherapie, war also nach den heutigen Therapiestandards für die Eradikation der Infektion nicht ausreichend. Die Autoren berichten von einer klinischen Besserung der Rosazea und einer gleichzeitigen Abnahme der serologischen Parameter. Zwar kann man aufgrund der derzeit vorliegenden Befunde einen Zusammenhang von Rosazea und H. pylori induzierter Magen-Darm-Erkrankung nicht völlig ausschließen, die Daten sind jedoch deutlich widersprüchlicher als bei der chronischen Urtikaria.

Purpura Schönlein-Henoch

Die Purpura Schönlein-Henoch gilt als Prototyp der hyperergischen leukozytoklastischen Vaskulitis, welche die Haut, den Gastrointestinaltrakt, die Nieren, die Gelenke und das ZNS betrifft. Neben einer Reihe anderer Ursachen ist die Auslösung durch bakterielle Antigene beschrieben, so durch β-hämolysierende Streptokokken und Yersinien. IgA-Immunkomplexe mit Ablagerungen in den kleinen Gefäßen der Haut und anderer Organe mit Komplementaktivierung führen zu den bekannten klinischen Folgeerscheinungen [8]. IgA-Antikörperbildung ist auch im Rahmen der Entzündungsreaktionen bei der H.-pylori-Infektion die Regel [9]. Dazu paßt die Mitteilung einer Kasuistik über eine junge Patientin mit Purpura Schönlein-Henoch, bei der eine chronische Typ-B-Gastritis durch eine H.-pylori-Infektion nachgewiesen wurde, die nach Ausschluß möglicher Ursachen mit Wahrscheinlichkeit für das vaskulitische Geschehen verantwortlich war. Erst die im zweiten Anlauf erfolgreiche Eradikationstherapie des H. pylori führte letztendlich zu einer kompletten Remission [23].

Varia

Reinauer et al. [22] haben auf einen weiteren wichtigen Aspekt von H.-pylori-Infektion und Hauterkrankungen aufmerksam gemacht. Sie untersuchten mit dem 13C-Harnstoff-Atemtest Patienten mit systemischer Sklerodermie, die an einer Magensymptomatik im Sinne einer chronischen Gastritis litten. Trotz kleiner Fallzahl gelang der Nachweis von H. pylori in einem hohen Prozentsatz und die anschließende Eradikationstherapie führte zu einer Besserung der Magensymptomatik. In diesen Bereich gehört auch die Mitteilung über einen möglichen Zusammenhang von Sjögren-Syndrom und H.-pylori-Infektion [17]. Hier führte die Eradikationstherapie bei drei von vier Patienten auch zu einer deutlichen klinischen Besserung der Xerostomie und Xerophthalmie. Die Autoren machen hypothetisch kreuzreagierende Antikörper gegen H. pylori, Magenmukosa und Speicheldrüsengewebe für die beobachteten klinischen Symptome verantwortlich.

Ausblick

Die Assoziation von Hauterkrankungen zum Gastrointestinum, insbesondere zu Infektionen in diesem Bereich, waren auch in der Vergangenheit stets eine häufig diskutierte Frage. Mit der Entdekkung des H. pylori als einem wichtigen pathogenetischen Faktor zahlreicher Magen- und Duodenalerkrankungen ist auch in dieses Gebiet Bewegung gekommen. Die bisherigen Ergebnisse, die auf Einzelmitteilungen und kleinen, offenen Fallstudien beruhen, müssen aber noch durch prospektiv geplante und randomisierte Untersuchungen abgesichert werden. Dies gilt insbesondere für die Zusammenhangsfrage von chronischer Urtikaria und H.-pylori-Infektion. Ein weiteres lohnendes Feld dürften die verschiedenen Vaskulitiden sein. Man darf gespannt sein, was die nahe Zukunft hier an verwertbaren Erkenntnissen für die Praxis bringt.

Literatur

1. Bohmeyer J, Heller A, Hartig Ch, Westenberger-Treumann M, Muchzermeyer H, Otte MG, Stadler R (1996) Assoziation der chronischen Urtikaria mit Helicobacter-pylori-induzierter Antrum-Gastritis. Hautarzt 47: 106–108
2. Bretag AM, Archer RY, Atkinson HM, Words WH (1984) Circadian urticaria: another camphylobacter association. Lancet 1: 954
3. Carnetzki BM (1994) Neues zur Diagnostik und Therapie der Urtikaria. Allergologe 17: 2–5
4. Dixon MF, Ectors NL (1995) Gastric cancer. Curr Opin Gastroenterol 11 (Suppl 1): 38–41
5. Graham DY, Klein PD, Evans DJ Jr, Evans DG, Alpert LC, Opekun AR, Boutton TW (1987) Camphylobacter pylori detected noninvasively by the 13C-urea breath test. Lancet 1: 1174–1177
6. Graham DY, Malaty HM, Evans DG, Evans DJ Jr, Klein PD, Adam E (1991) Epidemiology of Helicobacter pylori in an asymptomatic population in the United States. Effect of age, race and socioeconomic status. Gastroenterol 100: 1495–1501
7. Isaacson PG (1994) Gastric lymphoma and Helicobacter pylori. New Engl J Med 330: 1310–1311
8. Jorizzo JL (1993) Classification of vasculitis. J Invest Dermatol 100 (Suppl): 106S–110S
9. Knipp U, Opferkuch W (1995) Immunologie der Helicobacter-pylori-Infektion. Die gelben Hefte 35: 104–111
10. Kolibàsovà K, Cerbenhova D, Hegyi E, Lengyelova J, Todt J (1994) Helicobacter pylori – ein möglicher ätiologischer Faktor der chronischen Urtikaria. Dermatosen 42: 235–236
11. Kreiss C, Blum AL, Malfertsheimer P (1994) Peptic ulcer pathogenesis. Curr Opin Gastroenterol 11 (Suppl 1): 25S–31S
12. Lee A, Fox J, Mazell S (1993) Pathogenicity of Helicobacter pylori: a perspective. Infect Immunity 61: 1601–1610
13. Lindemayr W (1954) Ätiologische Probleme bei chronischer Urtikaria. 1. Mitteilung: Die Bedeutung des Gastrointestinaltrakts. Dermatol Wochenschr 130: 1343–1352
14. Lindemayr W (1955) Ätiologische Probleme bei chronischer Urtikaria. 2. Mitteilung: Die Bedeutung der bakteriellen Infektion. Dermatol Wochenschr 132: 865–871
15. Marshall BJ, Warren JR (1984) Unidentified curved bacilli in the stomach of patients with gastritis and peptic ulceration. Lancet I: 1211–1213
16. Marshall BJ (1994) Helicobacter pylori. Am J Gastroenterol 89: 116–128
17. Negrini R, Lisato L, Zanella I, Cavazzi L, Gullini S, Villanacci V, Poiesi C, Albertini A, Ghielmi S (1991) Helicobacter pylori infection induces antibodies cross-reacting with human gastric mucosa. Gastroenterol 101: 437–445
18. Peura DA, Graham DY (1994) Helicobacter pylori: consensus reached. Peptic ulcer is on the way to becoming a historic disease. Am J Gastroenterol 89: 1137–1139
19. Pounder RE, Ng D (1995) The prevalence of Helicobacter pylori infection in different countries. Aliment Pharmacol Ther 9 (Suppl 2): 33–39
20. Powell FC, Daw MA, Duguid C (1992) Positive Helicobacter pylori serology in rosacea patients. Jr J Med Sci 161 (Suppl): 75
21. Rebora A, Drago F, Parodi A (1994) May Helicobacter pylori be important for dermatologists. Dermatology 191: 6–8
22. Reinauer S, Goerz G, Ruzicka T, Susanto F, Humfeld S, Reinauer H (1994) Helicobacter pylori in patients with systemic sclerosis: detected with the 13C urea breath test and eradication. Acta Dermato Venereol (Stockh) 74: 361–363
23. Reinauer S, Megahed M, Goerz G, Ruzicka Th, Borchard F, Susanto F (1995) Schönlein-Henoch purpura associated with gastric Helicobacter pylori infection. J Am Acad Dermatol 33: 876–879
24. Schneider MA, Skinner R Bjr, Rosenberg EW, Noah JW, Smith L, Zwarum A (1992) Serologic determination of Helicobacter pylori in rosacea patients and controls. Clin Res 40: 831
25. Stadelmann O (1995) Helicobacter pylori: Indikationen und Praxis der Therapie. Dtsch Ärztebl 92A: 2567–2569
26. Tebbe DN, Geilen CC, Schulzke JD, Bojarski C, Radenhausen M, Orfanos CE (1996) Helicobacter pylori infection and chronic urticaria. J Am Acad Dermatol 34: 685–686

Protektion durch Sonnenschutzmittel?

Herbert Hönigsmann

Allgemeines zum Sonnenschutz

Ungefähr 3 % der Globalstrahlung des Sonnenlichtes besteht aus ultravioletter UV-Strahlung. Trotz dieses geringen Anteils ist diese Strahlung für die meisten durch Sonnenlicht hervorgerufenen Hautschäden verantwortlich. Abgesehen von der therapeutischen Wirkung bei einzelnen Dermatosen ist der einzige bekannte günstige Effekt der UV-Strahlung die Photokonversion von Pro-Vitamin D_3 in der Epidermis durch UVB. Alle anderen Reaktionen führen zu akuten und chronischen Schäden. Die akuten Schäden bestehen aus Sonnenbrand und Pigmentveränderungen. Die chronischen Schäden, die durch kumulative Wirkung der UV-Strahlung verursacht werden, sind Hautatrophie, Elastose, Ausbildung von Pigmentflecken und Teleangiektasien – Veränderungen, die als Lichtalterung der Haut bezeichnet werden und nichts mit dem physiologischen Alterungsprozeß zu tun haben – und als übelste Folge die Ausbildung von Hauttumoren.

Auch wenn diese chronischen Schäden erst nach Jahren oder Jahrzehnten klinisch faßbar werden, beginnt die Kumulation der Strahlendosis bereits in der Kindheit. Ähnlich wie bei Schäden durch ionisierende Strahlung kann eine auf die Haut eingestrahlte UV-Dosis nicht mehr rückgängig gemacht werden.

Wegen unterschiedlicher biologischer Wirkung wird die auf die Erdoberfläche auftretende UV-Strahlung in zwei Abschnitte unterteilt: das kurzwellige UVB (290–320 nm) und das langwellige UVA (320–380 nm). Bis vor kürzerer Zeit wurde nur der UVB-Anteil als hauptsächliche Ursache für sonnenlichtbedingte Hautschäden angesehen und dem UVA-Anteil wegen seiner geringeren Energie nur wenig Bedeutung beigemessen. Erst Untersuchungen der letzten Jahre konnten eindeutig beweisen, daß auch UVA eine schädigende Wirkung ausübt. Der Grund für die frühere Annahme, daß UVA unschädlich sei, liegt in der Tatsache, daß es erst in sehr hohen Dosen erythematogen wirksam ist. Zwar ist das Erythem ein relatives Maß für die eingestrahlte UV-Energie, jedoch lösen bereits unterschwellige UV-Dosen molekulare Veränderungen in der Haut aus. Dies wird besonders deutlich bei Menschen mit lichtinduzierter Hautalterung, bei denen die Schäden als Folge chronischer Langzeitbestrahlung auch ohne Sonnenbrand entstehen. Es gibt hinreichend Untersuchungen an Tiermodellen, die nachweisen, daß beide Anteile der UV-Strahlung, UVA und UVB, maßgeblich an der chronischen Hautschädigung und an der Hautkarzinogenese beteiligt sind.

Die grundlegende Wichtigkeit des Sonnenschutzes für das Überleben einer Art zeigt sich bereits bei primitiven Mikroorganismen, die über endogene Mechanismen verfügen, um sich vor übermäßiger UV-Strahlung zu schützen. Der Mensch und praktisch alle Tiergattungen produzieren strahlungsabsorbierende Pigmente, Proteine und andere Substanzen (Chromophore) und besitzen enzymatische Reparatursysteme, um UV-induzierte Schäden zu beheben. Allerdings führen gegenwärtige Lebensgewohnheiten und Freizeitaktivitäten dazu, daß endogene photoprotektive Mechanismen durch exzessive Sonnenbestrahlung überlastet werden.

Da natürliche Schutzmechanismen der Haut wie Hornschichtverdickung (Lichtschwiele) und Melaninpigmentierung nicht ausreichen, um Hautschäden zu unterbinden, ist es notwendig, zusätzliche Schutzmaßnahmen zu treffen. Ideal wäre ein oraler (systemischer) Sonnenschutz. Leider sind bisherige Versuche mit einer Reihe von Substanzen fehlgeschlagen. Es verbleibt daher der lokale Sonnenschutz als einzig zielführende Maßnahme.

Die Wirksamkeit eines Sonnenschutzmittels wird durch die eingearbeiteten Lichtschutzfiltersubstanzen bestimmt (Tabelle 1) [19]. Man unterscheidet zwei Klassen solcher Substanzen. Absorbierende Substanzen (organische Filter, chemischer Sonnenschutz) und reflektierende Substanzen (anorganische Filter, Pigmente; physikalischer Sonnenschutz). Organische UV-Filter absorbieren bestimmte Wellenlängenbereiche des UV-Spektrums und werden dabei photochemisch verändert.

Tabelle 1. Lichtschutzfiltersubstanzen (Auswahl)

Organische ("chemische") Stoffe (UV-Filter)		Anorganische ("physikalische") Stoffe (Pigmente)
UVB-Filter	Paraaminobenzoesäure und Derivate Campherderivate Zimtsäureester (Cinnamate) Homosalat und andere Salizylate Benzimidazole	Titandioxid Zinkoxid
UVA-Filter	Dibenzoylmethane Benzophenone Campher-Sulfonsäurederivate	

Durch die Absorption werden ihre Elektronen auf ein höheres Energieniveau angehoben. Manche Substanzen geben dann diese Energie in weniger schädlicher Form (Wärme) wieder ab, der Ausgangszustand wird wiederhergestellt und der Zyklus kann von Neuem beginnen. Andere Substanzen werden bei diesem Prozeß abgebaut (Photodegradation). Nach ihrem Absorptionsspektrum lassen sich Lichtschutzstoffe in UVB-Filter, UVA-Filter und Breitbandfilter einteilen. Sie sind in der jeweiligen galenischen Zubereitungsform gelöst und sind nach Auftragen auf der Haut unsichtbar. Ihre Konzentration in Sonnenschutzmitteln ist durch Bestimmungen der Europäischen Union festgelegt. Anorganische UV-Filter oder Pigmente sind Stoffe, die UV-Strahlung und sichtbares Licht reflektieren und streuen und so eine strahlungsundurchlässige Schicht auf der Haut bilden. Sie werden photochemisch nicht verändert.

Lichtschutzfaktor (Erythemschutz)

Die Qualität eines Sonnenschutzmittels wird als Lichtschutzfaktor (LSF) ("sun protection factor", SPF) angegeben, der aus dem Quotienten zwischen minimaler Erythemdosis (MED) mit Sonnenschutzmittel und minimaler Erythemdosis ohne Sonnenschutzmittel errechnet wird. Dieser Faktor gibt nur die Schutzwirkung gegenüber den kurzwelligen, erythematogenen UVB-Strahlen an, sagt jedoch nichts über mögliche Filterwirkungen im langwelligen UVA-Bereich aus. Die gegenwärtig in Europa akzeptierte Normmethode zur Bestim-

mung des Lichtschutzfaktors wurde von der COLIPA ("Comité de Liaison des Associations Européennes de l'Industrie de la Parfumerie, des Produits Cosmetiques et de Toilette") entwickelt.

Der Lichtschutzfaktor ist abhängig von Substanz, Vehikel, Schichtdicke und Einwirkzeit. Es ist zu beachten, daß amerikanische Faktoren aus methodischen Gründen höher als europäische angesetzt sind. In den letzten Jahren bestand bei einzelnen Herstellern die Tendenz, immer höhere LSF anzubieten. Es gibt nun Präparate mit LSF 40 oder mehr. Betrachtet man das Erythem als relevantes Schadensereignis, so ist dies aus photobiologischer Sicht unnötig. Ein Faktor zwischen 12 und 15 bietet einen ausreichenden Sonnenschutz für alle Gegenden von den Alpen bis zum Äquator, da damit mehr als 90 % der einstrahlenden UVB-Dosis herausgefiltert werden (Tabelle 2). Höhere Faktoren sind, in Bezug auf Schutz vor Sonnenbrand, zwecklos, da auch in extrem sonnenreichen Höhenlagen die Gesamttagesdosis 15 MED sehr selten überschreitet. Betrachtet man hingegen andere Auswirkungen der UV-Strahlung (Immunsuppression, Photokarzinogenese), so ist es denkbar, daß höhere LSF doch bedeutsam für deren Verhinderung sein könnten.

Die Voraussetzung für die ausreichende Wirkung eines Sonnenschutzmittels ist natürlich die sachgemäße Anwendung. Theoretisch bedeutet ein LSF von 12, daß sich der Anwender 12mal solange in der Sonne aufhalten kann, bevor er einen Sonnenbrand bekommt. Praktisch ist bei der Anwendung eines Präparates durch den Konsumenten der LSF häufig niedriger als bei der standardisierten Bestimmung des Faktors [2, 22]. Erfahrungsgemäß wird nämlich nur etwa die halbe Menge des Produkts als unter Testbedingungen (2 mg/cm^2) aufgetragen.

Wie oben angeführt, wird der Sonnenschutzfaktor nur für UVB und nicht für UVA bestimmt. Die

Tabelle 2. Lichtschutzfaktor (LSF) und UVB-Absorption

LSF	Absorption (%)
2	50
6	83,3
8	87,5
12	91,7
15	93,3
20	95
25	96
30	96,7
40	97,5

UVA-Einstrahlung auf die Erdoberfläche ist aber 20mal stärker als die UVB-Strahlung. Wenngleich UVA biologisch weniger aktiv ist, stellt es doch einen wesentlichen Faktor für unerwünschte Wirkungen auf der Haut dar. Aus Tierversuchen wissen wir, daß UVA karzinogene Eigenschaften hat und Lichtalterung bewirken kann. Daher sind Präparate, die UVA- und/oder Breitbandfilter enthalten, in jedem Fall vorzuziehen. Bestrebungen sind im Gange auch den UVA-Schutz zu normieren und ab einem UVB-LSF 6 die Einarbeitung eines Breitbandfilters zwingend vorzuschreiben.

Wirkung von Sonnenschutzmittel

Entsprechend der erwähnten Definition von Sonnenschutzmittel müssen wir verschiedene Tatsachen beachten.

Sonnenschutzmittel wurden zum Schutz gegen Sonnenbrand entworfen. Ihre Wirksamkeit wird mit künstlichen UV-Quellen bestimmt, die zwar weitgehend, aber nicht völlig der Sonnenstrahlung gleichgesetzt werden dürfen. Wird kein Sonnensimulator verwendet, können Wellenlängen, die nicht im Sonnenspektrum vorkommen (zum Beispiel Wellenlängen unter 295 nm) das Ergebnis verfälschen.

Die Wirksamkeit von Sonnenschutzmittel wird nur auf die Fähigkeit Hauterytheme zu unterdrücken geprüft, eine Wirksamkeit gegenüber anderen UV-Effekten (Immunsuppression, Hautalterung, Karzinogenese, Melanomentstehung) kann nicht bestimmt werden und wird nicht bestimmt. Da die Mechanismen anderer UV-Effekte sich von denen der Sonnenbrandentstehung vermutlich grundlegend unterscheiden, darf nicht geschlossen werden, daß der Schutzfaktor für diese Effekte derselbe ist. Dies bedeutet aber, daß der „Sonnenbrandschutzfaktor" möglicherweise nicht dem „Immunsuppressionsschutzfaktor" oder dem „Karzinom(Melanom)schutzfaktor" gleichzusetzen ist. Eine falsche Vorstellung betrifft auch den Lichtschutz selbst, da häufig die Ansicht besteht, daß Dosen unter 1 MED keine Wirkung ausüben. Wenn auf die Haut, die mit einem LSF von 12 behandelt wurde, 6 MED einstrahlen, dann hat sie zumindest mathematisch eine 1/2 MED erhalten. Zahlreiche Untersuchungen haben gezeigt, daß bereits suberythematogene Dosen photochemische Reaktionen in der Haut (DNS-Schäden) auslösen [11].

Keine Lichtschutzfiltersubstanz absorbiert in allen schädlichen Wellenlängenbereichen gleich gut. Vor allem ältere Produkte filtern vorwiegend im UVB-Bereich. Dies bedeutet, daß wesentlich mehr UVA auf die Haut einwirkt, als es ohne Sonnenschutz der Fall wäre, da die Sonnenbrandreaktion als Warnsignal wegfällt.

Lichtschutz und Immunsuppression

Die immunsuppressiven Eigenschaften der UV-Strahlung sind durch zahllose Tierexperimente, meist im Mausmodell, belegt. Diese Studien zeigen, daß vorwiegend UVB-Strahlung bestimmte Immunreaktionen, wie beispielsweise die Kontaktallergie, unterdrückt. Da die Immunsuppression eine wesentliche Rolle bei der Entstehung und beim Wachstum UV-induzierter Hautkarzinome im Tiermodell spielt, ist es von besonderer Bedeutung, die Schutzwirkung von Sonnenschutzmittel auf photoimmunologische Effekte zu definieren [32]. Da Sonnenschutzmittel besonders den UVB-Bereich filtern, sollte man annehmen, daß sie auch das Immunsystem vor der schädigenden UVB-Strahlung schützen. Mehrere Untersuchungen verschiedener Forschungsgruppen erbrachten allerdings widersprüchliche Ergebnisse und es erscheint gegenwärtig unklar, ob die lokale und systemische Unterdrückung der allergischen Kontaktdermatitis oder der Tumorüberwachung durch Sonnenschutzmittel beeinflußt werden kann. Einzelne Studien am Menschen und am Mausmodell ergaben, daß Sonnenschutzmittel keinen oder nur teilweisen Schutz vor Immunsuppression bieten [3, 27, 28], andere Studienergebnisse weisen auf einen kompletten Schutz hin [18, 26]. Ohne auf eine detaillierte Beschreibung dieser Studien einzugehen, kann vorläufig festgehalten werden, daß vermutlich eine Reihe von Faktoren, wie Studienprotokoll, Spektrum der Lichtquelle, Lichtdosis und Filtersubstanzen für diese kontroversen Ergebnisse verantwortlich sind. Da die Wechselwirkung von Photonen unterschiedlicher Wellenlängen auf die Immunsuppression nicht genau bekannt ist, kann erwartet werden, daß nicht alle Filtersubstanzen in gleicher Weise UV-Effekte inhibieren. Es ist auch noch nicht genau definiert, ob bereits geringere UV-Dosen zur Immunsuppression führen als sie für die Entstehung eines Erythems nötig sind [14]. Dazu kommt, daß bei manchen künstlichen UV-Quellen für die Bestimmung des LSF höhere Dosen zur Erythembildung erforderlich sind als bei Verwendung eines Sonnensimulators [6]. Falls nun unterschiedliche Mechanismen für Immunsuppression und Erythem verantwortlich sind, könnte dies erklären, warum der LSF nicht dem „Immunsuppressionsschutzfaktor" gleichzusetzen ist.

Der klinische Stellenwert der UV-induzierten Immunsuppression beim Menschen ist noch ungeklärt, jedoch ist sie, wie im Tiermodell gezeigt wurde, vermutlich auch für die Entstehung von Tumoren von Bedeutung. Die Beobachtung, daß künstlich immunsupprimierte Transplantationspatienten eine 20- bis 30fach höhere Inzidenz von Plattenepithelkarzimomen, vorwiegend an belichteten Körperstellen aufweisen, läßt einen Zusammenhang erkennen.

Sonnenschutz und Karzinogenese

Sonnenschutzmittel verringern die Anzahl mutagener DNS-Läsionen (Pyrimidindimere) in UV-bestrahlter Haut [4, 8, 24, 30]. Die Wirksamkeit von Sonnenschutzmitteln bei der Prävention von Hautkarzinomen wurde in den letzten Jahren an Tiermodellen eindeutig nachgewiesen [7, 12, 21, 31]. Die Versuchsanordnungen entsprechen allerdings nicht dem Verhalten des Menschen, der sich bei Anwendung von Sonnenschutzmitteln wesentlich länger in der Sonne aufhält als ohne Schutz und daher nicht nur eine höhere UVB, sondern auch eine sehr hohe UVA-Dosis erhält. Versuche zur korrekten Simulation der In-vivo-Situation stehen noch aus.

Vor kurzem zeigten Thompson et al. [23], daß die tägliche Anwendung eines Sonnenschutzmittels (LSF 17) über eine ganze Sommerperiode in Australien zu einer signifikanten Reduktion der Anzahl aktinischer Keratosen bei Menschen jenseits des 40. Lebensjahres führte. Als Kontrolle diente eine entsprechende Kontrollpopulation, die nur mit der Cremebasis behandelt wurde. Die gleichen Ergebnisse erbrachte eine weitere kontrollierte Studie mit einem Präparat mit LSF 29, das täglich über einen Zeitraum von 2 Jahren aufgetragen wurde [16]. Die Frage, ob Sonnenschutzmittel bei regelmäßiger Anwendung die Inzidenz von Hautkarzinomen (und Basaliomen?) verringern, wird nur durch epidemiologische Langzeitstudien zu klären sein.

Sonnenschutz und Melanom

Sonnenbestrahlung wird generell als Risikofaktor zur Entstehung des malignen Melanoms angesehen. Der genaue Zusammenhang mit UV-Strahlung erscheint allerdings bei näherer Betrachtung nicht so klar wie beim Plattenepithelkarzinom. Unsere gesamte Information beruht lediglich auf epidemiologischen Studien mit großen methodologischen Unterschieden, die eine einfache Interpretation der Melanomentstehung nicht gestatten [13, 17]. Insbesondere ist die Hypothese, daß intermittierende, intensive Sonnenbestrahlung während der Freizeit das Melanomrisiko erhöht, nicht ausreichend abgesichert [17], und das mögliche Aktionsspektrum im UV-Bereich oder sichtbarem Licht ist unbekannt. Einen dem Melanom bei Menschen in allen Aspekten vergleichbaren Tumor im Tiermodell gibt es derzeit nicht [5].

Trotz dieser mangelnden Informationen muß beim gegenwärtigen Wissensstand angenommen werden, daß Sonnenlicht an der Melanomentstehung einen wenngleich noch nicht ausreichend definierten kausalen Anteil hat. Aus diesem Grunde wird auch bei allen Aufklärungskampagnen der Bevölkerung die Anwendung von Sonnenschutzmitteln zur Melanomverhütung angeraten. Einer kritischen Betrachtung hält allerdings diese Empfehlung nicht stand. Es gibt keine klinischen oder experimentellen Daten, die schlüssig beweisen, daß regelmäßiger Gebrauch von Sonnenschutzmitteln tatsächlich das Melanomrisiko senkt.

Mehrere Studien der letzten Jahre, die ebenfalls auf rein epidemiologischer Basis durchgeführt wurden, scheinen nachzuweisen, daß Sonnenschutzmittel nicht nur keinen Schutz vor Melanomen bieten, sondern sogar teilweise für den Anstieg der Inzidenz des Melanoms verantwortlich sind [1, 9, 10, 25]. Als wichtiges Argument für diese Annahme wird die erhöhte UVA-Einstrahlung beim Gebrauch von UVB-filternden Sonnenschutzmitteln angeführt. Beobachtungen an einem Fischmodell [20], bei dem Melanome mit UVA und sichtbarem Licht induziert wurden, könnten, soferne dieses Phänomen auf den Menschen übertragbar sein sollte, diese Überlegungen untermauern. Die UVA-Hypothese erklärt allerdings nicht den starken Anstieg der Melanomhäufigkeit in den Jahrzehnten vor der Einführung von Präparaten mit hohem UVB-Schutzfaktor. Am Rande sei vermerkt, daß bisher bei Patienten, die einer Langzeitbehandlung mit PUVA unterzogen wurden und sehr hohen kumulativen UVA-Dosen ausgesetzt waren, kein erhöhtes Melanomrisiko festgestellt wurde.

Eine häufig falsch interpretierte Studie sollte hier noch erwähnt werden. Wolf et al. [29] zeigten vor kurzem, daß das Wachstum von Melanomen, die auf Mäuse transplantiert wurden, bei UV-Bestrahlung unter Sonnenschutzmittel nicht gehemmt wird. Obwohl die Autoren selbst betonen, daß bei diesem Experiment nur die immunologische Tumorüberwachung untersucht wurde und kein Zusammenhang mit der Melanomentstehung beim Menschen besteht, wird diese Studie oft als Hinweis diskutiert, daß Sonnenschutzmittel für die Prävention des Melanoms beim Menschen unwirksam seien.

Im Gegensatz zu der Hypothese, daß UVB-Filter nicht vor der Melanomenstehung schützen, stehen Untersuchungen an einem Tiermodell, das biologisch zwar auch nicht dem humanen Melanom völlig entspricht, aber Rückschlüsse gestattet, die einen UVB-Schutz als sinnvoll erscheinen lassen. Bei einer Opossumart (Monodelphis domestica), bei der durch wiederholte UV-Bestrahlungen Melanome erzeugt werden können, zeigte sich nach experimenteller Stimulation der DNS-Reparaturenzyme eine signifikant geringere Tumorhäufigkeit [15]. Obwohl diese Studien nicht unmittelbar mit Sonnenschutz zu tun haben, lassen sie den Schluß zu, daß UVB-induzierte DNS-Schäden einen kausalen Anteil bei der Entwicklung von Melanomen haben. Auch die Tatsache, daß Patienten mit Xeroderma pigmentosum, die einen DNS-Reparaturdefekt aufweisen, neben Karzinomen auch vermehrt Melanome entwickeln, könnte in dieses Konzept passen. Da erwiesenermaßen Sonnenschutzmittel die Bildung von DNS-Schäden verhindern oder zumindest reduzieren [4, 8, 24, 30], könnte dies indirekt als Beweis für ihren Nutzen zur Melanomprävention dienen.

Schlußbetrachtungen

Sonnenschutzmittel schützen unzweifelhaft vor Sonnenbrand. Sie verhindern zumindest teilweise die Entstehung von DNS-Schäden (Pyrimidindimeren) in der Epidermis. Im Tiermodell verhindern oder reduzieren sie das Auftreten von Plattenepithelkarzinomen und die Erscheinungen der Lichtalterung (Elastose, Faltenbildung) nach chronischer UV-Exposition. Ob die Auswirkungen chronischer Sonnenbestrahlung, insbesondere die Photokarzinogenese beim Menschen beeinflußt werden, kann nicht mit Sicherheit gesagt werden; die Beobachtung, daß die Bildung aktinischer Keratosen durch regelmäßigen Gebrauch unterdrückt werden kann, weist jedoch darauf hin. Die Information über Melanomentstehung und Melanomprävention stellt

sich als unzureichend dar, um Nutzen oder Risiko zu definieren. Sonnenschutzmittel sind weitgehend nebenwirkungsfrei und ungefährlich. Nach dem derzeitigen Wissenstand sollte der Gebrauch von Sonnenschutzmitteln trotz vieler ungelöster wissenschaftlicher Fragen der Bevölkerung empfohlen werden.

Literatur

1. Autier P, Doré JF, Schiffler E, Cesarini JP, Bollaaerts A, Koelmel KF, Gefeller O, Liabeuf A, Lejeune F, Lienard D, Joarlette M, Chemaly P, Kleeberg UR (1995) Melanoma and use sunscreens: an EORTC case-control study in Germany, Belgium and France. Int J Cancer 61: 749–755
2. Bech-Thomsen N, Wulf HC (1993) Sunbathers' application of sunscreen is probably inadequate to obtain the sun protection factor assigned to the preparation. Photodermatol Photoimmunol Photomed 9: 242–244
3. Bestak R, Barnetson R StC, Nearn MR, Halliday GM (1995) Sunscreen protection of contact hypersensitivity responses from chronic solar-simulated ultraviolet irradiation correlates with the absorption spectrum of the sunscreen. J Invest Dermatol 105: 345–351
4. De Rijcke S, Heenen M (1989) Decrease of ultraviolet induced DNA injury in human skin by p-aminobenzoic acid esters. Dermatologica 179: 96–199
5. Epstein JH (1990) Induction of melanomas in experimental animals. Photodermatol Photoimmunol Photomed 7: 95–97
6. Farr PM, Diffey BL (1985) How reliable are sunscreen protection factors? Br J Dermatol 112: 113–118
7. Forbes PD, Davies RE, Sambuco CP, Urbach F (1989) Inhibition of ultraviolet radiation-induced skin tumors in hairless mice by topical application of 2-ethylhexyl p-methoxycinnamate. J Toxicol Cutan Ocul Toxicol 8: 209–226
8. Freeman SE, Ley RD, Ley KD (1988) Sunscreen protection against UV-induced pyrimidine dimers in DNA of human skin in situ. Photodermatol 5: 243–247
9. Garland CF, Garland FC, Gorham ED (1992) Could sunscreens increase melanoma risk? Am J Public Health 82: 614–615
10. Graham S, Marshall J, Haughey B, Stoll H, Zielezny M, Brasure J, West D (1985) An enquiry into epidemiology of melanoma. Am J Epidemiol 122: 606–619
11. Hönigsmann H, Brenner W, Tanew A, Ortel B (1987) UV-induced unscheduled DNA synthesis in human skin. Dose response, correlation with erythema, time course and split dose exposure in vivo. J Photochem Photobiol B: Biol 1: 33–43
12. Kligman LH, Akin FJ, Kligman AM (1980) Sunscreens prevent ultraviolet photocarcinogenesis. J Am Acad Dermatol 3: 30–35
13. Koh HK, Kligler BE, Lew RA (1990) Sunlight and cutaneous melanoma: evidence for and against causation. Photochem Photobiol 51: 765–779

14. Learn DB, Beasley DG, Giddens LD, Beard J, Stanfield JW, Roberts LK (1995) Minimum doses of ultraviolet radiation required to induce murine skin edema and immunosuppression are different and depend on the ultraviolet emission spectrum of the source. Photochem Photobiol 62: 1066–1075

15. Ley RD, Applegate LA, Padilla RS, Stuart TD (1989) Ultraviolet radiation-induced malignant melanoma in Monodelphis domestica. Photochem Photobiol 50: 1–5

16. Naylor MF, Boyd A, Smith DW, Cameron GS, Hubbard D, Neldner KH (1995) High sun protection factor sunscreens in the suppression of actinic neoplasia. Arch Dermatol 131: 170–175

17. Nelemans PJ, Rampen FHJ, Ruiter DJ, Verbeek ALM (1995) An addition to the controversy on sunlight exposure and melanoma risk: a meta-analytical approach. J Clin Epidemiol 48: 1331–1342

18. Roberts LK, Beasley DG (1995) Commercial sunscreen lotions prevent ultraviolet radiation induced immune suppression of contact hypersensitivity. J Invest Dermatol 105: 339–344

19. Schauder S, Schrader A, Ippen H (1994) Göttinger Liste 1994, Sonnenschutzkosmetik in Deutschland. Blackwell Wissenschaftsverlag, Berlin

20. Setlow RB, Grist E, Thompson K, Woodhead AD (1993) Wavelengths effective in induction of malignant melanoma. Proc Natl Acad Sci USA 90: 6666–6670

21. Snyder DS, May M (1975) Ability of PABA to protect mammalian skin from ultraviolet light-induced skin tumors and actinic damage. J Invest Dermatol 65: 543–549

22. Sternberg G, Larkö O (1985) Sunscreen application and its importance for the sun protection factor. Arch Dermatol 121: 1400–1402

23. Thompson SC, Jolley D, Marks R (1993) Reduction of solar keratoses by regular sunscreen use. N Engl J Med 329: 1147–1151

24. van Praag MCG, Roza L, Boom BW, Out-Luiting C, Bergen Henegouwen BA, Vermeer BJ, Mommaas AM (1993) Determination of the photoprotective efficacy of a topical sunscreen against UVB-induced damage in human epidermis. J Photochem Photobiol B: Biol 19: 129–134

25. Westerdahl J, Olsson H, Måsbäck A, Ingvar C, Jonsson N (1995) Is the use of sunscreens a risk factor for malignant melanoma. Melanoma Res 5: 59–65

26. Whitmore SE, Morison WL (1995) Prevention of UVB-induced immunosuppression by a high sun protection factor sunscreen. Arch Dermatol 131: 1128–1133

27. Wolf P, Cox P, Yarosh DR, Kripke ML (1995) Sunscreens and T4N5 liposomes differ in their ability to protect against ultraviolet-induced sunburn cell formation, alterations in dendritic epidermal cells, and local suppression of contact hypersensitivity. J Invest Dermatol 104: 287–292

28. Wolf P, Donawho CK, Kripke ML (1993) Analysis of the protective effect of different sunscreens on ultraviolet radiation-induced local and systemic suppression of contact hypersensitivity and inflammatory responses in mice. J Invest Dermatol 100: 254–259

29. Wolf P, Donawho CK, Kripke ML (1994) Effect of sunscreens on UV radiation-induced enhancement of melanoma growth in mice. J Natl Cancer Inst 86: 99–105

30. Wolf P, Yarosh DB, Kripke ML (1993) Effects of sunsreens and a DNA excision repair enzyme on ultraviolet radiation-induced inflammation, immune suppression and cyclobutane pyrimidine dimer formation in mice. J Invest Dermatol 101: 523–527

31. Wulf HC, Poulsen T, Brodthagen H, Hou-Jensen K (1982) Sunscreens for delay of ultraviolet induction of skin tumors. J Am Acad Dermatol 7: 194–202

32. Young AR, Walter SL (1995) Photoprotection from UVR-induced immunosuppresion. In: Krutmann J, Elmets CA (eds) Photoimmunology. Blackwell Science, Oxford, pp 285–297

Onkologie

Aktueller Stand der Therapie des malignen Melanoms

Birger Konz

Die therapeutischen Konzepte zur Behandlung maligner Melanome der Haut waren in den letzten 20 Jahren aufgrund verbesserter epidemiologischer Erfassung, retro- und prospektiver klinischer Studien und konsequenter Nachsorgeprogramme einem stetigen Wandel unterworfen. Die wichtigste Erkenntnis für die Therapieplanung war, daß die Prognose maligner Melanome in direkter Abhängigkeit zur Tiefe der Tumorinvasion steht [69]. Die Einteilung der malignen Melanome in Tumoren mit niedrigem, mittlerem und hohem Metastasierungsrisiko hat die Behandlungsstrategie neu definiert [53]. Die heute aktuellen therapeutischen Maßnahmen müssen vornehmlich unter dem Gesichtspunkt der Qualitätskontrolle und Qualitätssicherung gesehen werden. Entsprechende Richtlinien sind erstellt und werden augenblicklich diskutiert [21]. Die Ziele der Melanomtherapie sind in Abhängigkeit vom klinischen Tumorstadium kurativ, adjuvant und palliativ. Dementsprechend lassen sich die therapeutischen Möglichkeiten in drei Gruppen unterteilen [60]:

- Standardtherapie bei malignen Melanomen im klinischen Stadium I
- Therapiekonzepte unter Studienbedingungen bei metastasierenden Melanomen
- Behandlungsprinzipien unter experimentellen Bedingungen bei ausgewählten Tumorkonstellationen

Der Wandel bezüglich der Behandlungsstrategien war sicherlich auch zum Teil auf die Änderung des epidemiologischen Bildes der malignen Melanome zurückzuführen. Die Daten des Tumorzentrums München [28] zeigen, daß die Inzidenz der malignen Melanome sich im Zeitraum 1985 bis 1995 verdoppelt hat (7,4 → 14,3) und heute fast 95% der Melanompatienten im klinischen Stadium I zur Therapie kommen. Als weitere Tendenz lassen sich im Tumorregister die Zunahme der malignen Melanome im Stammbereich, die Abnahme der primär knotigen Melanome sowie ein Anstieg der oberflächlich spreitenden Melanome ablesen. Als eine in prognostischer Hinsicht besonders gün-

stige Entwicklung kann die Abnahme der Tumordicke gelten, die auch weltweit zu beobachten ist und auch als Ergebnis der seit längerem durchgeführten Aufklärungskampagnen in der Bevölkerung gelten kann.

Im folgenden sollen die praxisrelevanten Gesichtspunkte bei der Therapie des Primärtumors, in der Behandlung der regionalen Lymphknoten und der medikamentösen Therapie dargestellt werden.

Therapie des Primärtumors

Es ist unbestritten, daß die frühzeitige chirurgische Entfernung maligner Melanome im klinischen Stadium I die Therapie der Wahl ist und einen wesentlichen Faktor für die Tumorprognose darstellt. Bezüglich des optimalen Resektionsabstandes bestehen auch heute, trotz zahlreicher tumorspezifischer Empfehlungen, gelegentlich kontroverse Ansichten [1, 31]. Einigkeit besteht darüber, daß die chirurgische Tumorentfernung in Lokalanästhesie keine negativen Auswirkungen auf die Prognose des malignen Melanoms hat [29, 32, 54].

Sicherheitsabstand

Bis vor etwa 10 Jahren galt die Empfehlung von Handley [24], den Primärtumor mit einem Resektionsabstand von 5 cm zirkulär zu entfernen unter gleichzeitiger Mitnahme der darunterliegenden Muskelfaszie. Über den prognoseverbessernden Nutzen der Faszienentfernung wurde bereits früher kontrovers diskutiert. Die Untersuchungen von Olson [47] und Kenady et al. [35] zeigten, daß die Faszienentfernung keinen Einfluß auf die Überlebenszeit und das Auftreten von Lokalrezidiven hat. Die theoretische Basis für die Entfernung eines breiten Streifens von Haut- und subkutanem Fettgewebe waren zwei Beobachtungen: der sogenannte Feldeffekt und das Auftreten von Mikrosatelliten in der Umgebung des Primärtumors.

Feldeffekt

Besonders bei oberflächlichen, radial wachsenden Melanomen (SSM, LMM, ALM) konnten in histologischen Studien jenseits der Tumorgrenzen eine zunehmende Zahl von atypischen Melanozyten nachgewiesen werden [10, 13, 70], aus denen sich Lokalrezidive entwickeln können.

Mikrosatelliten

Die Absiedlung von Melanomzellen entlang der Lymphbahnen in der retikulären Dermis und des subkutanen Fettgewebes führt über embolische Verschlüsse zu Mikrosatelliten, die Ausgangspunkt für lokale Metastasen sein können [15, 34].
Aufgrund dieser beiden Gesichtspunkte würde ein zu kleiner Resektionsabstand das Auftreten von Lokalrezidiven fördern und es hierdurch möglicherweise zu einer Verschlechterung der Überlebenszeit kommen. Zu dieser Frage finden sich in der neueren Literatur zahlreiche Studien [7, 11, 26, 34, 61, 66, 71].

Lokalrezidive

Das Auftreten von Lokalrezidiven wird in der Regel als Indikator für einen nicht ausreichenden Resektionsabstand genommen. Urist et al. [61] fanden in einer Literaturübersicht eine insgesamte Häufigkeit von 3,2 %, bei dünnen Melanomen (Td < 1 mm) eine Rezidivrate von 0,1 %, wobei hier der Resektionsabstand größer als 2 cm war. Bei Durchsicht der Literatur fällt auf, daß der Begriff Lokalrezidiv nicht klar definiert ist. So wird als Lokalrezidiv jegliches neuerliche Tumorwachstum in der Narbe, unterhalb eines Transplantates oder innerhalb eines 3 cm breiten Streifens um die primäre großzügige Exzision bezeichnet [61]. Andere klassifizieren Lokalrezidive mit einer epidermalen Komponente und lokale Metastasen ohne epidermale Komponente [34]. Von Heenan et al. [26] wird als Lokalrezidiv ein neuerliches Tumorwachstum bezeichnet, das innerhalb der Exzisionsnarbe oder des Transplantates auftritt, aber auch bis zu 5 cm im Umkreis. Von Balch et al. [7] werden lediglich Tumorneuformationen als Lokalrezidiv angesehen, die sich innerhalb eines 2 cm breiten Randes von der Operationsnarbe nachweisen lassen.
Aufgrund dieser unterschiedlichen Definitionen ist es schwierig zu entscheiden, ob die Ursache für ein Lokalrezidiv zurückgebliebene Melanomzellverbände bei unzureichendem Resektionsabstand sind oder ob es durch Absiedlungen zirkulierender Melanomzellen hervorgerufen ist, die als erstes Zeichen einer allgemeinen Metastasierung gelten könne. Heenan [27] stellte in einer retrospektiven Studie über lokale Melanomrezidive fest, daß die meisten Rezidive histologisch das Bild einer Metastase innerhalb einer Narbe aufwiesen. Es wird vermutet, daß Narben ein besonders günstiges Terrain für die Entwicklung von Metastasen sind.
Aufgrund dieser Befunde erscheint es zumindest fraglich, ob das Auftreten von Lokalrezidiven für die Festlegung des optimalen Resektionsabstandes aussagekräftig ist.
Andererseits haben die obigen Studien gezeigt, daß mit einer Verkleinerung des Sicherheitsabstandes Lokalrezidive zunehmen, die mit großer Wahrscheinlichkeit auf eine ungenügende Tumorexzision zurückzuführen sind. Mit Zunahme der Tumordicke steigt weiterhin die Anzahl der Lokalrezidive, wobei Ulzeration und Patientenalter als weitere Faktoren von Bedeutung sind [50]. Diese Beobachtung könnte mit einer beginnenden Allgemeinmetastasierung erklärt werden, wofür auch spricht, daß das Auftreten von Lokalrezidiven als prognostisch ungünstiges Zeichen gewertet wird [51].
Nachdem durch zahlreiche Studien bewiesen werden konnte, daß für die Prognose maligner Melanome im klinischen Stadium I die Tumordicke nach Breslow entscheidend ist [5, 19], wurden die Empfehlungen für die Sicherheitsabstände entsprechend der Tumordicke modifiziert. Breslow et al. [9] konnte zeigen, daß bei dünnen Melanomen (Tumordicke < 0,76 mm) der Sicherheitsabstand keinen Einfluß auf das Auftreten von Lokalrezidiven hat. Andere Autoren konnten diese Ergebnisse bestätigen [14, 18, 23].
Die Größe des Sicherheitsabstandes bei steigender Tumordicke ist in der Literatur nicht immer klar ersichtlich, da im wesentlichen Empfehlungen ausgesprochen werden. Es gibt im wesentlichen zwei prospektive, randomisierte, multizentrische Studien, die zu dieser Frage Stellung nahmen [7, 67].
In der WHO-Studie [67] wurden 305 Patienten mit einem malignen Melanom der Tumordicke < 2 mm untersucht, die mit einem Sicherheitsabstand von 1 cm behandelt wurden sowie 307 Patienten mit gleicher Tumordicke, die aber mit einem Sicherheitsabstand von 3 cm operiert wurden. Die Achtjahreüberlebensrate war in beiden Gruppen

nahezu gleich. In der Gruppe mit kleinem Sicherheitsabstand traten bei fünf Patienten Lokalrezidive auf. Von diesen fünf Patienten sind drei an der Melanomerkrankung verstorben.

In der multizentrischen Studie von Balch und Mitarbeitern [7] sollte der Frage nach dem optimalen Resektionsabstand bei mitteldicken Melanomen (Tumordicke 1,0–4,0 mm) nachgegangen werden. Es wurde postuliert, daß ein Sicherheitsabstand von 2 cm ausreichend sei. Das Patientenkollektiv umfaßte 242 Patienten, die mit einem Sicherheitsabstand von 4 cm und einer Gruppe von 244 Patienten, die mit 2 cm Sicherheitsabstand operativ versorgt wurden. Die mittlere Nachbeobachtungszeit betrug sechs Jahre. Die Fünfjahresüberlebensrate zeigte in beiden Gruppen keine signifikanten Unterschiede. Die Rate der Lokalrezidive war ebenfalls ohne Signifikanz, so daß keine Korrelation zu den Sicherheitsabständen bestand. Von den sechs Patienten mit Lokalrezidiven verstarben fünf an der Melanomerkrankung.

Diese beiden prospektiven, randomisierten Studien zeigen, daß es unabhängig vom jeweiligen Sicherheitsabstand zu Lokalrezidiven gekommen ist und daß die Größe der Resektionszone, auch bei unterschiedlichen Tumordicken, keinen Einfluß auf die Überlebenszeit hatte. Das Auftreten der Lokalrezidive in der WHO-Studie betraf die Gruppe, die mit einem Sicherheitsabstand von 1 cm operiert wurde und Patienten mit Tumordicken zwischen 1,1–2,0 mm enthielt. Balch et al. fanden zwei Patienten mit Lokalrezidiven im Kollektiv, das mit 2 cm Sicherheitsabstand reseziert wurde, wobei die Tumordicken 1,7 und 2,1 mm betrugen. Die anderen vier Patienten mit Lokalrezidiven waren in der Gruppe mit 4 cm Resektionsabstand zu finden, wobei als Tumordicke jeweils 2,4, 2,9, 3,0 und 3,4 mm gemessen wurde. Diese Daten zeigen die Tendenz an, daß mit zunehmender Tumordicke die Wahrscheinlichkeit von Lokalrezidiven wächst, und daß dies als prognostisch ungünstiges Zeichen zu werten ist, wie die Todesfälle belegen.

Da zum heutigen Zeitpunkt, trotz der obigen Studien, keine abschließende Auskunft über den Ursprung der Lokalrezidive gemacht werden kann, ob diese von verbliebenen Tumorresten, von Mikrosatelliten in der Tumorumgebung ausgehen oder als Remetastasierung in das postoperative Narbengewebe aufzufassen sind, sollten die Sicherheitsabstände nicht zu knapp gewählt werden [7]. In den Leitlinien zur Qualitätssicherung [21] wird ein praktikabler Vorschlag (Tabelle 1) gemacht, der sich mit den Angaben im Schrifttum deckt [7]. Die

Tabelle 1. Sicherheitsabstand bei malignen Melanomen

Tumordicke	Abstand
Melanom in situ	0,5 cm
Tumordicke ≤ 1 mm	1,0 cm
Tumordicke 1–4 mm	2,0 cm
Tumordicke > 4 mm	3,0 cm

Empfehlungen des Tumorzentrums München gehen etwas weiter: bei einer Tumordicke bis 1 mm wird ein Sicherheitsabstand von 1 cm festgelegt, bei Tumordicken über 1 mm sollte der Sicherheitsabstand 3 cm betragen. Es ist unseres Erachtens gerechtfertigt, einen etwas größeren Sicherheitsabstand zu wählen, wodurch die Morbidität nur unwesentlich beeinflußt wird, wenn dadurch eventuell Lokalrezidive vermieden und der Tod einiger Patienten verhindert werden kann.

Bei Patienten mit malignen Melanomen an Händen und Füßen, in der Genital- und Analregion sind starre Sicherheitsabstände nicht möglich. Hier muß im Einzelfall das Bestmögliche angestrebt werden und der Sicherheitsabstand entsprechend der anatomischen Gegebenheiten soweit wie möglich gefaßt werden. In der Praxis ist dies meist bis 2 cm. Die operativen Techniken zum Defektverschluß müssen individuellen Faktoren (Lokalisation, Alter des Patienten, Größe der Voroperation) angepaßt sein und ästhetische sowie funktionelle Gesichtspunkte berücksichtigen.

Behandlung der regionalen Lymphknoten

Als prophylaktische oder elektive Lymphknotendissektion (ELND) wird die Exstirpation klinisch unauffälliger Lymphknoten im regionären Abstromgebiet des primären malignen Melanoms bezeichnet. Die theoretische Grundlage für dieses Vorgehen ist die Annahme, daß ein Teil der malignen Melanome zunächst in die regionalen Lymphknoten metastasiert und später von hier Fernmetastasen gesetzt werden. Durch die elektive Lymphknotenausräumung könnten okkulte lymphogene Mikrometastasen entfernt, eine Tumorprogression verhindert und damit die Überlebenszeit verbessert werden. Diese Hypothese wird in der Literatur der letzten 20 Jahre kontrovers diskutiert, da zahlreiche retrospektive aber auch prospektive, randomisierte Studien zu unterschiedlichen Ergebnissen gekommen sind, so daß der Nutzen der elektiven Lymphknotenausräumung auch heute nicht eindeutig bewiesen ist, wie jüngste Publikationen erkennen lassen [48, 52].

Eine der Schwierigkeiten liegt darin, daß sich die malignen Melanome in ihrem biologischen Verhalten nicht an die obige Hypothese halten und die Metastasierung nicht immer zunächst den Lymphbahnen folgt, sondern daß es in 6–10% zu einer primären hämatogenen Fernabsiedlung kommt [12]. Aus allen bisherigen Studien ist eindeutig abzuleiten, daß mit zunehmender Tumordicke der Prozentsatz lymphogener, aber auch hämatogener Metastasen ansteigt. Die klinischen Möglichkeiten, solche Metastasierungsverläufe frühzeitig zu erfassen, sind jedoch leider begrenzt, wenn überhaupt vorhanden. Auch ist die Frage offen, ob alle Mikrometastasen zwangsläufig zur Ausbildung definitiver Metastasen führen.

Die Argumente für und gegen eine elektive Lymphknotenausräumung sind zahlreich und können wie folgt zusammengefaßt werden. Einige retrospektive, nicht randomisierte Studien zeigen eine Überlebensverbesserung in bestimmten Tumorkonstellationen [6, 16, 38, 44, 49]. Die elektive Lymphknotendissektion verbessert die Prognose bei malignen Melanomen mit einem Tumordurchmesser von 1,5–4 mm; bei Tumordicken von 0,76–1,5 mm ist eine tendenzielle aber nicht signifikante Prognoseverbesserung festzustellen; bei Tumordicken unter 0,75 mm und über 4 mm Dicke findet sich kein positiver Einfluß der ELND. Die Prognoseverbesserung läßt sich erst nach einem längeren postoperativen Beobachtungszeitraum (5–8 Jahre) feststellen und beträgt 8–15%. Weiterhin lassen sich besondere Lokalisationen und Geschlechtsunterschiede finden, in denen eine ELND prognoseverbessernde Einflüsse aufweist.

Die Gegner der ELND weisen darauf hin, daß diese Studien nicht randomisiert sind [17] und stützen sich auf zwei prospektive, randomisierte Untersuchungen der WHO [64] und der Mayo Klinik [57]. Hier konnte kein günstiger Einfluß der ELND nachgewiesen werden. Beide Studien wurden kritisiert, da hier vornehmlich Frauen, Melanome an den unteren Extremitäten und geringe Tumordicken berücksichtigt wurden. Eines der wichtigsten Argumente gegen die ELND sind die Komplikationen des operativen Eingriffs. Zwar ist die Mortalität gering (0,8%) [8, 62], doch postoperative Infektionen, Wunddehiszenzen, Lymphozelen, Lymphfisteln, Hämatome, Hautnekrosen und persistierendes Lymphödem sind in einer Häufigkeit bis zu 30% beschrieben worden [3, 58]. Diese kurze Darstellung soll zeigen, daß die Be-

deutung der ELND auch heute nicht klar definiert ist. Eine Tendenz läßt sich jedoch ablesen, daß die Indikation eher zurückhaltend gestellt wird und die Kriterien von Institution zu Institution variieren. Dies läßt sich nicht nur in der angloamerikanischen Literatur [30], sondern auch aus dem Zentralregister Malignes Melanom der Deutschen Dermatologischen Gesellschaft ablesen [20]. Hier findet sich, daß nur 6,2 % der Melanompatienten mit einer Tumordicke < 1,5 mm primär einer prophylaktischen Lymphknotendissektion zugeführt wurden, bei den Tumordicken über 1,5 mm waren es 15,7%. Dies weist darauf hin, daß nur an wenigen Kliniken elektive Lymphknotendissektionen durchgeführt werden.

Das Problem der elektiven Lymphknotendissektion könnte gelöst werden, wenn es gelänge, diejenigen Patienten zum Zeitpunkt der chirurgischen Entfernung des Primärtumors herauszufinden, die Mikrometastasen in den regionalen Lymphknotenstationen aufweisen. Frühere Untersuchungen haben ergeben, daß dies bei 20–30% der Melanompatienten der Fall ist [32, 56, 68, 69].

Um diese Mikrometastasen vor einer kompletten Lymphknotendissektion zu erkennen, wurde von Morton [45, 46] die „sentinel lymph node ectomy" entwickelt. Die Methode basiert auf der Vorstellung, daß es im regionalen Lymphabstromgebiet einen Vorpostenlymphknoten gibt, der als erster die Region drainiert und dort die lymphogen abgeschwemmten Melanomzellen aufgefangen werden.

Im folgenden soll die Methode kurz dargestellt werden. In der Umgebung des Primärtumors oder der Narbe nach Exzisionsbiopsie wird ein radioaktiver Marker (99 m Technetium) intradermal injiziert und durch Lymphabstromszintigraphie das regionale Lymphbahnsystem mit der Gamma-Kamera dargestellt. Fast immer findet sich ein Punctum maximum der radioaktiven Anreicherung vornehmlich in dem sich zuerst darstellenden Lymphknoten der regionalen Lymphknotenstation. Die Lage dieses „sentinel lymph node" wird auf der Haut markiert. Hier wird über einem kleinen Hautschnitt die subkutane Region dargestellt und mit einer 99 m Technetiumkolimierten Meßsonde der „sentinel" Lymphknoten intraoperativ lokalisiert. Mit einer Meßeinheit (Geigerzähler) läßt sich der maximale radioaktive Anreicherungsort darstellen. Dieser Lymphknoten wird extirpiert, das Exzidat zur Kontrolle nachgemessen. Mit der Meßsonde kann dann das Operationsgebiet nochmals kontrolliert werden. Bei richtiger

Entfernung finden sich hier keine radioaktiven Impulse mehr. Der entfernte Lymphknoten wird dann histopathologisch untersucht, wobei HE-Färbung und immunhistochemische Methoden (S100, HMB45) verwendet werden. Zeigen sich im histologischen Präparat Mikrometastasen des malignen Melanoms, wird eine komplette regionale Lymphknotenausräumung angeschlossen.

Das Verfahren der radioaktiven Markierung und Szintillationsdetektion des „sentinel" Lymphknoten kann noch durch Farbstoffmarkierung mit Patentblau ergänzt werden. Hierbei wird vor der operativen Entfernung des „sentinel" Lymphknotens das Primärtumorareal mit Patentblau umspritzt. Es kommt schnell zur Anfärbung der Lymphbahnen und auch des „sentinel" Lymphknotens, wobei das operative Aufsuchen erleichtert wird. Die Farbstoffmethode allein ist jedoch mit einer 20%igen Fehlenquote versehen und bedarf großer Erfahrung [4].

Die bisherigen Ergebnisse von Morton et al. [45] und anderen Untersuchern [4, 22, 32, 39] sind in Tabelle 2 dargestellt. Die Zahl der histologisch positiven „sentinel" Lymphknoten liegt im Mittel bei 20%. Dieser Befund kommt der früher gemachten Beobachtung nahe, bei der in 20–30 % der Patienten mit elektiver Lymphknotendissektion sich histologisch positive Lymphknoten nachweisen lassen.

Morton et al. [45] und Glas et al. [22] weisen auf die hohe Sensitivität der Methode hin. So findet sich bei negativen „sentinel" Lymphknoten nur in 2% die Wahrscheinlichkeit, daß Lymphknoten in der Region positiv sind. Andererseits ergaben die histologischen Untersuchungen der Lymphknotenexzidate nach positiven „sentinel" Lymphknoten nur in 8% Metastasen in nicht markierten Lymphknoten.

Die Vorteile der „sentinel lymph node ectomy" gegenüber der elektiven Lymphknotendissektion sind darin zu sehen, daß die Patienten präoperativ in zwei histologische Gruppen (positiv, negativ) unterteilt werden können und nur solche mit Mikrometastasen einer weiteren Operation zugeführt werden. So können etwa 75% der Eingriffe bei elektiver Lymphknotendissektion und auch die damit verbundenen Komplikationen vermieden werden. Die Ergebnisse der bisherigen Untersuchungen sind ermutigend und können dazu beitragen, die bestehenden Kontroversen bezüglich der elektiven Lymphknotendissektion zu klären. Diese Klärung ist durch weitere Studien herbeizuführen. Ein möglicher Ansatz wäre, nach Exzision des Primärtumors mit Sicherheitsabstand entsprechend der Tumordicke, eine Patientengruppe nach den Maßgaben der „sentinel lymph node ectomy" zu behandeln und eine zweite mit alleiniger operativer Therapie des Primärtumors sowie anschließender Nachbeobachtung. Dieses Vorgehen würde zu einer mehr konservativen Einstellung gegenüber der Lymphknotenbehandlung führen und einen rationalen Mittelweg darstellen, den sowohl die Gegner als auch die Befürworter der elektiven Lymphknotendissektion gehen könnten.

Medikamentöse Therapie

Da mit zunehmender Tumordicke die Wahrscheinlichkeit von Mikrometastasen zunimmt, hat man versucht, nach der operativen Entfernung des Primärtumors durch eine adjuvante medikamentöse Therapie die mögliche Tumorprogression zu beeinflussen. Hier kamen zur Anwendung Mono- und Polychemotherapie, Immuntherapie und Immunochemotherapie.

Monochemotherapie

Die meisten Erfahrungen liegen hier mit Dacarbazin, Vindesin und Fotemustin vor, wobei mit unterschiedlichen Dosierungen und Verabreichungsschemata Ansprechraten von 15–30% erzielt wurden (Tabelle 3). Der Einsatz dieser Therapeutika ist im wesentlichen auf Einzelfallentscheidungen begrenzt, wobei am häufigsten die hochdosierte Verabreichung von Dacarbazin (Bolustherapie) zum Einsatz kommt. Ein nachgewiesener Überlebensvorteil konnte jedoch nicht nachgewiesen werden [60].

Tabelle 2. „Sentinel" Lymphnodektomie: Ergebnisse

	Patientenzahl Klinisches Stadium I	„Sentinel" LK Histologie: positiv
Morton et al. (1992)	194	20%
Glas et al. (1995)	132	23%
Koller et al. (1995)	49	24,4%
Bachter et al. (1995)	43	18,6%
Krag et al. (1995)	118	12,7%

Tabelle 3. Chemotherapie bei malignen Melanomen: Monotherapie

	Dosierung	Schema	Ansprechrate
Dacarbazin	250 mg/m² i. v.	5 Tage/4 Wo	14–33 %
Dacarbazin	850 mg/m² i. v.	1 Tag/4 Wo	
Vindesin	3 mg/m² i. v.	alle 2 Wo	15–20 %
Fotemustin	100 mg/m² i. v.	1., 2., 15. Tag	20–25 %

Polychemotherapie

Die Kombinationstherapie mit mehreren Chemotherapeutika wird fast ausschließlich bei metastasierendem Melanom angewendet. Am gebräuchlichsten ist das sogenannte BOLD-Schema (Tabelle 4) [55]. Die Ansprechrate wird mit bis zu 40 % angegeben. Auch im eigenen Patientengut konnten günstige Verläufe beobachtet werden, doch fand sich meist nach anfänglicher Remission eine rasche Tumorprogression mit sehr schnellem Verlauf, so daß kein eindeutiger Vorteil für das Überleben feststellbar war [41].

Tabelle 4. Chemotherapie bei malignen Melanomen: Polytherapie (BOLD)

	Dosierung	Schema	Ansprechrate
Bleomycin	7,5 E subcutan	Tag 1,4	
Oncovin (Vincristin)	1 mg/m² i. v.	Tag 1,5	
Lomustin (CCNU)	80 mg/m² p. o.	Tag 1	bis 40 %
Dacarbazin	200 mg/m² i. v.	Tag 1–5	

Wiederholung alle vier Wochen, über vier bis sechs Zyklen

Immuntherapie

Die erste immunologische Behandlungsmethode maligner Melanome war die unspezifische Immuntherapie mit BCG [43]. Über Stimulation des Immunsystems sollte die körpereigene Tumorabwehr aktiviert werden. In der Therapie von Melanompatienten konnte ein Behandlungserfolg jedoch nicht nachgewiesen werden. Heute werden im wesentlichen Interferone zur adjuvanten Immuntherapie eingesetzt. In der randomisierten kontrollierten Studie der Eastern Cooperative Oncology Group [36] konnte gezeigt werden, daß Interferon-α2β die Erscheinungsfreiheit nach Metastasenentfernung von 1 auf 1,7 Jahre erhöht und die Überlebenszeit von 2,8 auf 3,8 Jahre verlängert. Die Einzeldosierungen lagen sehr hoch (20 Mio IE/m² beziehungsweise 10 Mio IE/m²/Tag) und wurden teilweise bis zu einem Jahr verabreicht. Auch die Toxizität der hohen Dosierung war erheblich, so daß Dosiskorrekturen vorgenommen werden mußten. Zwei Patienten verstarben infolge therapiebedingtem Leberversagen. Die Autoren kommen jedoch zu der Auffassung, daß Interferon-α2β das erste wirksame Mittel zur erfolgreichen Beeinflussung der Melanomerkrankung ist.

Immunochemotherapie

Die Kombination von einem Zytostatikum und Immunmodulatoren (Interferon, Interleukin) wird fast ausschließlich bei metastasierenden Melanomen eingesetzt. In einer multizentrischen randomisierten Studie der Arbeitsgemeinschaft für Dermatologische Onkologie (ADO) wird mit DTIC und Interferon-α sowie DTIC, Interferon-α und Interleukin-2 behandelt [25]. Die bisherigen Ergebnisse sind ermutigend, da bis zu 40 % der Patienten einen positiven Effekt durch die Therapie erfuhren.

Die bisherigen Ergebnisse der medikamentösen Therapie maligner Melanome zeigen, besonders auch bei metastasierenden Tumoren, den Trend zu einem bescheidenen Optimismus. Die Langzeitauswertung der laufenden Studie wird abzuwarten sein. Die momentanen Resultate sind jedoch geeignet, betroffene Patienten für eine medikamentöse Therapie zu motivieren und den früher meist üblichen therapeutischen Nihilismus zu verlassen [37].

Zusammenfassend ist festzustellen, daß sich in den letzten 20 Jahren im therapeutischen Vorgehen bei malignen Melanomen, dies besonders bei den Primärtumoren, ein erheblicher Wandel vollzogen hat [40, 42]. Sicherlich auch bedingt durch eine verbesserte Frühdiagnostik und rechtzeitige Therapie ist ein deutlicher Trend zu einem konservativen operativen Vorgehen eingetreten. Die Behandlung der regionären Lymphknoten im Stadium I der Melanomerkrankung könnte durch die „sentinel" Lymphnodektomie eine Klärung erfahren. Fortschritte in der medikamentösen Therapie, insbesondere der Immunochemotherapie, sind erkennbar.

Literatur

1. Ackerman AB (1996) Letter to the Editor. J Am Acad Dermatol 35: 279
2. Alex JC, Krag DN (1993) Gammaprobe guided localization of lymph nodes. Surg Oncol 2: 137–143
3. Baas PC, Koops HS, Hoekstra HJ (1992) Groin dissection in the treatment of lower extremity melanoma: short and long term morbidity. Arch Surg 127: 281–286
4. Bachter D, Balda BR, Vogt H, Büchels H (1996) Die „sentinel" Lymphnodektomie mittels Szintillationsdetektor. Hautarzt 47: 754–758
5. Balch CM, Murad TM, Soong SJ, Milton GW (1978) A multifactorial analysis of melanoma: prognostic histopathological features comparing Clark's and Breslow's staging methods. Ann Surg 188: 732–742
6. Balch CM, Soong SJ, Milton GW, Shaw HM, McGovern VJ, Murad TM (1982) A comparison of prognostic factors and surgical results in 1786 patients with localized (stage I) melanoma treated in Alabama, USA and South Wales, Australia. Ann Surg 196: 677–684
7. Balch CM, Smith TJ, Jewell WR, Raymond B (1993) Efficacy of 2-cm surgical margins for intermediate-thickness melanomas (1 to 4 mm). Ann Surg 218: 262–269
8. Bowsher WG, Taylor BA, Hughes LA (1986) Morbidity, mortality and local recurrence following regional node dissection for melanoma. Br J Surg 73: 906–908
9. Breslow A, Macht SD (1977) Optimal size of resection margin for thin cutaneous melanoma. Surg Gynecol Obstet 145: 691–692
10. Breuninger H, Adis S (1991) Quantitative Darstellung lokaler Mikrosatelliten. In: Meigel W, Lengen W, Schwenzer G (Hrsg) Diagnostik und Therapie maligner Melanome. Diesbach, Berlin, S 252–254
11. Brown C, Zitelli J (1995) The prognosis and treatment of true local cutaneous recurrent malignant melanoma. Dermatol Surg 21: 285–290
12. Cady B (1988) Prophylactic lymph node dissection in melanoma: does it help? J Clin Oncol 6: 2–4
13. Cochran AJ (1971) Studies of the melanocytes of the epidermis adjacent to tumors. J Invest Dermatol 57: 38–43
14. Cosimi AB, Sober AJ, Mihm MC Jr (1984) Conservative surgical management of superficially invasive cutaneous melanoma. Cancer 53: 1256–1269
15. Day CL Jr, Harrist TJ, Gorstein F, Mihm MC (1981) Malignant melanoma: prognostic significance of „microscopic satellites" in the reticular dermis and subcutaneous fat. Ann Surg 194: 108–112
16. Drepper H, Köhler CD, Bastian B, Breuninger H, Brökker EB, Gohl J, Groth W, Hermanek P (1994) Prognosevorteil für definierte Risikogruppen durch die Lymphknotendissektion. Hautarzt 45: 615–622
17. Elder DE, Guerry D, van Horn, Hurwitz S,. Zehngebot l, Goldmann L (1985) The role of lymph node dissection for clinical stage I malignant melanoma of intermediate thickness (1.51–3.99 mm). Cancer 56: 413–418
18. Elder DE, Guerry D, Heiberger RM (1983) Optimal resection margin for cutaneous malignant melanoma. Plast Reconstr Surg 71: 66–72
19. van der Esch EP, Cascinelli M, Preda F, Morabito A (1981) Stage I melanoma of the skin: evaluation of prognosis according to histologic characteristics. Cancer 48: 1668–1673
20. Garbe C, Büttner P, Ellwanger U (1995) Das Zentralregister malignes Melanom der Deutschen Dermatologischen Gesellschaft in den Jahren 1983–1993. Hautarzt 46: 683–692
21. Garbe C (1996) Entwurf zu den Leitlinien zur Qualitätssicherung in der Dermatologischen Onkologie. Omnimed, derm 2, S 17–22
22. Glas FL, Fenske NA, Messina JL, Cruse CW, Rapaport DP (1995) The role of selective lymphadenectomy in the management of patients with malignant melanoma. Dermatol Surg 21: 979–983
23. Goldman LI, Byrd R (1988) Narrowing resection margins for patients with low risk melanoma. Am J Surg 155: 242–244
24. Handley WS (1907) The pathology of melanotic growths in relation to their operative treatment. Lancet 1: 927–933, 996–1003
25. Hauschild A (1996) Protokoll zur Therapieoptimierung beim malignen Melanom im Stadium der Fernmetastasierung der Arbeitsgemeinschaft Dermatologische Onkologie. Hautarzt 47: 67–68
26. Heenan PJ, English DR, Holman CD, Armstrong BK (1992) The effects of surgical treatment on survival and local recurrence of cutaneous malignant melanoma. Cancer 69: 421–426
27. Heenan PJ (1996) „Local recurrences" of completely excised melanomas are metastases to the primary surgical site. Abstract: 17th Colloquium of the International Society of Dermatopathology, Zürich, p 66
28. Hölzel D, Klannert A, Schmidt M (1996) Krebs: Häufigkeit, Befunde und Behandlungsergebnisse. Zuckschwerdt, München, Bern, Wien, New York, S 281–295
29. Holmstrom H (1992) Surgical management of primary melanoma. Semin Surg Oncol 8: 366–369
30. Ho VC, Sober AJ (1990) Therapy for cutaneous melanoma: an update. J Am Acad Dermatol 22: 159–176
31. Johnson TM, Sondak VK (1995) Centimeter here, a centimeter there: does it matter? J Am Acad Dermatol 33: 532–534
32. Karg DN, Meijer SJ, Weaver DL (1995) Minimal-access surgery for staging of malignant melanoma. Arch Surg 130: 654–658
33. Kaufmann R (1996) Operative Therapie des primären Melanoms. Onkologie 2: 449–452
34. Kelly JW, Sagebiel RW, Calderon W, Murillo L, Dakin R, Blois M (1984) The frequency of local recurrence and microsatellites as a guide to reexcision margins for cutaneous malignant melanoma. Ann Surg 20: 759–763
35. Kenady DK, Brown BW, McBride CM (1982) Exzision of underlying fascia with a primary malignant melanoma: effect on recurrence and survival rates. Surgery 92: 615–618
36. Kirkwood JM, Hunt M, Ernstoff MS, Smith TJ, Borden C, Blum R (1996) Interferon-alpha-2b adjuvant therapy of high-risk resected cutaneous melanoma: the Eastern Coopereative Oncology Groups Trial EST 1684. J Clin Oncol 14: 7–17
37. Kleeberg UR, Tilgen W (1996) Palliative und suppor-

tive Therapie bei Melanompatienten – das Primat des nihil nocere. Onkologe 2: 465–472

38. Koh HK, Sober AJ, Day CL Jr (1986) Prognosis of clinical stage I melanoma patients with positive elective regional node dissection. J Clin Oncol 4: 1238–1244

39. Koller J, Rettenbacher L, Dietze O (1996) „Sentinel lymph node detection" in der Primärtherapie des malignen Melanoms. Zbl Haut 168: 26

40. Konz B (1979) Melanomtherapie: Zwischenbilanz 1979. In: Braun-Falco O, Wolff HH (Hrsg) Fortschritte der praktischen Dermatologie und Venerologie, Bd 9. Springer, Berlin, S 21–30

41. Lakhani S, Selby P, Bliss JM, Peeren TJ, Gore ME, McElwain TJ (1990) Chemotherapy for malignant melanoma: combinations and high doses produce more responses without survival benefit. Br J Cancer 61: 330–334

42. Landthaler M (1993) Radikalität in der Behandlung maligner Melanome. In: Braun-Falco O, Ring J (Hrsg) Fortschritte der praktischen Dermatologie und Venerologie, Bd 13. Springer, Berlin, S 155–160

43. Lewis MG (1978) Möglichkeiten der Immuntherapie bei malignen Melanomen. Hautarzt 29: 619–624

44. McCarthy WH, Shaw HM, Milton GW (1985) Efficacy of elective lymph node dissection in 2347 patients with clinical stage I malignant melanoma. Surg Gynecol Obstet 161: 575–580

45. Morton DL, Wen DR, Cochran A (1992) Management of early-stage melanoma by intraoperative lymphatic mapping and selective lymphadenectomy. Surg Oncol Clin North Am 1: 247–259

46. Morton DL, Wen DR, Wong JH et al. (1992) Technical details of intraoperative lymphatic mapping for early stage melanoma. Arch Surg 127.392399

47. Olsen G (1969) Removal of fascia – cause of more frequent metastases of malignant melanomas of the skin to regional lymph nodes. Cancer 17: 1159–1164

48. Petres J, Rompel R. Büttner P, Teichelmann K, Garbe C (1996) Elektive Lymphknotendissektion bei primärem malignem Melanom. Hautarzt 47: 29–34

49. Reintgen DS, Cox EB, McCarthy KS, Vollmer R (1983) Efficacy of elective lymph node dissection in patients with intermediate thickness primary melanoma. Ann Surg 198: 379–385

50. Reintgen DS, Vollmer R, Tso CY, Seigler HF (1987) Prognosis for recurrent stage I malignant melanoma. Arch Surg 122: 1338–1342

51. Roses DF, Harris MM, Rigel Ds, Carey Z, Friedman R, Kopf AW (1983) Local and in-transit metastases following definitive excision for primary cutaneous malignant melanoma. Ann Surg 198: 65–69

52. Schadendorf D (1996) Stellungnahme zur Arbeit Petres: Elektive Lymphknotendissekion bei primärem malignen Melanom. Hautarzt 47: 722–723

53. Schmoeckel C, Bockelbrink A, Bockelbrink H, Kistler H, Braun-Falco O (1983) Low- and high-risk malignant melanoma- - III. Prognostic significance of the resection margin. Eur J Cancer Clin Oncol 19: 245–249

54. Seebacher C, Heubaum F, Kuster P, Steinert W, Koch R (1990) Vergleichende Analyse in Narkose und Lokalanästhesie operierter maligner Melanome der Haut. Hautarzt 41: 137–141

55. Seigler HF, Lucas VS, Pickett RN, Huang T (1980) DTIC, CCNU, bleomycin and vincristine (BOLD) in metastatic melanoma. Cancer 46: 2346–2348

56. Silbermann AW (1987) Malignant melanoma: practical consideration concerning prophylactic lymph node dissection. Ann Surg 206: 206–209

57. Sim FH, Taylor WF, Pritchard DJ, Soule EH (1986) Lymphadenectomy in management of stage I malignant melanoma: a prospective study. Mayo Clin Proc 61: 697–705

58. Slingluff CL, Stidham KR, Ricci WM, Stanley WE, Seigler KR (1994) Surgical management of regional lymph nodes in patients with melanoma. Ann Surg 219: 120–130

59. Tilgen W (1994) Adjuvante und palliative Therapie des Melanoms. Chirurg 65: 153–13

60. Tilgen W (1994) Therapie des malignen Melanoms: Derzeitiger Stand und Perspektive. In: Macher E, Kolde G, Bröcker EB (Hrsg) Jahrbuch der Dermatologie 1994/95: Tumoren und Haut. Biermann, Zülpich, S 123–150

61. Urist MM, Balch CM, Soong SJ, Shaw H, Milton G, Maddox W (1985) The influence of surgical margins and prognostic factors predicting the risk of local recurrence in 3445 patients with primary cutaneous melanoma. Cancer 55: 1398–1403

62. Urist MM, Maddox WA, Kennedy JE, Balch CM (1983) Patient risk factors and surgical morbidity after regional lymphadenectomy in 204 melanoma patients. Cancer 51: 2152–2156

63. Van der Veen H, Hoekstra OS, Paul MA. Cuesta MA, Meijer S (1994) Gamma probe-guided sentinel node biosy to select patients with melanoma for lymphadenectomy. Brit J Surg 81: 1769–1770

64. Veronesi U, Adamus J, Bandiera DC, Brennhovd ID, Caceres E, Cascinelli N (1982) Delayed regional lymph node dissection in stage I melanomas of the skin of the lower extremities. Cancer 49: 2420–2430

65. Veronesi U, Adamus J, Aubert C, Bajetta E, Beretta G, Bonadona G (1982) A randomized trial of adjuvant chemotherapy and immunotherapy in cutaneous melanoma. N Engl J Med 307: 913–916

66. Veronesi U, Cascinelli M, Adamus J, Balch C, Bandiera D, Barchuk A (1988) Thin stage I primary cutaneous malignant melanoma: comparison of excision with margins of 1 or 3 cm. N Engl J Med 318: 1159–1162

67. Veronesi U, Cascinelli M (1991) Narrow excision (1-cm margin). A safe procedure for thin cutaneous melanoma. Arch Surg 126: 438–441

68. Weidner F, Hornstein O (1972) Das Problem der regionalen Lymphknoten-Metastasierung beim malignen Melanom. Arch Dermatol Forsch 245: 50–62

69. Wanebo HJ, Fortner JG, Woodruff J, McLean B, Binkowski E (1975) Selection of the optimum surgical treatment of stage I melanoma by depth of microinvasion. Ann Surg 182: 302–315

70. Wong CK (1970) A study of melanocytes in the normal skin sourrounding malignant melanomata. Dermatologica 141: 215–225

71. Zeitels J, La Rossa D, Hamilton R, Synnestvedt M, Schultz D (1988) A comparison of local recurrence and resection margins for stage I primary cutaneous malignant melanomas. Plast Reconstr Surg 81: 688–693

Tumorregister malignes Melanom – Einladung zur Mitarbeit

Peter Kaudewitz

Das maligne Melanom gilt als eine Neoplasie der Haut, die zunehmend häufiger auftritt und deshalb verstärkte Bemühungen um Prävention, Diagnostik und Therapie erforderlich macht [3, 10–15]. Hierbei sind langfristig wirksame, umfassende Strategien zu entwickeln. Eine wesentliche Voraussetzung für deren Erfolg ist die genaue Kenntnis der Epidemiologie des malignen Melanoms [2, 8]. In der Bundesrepublik bestehen zwar Melanomregister, gesundheitspolitisch wesentliche, bevölkerungsbezogene Daten sind daraus zur Zeit jedoch nur in beschränktem Umfang zu gewinnen. Gerade diesen Mangel versucht das Tumorregister malignes Melanom des Tumorzentrums München auszugleichen.

Das Tumorregister malignes Melanom wird als eines von 20 weiteren tumorspezifischen Registern am Tumorzentrum München (TZM) geführt. Als Einrichtung der medizinischen Fakultäten der Ludwig-Maximilians-Universität München und der Technischen Universität München ist das TZM im Klinikum Großhadern dem Institut für Medizinische Informationsverarbeitung, Biometrie und Epidemiologie (IBE) angegliedert. Seit 1987 werden die melanomspezifischen Daten aller in den dermatologischen Kliniken Münchens behandelter Patienten bei Erstaufnahme mittels eines Ersterhebungsbogens und bei Nachsorgeuntersuchungen mittels eines Folgeerhebungsbogens dokumentiert und in das Melanomregister eingegeben. Dieses Verfahren erlaubt es dem IBE inzwischen, für die beteiligten Institutionen vollständige klinische Melanomregister zu führen [6]. Eine Erweiterung der Registerbasis konnte durch die Einführung eines Nachsorgeregisters bei der Kassenärztlichen Vereinigung Bayern im Verbund mit dem Register des TZM erreicht werden, so daß auch Patienten in ambulanter Nachsorge vom Register erfaßt werden können. Die vereinzelt zu beobachtende, jedoch tendenziell zunehmende außerklinische, auch von Nicht-Dermatologen praktizierte Primärversorgung maligner Melanome erschwert die vollzählige Erfassung der malignen Melanome [8]. Hier wurde als Abhilfe versucht, auch die im Einzugsbereich des Registers tätigen niedergelassenen Pathologen und Dermato-

histopathologen zur Mitarbeit zu gewinnen. Da dies ab 1994 weitgehend gelungen ist, kann inzwischen von einer flächendeckenden, weitgehend vollständigen Erfassung aller im Kerneinzugsbereich des Registers auftretenden malignen Melanome ausgegangen werden. Aus einem zunächst klinikbezogenen Register ist dadurch ein flächendeckendes, bevölkerungsbezogenes Register geworden, dessen Datensatz zur Beantwortung epidemiologischer Fragestellungen geeignet ist.

Das epidemiologische Erhebungsgebiet des Registers umfaßt die Bevölkerung der Stadt München mit 0,59 Mio. männlichen Einwohnern und 0,64 Mio. weiblichen Einwohnern im Jahre 1991 sowie die umliegenden Landkreise mit zusammen 0,54 Mio. männlichen Einwohnern und 0,54 Mio. weiblichen Einwohnern im Jahre 1991. Zusätzlich werden Patienten aus dem weiterreichenden, geographisch nicht konstant präzise definierbaren Gesamteinzugsgebiet der Münchner Kliniken erfaßt. Dabei ist allerdings keine flächendeckende Erfassung mehr zu erwarten. Vergleichsweise wurden durch das als beispielhaft bezeichnete populationsbezogene Melanomregister des Saarlandes im Jahr 1991 1.075.000 Einwohner (48,3% männlich, 51,7% weiblich) erfaßt [19]. Der Datensatz des Melanomregisters am TZM basiert bis 1993 auf den Ersterhebungen bei 6417 Patienten mit malignem Melanom, die seit 1974 an 8 beteiligten Institutionen registriert wurden. Von den 1924 zwischen 1990 und 1993 neu registrierten Patienten stammen 638, also 33% aus der Stadt München. Der Anteil an der geschätzten Inzidenz liegt bei 85%.

Eine große Anzahl registrierter Patienten vermag zwar vordergründig zu beeindrucken, die Qualität eines Registers, insbesondere Art und Umfang der daraus zu gewinnenden verlaufsbezogenen Erkenntnisse hängt jedoch entscheidend von der Dokumentationsqualität der nachfolgenden Verlaufsuntersuchungen ab. Für 92,5% der im TZM registrierten Patienten liegt mindestens eine Nachsorgeerhebung vor. Die Gesamtbeobachtungszeit für diese Patienten addiert sich zu 31.507 Patientenjahren. Das entspricht für die Patienten aus der Stadt

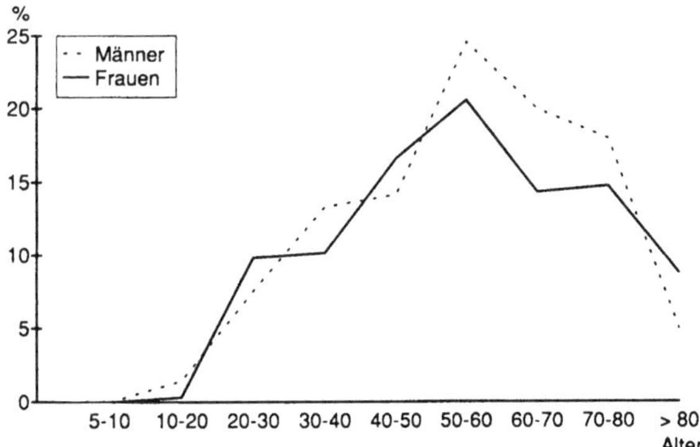

Abb. 1. Altersverteilung der registrierten Melanompatienten

München und den umliegenden Landkreisen 87%
der bei lückenloser Nachsorge erreichbaren Summe
der Beobachtungsjahre, für alle Patienten des Registers beträgt der entsprechende Wert 75%. Insgesamt standen 1993 74,8% der Patienten des Registers in Nachbeobachtung. Die mittlere Beobachtungsdauer betrug 5,7 Jahre. Bei Diagnosestellung waren die Patienten durchschnittlich 51,5 Jahre alt, eine genaue Altersverteilung der registrierten Patienten ist aus Abbildung 1 zu ersehen.

Eine Progression, definiert als jede erneute Tumormanifestation einschließlich eines Lokalrezidivs nach abgeschlossener Therapie des Primärtumors war bei 20,7% der Patienten zu beobachten. Insgesamt sind 17,7% der Patienten während der Nachbeobachtung verstorben, davon 12,1% mit Hinweis auf eine Progression, also tumorbedingt und 5,6% ohne einen solchen Hinweis, also tumorunabhängig. Die genannten Zahlen geben den Stand des Registers bis 1994 wieder. Die Dynamik der Registrierung läßt sich aus den in Tabelle 1 dargestellten Rekrutierungszahlen für

Tabelle 1. Rekrutierungszahlen Tumorregister maligne Melanome des Tumorzentrums München (TZM)

Erhebungsgebiet	Fallzahlen nach Jahren			
	1990	1991	1992	1993
Stadt München				
Neuerkrankungen	191	179	183	169
Amtliche Mortalität	49	41	23	37
Kohortenmortalität	19	22	15	4
Umliegende Landkreise				
Neuerkrankungen	131	120	138	115
Sonstiges Einzugsgebiet				
Neuerkrankungen	242	246	214	188

M/I-Quotient männliche Patienten: 0,24
M/I-Quotient weibliche Patienten: 0,18

die Jahre 1990–1993 erfassen. Auf diesen Zeitraum entfallen 1924 Neuzugänge oder knapp 30% der Gesamtpatientenzahl des Registers, wobei wiederum 1/3 aus der Stadt München stammen. Neben der Zahl der Neuerkrankungen und ihrer Zuordnung zum jeweiligen Einzugsgebiet werden die amtliche Mortalität, das heißt die Anzahl der über die Todesbescheinigung ermittelten tumorbedingten Sterbefälle angegeben. Diese Patienten sind jedoch kein Teilkollektiv der jahrgangsgleichen Neuerkrankungen, da der Diagnosezeitpunkt gerade bei prognostisch günstigeren malignen Melanomen um mehrere Jahre vorher liegt. Dagegen gibt die Kohortenmortalität die Zahl der Sterbefälle aus der jeweiligen Jahrgangskohorte der Neuerkrankungen der Stadt München zu einem bestimmten Stichtag, hier dem 30.11.1994 an. Der Quotient aus Mortalität und Neuerkrankung (M/I-Quotient) gilt als Schätzwert für die Letalität einer Erkrankung, also der Wahrscheinlichkeit zu sterben unter der Bedingung am Melanom erkrankt zu sein. Stärkere Abweichungen dieses Wertes von den in der Literatur mitgeteilten Überlebens- und Sterberaten deutet auf eine unvollständige Registrierung der Neuerkrankungen und/oder der Todesfälle, oft bedingt durch fehlende Angaben auf den Todesbescheinigungen.

Der populationsbezogen hohe Erfassungsgrad des Registers gestattet es, auch die rohe Inzidenz des malignen Melanoms im Einzugsgebiet und damit einen der wichtigsten epidemiologischen Parameter zu erfassen. Für München und Umgebung beträgt sie über den Zeitraum von 1990–1993 gemittelt 14,2 bei Frauen und 14,4 bei Männern. Ein Vergleich der in Tabelle 2 angegebenen rohen Inzidenzen des Krebsregisters des Saarlandes für 1990 mit 7,7 für Frauen und 7,9 für Männer macht erhebliche erklärungsbedürftige Unterschiede deutlich [19]. Worauf diese beruhen ist zur Zeit nicht eindeutig feststellbar. In Frage kommen erfassungstechnische Unterschiede mit Auswirkungen auf die Vollständigkeit der Daten und populationsbedingte Unterschiede. Die rohe Inzidenz ist ein auch von der strukturellen, insbesondere altersmäßigen Zusammensetzung der erfaßten Population abhängiger Wert, da das maligne Melanom eine altersabhängige Neuerkrankungsrate aufweist (Abb. 1). Veränderungen der Inzidenzen im zeitlichen Verlauf sind daher, auch wenn sie an derselben Population beobachtet werden, nur dann als reale Veränderung des Erkrankungsrisikos zu werten, wenn auch die strukturelle Zusammensetzung der beobachteten Population unverändert geblieben

Tabelle 2. Inzidenz des malignen Melanoms (Tumorzentrum München, TZM)

	TZM 1990–1993		Saarland 1990	
	w	m	w	m
Rohe Inzidenz	14,4	14,2	7,7	7,9
BRD-Standard	15,6	14,5	8,6	7,3
Weltstandard	10,2	9,9	5,2	5,2
Europastandard	13,5	13,0	7,1	6,7

ist. Diese Voraussetzung gilt beispielsweise für die Bevölkerung der BRD nicht. Erst rechnerische Altersstandardisierungen lassen Vergleiche zwischen verschiedenen, auch im zeitlichen Verlauf sich verändernden Populationen zu. Die Münchner Inzidenzwerte würden dann für eine BRD Standardbevölkerung, für Weltstandards und Europastandards den in Tabelle 2 angegebenen Werten entsprechen. Der Wert für die BRD-Standardbevölkerung liegt mit 15,4 um 50% über dem der wesentlich jüngeren Weltstandardbevölkerung.

Auch weitere erkrankungsbezogene Fragen zum malignen Melanom können anhand des Datensatzes des TZM beantwortet werden. Aus Ersterhebungsbogen und Folgeerhebungsbögen lassen sich klinisch wesentliche Parameter wie Alter der Patienten, Tumordicke, Histologie, Lokalisation, therapeutisches Vorgehen, Progressionsverhalten und Überlebenszeiten ersehen. Die Veränderung solcher Parameter im zeitlichen Verlauf wird erkennbar. Manche derartigen Angaben sind aus gleichartigen Erhebungen an großen Zentren bekannt oder erscheinen zunächst banal. So läßt sich die Kenntnis der häufigsten Lokalisationen maligner Melanome zunächst nicht unmittelbar in klinisches Handeln umsetzen. Bei den im Tumorregister malignes Melanom erfaßten Patienten treten Melanome bei Männern besonders häufig am Stamm (57%) und an der oberen Extremität (10,1%) auf. Bei Frauen sind Stamm (24,0%) und obere Extremität (17,5%) etwas seltener betroffen, es überwiegen die untere Extremität mit 36,7%. Besonders die prognostisch günstigen, weil heilbaren Melanome mit einer Tumordicke < 0,75 mm sind bei Männern zu 60,9% am Stamm und 10,3% an der oberen Extremität lokalisiert. Bei Frauen treten immerhin noch 27,1% der Melanome dieses Stadiums am Stamm auf.

Diese Daten sind nun nicht an selektierten Patienten einiger Behandlungszentren erhoben, sie geben vielmehr die Situation in der medizinisch optimal zu versorgenden Bevölkerung einer geogra-

phisch definierten Region wieder. Wenn dieser Bevölkerung eine kompetente hautärztliche Versorgung mit einer Untersuchung der genannten Körperregionen vorenthalten wird oder wenn sie aus wirtschaftlichen Zwängen unterbleiben muß, bleibt zwangsläufig ein hoher Anteil heilbarer Melanome unentdeckt. Dieser Anteil läßt sich leicht anhand des prozentualen Anteils dünner Melanome mit Tumordicken < 0,75 mm an der Gesamtzahl der Melanome des Registerkollektivs ermitteln. Er betrug im Jahre 1991 49,7% von 1191 Patienten. Hiervon entfallen die oben genannten prozentualen Anteile auf Körperregionen, die nur bei einer Ganzkörperinspektion beurteilt werden können. Bei Männern sind dies 71,2% und bei Frauen 44,6%. Somit würden bei gut der Hälfte der 1191 Patienten mit dünnen Melanomen diese bei Fehlen einer Ganzkörperuntersuchung vom Arzt zunächst nicht gesehen. Da der Anteil der von ärztlichen Untersuchern entdeckten Melanome zumindest in den USA mit 26% eher gering [9] und bereits jetzt die angestrebte Ganzkörperuntersuchung bei der ärztlichen Konsultation nicht die Regel ist [21], dürften hier erhebliche Versorgungslücken bestehen. Die genannten topographischen Verteilungsmuster ändern sich auch im zeitlichen Verlauf nicht wesentlich, so daß die angestellten Überlegungen auch weiterhin gelten.

Die klinisch wichtigste Kenngröße eines Tumors ist die Überlebenszeit der betroffenen Patienten. Auch hierüber gibt das Melanomregister des TZM Auskunft. Hierbei können die Überlebensraten für alle Patienten oder für bestimmte, nach definierten Kriterien zusammengestellte Untergruppen angegeben werden. Gebräuchlich sind die Berechung in Abhängigkeit vom klinischen Melanomtyp, von der Tumordicke nach Breslow, dem Invasionslevel nach Clark oder auch Kombinationen hieraus. Je nach Fragestellung lassen sich weitere Parameter wie Tumorlokalisation, Geschlecht und prognostischer Index in ihrer Auswirkung auf die Überlebensraten untersuchen. Auch bei der Berechnung der Überlebensraten, hier mit der Methode nach Cutler-Ederer sind biometrische, methodenkritische Überlegungen anzustellen. Hingewiesen sei auf die Abhängigkeit der Überlebensraten von der Alters- und Geschlechtszusammensetzung des beschriebenen Kollektivs, vom Umfang und der Genauigkeit der Diagnostik und der daraus resultierenden Stadieneinteilung und der vollständigen Erfassung aller Patienten, um Selektionsartefakte zu vermeiden. Bei der Analyse von Sterbefällen sollte weiter feststehen, ob der Patient tumorabhängig verstorben ist. Läßt sich dies nicht zweifelsfrei klären, so werden alle in der beobachteten Kohorte auftretenden Sterbefälle berücksichtigt und zur Berechnung der beobachteten Überlebensrate herangezogen. Die tumorspezifische Überlebensrate berücksichtigt dagegen nur tumorspezifisch verstorbene Patienten. Da eine nach Todesursachen zuverlässig differenzierende Bewertung der Todesfälle zur Zeit noch nicht möglich ist, werden neben der beobachteten auch die zu erwartende Überlebensrate angegeben. Der erwarteten Überlebensrate liegt die amtliche Sterbetafel zugrunde [18], nach der entsprechend der Alters- und Geschlechtszusammensetzung der beobachteten Kohorte die Überlebenswahrscheinlichkeiten einer vergleichbar zusammengesetzten Normalbevölkerung berechnet werden. Aus beobachteter und erwarteter Überlebensrate ergibt sich die relative Überlebensrate, wenn die beobachtete Überlebensrate als prozentualer Wert der erwarteten Überlebensrate ausgedrückt wird. Zu beachten ist ferner, daß sich im Nachbeobachtungszeitraum auch die altersmäßige Zusammensetzung der Kohorte ändert, da die Patienten mit höherem Lebensalter ein tumorunabhängiges höheres Sterberisiko aufweisen. Als wesentliches Qualitätskriterium der ermittelten Überlebensraten ist das 95 % Konfidenzintervall angegeben, das umso kleiner wird, je mehr Patienten im jeweiligen Kollektiv berücksichtigt werden konnten. Die Überlebensraten in Abhängigkeit von Tumordicke und Invasionslevel sind in Tabelle 3 dargestellt. Dabei werden für dünne Melanome mit Tumordicken > 0,75 mm relative Überlebensraten beobachtet, die den erwarteten Überlebensraten der Normalbevölkerung entsprechen oder noch darüber liegen. Dies mag durch statistische Faktoren wie unterschiedliche Sterberisiken der verglichenen Kollektive bedingt sein, kann aber auch Folge einer Positivselektion sein, bei der die Tumorpatienten über Jahre hinweg intensiver medizinisch betreut werden als die Normalbevölkerung. Die beschriebenen Daten erlauben es auch, das für einen Melanompatienten bestehende relative Risiko zu berechnen, an der Erkrankung zu sterben. Bis zum zweiten Jahr der Erkrankung steigt dieses auf den Wert 3 und fällt dann bis zum achten Krankheitsjahr auf den Wert 1 ab, das heißt, das relative Risiko ist dann nicht höher als für eine nicht betroffene Person der Normalbevölkerung.

Neben der Überlebensrate in Abhängigkeit von einigen in obigen Beispielen ausgewählten Parametern interessiert bei Patienten mit Progression die Zeitdauer bis zum Auftreten der Progression in Abhängigkeit von der Lokalisation und die Zeitdauer vom Beginn der Progression bis zum Tod. Durch Angabe von Perzentilwerten läßt sich dann ermitteln, innerhalb welcher Zeit wieviel Prozent der Metastasen abhängig vom Metastasierungsmuster auftreten und wieviel Prozent der progredienten Patienten abhängig vom Metastasierungsmuster bis zu welcher Zeit oder innerhalb welcher Zeit versterben. Für die wichtigsten beim malignen Melanom von einer Metastasierung betroffenen Organe sind die genannten Parameter als Perzentilverläufe in den Abbildungen 2 und 3 dargestellt.

Die Beispiele unterschiedlicher, klinisch wesentlicher Aspekte des malignen Melanoms belegen das Aussagepotential des vom Tumorregister malignes Melanom erarbeiteten Datensatzes. In Zukunft soll jedoch noch größerer Wert auf das eigentliche Registerziel gelegt werden, ein bevölkerungsbezogenes, ganzheitliches Bild der Melanomerkrankung zu vermitteln. Hierzu gehören die Dokumentation

Tabelle 3. Überlebensraten nach malignem Melanom (Tumorzentrum München, TZM)

	Beobachtet 5 Jahre	Relativ 5 Jahre	95 % KI[a]
Normalbevölkerung	91	100	
Alle Patienten	81	89	1,4
< 0,75 mm + L[b] 1	98	106	4,8
< 0,75 mm + L 2	97	107	1,6
< 0,75 mm + L 3	94	101	2,6
< 1,5 mm + L 3	92	99	3,4
< 3,0 mm + L 3	75	83	7,8
< 4,0 mm + L 3	59	64	26,4

[a] KI Konfidenzintervall
[b] L Invasionslevel nach Clark

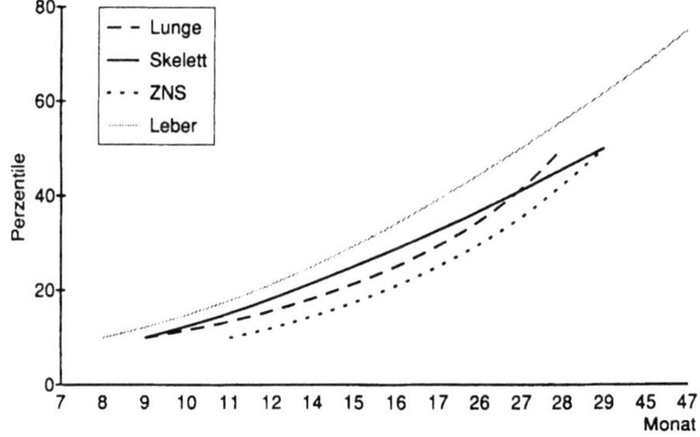

Abb. 2. Zeitdauer bis zur Progression

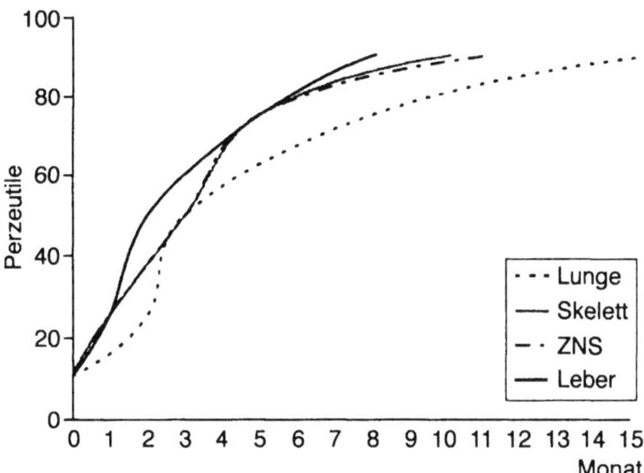

Abb. 3. Zeit von Progression bis Tod

der Befundvariabilität, der Verlaufsvariabilität, der Versorgungsstandards und damit auch der Versorgungsdefizite und einer eventuellen Überversorgung. Das Register übernimmt dadurch eine Screeningfunktion für die genannten Parameter, die ja immer populationsbezogen, also gesundheitspolitisch bedeutsam erhoben werden. Hieraus wird sich eine weitere Funktion des Registers im Sinne eines Qualitätsmanagements [16] ergeben, das dann nicht nur auf einzelne Institutionen bezogen erfolgen kann, sondern eine zu versorgende gebietsbezogene Bevölkerung zu umfassen hat. Damit werden die Anforderungen an das Tumorregister malignes Melanom erheblich erweitert. Da sich zunehmend eine Entwicklung weg von einer ausschließlich kurativen Medizin hin zur Prävention und Früherkennung abzeichnet, wird langfristig auch die Erfassung von inzwischen bekannten Risikofaktoren [4, 5, 17, 20] für die Melanomentwicklung bei der Bevölkerung des Einzugsgebietes notwendig. Auch die Wirksamkeit gezielter Präventionsmaßnahmen ist auf der Basis epidemiologischer Daten zu überprüfen [8]. Bereits jetzt belastet eine zeitnahe differenzierende Auswertung der gesammelten Daten die Kapazitäten des Registers malignes Melanom, das eben nur eines von 44 Tumorregistern am Tumorzentrum München darstellt, bis an die Leistungsgrenzen. Da jedoch ein Register, das nur ein historisch gewordenes Bild der Melanomerkrankung wiedergibt, für die aktuelle Versorgungssituation nur noch von untergeordneter Bedeutung ist, versucht das Register malignes Melanom die Datenerfassung und Verarbeitung zu beschleunigen. Dabei sind sämtliche Leistungsträger, also auch der niedergelassene Arzt eingeladen, an der angestrebten Verbesserung und dem dadurch möglichen Qualitätsmanagement durch

Bereitstellung der Daten ihrer Melanompatienten mitzuwirken. Um dieses Registerziel zu erreichen, sind keine aufwendigen Infrastrukturen zu schaffen. Das bereits bestehende Nachsorgeregister der Kassenärztlichen Vereinigung Bayerns und die in der Praxis tätigen Ärzte in Verbindung mit dem Tumorzentrum München können diese Aufgabe bewältigen. Dessen Daten werden durch Todesbescheinigungen und Angaben der Einwohnermeldeämter überprüft. Dann wird das Melanomregister am TZM seiner selbstgewählten Aufgabe gerecht, einen Beitrag zur Melanombekämpfung [1] zu leisten durch populationsbezogene „surveillance" aller für die Melanomerkrankung wesentlichen klinischen Parameter auf sämtlichen Interventionsebenen.

Danksagung

Die Übermittlung valider Daten zur Melanomerkrankung an das Tumorregister malignes Melanom kommt nur durch die Arbeit zustande, welche die Mitarbeiter der beteiligten Kliniken täglich für den Patienten leisten. Als Mitglieder der Projektgruppe malignes Melanom sind hierbei an den jeweiligen Kliniken besonders zu nennen: Prof. Dr. Dr. S. Borelli/ Prof. Dr. Dr. J. Ring, PD Dr. R. Hein, Dermatologische Klinik und Poliklinik des Klinikums rechts der Isar; Prof. Dr. R. Breit, Dr. M. Gummer, Städtisches Krankenhaus Schwabing; Prof. Dr. G. Plewig, Dr. B. Konz, Dermatologische Klinik und Poliklinik der LMU sowie Frau C. Sedelmaier vom Tumorzentrum München. Die Daten werden verarbeitet und ausgewertet durch Prof. Dr. D. Hölzel und die Mitarbeiter des Institutes für Medizinische Informationsverarbeitung, Biometrie und Epidemiologie der Universität München. Besonderer Dank gilt Herrn Prof. Dr. G. Riethmüller als Vorsitzendem des Tumorzentrums München.

Literatur

1. Ackerman AB (1995) No one should die of malignant melanoma. J Am Acad Dermatol 13: 115–116
2. Chambers LW, Patterson C (1995) Preventive health care. Lancet 345: 1611–1615
3. Division of Cancer Prevention and Control, National Center for Chronic Disease Prevention and Health Promotion CDC (1995) Deaths from melanoma – United States 1973–1992. Arch Dermatol 131: 770–772
4. Garbe C, Büttner P, Weiß J, Soyer HP, Stocker U, Krüger S, Roser M, Weckbecker J, Pannizon R, Bahmer F,

Tilgen W, Guggenmoos-Holzmann I, Orfanos CE (1994) Risk factors for developing cutaneous malignant melanoma and criteria for identifying persons at risk: Multicenter case-control study of the central malignant melanoma registry of the German Dermatological Society. J Invest Dermatol 102: 695–699

5. Garbe C, Orfanos E (1992) Epidemiology of malignant melanoma in central Europe: risk factors and prognostic predictors. Results of the central malignant melanoma registry of the German Dermatologic Society. Pigment Cell Res (Suppl 2): 285–294

6. Hölzel D, Klamert M, Schmidt M (1996) Krebs-Häufigkeiten, Befunde und Behandlungsergebnisse. Zuckschwerdt, München

7. Kargas MR, Thomas DB Roth GJ (1991) The effects of changes in health care delivery on the reported incidence of cutaneous melanoma in western Washington state. Am J Epidemiol 133: 58–62

8. Koh HK, Lew RA, Prout MN (1989) Screening for melanoma/skin cancer: theoretic and practical considerations. J Am Acad Dermatol 20: 159–172

9. Koh HK, Miller DR, Geller RN, Clap RW, Mercer MB, Lew RA (1992) Who discovers melanoma? J Am Acad Dermatol 26: 914–919

10. Lee JAH (1992) Trends in melanoma incidence and mortality. Clin Dermatol 10: 9–13

11. Marks R (1995) An overview of skin cancers. Incidence and causation. Cancer 75: 607–612

12. Rhodes AR (1995) Public education and cancer of the skin. What do people know about melanoma and non-melanoma skin cancer? Cancer 75: 613–636

13. Roush GC, Schmyra MJ, Holford TR (1988) Patterns of invasive melanoma in the Connecticut tumor registry. Is the long term increase real? Cancer 61: 2586–2595

14. Roy MA, Wagner, Wagner RF (1992) Prevention of primary cutaneous malignant melanoma: Increasing cure rate in the 1990's. Cutis 50: 365–370

15. Schubert A (1993) Zur Epidemiologie des malignen Melanoms. Z Ärztl Fortbild 87: 651–658

16. Selbmann H K (1995) Qualitätssicherung im Gesundheitswesen unter besonderer Berücksichtigung der Onkologie. In: Enghofer E, Winkler K (Hrsg) Qualitätssicherung in der Onkologie. Grundlagen und Definitionen. Zuckschwerdt, München

17. Sober AJ, Kang S, Barnhill RL (1992) Discerning individuals at elevated risk for cutaneous melanoma. Clin Dermatol 10: 15–20

18. Statistisches Bundesamt (1995) Abgekürzte Sterbetafel 1991/1993. Statistisches Bundesamt, Bonn

19. Statistisches Landesamt Saarland (1991) Morbidität und Mortalität an bösartigen Neubildungen im Saarland. Statistisches Landesamt, Saarbrücken

20. Weiß J, Garbe C, Bertz J, Biltz H, Burg G, Hennes B, Jung EG, Kreysel HW, Orfanos CE, Petzold D, Schwermann M, Stadler R, Tilgen W, Tronnier H, Völkers W (1990) Risikofaktoren für die Entwicklung maligner Melanome in der Bundesrepublik Deutschland. Hautarzt 41: 309–313

21. Wender RC (1995) Barriers to effective skin cancer detection. Cancer 75: 691–698

„Turbo-Therapie" zur Behandlung von Präkanzerosen

Christiane Pfeiffer, Christian Sander und Gerd Plewig

Aufgrund der zunehmend höheren Lebenserwartung und der in den letzten Jahrzehnten geänderten Lebensweise mit erhöhter Sonnenbelastung stellen sich dem Dermatologen immer mehr Patienten mit schwer aktinisch geschädigter Haut vor. Eine hohe Sonnenbelastung bei Hauttyp I oder II führt bei vielen Menschen zu zahlreichen Präkanzerosen, insbesondere aktinischen Keratosen [3, 17]. Aktinische Keratosen können in spinozelluläre Karzinome übergehen [4]. Dieses Ereignis wird zwar als selten angesehen [10], aber die zunehmende Zahl von Patienten und Patientinnen mit spinozellulärem Karzinom des Kapillitums, der Unterlippe und der Gesichtshaut widersprechen dieser älteren Auffassung. Bedauerlicherweise haben wir in den letzten vier Jahren mehrere Patienten aufgrund metastasierender spinozellulärer Karzinome verloren. Ausgangspunkt waren flächige aktinische Keratosen am Kapillitium.

Die bisher etablierten Therapiekonzepte erwiesen sich als ungenügend. So ist die bequeme Therapie mit Podophyllin nur kleinflächig anwendbar, und bei stärker infiltrierenden aktinischen Keratosen nicht mehr wirksam. Auch kryochirurgische Verfahren sind für einzelne umschriebene Präkanzerosen sinnvoll, jedoch nicht für großflächig involvierte Gesichts- und Kopfhautpartien. Die flächige Applikation von 5-Fluorouracil in Salbengrundlage alleine [5, 15, 16] ist in unserer Erfahrung nur nach mindestens fünf- bis achtwöchiger Therapiedauer wirksam und erreicht auch nicht die Qualität des hier vorgestellten neuen Verfahrens. Daher beschlossen wir, eine gründliche, flächenhaft anzuwendende Therapie für aktinische Keratosen oder Präkanzerosen zu entwickeln.

Zahlreiche Anwendungsbeobachtungen von Retinoiden (Tretinoin, Isotretinoin, aromatisches Retinoid) zur Induktion einer Differenzierung bei epithelialen Erkrankungen (Akne, Xeroderma pigmentosum, Basaliome) liegen vor [2, 7, 8]. Daher entschlossen wir uns zu einem Behandlungsversuch mit einer Kombination von niedrigdosiertem Isotretinion innerlich und 5-Fluorouracil-haltiger Salbe äußerlich. Eine vorläufige Kurzmitteilung erfolgte vor zwei Jahren anläßlich der 14. Fortbildungswoche [13]. Wegen des eindrucksvollen Effektes bezeichneten wir diese Therapieform als „Turbo-Therapie", ein Begriff, der sich schnell im täglichen Sprachgebrauch zwischen Patient und Arzt etabliert hat.

Indikationen

In unserem Ausgangskollektiv behandelten wir 20 Patienten mit ausgedehnten, flächigen aktinischen Keratosen auf dem Kapillitium und im Gesicht [14]. Wir wählten diese Patienten wegen der hohen Metastasierungsgefahr von spinozellulären Karzinomen des Kapillitiums aus.

Aufgrund der guten Therapieerfahrung wurde die Indikation auf Patienten mit therapieresistenten flächigen aktinischen Keratosen der Extremitäten, flächig ausgedehntem Morbus Bowen an den Handrücken und Fingern sowie schwerer aktinischer Porokeratose ausgedehnt. Bei diesen Indikationsstellungen kann mit der „Turbo-Therapie" eine Heilung ohne Gewebeverlust und funktionelle Einschränkungen erzielt werden.

Wegen der Rückführung der aktinisch geschädigten Altershaut in glattere, rosige Haut sind als weitere Indikationen auch Pigmentverschiebungen bei lichtgeschädigter Haut, Trichostasis spinulosa, Lentigo senilis, pigmentierte seborrhoische Warzen und schwer aktinisch geschädigte Haut einschließlich zirkumskripter diffuser Talgdrüsenhyperplasie der Gesichtshaut zu erwägen.

Patientenauswahl

Entscheidend für den Therapieerfolg ist die sorgfältige Auswahl und entsprechende Aufklärung der Patienten. Wegen der unter der Therapie durchaus beeinträchtigenden massiven Irritation der Haut eignet sich die „Turbo-Therapie" nur für motivierte Patienten mit ausgedehntem Ausgangsbefund. Diesen Patienten werden in einem ausführlichen Gespräch (großes onkologisches Gespräch) die verschiedenen Therapieoptionen erläutert und die konsequente Behandlung von Präkanzerosen nahegelegt.

Um den Patienten eine realistische Vorstellung von dem zu erwartenden Behandlungsverlauf und langfristigen Behandlungsergebnis zu geben, verwenden wir in unserem Aufklärungsgespräch oft Patientenfotos. Zudem geben wir einen detaillierten Zeitplan, der es den Patienten erlaubt, den Therapiebeginn so zu planen, daß wichtige, unaufschiebbare Termine nicht in den Zeitraum der maximalen Erosivreaktion fallen.

Der Patient wird beruhigt, daß in den ersten 10–14 Tagen der Kombinationstherapie keine oder nur eine geringe Hautreizung auftritt, er also allen gewohnten beruflichen und privaten Verpflichtungen nachgehen kann. Ab dem 14. Tag ist mit der täglich stärker werdenden Reizung der Haut zu rechnen. Alle Präkanzerosen wandeln sich entzündlich um, mit massiver Erosivreaktion und Verkrustung. Viele bis dahin weder vom Patienten noch vom Arzt erkannte Präkanzerosen werden demaskiert und „blühen" ebenfalls auf.

Um den 20. Tag ist mit dem Höhepunkt der Erosivreaktion zu rechnen. Diese Zeit ist für die Patienten unangenehm, da Spannung der Haut, Reizung, Schmerzen sowie eine gestörte Nachtruhe oft unausweichlich sind. Viele der Patienten möchten in dieser Behandlungsphase die Öffentlichkeit und auch Freunde meiden. Daher ist die Planung des Behandlungsverlaufes in jedem Falle genau mit dem Patienten durchzugehen. Gelegentlich bedarf ein kurz vor dem Behandlungsende wankelmütig werdender Patient besonderer Zuwendung, und somit eines ärztlich-anteilnehmenden Gespräches aber auch einer optimistisch gehaltenen Aufforderung, weiterzumachen.

Aktinische Keratosen, besonders mit basaler Infiltration, bei denen oft der Übergang in ein spinozelluläres Karzinom nicht sicher abzugrenzen ist, erfordern eine massive Entzündungsreaktion, um komplett eliminiert zu werden.

Für besonders empfindliche Gesichtszonen wie die Nasolabialfalte kann die Therapie etwa ab dem 18. Tag abgesetzt werden, allerdings nur in diesem Bereich und nicht für den restlichen Teil von Gesichtshaut und Kopfhaut. Die Behandlung der alopezischen Kopfhaut ist gelegentlich um mehrere Tage länger durchzuführen als im Gesicht. Aufblühen und damit die Elimination der aktinischen Keratosen auf der Kopfhautschwarte sind nicht so leicht zu erzielen wie in der empfindlicheren Gesichtshaut.

Bei sehr hellhäutigen Menschen mit besonders empfindlicher Haut ist der Höhepunkt der Erosivreaktion und damit das Therapieende bereits um den 18. bis 21. Tag erreicht. Andere Patienten werden für 25 bis 28 Tage behandelt.

Im Aufklärungsgespräch wird dieser Zeitplan mehrfach genau erläutert, ebenso die Tatsache, daß beide Medikamente dann am Ende der Therapie gleichzeitig abzusetzen sind.

Häufig wird noch vor Einleitung der Therapie, besonders von Patientinnen, nach der Möglichkeit einer zusätzlichen pflegerischen Hautbehandlung gefragt. Das wird im allgemeinen abgeraten. Patienten werden auch auf die Schwierigkeit bei der Rasur hingewiesen. Eine Trockenrasur ist besser als eine feuchte Rasur wegen der zusätzlichen Irritation; ebenso sollten Prä- und After-Shave-Produkte, insbesondere auf alkoholischer Basis, vermieden werden.

Mit dem Ende der „Turbo-Therapie" wird mit einem Nachbehandlungsplan begonnen, der meist aus zwei Phasen besteht. Für etwa fünf Tage wird mit einer lokalen antimikrobiellen Therapie oder glukokortikosteroidhaltigen Creme behandelt, danach wird eine indifferente Hautpflege empfohlen. In der sonnenreichen Zeit sollten nach Abschluß der „Turbo-Therapie" Lichtschutzmittel mit einem Lichtschutzfaktor von 15 oder höher angewandt werden.

Kontraindikationen

Weil Isotretinoin in der Leber verstoffwechselt und über die Niere ausgeschieden wird, ist eine vorbestehende Leber- oder Nierenschädigung auszuschließen [11, 14]. Unter einer längerdauernden Therapie mit Isotretinoin können selten die Serumtriglyzeride und das „high density lipoprotein" (HDL) ansteigen. Eine vorbestehende sehr ausgeprägte Hyperlipidämie ist deshalb ebenfalls eine Kontraindikation, jedoch nicht eine leichte Erhöhung, wie sie bei vielen Patienten dieser Altersgruppe zu finden ist.

Der schwerstwiegende Nebeneffekt, die teratogene Wirkung von Isotretinoin, ist aufgrund des Alters und der mithin fehlenden Reprodukion in dem von uns behandelten Kollektiv nicht relevant.

Da 5-Fluorouracil bei systemischer Applikation knochenmarksuppressiv ist [12], sollte eine vorbestehende Blutbildveränderung ausgeschlossen werden, um nicht etwaige später dokumentierte Veränderungen fälschlich der topischen 5-Fluoroura-cil-Behandlung anzulasten.

Therapeutisches Vorgehen

Vor Einleitung der Therapie werden Blutbild, Transaminasen, Bilirubin, Kreatinin, Triglyzeride und Cholesterin im Serum überprüft, um das Vorliegen einer der oben angeführten Kontraindikationen auszuschließen.

Klinisch bereits besonders stark infiltriert wirkende aktinische Keratosen sollten vor der Therapie durch eine Biopsie abgeklärt werden, um invasiv wachsende spinozelluläre Karzinome auszuschließen. Bei einzelnen Patienten haben wir zahlreiche Biopsien aus den am stärksten infiltrierten und damit verdächtigsten Arealen entnommen.

Isotretinoin (Roaccutan) wird unabhängig vom Körpergewicht mit 20 mg/Tag innerlich gegeben, wobei die Kapsel wegen der besseren Resorption während oder in unmittelbarem Anschluß an eine fettreiche Mahlzeit eingenommen wird. Gleichzeitig werden die Patienten sehr genau angeleitet, wie die betroffenen Areale zweimal täglich dünn mit der 5%igen 5-Fluorouracilhaltigen Salbe (Efudix Roche Salbe) zu behandeln sind. Dabei werden die Augen in Brillengröße ausgespart. Weil die flächenhafte Anwendung oft von den Patienten nicht verstanden wird, sollte ausdrücklich auf die lückenlose Anwendung der Salbe auf der gesamten Gesichtspartie und, bei alopezischer Kopfhaut, auch auf der entsprechenden Kopfschwarte hingewiesen werden. Bei aktinischer Cheilitis kann das Lippenrot ebenfalls mitbehandelt werden. Der Bereich unterhalb der Kieferbogenlinie, und damit die zartere und weiche Haut des Halses, werden nicht mitbehandelt. Dagegen werden bei Männern die Ohrränder, wenn sie rauhe Stellen und damit aktinische Keratosen aufweisen, in die Behandlung einbezogen. Im Anschluß an die Salbenapplikation sollten zur Vermeidung einer Kontamination oder auch der oralen Aufnahme des Wirkstoffes die Hände gründlich abgewaschen werden.

Je nach Hauttyp kommt es innerhalb von 14 bis 21 Tagen zu einer zunächst leichteren, dann stärker werdenden erosiven Entzündung auf den vorbestehenden aktinischen Keratosen. Viele Keratosen werden unter dieser Therapie gleichsam demaskiert. Deshalb sollte spätestens 14 Tage nach Therapiebeginn die erste Wiedereinbestellung erfolgen. Auf dem Höhepunkt der Entzündung, dieser Punkt wird individuell festgelegt und liegt meist um den 21. Tag, werden Isotretinoin und 5-Fluorouracil gleichzeitig abgesetzt.

Die anschließende Behandlung kann individuell variiert werden. Wir bevorzugen die Anwendung von fusidinsäurehaltiger Creme (Fucidine Creme) kombiniert mit feuchten Umschlägen aus kaltem Leitungswasser. Eventuell können auch glukokortikosteroidhaltige Cremes zur Anwendung kommen. Hierzu bevorzugen wir die neueren Steroidzubereitungen (Advantan Creme, Dermatop Creme oder Ecural Fettcreme).

Nach einer etwa fünftägigen Behandlung kann auf eine blande Pflege, beispielsweise mit Unguentum emulsificans aquosum (DAB), übergegangen werden. Nur selten haben wir bei Verdacht auf eine Impetiginisierung der entzündeten Haut ein Antibiotikum vom Typ Roxithromycin (Rulid 300 oder zweimal 150 mg/Tag) oral gegeben. Die folgende Übersicht zeigt eine Kurzinformation zur „Turbo-Therapie" im Überblick.

„Turbo-Therapie" Kurzinformation

- Gleichzeitige Anwendung von Isotretinoin (Roaccutan) oral und 5-Fluorouracil (Efudix Roche Salbe) lokal
- Weder 5-Fluorouracil noch Isotretinoin alleine sind der Kombinationstherapie ebenbürtig
- Therapiedauer: 18–25 Tage
- Richtige Patientenauswahl: Flächenhafte Präkanzerosen, aktinische Keratosen, Morbus Bowen, Talgdrüsenhyperplasie, Trichostasis spinulosa, Pigmentverschiebung, Heliodermatitis
- Vor der Behandlung: Großes onkologisches Gespräch
- Unannehmlichkeiten der Therapie nicht bagatellisieren, eher etwas übertreiben
- Kleine Laborkontrolle vor Therapie
- Erste Wiedervorstellung nach 10–14 Tagen
- Verzagten Patienten Mut machen
- Therapieende: Beide Medikamente gleichzeitig absetzen. Nachbehandlung antimikrobiell lokal oder mit glukokortikoidhaltiger Creme für etwa fünf Tage
- Anschließende Hautpflege mit Basiszubereitungen, bis alle Krusten abgefallen sind
- Langfristig Lichtschutzmittel anwenden
- Onkologische Kontrollen: drei- bis sechsmonatige Abstände
- Optimum: Photodokumentation, Probebiopsien vor und nach Therapie

Nebenwirkungen

Die Hauptnebenwirkungen liegen in der zum Teil schmerzhaften und stets kosmetisch deutlich beeinträchtigenden erosiven Entzündungsreaktion.

Diese Beeinträchtigung kann so stark sein, daß der Nachtschlaf gestört ist und eventuell eine kurzfristige Arbeitsunfähigkeit resultiert.

Auch werden gelegentlich wochenlang anhaltende Erytheme im Bereich der vorher bestehenden Präkanzerosen beobachtet, die sich jedoch später zurückbilden. Diese Erytheme sind auch von der Monotherapie mit 5-Fluorouracil-Salben-Behandlung bekannt.

Selten beschrieben sind die von uns bis jetzt nicht beobachtete Kontaktsensibilisierung gegenüber 5-Fluorouracil sowie eine Hypo- und Hyperpigmentierung [5].

Ergebnisse

Die „Turbo-Therapie" liefert ausgezeichnete Behandlungsergebnisse (Abb. 1, 2). Eine vollständige Demarkation und Erosion der aktinischen Keratosen findet statt, so daß nach Therapieende auch histologisch gesicherte aktinische Keratosen nicht

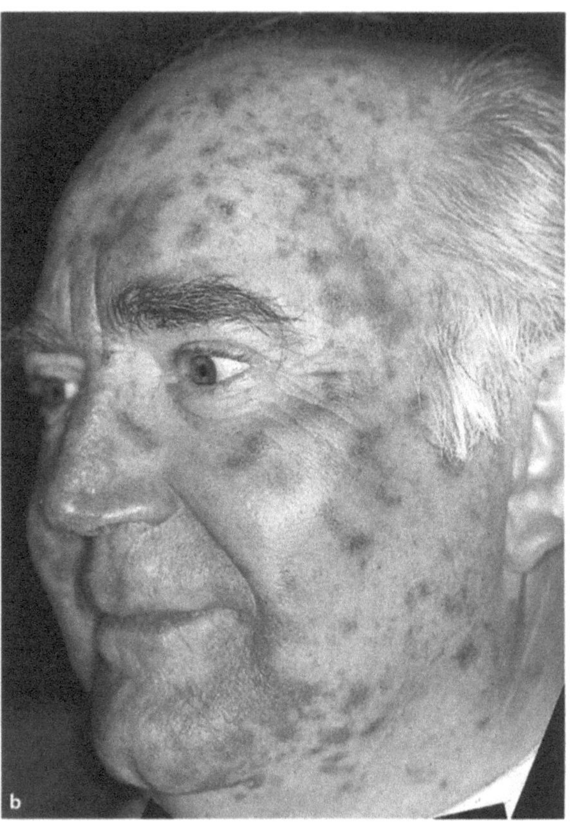

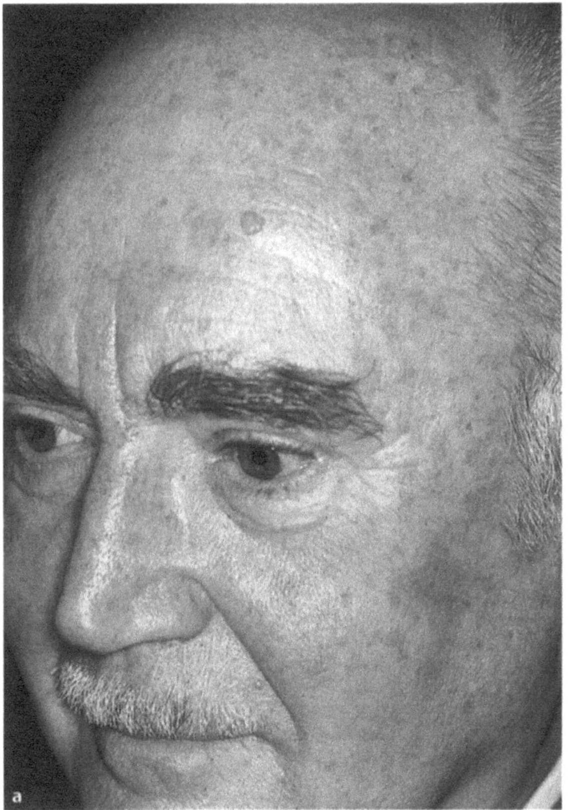

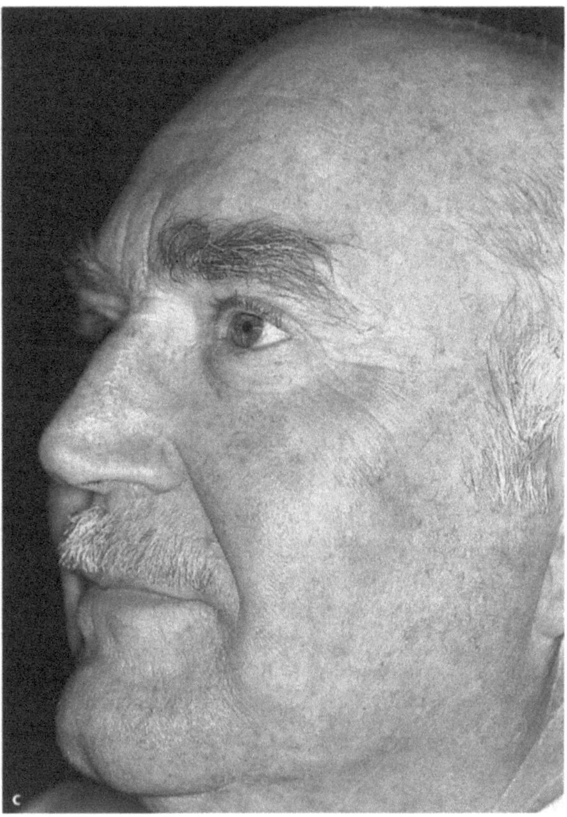

Abb. 1. 52jähriger Patient mit multiplen aktinischen Keratosen im Gesicht vor Therapie (**a**), 24 Tage nach Therapiebeginn (**b**) und 3 Monate nach Therapie (**c**)

mehr nachweisbar waren (eigene Beobachtungen, nicht publiziert). In der Nachbeobachtungszeit, die inzwischen bis zu vier Jahre und für alle hier beschriebenen Patienten mindestens ein Jahr beträgt, traten keine oder nur sehr wenige aktinische Keratosen pro Jahr wieder auf.

Besonders beeindruckend ist das kosmetische Langzeitergebnis. Überraschend war der mit zunehmender Zeit (sechs bis zwölf Monate nach Therapieende) immer noch sich bessernde Hautbefund ohne weitere Therapiemaßnahmen.

Diskussion

Die ungewöhnlich guten Erfolge einer Kombinationstherapie mit Isotretinoin innerlich und 5-Fluorouracil äußerlich werden vorgestellt. Isotretinoin bedingt eine Verdünnung der Hornschicht und erleichtert deswegen die Penetration von Externa, hier für das 5-Fluorouracil. Daraus resultiert wahr-

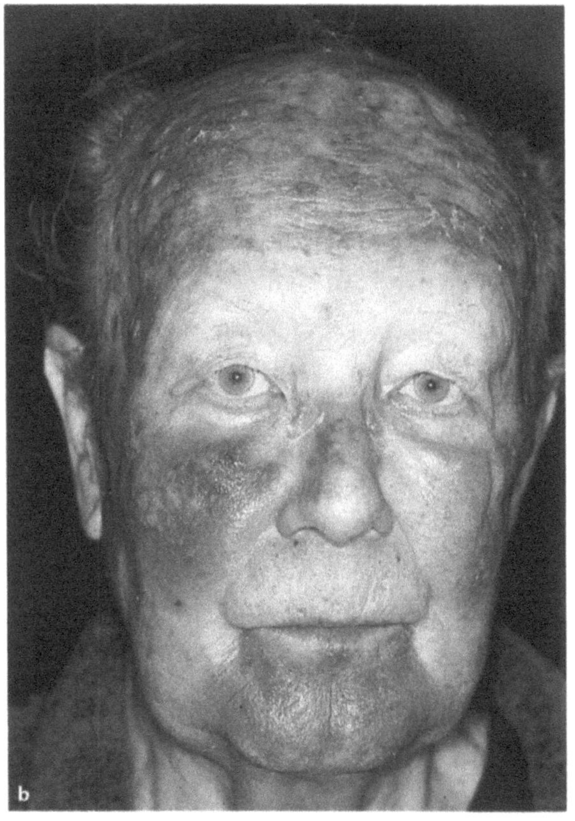

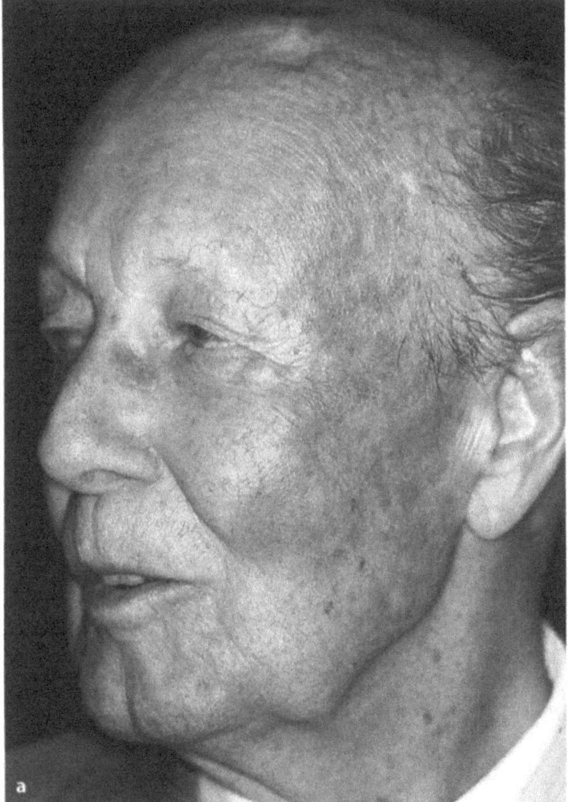

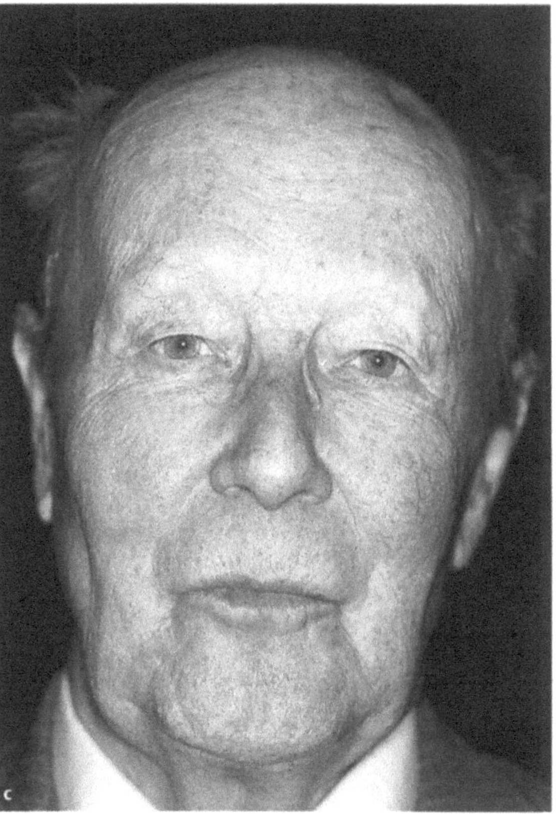

Abb. 2. 84jähriger Patient mit multiplen aktinischen Keratosen im Gesicht und am Kapillitium vor Therapie (**a**), 21 Tage nach Therapiebeginn (**b**) und ein Jahr nach Therapie (**c**)

scheinlich die unter der Kombinationstherapie gegenüber der Monotherapie mit 5-Fluorouracil verkürzte Behandlungszeit.

Der ausgezeichnete Langzeiteffekt der Kombinationstherapie von 5-Fluorouracil und Isotretinoin beruht vermutlich vorwiegend auf der Eigenschaft des Isotretinoins, die Differenzierung epithelialer Gewebe zu fördern. Dieser Effekt wird zur Prävention von Zweittumoren bei spinozellulärem Karzinom benutzt [6, 8, 13, 14]. Von der systemischen Therapie mit 5-Fluorouracil, zum Beispiel bei kolorektalen Tumoren, kennt man das selektive Aufblühen von aktinischen Keratosen an der Haut der so behandelten Patienten. Es wird die nahezu selektive Aufnahme von 5-Fluorouracil in aktinischen Keratosen diskutiert [1].

Häufige Fragen betreffen auch das Retinoid. Warum wird Isotretinoin und nicht Acitretin (Neotigason) verwendet? Wir bevorzugen Isotretinoin, da es eine wesentlich kürzere Halbwertszeit als Acitretin hat, im Vergleich zu Acitretin weniger oder keine Nebenwirkung auf das Haarwachstum aufweist, und zugleich im Gegensatz zu Acitretin sebumsupressiv wirkt.

Die Tagesdosis von 20 mg wurde zunächst etwas willkürlich gewählt, hat sich aber in Vorversuchen mit niedrigeren und höheren Dosen als besonders günstig erwiesen. Bei entsprechender Therapieeinschränkung durch den Patienten ist jedoch auch eine niedrigere Dosis mit 10 mg/Tag möglich. Bei einer höheren Dosis von 30–40 mg/Tag beobachten wir deutlich mehr mukokutane Nebenwirkungen.

5-Fluorouracil als Monotherapie ist bei weitem nicht so effektiv wie die Kombination mit Isotretinoin. Dies läßt sich aus der Literatur belegen und entspricht unseren eigenen Erfahrungen. Bei einer Monotherapie mit 5-Fluorouracil ergibt sich eine viel längere Therapiedauer (vom Patienten nicht gewünscht), es fehlen der Effekt auf die Differenzierung verhornender Gewebe sowie die sebumsuppressive und antikomedogene Wirkung auf die aktinische Elastose mit Komedonen.

Auch die kombinierte Lokalbehandlung mit 5-Fluorouracil und Tretinoin (all-trans-Retinsäure, Vitamin-A-Säure (Cordes VAS, Epi-Aberel, Eudyna) oder Isotretinoin (Isotrex) wurde empfohlen. Wegen der starken lokalen Irritation beider Medikamente und der fehlenden sebumsuppressiven Wirkung des Tretinoins halten wir diese Kombination der „Turbo-Therapie" für unterlegen.

Insgesamt erhoffen wir uns durch die Einführung dieser neuen Therapiemodalität eine bessere Versorgung der lichtgeschädigten Altershaut und eine langfristige echte Prävention von spinozellulären Karzinomen. Viele der Patienten, die sich jetzt einer „Turbo-Behandlung" unterziehen, kommen auf individuelle Empfehlung früher in gleicher Weise behandelter Bekannter. Der Patient-empfiehlt-Patient-Effekt drückt sicherlich teilweise die Zufriedenheit mit dem erreichten Ergebnis aus.

Literatur

1. Battaille V, Cunningham D, Mansi J, Mortimer P (1996) Inflammation of solar keratoses following systemic 5-fluorouracil. Br J Dermatol 135: 478–480
2. Braun-Falco O, Galosi A, Dorn M, Plewig G (1982) Tumorprophylaxe bei Xeroderma pigmentosum mit aromatisiertem Retinoid (Ro 10-9359). Hautarzt 33: 445–448
3. Engel A, Johnson ML, Haynes SG (1988) Health effects of sunlight exposure in the United States. Arch Dermatol 124: 72–79
4. Fink-Puches R, Smolle J, Kerl H (1994) Retinoide in der Chemoprävention von Haut- und Schleimhauttumoren. Hautarzt 45: 671–677
5. Goette DK (1981) Topical chemotherapy with 5-fluorouracil. A review. J Am Acad Dermatol 4: 633–649
6. Hong WK, Lippman SM, Itri L, Karp DD. Lee JS, Byers RJM, Schantz SP, Kramer AM, Lotan R, Peters LJ, Dimery IW, Brown BW, Goepfert H (1990) Prevention of second primary tumors with isotretinoin in squamous cell carcinoma of the head and neck. N Engl J Med 323: 795–801
7. Ko CB, Walton S, Keczkes K, Bury HPR, Nicholson C (1994) The emerging epidemic of skin cancer. Br J Dermatol 130: 269–272
8. Kraemer KH, DiGiovanni JJ, Moshell AN, Tarone RE, Peck GL (1988) Prevention of skin cancer in xeroderma pigmentosum with the use of oral isotretinoin. N Engl J Med 318: 1633–1637
9. Lotan R (1994) Suppression of squamous cell carcinoma growth and differentiation by retinoids. Cancer Res 54 (S): 1987–1990
10. Marks R, Rennie G, Selwood T (1988) The relationship of basal cell carcinomas and squamous cell carcinomas to solar keratoses. Arch Dermatol 124: 1039–1042
11. Merk HF, Bickers DR (Hrsg) (1992) Vitamin A und die Retinoide. Dermatopharmakologie in der Dermatotherapie. Blackwell Wissenschaftsverlag, Berlin, S 233–255
12. Pinedo HM, Peters GFJ (1988) Fluorouracil: Biochemistry and pharmacology. J Clin Oncol 6: 1653–1664
13. Plewig G, Jansen T (1995) Isotretinoin. In: Plewig G, Korting HC (Hrsg) Fortschritte der praktischen Dermatologie und Venerologie 1994. Band 14 Springer Berlin, S 280–284
14. Sander CA, Pfeiffer C, Kligman AM, Plewig G (1997) Chemotherapy of disseminated actinic keratoses with 5-fluorouracil and isotretinoin. J Am Acad Dermatol (im Druck)
15. Schwartz RA (1996) Therapeutic perspectives in actinic and other keratoses. Int J Dermatol 35: 533–538

16. Simmonds WL (1972) Topical management of actinic keratoses with 5-fluorouracil. Cutis 10: 737–741

17. Vitasa BC, Taylor HR, Strickland PT, Rosenthal FS, West S, Abbey H, Ng SK, Munoz B, Emmet EA (1990) Association of nonmelanoma skin cancer and actinic keratoses with cumulative solar ultraviolet exposure in Maryland watermen. Cancer 65: 2811–2817

Ist UV-Therapie karzinogen?

Erhard Hölzle

Einleitung

In-vitro-Untersuchungen und das Tiermodell weisen die ultraviolette Strahlung (UV-Strahlung) eindeutig als vollständiges Karzinogen aus. UV-Strahlung wirkt initiierend durch Punktmutationen an der DNS, wobei vorwiegend Pyrimidindimere entstehen, es wirkt promovierend durch Aktivierung von Onkogenen oder Deaktivierung von Tumorsuppressorgenen und schließlich wirkt UV-Strahlung immunsuppressiv, so daß die Immunüberwachung gegen Karzinomzellen lahmgelegt wird [8]. Ebenso ist aus dem Tierexperiment das Aktionsspektrum für die Karzinogenese hinreichend bekannt, es besitzt ein eindeutiges Maximum im UV-B (300 nm) [3, 4].

Trotz dieser bekannten Tatsachen verwenden wir in der Phototherapie und Photochemotherapie täglich an dermatologischen Patienten UV-Strahlung und damit ein definiertes Karzinogen. In der Abwägung zwischen Risiken und Nutzen für die Patienten sind noch wesentliche Fragen offen. Diese betreffen die Relevanz der In-vitro-Modelle und Tiermodelle für den Menschen, insbesondere in der therapeutischen Anwendung der UV-Strahlung, die spektrale Abhängigkeit der Karzinogenese am Menschen, insbesondere die Bedeutung des langwelligen UV-A, und schließlich die Bewertung unterschiedlicher Therapieprotokolle und Kombinationstherapien.

Im folgenden sollen die relevanten Daten bezüglich des Karzinomrisikos einer Photochemotherapie, systemisch oder lokal als Bade-PUVA sowie der UV-B-Phototherapie – alleine, in der Kombination mit äußerlicher Teeranwendung und als Schmalspektrum-Phototherapie (311 nm) – erfaßt werden. Weiterhin werden die noch spärlich vorhandenen Daten bezüglich des Risikos einer UV-A-Phototherapie analysiert.

Photochemotherapie

Die systemische Photochemotherapie wird seit 1974 nach der Einführung durch Parrish, Fitzpatrick und Pathak [13] an zahlreichen Zentren international an einer großen Patientengruppe durchgeführt. Da von Beginn an die Mutagenität und Karzinogenität der Therapie aus Untersuchungen an Zellkultursystemen und im Tiermodell bekannt war, wurden die Patienten sorgfältig erfaßt und in Langzeitbeobachtungen verfolgt. Die Entwicklung der Datenlage und die daraus gezogenen Schlußfolgerungen könnten paradigmatisch für Studien über die karzinogene Wirkung einer UV-B- oder UV-A-Phototherapie sein. Es zeigt sich nämlich, daß exakte statistische Methoden, ausreichend große Patientengruppen und ausreichend lange Beobachtungszeiträume die wichtigsten Voraussetzungen für die Erfassung des theoretisch bekannten Karzinomrisikos in der klinischen Situation unserer Patienten sind.

In ihrer ersten Studie an 1173 Patienten, welche im Durchschnitt 2,1 Jahre in dem Zeitraum zwischen 1976 und 1978 beobachtet wurden, kamen Stern et al. [19] zu der Auffassung, daß PUVA kokarzinogen im Sinne eines Promotors wirken würde. Die Autoren fanden das Risiko für spinozelluläre Karzinome nur in Verbindung mit weiteren Risikofaktoren im Durchschnitt 2,6fach erhöht. Kofaktoren waren eine positive Karzinomanamnese der Patienten, vorangehende Anwendung von Röntgenstrahlen und heller, lichtempfindlicher Hauttyp. Das Verhältnis von Basaliomen zu spinozellulären Karzinomen wurde im Vergleich zur Kontrollpopulation (3:1) auf 1:4 umgekehrt.

Das Grundproblem dieser Studie war eine zu kurze Beobachtungszeit. Daher wurden die Patienten weiter verfolgt und 1988, nach einem Beobachtungszeitraum von durchschnittlich 10 Jahren, kamen die gleichen Autoren zu der Überzeugung, daß PUVA als unabhängiges Karzinogen wirkte [18]. Sie fanden statistisch das Karzinomrisiko dosisabhängig bis zu 30fach erhöht, wobei Patienten mit mehr als 260 Behandlungen ein 11fach erhöhtes Risiko im Vergleich zu Patienten mit weniger als 160 Behandlungen aufwiesen. Auch das Basaliomrisiko erschien dosisabhängig, jedoch gering, erhöht. Heller Hauttyp wurde wiederum als ein Kofaktor für das spinozelluläre Karzinom herausgestellt.

Eine weitere multizentrische Studie aus den USA wurde von Forman et al. 1989 [5] veröffentlicht und kam zu der Schlußfolgerung, daß PUVA als Initiator und Promotor für das spinozelluläre Karzinom sowie als Promotor für das Basaliom wirken würde. Die Autoren hatten 551 Patienten bis zu einem Zeitraum von 10 Jahren beobachtet und fanden das Karzinomrisiko 9- bis 11fach erhöht. Das Basaliomrisiko war 2- bis 3fach erhöht. Als Kofaktoren für das spinozelluläre Karzinom wurden Behandlungen mit Röntgenstrahlen sowie eine Arsen- oder Karzinomanamnese der Patienten herausgestellt. Damit wurden im wesentlichen die Ergebnisse von Stern et al. von 1988 [18] bestätigt.

Stern et al. fanden jedoch an ihrem Kollektiv einen weiteren Aspekt. Vierzehn Männer hatten unter der PUVA-Behandlung insgesamt 30 Genitaltumoren, die Präkanzerosen und spinozelluläre Karzinome umfaßten, entwickelt [17]. Die Patienten stammten aus einer Gruppe von 892 männlichen Patienten, die insgesamt unter der Therapie über einen Zeitraum von 12,3 Jahren beobachtet worden waren. Die Inzidenzerhöhung im Vergleich zur Allgemeinbevölkerung betrug das 286fache, im Vergleich zu Patienten mit niedrigen UV-A-Dosen noch das 16,3fache und auch Patienten, welche lediglich eine UV-B-Phototherapie erhalten hatten, zeigten ein 4,6fach erhöhtes Risiko. Nachfolgende retrospektive Betrachtungen der PUVA-behandelten Patienten an europäischen Zentren konnten diese Beobachtung jedoch in Europa nicht bestätigen. Trotzdem scheinen vor dem Hintergrund der statistisch überzeugenden Daten aus den USA präventive Maßnahmen durch Abschirmung des männlichen Genitale bei Photochemotherapie oder UV-B-Phototherapie angezeigt.

Parallel zu den Entwicklungen in den USA wurden auch in Europa multizentrische Studien initiiert und 1987 wurde von Henseler et al. die erste europäische PUVA-Studie [7], welche 1643 Patienten an 18 Therapiezentren über einen Zeitraum von 8 Jahren erfaßte, vorgestellt. Überraschenderweise fand sich keine Erhöhung des Karzinomrisikos, trotzdem 10 % der Patienten hohe Dosen von UV-A – bis 3000 J/cm² – erhalten hatten. Die Autoren fanden jedoch in Kombination mit anderen Risikofaktoren ein erhöhtes Karzinomrisiko und stell-

ten als Kofaktoren Behandlung mit Röntgenstrahlen, Arsen oder Methotrexat heraus. Zusätzliche Anwendung von UV-B, Teerapplikationen oder Sonnenexpositionen wurden nicht als Kofaktoren gefunden. Die Schlußfolgerung der Studie bezeichnet Photochemotherapie lediglich als teilweise kokarzinogen. Als wesentlicher Unterschied zu den Untersuchungen in den USA wurden die verschiedenen Therapieprotokolle als Erklärung für die diskrepanten Ergebnisse herangezogen. In Amerika wurden Patienten kontinuierlich über lange Zeiträume mit gleichbleibenden Dosen bestrahlt und erhielten auf diese Weise relativ hohe kumulative UV-A-Dosen. Das europäische Protokoll sah eine aggressive Initialbehandlung bis zur Erscheinungsfreiheit vor. Eine Erhaltungstherapie wurde meist nicht durchgeführt. Demzufolge waren die kumulativen Dosen niedriger. Als weitere Ursache für die widersprüchlichen Ergebnisse wurde ein noch zu kurzer Beobachtungszeitraum der europäischen Patienten vermutet.

Dies bestätigte sich an der niederländischen PUVA-Studie, die 1991 von Bruynzeel et al. [2] veröffentlicht wurde. Zwischen 1975 und 1988 wurden 260 Patienten durchschnittlich 8,6 Jahre nachbeobachtet. Das kanzerogene Risiko fand sich bei diesen Patienten 12fach erhöht, das Basaliomrisiko lediglich bei hohen Dosen (> 1000 J/cm²) gering erhöht. Die ersten Karzinome traten erst 6 Jahre nach Beginn der Therapie, die ersten Basaliome im Durchschnitt 4,7 Jahre nach Anfang der PUVA-Behandlung auf. Als weitere Risikofaktoren wurden Arsenbehandlung, nicht jedoch Röntgenstrahlen, Methotrexat oder UV-B identifiziert. In der Schlußfolgerung wird Photochemotherapie als karzinogen bezeichnet, lange Beobachtungszeiträume zur Erfassung des Risikos wurden als besonders wichtig erachtet.

1991 wurden von Lindelöf et al. die Ergebnisse der schwedischen PUVA-Studie [11] vorgestellt. Zwischen 1983 und 1990 wurden insgesamt 4799 Patienten über durchschnittlich 7 Jahre beobachtet. Die Autoren fanden das Karzinomrisiko für Männer 6- und für Frauen 5fach erhöht und konnten eine Dosisabhängigkeit darstellen. Patienten mit kumulativen UV-A-Dosen größer als 1200 J/cm² und mehr als 200 Behandlungen hatten ein über 30fach erhöhtes Karzinomrisiko. Als Kofaktor wurde ein heller Hauttyp herausgestellt. Die Studie belegte auch für das europäische Protokoll, daß PUVA-Therapie ein unabhängiges Karzinogen darstellt. Erstmals wurde in einer solchen Studie auch ein erhöhtes Risiko für viszerale Karzinome der

Lunge, des Kolon, der Niere und des Pankreas dokumentiert. Eine Bestätigung dieser Ergebnisse durch andere Untersuchungen steht jedoch aus. Da in Skandinavien bereits seit 1976 eine große Erfahrung mit der Bade-PUVA-Behandlung bestand, konnten die Autoren auch hierzu Stellung nehmen und fanden keine Erhöhung des Karzinomrisikos durch die Bäderanwendung. Als Photosensibilisator wurde jedoch vorwiegend Trimethylpsoralen (TMP) verwendet. Der Bade-PUVA-Therapie widmete sich Lindelöf und seine Arbeitsgruppe 1992 [10] nochmals und sie untersuchten das Karzinomrisiko an insgesamt 2975 Patienten, die über 6,5 Jahre beobachtet worden waren. 597 Patienten, welche mit Bade-PUVA behandelt worden waren, zeigten ein relatives Karzinomrisiko von 1,9. Die 2378 Vergleichspatienten mit systemischer PUVA-Therapie wiesen ein relatives Risiko von 7,5 auf. Die Autoren folgerten, daß Bade-PUVA nicht karzinogen wirken würde. Dies wird auch auf die bei Bade-PUVA niedrigeren kumulativen UV-A-Dosen zurückgeführt. Es ist jedoch zu bemerken, daß die bisher vorliegenden Studien wegen ihrer methodischen Probleme noch nicht ausreichend sind, um die Frage nach dem Risiko einer äußerlichen Anwendung von 8-Methoxypsoralen verbindlich zu beantworten. Es ist theoretisch zu erwarten, daß die phototoxische Wirkung – gemessen an der minimalen phototoxischen Dosis – und nicht alleine die UV-A-Dosis für das karzinogene Potential bestimmend ist.

Aus der momentanen Datenlage sowohl aus den USA wie auch aus den europäischen Studien hat die British Photodermatology Group 1994 folgende Empfehlungen zur Minimierung des PUVA-Risikos hergeleitet [12]. Die Behandlung sollte auf maximal 150 bis 200 Bestrahlungen beschränkt bleiben. Eine kumulative Dosis von 1000 bis 1500 J/cm^2 sollte nicht überschritten werden. Auf eine Erhaltungstherapie sollte verzichtet werden. Der Schutz des männlichen Genitales ist obligatorisch, ebenso sollten chronisch lichtexponierte Areale wie Gesicht, Nacken und Handrücken während der Bestrahlung abgedeckt bleiben, sofern nicht eine Behandlung dieser Areale erforderlich ist.

UV-B-Phototherapie

Obwohl UV-B-Strahlung ein vollständiges Karzinogen ist, liegen zur Anwendung am Menschen in Therapiestudien widersprüchliche Daten vor. Eine erste Untersuchung wurde 1980 hierzu von Stern et al. [20] vorgelegt, wobei UV-B-Phototherapie und Teeranwendungen untersucht wurden. Die Studie verglich 59 Karzinompatienten mit 924 Kontrollpatienten. Die Autoren fanden aufgrund der UV-B-Anwendung ein 2,4fach erhöhtes Karzinomrisiko und konnten bei Patienten mit hohen UV-B-Dosen nach mehr als 300 Behandlungen oder intensiver Teeranwendung über einen Zeitraum von mehr als 90 Monaten ein 4,7fach erhöhtes Risiko darstellen. Demgegenüber fanden Pittelkow et al. 1981 [14] keine wesentliche Erhöhung des Karzinomrisikos bei 280 Patienten, die nach dem Goeckerman-Schema behandelt worden waren und über 25 Jahre nachbeobachtet wurden. Allerdings wurden in dieser Studie als weitere Risikofaktoren vorbestehende Karzinome oder Präkanzerosen der Haut sowie ein Lebensraum in sonnenreichen Gebieten herausgestellt. Die aus Schweden stammende Studie von Larkö und Swanbeck [9] versuchte das Karzinomrisiko einer UV-B-Phototherapie an 85 Patienten, die zwischen 5 und 25 Jahren behandelt worden waren und mehr als 100 Behandlungen erhalten hatten zu erfassen. Die Prävalenz des spinozellulären Karzinoms bei den untersuchten Patienten betrug 5,9 % und in einem Vergleichskollektiv 10 %. Demzufolge war das Karzinomrisiko in dieser Untersuchung statistisch nicht erhöht. Allerdings könnten methodische Probleme dafür verantwortlich sein.

Nach der Einführung der Schmalspektrum-UV-B-Phototherapie (311 nm) [22] wurde die Hoffnung auf eine geringere karzinogene Wirkung dieser Strahlenqualität gehegt. Dies gründet sich auf die Beobachtung, daß die therapeutische Breite dieser Behandlungsform günstiger ist als die einer konventionellen UV-B-Anwendung, da bereits Sub-Erythemdosen gute therapeutische Wirkung zeigen. Auch liegt das Emissionsspektrum dieser Lampen gegenüber dem Aktionsspektrum für die Karzinogenese deutlich in den langwelligen Bereichen hinein verschoben. Experimentielle Untersuchungen im Tiermodell kamen jedoch zu widersprüchlichen Ergebnissen. So konnte Sterenborg et al. 1988 [16] an haarlosen Mäusen zeigen, daß die 311 nm Phototherapie eindeutig karzinogen war und die gleiche Dosis-Wirkungsbeziehung wie eine Breitband-UV-B-Phototherapie aufwies. Die Autoren errechneten an mathematischen Modellen, daß eine zusätzliche Filterung der Strahler mit einer Eliminierung von Wellenlängen kleiner als 308 nm die Karzinogenität wesentlich erniedrigen könnte. Trotz einer Dosisanpassung zum Erhalt der therapeutischen Wirksamkeit würde sich eine Verminderung des Karzinomrisikos um 35 % ergeben. Demgegenüber zeigten Wulf et al. 1994 [24] an einem Tiermodell, daß im Vergleich zur konventionellen UV-B-Anwendung gleich erythemwirksame Dosen der Schmalspektrumstrahler stärker karzinogen wirkten. Im Dosisbereich zwischen 1,2 und 2,4 minimalen Erythemdosen zeigten 100 % der Tiere mit Schmalspektrumbehandlung nach 25 Wochen Tumoren, wogegen die Tiergruppe mit konventioneller UV-B-Behandlung erst nach 40 Wochen Tumoren entwickelten.

Aus diesen Beobachtungen kann die Empfehlung abgeleitet werden, daß bei der Anwendung von Schmalspektrum-UV-Bestrahlung (311 nm) eine Dosiseinsparung durch Verwendung von Sub-Erythemdosen bei erhaltener therapeutischer Wirksamkeit das Karzinomrisiko senken kann.

Allgemein sollten die folgenden Empfehlungen zur Minimierung des Risikos bei Phototherapie mit UV-B Beachtung finden. Eine intensive Initialtherapie unter Verwendung von Kombinationsschemata sollte bei einem gleichzeitigen Verzicht auf eine Erhaltungstherapie die kumulativen Dosen gering halten. Wenn immer möglich, sollten chronisch lichtexponierte Areale wie Gesicht, Nacken und Handrücken abgedeckt bleiben. Ebenso ist auf einen Schutz des männlichen Genitales zu achten. Zusätzliche Sonnenexpositionen sollten vermieden werden und es gilt, Risikopatienten zu erkennen und vor einer Therapie möglichst auszuschließen. Kriterien eines Risikopatienten sind

- Extrem heller Hauttyp
- Junges Lebensalter
- Hohe kumulative UV-Expositionen in der Vorgeschichte
- Vorhandensein zahlreicher oder atypischer Nävuszellnävi
- Gestörte Schutzmechanismen durch Defekte im Pigmentsystem oder der DNS-Reparatur
- Bestehende Immunsuppression
- Einnahme photosensibilisierender Medikamente
- Manifeste photoaggravierbare Dermatosen

UV-A-Phototherapie

Zum Risiko einer UV-A-Bestrahlung am Menschen liegen keine Daten vor. Die Risikoabschätzung gründet sich auf das Aktionsspektrum der UV-Karzinogenese, gewonnen am Tierexperiment. Hier zeigt sich, daß jenseits von 320 nm im langwelligen Bereich das Risiko um Größenordnungen (10^3 bis 10^4) abfällt, jedoch nicht gegen Null geht [3, 4]. In entsprechenden Ansätzen können im Tiermodell durch UV-A eindeutig Tumoren indu-

ziert werden [21]. Auch ist festzuhalten, daß bei einer therapeutischen Bestrahlung, wie auch bei Sonnenexpositionen, im Vergleich zu UV-B etwa 500- bis 1000fach höhere UV-A-Dosen zur Anwendung kommen, so daß sich das Karzinomrisiko theoretisch wieder in einer der UV-B-Bestrahlung vergleichbaren Größenordnung befindet. In einer Studie von Bech-Thomsen et al. [1] wurden diese Fakten deutlich dargestellt. Gering pigmentierte Mäuse wurden in Gruppen von je 20 mit Strahlung von 300 bis 400 nm (Bellarium), 320 bis 400 nm (Philips TL 09) und 340 bis 400 nm (Philips TL 10R) bestrahlt. Die Bestrahlungsdosen entsprechen einer Besonnung von täglich 20 min in einem Solarium mit dem jeweiligen Lampentyp. In der ersten Gruppe (Bellarium: UV-B und UV-A) entwikkelten 100 % der Tiere nach 32 Wochen Tumoren. In der zweiten Gruppe (Philips TL09: UV-A1 und UV-A2) entwickelten 100 % der Tiere nach 66 Wochen Tumoren. In der dritten Gruppe (Philips TL 10R: UV-A1) entwickelten lediglich 30 % der Tiere nach 98 Wochen Tumoren. Hieraus kann die Schlußfolgerung bestätigt werden, daß mit zunehmender Wellenlänge von UV-B bis hin zu UV-A1 das Karzinomrisiko deutlich sinkt, jedoch nicht völlig verschwindet. Hohe und sehr hohe kumulative UV-A1-Dosen, wie sie in einigen Therapieprotokollen Verwendung finden, sind daher – zumindest im Tierexperiment – karzinogen.

Die Frage nach der Übertragbarkeit solcher Daten auf die Situation beim Menschen kann nicht abschließend beantwortet werden. Eine Untersuchung von Freeman et al. [6] konnte bei der Bestrahlung menschlicher Haut durch UV-A eindeutig die Entstehung von Pyrimidin-Dimeren und damit einer DNS-Schädigung nachweisen. Die Einstrahlung von 15 J/cm² UV-A1 führte zu einer erheblichen Dimerbildung, unabhängig davon, ob zusätzliche Filterungen mit Plexiglas (340 nm < 1 %) oder dem Kantenfilter Schott WG 345 durchgeführt worden waren. Abschließend läßt sich feststellen, daß UV-A im Tierexperiment karzinogen und an menschlicher Haut mutagen wirkt und daß damit ein theoretisches Karzinomrisiko, dessen Größe noch unbestimmt ist, für den Menschen besteht.

Melanomrisiko

Zum Melanomrisiko einer Photo- oder Photochemotherapie liegen nur spärliche Daten vor. In allen PUVA-Studien wird die Erhöhung des Melanomrisikos verneint. Bezüglich UV-B-Bestrahlungen liegen keine Daten vor. Ein theoretisches Risiko einer UV-A-Bestrahlung insbesondere aufgrund des verbreiteten Gebrauchs von UV-B-wirksamen Sonnenschutzmitteln, wird derzeit diskutiert [23]. Hinweise ergeben sich aus Tierexperimenten an Fischen der Gattung Xiphopherus, die genetisch bedingt gutartige Pigmentzelltumoren entwickeln, welche unter UV-A-Bestrahlung zu malignen Melanomen entarten [15].

Zusammenfassung

Photochemotherapie erhöht eindeutig und dosisabhängig das Tumorrisiko für spinozelluläre Karzinome der Haut. Basaliome werden wahrscheinlich nur in geringem Maße induziert. Die Kombination von UV-B und Teeranwendungen zeigt ebenfalls ein, wenn auch statistisch geringes, Karzinomrisiko. Die alleinige Anwendung von UV-B als Phototherapie ist zwar theoretisch karzinogen, klinische Studien können dies jedoch am Menschen bisher nicht nachweisen. Methodische Probleme sind möglicherweise hierfür verantwortlich. Die Schmalspektrum-Phototherapie (311 nm) scheint im Tierexperiment im Vergleich zur konventionellen Phototherapie gleich oder stärker karzinogen zu wirken. Die Anwendung von Sub-Erythemdosen, die therapeutisch bereits ausreichend sind, ist daher empfehlenswert. UV-A, und insbesondere UV-A1, zeigt in vitro und im Tierexperiment ein zwar geringes, aber meßbares Karzinomrisiko. Klinische Daten am Menschen fehlen.

Literatur

1. Bech-Thomsen N, Wulf HC, Poulsen T Christensen FG, Lundgren K (1991) Photocarcinogenesis in hairless mice induced by ultraviolet A tanning devices with or without subsequent solar-simulated ultaviolet irradiation. Photodermatol Photoimmunol Photomed 8: 139–145
2. Bruynzeel I, Berman W, Hartevelt HM, Kenter CCA, van de Velde EA, Schothorst AA, Suurmond D (1991) "High single-dose" European PUVA regimen also causes an excess of non-melanoma skin cancer. Br J Dermatol 124: 49–55
3. Cole CA, Forbes PD, Davies RE (1986) An action spectrum for UV photocarcinogenesis. Photochem Photobiol C: Chemistry 43: 275–284
4. de Gruijl FR, Sterenborg HJCM, Forbes PD, Davies RE, Cole C, Kelfkens G, van Weelden H, Slaper H, van der Leun JC (1993) Wavelength dependence of skin cancer induction by ultraviolet irradiation of albino hairless mice. Cancer Res 53: 53–60
5. Forman AB, Roenigk H, Caro, WA, Magid ML (1989) Long-term follow-up of skin cancer in the PUVA-48 Cooperative Study. Arch Dermatol 125: 515–519
6. Freeman SE, Gange RW, Sutherland JC, Matzinger EA, Sutherland BM (1987) Production of pyrimidine dimers in DNA of human skin exposed in situ to UVA radiation. J Invest Dermatol 88: 430–433
7. Henseler T, Wolff K, Hönigsmann H, Christophers E (1981) Oral 8-Methoxypsoralen photochemotherapy of psoriasis, The European PUVA Study: a cooperative study among 18 European centres. Lancet 853–857
8. Kripke M (1984) Immunological unresponsiveness induced by ultraviolet radiation. Immunol Rev 80: 87–102
9. Larkö O, Diffey BL (1983) Natural UV-B radiation received by people with outdoor, indoor, and mixed occupations and UV-B treatment of psoriasis. Clin Exp Dermatol 8: 279–285
10. Lindelöf B, Sigurgeirsson B, Tegner E MD, Larkö O, Berne B (1992) Comparison of the carcinogenic potential of trioxsalen bath PUVA and oral methoxsalen PUVA. Arch Dermatol 128: 1341–1344
11. Lindelöf B, Sigurgeirsson B, Tegner E, Larkö O, Johannesson A, Berne B, Christensen OB, Andersson T, Törngren M, Molin L, Nylander-Lundovist E, Emtestam L (1991) PUVA and cancer: a large-scale epidemiological study. Lancet 338: 91–93
12. Norris PG, Hawk JLM, Baker C, Bilsland D, Diffey BL, Farr PM, Ferguson J, George SA, Gibbs NK, Green CM, Johnson BE, Marshall J, MenageH, Murphy GM, Perkins W, Proby C, Young AR (1994) British Photodermatology Group guidelines for PUVA. Br J Dermatol 130: 246–255
13. Parrish JA, Fitzpatrick TB, Tanenbaum L, Pathak MA (1974) Photochemotherapy of psoriasis with oral methoxsalen and longwave ultraviolet light. N Engl J Med 291: 1207–1211
14. Pittelkow MR, Perry HO, Muller SA, Maughan WZ, O'Brien PC (1981) Skin cancer in patients with psoriasis treated with coal tar. Arch Dermatol 117: 465–468
15. Setlow R, Grist E, Thompson K, Woodhead AD (1993) Wavelengths effective in induction of malignant melanoma. Proc Natl Acad Sci 90: 666–6670
16. Sterenborg HJCM, Van Weelden H, van der Leun JC (1988) The dose-response relationship for tumourigenesis by UV radiation in the region 311-312 nm. J Photochem Photobiol B: Biol 2: 179–194
17. Stern RS and members of the photochemotherapy Follow-up Study (1990) Genital tumors among men with psoriasis exposed to psoralens and ultraviolet aradiation (PUVA) and ultraviolet B radiation. N Engl J Med 322: 1093–1097
18. Stern RS, Lange R (1988) Non-melanoma skin cancer occurring in patients treated with PUVA five to ten years after first treatment. J Invest Dermatol 91: 120–124
19. Stern RS, Thibodeau LA, Kleinerman RA, Parrish JA, Fitzpatrick TB (1979) Risk of cutaneous carcinoma in patients treated with oral methoxsalen photochemotherapy for psoriasis. N Engl J Med 330: 809–813
20. Stern RS, Zierler S, Parrish JA (1980) Skin-carcinoma in patients with psoriasis treated with topical tar and artificial ultraviolet radiation. Lancet 732–736

21. Strickland PT (1986) Photocarcinogenesis by Near-Ultraviolet (UVA) radiation in sencar mice. J Invest Dermatol: 272–274
22. Van Weelden H, Baart de la Faille H, Young E (1988) A new development in UVB phototherapy of psoriasis. Br J Dermatol 119: 11–19
23. Westerdahl J, Olsson H, Masback A, Ingwar C, Jonsson N (1995) Is the use of sunscreens a risk factor for malignant melanoma? Melanoma Research 5: 59–65
24. Wulf HC, Hansen AB, Bech-Thomsen N (1994) Differences in narrow-band ultraviolet B and broad-spectrum ultraviolet photocarcinogenesis in lightly pigmented hairless mice. Photodermatol Photoimmunol Photomed 10: 192–197

Virologie

Kaposi-Sarkom: Eine Infektionskrankheit?

Klaus Wolff und Klemens Rappersberger

Einleitung

In einer Diskussion der Ätiologie des Kaposi-Sarkoms (KS) kann heute davon ausgegangen werden, daß sämtliche klinischen und epidemiologischen Erscheinungsformen des KS im Prinzip ein und dieselbe Krankheit darstellen, allerdings unterschiedliche Positionen innerhalb eines Krankheitsspektrums einnehmen:

- Das KS stellt kein echtes Sarkom dar, sondern einen zumindest potentiell reversiblen proliferativen Prozeß
- Die KS-Zellen stammen von Endothelzellen ab, wobei allerdings nicht endgültig geklärt ist, ob es sich um Blut- oder Lymphgefäßendothelzellen handelt
- Eine Reihe von Zytokinen und Wachstumsfaktoren induzieren oder unterhalten das Wachstum und die Proliferation der KS-Zellen, zu denen IL6, basischer Fibroblastenwachstumsfaktor (bFGF), plättchenabstammender Wachstumsfaktor (PDGF), Onkostatin M, das hauptsächlich indirekt über eine Erhöhung der IL6-Expression von KS-Zellen wirkt, sowie das HIV-1-tat-Protein gehören
- KS-Zellen produzieren selbst angiogene Faktoren, wie bFGF, IL6, IL1β, TNPα und GM-CSF, die sowohl auf autokrinem Weg das eigene Wachstum fördern als auch durch parakrine Aktivierung benachbarter ortsständiger Zellen zur Neoangiogenese führen können [54,55]

Generelle Bemerkungen zur Ätiologie

Die eigentliche Ursache des KS ist zwar bis heute nicht geklärt, doch weisen jüngere epidemiologische Daten auf einen möglicherweise sexuell übertragbaren Mikroorganismus als kausales Agens hin [1, 2, 50]. Bei AIDS-Patienten ist das KS 300mal häufiger als bei iatrogen immunsupprimierten Patienten, wogegen die Frequenz an Non-Hodgkin-Lymphomen in beiden Patientengruppen gleich ist [1]. Andererseits ist Immunsuppression allein kein ausreichender Grund für die Entwicklung eines KS. Mehr als 90 % aller AIDS-assoziierter KS treten bei männlichen Homosexuellen auf, während HIV-Positive anderer Risikogruppen nur extrem selten an einem KS erkranken. HIV-1-Gene oder -Genprodukte wurden bislang zwar nicht in KS-Zellen, aber gelegentlich im Randbezirk der Läsionen nachgewiesen [11, 35]. Einen besonderen Stellenwert in diesem Zusammenhang verdient die Studie von Vogel et al., die zeigt, daß männliche aber nicht weibliche HIV-1-tat-transgene Mäuse KS-ähnliche Tumoren in der Haut entwickelten [72]. Interessanterweise wurde die tat-Expression ausschließlich in der Epidermis oberhalb solcher Tumoren, aber niemals in den angiomatösen Läsionen selbst beobachtet. Dies eröffnet eine interessante Parallele zum HIV-infizierten Menschen, bei dem Langerhanszellen in der die KS-Läsionen deckenden Epidermis HIV-infiziert sind und für das Virus ein Reservoir darstellen [52, 70]. Die Produktion von tat-Protein in diesen Zellen könnte bei HIV-Infizierten einen mitogenen Stimulus für die KS-Zelle in der darunterliegenden Dermis darstellen. Die Frequenz von KS ist bei HIV-negativen männlichen Homosexuellen und Bisexuellen [19] unproportional hoch und mit Promiskuität und bestimmten sexuellen Aktivitäten (oral-anale Kontakte) eng verbunden [2, 19, 34, 50].

Die Suche nach einem infektiösen Erreger als Ursache für das KS reicht zurück bis in die 70er Jahre, also weit vor die AIDS-Pandemie. Giraldo et al. beobachteten Herpes-Virus-ähnliche Partikel in Zellkulturen, welche von klassischen und endemischen KS stammten, und später wurde eine spezifische serologische Assoziation mit CMV bei Patienten mit klassischem (europäischem und nordamerikanischem) KS vermutet [22–26]. Oft gelang auch der Nachweis von CMV-DNA, CMV-RNA und CMV-early antigen in Tumorbiopsien und von CMV-ähnlichen Partikeln in Zellkulturen von klassischen und endemischen sowie KS von nierentransplantierten Patienten [3, 39, 64]. Obowhl ein kausaler Zusammenhang zwischen CMV und dem KS durch molekularbiologische Studien nie eindeutig bewiesen werden konnte, ist es durchaus vorstellbar, daß CMV eine „Helfer"-Funktion ausübt und möglicherweise die Expression des kausalen Agens erleichtert, eventuell durch die Initiierung der Produktion bestimmter Zytokine, welche das Tumorwachstum stimulieren. Auch Hepatitis-B-Virus-DNA, humanes Papillomvirus-DNA und -Protein wurden in KS beschrieben [31,48,63].

In der jüngsten Zeit wurde die Möglichkeit eines noch nicht identifizierten humanpathogenen Retrovirus als Erreger des KS diskutiert. Diese Hypothese beruht auf verschiedenen Beobachtungen: Bei Geflügel wird eine Hämangiomatose durch ein Retrovirus der Lymphoid-Leukosis-Gruppe [15] induziert, welche histologisch dem KS sehr ähnlich ist; bei Balb/c-Mäusen treten KS-artige Läsionen nach intraperitonealer Inokulation mit Moloney-Murine-Sarcoma-Virus 349, einem murinen Retrovirus, auf [65]. Im Humansystem sind bisher alle Versuche, ein Retrovirus aus KS zu züchten, gescheitert. Allerdings gibt es elektronenmikroskopische Studien, die Retroviren und retrovirusartige Partikel in KS-Läsionen dokumentieren [28, 53, 61]. In einer eigenen Studie an Patienten mit mediterranem und klassischem KS konnten wir Partikel identifizieren, die morphologisch nicht von unreifen und reifen Onkoviren zu unterscheiden sind. Diese Partikel wurden besonders im Extrazellularraum zwischen den KS-Zellen und in den luminalen Schlitzen und Spalten nachgewiesen. Gelegentlich konnten solche Partikel auch angelagert an die Zellmembran von Kaposi-Sarkom-Zellen beobachtet werden, und es ist gelungen, diese bei der Einschleusung in Zellen über „coated pits" und ihre Replikation in präformierten zytoplasmatischen Vakuolen zu dokumentieren [53]. Der ultrastrukturelle Nachweis tuboretikulärer Strukturen und zylindrisch konfrontierender Zysternen, ultrastruktureller Marker einer gerade ablaufenden Virusinfektion, in KS-Zellen unterstützt die Hypothese, daß diese Erkrankung eine viral induzierte Pathogenese hat [29, 38, 49, 62, 74]. Diese morphologischen Untersuchungen wurden durch den Nachweis von Antikörpern gegen die retroviralen Proteine nef und gp 41 bei einem homosexuellen, HIV-1-negativen (Elisa, PCR) Patienten mit KS unterstützt. Die Antigene, gegen welche dieser Patient seine Antikörper produzierte, könnten einerseits von einer defekten HIV-Mutante, möglicherweise aber auch von einem bislang nicht bekannten, in die Pathogenese des KS involvierten Retrovirus stammen [6].

HHV-8 („Kaposi associated herpes virus", KSHV)

1994 berichteten Chang et al. über die Identifizierung herpesartiger DNS-Sequenzen bei AIDS-assoziiertem Kaposi-Sarkom [10]. Diese als „Kaposi sarcoma-associated herpes virus" (KSH-V) später als „Human Herpes-Virus" (HHV-8) bezeichneten Sequenzen weisen Sequenzhomologien mit onkogenen γ-Herpes-Viren (Epstein-Barr-Virus BDLF1 und Herpes Virus saimiri ORF26) auf [10]. Die Beobachtungen von Chang wurden in einer wahren Flut von Publikationen 1995 bestätigt, wobei die HHV-8 Sequenzen nicht nur in KS-Zellen HIV-Infizierter, sondern auch in Läsionen von endemischen KS-Patienten gefunden wurden und der Schluß nahelag, daß HHV-8 zumindest einen Anteil in der Genese des KS haben könnte [4, 5, 11, 14, 32, 60, 68]. Gut vereinbar mit dieser Hypothese war auch die Beobachtung, daß eine Regression von Kaposi-Läsionen nach Verabreichung der antiherpetischen Substanz Foscarnet beobachtet worden war [45]. Die anfängliche Euphorie, in HHV-8 einen ätiologischen Kofaktor, wenn nicht die Ursache des KS entdeckt zu haben, wurde allerdings bald durch den Nachweis identischer HHV-8-Sequenzen in Geweben und auch Hauttumoren gutartiger und bösartiger Natur, die mit KS nichts zu tun haben, gedämpft. Der Nachweis eben dieser HHV-8-Sequenzen aus dem Urogenitaltrakt gesunder Probanden deutete darauf hin, daß es sich hier um ein wahrscheinlich durch sexuellen Kontakt übertragenes, nahezu ubiquitäres Virus handle [42, 51, 57, 68, 69].

Eine Reihe von Studien haben allerdings in der Zwischenzeit gezeigt, daß HHV-8 für KS-Gewebe nahezu spezifisch ist und daß es sich bei den oben angeführten Beobachtungen von HHV-8 in HPV-Papillomen, Plattenepithelkarzinomen oder Basaliomen nicht KS-befallener Personen offenbar um falschpositive Laborartefakte handelt [60, 71]. Heute ist gesichert, daß HHV-8 ausschließlich in KS-Läsionen HIV-positiver und HIV-negativer (klassischer, endemisch afrikanischer) KS-Zellen vorkommt, daß es ebenso häufig in einer seltenen Form eines diffusen Lymphoms bei HIV-positiven Patienten („body cavity-based lymphoma", BCBL) und in Läsionen der multizentrischen Castleman-Krankheit, ebenfalls einer angiolymphoproliferativen Erkrankung nachweisbar ist [9, 30, 57, 65]. Darüber hinaus sind die HHV-8-Sequenzen in den KS-Tumoren auf die Spindelzellen und Endothelzellen von KS-Läsionen beschränkt. Sie finden sich in zirkulierenden B-Zellen von ungefähr 50 % von AIDS-Patienten mit KS und 7 % von AIDS-Patienten ohne KS [7, 43, 44, 75]. HHV-8 ist schließlich aus KS-Tumorzell-Linien isoliert worden [47] und es wurde in Phorbolester-behandelten B-Zellen propagiert [56]. Morphologisch weist dieses Virus eine große Ähnlichkeit mit den Viruspartikeln auf, die wir in KS-Läsionen dargestellt und möglicherweise fälschlich als Retroviren interpretiert haben [53].

Es scheint also kein Zweifel zu bestehen, daß HHV-8 vorwiegend in KS- (HIV-negativ und HIV-positiv) Gewebe und B-Zellen gefunden wird und daß es daher keineswegs ein ubiquitäres Virus darstellt, das bei immunsupprimierten Patienten reaktiviert wird.

Um einen kausalen Zusammenhang zwischen den beschriebenen HHV-8-DNS-Sequenzen und Kaposi-Sarkom herzustellen, genügt jedoch der simple Nachweis ihrer Präsenz in Kaposi-Gewebe nicht. Seit dem Sommer 1996 ist allerdings dieser Kausalitätszusammenhang durch serologische und seroepidemiologische Untersuchungen entscheidend gestärkt worden [20]. Mittels einer Immunfluoreszenzmethode, die ein HHV-8-assoziiertes latentes nukleäres Antigen (basierend auf EBV-negativen, HHV-8-infizierten BCP1-Zellen) entdeckt, konnten Gao et al. Seropositivität gegenüber HHV-8-Antigenen bei 80 % von HIV-positiven KS-Patienten, aber nur 18 % von HIV-positiven Patienten ohne Kaposi-Sarkom und bei keinem der von ihnen untersuchten normalen Blutspendern oder HIV-positiven Hämophilen oder EBV-positiven Patienten feststellen [20]. In einer weiteren Studie wurde in einer von der gleichen Autorengruppe durchgeführten Untersuchung von amerikanischen, italienischen und ugandischen Patienten gezeigt, daß sich Seropositivität in den Vereinigten Staaten zum

HHV-8-Seropositivität bei KS-Patienten

(Immunfluoreszenzassay mit EBV-negativen, HHV-8-infizierten BCP-1-Zellen). Nach Gao et al. 1996 [20]):

- Seropositivität bei
  80 % von KS⁺ HIV⁺ Patienten
  18 % von KS⁻ HIV⁺ Patienten
  0 % gesunden Blutspendern
  0 % HIV⁺ Hämophiler
  0 % EBV⁺ Patienten
- bei den meisten KS⁺ HIV⁺ Patienten stellte sich die Serokonversion vor dem Auftreten des KS (Median 33 Monate) ein

Tabelle 1. Seroprävalenz von HHV-8-Antikörpern bei amerikanischen, italienischen und ugandischen Patienten mit/ ohne KS. (Nach Gao et al. 1996 [21])

	Patientengut	HHV-8-Seropositivität
Vereinigte Staaten	KS⁺ HIV⁺	88 %
	KS⁻ HIV⁺	30 %
	HIV⁻ Blutspender	0 %
Italien	KS⁺ HIV⁻	100 %
	HIV⁻ Blutspender	4 %
Uganda	KS⁺ HIV⁺	78 %
	KS⁻ HIV⁺	57 %
	KS⁻ HIV⁻	51 %

überwiegenden Teil bei HIV-positiven Patienten mit KS, zu einem geringeren Teil bei HIV-Positiven ohne KS findet, während HIV-negative Hämophile oder Blutspender in dieser Studie eine Prävalenz von Null aufweisen (Tabelle 1) [21]. Umgekehrt findet sich Seropositivität gegen HHV-8 bei 100 % von HIV-negativen KS-Patienten, aber nur bei 4 % HIV-negativen Blutspendern in Italien, aber bei nahezu 80 % HIV-positiver KS-Patienten, aber auch zwischen 50 und 60 % HIV-positiver und HIV-negativer Patienten mit und ohne Kaposi-Sarkom in Uganda [21] (Tabelle 1). Die Befunde in Italien, besonders aber in Uganda sind im Hinblick auf die hohe Prävalenz von Kaposi-Sarkom in diesen Ländern verständlich. Gerade diese Untersuchungen zeigen die deutliche Parallele von HHV-8-Infektionsraten und Prävalenz von KS.

Kedes et al. [36] haben letztlich in einer weiteren Arbeit diese Prävalenzdaten bestätigt, wobei die hohe Prävalenz in der HIV-positiven (Homosexuellen) aber relativ geringe Prävalenz in der HIV-positiven Hämophilenpopulation eine Verteilung aufweist, die von einer eher sexuell übertragenen Krankheit erwartet wird. Alle diese Studien bestä-

HHV-8-Seropositivität bei KS-Patienten

(Immunfluoreszenzassay gegenüber latency-associated antigen in latent mit HHV-8-infizierten BCBL-1-Zellen). (Nach Kedes et al. 1996 [36]):

- Seropositivität bei
  83 % von KS⁺ HIV⁺ Patienten
  35 % von KS⁺ HIV⁻ Blutspendern
  0–1 % von HIV⁻ Blutspendern
  2–4 % von HIV⁺ Hämophilen
  2–4 % von HIV⁺ Transfusionsempfängern

Tabelle 2. HHV-8-Seropositivität bei KS-Patienten und in der (klinisch gesunden) Bevölkerung (USA) (Maus-monoklonaler Antikörper verstärkter Immunfluoreszenzassay für Antikörper gegenüber lytischen und latenten HHV-8-Antigenen). (Nach Lenette et al. 1996 [37])

Stichprobe	HHV-8-Seropositivität
Patient mit afrikanischem endemischem KS	100%
US HIV$^+$ KS$^+$ Patienten	96%
US HIV$^+$ KS$^-$ Homosexuelle (männlich)	90%
US HIV$^+$ KS$^-$ iv-Drogenabhängige	23%
US HIV$^+$ Frauen	21%
US Allgemeinbevölkerung	25%
US Kinder	2–8%

tigen, daß HHV-8 ein ätiologischer (Ko)faktor des KS sein könnte. Entscheidend ist jedoch die Tatsache, daß eine derartige Kausalität nur dann als bestätigt angesehen werden kann, wenn eine Serokonversion vor dem Auftreten des KS nachgewiesen wird. Dieser Nachweis ist von Gao et al. ebenfalls erbracht worden, wobei gezeigt werden konnte, daß bei den meisten HIV-positiven KS-Patienten eine Serokonversion 33 Monate (Median) vor dem klinischen Auftreten von KS erfolgt und daß das Vorhandensein des Antikörpers damit ein empfindlicher Hinweis auf eine vorhergehende Auseinandersetzung mit HHV-8 darstellt [20]. Diese Beobachtungen entsprechen der Erfahrung mit anderen Herpes-Virus-Infektionen, die zunächst in einer Antikörperantwort, die nicht ausreichend ist, um ein latente Infektion zu verhindern, resultieren und die serologisch praktisch während der gesamten Lebenszeit des entsprechenden Individuums nachweisbar sind. Damit vereinbar sind auch die Ergebnisse von Lenette et al. [37], die eine maximale Seropositivität bei HIV-positiven Kaposi-Sarkom-Patienten und HIV-positiven Homosexuellen ohne Kaposi-Sarkom nachweisen, wenngleich sie auch eine relativ hohe Durchseuchungsrate der generellen Bevölkerung der Vereinigten Staaten beobachtet haben (Tabelle 2). Die Frage des KS bei Kindern, zum Beispiel in Afrika, wurden diesbezüglich noch nicht untersucht. Wie läßt sich also die HHV-8-Seropositivät bei Kaposi-Sarkom mit dem Nachweis von HHV-8-DNS-Sequenzen in Kaposi-Sarkom-Zellen zu einem ätiopathologischen Konzept vereinen? Das Argument, daß HHV-8 eine entscheidende ätiopathogenetische Rolle bei der Entstehung des Kaposi-Sarkoms

darstellt, ist überzeugend. Sicherlich ist aber der Beweis, daß HHV-8 das einzige ätiologische Agens bei KS darstellt, nicht erbracht. Wir wissen, daß in der Pathogenese des KS eine Reihe von Zytokinen, wie bFGF, Interleukin-6 und PDGF, für die Proliferation und das Überleben von KS-Zellen entscheidend sind. Diese Zytokine, die von HHV-8-infizierten B-Zellen und KS-Zellen produziert werden, kontrollieren Zellwachstum über autokrine und parakrine Regelkreise. Wie von Ensoli et al. gezeigt wurde, kooperieren das HIV8-tat-Protein mit bFGF bei der Entstehung von KS-artigen Läsionen in nackten Mäusen. Zumindest für HIV-infizierte Personen läßt sich daher die Hypothese aufstellen, daß tat-Protein aus HIV-infizierten Langerhanszellen – wir wissen, daß Langerhanszellen ein Reservoir für HIV in der Haut darstellen [18] – die Entwicklung von KS-Läsionen in menschlicher Haut fördern können. Man könnte daher annehmen, daß HHV-8 den pathogenetischen Ablauf, welcher schließlich in der Entwicklung eines KS endet, initiiert. HHV-8 könnte durch eine exogene Transmission erworben werden oder auch durch eine Vielfalt von Stimuli (endokrin, immunologisch, mikrobiell, genetische Disposition, Drogen) als latentes Virus aktiviert werden. Die mit diesem Virus infizierten Wirtszellen produzieren Mediatoren (Onkostatin M, PDGF, IL6), die einen weiteren Proliferationsstimulus für die KS-Zellen darstellen. Die so zur Proliferation gebrachte KS-Zelle unterstützt nun durch die Freisetzung weiterer löslicher Faktoren ihr eigenes Wachstum autokrin sowie in parakriner Weise die Neoangiogenese und den Einstrom eines entzündlichen Infiltrates. Es bleibt offen, ob HHV-8 eine derartige Kaskade initiieren kann und ob es das einzige Virus ist, das diese Fähigkeit besitzt.

Literatur

1. Beral V, Peterman TA, Berkelman RL, Jaffe HW (1990) Kaposi's sarcoma among persons with AIDS: a sexually transmitted infection? Lancet 335: 123–128
2. Beral V, Bull D, Darby S, Weller I, Carne C, Beecham M, Jaffe H (1992) Risk of Kaposi's sarcoma and sexual practices associated with faecal contact in homosexual or bisexual men with AIDS. Lancet 339: 632635
3. Boldogh L, Beth E, Huang E-S, Kyarwazi SK, Giraldo G (1981) Kaposi's sarcoma. IV. Detection of CMV DANN, CMV RNA and CMNA in tumor biopsies. Int J Cancer 28: 469–474
4. Boshoff C, Whitby D, Hatzinoannou T, Fisher C, Walt J, Hatzakis A, Weiss R, Schulz T (1995) Kaposi's sarcoma-associated herpesvirus in HIV-negative Kaposi's sarcoma. Lancet 345: 1043–1044

5. Boshoff C, Schulz T, Kennedy M, Graham A, Fisher C, Thomas A, McGee J, Weiss R, O'Leary J (1995) Kaposis's sarcoma-associated herpesvirus infects endothelial and spindle cells. Nature Med 1: 1274–1278

6. Bowden F, McPhase D, Deacon N, Cumming S, Doherty R, Sonza S, Lucas R, Crowe S (1991) Antibodies to gp41 and nef in an otherwise HIV-negative homosexual man with Kaposi's sarcoma. Lancet 337: 1313–1315

7. Brambilla L, Boneschi V, Berti E, Corbellino M, Parravicini C (1996) HHV8 cell associated viraemia and clinical presentation of Mediterranean Kaposi's sarcoma. Lancet 347: 1338

8. Brown TJ, Row JN, Liu JW, Shoyab M (1991) Regulation of IL-6 expression by Oncostatin M. J Immunol 147: 2175–2180

9. Cesarman E, Chang Y, Moore P, Said J, Knowles D (1995) Kaposi's sarcoma-associated herpesvirus-like DNA sequences in AIDS-related body-cavity-based lymphomas. N Engl J Med 332: 1186–1191

10. Chang Y, Cesarman E, Pessin M, Lee F, Culpepper J, Knowles D, Moore P (1994) Identification of herpesvirus-like DNA sequences in AIDS-associated Kaposi's sarcoma. Science 266: 1865–1869

11. Chang Y, Ziegler J, Wabinga H, Katangole-Mbidde E, Boshoff C, Schulz T, Whitby D, Maddalena D, Jaffe HW, Weiss RP, Moore PS (1996) Kaposi's sarcoma-associated herpesvirus and Kaposi's sarcoma in Africa. Arch Intern Med 156: 202–204

12. Collandre H, Ferris S, Grau D, Montagnier L, Blanchard A (1995) Kaposi's sarcoma and new herpesvirus. Lancet 345: 1043

13. Delli-Bovi P, Donti E, Knowles DM, Friedman-Kein P, Dina D, Dalla-Favera R, Basilico C (1986) Presence of chromosomal abnormalities and lack of AIDS retrovirus DNA sequences in AIDS associated Kaposi's sarcoma. Canc Res 46: 6333–6338

14. De Lellis L, Fabris M, Cassai E, Corrallini A, Giraldo G, Feo C, Monini P (1995) Herpesvirus-like DNA sequences in non-AIDS Kaposi's sarcoma. J Infect Dis 172: 1605–1607

15. Dictor M, Jarplid B (1988) The cause of Kaposi's sarcoma. J Am Acad Dermatol 18: 398–402

16. Durach DT (1981) Opportunistic infections and Kaposi's sarcoma in homosexual men. N Engl J Med 305: 1465–1467

17. Ensoli B, Nakamura S, Salahuddin Z, Biberfeld P, Larsson L, Braver B, Wong-Staal F, Gallo RC (1989) AIDS-Kaposi's sarcoma-derived cells express cytokines with autocrine and paracrine growth effects. Science 2243: 223–226

18. Ensoli B, Gendelman R, Markham P, Fiorelli V, Colombini S, Raffeld M, Cacafo A, Chang H-K, Brady J, Gallo R (1994) Synergy between basic fibroblast growth factor and HIV-1 Tat protein in induction of Kaposi's sarcoma. Nature 371: 674–680

19. Friedman-Kein AE, Saltzman BR, Cao YZ (1990) Kaposi's sarcoma in HIV-negative homosexual men. Lancet 335: 168169

20. Gao SJ, Kingsley L, Hoover D, Spira T, Rinaldo C, Saah A, Phair J, Detels R, Parry P, Chang Y, Moore P (1996) Seroconversion to antibodies against Kaposi's sarcoma-associated herpesvirus-related nuclear antigens before the development of Kaposi's sarcoma. N Engl J Med 335: 233–241

21. Gao SJ, Kingsley L, Li M, Zheng W, Parravicini C, Ziegler J, Newton R, Rinaldo C, Saah A, Phair J, Detels R, Chang Y, Moore P (1996) KSHV antibodies among Americans, Italians and Ugandans with and without Kaposi's sarcoma. Nature Med 2: 925–928

22. Giraldo G, Beth E, Kourilsky F, Henla W, Henle G, Mike V, Huraux J, Andersen H, Gharbi M, Kyalwazi S, Puissant A (1975) Antibody patterns to herpes virus in Kaposi's sarcoma: I.Serological association of European Kaposi's sarcoma with cytomegalovirus. Int J Cancer 15: 839–848

23. Giraldo G, Beth E, Henle W, Henle G, Mike V, Safai B, Huraux J, McHardy J (1978) Antibody patterns to herpes virus in Kaposi's sarcoma: II. Serological association of American Kaposi's sarcoma with cytomegalovirus. Int J Cancer 22: 126–131

24. Giraldo G, Beth E, Haguenau F (1972) Herpes-type virus particles in tissue culture of Kaposi's sarcoma from different geographic region. J Natl Cancer Inst 49: 1509–1526

25. Giraldo G, Beth E, Huang E-S (1980) Kaposi's sarcoma and its relationship to cytomegalovirus (CMV). III. CMV-DNA and CMV early antigen in Kaposi's sarcoma. Int J Cancer 26: 23–29

26. Giraldo G, Beth E, Coeur P, Vogel CL, Dhru DS (1972) Kaposi's sarcoma: a new model in the search for viruses associated with human malignancies. J Natl Cancer Int 49: 1495–1507

27. Gottlieb MS, Shroff R, Schanger HM, Weisman JO, Fan PT, Wolf RA, Saxon A (1981) Pneumocystis carinii pneumonia and mucosal candidiasis in previously healthy men. Evidence of a new acquired cellular immunodeficiency. N Engl J Med 305: 1425–1431

28. Gyorkey F, Sinxovics J, Melnick J, Gyorkey P (1984) Retroviruses in Kaposi's sarcoma cells in AIDS. N Engl J Med 311: 1183–1184

29. Gyorkey F, Sinkovics JG, Gyorkey P (1984) Tubuloreticular structures in Kaposi's sarcoma. Lancet II: 984–985

30. Gyulai R, Kemeny L, Adam E, Nagy F, Dobozy A (1996) HHV8 DNA in angiolymphoid hyperplasia of the skin. Lancet 347: 1837

31. Huang YO, Li JJ, Rush MG, Poiesz BJ, Nicolaides A, Jacobson M, Zhang WG, Coutavas E, Abbott M, Friedman-Kein A (1992) HPV-16 related DNA sequences in Kaposi's sarcoma. Lancet 339: 515–518

32. Huang YQ, Li JJ, Kaplan MH, Poiesz B, Katabira E, Zhang WG, Feiner D, Friedman-Kein AE (1995) Human herpesvirus-like nucleic acid in various forms of Kaposi's sarcoma. Lancet 345: 759–761

33. Hymes KB, Cheung T, Greene JB, Prose NS, Marcus A, Ballard H, William DC, Laubenstein LJ (1981) Kaposi's sarcoma in homosexual men – report of eight cases. Lancet II: 598–600

34. Jacobson LP, Muroz A, Fox R, Phair JP, Dudley J, Obrams GI, Kingsley LA, Polk BF (1990) Incidence of Kaposi's sarcoma in a cohort of homosexual men infected with the human immunodeficiency virus type-1. J Acquir Immune Defic Synd 3 (Suppl 1): 24–31

35. Jahan N, Razzaque A, Greenspan J, Conant MA, Josephs S, Nakamura S, Rosenthal L (1989) Analysis of human Kaposi's sarcoma biopsies and cloned cell lines for cytomegalovirus, HIV-1 and other selected DNA virus sequences. AIDS Res Hum Retrov 5: 225–231

36. Kedes DH, Operskalski E, Busch M, Kohn R, Flood J, Ganem D (1996) The seroepidemiology of human herpesvirus 8 (Kaposi's sarcoma-associated herpesvirus): Distribution of infectino in KS risk groups and evidence for sexual transmission. Nature Med 2: 918–924

37. Lenette ET, Blackbourn DJ, Levy JA (1996) Antibodies to human herpesvirus type 8 in the general population and in Kaposi's sarcoma patients. Lancet 348: 858–861

38. Luu J, Bockus D, Remington F, Bean MA, Hammar SP (1989) Tubuloreticular structures and cylindrical confronting cisternae: a review. Hum Pathol 20: 617–627

39. McDougal JK, (1984) HSV, CMV and HPV in human neoplasia. J Invest Dermatol 83: 72–76

40. Miles SA, Rezai AR, Salazar-Gonzales JF, Meyden MV, Stevens RH, Logan DM, Mitsuyasu RT, Tetsuya T, Hirano T, Kishimoto T, Martinez-Maza O (1990) AIDS Kaposi's sarcoma-derived cells produce and respond to interleukin 6. Proc Natl Acad Sci USA 87: 4068–4072

41. Miles SA, Otoniel M-M, Rezai A, Magpantay L, Kishimoto T, Nakamura S, Radka SF, Linsley PS (1992) Oncostatin M as a potent mitogen for AIDS-Kaposi's sarcoma-derived cells. Science 255: 1432–1434

42. Monini P, De Lellis L, Fabris M, Rigolin F, Cassat E (1996) Kaposi's sarcoma-associated herpesvirus DNA sequences in prostate tissue and human semen. N Engl J Med 334: 1168–1172

43. Moore PS, Chang Y (1995) Detection of herpesvirus-like DNA sequences in Kaposi's sarcoma in patients with and those without HIV infection. N Engl J Med 332: 1181–1185

44. Moore PS, Kingsley LA, Holmberg SD et al. (1996) Kaposi's sarcoma-associated herpesvirus infection prior to onset of Kaposi's sarcoma. AIDS 10: 175–180

45. Morfeldt L, Torssander J (1994) Long term remission of Kaposi's sarcoma following forscanet treatment. Scand J Infect Dis 26: 749–752

46. Nair BC, De Vico AL, Nakamura S, Copeland TD, Chen Y, Patel A, O'Neil T, Orosilan S, Gallo RC, Sarngadharan MG (1992) Identification of a major growth factor for AIDS-Kaposi's sarcoma cells as Oncostatin M. Science 255: 1430–1432

47. Nickoloff BJ, Foreman KE (1996) Charting a new course through the chaos of KS (Kaposi's sarcoma). Am J Pathol 148: 1323–1329

48. Nickoloff BJ, Huang YQ, Li JJ, Friedman-Kein AE (1992) Immunohistochemical detection of papillomavirus antigens in Kaposi's sarcoma. Lancet 339: 548–549

49. Orenstein JM, Simon GL, Kessler CM, Schulof RS (1985) Ultrastructural markers in circulating lymphocytes of subjects at risk for AIDS. Am J Clin Pathol 84: 603–609

50. Peterman TA, Friedman-Kein AE, Jaffe HW, Beral V (1992) Kaposi's sarcoma and exposure to faeces (letter). Lancet 339: 685–686

51. Rady PL, Yen A, Rollefson JL, Orengo I, Bruce S, Hughes TK, Tyring SK (1995) Herpesvirus-like DNA sequences in non-Kaposi's sarcoma skin lesions of transplant patients. Lancet 345: 1339–1340

52. Rappersberger K, Gartner S, Schenk P, Stingl G, Groh V, Tschachler E, Mann DL, Wolff K, Konrad K, Popovic M (1988) Langerhans cells are an actual site of HIV-1 replication. Intervirology 29: 185–194

53. Rappersberger K, Tschachler E, Zonzits E, Gillitzer R, Hatzakis A, Kaloterakis A, Mann DL, Popow-Kraupp T, Biggar RJ (1990) Endemic Kaposi's sarcoma in human immunodeficiency virus typ 1-seronegative persons. Demonstration of retrovirus-like particles in cutaneous lesions. J Invest Dermatol 95: 371–381

54. Rappersberger K, Wolff K, Stingl G (1993) Kaposi's sarcoma. In: Fitzpatrick TB, Eisen, Wolff K, Freedberg/Austen (Hrsg) Dermatology in General Medicine, 4. neubearbeitete Aufl., Bd I/99c. McGraw-Hill, New York, pp 1244–1256

55. Rappersberger K, Stingl G, Sauter B, Wolff K (1994) Das Kaposi-Sarkom der Haut. In: Macher, Kolde, Brökker (Hrsg) Tumore und Haut, Jahrbuch der Dermatologie 1994/95. Biermann, Zülpich, S 83–100)

56. Renne R, Zhong W, Herndier B, McGrath M, Abbey N, Kedes D, Ganem D (1996) Lytic growth of Kaposi's sarcoma-associated herpesvirus (human herpesvirus 8) in B cell lymphoma cells in culture. Nature Med 2: 342–346

57. Robert C, Agbalika F, Blanc F, Dubertret L (1996) HIV-negative patient with HHV-8 DNA follicular B cell lymphoma associated with Kaposi's sarcoma. Lancet 347: 1042–1043

58. Roth WK, Werner S, Schirren CG, Hofschneider PH (1989) Depletion of PDGF from serum inhibits growth of AIDS-related and sporadic Kaposi's sarcoma cells in culture. Oncogene 4: 483–487

59. Salahuddin SZ, Nakamura S, Biberfeld P, Kaplan MH, Markman PD, Larsson L, Gallo RC (1988) Angiogenic properties of Kaposi's sarcoma-derived cells after long-term culture in vitro. Science 242: 430–433

60. Schalling M, Ekman M, Kaaya EE, Linde A, Biberfeld P (1995) A role for a new herpesvirus (KSHV) in different forms of Kaposi's sarcoma. Nature Med 1: 707–1708

61. Schenk P (1986) Retroviruses in Kaposi's sarcoma in acquired immune deficiency syndrome (AIDS). Acta Otolaryngol (Stockh) 101: 295–298

62. Sidhu GS, Stahi RE, El-Sadr W, Zolla-Pazner S (1983) Ultrastructural markers of AIDS: Lancet II: 990–991

63. Siddiqui A (1983) Hepatitiv B virus DNA in Kaposi's sarcoma. Proc Natl Acad Sci USA 80: 4861–4864

64. Siegal B, Levinton-Kriss S, Schiffer A, Sayar J, Engelberg I, Vonsoner A, Ramon Y, Rubinstein E (1990) Kaposi's sarcoma in immunosuppression. Possibly the result of a dual viral infection. Cancer 65: 492–498

65. Soulier J, Grollet L, Oksenhendler E, Cacoub P, Cazals-Haxem D, Bainet P, d'Agay F, Clauveid JP, Raphael M, Degos L (1995) Kaposi's sarcoma-associated herpesvirus-like DNA sequences in multicentric Castleman's disease. Blood 86: 1276–1280

66. Stoica G, Hoffman J, Yuen PH (1990) Moloney murine sarcoma virus 349 induces Kaposi's sarcoma-like lesions in Balb/c mice. Am J Pathol 136: 933–941

67. Stürzl M, Roth WK, Brockmeyer NH, Lietz C, Speiser B, Hofschneider PH (1992) Expression of platelet-de-

rived growth factor and its receptor in AIDS related Kaposi's sarcoma in vivo suggests paracrine and autocrine mechanisms of tumor maintenance. Proc Natl Acad Sci USA 89: 7046–7050

68. Su IJ, Hsu YS, Chang YC, Wang JW (1995) Herpesvirus-like DNA sequences in Kaposi's sarcoma from AIDS patients in Taiwan. Lancet 345: 722–723

69. Thomas JA, Brookes LA, McGowan I, Weller I, Crawford DH (1996) HHV8 DNA in normal gastrointestinal mucosa from HIV-seropositive people. Lancet 347: 1337–1338

70. Tschachler E, Groh V, Popovic M (1987) Epidermal Langerhans cells – a target for HTLV-III/LAV infection. J Invest Dermatol 88: 233–237

71. Uthman A Brna C, Weninger W, Tschachler E (1996) No HHV8 in non Kaposi's sarcoma mucocutaneous lesions from immunodeficient HIV-positive patients. Lancet 347: 1700–1701

72. Vogel J, Hinrichs SH, Reynolds RK, Lucin PA, Jay G (1988) The HIV tat gene induces dermal lesions resembling Kaposi's sarcoma in transgenic mice. Nature 335: 601–611

73. Xerri L, Hassoun J, P Lanche J, Gurgou V, Grob JJ, Parc P, Birnbaum D, De Lapeyriere O (1991) Fibroblast growth factor gene expression in AIDS-Kaposi's sarcoma detected by in situ hybridization. Am J Pathol 138: 9–15

74. Yoffee B, Petrie BL, Noonan CA, Mollinger FB (1989) In vivo and in vitro ultrastructural alterations induced by human immunodeficiency virus in human lymphoid cells. Lab Invest 61: 303–309

75. Whitby D et al. (1996) Kaposi's sarcoma associated herpesvirus infection prior to onset of Kaposi's sarcoma. AIDS 10: 175–180

Endogene Retroviren in der Pathogenese des systemischen Lupus erythematodes

Peter Kind und Monika Walchner

Autoimmunerkrankungen wie kutane und systemische Formen des Lupus erythematodes (LE) entstehen durch eine verminderte Toleranz gegen körpereigene Strukturen. Derzeit gibt es drei Modelle für die Erklärung der Toleranz und Vermeidung der Autodestruktion:

- Klonale Selektion
- klonale Anergie
- T-Zell-vermittelte Suppression

Klonale Selektion findet im Thymus statt und spielt eine zentrale Rolle bei der positiven und negativen Selektion von Zellen. Die Elimination von Zellen, die gegen eigene Oberflächenmoleküle gerichtet sind, findet über den Mechanismus der Apoptose statt. Zellen, die diesem Regulationsmechanismus entkommen, werden durch periphere Mechanismen der Toleranz, klonale Anergie und Zellsuppression, eliminiert. Klonale Anergie beschreibt die Präsenz von autoreaktiven, aber anergen Zellen wegen des Fehlens aktivierender Signale. Werden autoreaktive Zellen dennoch aktiviert, tritt Zellsuppression und -destruktion auf. Der Zusammenbruch der Toleranz kann durch bakterielle oder virale Infektionen hervorgerufen werden, da die Immunantwort gegenüber Bakterien oder Viren zu kreuzreaktiven Autoantikörpern und T-Zellen führen kann. Dies nennt man antigenes molekulares Mimikry.

Bei der Ausbildung einer Immunantwort spielt die genetische Prädisposition eine entscheidende Rolle. Bei Untersuchungen an großen SLE-Patientenkollektiven fallen Assoziationen zu Genen des Haupthistokompatibilitätskomplexes auf. Es konnte eine überwiegende Assoziation zu den Genen der (HLA)-Klasse-II- und -III-Region (C4AQo, HLA-DR2, -DR3, -DQ2) gefunden werden [7, 21]. Möglicherweise könnten im Kopplungsungleichgewicht zu HLA-Genen stehende Allele der Komplementfaktoren und proinflammatorischen Zytokine wie Tumornekrosefaktor (TNF)-β in vivo an einer überschießenden Entzündungsreaktion beteiligt sein [1, 7, 15].

Neben genetischen Faktoren nimmt die UV-Strahlung eine besondere Rolle in der Auslösung der kutanen, möglicherweise auch systemischen Entzündungsreaktion ein. Auch wenn subjektiv keine erhöhte Lichtempfindlichkeit angegeben wird, ist bei 35 % der Patienten durch UVA- oder UVB-Strahlung eine Provokation des systemischen LE möglich [22].

Virale Infektionen, insbesondere retroviraler Genese, werden seit langer Zeit als weiterer Triggerfaktor chronisch-entzündlicher Erkrankungen diskutiert, da kreuzreaktive Antikörper gegen retrovirale Proteine in serologischen Untersuchungen nachweisbar sind [2, 3, 16, 20]. Weitere indirekte Hinweise auf eine mögliche Rolle retroviraler Gene bei Autoimmunerkrankungen des Menschen ergeben sich aus dem Auftreten von Arthritiden, erhöhter Lichtempfindlichkeit, Glomerulonephritis und Sjögren-Syndrom bei Infektionen mit HIV. Wie bei Autoimmunerkrankungen finden sich hier in den Frühstadien eine Hypergammaglobulinämie und vermehrte polyklonale B-Zellaktivierung [18]. Bei SLE-Patienten konnten jedoch bislang keine Retroviren nach-gewiesen werden. Es gibt Hinweise, daß endogene retrovirale Sequenzen eine Rolle in der Pathogenese von Autoimmunerkrankungen spielen.

Retroviren und endogene retrovirale Sequenzen

Retroelemente sind Sequenzen, die durch Retrotransposition, dem Umschreiben von RNA in DNA mit Integration in das Zellgenom, entstanden sind. Anhand von strukturellen Merkmalen wie langen terminal wiederholten Sequenzen (LTR) an beiden Enden des retroviralen Genoms, werden Retroelemente unterteilt in Retroviren, Retrotransposons und Retroposons (Abb. 1) [12, 23].

Retroviren sind RNA-Viren, die durch das Enzym reverse Transkriptase eigenes RNA-Genom in doppelsträngige (ds)-DNA umschreiben. Die virale DNA wird anschließend in das Zellgenom eingebaut und in dieser Form als Provirus bezeichnet. Die Familie der Retroviren wird in drei große Unterfamilien unterteilt: Onkoviren, Lentiviren und

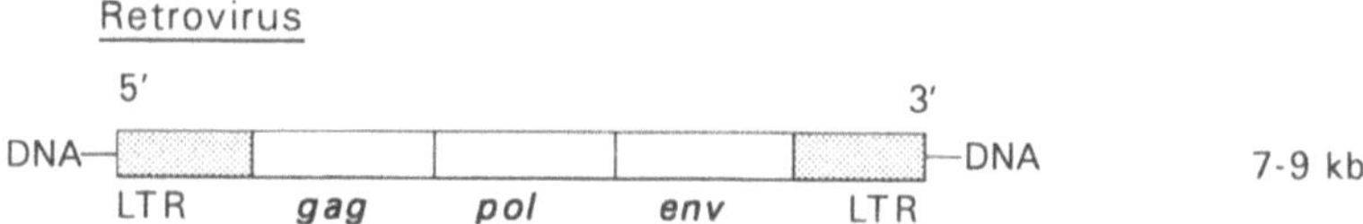

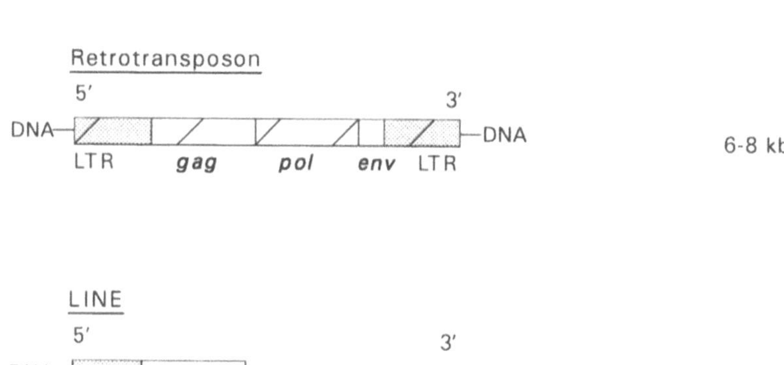

Abb. 1. Aufbau von Retroelementen. In das Genom integrierte Retrotransposons können wie Retroviren zwei flankierende LTR und Homologe der Gene gag, pol und env enthalten, die jedoch zumeist defekt sind. Retroposons weisen entweder promoterähnliche Sequenzen mit Gen (*LINE*) oder ohne Gen (*SINE*) auf. *Gag* (group specific antigen = Gene für Strukturproteine des Viruskapsids), *pol* (polymerase = Gene für reverse Transkriptase), *env* (envelope = Gene für Virushüllenproteine), *orf* (open reading frame = Gen mit offenem Leserahmen), *LTR* (long terminal repeat = lange terminale Wiederholung von Basensequenzen, Regulationselemente eines Promoters). *LINE* (long interspersed nuclear sequence), *SINE* (short interspersed nuclear sequence), / = willkürlich gezeichnete Stellen für Punktmutation, Stopkodon oder Terminationssignale. (Aus Walchner et al. 1996 [23])

Spumaviren. Eine Infektion mit exogenen Retroviren führt mit Ausnahme der Spumaviren zu einer Reihe von Erkrankungen, die Immunsuppression und/oder maligne Zelltransformation aufweisen. Der Aufbau von Retroviren besteht aus wenigstens drei Genen, die gag, pol und env genannt werden, und die, wenn sie in die DNA integriert sind, von 2 LTR am 5'- und 3'-Ende begrenzt sind. Die LTRs sind für die Integration der Retroviren erforderlich, da diese alle Signalstrukturen enthalten, welche die RNA-Expression und damit die Proteinexpression von gag, pol und env steuern. Gag-kodierte Strukturproteine sind für den Aufbau des Viruskapsids erforderlich. Die pol-Sequenz kodiert für die Polymerase, die als reverse Transkriptase das Virusgenom in DNA umschreibt. Das Vorkommen von env-kodierten Proteinen der Hüllenstruktur ist mit Infektiosität der Retroviren gekoppelt. Darüber hinaus verfügen einige Retroviren über zusätzliche Genprodukte, die einerseits durch unterschiedliches Spleißen der prä-mRNA entstehen, andererseits von zellulären Genen, zum Beispiel Protoonkogenen, abstammen.

Gelangen Retroviren in die Keimbahn, werden die Proviren zu einem endogenen Bestandteil des Wirtsgenoms und wie ein stabiles Gen weitervererbt. In diesem Fall werden sie als endogene Retroviren oder endogene retrovirale Sequenzen (ERV) bezeichnet. Im Gegensatz zu Retroviren sind ERV, die Retrotransposons und Retroposons, nicht infektiös und können keine kompletten retroviralen Partikel ausbilden.

Untersuchungen an humanen DNA-Genbanken nach Sequenzhomologien zu Retroviren zeigten, daß mindestens 1% des gesamten menschlichen Genoms aus retroviralen Sequenzen besteht, die phylogenetisch sehr alt sind. Die humanen endogenen retroviralen Elemente werden in zwei große Klassen eingeteilt, die wiederum in Subklassen unterschieden werden können. Einige ERV sind als einzelne Kopien im Genom vertreten, andere bilden Familien mit bis zu mehreren 1000 Kopien. Die Aktivierung von ERV kann indirekt durch eine Aktivitätsbestimmung der reversen Transkriptase und damit der Expression von pol oder durch die Messung der Expression retroviraler RNA oder Proteine nachgewiesen werden [5, 13, 14].

Mögliche Auswirkungen von endogenen retroviralen Sequenzen in der Pathogenese von Autoimmunerkrankungen

Endogene retrovirale Sequenzen bieten Raum für zwei pathogenetisch neue Modelle, die Retrotransposition und Insertion von ERV in ein oder nahe eines somatischen Gens sowie die In-situ-Aktivierung von ERV durch transaktivierende Faktoren, Bestrahlung oder Chemikalien. Auf diese Weise könnten die Auswirkungen einer exogenen Infektion mit Retroviren imitiert werden, denn das genetische Material besteht aus ähnlichen Sequenzen.

Die Retrotransposition von ERV kann zur Insertionsmutagenese und damit zur Störung einer zellulären Genfunktion führen. Ein Beispiel ist die Insertion eines Retrotransposons in das zweite Intron des Fas-Gens bei der Maus und damit folgendem Funktionsverlust und gestörter Apoptose. Es gibt zahlreiche weitere Beispiele wie die Insertion von LINE-Retroposons in das somatische apc (adenomatosis polyposis coli)- Gen, einem Tumorsuppressorgen [17]. Weiterhin ist auch die Aktivierung zellulärer Gene durch ERV nach Insertion zumindest im Tiermodell beschrieben. Beim Menschen wurden ebenfalls Gentranskripte identifiziert, deren Expression durch ERV mitreguliert wird [4]. Veränderungen dieser Art traten bereits zu einem frühen Zeitpunkt der Evolution der Primaten auf und wirken sich folglich nur in einem multifaktoriellen Zusammenhang aus.

Ein weiterer pathogenetischer Mechanismus könnte die In-situ-Expression endogener retroviraler Gene nach Aktivierung, beispielsweise durch Hormone, Infekte oder UV-Strahlung sein. Die Expression beispielsweise von HERV-K kann durch weibliche Steroidhormone stimuliert werden, da retrovirale LTR Glukokortikoid- und Progesteron-stimulierbare Elemente enthalten und damit die Genexpression beeinflussen [19]. Daneben existieren weitere, ubiquitär genutzte Steuerungselemente der ERV-LTR wie die DNA-Erkennungssequenz für den Transkriptionsfaktor NF-kB, der durch UV-Strahlung aktivierbar ist. ERV-RNA kann in verschiedenen Geweben unter physiologischen und pathologischen Bedingungen nachgewiesen werden. In bezug auf Autoimmunerkrankungen fand sich im Thymus von autoimmunen Mäusen ein 8,4 kb langes, endogen-retrovirales Transkript, das jedoch bereits an Tag 1 exprimiert wurde [10].

Schwierig ist der funktionelle Nachweis einer Expression von ERV, da die Gene und Genprodukte unbekannt sind. Ergebnisse von Untersuchungen mit Gegenstrang-Oligonukleotiden ergaben indirekt Hinweise darauf, daß ein Protein von ERV kodiert wird, das hemmende Auswirkungen auf die Zellproliferation hat [11]. Vorstellbar wäre auch die Expression von Proteinen, die als Superantigene ähnlich dem endogenen retroviralen mls-Gen („minor lymphocyte stimulation antigen") der Maus wirken, da auch beim Menschen homologe Sequenzen entdeckt wurden [8]. Daneben könnte Transaktivatoren, Proteinen, die in die Regulation der DNA-Synthese eingreifen, eine besondere funktionelle Rolle zukommen, denn es konnte gezeigt werden, daß das Protein Tax des HTLV-1 in transgenen Mäusen eine Autoimmunerkrankung ähnlich der rheumatoiden Arthritis hervorrufen kann [9].

Es existieren zahlreiche indirekte Hinweise auf eine Expression von ERV. ERV können für Proteine kodieren, die in ihrer Struktur und Aminosäuresequenz körpereigenen Proteinen ähneln. Man bezeichnet dies als molekulares Mimikry. Ein Beispiel ist das Glykoprotein gp41 und das Protein p24^{gag} von HIV. gp41 weist mit Molekülen der MHC-Klasse II eine Homologie der Aminosäuresequenzen auf, das p24^{gag} eine Homologie mit dem prolinreichen Epitop von Sm-Nukleoprotein [3]. Antikörper gegen gp^{41} oder p24^{gag} waren bei SLE-Patienten nachweisbar, ohne daß eine HIV-Infektion vorlag [6]. Kürzlich konnte eine Arbeitsgruppe in umfangreichen Untersuchungen zur Kreuzreaktivität von retroviralen Proteinen der gag- und env-Region zeigen, daß bestimmte Peptide von den Retroviren MuLV, BaEV und SSAV mit Seren von SLE-Patienten kreuzreagieren [2]. Ebenso können Autoantikörper nachgewiesen werden, die eine gemeinsame antigene Determinante des retroviralen Proteins p30^{gag} des murinen Leukämievirus (MuLV) und des 70 kD-zellulären Proteins erkannten [20]. Dieses 70 kD-Protein ist ein Bestandteil des U1-RNP-Komplexes, der für die Prozessierung von mRNA wichtig ist. Funktionelle Bedeutung hatte dies bei Versuchen, die demonstrierten, daß eine Immunisierung mit p30^{gag} zur Bildung von spezifischen anti-U1-RNP-Antikörpern im Maussystem führte. Diese Ergebnisse weisen darauf hin, daß durch Retrotransposition oder Proteinexpression von ERV Änderungen auftreten, die von Bedeutung bei der Pathogenese des SLE sein können. Untersuchungen zu molekularen Mechanismen bezüglich der Rolle von ERV in der Pathogenese des SLE werden künftig beim Verständnis dieser multifaktoriellen Erkrankung helfen.

Literatur

1. Bettinoti MP, Hartung K, Deicher H, Messer G, Keller E, Weiss EH, Albert ED (1993) Polymorphism of the tumor necrosis factor beta gene in systemic lupus erythematosus: TNFB-MHC haplotypes. Immunogenetics 37: 449–454
2. Blomberg J, Nived O, Pipkorn R, Bengtson A, Erlinge D, Sturfelt G (1994) Increased antiretroviral antibody reactivity in sera from a defined population of patients with systemic lupus erythematosus. Arthr Rheum 37: 57–66
3. De Keyser F, Hoch SO, Takei M, Dang H, De Keyser H, Rokeach LA, Talal N (1992) Cross-reactivity of the B/B' subunit of the Sm ribonucleoprotein autoantigen with proline-rich polypeptides. Clin Immunol Immunopathol 63: 285–290
4. Favor J, Morawetz C (1992) Insertional mutations in mammals and mammalian cells. Mut Res 184: 53–74
5. Garry RF, Fermin CD, Hart DJ, Alexander SS, Donehower LA, Luo-Zhang H (1990) Detection of human intracisternal A-type retroviral particle antigenically related to HIV. Science 250: 1127–1129
6. Golding H, Shearer GM, Hillman K, Luca P, Manischewitz J, Zajac RA, Clerici MM, Gress RE, Boswell RN, Golding B (1989) Common epitope in human immunodeficiency virus (HIV) I-gp41 and HLA class II elicits immunosuppressive autoantibodies capable of contributing to immune dysfunction in HIV-infected individuals. J Clin Invest 83: 1430–1435
7. Hartung K, Baur MP, Coldewey R, Fricke M, Kalden JR, Lakomek HJ, Peter HH, Schendel D, Scheider PM, Seuchter SA, Deicher H (1992) Major histocompatibility complex haplotypes and complement C4 alleles in systemic lupus erythematosus. Results of a multicenter study. J Clin Invest 90: 1346–1351
8. Indraccolo S, Günzburg WH, Leib-Mösch C, Erfle V. Salmons B (1995) Identification of three human sequences with viral superantigen-specific primers. Mamm Gen 6: 339–344
9. Iwakura Y, Tosu M, Yoshida E, Takiguchi M, Sato K, Kitajima I, Nishioka K, Yamamoto K, Takeda T, Hatanaka M, Yamamoto H, Sekiguchi T (1991) Induction of inflammatory arthropathy resembling rheumatoid arthritis in mice transgenic for HTLV-I. Science 253
10. Krieg AM, Steinberg AD (1990) Analysis of thymic endogenous retroviral expression in murine lupus. J Clin Invest 86: 809–816
11. Krieg AM, Gause WC, Gourley MF, Steinberg AD (1989) A role for endogenous retroviral sequences in the regulation of lymphocyte activation. J Immunol 143: 2448–2451
12. Leib-Mösch C, Brack-Werner R, Werner T, Bachmann M, Faff O, Erfle V, Hehlmann R (1990) Endogenous retroviral elements in human DNA. Cancer Res 50: 5636s–5642s
13. Löwer R, Löwer J, Tondera-Koch C, Kurth R (1993) A general method for the identification of transcribed retrovirus sequences (R-U5 PCR) reveals the expression of the human endogenous retrovirus loci HERV-H and HERV-K in teratocarcinoma cells. Virology 192: 501–511
14. Medstrand P, Lindeskog M, Blomberg J (1992) Expression of human endogenous retroviral sequences in peripheral blood mononuclear cells of healthy individuals. J Gen Virol 73: 2463–2466
15. Messer G, Spengler U, Jung MC, Honold G, Blömer K, Pape GR, Riethmüller G, Weiss EH (1991) Polymorphic structure of the tumor necrosis factor (TNF) locus: an NcoI polymorphism in the first intron of the human TNF-β gene correlates with a variant amino acid in position 26 and a reduced level of TNF-β production. J Exp Med 173: 209–219
16. Mellors RC, Mellors JW (1976) Antigen related to mammalian type-C RNA viral p30 proteins is located in renal glomeruli in human systemic lupus erythematosus. Proc Natl Acad Sci 73: 233–237
17. Miki Y, Nishisho I, Horii A, Miyoshi Y, Utsunomiya J, Kinzler KW, Vogelstein B, Nakamura Y (1992) Disruption of the apc gene by a retrotransposal insertion of LI sequence in a colon cancer. Cancer Res 52: 643–645
18. Morrow JW, Isenberg DA, Sobol RE, Stricker RB, Keiber-Emmons T (1991) AIDS virus infection and autoimmunity. Clin Immunol Immunopathol 58: 163–180
19. Ono M, Kawakami M, Ushikubo H (1987) Stimulation of expression of the human endogenous retrovirus genome by female steroid hormones in human breast cancer cell line T47D. J Virol 61: 2059–2062
20. Query CC, Keene JD (1987) A human autoimmune protein associated with U1 RNA contains a region of homology that is cross-reactive with retrovial p30[gag] antigen. Cell 51: 211–220
21. Tiwari JI, Terasaki PI (1985) HLA and disease associations. Springer, Berlin
22. Walchner M, Messer G, Kind P (1996) Phototesting and photoprotection in LE. Lupus (im Druck)
23. Walchner M, Leib-Mösch C, Messer G, Kind P (1996) Endogene retrovirale Sequenzen als Faktor in der Pathogenese des systemischen Lupus erythematodes. Hautarzt 47: 502–509

Parvovirus B19: Nicht nur das Exanthem der Ringelröteln

Tino F. Schwarz

Einleitung

Das klinische Bild des Erythema infectiosum wurde erstmals im Jahr 1886 von Tschamer beschrieben. 1975 konnte Cossart et al. ein bis dahin unbekanntes Virus, das später als humanes Parvovirus B19 (B19) bezeichnet wurde, im Plasma von Blutspendern nachweisen [8]. 1981 gelang der Nachweis einer kausalen Rolle von B19 in der Auslösung aplastischer Krisen und 1983 wurde gezeigt, daß B19 der Erreger des Erythema infectiosum ist. Seither hat B19 seinen festen Platz in der klinischen Virologie, sowohl in der Diagnostik als auch in der Differentialdiagnose, gefunden [38, 43]. In den letzten Jahren wurde zudem gezeigt, daß B19 nicht nur das Erythema infectiosum und aplastische Krisen verursacht, sondern eine Reihe weiterer, zum Teil schwerer Krankheitsbilder auslösen kann [24, 48, 51]. Über die zugrundeliegenden molekularen Prozesse, welche die Symptomvielfalt dieser Infektion bedingen, gibt es bisher nur wenig Befunde. Wenngleich inzwischen der zelluläre Rezeptor von B19 identifiziert werden konnte [4], so ist weiterhin unklar, wie es beispielsweise zum klassischen Bild des Erythema infectiosum kommt.

Erreger

B19 gehört zum Genus Erythrovirus der Familie der Parvoviridae. Die Viruspartikel sind unbehüllt, ikosahedral und haben einen Durchmesser von 18 bis 23 nm. Das Virusgenom besteht aus einzelsträngiger DNA (Länge 5,4 bis 5,6 kb), wobei in jedem Viruspartikel entweder ein DNA-Strang positiver oder negativer Polarität verpackt ist. Das Kapsid besteht aus zwei Strukturproteinen, VP1 und VP2; ferner wurden drei Nicht-Strukturproteine, NS1, NS2 und NS3, nachgewiesen. B19 weist einen ausgeprägten Tropismus zu erythropoetischen Vorläuferzellen auf, in denen es sich lytisch vermehrt. Für die zytotoxischen Effekte von B19 wird das NS1 verantwortlich gemacht. Vor kurzem konnte der Zellrezeptor, an den B19 bindet, nachgewiesen werden [4]. Dabei handelt es sich um das Erythrozyten-P-Antigen, ein Globosid. Da sich dieser Rezeptor auch auf anderen Zellen, wie Endothel- und Myokardzellen, findet, wird vermutet, daß sich B19 auch dort vermehren kann. Befunde bei animalischen Parvoviren ergaben, daß eine Vermehrung nur in Zellen mit hoher Mitoserate in der S-Phase möglich ist. Erste Untersuchungen zeigten, daß Menschen, die Erythrozyten-P-Antigen-negativ sind, eine natürliche Resistenz gegen B19 aufweisen [5]. B19 kann in seltenen Fällen persistieren und so eine chronische Infektion verursachen. Die Mechanismen, die zur Persistenz führen, sind bisher nicht bekannt.

Epidemiologie

B19 ist weltweit verbreitet. Untersuchungen zur Seroepidemiologie der B19-Infektion zeigten eine altersabhängige Zunahme der Antikörperprävalenz. B19 tritt oftmals epidemisch, insbesondere in Form von Kleinraumepidemien, in Kindergärten oder Schulen auf. Nosokomiale Übertragungen wurden wiederholt berichtet [2, 40]. Asymptomatische Verläufe einer akuten Infektion sind möglich; ihr prozentualer Anteil ist nicht bekannt. Nach durchgemachter Infektion besteht in den meisten Fällen vermutlich eine lebenslange Immunität, jedoch sind Reinfektionen möglich [31]. Die Häufigkeit und klinische Bedeutung von Reinfektionen bei immunkompetenten Personen sind nicht bekannt. Persistierende Verläufe sind in der Regel symptomatisch [10]. Auch kann es zu einer Reaktivierung bei einer persistierenden B19-Infektion kommen, die dann mit Fieber und Gelenkbeschwerden einhergehen kann [34]. Reinfektionen können bei immunsupprimierten Patienten vorkommen [31].

Übertragungswege

B19 wird am häufigsten durch Tröpfcheninfektion übertragen. Die parenterale Übertragung durch Blut oder Blutprodukte ist möglich. So beträgt die Inzidenz B19-Virus-positiver Blutkonserven etwa 0,01 – 0,03 % [38]. Viruspositive Blutkonserven können bis zu 10^{14} Partikel/ml enthalten. Da Erythrozyten- und Thrombozytenkonzentrate etwa 20 ml Plasma enthalten, sind Übertragungen auch durch die Transfusion der Einzelkomponenten möglich. Ein wesentlich höheres Risiko für eine B19-Übertragung besteht bei gepooltem Plasma, abhängig von der Zahl der verwendeten Spender. Insbesondere wurde die Übertragung von B19 durch Gerinnungspräparate dokumentiert [23, 26]. B19 kann auch durch intravenös verabreichtes Immunglobulin übertragen werden (persönliche Mitteilung G. Jäger, München). Auch in Albuminpräparaten ließ sich B19-DNA nachweisen, wobei unklar ist, ob es sich hierbei noch um infektiöses Virus handelte (persönliche Mitteilung, G. Maurer, Wien), was jedoch aufgrund der hohen Thermoresistenz bei 60 °C nicht ausgeschlossen ist. Dies hätte auch für rekombinante Medikamente (beispielsweise rekombinanter Faktor VIII) Bedeutung, bei denen zur Stabilisierung des Wirkproteins humanes Albumin zugesetzt wird.

In der Schwangerschaft kann B19 diaplazentar übertragen werden. Laborinfektionen, bei denen das Virus durch infektiöse Aerosole übertragen wurde, wurden berichtet.

Klinisches Spektrum

Erythema infectiosum

Als häufigste klinische Manifestation der B19-Infektion gilt das Erythema infectiosum. Die Erkrankung ist durch Exanthem, Polyarthralgien/Polyarthritiden, Lymphknotenschwellung und/oder grippale Symptomatik charakterisiert [36]. Das Exanthem findet sich typischerweise im Gesicht ("slapped cheek", Schmetterlingsexanthem), meist auf den Streckseiten der Arme und Beine – die Beugeseiten können ebenfalls betroffen sein – und auf dem Stamm. Die Morphologie reicht von typisch girlandenförmig oder retikulär bis zu eher rubelliformer oder morbilliformer Konfiguration. Das Exanthem ist nicht ansteckend. Wie die Abbildungen 1 und 2 zeigen, finden sich in Hautbiopsien aus betroffenen Bezirken in den Zellen des Stratum granulosum virale B19-Proteine und -DNA [37]. Die Gelenkbeschwerden können zum Teil über mehrere Wochen oder Monate andauern. Befallen sind insbesondere die kleinen Gelenke [27]. Besonders häufig scheinen diese Komplikationen bei Frauen mit dem Haplotyp HLA-DR4 vorzukommen. Es wurde berichtet, daß die Gelenksymptomatik einer Lyme-Arthritis ähneln kann [25]. Die Lymphknotenschwellung ist meist generalisiert. Die grippalen Symptome sind uncharakteristisch. In seltenen Fällen wurde auch über Pruritus geklagt.

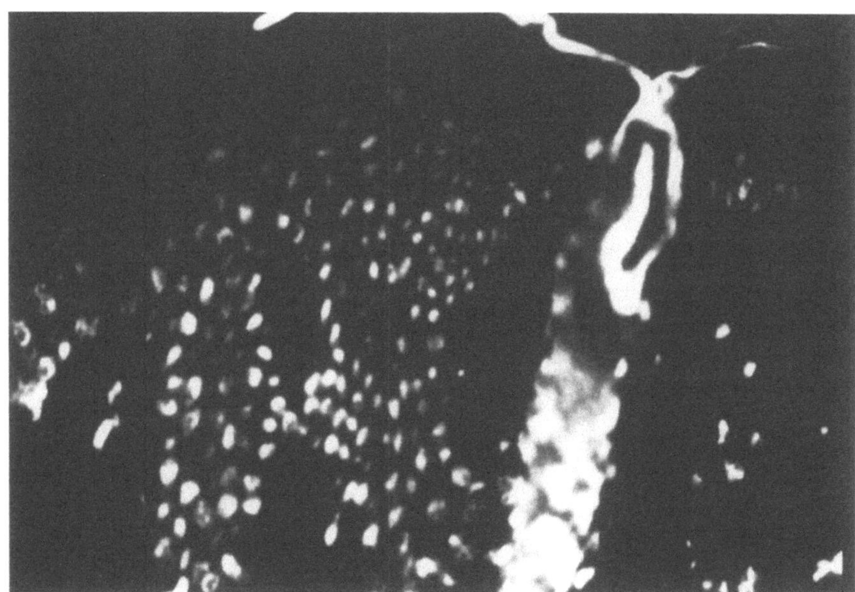

Abb. 1. Hautbiopsie aus einem Ringelrötelnexanthem. Nachweis von B19-Strukturproteinen im Stratum basale mittels indirekter Immunfluoreszenz unter Verwendung eines monoklonalen Antikörpers gegen Viruskapsid

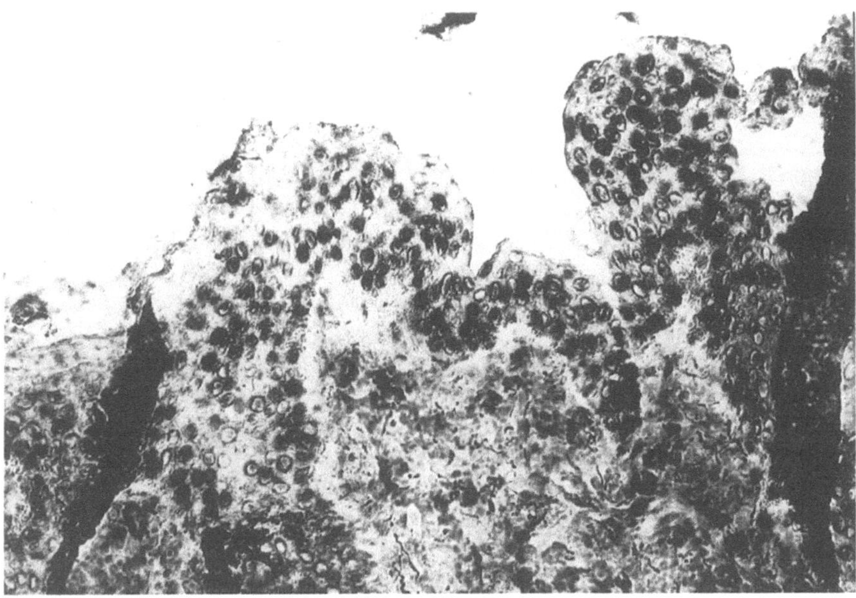

Abb. 2. Hautbiopsie aus einem Ringelrötelnexanthem. Nachweis von B19-DNA im Stratum basale mittels In-situ-Hybridisierung mit einer Digoxigeninmarkierten DNA-Sonde

Aplastische Krise

Die B19-Infektion kann bei Personen mit Hämoglobinopathien eine aplastische Krise verursachen. Am häufigsten wird dies bei Patienten mit Sichelzellanämie, Thalassämie oder Sphärozytose beobachtet [38, 43]. Auch bei anderen Erkrankungen oder Zuständen, die mit einer verkürzten Erythrozytenüberlebenszeit einhergehen, sind aplastische Krisen möglich. Im Knochenmark kann B19 zu einem Myelodysplasie-artigen Bild führen.

Hydrops fetalis

Bei der Infektion in der Schwangerschaft kann es zur diaplazentaren Übertragung des Virus auf den Feten kommen. Aufgrund des Tropismus zu erythroiden Vorläuferzellen kommt es beim Feten zum Hydrops fetalis. Die klinischen Verläufe reichen beim Feten von asymptomatisch bis zum ausgeprägten Hydrops, der zum Spontanabort führt. Die Latenzzeit zwischen mütterlicher Infektion und dem Auftreten des Hydrops fetalis kann bis zu 18 Wochen betragen (eigene Beobachtungen). Es liegen vereinzelte Berichte über konnatale Infektionen vor. Dabei wurden eine persistierende Anämie, die als Blackfan-Diamond-Anämie interpretiert wurde, eine hepatische Dysfunktion oder eine myokardiale Beteiligung beobachtet. In einem Fall wurde über ein Kleinkind berichtet, bei dem wegen einer B19-Infektion eine intrauterine Transfusion durchgeführt wurde und es nach der Geburt zu einem Prune-Belly-Syndrom gekommen war [47]. Über kongenitale Schädigungen als Folge einer B19-Infektion wurde vereinzelt berichtet [42].

Vaskulitis

Vaskulitiden oder eine vaskuläre Purpura wurden wiederholt bei einer akuten B19-Infektion beschrieben. Da Endothelzellen Globosidantigene, die den zellulären Rezeptor für B19 darstellen, auf der Zelloberfläche präsentieren, ist eine Assoziation von B19 mit Vaskulitiden nicht verwunderlich [11]. Eine weitere pathogenetische Erklärung sind zirkulierende Immunkomplexe, die sich in den Endothelien ablagern und so eine Vaskulitis verursachen können [11, 37]. Am häufigsten wurde eine Assoziation von B19 mit der Purpura Schönlein-Henoch berichtet [35]. Auch eine systemische nekrotisierende Vaskulitis wurde bei akuter sowie chronischer B19-Infektion beobachtet [11]. Als komplizierender Faktor wurde B19 bei Patienten mit Polyarteriitis nodosa, Wegener Granulomatose und Lupus erythematodes in Einzelfällen berichtet [7, 11, 18, 19]. Eine Assoziation von B19 mit dem Kawasaki-Syndrom, wie kürzlich berichtet [28], wird inzwischen nicht mehr als wahrscheinlich angesehen [50].

Das petechiale Glove-and-Sock-Syndrom, erstmals 1990 beschrieben [15], könnte nach verschiedenen Berichten eine mögliche weitere Assoziation der akuten B19-Infektion sein [14, 16]. Typisch sind ein pruriginöses Ödem und Erythem der Hände und Füße mit einer handschuh- oder sockenartigen Verteilung, oralen Läsionen, Fieber und einer petechialen Purpura.

Thrombozytopenie

In den letzten Jahren wurde wiederholt über eine Thrombozytopenie im Rahmen einer akuten B19-Infektion berichtet. Dabei kann die durch B19 induzierte Thrombozytopenie gering bis hochgradig sein [17, 45, 49]. Die Thrombozytopenie tritt entweder bereits vor dem Exanthem als Folge der Knochenmarksdepression auf oder sie kann durch immunologische Reaktionen verursacht werden.

Myokarditis

In seltenen Fällen wurde bei akuter B19-Infektion eine Beteiligung des Myokards beobachtet [24, 32]. Dabei kann es auch zur Myokarditis mit kardialem Versagen kommen [24, persönliche Mitteilung, G. Enders, Stuttgart]. Kürzlich wurde über einen Patienten mit AV-Block mit Adam-Stokes-Anfällen und Perikarditis berichtet (persönliche Mitteilung, K. Carlsen, Kopenhagen).

Neurologische Erkrankungen

Im Rahmen einer akuten oder chronischen B19-Infektion bei Immunkompetenten wurde in seltenen Fällen eine neurologische Symptomatik beobachtet. Dabei kam es zu einer neuralgischen Amyotrophie [30], einer Neuralgie des Plexus brachialis [46], Taubheitsgefühl der Finger [9] oder einem Karpaltunnelsyndrom [33]. In seltenen Fällen kann während einer akuten B19-Infektion eine transiente Bewußtseinseintrübung auftreten [51].

Chronische Arthropathie

Mehrere Untersuchungen konnten belegen, daß eine Persistenz von B19 bei Immunkompetenten mit einer chronischen Arthropathie einhergehen kann [12, 27]. In einigen Fällen ließ sich B19-DNA im Knochenmark der Patienten mittels PCR nachweisen [12]. In einer Fallbeschreibung wurde eine erosive Polyarthritis mit B19 assoziiert [44].

Chronische Knochenmarksaplasie

Bei Patienten mit hereditärer oder erworbener Immundefizienz kann B19 eine persistierende Anämie verursachen [13, 53]. Dies wurde bei Kindern mit Nezelof-Syndrom, Collodium-Baby-Syndrom, der akuten lymphatischen Leukämie und Aids gezeigt [3, 13, 43, 53]. Bei knochenmarkstransplantierten Patienten kann B19 persistieren und zum Teil erhebliche klinische Komplikationen bis hin zum Tod verursachen (eigene Beobachtungen). Unter Chemotherapie kann es zu einer persistierenden B19-Infektion kommen, die zur chronischen Anämie führen kann [41].

Einzelbeobachtungen

Durch die weite Anwendung der B19-Diagnostik wurden in den letzten Jahren eine Reihe von anderen Krankheitsbildern beobachtet, die mit einer akuten B19-Infektion einhergingen. Ob diese Erkrankungen kausal mit B19 assoziiert waren oder es sich um koinzidentielle Ereignisse handelte, bedarf weiterer Untersuchungen.

So wurde eine Assoziation der akuten B19-Infektion mit der juvenilen Dermatomyositis [21], der Fibromyalgie [20], Erythema multiforme [22], der nekrotisierenden Enterokolitis (eigene Beobachtungen), der aseptischen Meningitis [29] und akuter Hepatitis [52] in Kasuistiken vermutet.

Diagnostik

Erregernachweis

Eine Anzüchtung von B19 in Standardzellinien ist bis heute nicht möglich. Für den Erregernachweis stehen heute routinemäßig die Polymerasekettenreaktion (PCR) oder die Nukleinsäurehybridisierung zur Verfügung. Ferner werden verschiedentlich Teste zur Bestimmung des Antigens angewendet, die jedoch weitaus weniger sensitiv sind als der Genomnachweis mittels PCR. Die Bedeutung der PCR liegt heute vor allem in der Abklärung fetaler Infektionen oder im Nachweis einer chronischen Infektion [6]. Auch kann der DNA-Nachweis bei der Abklärung einer aplastischen Krise sinnvoll sein.

Von Bedeutung ist die PCR auch bei der Suche nach einer Assoziation von B19 mit Enzephalitiden oder Meningitiden, der nekrotisierenden Enterokolitis oder der nekrotisierenden Vaskulitis.

Antikörpernachweis

Für den Nachweis von Antikörpern gegen B19 (anti-B19 IgM und IgG) stehen heute kommerzielle Testsysteme, wie der Enzymimmunoassay (EIA), der Immunfluoreszenztest (IFT) und der Immunoblot zur Verfügung. Die höchste Sensitivität und Spezifität wiesen dabei EIAs auf, bei denen B19-Strukturproteine, die im Baculovirus-System exprimiert wurden, als Antigen verwendet wurden. Eine weitere Testmethode, die sich für den Nachweis von B19-Antikörpern eignet, ist der IFT. Grenzwertige oder fragliche Befunde im EIA oder IFT sollten mit dem Immunoblot verifiziert werden [39].

Prophylaxe

Ein aktiver B19-Impfstoff steht derzeit nicht zur Verfügung. Inzwischen wurde eine rekombinante Versuchsvakzine aus B19-Strukturproteinen, die im Baculovirus-System exprimiert wurden, hergestellt. Dieser Impfstoff erwies sich im Tierversuch als immunogen und verträglich [1]. Erste klinische Versuche sollen nun die Wirksamkeit des Impfstoffes im Menschen untersuchen.

Immunglobuline enthalten alle anti-B19 IgG in unterschiedlicher Konzentration. Erste klinische Beobachtungen weisen auf die Wirksamkeit von Immunglobulin in der Präexpositionsprophylaxe, zum Beispiel bei nosokomialen Epidemien, hin. Über die Wirksamkeit von postexpositionell verabreichtem Immunglobulin liegen keine schlüssigen Untersuchungen vor. Es muß darauf hingewiesen werden, daß intravenös Immunoglobulin unter Umständen infektiöses B19-Virus enthalten und beim Empfänger eine Infektion verursachen kann.

Therapie

Eine gegen B19 antiviral wirksame Substanz steht nicht zur Verfügung. Das Erythema infectiosum bedarf in aller Regel keiner Therapie. Der Pruritus kann mit entsprechenden äußerlichen Anwendungen symptomatisch gemildert werden. Die Behandlung der Polyarthralgien und Polyarthritiden erfolgt symptomatisch; sie sprechen meist auf Analgetika oder nichtsteroidale Antiphlogistika an. Aplastische Krisen sind meist transfusionsbedürftig. Beim Hydrops fetalis sollte neben engmaschigen Ultraschallkontrollen auch die intrauterine Transfusion, die sich wiederholt als wirksam erwiesen hat, in Betracht gezogen werden. Die Betreuung von Schwangeren mit B19-infiziertem Feten sollte einem Pränatalzentrum vorbehalten bleiben.

Bei Patienten mit chronischer B19-Infektion wurde mehrfach gezeigt, daß es durch handelsübliches Immunglobulin zur Virusneutralisation gekommen ist [11, 13]. Diese Therapie erwies sich sowohl bei B19-assoziierter chronischer Knochenmarksaplasie als auch bei systemischer nekrotisierender Vaskulitis als wirksam [11, 13]. Jedoch sollten für die Immunglobulintherapie nur hochtitrig-positive Präparate verwendet werden. In diesen Fällen sollte beim Hersteller eine entsprechende Immunglobulincharge angefordert werden.

Literatur

1. Bansal GP, Hatfield JA, Dunn FE, Kramer AA, Brady F, Riggin CH, Colett MS, Yoshimoto K, Kajigaya S, Young NS (1993) Candidate recombinant vaccine for human B19 parvovirus. J Infect Dis 167: 1034–1044
2. Bell LM, Naides SJ, Stoffman P, Hodinka RL, Plotkin SA (1989) Human parvovirus B19 infection among hospital staff members after contact with infected patients. N Engl J Med 321: 485–491
3. Bremner JAG, Beard S, Cohen BJ, Alimenti A, Cantiniaux B, Levy J (1993) Secondary infection with parvovirus B19 in an HIV-positive patient. Aids 7: 1131–1132
4. Brown KE, Anderson SM, Young NS (1993) Erythrocyte P antigen: cellular receptor for B19 parvovirus. Science 262: 114–117
5. Brown KE, Hibbs JR, Gallinella G, Anderson SM, Lehman ED, McCarthy P, Young NS (1994) Resistance to parvovirus B19 infection due to lack of virus receptor (erythrocyte P antigen). N Engl J Med 330: 1192–1196
6. Cassinotti P, Weitz M, Siegl G (1993) Human parvovirus B19 infection: routine diagnosis by a new nested polymerase chain reaction assay. J Med Virol 40: 228–234
7. Corman LC, Dolson DJ (1992) Polyarteritis nodosa and parvovirus B19 infection. Lancet 339: 491
8. Cossart YE, Cant B, Field AM, Widdows D (1975) Parvovirus-like particles in human sera. Lancet 1: 72–73
9. Faden H, Gary GW, Korman M (1990) Numbness and tingling of fingers associated with parvovirus B19 infection. J Infect Dis 161: 354–355
10. Faden H, Gary GW, Anderson LJ (1992) Chronic parvovirus infection in a presumably immunologically healthy women. J Infect Dis 15: 595–597
11. Finkel TH, Török TJ, Ferguson PJ, Durigon EL, Zaki RS, Leung DYM, Harbeck RJ, Gelfand EW, Saulsbury FT, Hollister JR, Anderson LJ (1994) Chronic parvovirus B19 infection and systemic necrotising vasculitis: opportunistic infection or aetiological agent? Lancet 343: 1255–1258

12. Foto F, Saag KG, Scharosch LL, Howard EJ, Naides SJ (1993) Parvovirus B19-specific DNA in bone marrow from B19 arthropathy patients: evidence for B19 virus persistence. J Infect Dis 167: 744–748

13. Frickhofen N, Abkowitz JL, Safford M, Berry J, Antunez-de-Mayolo J, Astrow A, Cohen R, Halperin I, King L, Mintzer D, Cohen BJ, Young NS (1990) Persistent B19 parvovirus infection in patients infected with human immunodeficiency virus type 1 (HIV-1): a treatable cause of anemia in Aids. Ann Intern Med 113: 926–933

14. Halasz CLG, Cormier D, Den M (1992) Petechial glove and sock syndrome caused by parvovirus B19. J Am Acad Dermatol 27: 835–838

15. Harmes M, Feldmann R, Saurat JH (1990) Papular-purpuric "gloves and socks" syndrome. J Am Acad Dermatol 23: 850–854

16. Hübel E, Ladda E, Löffler B, Schumacher K (1994) Manopedale Purpura ("glove and sock"-Syndrome) durch Parvovirus B19-Infektion. Dtsch Med Wochenschr 119: 766–770

17. Inoue S, Kinra NK, Mukkamala SR, Gordon R (1993) Parvovirus B19 infection: aplastic crisis, erythema infectiosum and idiopathic thrombocytopenic purpura. Pediatr Infect Dis J 10: 251–252

18. Jawad ASM (1993) Lupus and parvovirus. Br J Rheumatol 32: 527–528

19. Leruez M, Lauge A, Morinet F, Guillevin L, Deny P (1994) Polyarteritis nodosa and parvovirus B19. Lancet 344: 263–264

20. Leventhal LJ, Naides SJ, Freundlich B (1991) Fibromyalgia and parvovirus infection. Arthritis Rheum 34: 1319

21. Lewkonia RM, Horne D, Dawood MR (1995) Juvenile dermatomyositis in a child infected with human parvovirus B19. Clin Infect Dis 21: 430–432

22. Lobkowicz F, Ring J, Schwarz TF, Roggendorf M (1989) Erythema multiforme in a patient with acute human parvovirus B19 infection. J Am Acad Dermatol 20: 849

23. Lyon DJ, Chapman CS, Martin C, Brown KE, Clewley JP, Flower AJE, Mitchell VE (1989) Symptomatic parvovirus B19 infection and heat-treated factor IX concentrate. Lancet 1: 1085

24. Malm C, Fridell E, Jansson K (1993) Heart failure after parvovirus B19 infection. Lancet 341: 1408–1409

25. Mayo DR, Vance DW Jr (1991) Parvovirus B19 as the cause of a syndrome resembling Lyme arthritis in adults. N Engl J Med 324: 419–420

26. Morfini M, Longo G, Rossi Ferrini P, Azzi A, Zakrzewska K, Ciappi S, Kolumban P (1992) Hypoplastic anemia in a hemophiliac first infused with a solvent/detergent treated factor VIII concentrate: the role of human B19 parvovirus. Am J Hematol 39: 149–150

27. Naides SJ, Scharosch LL, Foto F, Howard EJ (1990) Rheumatologic manifestations of human parvovirus B19 infection in adults. Arthritis Rheum 33: 1297–1309

28. Nigro G, Zerbini M, Krzysztofiak A, Gentilomi G, Porcaro MA, Mango T, Musiani M (1994) Active or recent parvovirus B19 infection in children with Kawasaki disease. Lancet 343: 1260–1261

29. Okumura A, Ichikawa T (1993) Aseptic meningitis caused by human parvovirus B19. Arch Dis Child 68: 784–785

30. Pellas F, Olivares JP, Zandotti C, Delarque A (1993) Neuralgic amyotrophy after parvovirus infection. Lancet 342: 503–504

31. Pillay D, Patou G, Griffiths PD, Rees L (1991) Secondary parvovirus B19 infection in an immunocompromised child. Pediatr Infect Dis J 10: 623–625

32. Saint-Martin J, Choulot JJ, Bonnaud E, Morinet F (1990) Myocarditis caused by parvovirus. Pediatrics 116: 1007–1008

33. Samii K, Cassinotti P, de Freudenreich J, Gallopin Y, Le Fort D, Stalder H (1996) Acute bilateral carpal tunnel syndrome associated with human parvovirus B19 infection. Clin Infect Dis 22: 162–164

34. Sasaki T, Murai C, Takahashi Y, Munakata Y, Sugamura K, Abe K (1995) Persistent infection of human parvovirus B19 in a normal subject. Lancet 346: 851

35. Schwarz TF, Bruns R, Schröder C, Wiersbitzky S, Roggendorf M (1989) Human parvovirus B19 infection associated with vascular purpura and vasculitis. Infection 17: 179–171

36. Schwarz TF, Wolff HH (1989) Die Parvovirus B19-Infektion: nicht nur das Exanthem der "Ringelröteln". Hautarzt 40: 1–3

37. Schwarz TF, Wiersbitzky S, Pambor M (1994) Case report: detection of parvovirus B19 in a skin biopsy of a patient with erythema infectiosum. J Med Virol 43: 171–174

38. Schwarz TF (1994) Übertragung von Parvovirus B19 durch Blut und Blutkomponenten. Infusionsther Transfusionsmed 21 (Suppl 1): 27–31

39. Schwarz TF, Jäger G (1994) A recombinant immunoblot and ELISA for detection of acute parvovirus B19 infection. Zbl Bakt 280: 526–533

40. Seng C, Watkins P, Morse D, Barrett SP, Zambon M, Andrews N, Atkins M, Hall S, Lau YK, Cohen BJ (1994) Parvovirus B19 outbreak on an adult ward. Epidemiol Infect 113: 345–353

41. Shaw PJ, Eden T, Cohen BJ (1993) Parvovirus B19 as a cause of chronic anemia in rhabdomyosarcoma. Cancer 72: 945–949

42. Tiessen RG, van Elsacker-Niele AMW, Vermeij-Keers C, Oepkest D, Van Roosmalen J, Gorsira MCB (1994) A fetus with a parvovirus B19 infection and congenital anomalies. Prenatal Diagn 14: 173–176

43. Török TJ (1992) Parvovirus B19 and human disease. Adv Int Med 37: 431–455

44. Tyndall A, Jelk W, Hirsch HH (1994) Parvovirus B19 and erosive polyarthritis. Lancet 343: 480–481

45. Uike N, Miyamura T, Obama K, Takahira H, Sato H, Kozuru M (1993) Parvovirus B19-associated haemophagocytosis in Evans syndrome: aplastic crisis accompanied by severe thrombocytopenia. Br J Haematol 84: 530–532

46. Walsh KJ, Armstrong RD, Turner AM (1989) Brachial plexus neuropathy associated with human parvovirus infection. Br Med J 296: 896

47. Walther JU, Gloning KP, Schwarz TF (1994) "Prune belly" nach Hydrops fetalis bei mütterlicher Parvovirus B19-Infektion. Monatschr Kinderheilk 142: 592–595

48. Yee TT, Lee CA, Pasi KJ (1995) Life-threatening human parvovirus B19 infection in immunocompetent haemophilia. Lancet 345: 794–795

49. Yoto Y, Kudoh T, Suzuki N, Katoh S, Matsunaga Y, Chiba S (1993) Thrombocytopenia induced by human parvovirus B19 infections. Eur J Haematol 50: 255–257

50. Yoto Y, Kudoh T, Haseyama K, Suzuki N, Chiba S, Matsunaga Y (1994) Human parvovirus B19 infection in Kawasaki disease. Lancet 344: 58–59

51. Yoto Y, Kudoh T, Asanuma H, Numazaki K, Tsutsumi Y, Nakata S, Chiba S (1994) Transient disturbance of consciousness and hepatic dysfunction associated with human parvovirus B19 infection. Lancet 344: 624–625

52. Yoto Y, Kudoh T, Haseyama K, Suzuki N, Chiba S (1996) Human parvovirus B19 infection associated with acute hepatitis. Lancet 347: 868–869

53. Zuckerman MA, Williams I, Bremmer J, Cohen B, Miller RF (1994) Persistent anaemia in HIV-infected individuals due to parvovirus B19 infection. Aids 8: 1191–1192

Lichen ruber und Hepatitis B: Koinzidenz oder Assoziation?

Thomas Bieber und Markus Boser

Einleitung

Bereits in der Antike wurde die Haut als Spiegel innerer Erkrankungen erkannt. Heute sind den Dermatologen viele Assoziationen zwischen inneren Erkrankungen und Dermatosen bekannt. Schematisch können bestimmte Erkrankungen zum einen als Ausdruck gutartiger internistischer Pathologien zugeordnet werden. Hierzu gehören Granuloma anulare oder Necrobiosis lipoidica bei Diabetes mellitus, eruptive Xanthome bei Hypercholesterinämie oder Xanthoma disseminatum bei Diabetes insipidus. Zum anderen werden Dermatosen auch als Ausdruck maligner Erkrankungen erkannt, es sind dies Paraneoplasien, wie beispielsweise die Acrokeratosis Bazex bei Nasopharynxkarzinom oder das bekannte Bild der Acanthosis nigricans bei Magenkarzinom.

Seit einigen Jahren wird zunehmend die Assoziation von Lichen ruber und entzündlichen Erkrankungen der Leber diskutiert [3, 6, 7, 11, 19–25]. Während bei italienischen Studien die primäre biliäre Zirrhose nicht den Lichen-ruber-assoziierten Erkrankungen zugeordnet wurde, weisen Berichte aus den Vereinigten Staaten darauf hin, daß allenfalls diese Erkrankung signifikant mit dem Auftreten eines Lichen rubers assoziiert sein könnte [4, 13, 14, 16–18, 26, 27] (Tabelle 1), während sonst keine Assoziation zwischen Lichen ruber und chronischen Lebererkrankungen zu verzeichnen ist.

Neuerdings wurde von Rebora et al. eine mögliche Assoziation zwischen einer Hepatitis B oder Hepatitis C und einem Lichen ruber diskutiert [20]. In diesen Studien konnten die Autoren in 30 % der Lichen-ruber-Fälle eine Immunität gegen HBV und in 13 % eine Immunität gegen HCV nachweisen.

Die Familie der Virushepatitiserkrankungen

Der Begriff der Hepatitis umschreibt ganz allgemein eine Entzündung der Leber unter Schädigung der funktionellen Einheit der Hepatozyten und Kupfer-Sternzellen. Als mögliche Ursachen

Tabelle 1. Häufigkeit von chronischen Lebererkrankungen bei Lichen-ruber-Patienten in der Literatur

Autor	Patientenzahl	% CLE[a]	% PBZ[b]	% CAH[c]	% ZIR[d]
Italien					
Rebora 1981 [18]	7	72		28	28
Rebora et al. 1982 [23]	37			13	
Rebora et al. 1984 [20]	44			11	
Korkij et al. 1984 [10]	136			2,2	
Del Olmo et al. 1989 [2]	65	34		3	11
GISED. 1991 [6]	711		0	0,7	1,3
Rebora et al. 1992 [19]	32	41		12	
USA, GB					
Powell et al. 1984 [17]	3897			0,1	1,3
Wiles et al. 1984 [26]	7	0			
Mobacken et al. 1984[12]	54				
Monk 1985 [15]	55		1,8		
McDonagh et al. 1990 [11]	30		3,3		

[a] CLE chronische Lebererkrankungen
[b] PBZ primäre biliäre Zirrhose
[c] CAH chronisch-aktive Hepatitis
[d] ZIR Zirrhose

für entzündliche Veränderungen der Leber gelten zahlreiche Noxen, wobei häufig virale Entzündungen im Vordergrund stehen. Die akute Virushepatitis ist heute mit über 20.000 Erkrankungen pro Jahr in der Bundesrepublik Deutschland eine der häufigsten Infektionskrankheiten und stellt im Bereich des ärztlichen und pflegerischen Personals eine der wichtigsten Berufserkrankungen dar.

Eine Hepatitis kann von verschiedenen viralen Erregern verursacht werden. Zum einen existieren inzwischen 5 verschiedene Hepatitisviren, das Hepatitis-A-Virus (HAV), das Hepatitis-B-Virus (HBV), das Hepatitis-C-Virus (HCV), das Hepatis-D-Virus (HDV) und das Hepatitis-E-Virus (HEV). Zum anderen können aber auch das Zytomegalievirus und das Epstein-Barr-Virus, beide aus der Gruppe der Herpesviren, das Krankheitsbild einer Hepatitis verursachen. Bei der Virushepatitis gelingt bei über 95 % aller Hepatitiden eine ätiologische Zuordnung zu bereits bekannten Erreger [8].

Lichen ruber und Hepatitis B

Um die mögliche Assoziation zwischen beiden Erkrankungen weiter zu dokumentieren, haben wir Patienten mit Lichen ruber auf ihre Immunität gegenüber Hepatitisviren überprüft. Es wurden insgesamt 83 Patienten (37 Frauen und 46 Männer) mit histologisch gesichertem Lichen ruber untersucht. Die Patienten wurden eingehend klinisch untersucht, um alle Lokalisationen und Formen der Erkrankung zu dokumentieren. Bei jedem Patienten wurden neben einem Hepatitissuchprogramm zusätzlich Immunglobulinkonzentrationen, alkalische Phosphatase, GOT, GPT, γ-GT und Bilirubin bestimmt.

Bei 31 % der Patienten fand sich keine Immunität gegen Hepatitisviren. Im Gegensatz hierzu zeigte sich bei 69 % der Patienten eine Immunität gegen Hepatitis-A-, Hepatitis-B- und/oder Hepatitis-C-Viren. Bei der großen Mehrheit der Patienten handelte es sich um eine abgelaufene Infektion mit dem Hepatitis-B-Virus (30 %) mit oder ohne assoziierte HAV-Infektion. Insgesamt lagen die Ergebnisse deutlich über dem Durchseuchungstiter, der im Raum München und Bayern in 2 % zu erwarten war. Bei dem Versuch besondere klinische Formen des Lichen ruber mit bestimmten Immunantworten gegen Hepatitisviren zu korrelieren, fiel auf, daß bei Patienten mit abgelaufener Hepatitis-B- und -C-Infektion der Befall der Schleimhäute signifikant höher war [1, 9, 10]. Reine kutane Formen ohne Schleimhautbeteiligung fanden sich eher bei Patienten ohne Immunität gegen Hepatitisviren. Dies bestätigt die Ergebnisse von Rebora et al. Neuerdings wurde in der Literatur auch die Assoziation HCV und Lichen ruber der Mundschleimhaut in den Vordergrund gestellt [9, 15].

Laborchemisch konnten eine Erhöhung der IgM-, GOT- und GPT-Titer als typisch für Hepatitis-assoziierte Lichen-ruber-Patienten angesehen werden. Dagegen war der Anstieg von γ-GT nicht von Bedeutung, um beide Gruppen zu unterscheiden, wobei dieses Enzym generell bei Lichen-ruber-Patienten höher liegt als bei Kontrollpersonen, wie es auch in der Literatur bereits beschrieben wurde [5].

Chronologie der Entstehung eines Lichen ruber bei Hepatitisinfektion

Den Angaben der Literatur und der vorhandenen Studie ist zu entnehmen, daß prinzipiell das Auftreten des Lichen ruber in allen Phasen der Hepatitisinfektion möglich ist (Abb. 1). Die Hautveränderungen können sowohl in der Inkubationsphase vor dem Anstieg der hepatischen Enzymwerte als auch in der akuten Phase der Hepatitis oder wesentlich später nach Abheilung oder in der chronischen Verlaufsform auftreten. In der Literatur sind auch des öfteren exanthematische Formen des Lichen ruber nach Beginn einer spezifischen Therapie mit Interferon-γ oder D-Penizillamin beschrieben. Schließlich ist zu vermerken, daß auch nach Einleitung einer Hepatitis-B-Schutzimpfung es zum Ausbruch eines Lichen ruber kommen kann. Solche Assoziationen sind sowohl aus der Literatur als auch aus eigener Erfahrung bekannt [2].

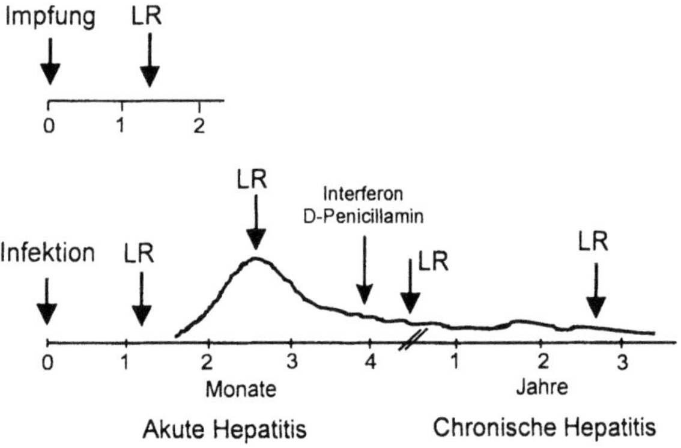

Abb. 1. Chronologie der Assoziation von Lichen ruber und Hepatitis

Epidermis und Leber: Das Ziel von zytotoxischen T-Zellen

Um die Assoziation zwischen Lichen ruber und Hepatitis klären zu können, muß ein pathophysiologisch relevanter gemeinsamer Nenner gefunden werden.

Beim Eindringen des Hepatitis-B-Virus werden die Viren zum einen in die Hepatozyten, zum anderen von antigenpräsentierenden Zellen des Immunsystems aufgenommen. Die Einschleusung in Hepatozyten erlaubt anschließend die Aufnahme des viralen Genoms, seine Replikation und Produktion von neuen viralen Partikeln. Gleichzeitig aber werden virale Strukturen an der Oberfläche der Hepatozyten in dem Klasse-I-Histokompatibilitätskomplex exprimiert. Diese viralen Strukturen oder Peptide werden von zytotoxischen T-Zellen erkannt, die bereits von den antigenpräsentierenden Zellen des Immunsystems entsprechend aktiviert wurden. Diese zytotoxischen T-Zellen geben schließlich ein sogenanntes letales Signal, das in der Regel über Oberflächenstrukturen in den befallenen Hepatozyten weitergeleitet wird. Dieses Signal führt dann zur Zerstörung der befallenen Hepatozyten durch Apoptose und entsprechender Freisetzung von viralen Partikeln. Über aktivierte Helferzellen werden schließlich auch B-Zellen dazu angeregt, entsprechende spezifische Antikörper im Sinne einer humoralen Immunantwort zu produzieren. Diese Antikörper erlauben die spezifische serologische Diagnostik und Bewertung der Immunitätslage.

Im Gegensatz zu diesem Szenario ist die Entstehung der Lichen-ruber-Läsionen eher unklar. Sicher ist jedoch, daß auch hier zytotoxische T-Zellen Keratinozyten angreifen und zerstören, so daß das klassische Bild der basalen hydropischen Degeneration schließlich vorliegt. Dies läßt darauf schließen, daß auch beim Lichen ruber basale Keratinozyten besondere Strukturen an ihrer Oberfläche exprimieren, die wiederum von den zytotoxischen T-Zellen, die die Leberzellen angreifen, als zu vernichtendes Ziel angesehen werden. Der vermutete gemeinsame Nenner zwischen Hepatitis und Lichen ruber könnte somit eine hohe Homologie zwischen den von Hepatozyten exprimierten viralen Strukturen und den von Keratinozyten exprimierten Antigenen liegen. Man spricht von molekularer Mimikry (Abb. 2).

Praktische Relevanz der Assoziation von Lichen ruber und Hepatitiserkrankungen

Die Kenntnis der möglichen Assoziation zwischen Lichen ruber und Hepatitiserkrankung ist aus mehreren Gesichtspunkten von Interesse. Zum einen sollte man beim Auftreten von Lichen ruber auch an eine abgelaufene oder noch aktive Virushepatitis denken. Dabei ist die Bestimmung der GOT- und GPT-Werte von Nutzen, bevor ein Hepatitissuchprogramm eingeleitet wird. Letzteres ist dann indiziert, um zwischen einer abgelaufenen Hepatitis mit lediglich Immunitätszustand und einer noch aktiven chronischen Hepatitis unterscheiden zu können. Als weiterer Gesichtspunkt

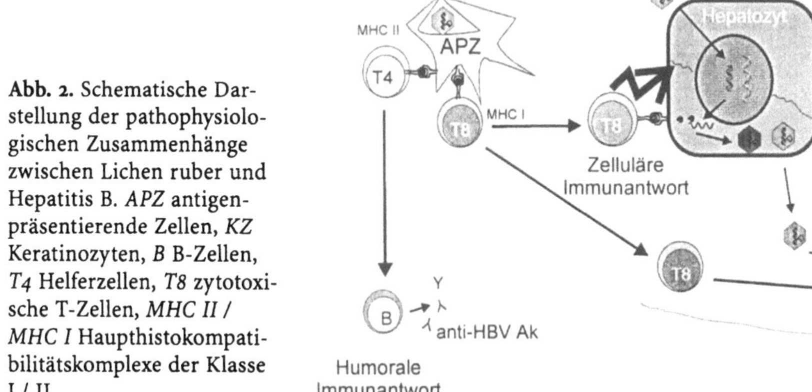

Abb. 2. Schematische Darstellung der pathophysiologischen Zusammenhänge zwischen Lichen ruber und Hepatitis B. *APZ* antigenpräsentierende Zellen, *KZ* Keratinozyten, *B* B-Zellen, *T4* Helferzellen, *T8* zytotoxische T-Zellen, *MHC II / MHC I* Haupthistokompatibilitätskomplexe der Klasse I / II

muß die Möglichkeit eines Schubes eines bereits vorhandenen Lichen ruber oder das De-novo-Auftreten eines exanthematischen Lichen ruber während der spezifischen Therapie der chronischen Hepatitis insbesondere mit Interferon oder D-Penizillamin erwogen werden. Schließlich kann der im Rahmen einer Hepatitisinfektion entstandene Leberschaden für die Metabolisierung bestimmter Präparate, die bei der Therapie eines Lichen ruber angewandt werden, von Relevanz sein. Hier seien insbesondere Griseofulvin, Chloroquin und Retinoide erwähnt.

Literatur

1. Blanchereau C, Pulik M (1990) Lichen plan érosif endo-buccal: penser à une hépatopathie chronique. Actual Odontostomatol (Paris) 44: 89–94
2. Del Olmo JA; Bagan JV, Rodrigo JM; Serra MA, Wassel AH, Aparisi L, Bixquert M (1989) Oral lichen ruber planus and hepatic cirrhosis (letter). Ann Intern Med 110: 666
3. Graham-Brown RA, Sarkany I, Sherlock S (1982) Lichen ruber planus and primary biliary cirrhosis. Br J Dermatol 106: 699–703
4. Grosshans EM, Tortel J, Hedelin G (1993) Lichen ruber planus and the liver: a statistical report. EJD 3: 536–537
5. Gruppo Italiano Studi Epidemiologici in Dermatologia (GISED) (1990) Lichen planus and liver disease: a multicenter case-control study. Br Med J 300: 227–230
6. Gruppo Italiano Studi Epidemiologici in Dermatologia (GISED) (1991) Epidemio-logical evidence of the association between lichen planus and two immune-related diseases. Alopecia areata and ulcerative colitis. Arch Dermatol 127: 688–691
7. Hoofnagle JH, Di Bisceglie AM (1991) Serologic diagnosis of acute and chronic viral hepatitis. Seminars in liver disease. Thieme Medical Publishers, New York 91: 73–82
8. Jubert C, Pawlotsky J-M, Pouget F, Chantal A, DeForges L, Bretagne St, Mavier J-Ph, Duval J, Revuz J, Dhumeaux D, Bagot M (1994) Lichen planus and hepatitis C virus-related chronic active hepatitis. Arch Dermatol 130: 73–76
9. Katz M, Pisanti S (1985) Oral erosive lichen planus and chronic active hepatitis (letter). J Am Acad Dermatol 12: 719
10. Korkij W, Chuang TY, Soltani K (1984) Liver abnormalities in patients with lichen planus. A retrospective case-control study. J Am Acad Dermatol 11: 609–615
11. McDonagh AJ, Leyva-Leon F, Gawkrodger DJ, Ward AM (1990) Lichen planus is not commonly a skin marker of primary biliary cirrhosis (letter). Dermatologica 180: 111
12. Mobacken H, Nilsson LA, Olsson R, Sloberg K (1984) Incidence of liver disease in chronic lichen planus of the mouth. Acta Derm Venereol (Stockh) 64: 70–73
13. Mobacken H, Nilsson LA, Olsson R, Sloberg K (1984) Lichen planus and the liver (letter). Acta Derm Venereol (Stockh) 64: 570
14. Mokni M, Rybojad M, Puppin D Jr, Catala S, Venezia F, Djian R, Morel P (1991) Lichen ruber planus and hepatitis C virus. J Am Acad Dermatol 24: 792
15. Monk B (1985) Lichen planus and the liver (letter and replies). J Am Acad Dermatol 12: 122–124
16. Powell FC, Rogers RS (1981) Primary biliary cirrhosis, penicillamine and lichen planus (letter). Lancet 2: 525
17. Powell FC, Rogers RS, Dickson ER (194) Primary biliary cirrhosis and lichen planus. J Am Acad Dermatol 9: 540–545
18. Rebora A (1981) Lichen planus and the liver (letter). Lancet 2: 805–806
19. Rebora A, Robert E, Rongioletti F (1992) Clinical and laboratory presentation of lichen planus patients with chronic liver disease. J Dermatol Sci 4: 38–41
20. Rebora A, Rongioletti F (1984) Lichen planus and chronic active hepatitis. A retrospective survey. Acta Derm Venereol (Stockh) 64: 52–56
21. Rebora A, Rongioletti F (1985) Chronic active hepatitis and lichen planus (letter). Br J Dermatol 112: 631–632
22. Rebora A, Rongioletti F (1984) Lichen planus and chronic active hepatitis. J Am Acad Dermatol 10: 840–841
23. Rebora A, Rongioletti F, Canepa A (1982) Chronic active hepatitis and lichen planus. Acta Derm Venereol (Stockh) 62: 351–352
24. Sarkany I (1988) The skin – liver connection. Clin Exp Dermatol 13: 152–157
25. Sowden JM, Cartwright PH, Green JR, Leonard JN (1989) Isolated lichen planus of the nails associated with primary cirrhosis. Br J Dermatol 121: 659–662
26. Wiles JC, Lynch PJ (1984) Lichen planus and liver disease (letter). J Am Acad Dermatol 10: 671–672

Pädiatrische Dermatologie

Atopieprävention

Johannes Ring und Michael Gfesser

Definitionen

Unter Atopie versteht man eine familiär auftretende Neigung zur Entwicklung eines atopischen Ekzems, eines Asthma bronchiale oder einer allergischen Rhinokonjunktivitis auf dem Boden einer Überempfindlichkeit der Haut und der Schleimhäute gegen Umweltstoffe, assoziiert mit vermehrter IgE-Produktion und/oder veränderter unspezifischer Reaktivität [5].

Unter dem Begriff der Prävention werden Maßnahmen zur Verhinderung von Krankheiten oder von Schäden und Folgen eingetretener Erkrankungen zusammengefaßt.

Innerhalb der Prävention unterscheidet man zwischen primärer, sekundärer und tertiärer Prävention [3]:

- Unter *primärer Prävention* versteht man Maßnahmen zur Verhütung von Krankheiten durch Beseitigung ursächlicher Faktoren, die an der Krankheitsentstehung oder Krankheitsübertragung beteiligt sind. Ein klassisches Beispiel einer spezifischen primären Prävention ist die Schutzimpfung.
- Als *sekundäre Prävention* wird die frühestmögliche Erkennung einer Krankheit in einer latenten Phase vor der klinischen Manifestation bezeichnet. Ein wesentliches Element der sekundären Prävention sind Screening-Untersuchungen.
- Die *tertiäre Prävention* beschreibt die Maßnahmen zur Verhütung von Spätschäden und Spätfolgen nach Auftreten einer Erkrankung. Hierunter fallen beispielsweise die Maßnahmen zur Verhütung erneuter Exazerbationen chronisch-rezidivierender Hauterkrankungen.

Primärprävention

Genetik

Grundlage für die Primärprävention sind die Ermittlung von Risikogruppen durch verbesserte Informationen zur genetischen Disposition atopischer Erkrankungen. Man weiß aus klinisch-genetischen Untersuchungen und Zwillingsstudien, daß bei Betroffensein beider Eltern sowie mit ansteigender Zahl betroffener Geschwister das Risiko einer atopischen Erkrankung steigt [16, 39]. Die molekulare Natur dieser genetischen Disposition ist jedoch noch nicht vollständig geklärt. Offenbar sind verschiedene Gene auf verschiedenen Chromosomen in der Entwicklung atopischer Erkrankungen bedeutsam. Für die Entwicklung einer erhöhten IgE-Bildung scheint dem Chromosom 5q über die Interleukin-4-Bildung große Bedeutung zuzukommen [24], während sich auf dem Chromosom 11q die genetische Information für einen Bestandteil (β-Kette) des hochaffinen IgE-Rezeptors befindet [7].

Immunologische Parameter

Die Bestimmung von immunologischen Parametern im Nabelschnurblut, an die vor einigen Jahren große Hoffnungen als möglichen Screening-Parameter geknüpft worden waren, ist immer noch Gegenstand wissenschaftlicher Auseinandersetzung [2, 16]. Sinn eines solchen Screenings wäre es, allergiegefährdete Kinder zu erkennen und diesen dann gezielt prophylaktische Maßnahmen im Sinne der Primärprävention anzubieten. Zum derzeitigen Zeitpunkt erscheint noch kein Laborparameter als geeignet, für ein in der Praxis sinnvolles bevölkerungsweites Screening herangezogen zu werden.

Allergenkarenz

Ein wesentlicher Faktor in der Entwicklung einer allergischen Sensibilisierung ist die Exposition gegenüber dem betreffenden Allergen. Es gibt eindeutige Studien, die dies und auch einen quantitativen Zusammenhang, beispielsweise zwischen dem Gehalt von Hausstaubmilbenallergen in der Innenraumluft und dem Auftreten entsprechender

Sensibilisierungen oder allergischer Erkrankungen, belegen [20, 22, 27].

Neben Aeroallergenen kommt in den ersten Lebensmonaten den Nahrungsmittelallergenen eine ganz entscheidende Bedeutung zu. Häufig sind die ersten nachweisbaren IgE-vermittelten Sensibilisierungen gegen Nahrungsbestandteile, meist Kuhmilch und Eiweiß, gerichtet.

Deshalb ist die Brustmilchernährung die einzige bislang „pauschal antiallergische" Diät, die sich in zahlreichen Studien als wirksam erwiesen hat. Hierdurch kommt es zu einem verzögerten und möglicherweise auch abgemilderten Auftreten allergischer Erkrankungen [14, 40]. In skandinavischen Studien konnte ein gewisser positiver Effekt einer oligoantigenen Diät der Mutter während der Stillzeit beobachtet werden [4, 13]. Diätetische Empfehlungen während der Schwangerschaft haben nach dem derzeitigen Erkenntnisstand keinen Einfluß auf das Allergierisiko des Kindes.

Meidung von Irritantien

Neben der Entwicklung der immunologischen Sensibilisierung kommt der unspezifischen Empfindlichkeit von Haut und Schleimhäuten eine entscheidende Bedeutung in der Entwicklung allergischer Erkrankungen zu. Dies gilt insbesondere für das atopische Ekzem [37].

Das Vorliegen einer trockenen Haut, die sich klinisch durch eine verstärkte Rauhigkeit und Schuppung manifestiert, ist ein charakteristisches Kennzeichen des atopischen Ekzems. Das hierzu gehörige pathophysiologische Korrelat ist die gestörte epidermale Barrierefunktion, die durch einen gesteigerten transepidermalen Wasserverlust charakterisiert ist und mit einer erhöhten Rauhigkeit der Epidermis sowie einer quantitativen und qualitativen Veränderung der Oberflächenlipide einhergeht [11, 34, 37].

Da sich mikroskopisch in gesund erscheinender, aber trockener atopischer Haut eine lymphohistiozytäre Entzündung nachweisen läßt, kann die trockene Haut als minimale Entzündungsreaktion aufgefaßt werden [29, 36].

Trockene Haut führt zu Juckreiz, der wiederum zum Aufkratzen der Haut und hierdurch bedingter Auslösung entzündlich-ekzematöser Veränderungen führt und das Risiko bakterieller oder viraler Sekundärinfektionen erhöht [35].

Vor diesem Hintergrund ist die regelmäßige Durchführung einer geeigneten Basisbehandlung mit wirkstofffreien Grundlagen essentiell und gehört

deshalb zu den unverzichtbaren Primärpräventionsmaßnahmen bei dieser Erkrankung.

Zur Hautpflege gehört ebenfalls die Beachtung bestimmter Prinzipien bei den Reinigungsmaßnahmen, insbesondere die Vermeidung von aggressiven Seifen beziehungsweise Detergentien [30]. Eine große Rolle spielt auch die Auswahl der Kleidung. Die Wolleüberempfindlichkeit ist ein charakteristisches Merkmal atopischer Patienten und stellt eine verstärkte Empfindlichkeit auf den mechanischen Stimulus der Wollfasern dar.

Ebenfalls noch zur primären Prävention gehört die geeignete Berufsberatung von atopiebelasteten Jugendlichen. Hierdurch kann das Auftreten von Ekzemen bei bestehender atopischer Diathese vermieden werden [21].

Vermeidung von Schadstoffen

Aus tierexperimentellen und epidemiologischen Untersuchungen geht hervor, daß bestimmte Muster von Schadstoffbelastungen zumindest in einer engen Assoziation mit dem Auftreten von atopischen Erkrankungen stehen [1, 17, 19, 26, 31]. Es konnte gezeigt werden, daß Tabakrauch in komplexer Weise die Allergieentstehung fördert. Während Rauch als Irritans zu einer Reizung von Haut und Schleimhäuten und damit möglicherweise zu vermehrtem Allergeneinstrom führt, scheint bislang unbekannten Stoffen im Tabakrauch auch eine eindeutige Aktivität als Adjuvans bei der IgE-Bildung zuzukommen [18, 23, 33, 41].

Kinder von Müttern, die während der Schwangerschaft und/oder der Stillzeit geraucht hatten, weisen ein signifikant erhöhtes Risiko der Entwicklung einer atopischen Erkrankung auf [33].

Ein weiterer mit dem Auftreten atopischer Erkrankungen assoziierter Schadstofftyp findet sich in Innenräumen mit offenen Gasherden ohne Abzug sowie in der Außenluft in unmittelbarer Nähe zu stark verkehrsbelasteten Straßen [1, 17, 22].

Praktische Empfehlungen

Eine echte primäre Prävention muß spätestens während der Schwangerschaft beginnen, weshalb Schulungsprogramme für atopiebelastete Frauen mit Kinderwunsch und atopische Frauen entwickelt wurden [9].

Während der Schwangerschaft sollte auf das Rauchen verzichtet und eine Allergenkarenz im Sinne einer Verminderung der Konzentration von Innenraumallergenen (Verzicht auf Haustiere, Verringerung der Hausstaubmilbendichte) angestrebt werden. Während der Perinatalzeit sollten die Mütter zum ausschließlichen Stillen angeleitet und auf unveränderte Kuhmilch und Sojaprodukte verzichtet werden. In der frühen Neugeborenenzeit empfiehlt sich eine Brustmilchernährung über mindestens sechs Monate, die Vermeidung von fester Nahrung, Vermeidung potenter Allergene in der Ernährung der Mutter, der Verzicht auf das Rauchen und auf pelz- und federtragende Tiere und die Wohnraumsanierung zur Verminderung der Hausstaubmilbendichte.

Sekundär- und Tertiärprävention

Einige Maßnahmen der Primärprävention kommen natürlich auch in der Sekundär- und Tertiärprävention zum Tragen, hierzu gehören in besonderer Weise die oben geschilderte Meidung von Irritantien und die Hautpflege. Die besten Erfolge werden bei Patienten erzielt, die quasi als Ko-Therapeuten im Rahmen entsprechender Schulungsprogramme ausgebildet werden [32].
Sehr wichtig ist die Berufsberatung von atopiebelasteten Jugendlichen, um zu vermeiden, daß potente Irritantien, Kontakt- und Aeroallergene chronisch auf den Patienten in den entsprechenden Berufen (Bäcker, Friseur) einwirken [21, 29, 30]. Generell wird von Tätigkeiten mit starker Hautbelastung abgeraten, andererseits darf die Erkrankung aus psychologischer Sicht aber auch nicht zum alleinigen das Leben und die Berufswünsche bestimmenden Faktor werden. Im Einzelfall kann bei entsprechender Schulung und Hautschutzmaßnahmen der Traumberuf trotz schlechter Prognose ausgeübt werden, bei guter Lebensqualität.
Neben der Meidung unspezifischer Provokationsfaktoren kommt der individuellen Allergenkarenz ein hoher Stellenwert zu, wobei die klinische Relevanz jedoch durch entsprechende allergologische Diagnostik abgesichert sein muß. Pauschale Empfehlungen, vor allem bezüglich Nahrungsmitteln, entbehren meist jeder rationalen Grundlage.
Mit dem Atopie-Patch-Test als neuentwickeltem Epikutantest mit Aeroallergenen bei Patienten mit atopischem Ekzem steht höchstwahrscheinlich ein Testverfahren zur Verfügung, um die aktuelle klinische Relevanz IgE-vermittelter Sensibilisierungen für die Entwicklung ekzematöser Hautveränderungen zu ermitteln [8, 12, 28].
Bei entsprechend nachgewiesener klinischer Relevanz einer Hausstaubmilbenallergie sollte, da sich der relevante Teil der Milbenallergene im Bett findet, vor allem hier die Reduktion der Allergenkonzentration angestrebt werden. Hierzu eignen sich polyvinyl- beziehungsweise polyurethanbeschichtete Bett- und Matratzenbezüge, die eine Milbenallergenreduktion von bis zu 90 % bewirken [10].
Weitere anzuratende Maßnahmen sind das Staubsaugen mit speziellen Mikrofiltern, das wöchentliche Waschen der Wäsche mit > 60 °C [25], die Entfernung von Staubfängern und das Vermeiden von gepolsterten Möbeln. Die Reduktion der Luftfeuchtigkeit unter 50 % reduziert ebenfalls die Milbendichte.
Auch einige Akarizide wie Benzoylbenzoat töten Milben in vitro und auf Teppichen gut ab, aber durch das nicht ausreichende Penetrationsvermögen ließ sich auf Matratzen keine signifikante Milbenallergenreduktion erzielen [10].
Bei einer Sensibilisierung gegen Tierhaare ist die effektivste Methode der Allergenreduktion die Elimination der Allergenquelle, also des Tieres. Allerdings dauert es auch dann noch einige Monate, bis die Konzentration der Allergene abfällt [38]. Zur Allergenelimination ist das Staubsaugen mit geeigneten Filtern und der Austausch von Teppichböden und Polsterungen, aber auch von Kleidungsstücken und anderen Gegenständen notwendig [6].

Literatur

1. Behrendt H, Friedrichs KH, Krämer U, Hitzfeld B, Bekker WM, Ring J (1995) The role of indoor and outdoor air pollution in allergic diseases. In: Johansson SGO (ed) Progress in allergy and clinical immunology, Vol. 3. Hogrefe & Huber, Seattle, pp 83–89
2. Bousquet J, Kjellmann NIM (1986) Predictive value of tests in childhood allergy. J Allergy Clin Immunol 78: 1019–1022
3. Bucher H, Gutzwiller F (Hrsg) (1993) Checkliste Gesundheitsberatung und Prävention. Thieme, Stuttgart
4. Businco L, Dreborg S, Einarsson R, Giampietro G, Host A, Keller K, Strobl S, Wahn U, Björksten B, Kjellmann NIM, Sampson H, Zeiger RN (1993) Hydrolysed cows milk formula. Allergenicity and use in treatment and prevention. An ESPACI position paper. Pediatr Allergy Immunol 193: 101–111
5. Coca AF, Cooke RA (1923) On classification of the phenomena of hypersensitiveness. J Immunol 8: 163–182
6. Colloff MJ, Ayres J, Carswell F (1992) The control of dust mites and domestic pets: a position paper. Clin Exp Allergy 22 (Suppl 2): 1–28
7. Cookson WOCM, Sharp PA, Faux JA, Hopkins JM (1990) Linkage between immunglobulin E responses underlying asthma and rhinitis and chromosome 11q. Lancet 336: 1292–1295
8. Darsow U, Vieluf D, Ring J (1995) Atopy patch test with different vehicles and allergen concentrations: an ap-

proach to standardization. J Allergy Clin Immunol 95: 677–684

9. Disch R, Schöne D (1995) Prävention in der Dermatologie. Präv Rehabil 3: 155–160

10. Ehnert B, Lau-Schadendorf S, Weber A, Büttner GP, Schou C, Wahn, U (1992) Reducing domestic exposure to house dust mite allergen reduces bronchial hyperreactivity in sensitive children with asthma. J Allergy Clin Immunol 90: 135–138

11. Elias PM, Holleran WM, Menon GK, Ghadially R, Williams ML, Feingold KR (1993) Normal mechanisms and pathophysiology of epidermal barrier homeostasis. In: Dahl MV, Lynch PJ (eds) Current opinion in dermatology. Current Science, Philadelphia

12. Gfesser M, Rakoski J, Ring J (1996) The disturbance of epidermal barrier function in atopy patch test reactions in atopic eczema. Br J Dermatol 135: 560–565

13. Hattevig G, Kjellmann N, Eiguro B, Bjorksten B, Kjellmann NIM (1989) The effect of maternal avoidance of eggs, cows milk and fish during lactation upon allergic manifestations in infants. Clin Exp Allergy 19: 27

14. Host A, Husby S, Osterballe O (1989) A prospective study of cows milk allergy in exclusively breast-fed infants. Acta Paediatr Scand 77: 663–670

15. Kjellmann NIM, Croner S (1984) Cord blood IgE determination for allergy prediction – a follow up to seven years of age in 1651 children. Ann Allergy 53: 167–171

16. Kjellmann NIM (1994) IgE determinations in neonates is not suitable for general screening. Pediatr Allergy Immunol 5: 1–4

17. Krämer U, Behrendt H, Dolgner R, Kainka-Stänicke E, Oberbarnscheidt J, Sidaoui H, Schlipköter W (1991) Auswirkungen der Umweltbelastung auf allergologische Parameter bei 6jährigen Kindern. Ergebnisse einer Pilotstudie im Rahmen der Luftreinhaltepläne von Nordrhein-Westfalen. In: Ring J (Hrsg) Epidemiologie allergischer Erkrankungen. MMV Medizin, München, S 165–178

18. Kunz B, Ring J, Dirschedl P (1989) Effect of maternal smoking during pregnancy on the development of atopic disease in the child. J Invest Dermatol 92: 465

19. Kunz B, Ring J, Dirschedl P, Przybilla B, Vieluf D, Greif A, Gries A, Huber HCh, Kapsner Th, Letzel H, Römmelt H, Michel R, Schotten K, Stickl H, Vogl-Vosswinkel E, Überla K (1991) Innenraumluftbelastung und atopische Erkrankungen bei Kindern. In: Ring J (Hrsg) Epidemiologie allergischer Erkrankungen. MMV Medizin, München, S 202–220

20. Lau S, Falkenhorst G, Weber A, Werthman I, Lind P, Buettner-Goetz P, Wahn U (1989) High mite-allergen exposure increases the risk of senzitization in atopic children and young adults. J Allergy Clin Immunol 84: 718–725

21. Lindemann H (1991) Vorschläge zur Berufsberatung Jugendlicher mit Atemwegserkrankungen. Dt Ärztebl 88: 2085–2086

22. Liptay S, Bauer CP, Grübl A, Emmrich P (1991) Atopieentwicklung in der frühen Kindheit – Prädisponierende Faktoren. Monatsschr Kinderheilkd 139: 130–135

23. Magnusson CG (1986) Maternal smoking influences cord serum IgE levels and increases the risk of subsequent infant allergy. J Allergy Clin Immunol 78: 898–904

24. Marsh DG, Neely JD, Breazale DR, Gosh B, Freidhoff LR, Ehlich-Kautzky E, Schon L, Krishnaswamy G, Blaty TH (1994) Linkage analysis of IL-4 and other chromosome 5q 31.1 markers and total serum immunglobulin E concentrations. Science 264: 1152–1156

25. Miller JD, Miller A (1993) Effect of washing and drying on mites in blankets. J Allergy Clin Immunol 91: 251

26. v Mutius E, Fritzsch C, Weiland SK, Röll G, Magnussen H (1992) Prevalence of asthma and allergic disorders among children in united Germany: A descriptive comparison. Br Med J 305: 1395–1399

27. Platts-Mills TAE (1991) Epidemiology of the relationship between exposure to indoor allergens and asthma. Int Arch Allergy Immunol 94: 339–345

28. Ring J, Kunz B, Bieber T, Vieluf D, Przybilla B (1989) The "atopy patch test" with aeroallergens in atopic eczema. J Allergy Clin Immunol 83: 195

29. Ring J (1991) Angewandte Allergologie. MMV Medizin, München

30. Ring J (1993) Haut und Umwelt. Hautarzt 44: 625–635

31. Ring J, Behrendt H, Schäfer T, Vieluf D, Krämer U (1995) Impact of air pollution on allergic diseases: clinical and epidemiologic studies. In: Johansson SGO (ed) Progress in allergy and clinical immunology, Vol 3. Hogrefe & Huber, Seattle, pp 174–182

32. Ring J, Abeck D, Brockow K (1996) The therapeutic concept of "patient management" in atopic eczema. Allergy 51: 206–215

33. Schäfer T, Dirschedl P, Przybilla B, Kunz B, Ring J, Greif A, Überla K (1991) Maternal smoking (MS) and atopy manifestation (AM) in children are significantly correlated. ACI News Suppl 1: 216

34. Schäfer L, Kragballe K (1991) Abnormalities in epidermal lipid metabolism in patients with atopic dermatitis. J Invest Dermatol 96: 10–15

35. Schöpf E, Mueller JM, Ostermann T (1995) Stellenwert der adjuvanten Basistherapie bei chronisch-rezidivierenden Hauterkrankungen. Hautarzt 46: 451–454

36. Uehara M (1985) Clinical and histological features of dry skin in atopic dermatitis. Acta Derm Venereol (Stockh) Suppl 114: 82–86

37. Werner Linde Y (1992) Dry skin in atopic dermatitis. Acta Derm Venereol (Stockh) Suppl 177: 9–13

38. Wood RA, Chapman MD, Adkinson NF, Eggleston PA (1989) The effect of cat removal on allergen content in household-dust samples. J Allergy Clin Immunol 83: 730–734

39. Wüthrich B (1990) Nehmen allergische Erkrankungen zu? In: Braun-Falco O, Ring J (Hrsg) Fortschritte der praktischen Dermatologie und Venerologie, Bd 12. Springer, Berlin, S 321–329

40. Zeiger RS, Heller S, Mellon MH, Hasley JF, Hamburger RN, Sampson HA (1992) Genetic and environmental factors affecting the development of atopy through age 4 in children of atopic parents: a prospective randomized study of food allergen avoidance. Pediatr Allergy Immunol 3: 110–127

41. Zetterström O, Osterman K, Machedo L, Johansson SGO (1981) Another smoking hazard: raised IgE concentration and increased risk of occupational allergy. Br Med J 282: 1215–1217

Genetische Beratung

Wolfgang Küster

Humangenetik als die Wissenschaft von den erbbedingten Unterschieden der Menschen hat sich als ein heterogenes Fach entwickelt, das sich in verschiedene Zweige unterteilt: Biochemische Genetik, Entwicklungsgenetik, Zytogenetik, Populationsgenetik, Umweltgenetik, anthropologische Genetik, Verhaltensgenetik, Pharmakogenetik, Mutationsforschung, Evolutionsforschung, Molekulargenetik und klinische Genetik. Anfang der 60er Jahre entwickelte sich die moderne klinische Genetik aus vermehrten Beziehungen dieser bis dahin mehr oder weniger isoliert arbeitenden genetischen Teilgebiete. Die wichtigsten Voraussetzungen hierfür waren die klinische Zytogenetik mit ihren Möglichkeiten der Chromosomenanalysen und die biochemische Genetik mit der Entwicklung einer Stoffwechseldiagnostik.

Die klinische Genetik hat es sich zur Aufgabe gestellt, genetische Kenntnisse auf klinische Probleme anzuwenden. Als solche verbindet sie alle Zweige der Humangenetik. Klinische Genetik bedeutet hierbei die Erarbeitung der genetischen Grundlagen von Erkrankungen, genetische Diagnostik, Prognosestellung, Therapie und Prävention. Die Ergebnisse dieser Untersuchungen finden ihre Quintessenz in der genetischen Beratung [7, 12].

Genetische Beratung kann definiert werden als ein Kommunikationsprozeß, der sich mit menschlichen Problemen befaßt, die mit dem Auftreten oder dem Risiko des Auftretens einer genetischen Erkrankung in einer Familie verknüpft sind, und versucht, dem Individuum oder der Familie zu helfen. Dabei sind die Ziele der genetischen Beratung, dem Ratsuchenden Informationen über folgende Fragen und Fragenkomplexe zu vermitteln:

- Verständnis der medizinischen Gegebenheiten einschließlich Diagnose, wahrscheinlichem Verlauf der Erkrankung und Möglichkeit der Behandlung.
- Klärung der Fragen, in welcher Weise genetische Faktoren ursächlich am Zustandekommen der Erkrankung beteiligt sind und welches Risiko des Auftretens bei weiteren Kindern besteht.
- Aufklärung über die bestehenden Möglichkeiten medizinischer Hilfe und Schaffung der Voraussetzungen für eine eigenständige Entscheidung des Ratsuchenden.
- Hilfestellung bei allen weiteren sich daraus ergebenden Konsequenzen und Sicherung einer optimalen Einstellung der Familie auf die Erkrankung des Betroffenen.

Bei der genetischen Beratung gibt es prinzipiell keine generelle Untersuchungsmöglichkeit auf genetische Erkrankungen, sondern bei entsprechender Fragestellung nur ein gezieltes, individuelles Vorgehen. Beispielhaft sollen die Inhalte und Probleme der genetischen Beratung an einigen Genodermatosen gezeigt werden.

Beratungsbeispiel 1

Ein 24jähriger Mann kam mit seiner drei Monate alten Tochter zur klinischen Untersuchung und genetischen Beratung. Der Vater selbst litt seit der Geburt an einer blasenbildenden Erkrankung, die sich im Laufe der Jahre deutlich gebessert habe. Die Tochter war ebenfalls seit Geburt von einer blasenbildenden Hauterkrankung betroffen. Die klinische Untersuchung fand bei der Tochter ausgedehnte, das ganze Integument betreffende Blasen, wobei auffällt, daß Erytheme mit teils klaren, teils hämorrhagischen Blasen sowie Krusten eine gruppierte Anordnung zeigten. In der Mundschleimhaut waren ebenfalls Blasen vorhanden. Es bestand eine deutliche Nageldystrophie aller Finger- und Zehennägel.

Beim Vater fanden sich deutliche gelbe Hyperkeratosen an Handflächen und Fußsohlen, die nicht die Festigkeit und Homogenität einer Palmoplantarkeratose aufwiesen, sondern teilweise eine grob lamelläre oder abblätternde Struktur zeigten. Am übrigen Integument bestanden nur vereinzelte Erosionen und Krusten.

Bei der Erhebung der Familienanamnese und des Familienstammbaumes (Abb.1) wird berichtet, daß die Mutter des Vaters, deren Bruder und die müt-

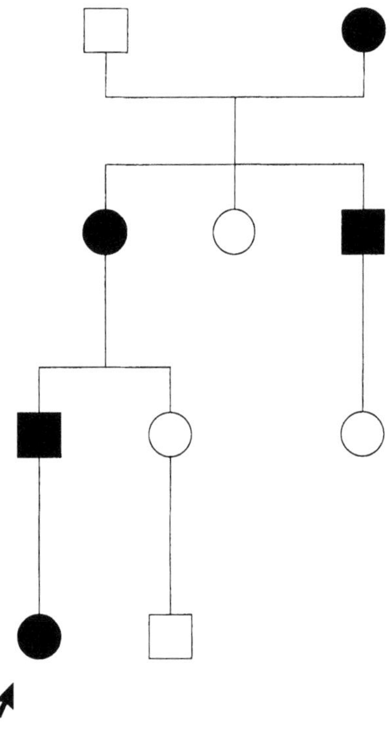

Abb. 1. Stammbaum mit autosomal dominanter Vererbung bei Epidermolysis bullosa simplex herpetiformis Dowling-Meara

terliche Großmutter eine ähnliche blasenbildende Erkrankung gehabt hätten.

Da die hereditären blasenbildenden Erkrankungen eine heterogene Krankheitsgruppe sind, ist für die genetische Beratung in dieser Familie zunächst eine genaue Diagnosestellung notwendig [2]. Diese erfolgt durch eine Probebiopsie mit elektronenmikroskopischer Untersuchung. Hier zeigt sich ein intraepidermaler Spalt in der unteren Epidermis mit Verklumpung der Tonofilamente. Dies beweist die klinische Verdachtsdiagnose Epidermolysis bullosa simplex herpetiformis Dowling-Meara [8].

In der genetischen Beratung, die unter Anwesenheit beider Eltern des kleinen Mädchens erfolgt, wird das Wesen der Erkrankung erläutert, die Entstehung der Blasen erklärt und auf die bisher bekannten molekularen Ursachen mit Mutationen in den Keratingenen 5 und 14 eingegangen [6]. Der autosomal-dominante Erbgang der Erkrankung bedeutet für diese Familie, daß bei weiteren Kindern ein Wiederholungsrisiko von 50 % besteht. Es wird insbesondere auf den Zufallsaspekt hingewiesen, mit dem das defekte Gen des Vaters an die Kinder weitergegeben werden kann. Viele Patienten sind der irrigen Meinung, daß, wenn das erste Kind betroffen ist, das zweite gesund sein müßte. Die weiteren Gesprächsinhalte sind dann die therapeutischen Möglichkeiten, der günstige Verlauf der Erkrankung mit erheblicher Besserung etwa ab dem Grundschulalter und die Möglichkeiten und Probleme der vorgeburtlichen Untersuchung. Ferner wird auf die bestehende Selbsthilfegruppe (Interessengemeinschaft Epidermolysis bullosa e.V.) hingewiesen, an welche die Eltern sich auf Wunsch wenden können. Ein ausführlicher genetischer Beratungsbrief von etwa 2–3 Seiten ist nach einer genetischen Beratung obligat. Er ist immer primär an die Ratsuchenden gerichtet und faßt sämtliche Gesprächsinhalte zusammen.

Beratungsbeispiel 2

In die genodermatologische Sprechstunde kamen zwei Schwestern, 42- und 31jährig, die über eine angeborene vermehrte Schuppung der Haut berichteten. Sie gaben an, daß seit Geburt eine massiv vermehrte Schuppung der Haut besteht, die sich im Laufe der Jahre nicht wesentlich verändert habe. Bei der klinischen Untersuchung zeigt sich bei beiden Schwestern in etwa gleicher Ausprägung eine mittel- bis groblamelläre, relativ fest haftende Schuppung, die größtenteils eine baumrindenartige Struktur aufweist. Gesicht und behaarter Kopf sind in etwas abgeschwächter Form mitbetroffen. Die großen Körperbeugefalten zeigen ebenfalls eine Schuppung. An den Handflächen und Fußsohlen zeigt sich eine deutlich vermehrte Verhornung mit Vertiefung der Handlinien. Bei der Erstellung des Familienstammbaumes (Abb. 2) wird berichtet, daß die Schwestern einen gesunden Bruder haben. Keiner der 3 Geschwister hat bisher Nachkommen. Die Eltern seien von der Erkrankung nicht betroffen. Beide

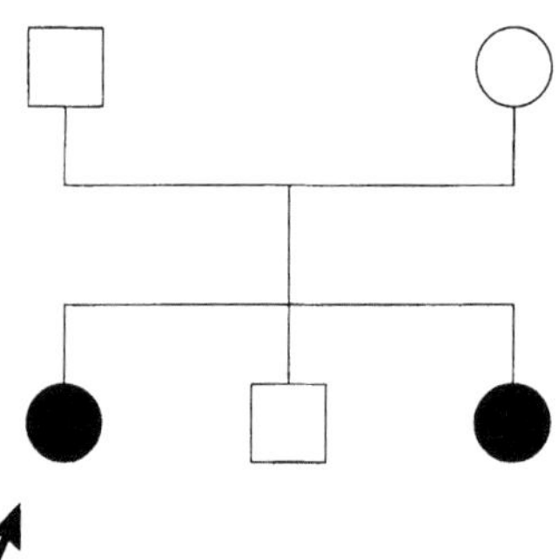

Abb. 2. Familienstammbaum mit autosomal rezessivem Erbgang bei kongenitaler lamellärer Ichthyose

Großeltern stammen aus benachbarten Dörfern mit nur wenigen 100 Einwohnern. Eine Blutsverwandtschaft sei jedoch nicht bekannt.

Der klinische Befund und die Familienanamnese sprechen für eine kongenitale lamelläre Ichthyose. Zur genaueren Bestimmung wird auch hier eine Probebiopsie mit elektronenmikroskopischer Untersuchung durchgeführt. Diese zeigt im Stratum granulosum auffällige vesikuläre Keratinosomen in traubenförmiger Anordnung und fadenförmige Strukturen, die sich auch in der Hornschicht wiederfinden. Diese Veränderungen sind charakteristisch für den Typ III der kongenitalen lamellären Ichthyosen nach der Heidelberger Klassifikation [10].

Im genetischen Beratungsgespräch wird dargelegt, daß die kongenitalen lamellären Ichthyosen eine heterogene Krankheitsgruppe sind, zu denen die häufigen autosomal-rezessiv vererbten Typen und ein sehr seltener autosomal-dominanter Typ gehört [15]. Die Stammbaumkonstellation der Ratsuchenden mit zwei betroffenen Geschwistern bei hautgesunden Eltern spricht für eine autosomal-rezessive Vererbung. Hierzu paßt auch die Herkunft der Großeltern aus benachbarten Dörfern. Wenngleich eine Konsanguinität nicht bekannt war, sind bei der Größe der Ortschaften verwandtschaftliche Verbindungen zwischen den Familien anzunehmen, die natürlich viele Generationen zurückliegen können.

Den Ratsuchenden werden die derzeit bekannten Ursachen der Erkrankung durch die Transglutaminasedefizienz erläutert [5, 11] und die Prinzipien der autosomal-rezessiven Vererbung aufgezeichnet. Der Erbgang bedeutet, daß beide Eltern bezüglich der Ichthyose eine normale und eine gestörte Erbanlage haben. Die normale Anlage überdeckt die gestörte, so daß die Erkrankung der Ichthyose sich bei den Eltern nicht ausprägt. Bekommt ein Kind von beiden Eltern die defekte Anlage, die bei dem Kind dann doppelt vorliegt, prägt sich die Erkrankung aus. Weiterhin wird erläutert, daß für die Kinder beider ratsuchenden Frauen kein wesentlich erhöhtes Risiko für die Ichthyose besteht, da sie an ihre jeweiligen Kinder nur eine defekte Erbanlage weitergeben und von dem anzunehmend gesunden Partner eine normale Anlage hinzukommt. Alle Kinder sind also heterozygot, aber von der Ichthyose nicht betroffen. Diese Aussage gilt natürlich nur unter der Voraussetzung, daß die jeweiligen Partner nicht zufällig Träger derselben Erbanlage sind. Dies ist aufgrund der Seltenheit der kongenitalen lamellären Ichthyosen sehr unwahrscheinlich, aber nicht gänzlich ausgeschlossen.

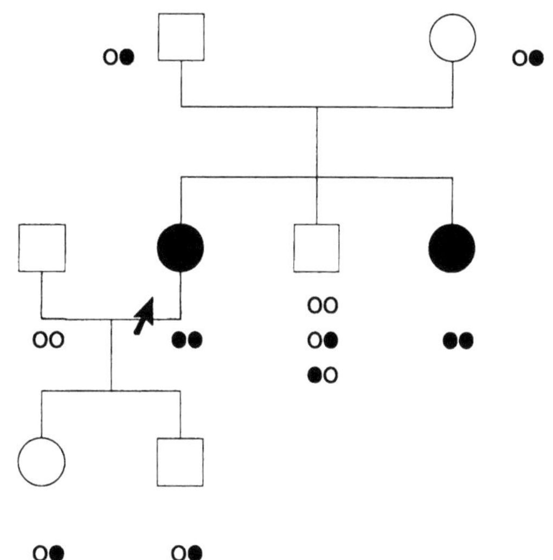

Abb. 3. Homozygote und heterozygote Allelenpaare bei autosomal rezessiver lamellärer Ichthyose

sen. Daher wird darauf hingewiesen, daß eine Partnerschaft mit einem Blutsverwandten nach Möglichkeit vermieden werden sollte, da dieser mit größerer Wahrscheinlichkeit dieselbe gestörte Erbanlage haben kann (Abb. 3).

Bei der Besprechung der therapeutischen Möglichkeiten werden rückfettende und keratolytisch wirksame Externa genannt, ferner die Wirksamkeit der mechanischen Schuppenentfernung und der gute Effekt sowie die aufgrund ihrer Teratogenität erhebliche Problematik der systemischen Retinoide. Es werden augenärztliche Untersuchungen empfohlen, da gelegentlich Hornhautveränderungen bei Ichthyosen beobachtet werden sowie HNO-ärztliche Untersuchungen zur Säuberung der äußeren Gehörgänge. Auch diese Ratsuchenden werden auf die bestehende Selbsthilfegruppe Ichthyose hingewiesen, um auf Wunsch mit Gleichbetroffenen in Kontakt treten zu können.

Beratungsbeispiel 3

Ein dreijähriger Knabe kam mit seiner Mutter in die genodermatologische Sprechstunde. Die Mutter berichtete, daß der Junge ein halbes Jahr nach der Geburt schuppende Hautveränderungen an den Unterschenkeln entwickelt habe. Die Schuppung sei erst sehr hell und leicht ablösbar gewesen, und würde sich jetzt ausbreiten und zunehmend dunkler und festhaftender.

Die klinische Untersuchung zeigt eine auf Stamm

und Extremitäten verteilte mittellamelläre Schuppung von dunkelbrauner Farbe, die relativ festhaftend ist. Das Gesicht ist nicht betroffen, der behaarte Kopf zeigt eine geringe fein- bis mittellamelläre Schuppung. Handflächen und Fußsohlen sind nicht hyperkeratotisch, die großen Körperbeugefalten sind frei. Die Genitaluntersuchung zeigt normal deszendierte Hoden. Die Mutter berichtete aber, daß bis zum achten Lebensmonat ein Hodenhochstand bestanden habe.

Bei der Erhebung der Familienanamnese gab die Mutter an, daß sie eine ältere Tochter und noch einen älteren Sohn habe, die beide hautgesund seien. Allerdings würde ein jüngerer Bruder von ihr ebenfalls an einer schuppigen Haut leiden. Dessen Kinder, eine Tochter und ein Sohn seien von der Erkrankung nicht betroffen (Abb. 4). Daraufhin wird die Mutter gezielt zum Schwangerschafts- und Geburtsverlauf gefragt und gibt an, daß es durch verzögerte Öffnung des Muttermundes zu einem Geburtsstillstand kam und das Kind durch Kaiserschnitt geboren wurde. Der Grund für den Geburtsstillstand sei den Geburtshelfern nicht erklärbar gewesen.

Aufgrund des klinischen Befundes und der Familienanamnese wird eine geschlechtsgebunden erbliche Ichthyosis vulgaris vermutet und bei dem Knaben Blut für eine Stoffwechseluntersuchung abgenommen. Die Analyse zeigt eine kaum nachweisbare Aktivität des Enzyms Steroidsulfatase. Damit ist die Diagnose einer X-chromosomal-rezessiv erblichen Ichthyosis vulgaris gesichert [9].

Im genetischen Beratungsgespräch wird der Mutter das Wesen der Erkrankung erläutert, auf die genetischen Ursachen hingewiesen (meistens Deletionen im Steroidsulfatasegen auf dem kurzen Arm des X-Chromosoms) und der geschlechtsgebundene Erbgang erläutert [1]. Da der Genlocus für die Steroidsulfatase auf dem X-Chromosom liegt, ist die Weitervererbung dieser Ichthyose also auch an das X-Chromosom gebunden. Da das männliche Geschlecht kein zweites X-Chromosom besitzt, können genetische Defekte auf dem X-Chromosom nicht durch eine zweite normale Anlage überdeckt werden. Daher prägt sich diese Ichthyose nur im männlichen Geschlecht aus. Männliche Betroffene geben an ihre Söhne jedoch das Y-Chromosom weiter, so daß diese von der Erkrankung nicht betroffen sein können. An die Töchter gibt ein Betroffener das X-Chromosom mit dem Defekt weiter, jedoch wird diese Störung durch das normale X-Chromosom der Partnerin überdeckt, so daß die Töchter alle Überträger der Ichthyose sein werden, die Erkrankung aber nicht ausprägen. Diese Aussage trifft natürlich nur unter der Voraussetzung zu, daß die Partnerin nicht auch Überträgerin dieser Ichthyose ist. Dies ist nicht sehr wahrscheinlich, jedoch bei einer Häufigkeit der Erkrankung von 1:2000 Knaben nicht sicher auszuschließen. Für die ratsuchende Mutter besteht bei weiterem Kinderwunsch ein Risiko von 50 %, daß die Knaben diese Ichthyose bekommen. Ihre älteste Tochter ist mit einer Wahrscheinlichkeit von 50 % Überträgerin der Erkrankung, während der älteste Sohn die Ichthyose nicht geerbt hat, er hat das X-Chromosom der Mutter ohne den Enzymdefekt bekommen (Abb. 5).

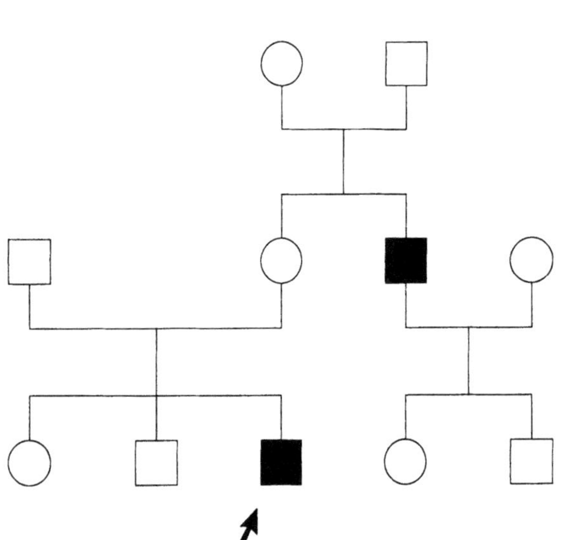

Abb. 4. Stammbaum mit X-chromosomal rezessiver Ichthyosis vulgaris

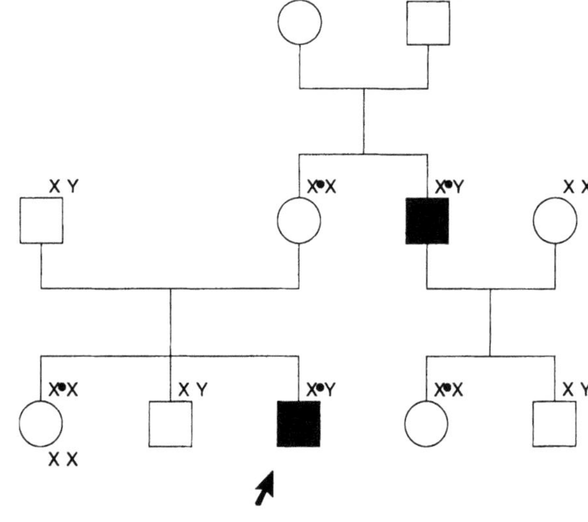

Abb. 5. Vererbungsmodus des X-Chromosoms mit Enzymdefekt (*schwarzer Punkt*) bei X-chromosomal rezessiver Ichthyosis vulgaris

Ferner wird der Mutter erläutert, daß durch das Fehlen der Steroidsulfatasebildung in der Nebenniere des werdenden Kindes und in der Plazenta ein bestimmtes Hormon (Östriol) nicht in ausreichender Menge gebildet werden kann, das für die Öffnung des Muttermundes unter der Geburt benötigt wird. Dies erklärt den berichteten Geburtsstillstand. Der Steroidsulfatasemangel ist auch Ursache des bei diesen Kindern häufiger auftretenden Hodenhochstandes. Die Mutter wird auf die Möglichkeiten der keratolytischen Salbenbehandlungen und die guten Effekte, aber auch die grundsätzlichen Gefahren des Sonnenlichtes hingewiesen. Sonnenbaden in kontrollierter und gemäßigter Form ist für diese Kinder sehr effektiv, viele Betroffene haben in der Sommerzeit keinerlei nachweisbare Hautveränderungen.

Der Mutter wird ferner erläutert, daß die Tochter ihres betroffenen Bruders obligate Überträgerin der Erkrankung ist und sie sich auf Wunsch genetisch beraten lassen kann.

Beratungsbeispiel 4

Zur klinischen Untersuchung und genetischen Beratung kam eine 35jährige Patientin und berichtete, daß sie seit früher Kindheit Hautveränderungen habe. Seit dem zweiten Lebensjahr hätten sich Verhornungen an beiden Ellenbeugen und Kniekehlen sowie an Gesäß, Bauch, Handinnenflächen und Fußsohlen ausgebildet. In der Familie sind ähnliche Erkrankungen nicht bekannt. Die klinische Untersuchung zeigt ausgedehnte streifenförmige gelbbraune Hyperkeratosen, die sich asymmetrisch an Extremitäten und Stamm verteilen. An den Palmae und Plantae imponieren die Hautveränderungen als gelbgefärbte harte Keratose. Eine Gewebeprobe zeigt histopathologische typische Veränderungen einer granulären Degeneration in der oberen Epidermis. Dies belegt die Diagnose eines akanthokeratolytischen epidermalen Nävus.

Im genetischen Beratungsgespräch werden der Patientin die besonderen Eigenschaften dieses Muttermales erläutert. Die Mutation, die zu diesem Nävus geführt hat, muß in einem frühen Zeitpunkt der embryonalen Entwicklung entstanden sein. Der genetische Fehler ist daher auch nicht in allen Körperzellen vorhanden. Man spricht von einer somatischen Mutation. Ob die Ratsuchende den genetischen Defekt weitervererben kann, hängt davon ab, ob die Mutation auch in den Fortpflanzungszellen vorhanden ist oder nicht. Zur

Zeit steht keine Untersuchung zur Verfügung, um dies bei betroffenen Patienten festzustellen. Es läßt sich nur abschätzen, daß je ausgedehnter der Nävus an der Haut verteilt ist, desto größer wahrscheinlich das Risiko ist, daß auch die Gonaden von der Mutation betroffen sind. Wenn die Mutation über eine Gonade an ein Kind weitergegeben wird, wäre folglich die Mutation in allen Körperzellen des Kindes vorhanden, also auch in allen Hautzellen. Das daraus resultierende Krankheitsbild ist die kongenitale bullöse ichthyosiforme Erythrodermie Brocq [3, 4]. Die genetischen Ursachen dieser Erkrankung sind aufgeklärt, es handelt sich um Mutationen im Keratin 1- oder Keratin-10-Gen [13]. Das bedeutet, daß der Mutation, die zum akanthokeratolytischen epidermalen Nävus führt, Mutationen in den selben Genen zugrundeliegen müssen. Eine pränatale Diagnostik zu einem frühen Schwangerschaftszeitpunkt mit molekularbiologischen Methoden ist möglich, setzt aber die Kenntnis der Mutation in der Familie voraus [14].

Die Patientin wird über die eingeschränkten Behandlungsmöglichkeiten dieses Nävus aufgeklärt. Keratolytische Externa bringen eine gewisse Besserung. Dermabrasionen und Laserbehandlungen sind meistens nicht sehr erfolgreich.

Genetische Beratung ist ein ärztliches Angebot an alle, die an einer genetisch bedingten Krankheit leiden und/oder ein Erkrankungsrisiko für sich oder Angehörige befürchten. In einem Positionspapier hat die Gesellschaft für Humangenetik in Deutschland noch einmal darauf hingewiesen, daß die Inanspruchnahme von genetischer Beratung und Diagnostik grundsätzlich nur auf freiwilliger Basis erfolgen darf. Die Nichtinanspruchnahme jeglicher Art von genetischer Diagnostik muß ausdrücklich geschützt sein [16].

Die genetische Beratung erlaubt in den meisten Fällen, unnötige Ängste abzubauen oder wirklich bestehende Risiken genauer abzuschätzen. Damit gibt die genetische Beratung dem Ratsuchenden klare Grundlagen für eine eigene verantwortliche Entscheidung. Der genetische Berater kann und soll den Ratsuchenden die Entscheidung nicht abnehmen, sie aber auch zu keiner bestimmten Entscheidung drängen. Welche Risiken, welche Belastungen noch annehmbar sind, muß jeder für sich selbst entscheiden.

Literatur

1. Ballabio A, Carrozzo R, Parenti G, Gil A, Zollo M, Persico MG, Gillard E, Affara N, Yates J, Ferguson-Smith MA, Frants RR, Eriksson AW, Andria G (1989) Molecular heterogeneity of steroid sulfatase deficiency: A multicenter study on 57 unrelated patients, at DNA and protein levels. Genomics 4: 36–40
2. Bruckner-Tuderman L (1994) Angeborene blasenbildende Erkrankungen. Z Hautkr 69: 435–442
3. Fartasch M (1991) Epidermaler systematisierter Naevus mit „granulöser Degeneration" – ein genetisches Risiko? Z Hautkr 66: 447–453
4. Happle R (1990) Akanthokeratolytischer epidermaler Naevus: Vererbbar ist die Akanthokeratolyse, nicht der Naevus. Hautarzt 41: 117–118
5. Huber M, Rettler I, Bernasconi K, Frenk E, Lavrijsen SPM, Ponec M, Bon A, Lautenschlager S, Schorderet DF, Hohl D (1995) Mutations of keratinocyte transglutaminase in lamellar ichthyosis. Science 267: 525–528
6. Lane EB, Rugg EL, Navsaria H, Leigh IM, Heagerty AHM, Ishida-Yamamoto A, Eady RAJ (1992) A mutation in the conserved helix termination peptide of keratin 5 in hereditary skin blistering. Nature 356: 244–246
7. Lenz W (1983) Medizinische Genetik. Thieme, Stuttgart
8. McGrath JA, Ishida-Yamamoto A, Tidman MJ, Heagerty AHM, Schofield OMV, Eady RAJ (1992) Epidermolysis bullosa simplex (Dowling-Meara). A clinicopathological review. Br J Dermatol 126: 421–430
9. Meyer JC, Gilardi S (1986) Biochemische Diagnose der X-chromosomalen Ichthyose. Hautarzt 37: 205–209
10. Niemi KM, Kanerva L, Wahlgren CF, Ignatius J (1992) Clinical, light and electron microscopic features of recessive ichthyosis congenita type III. Arch Dermatol Res 284: 259–265
11. Parmentier L, Lakhdar H, Blanchet-Bardon C, Marchand S, Dubertret L, Weissenbach J (1996) Mapping of a second locus for lamellar ichthyosis to chromosome 2q33–35. Hum Mol Genet 5: 555–559
12. Passarge E (1979) Elemente der klinischen Genetik. Fischer, Stuttgart
13. Rothnagel JA, Dominey AM, Dempsey LD, Longley MA, Greenhalgh DA, Gagne TA, Huber M, Frenk E, Hohl D, Roop DR (1992) Mutations in the rod domains of keratins 1 and 10 in epidermolytic hyperkeratosis. Science 257: 1128–1130
14. Rothnagel JH, Longley MA, Holder RA, Küster W, Roop DR (1994) Prenatal diagnosis of epidermolytic hyperkeratosis by direct gene sequencing. J Invest Dermatol 102: 13–16
15. Traupe H (1989) The Ichthyosis. A Guide to Clinical Diagnosis, Genetic Counselling, and Therapy. Springer, Berlin
16. Wolff G (1996) Positionspapier der Gesellschaft für Humangenetik e. V. Med Genetik 8: 125–131

Exantheme im Säuglings- und Kleinkindesalter

Edgar Rieger und Helmut Kerl

Exantheme im Säuglings- und Kleinkindesalter betreffen ein sehr großes und vielfältiges Spektrum von Hauterkrankungen. Wir präsentieren daher im folgenden eine Auswahl einiger zum Teil bedrohlicher, oder erst in den letzten Jahren beschriebener Krankheiten dieser Altersstufe, deren Kenntnis von großer praktischer Bedeutung ist. Manche Krankheitsbilder präsentieren sich im frühen Kindesalter anders als beim Erwachsenen, andere treten fast ausschließlich im frühen Kindesalter auf.

Erythema neonatorum toxicum

Innerhalb der ersten Lebenstage entwickelt sich ein *makulopapulöses*, seltener papulopustulöses *Exanthem*, wobei die Einzelläsionen von einem rötlichen Hof umgeben sind [17, 23]. Das Exanthem tritt bevorzugt an Brust, Rücken und proximalen Extremitäten auf, während Handflächen und Fußsohlen ebenso wie Schleimhäute ausgespart bleiben. Die Abheilung erfolgt meist innerhalb weniger Tage, längere Verläufe sind selten. Die Häufigkeit wird sehr variabel zwischen 5 und 70 % der Neugeborenen angegeben.
Histologisch findet man insbesondere bei papulopustulösen Formen perifollikuläre Infiltrate mit reichlich Eosinophilen und Pusteln mit Eosinophilen. Auch eine Bluteosinophilie ist möglich. Differentialdiagnostisch müssen andere, insbesondere infektiöse Pusteln durch Ausstrich und Kulturen abgegrenzt werden. Die Ursache der Erkrankung ist bislang unbekannt.

TORCH-Syndrom

Unter der englischen Bezeichnung *TORCH-Syndrom* (*Toxoplasmosis-Others-Rubella-Cytomegaly-Herpes*) werden Erkrankungen des Neugeborenen zusammengefaßt, die durch konnatale Infektionen (Toxoplasmose, Syphilis, Listeriose, Röteln, Zytomegalie, Herpes, bakterielle Sepsis und andere Erkrankungen), Blutgruppeninkompatibilität oder angeborene hämatologische Erkrankungen hervorgerufen werden, aber klinisch kaum zu unterscheiden sind [9]. Bereits bei der Geburt sind blaurote Maculae und Papeln bis etwa 1 cm Durchmesser vorwiegend im Kopf-Hals-Bereich und am Stamm vorhanden („blueberry-muffin babies"), die innerhalb weniger Wochen unter Hinterlassung brauner Maculae abheilen, wenn die Prognose der Grunderkrankung gut ist. Histologisch handelt es sich bei den Hautläsionen um extramedulläre Blutbildungsherde in der Dermis.
Während eine Hämatopoese in der Haut während der Fetalzeit physiologisch ist, können schwere konnatale Infektionen und die damit verbundene Anämie zu einem Persistieren der Blutbildungsherde in der Haut bis nach der Geburt führen. Die ursächlichen Infektionen oder hämatologischen Erkrankungen müssen serologisch und kulturell differenziert werden. Die Behandlung richtet sich nach der jeweiligen Ursache.

Neonataler Lupus erythematodes

Beim neonatalen Lupus erythematodes handelt es sich um eine seltene, passagere Autoimmunerkrankung des Neugeborenen- und Säuglingsalters, die durch mütterliche, diaplazentar übertragene Autoantikörper ausgelöst wird [19]. Klinisch treten bereits ab der Geburt oder während der ersten zwei Lebensmonate rötliche, schuppende, randständig betonte, narbenlos abheilende Herde entsprechend einem subakut-kutanen Lupus erythematodes an Kapillitium, Gesicht, Stamm und den Extremitäten auf (Abb. 1). Durch Konfluenz periorbital entsteht ein typischer brillenartiger Aspekt („racoon eyes"). Therapeutisch werden lokale Kortikosteroide und Lichtschutz verordnet. Mit dem Absinken der mütterlichen Autoantikörper während des ersten Lebensjahres heilen auch die Hautveränderungen vollständig ab.
Bei etwa 50 % der Kinder findet sich ein AV-Block, meist III. Grades, seltener I. oder II. Grades, der sich klinisch als absolute Arrhythmie oder ausge-

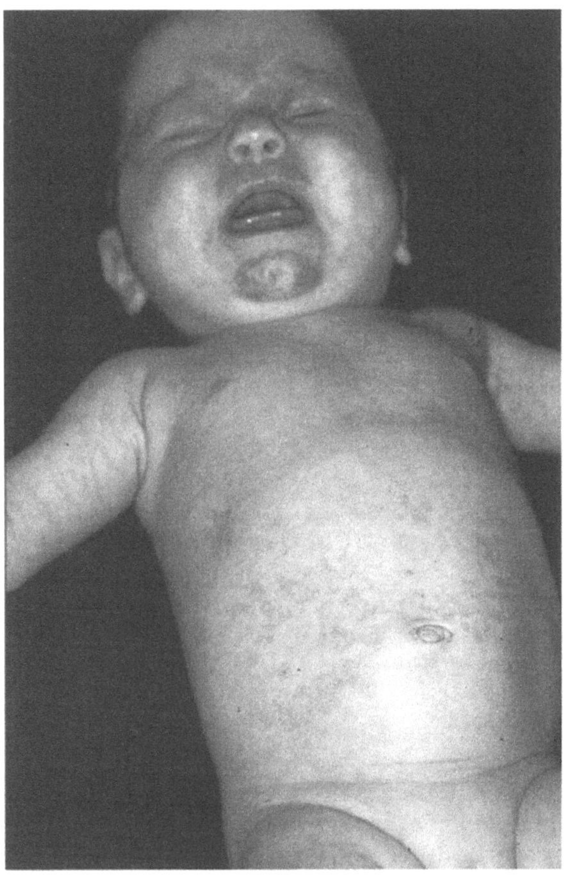

Abb. 1. Neonataler Lupus erythematodes: Erythematosquamöse Hautveränderungen im Gesicht und erythematöse anuläre Herde am Stamm

prägte Bradykardie äußert. Diese Veränderungen sind irreversibel, da es bereits in utero zu einer Entzündung mit Zerstörung des AV-Knotens gekommen ist. Ein Teil der Kinder benötigt einen permanenten Schrittmacher, etwa 10% sterben im ersten Lebensjahr an kardialen Komplikationen. Seltenere Komplikationen sind Hepato- und Splenomegalie sowie Thrombozytopenie. Nur bei etwa 10% aller Kinder mit neonatalem Lupus erythematodes treten sowohl Hautveränderungen als auch Herzrhythmusstörungen auf.

Bei Mutter und Kind lassen sich in 95% der Fälle anti-Ro/SSA-, zum Teil auch anti-La/SSB- und vereinzelt anti-U_1-snRNP-Antikörper im Blut nachweisen. Die Mütter sind zum Zeitpunkt der Geburt des Kindes meist klinisch unauffällig. Bei der Mehrzahl der Mütter entwickelt sich jedoch in den folgenden Jahren eine Autoimmunerkrankung, meist ein Sjögren-Syndrom, seltener ein systemischer Lupus erythematodes. Sind bei der Mutter

anti-Ro/SSA-Antikörper bekannt, beträgt das kindliche Risiko, einen neonatalen Lupus zu entwickeln, etwa 10%. Die Kenntnis mütterlicher Antikörper sollte zu engmaschigen geburtshilflichen Kontrollen veranlassen.

Kawasaki-Syndrom (mukokutanes Lymphknoten-Syndrom)

Das *Kawasaki-Syndrom* (mukokutanes Lymphknoten-Syndrom) tritt überwiegend bei Kindern unter 5 Jahren auf (70 bis 80% unter 2 Jahren). Die Erkrankung beginnt plötzlich mit Fieber, das etwa zehn Tage andauert. Weitere Symptome sind konjunktivale Injektion, Erdbeerzunge, Rötung des Oropharynx sowie ein Exanthem, das häufig mit Rötung der Hand und Fußflächen und Schwellung der Finger beginnt. Das Exanthem besteht meist aus symmetrischen urtikariellen Plaques oder ist morbilliform und breitet sich rasch auf die Extremitäten und den Stamm aus. Neben dem Exanthem entwickelt sich häufig eine einseitige zervikale Lymphknotenschwellung [2, 10].

Von großer Bedeutung sind die meist in der zweiten Krankheitswoche bei 20% der Patienten auftretenden kardialen Probleme: Herzinsuffizienz, Perikarderguß, Mitralinsuffizienz, Rhythmusstörungen. Selten treten entzündungsbedingt Verschlüsse oder Aneurysmen der Koronararterien auf, die zum plötzlichen Tod oder bleibenden kardialen Problemen führen können. Seltenere Komplikationen sind Arthritiden der großen Gelenke, aseptische Meningitis, Krämpfe, Lähmungen, Durchfälle, Gallenblasenhydrops, paralytischer Ileus und Hepatitis.

Nach etwa 10 bis 12 Tagen klingen das Fieber und die akute Symptomatik ab. An Fingern und Zehen tritt eine groblamelläre Schuppung auf. In dieser Phase steigt das Risiko eines plötzlichen Herztodes. Therapeutisch werden hochdosiert Gammaglobuline und Azetylsalizylsäure zur Prophylaxe thromboembolischer Komplikationen angewandt.

Die Kriterien zur Diagnose eines Kawasaki-Syndroms sind in der folgenden Übersicht zusammengefaßt. Seit der Erstbeschreibung im Jahre 1967 wird intensiv nach möglichen Auslösern des Kawasaki-Syndroms gesucht. Kürzlich konnte mittels Polymerase-Kettenreaktion das Vorhandensein von Epstein-Barr-Virus-DNA in Monozyten des peripheren Blutes nachgewiesen werden [18], doch dies beweist nicht eine unmittelbare kausale Rolle des Epstein-Barr-Virus. Eine Bedeutung von bakteriellen Superantigenen wird immer wieder diskutiert [22].

Kriterien zur Diagnose des Kawasaki-Syndroms (fünf von sechs Kriterien; bei Vorliegen von Koronaraneurysmen 3 zusätzliche Kriterien. (Koronaraneurysmen nach Furukawa 1995 [10])

- Fieber von fünf oder mehr Tagen Dauer
- Hautveränderungen an den distalen Extremitätenabschnitten:
  Rötung und Ödem der Handflächen und Fußsohlen, später groblamelläre Schuppung der Fingerspitzen
- Polymorphes Exanthem
- Beidseitige konjunktivale Injektion
- Rötung der Lippen und der Mund- und Rachenschleimhaut, Erdbeerzunge
- Akute zervikale Lymphknotenschwellung ohne eitrige Einschmelzung

Historische Übersicht über mögliche Ätiologie des Kawasaki-Syndroms (Nach Furukawa 1995 [10])

- Milbenallergie
- Infektionen:
  - Rickettsien
  - Bakterien: Streptokokken, Staphylokokken, Propionibacterium acnes, Yersinia pseudotuberculosis
  - Candida albicans
  - Viren: Rotavirus, RS-Virus, Epstein-Barr-Virus, Retrovirus, Parvovirus B19, Herpesvirus 6
- Bakterielle Superantigene

Gianotti-Crosti-Syndrom

Das *Gianotti-Crosti-Syndrom* tritt meist zwischen dem ersten und sechsten Lebensjahr auf. Charakteristisch ist das symmetrische Auftreten von Papeln oder Papulovesikeln im Gesicht, am Gesäß, den Extremitäten und Hand und Fußsohlen unter Aussparung des sonstigen Stammes. Das Exanthem klingt nach zwei bis drei Wochen spontan wieder ab. Leichtes Fieber, generalisierte Lymphknotenschwellungen und gelegentlich Durchfall können auftreten.

Ein Teil der Fälle ist mit einer akuten, anikterischen Hepatitis B assoziiert. Die Bedeutung liegt darin, daß solche Infektionen auch bei Kindern in eine chronisch verlaufende Hepatitis B übergehen können. Gianotti [11] versuchte, anhand von klinischen Kriterien Fälle mit und ohne Assoziation zu einer Hepatitis-B-Infektion zu unterscheiden und

bezeichnete die Krankheitsbilder als Acrodermatitis papulosa eruptiva infantilis (mit Hepatitis B) und als papulovesikulöses akrolokalisiertes Syndrom (ohne Hepatitis B). Diese Unterscheidung wurde mittlerweile verlassen, da die klinische Unterscheidung nicht sicher möglich ist. Es wird deshalb heute der Überbegriff Gianotti-Crosti-Syndrom gebraucht [5], und es müssen serologische Untersuchungen zum Nachweis oder Ausschluß einer Hepatitis B durchgeführt werden.

Eine ganze Reihe von serologisch nachweisbaren Virusinfektionen wurde mittlerweile mit dem Auftreten eines Gianotti-Crosti-Syndroms assoziiert: Hepatitis A, B, C, Epstein-Barr-Virus, Zytomegalie, Coxsackie, Parvovirus B19, Adenovirus, RS-Virus, Rotavirus, Röteln, ECHO-Viren, Parainfluenzavirus [7, 24, 27]. Dies zeigt, daß das Gianotti-Crosti-Syndrom eine klinisch charakteristische Reaktionsform auf verschiedenste Virusinfektionen und somit ein polyätiologisches Krankheitsbild ist.

Asymmetrisches periflexurales Exanthem der Kindheit

Nach einer frühen Mitteilung von Brunner et al. [4] wurde in den letzten Jahren neuerlich ein klinisch typisches Exanthem bei Kindern unter den Namen asymmetrisches periflexurales Exanthem der Kindheit (APEC) [14, 25, 26] und unilaterales laterothorakales Exanthem bei Kindern [3] beschrieben: Einseitig beginnend sieht man am Stamm meist nahe der Axilla, seltener nahe der Inguinalregion multiple rötliche Maculae oder Papeln mit teilweise skarlatiniformem Aspekt. Die Ausbreitung erfolgt zentrifugal. Während die Effloreszenzen überwiegend asymmetrisch halbseitig auftreten, überschreiten sie doch oft die Mittellinie. Nach etwa sieben bis zehn Tagen werden die Läsionen ekzematös mit Schuppung und heilen nach zwei bis sechs Wochen folgenlos ab. Gesicht, Hände und Füße werden ausgespart. Gelegentlich findet man eine Vergrößerung eines regionären Lymphknotens. Antibiotika und lokale Kortikosteroide erwiesen sich als therapeutisch unwirksam.

Dieses Exanthem tritt bei Kindern im Alter von acht Monaten bis zehn Jahren, am häufigsten jedoch um das zweite Lebensjahr auf und bevorzugt Mädchen gegenüber Knaben. Aufgrund der asymmetrischen, beugennahen Verteilung mit Lymphknotenschwellung wurde von Taïeb et al. [26] ursprünglich die Inokulation eines Erregers vermutet. Später wurde eine virale Genese angenommen

[3, 25], serologisch ließ sich dies bisher jedoch nicht bestätigen. Harangi et al. [14] fanden bei insgesamt 6 von 34 Patienten serologische Hinweise für eine Parainfluenza- oder Adenovirusinfektion, interpretieren diese Befunde jedoch als Koinzidenz und nicht als kausale Beziehung.

Handschuh-Socken-Syndrom (papular-purpuric gloves and socks syndrome)

Als „papular-purpuric gloves and socks syndrome" (*Handschuh-Socken-Syndrom*) wurde 1990 von Harms et al. [15] ein Krankheitsbild beschrieben, bei dem in charakteristischer Weise purpurische Maculae oder Papeln überwiegend, aber nicht ausschließlich an Händen und Füßen, begleitet von einem akralen Ödem, auftreten. Weitere Symptome sind Fieber, Mundschleimhautläsionen, Lymphknotenschwellungen, Arthralgien sowie Leuko- und Thrombopenien. Die Hautveränderungen klingen spontan und folgenlos innerhalb von ein bis zwei Wochen ab. Die bisher nur in etwa 20 Fällen beschriebene Erkrankung tritt vom Kindes- bis zum Erwachsenenalter auf (8 bis 45 Jahre [20]).

Auch diese Erkrankung ist in erster Linie durch ihr typisches klinisches Erscheinungsbild charakterisiert. Aufgrund serologischer Untersuchungen wurde das Krankheitsbild als Manifestation einer Infektion mit Parvovirus B19 interpretiert [1, 13, 20]. In letzter Zeit häufen sich jedoch Fallberichte, daß solche Hautveränderungen auch in Assozia-

tion mit anderen serologisch nachzuweisenden Virusinfektionen auftreten können: Hepatitis B, Zytomegalie, Masern, Coxsackie B6 [6, 8, 12, 20, 21]. Somit dürfte auch das Handschuh-Socken-Syndrom nicht Ausdruck einer Infektion mit einem bestimmten Virus, sondern eine klinisch charakteristische Reaktionsform auf verschiedene Virusinfektionen sein [8].

In Tabelle 1 werden die mutmaßlichen viralen Erreger der genannten Exantheme zusammengefaßt.

Tabelle 1. Assoziation seltener Exantheme im Kindesalter mit serologisch nachgewiesenen Virusinfektionen (Literatur im Text)

Exanthem	Virusserologie
Kawasaki-Syndrom	siehe Übersicht auf Seite 329
Gianotti-Crosti-Syndrom	Hepatitis A, B, C, Epstein-Barr-Virus, Zytomegalie, Coxsackie, Parvovirus B19, Adenovirus, RS-Virus, Rotavirus, Röteln, ECHO-Viren, Parainfluenzavirus. (Nach Hofmann et al. 1996 [16])
Asymmetrisches periflexurales Exanthem der Kindheit	? (Parainfluenzavirus, Adenovirus)
Handschuh-Socken-Syndrom	Parvovirus B19, Hepatitis B, Zytomegalie, Masern, Coxsackie B6

Literatur

1. Bagot M, Revuz J (1991) Papular-purpuric „gloves and socks" syndrome: primary infection with parvovirus B19? J Am Acad Dermatol 25: 341–342
2. Beitz LO, Barron KS (1995) Kawasaki syndrome. In: Dahl MV, Lynch PJ (eds) Current Opinion in Dermatology, 2nd edn. Current Science, Philadelphia, pp 114–122
3. Bodemer C, de Prost Y (1992) Unilateral laterothoracic exanthem in children: a new disease? J Am Acad Dermatol 27: 693–696
4. Brunner MJ, Rubin L, Dunlap F (1962) A new papular erythema of childhood. Arch Dermatol 85: 539–540
5. Caputo R, Gelmetti C, Ermacora E, Gianni E, Silvestri A (1992) Gianotti-Crosti syndrome: a retrospective analysis of 308 cases. J Am Acad Dermatol 26: 207–210
6. Carrascosa JM, Bielsa I, Ribera M, Ferrándiz C (1995) Papular-purpuric gloves-and-socks syndrome related to cytomegalovirus infection. Dermatology 191: 269–270
7. Draelos Z, Hansen R, James W (1986) Gianotti-Crosti syndrome associated with infections other than hepatitis B. JAMA 256: 2386–2388
8. Feldmann R, Harms M, Saurat JH (1994) Papular-purpuric „gloves and socks" syndrome: not only parvovirus B19. Dermatology 188: 85–87
9. Fine JD, Arndt KA (1985) The TORCH syndrome: a clinical review. J Am Acad Dermatol 12: 697–706
10. Furukawa F (1995) Kawasaki disease. Eur J Dermatol 5: 549–557
11. Gianotti F (1979) Papular acrodermatitis of childhood and other papulovesicular acro-located syndromes. Br J Dermatol 100: 49–59
12. Guibal F, Buffet P, Mouly F, Morel P, Rybojad M (1996) Papular-purpuric gloves and socks syndrome with hepatitis B infection. Lancet 347: 473
13. Halasz CL, Cormier D, Den M (1992) Petechial glove and sock syndrome caused by parvovirus B19. J Am Acad Dermatol 27: 835–838
14. Harangi F, Várszegi D, Szücs G (1995) Asymmetric periflexural exanthem of childhood and viral examinations. Pediatr Dermatol 12: 112–115
15. Harms M, Feldmann R, Saurat JH (1990) Papular-purpuric „gloves and socks" syndrome. J Am Acad Dermatol 23: 850–854
16. Hofmann B, Schuppe HC, Lenard HG, Adams O, Ruzicka T (1996) Gianotti-Crosti-Syndrom bei Epstein-Barr-Virus-Infektion. Z Hautkr 71: 307–309

17. Hurwitz S (1993) Clinical Pediatric Dermatology, 2nd edn. WB Saunders, Philadelphia, pp 13–14
18. Kikuta H, Nakanishi M, Ishikawa N, Konno M, Matsumoto S (1992) Detection of Epstein-Barr virus sequences in patients with Kawasaki disease by means of the polymerase chain reaction. Intervirology 33: 1–5
19. Lee LA (1993) Neonatal lupus erythematosus. J Invest Dermatol 100: 9S–13S
20. Morell A, Sevila A, Silvestre JF, Betlloch I, Bañuls J, Navas J, Botella R (1995) „Gloves and socks" syndrome. Eur J Dermatol 5: 361–364
21. Perez-Ferriol A, Martinez-Aparicio A, Aliaga A (1994) Papular-purpuric „gloves and socks" syndrome caused by measles virus. J Am Acad Dermatol 30: 291–292
22. Pietra BA, Inocencio JD, Giannini EH, Hirsch R (1994) TCR Vß family repertoire and T cell activation markers in Kawasaki disease. J Immunol 153: 1881–1888
23. Pohlandt F, Harnisch R, Meigel W, Weber L (1977) Zum Bild des Erythema neonatorum. Hautarzt 28: 469–474
24. Spear K, Winkelmann R (1984) Gianotti-Crosti syndrome: a review of ten cases not associated with hepatitis B. Arch Dermatol 120: 891–896
25. Taïeb A, Mégraud F, Legrain V, Mortureux P, Maleville J (1993) Asymmetric periflexural exanthem of childhood. J Am Acad Dermatol 29: 391–393
26. Taïeb A, Mégraud F, LeRoy JM, Magne F, Reguilhem MO, Maleville J (1986) Erythème localisé avec adénopathie régionale de l'enfant: une maladie d'inoculation? Ann Dermatol Venereol 113: 1023–1024
27. Taïeb A, Plantin P, DuPasquir P, Guillet G, Maleville J (1986) Gianotti-Crosti syndrome: a study of 26 cases. Br J Dermatol 115: 49–59

Nävoide Bildungen und ihre Behandlung

Günther Sebastian und Annette Stein

Einleitung

Vor 32 Jahren stellte Hermann Pinkus [13] anläßlich der 14. Leo v. Zumbusch-Gedächtnisvorlesung in München unter anderem folgende Charakteristika nävoider Bildungen heraus. Sie sind sichtbar, umschrieben (obwohl sie ausgedehnt vorkommen können), an der Haut (und Schleimhaut) lokalisiert, langfristig vorhanden und weisen in unterschiedlicher Häufigkeit ein bestimmtes genetisches Muster auf. Dabei dürfte neben selteneren Einzelstrangmutationen an der Gamete und einem funktionellen X-chromosomalen Mosaik überwiegend das Konzept der somatischen Mutation für nävoide Bildungen zutreffen [3–6, 11]. Pinkus betont, daß nävoide Bildungen primär keine malignen Neoplasien sind und plädiert für eine Unterteilung innerhalb dieser heterogenen Krankheitsbilder in die eigentlichen *Nävuszellnävi* und *Organ-(organoiden) Nävi*.

Therapie

Die Therapie der Nävuszellnävi und organoiden Nävi ist im Gegensatz zur Behandlung maligner Tumoren primär nicht von Radikalität um jeden Preis bestimmt. Die Planung des therapeutischen Vorgehens ist von der Zielstellung geprägt, ein ansprechendes ästhetisches Ergebnis zu erreichen. Das jeden Krankheitsfall in seiner unterschiedlichen klinischen Expressivität prägende Bild erfordert überwiegend die therapeutische Einzelfallentscheidung und eine darauf abgestimmte Polypragmasie. Dabei ergänzen sich synchron und/oder metachron verschiedene aktive Maßnahmen, die bei umschriebenen nävoiden Bildungen betont in vertikaler, bei flächenhaften eher in tangentialer Richtung zur Hautoberfläche zum Einsatz gelangen.

Therapiemöglichkeiten bei kongenitalen Nävi

Die Behandlungsstrategie bei kongenitalen Nävi hängt von der Nävusfläche und seiner Lokalisation, der Eindringtiefe und der histologischen Differenzierung ab. Während die unter vertikaler operativer Therapie genannten Methoden klare kurative Zielstellungen mit der definitiven Beseitigung potentiell onkogenen Materials verfolgen, wird bei den tangentialen operativen Methoden eine Nävusmassenreduktion angestrebt [9, 12]. Bietet sich eine (mehrzeitige) Serienexzision mittelgroßer Nävi (Durchmesser bis 10 cm) an, bevorzugen wir zwischen den einzelnen Sitzungen abhängig vom Alter des Patienten folgende Zeitintervalle [14]:

- Bis zum dritten Lebensjahr maximal drei Monate
- bis zum sechsten Lebensjahr drei bis sechs Monate
- ab dem siebten Lebensjahr sechs Monate

Die tangentiale Abtragung von großen (bis 20 cm Durchmesser) und von Riesennävi (20 und mehr cm Durchmesser) ist beim „oberflächlichen" Typ erfolgversprechend. Liegt ein „tiefer" Typ vor oder sind neuroide Strukturen vorhanden, ist die tangentiale Abtragung nicht indiziert. Begonnen wird mit der hochtourigen Dermabrasion nach histologischer Befundabklärung und der Exzision verdächtiger Bezirke, eventuell in Kombination mit einer Kürettage unter Einsatz der Ringkürette [8, 17], in der achten Lebenswoche. Werden wegen der Flächenausdehnung weitere Sitzungen erforderlich, erfolgen sie im vierten und sechsten Lebensmonat. Korrektursitzungen sind vor Vollendung des ersten Lebensjahres möglich. Beurteilt wird der Therapieerfolg frühestens sechs Monate nach Therapieende.

Die großen Nävi und Riesennävi vom beetartig, flachen Typ werden in 80 % der Fälle aufgehellt [12], die pilöse Komponente kann nicht beeinflußt werden (Abb. 1–4). Kleine und mittelgroße Nävi sind häufig vom tiefen Typ und damit für eine Dermabrasion ungeeignet [9]. Das trifft mit Ein-

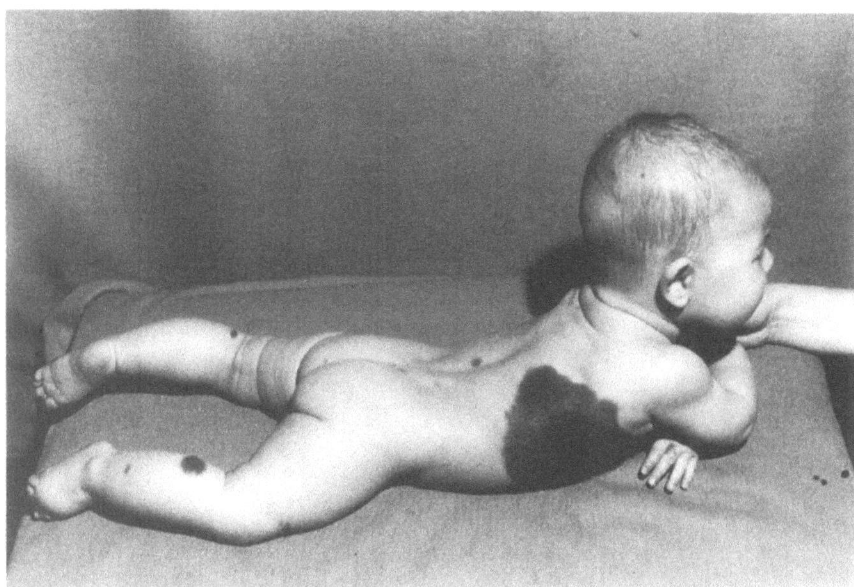

Abb. 1. Kongenitaler pilöser Riesennävus bei einem vier Monate alten Mädchen

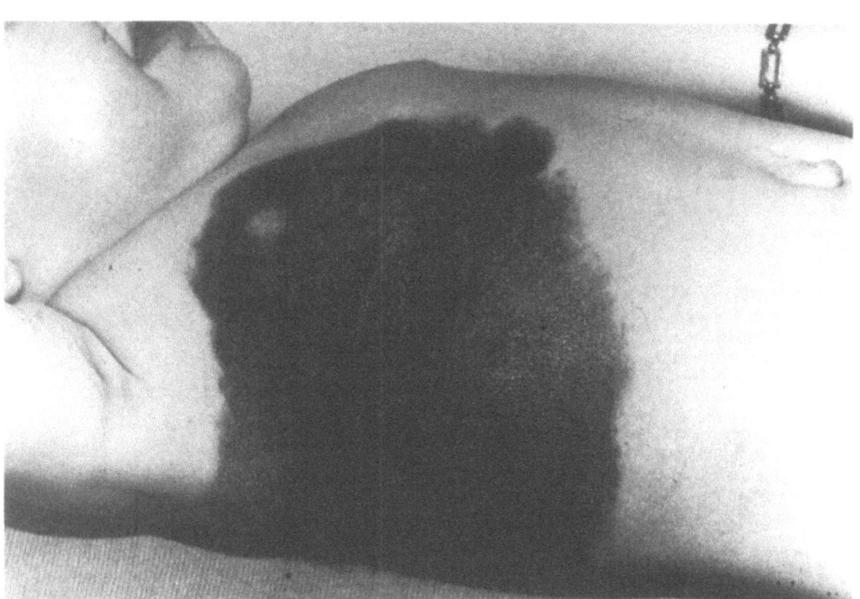

Abb. 2. Kongenitaler pilöser Riesennävus bei einem vier Monate alten Mädchen

schränkung auch für kongenitale Nävi des Gesichtes und Halses zu, die einer vertikalen Therapie zugeführt werden sollten (Abb. 5 und 6). Die verschiedenen Therapiemodalitäten (Tabelle 1) und die Grenzen des Machbaren sind deshalb frühzeitig mit den Eltern der erkrankten Kinder zu besprechen. Zur Diagnostik bei Patienten mit Riesennävi gehört wegen einer möglichen ZNS-Melanose ein (im Bedarfsfall in halb-, später jährlichen Abständen) zu wiederholendes Kontrastmittel-gestütztes Gehirnschädel-MRT [2, 10, 16].

Therapiemöglichkeiten bei epidermalen Nävi

Die Inzidenz von epidermalen Nävi wird mit 1 auf 1000 Geburten angegeben [15]. Da für ihr Auftreten überwiegend somatische Mutationen verantwortlich sein dürften, ist die Spielbreite des klinischen Spektrums groß. Am häufigsten sind verruköse Nävi. Ähnlich der Therapie kongenitaler Nävi bestimmen das klinische Bild und die Donordominanz mit häufig intensiver Expressivität der Krankheit das aktive Vorgehen [1]. Die Wirkung von systemischen Retinoiden beschränkt sich auf

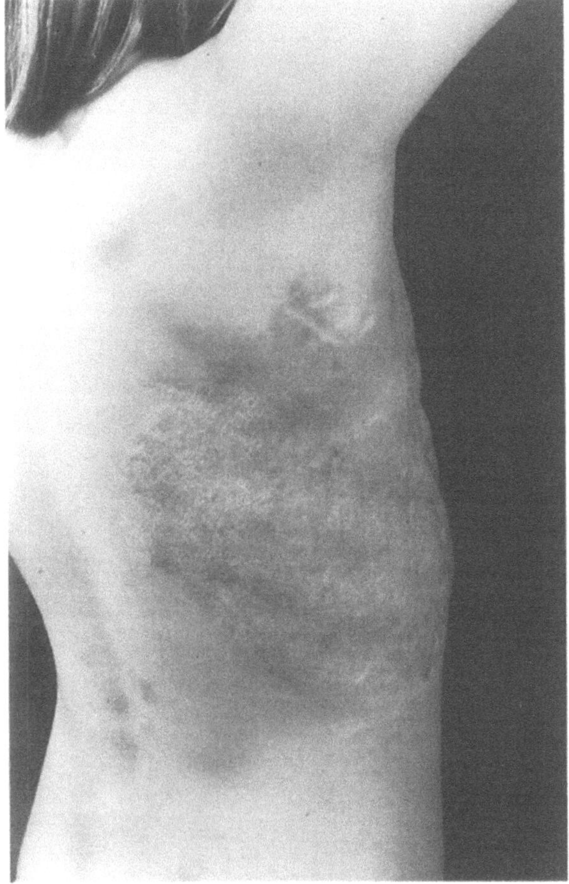

Abb. 3. Deutlich aufgehellter Endzustand (pilöse Komponente unbeeinflußt) sieben Jahre später

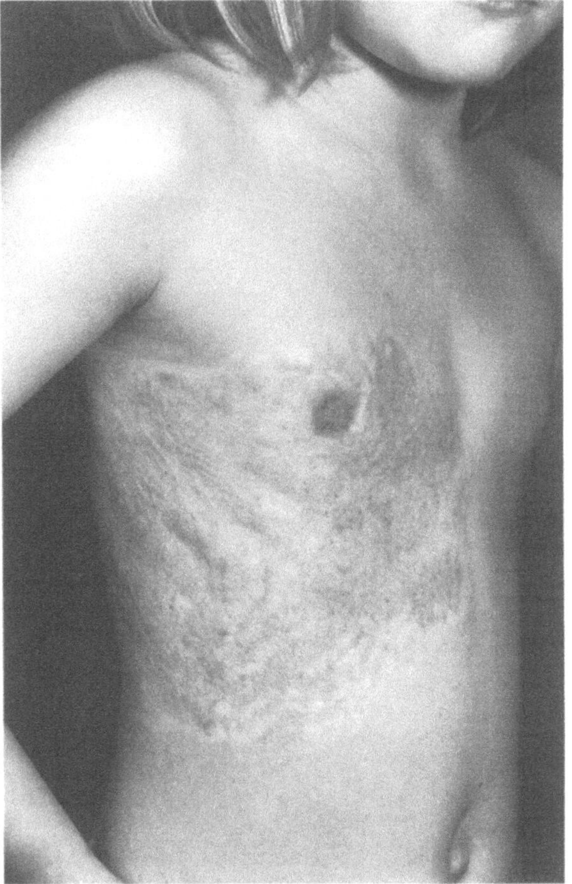

Abb. 4. Deutlich aufgehellter Endzustand (pilöse Komponente unbeeinflußt) sieben Jahre später

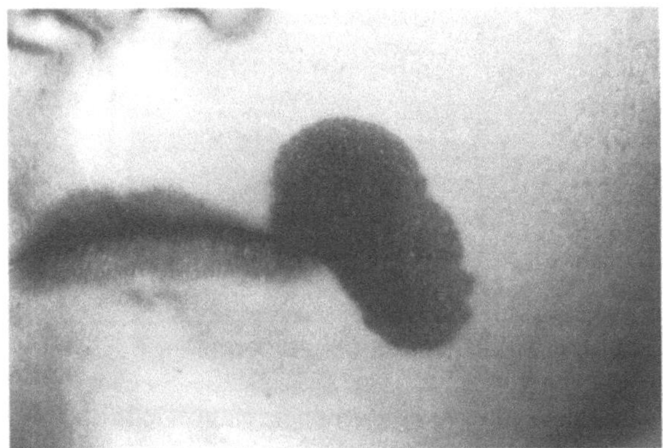

Abb. 5. Pilöser und papillomatöser kongenitaler Nävus bei einem vierjährigen Mädchen

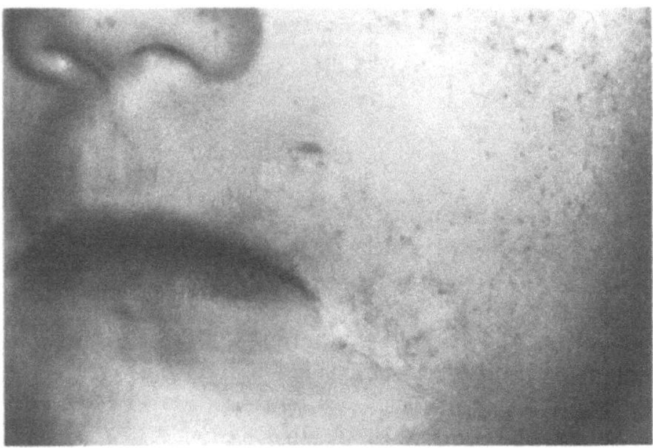

Abb. 6. Acht Monate nach Exzision und Vollhauttransplantation (Oberarminnenseite)

eine Minimierung der möglichen entzündlichen Begleitreaktion. Während bei den weichen, umschriebenen, verrukösen Nävi mit der Lasertherapie Erfolge erzielt werden können, bedürfen die harten verrukösen Nävi synchron und/oder metachron einer Kombination von vertikalen und tangentialen Vorgehen (Tabelle 2). Die mehr oder weniger stark ausgeprägte Donordominanz bestimmt bei den tangentialen Methoden die Rezidivhäufigkeit. Der entzündliche lineare verruköse

Tabelle 1. Therapiemöglichkeiten bei kongenitalen Nävuszellnävi

Therapiemodalitäten	Kongenitale Nävuszellnävi			
	klein	mittel-groß	groß	riesen-groß
Vertikale operative Therapie				
Exzision/direkter Wundverschluß	•	•		
(Mehrzeitige) Serienexzision		•		
Exzision/lokale Lappenplastik		•		
Expander/Exzision/lokale Lappenplastik		•	•	
Exzision/Hauttransplantation			•	•
Tangentiale operative Therapie				
Dermabrasion und Kürettage			•	•
Dermatomexzision			•	•
Vertikale und tangentiale operative Therapie				
Dermabrasion nach Teilexzision			•	•
Andere Therapien				
Laseranwendung (CO_2/Rubin)		?		
Phenolätzung		?		

Tabelle 2. Therapie epidermaler Nävi

Ziele: ästhetisch ↑, subjektive Beschwerden ↓
Faktoren: Klinik   Donordominanz

Methoden

Vertikale Therapie	*Tangentiale Therapie*
• Skalpellexzision	• (Tiefe) Dermabrasion
• Serienexzision	• Dermatomexzision
• (Schnell-)Expandertherapie	• Argon-Lasertherapie
• Hauttransplantation	• CO_2-Lasertherapie
• (Mehrzeitige) CO_2-Lasertherapie	• Kryotherapie (∅)

epidermale Nävus (ILVEN) wird exzidiert, der entstehende Defekt den Erfordernissen entsprechend definitiv plastisch-rekonstruktiv versorgt (Abb. 7, 8).

Therapiemöglichkeiten bei Talgdrüsennävi

Von therapeutischer Relevanz sind in der praktischen Dermatologie der Naevus sebaceus und das nicht im eigentlichen Sinn zu dieser Krankheitsgruppe gehörende Adenoma sebaceum. Der Naevus sebaceus ist kurativ ausschließlich durch Exzisionen mit den entsprechenden Wundverschlußvarian-

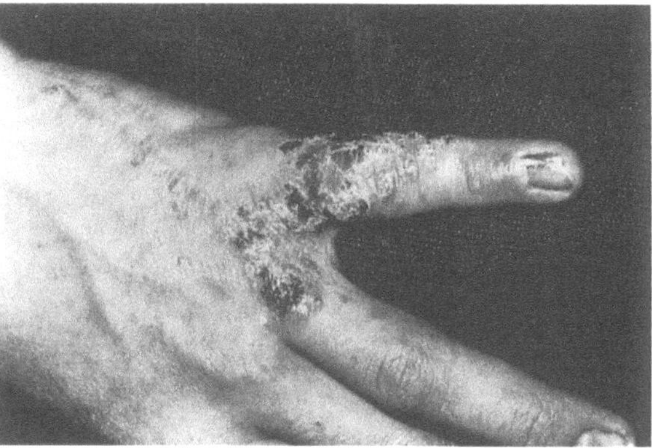

Abb. 7. ILVEN der Kleinfingerstreckseite und am Handrücken eines 12jährigen Jungen

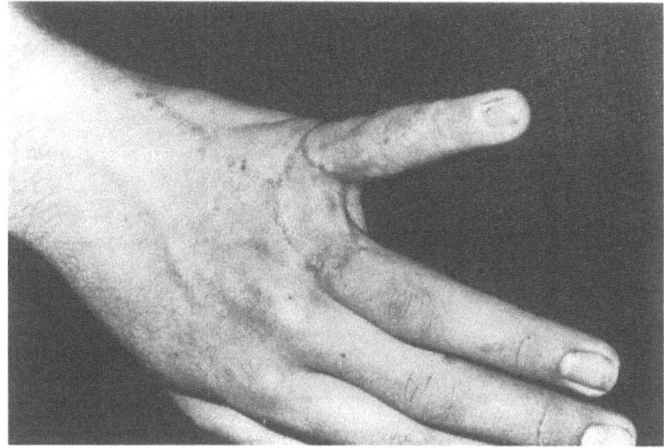

Abb. 8. Sechs Monate nach Exstirpation, Dehnungsplastik und Vollhauttransplantation (Leistenregion)

ten (Serienexzision, Expandertherapie, Lappenplastiken, Hauttransplantation) zu beherrschen. Bei den im Naevus sebaceus beobachteten Entartungen handelt es sich häufiger um benigne Trichoblastome, seltener um Basaliome.
Die Therapie des Adenoma sebaceum wird von den in der Fehlbildung vorherrschenden Zellstrukturen, der Größe sowie der Anordnung der Einzeleffloreszenz bestimmt. Der fibrös-angiomatöse Typ spricht gut auf die Kombination von Exzisionen und Argon-Laseranwendung an (Abb. 9, 10).

Therapie des Adenoma sebaceum

Ziel: ästhetisch ↑
Faktoren: Histologie   Klinik
                     ↙   ↘

Adenomatöser Typ   Fibrös-angiomatöser Typ
Methoden: ↓   ↓
Kombination   Kombination
  Skalpellexzision   Skalpellexzision
  + Dermabrasion   + Argonlaser

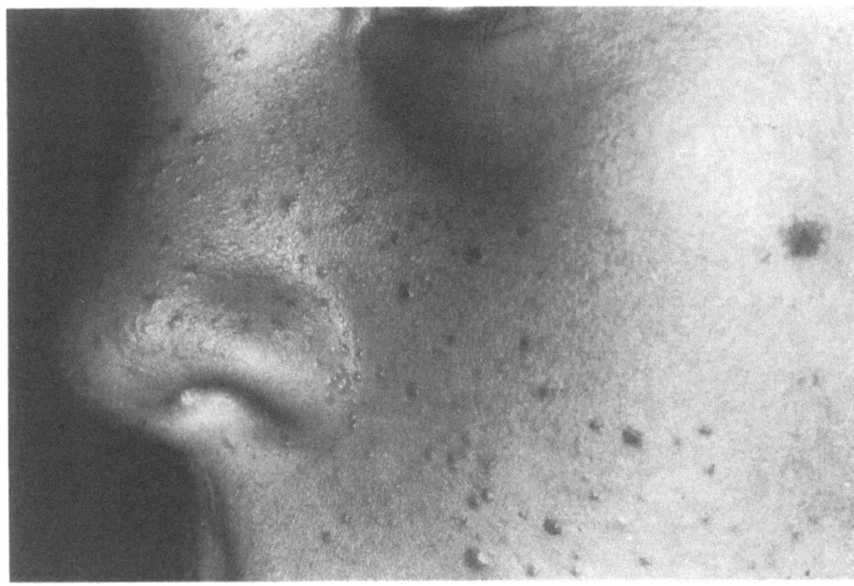

Abb. 9. Adenoma sebaceum (fibrös-angiomatöser Typ) bei einem siebenjährigen Jungen

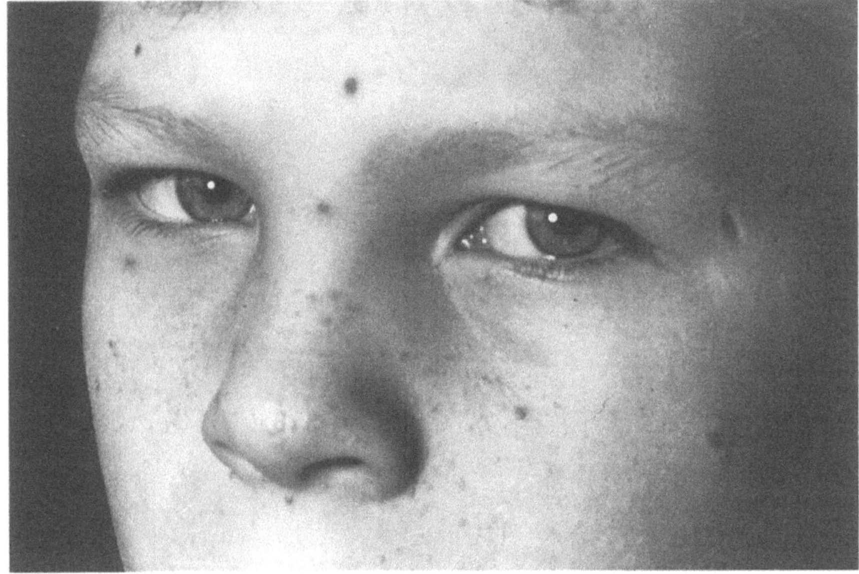

Abb. 10. Neun Monate nach Argonlaserbehandlung in mehreren Sitzungen

Therapiemöglichkeiten bei Blutgefäßnävi

Während die Therapieentscheidung für tardive angiektatische Nävi, angiokeratotische Nävi und venöse Angiodysplasien individuell abgestimmt getroffen werden muß, umschriebene Störungen operativ, kryo- und lasertherapeutisch wenig aufwendig beseitigt werden können, muß zur Behebung ausgedehnter Gefäßmalformationen das ganze Spektrum operativ-plastischer und gefäßchirurgischer Möglichkeiten Berücksichtigung finden. Therapeutischer Konsens konnte bei den telean-

giektatischen Nävi (ausgelöst durch einen Defekt der adrenergen Rezeptoren in der Gefäßwand mit konsekutiver irreversibler Gefäßweitstellung) erreicht werden [7]. Bei Naevi teleangiectatici mediales et symmetrici ist eine Therapie überflüssig. Sie blassen spontan ab. Die lateralen teleangiektatischen Nävi sind nicht rückbildungsfähig. Nach diagnostischer Abklärung möglicher assoziierter Fehlbildungen sind Therapien sinnvoll, welche die stets zu erhaltende Hauttextur im Naevus flammeus garantieren. Die Tarnung des Feuermals mit einem der Umgebung angepaßten wasserfesten

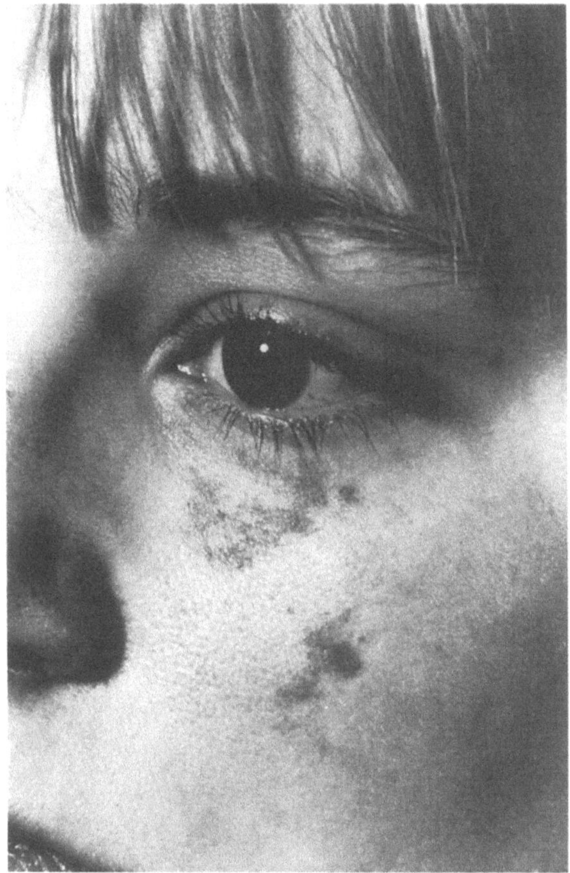

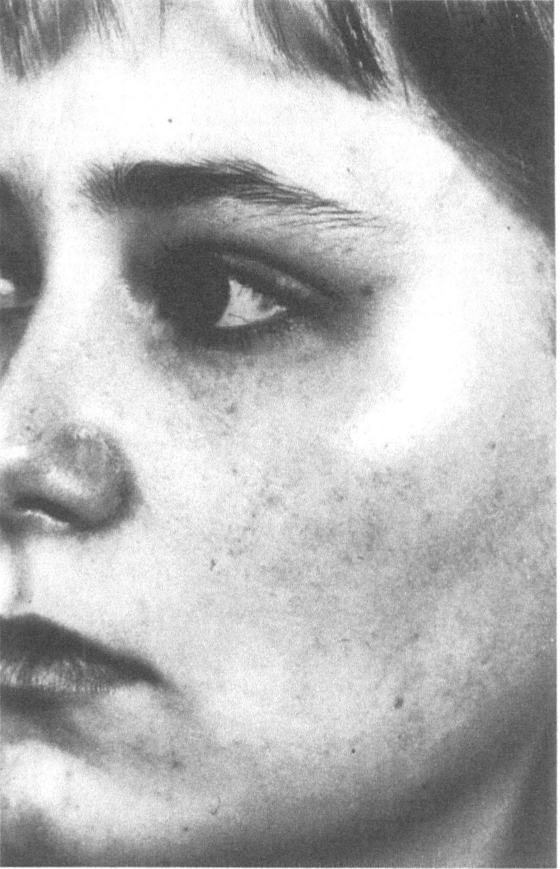

Abb. 11. Lateraler teleangiektatischer Nävus bei einer 23jährigen Patientin

Abb. 12. Sechs Monate nach Argonlaseranwendung in zwei Sitzungen

Make up (Camouflage) ist eine zeitlich limitierte Hilfe. Entscheidende Besserungen bringt die Laserbehandlung. Im Kindesalter eignen sich farbstoffgepulste Laser, die intensiv lividfarbenen Feuermäler im Erwachsenenalter sprechen gut auf den Argonlaser an (Abb. 11, 12). Degenerativ bedingte tumorartige Sekundärveränderungen im fortgeschrittenen Alter lassen sich kryotherapeutisch planieren.

Zusammenfassung

Die relative Seltenheit und das breite klinische Spektrum nävoider Bildungen erschweren die Festlegung verbindlicher Therapierichtlinien. Das Ziel unserer therapeutischen Bemühungen muß es sein, die ästhetischen Behinderungen zu minimieren, ohne neue – therapeutisch bedingt – zu induzieren.

Literatur

1. Bon A, Eichmann A (1992) Behandlung verruköser epidermaler Nävi. In: Burg G, Hartmann AA, Konz B (Hrsg) Onkologische Dermatologie. Springer, Berlin, S 235–237
2. Frieden IJ, Williams ML, Barkovich AJ (1994) Giant congenital melanocytic nevi: brain magnetic resonance findings in neurologically asymptomatic children. J Am Acad Dermatol 31: 423–429
3. Groh V, Schnyder VW (1984) Zur Klinik und Genetik kongenitaler Pigmentnävi. Hautarzt 35: 240–248
4. Happle R (1985) Genetik nävoider Fehlbildungen. In: Wolff HH, Schmeller W (Hrsg) Fortschritte der operativen Dermatologie, Bd 2. Springer, Berlin, S 16–25
5. Happle R (1990) Akanthokeratolytischer epidermaler Nävus: Vererbbar ist die Akanthokeratolyse, nicht der Nävus. Hautarzt 41: 117–118
6. Happle R (1993) Mosaicism in human skin: understandig the patterns and mechanisms. Arch Dermatol 129: 1460–1470
7. Hundeiker M (1985) Fehlbildungen des Gefäßsystems: Systematik. In: Wolff HH, Schmeller W (Hrsg) Fortschritte der operativen Dermatologie, Bd 2. Springer, Berlin, S 32–41

8. Krüger M (1991) Entfernung eines „Tierfellnävus" durch Kürettage. Fallbericht mit Anwendung einer ungewöhnlichen Operationsmethode. Z Haut Geschlkrh 66 (Suppl 3): 112–113

9. Lüerßen W, Tilkorn H, Drepper H, Hundeiker M (1985) Indikation zur chirurgischen Behandlung kongenitaler Riesenpigmentzellnävi im Kindesalter. In: Wolff HH, Schmeller W (Hrsg) Fortschritte der operativen Dermatologie, Bd 2. Springer, Berlin, S 119–122

10. Marghoob AA, Schoenbach SP, Kopf AW, Orlow SJ, Nossa R, Bart RS (1996) Large congenital melanocytic nevi and the risk for the development of malignant melanoma. Arch Dermatol 132: 170–175

11. Paller AS, Syder AJ, Chan Y-M, Yo Q-C, Hutton E, Tadini G, Fuchs E (1994) Genetic and clinical mosaicism in a type of epidermal nevus. New Engl J Med 331: 1408–1415

12. Petres J, Rompel R (1992) Konnatale Nävuszellnävi. In: Burg G, Hartmann AA, Konz B (Hrsg) Onkologische Dermatologie. Springer, Berlin, S 220–229

13. Pinkus H (1965) Zur Begriffsbestimmung der Naevi, Organnaevi und naevoiden Tumoren. Hautarzt 16: 184–190

14. Scholz A, Sebastian G, Hackert I, Jatzke M (1992) Wann ist die Serienexzision von Naevi indiziert? In: Burg G, Hartmann AA, Konz B (Hrsg) Onkologische Dermatologie. Springer, Berlin, S 238–242

15. Solomon L, Esterly N (1975) Epidermal and other congenital organoid nevi. Curr Probl Pediatr 6: 1–56

16. Steger M, Plewig G (1988) Entartungsrisiko und Therapie kongenitaler Nävuszellnävi. In: Haneke E (Hrsg) Gegenwärtiger Stand der operativen Dermatologie. Springer, Berlin, S 165–169

17. Stein A, Sebastian G (1995) Ringkürette für die operative Dermatologie. Z Haut Geschlkrh 70: 885–890

Daran denken…!

Epizootien

Theo Rufli

Definition

Der Begriff *Epizootie* bezeichnet neben Epidemie und epidemischem Auftreten seuchenhafter Erkrankung bei Tieren im medizinischen Bereich eine „Hautkrankheit, die durch Parasiten hervorgerufen wird" (Duden).

Epizoonosen bezeichnen die Hautkrankheiten, die durch Epizoen hervorgerufen werden, also auch durch Tiere übertragene Infektionskrankheiten (Zoonosen) und Hautschädigungen durch Gifteinwirkungen. Meist sind diese durch Arthropoden (Gliedertiere) verursacht.

Nicht-parasitäre Epizoonosen

Den meisten Patienten gut bekannt sind die Folgen einer Giftinjektion durch die Stacheln der Bienen und Hummeln (Apidae), Wespen und Hornissen (Vespidae) und vieler Ameisenarten (Formicidae), während einige weitere, seltenere Wirkungen durch die Giftklauen von Spinnen (Araneae) oder Hundertfüßlern (Chilopoda) kaum bekannt sind. Einwirkungen durch Kontaktgifte verschiedener Käferarten (Meloidae, Ölkäfer, mit Lytta vescatoria, der spanischen Fliege und Carabidae, Laufkäfer) und den einheimischen Tausendfüßlern (Myriapoda) bleiben selten und spielen praktisch keine Rolle (Tabelle 1).

Die Art der hervorgerufenen Läsionen ist weitgehend von den arttypischen Toxinen abhängig, die spezifische Sensibilisierung spielt jedoch immer auch eine Rolle, sie ist klinisch und epidemiologisch bedeutsam bei der Hymenopterengift-Allergie (Bienen und Wespen). In unseren Breitengraden sind die häufigsten durch Gifttiere verursachten Todesfälle die anaphylaktische Reaktion, ausgelöst durch diese Hymenopterengifte.

Permanente parasitäre Epizootien

Parasitäre Hauterkrankungen, hervorgerufen durch Blut oder Gewebesaft saugende Arthropoden, sind gegenüber den toxinbedingten Hautschädigungen sehr viel häufiger. Die Vertreter von nur einer Insekten- und zwei Milbenfamilien sind hoch spezifisch auf den Menschen als Hauptwirt adaptiert. Sie sind die Erreger permanenter Parasitosen. Der Parasit durchlebt seine Entwicklungsstadien auf und in der Haut und deren Anhangsorganen. Die Vertreter der Pediculoidae, die zur Pediculosis capitis und Pediculosis corporis (vestimentorum) sowie zur Phthiriasis pubis führen, sind dem Dermatologen sehr gut bekannt (Tabelle 2).

Tabelle 1. Durch Gifte schädigende Arthropoden

	Ordnung oder Familie
Insectae	Apidae (Bienen und Humeln)
	Vespidae (Wespen und Hornissen)
	Formicidae (Ameisen)
	Coleoptera (Käfer)
	Lepidoptera (Schmetterlingsraupen)
Araneae	(Spinnen)
Myriapoda	Chilopoda (Hundertfüßler)
	Diplopoda (Tausendfüßler)

Tabelle 2. Permanente parasitäre Epizootien

	Ordnung oder Familie	
Insekten	Anoplura (Läuse)	Pediculus humanus capitis (Kopflaus)
		Pediculus humanus corporis (Kleiderlaus)
		Phthirus pubis (Schamlaus)
Milben	Sarcoptidae	Sarcoptes scabiei var. hom. (Krätzemilbe)
	Demodicidae	Demodex folliculorum (Haarbalgmilbe)
		Demodex brevis (Talgdrüsenmilbe)

Aus dem Milbenreich sind es Sarcoptes scabiei varietas hominis und zwei Arten von Demodicidae, die zu den vertrauten Krankheitsbildern der Scabies und der Demodikose führen.

Temporär-akzidentelle Epizootien

Die temporär akzidentellen Ektoparasitosen sind, bedingt durch die vielgestaltigen Stichreaktionen, schwer diagnostizierbar; die Erreger, die stechenden Insekten oder Milben, sind auf der Körperoberfläche beim Auftreten der Stichreaktion nicht mehr auffindbar. Die Diagnostik beginnt mit dem „Daran denken". Temporär akzidentelle Ektoparasitosen sind definiert als Krankheitsbild, das nach Einwirkung eines stechenden Gliedertieres auftritt, welches nicht spezifisch auf den Menschen adaptiert ist, ein breites Wirkspektrum aufweist und damit unter anderem auch einmal auf dem Menschen parasitiert, vor allem wenn ein Primärwirt fehlt oder der Mensch in engeren Kontakt mit letzterem tritt. Je nach Spezies ist der Mensch ein tauglicher Ausweichwirt oder aber ein Fehlwirt (Tabelle 3). Eine Ausnahme dieser generellen Regel kommt vor. Zwar ist Cimex lectularius, die Bettwanze, auch an den Menschen adaptiert, lebt aber nicht auf dem Menschen, sondern in Verstecken dessen

Tabelle 3. Temporär-akzidentelle Epizootien

	Ordnung oder Familie	Primärwirte
Insekten	Siphonaptera (Flöhe)	Hund und Katze, Vögel, Mäuse
	Heteroptera (Wanzen)	Vögel und Säuger
	Psychodidae (Schmetterlingsmücken)	Säuger
	Culicidae (Stechmücken)	Säuger und Vögel
	Simuliidae (Kriebelmücken)	Säuger
	Ceratopogonidae (Gnitzen)	Säuger
	Tabanidae (Bremsen)	Säuger
	Muscidae (echte Fliegen)	Säuger
	Hippoboscidae (Lausfliegen)	Säuger und Vögel
Milben	Ixodidae (Schildzecken) Argasidae (Lederzecken)	Säuger und Vögel
	Sarcoptidae (Tierräudemilben)	Alle Säugerarten
	Trombiculidae (Herbstmilben)	Kleine Nagetiere
	Dermanyssidae (Raubmilben)	Vögel, Nagetiere, Reptilien
	Cheyletiellidae (Pelzmilben)	Hund, Katze, Kaninchen

Behausung. Dasselbe gilt für den kaum noch vorkommenden Menschenfloh (Pulex irritans), dessen ursprüngliche Wirte in der Natur Höhlen und Nester bewohnende kleine Säugetiere sind. Dem gegenüber weisen Zecken als Vertreter der Acari (Milben), allen voran Ixodes ricinus, ein breites stadienabhängiges Wirtspektrum auf, befallen den Menschen temporär akzidentell, können aber dennoch bedingt durch den mehrere Tage dauernden Saugakt auf dem Patienten nachgewiesen werden.

Wann ist nun an eine Epizootie zu denken?

Epizootien sind durch ihre Primäreffloreszenzen, ihre Sekundärveränderungen, allenfalls durch deren Verteilung und Lokalisation charakterisiert. Primär wird bei allen pruriginösen, einmalig auftretenden, rezidivierenden oder persistierenden Hautveränderungen an eine Epizootie zu denken sein. Die Primäreffloreszenzen sind Macula, Papula, Urtica oder Vesicula, sekundäre Veränderungen durch Exkoriation und Superinfektion treten hinzu. Die Stichreaktionen treten einzeln, gruppiert, linear oder exanthematisch auf. Prädilektionsstellen sind naturgemäß bei Insektenstichen die unbedeckten Körperpartien, bei Milbenstichen ist dies nicht zwingend. Zwar sind Beine, Arme, Hals und Gesicht häufig die Kontaktstellen mit Kuschel- und Haustieren und damit vorzugsweise befallen. Milben wandern aber auf der Körperoberfläche oder verteilen sich bei zahlenmäßig hohem Befall auf dem Körper oder finden ihre Stichstellen auf der ganzen Körperoberfläche, wenn mit den Haustieren das Bett geteilt wird. Immerhin vermögen Zahl und Anordnung der Stichreaktionen einen Hinweis auf die Ursache zu geben. Der Abklärungsweg beginnt in jedem Fall bei der gründlichen Anamnese.

Anamnese

Die Anamnese bleibt bei Stichen durch frei lebende Insekten oft genug einziger Anhaltspunkt zur Diagnose, sei es, daß der Patient selbst bemerkt hat, wie er von einem Insekt angeflogen worden ist, sei es, daß er keinerlei Kontakte mit irgendwelchen Haustieren angeben kann, sich jedoch in Gärten oder der freien Natur aufgehalten hat. Die verschiedenen stechenden Insektenarten sind aber eher schlecht bekannt. Mit Bienen und Hummeln, Wespen und Hornissen sowie Ameisen hat wohl jedermann schon als Kind unliebsame Erfahrungen gesammelt. Ebenso sind Stechmükken- (Culicidae) und Bremsenstiche (Tabanidae) in der warmen Jahreszeit alltägliche Ereignisse. Über Kriebelmücken (Simuliidae), Gnitzen (Ceratopogonidae), Stechfliegen (Muscidae) und Lausfliegen (Hippoboscidae) aber weiß der Patient nicht zu berichten.

Die Stichreaktion durch Insekten

Für diese Insekten ist die Blutmahlzeit Vorbedingung für die Entwicklung zum nächsten Stadium oder für die Eiablage. Die Stichreaktionen sind nur bei Tabanidae (Bremsen) uniform. Minuten nach dem spürbaren Einstich entwickelt sich eine Urtica, die innerhalb einer halben Stunde wieder abklingt. Spätreaktionen im Sinne einer Papel bleiben aus. Der Saugakt kann ungestört mehrere Minuten dauern, ohne daß sich die Stichreaktion vergrößert; sie entwickelt sich als Folge des Einstichs und der gleichzeitigen Injektion antikoagulierender Speichelsekrete. Mückenstich, Kriebelmückenstich, Gnitzenstich, Stechfliegen- und Lausfliegenstiche dagegen sind von der immunologischen Reaktionsbereitschaft des Wirtes abhängig. Die genaue Kenntnis der Mechanismen, die zur Stichreaktion führen, sind noch nicht vollständig erarbeitet. Immer wieder wird die Arbeit von Melanby von 1946 zitiert [3], wonach individuell Reaktionslosigkeit, Papel unterschiedlichen Ausmaßes nach 24–48 h, Urtica mit Übergang in papulöse Reaktion, Urtica als alleinige Sofortreaktion nach etwa 10 min oder wiederum Anergie (Toleranz?) möglich sind. Gesichert für Culexarten bleibt, daß einzelne Individuen tatsächlich reaktionslos bleiben oder geworden sind, andere mit urtikariellen Sofortreaktionen von wenigen Millimetern Durchmesser oder aber mit über 10 mm großen Quaddeln auf diffuser, tiefer gelegener angiomatöser Schwellung mit entsprechend starkem Juckreiz reagieren. Die als Spätreaktion bezeichnete Papel bildet sich in den ersten 48 h kontinuierlich aus der Quaddel, sie kann aber auch als einzige Manifestation nach dem Stich beobachtet werden. Nach Melanby ist diese Reaktionsform die erste Manifestation, die nach einem Stadium der Anergie auftritt. In welchem Zeitraum die Reaktionsfolge abläuft, darüber schweigt sich Melanby aus, die späteren Literaturangaben sind kontrovers [2, 5]. Für Culexstiche konnte die Typ-I-Reaktion mit spezifischer IgE-Bildung gegen Mückenspeichel nachgewiesen

werden [5]. Das histologische Bild der Stichreaktion, meist mit eosinophilen Granulozyten und Lymphozyten unterschiedlicher Zahl und Dichte, ermöglicht keine Rückschlüsse auf den verursachenden Parasiten.

Die Stiche sind einzeln erkennbar, ohne benennbares Verteilungsmuster, auch wenn sie zu mehreren auftreten. Betroffen sind die unbedeckten Körperpartien, Gesicht und Hals, Handrücken, Unterarme, Unterschenkel und Knöchelregion.

Exanthematische Stichreaktionen

Zwei Ursachen sind bei exanthematischen, dicht stehenden, asymmetrisch verteilten Stichreaktionen nach Freilandaufenthalt möglich: die Raupendermatitis und die Infestation durch Neotrombicula autumnalis. Bei einigen Arten der Ordnung Lepidoptera (Schmetterlinge), vor allem der Überfamilie der Noctuoidea (Nachtfalter) und dort Gattungen der Spinner, tragen die Raupen verschiedene Typen von Gifthaaren. In unseren Breiten sind in den letzten Jahren immer wieder kleinere Epidemien aufgetreten, so 1987 und 1988 im Genferseegebiet durch Schadspinner [4], und in unserer Stadt 1995 durch Taumetopoeidae (Prozessionsspinner). Betroffen waren besonders unter den Raupennester tragenden Bäumen spielende Kinder. Die feinen Gifthaare penetrieren die Haut und entleeren ihr Toxin. Die Folge sind heftig juckende feinpapulöse Exantheme. Auch die Mütter können über die infestierten Kleider ihrer Kinder betroffen werden.

Die frei lebenden Milben Trombiculidae (Herbstmilben), deren Larven auf kleinen Nagern parasitieren, werden in umschriebenen Arealen in Gärten und Parkanlagen zur Plage. Der Mensch ist zwar Fehlwirt, wird aber bei hohen Temperaturen vom Frühling bis Herbst infestiert, wenn die neu entwickelten Larvengenerationen in großer Anzahl ausschwärmen. Die sechsbeinigen Larven von Neotrombicula autumnalis, dem Hauptvertreter der Trombiculidae in unseren Breiten, messen nur 0,2–0,3 mm, sie sind sehr beweglich und wanderungsfreudig. Sie dringen unter den Hosenstößen und im Halsausschnitt auf die Hautoberfläche vor und stechen dort, wo ihrer Wanderung durch eng anliegende Kleidungsstücke Einhalt geboten wird. Die typische Lokalisation der gruppierten zahlreichen Stiche sind denn die Mammae, die Gürtel- und Lendenregion.

Die Klärung der Diagnose Raupendermatitis, welche die genaue Anamnese vermuten läßt, kann über den Nachweis von Gifthaaren, die in der Hautoberfläche stecken und mit dem „Scotchtape" entfernt werden können, mikroskopisch erfolgen. Bei Neotrombicula-Infestation tritt die Stichreaktion erst nach 8–12 h auf, wenn die Larven die Haut längst wieder verlassen haben. Die genaue Speziesdiagnostik aber kann nur durch die Freilandbegehung erfolgen. Die Neotrombicula-Larven können auf ausgelegten weißen Tüchern von bloßem Auge eben noch gesehen werden. Eine gute Schutzkleidung ist dem Untersucher anzuraten. Beobachtete Spinnerraupen-Prozessionen sind aber nicht nur diagnostisches Instrument, sie sind auch ein beeindruckendes Naturphänomen. Der Entdeckungsbericht von Fabre aus dem letzten Jahrhundert ist in die klassische Literatur eingegangen [1].

Infestationen durch parasitäre Milben der Haustiere

Die größten diagnostischen Probleme geben die rezidivierenden, pruriginösen und vielgestaltigen Milbeninfestationen durch Sarcoptiden, Dermanyssiden und Cheyletielliden auf, die der Mensch im Zusammenleben mit seinen Haustieren erwirbt. Die Anamnese zur Umgebung des Patienten und vor allem zu seinem Umgang und seinen Kontakten mit Tieren hilft auf die richtige Spur.

Dem Patienten sind parasitäre Milben entweder gar nicht bekannt oder er verwirft eine solche vermutete Ursache seines Juckreizes wieder, weil er keine Parasiten sieht und oft auch der Veterinärmediziner Hund oder Katze als gesund erklärt hat.

Sarcoptidae (Räudemilben)

Sarcoptiden, die tierischen Räudemilben, verursachen beim Menschen als Fehlwirt eine papulöse Reaktion am Orte der Infestation, des Eindringens in die Epidermis. Ein Gang entwickelt sich nicht, ein Sekundärexanthem bleibt aus, die Milbe stirbt rasch ab. Die entstehende Papel wird bald verkratzt und damit in eine krustöse Läsion übergeführt. Die Zahl variiert, die Lokalisation ist typisch für die Kontaktstellen mit dem Tier: Hals, Hände, Unterarme und Unterschenkel sind betroffen. Aber auch exanthematische Ausbreitung ist möglich, wenn mit dem Hund oder der Katze das Bett geteilt wird. Sarcoptiden befallen speziesspezifisch alle höheren Säuger, so daß nach Hunden, Katzen, Meerschweinchen, den größeren Nutztie-

ren wie Rindern, Pferden, Ziegen, Schafen, Schweinen oder Kaninchen gefragt werden muß. Neuerdings erfreuen sich auch Zwergschweine als Kuscheltiere zunehmender Beliebtheit.

Die Untersuchung der Tiere zeigt schuppende Erytheme und zerkratzte Hautareale bei Hunden und Katzen im Bereiche des Kopfes, der Ohrränder, der Knie- und Ellbogenregion und der Pfoten, die je nach Dichte des Felles einfach oder aber nur schwer erkennbar sind. Oberflächliches Geschabsel, gewonnen mit dem scharfen Löffel oder dem „Scotchtape"-Abriß, lassen Milben aller Stadien der Familie der Sarcoptidae erkennen, die morphologisch vom Erreger der Skabies, der Spezies Sarcoptes scabiei varietas hominis, nicht zu unterscheiden sind. Eine Ausnahme bildet die nicht seltene Ohrräudemilbe bei Katze und Hund (Otodectes cynotis), die längere spitz zulaufende Beine mit einem sehr langen endständigen Haar aufweist. Sie kann aus den Auflagerungen in der Ohrmuschel isoliert werden.

Cheyletiellidae (Pelzmilben)

Cheyletiella yasguri, blakei und parasitivorax sind Parasiten von Hunden, Katzen und Kaninchen. Sie sind in unserem Patientengut die häufigsten tierpathogenen Milben, die beim Menschen pruriginöse Exantheme verursachen. Cheyletiella nimmt über seine stechend-saugenden Mundgliedmaßen präoral vorverdauten Gewebesaft auf. Der Stich von Cheyletiella führt zur erythematösen Papel, zur Papulovesikel oder Pustel mit sekundärer Exkoriation und Krustenbildung. Die Stichreaktion ist offensichtlich auch abhängig von der Reaktionsbereitschaft des Wirtes. Papulo-vesikulöse Exantheme, von der Dermatitis herpetiformis klinisch kaum abzugrenzen, sind mehrfach beschrieben worden [6], meist nach langdauernd rezidivierenden Infestationen. Ebenso kommen prurigoartige Krankheitsbilder zur Beobachtung. Häufiger sind vereinzelte zerkratzte Papeln mit Gruppierungstendenz an den Kontaktstellen mit dem Tier wie Hals, Gesicht, Unterarmen und Unterschenkeln.

Die Untersuchung der Tiere zeigt am ausgeprägtesten bei langhaarigen Jungtieren mehlartige Auflagerungen auf der Rückenhaut und den proximalen Anteilen der Rückenfellhaare. Cheyletiella klebt die Eier an die Haare, wo sie im mikroskopischen Bild als kleinste Nissen imponieren. Adulte Milben und ihre früheren Stadien können mittels „Scotchtape" aufgenommen und dem mikroskopischen Nachweis zugeführt werden. Cheyletiella-Milben sind durch ihre trapezoide Form und die zwei gebogenen, stilettartigen Klauen am Ende der Chelizeren charakterisiert, die der Milbe den nötigen Halt im Fell des Wirtes ermöglichen. Der Körper mißt gegen 0,4 mm.

Dermanyssidae (Raubmilben)

Wenn bei Sarcoptiden und Cheyletielliden der permanente Parasit auf dem Haustier recht einfach nachweisbar ist, wird dies bei den Dermanyssiden schwieriger, weil die Umgebung wilder und domestizierter Vögel, das Habitat von Ratten oder die Terrarien von Reptilien untersucht werden müssen. Dies sind denn auch die Tierarten, nach denen sich die anamnestischen Fragen zu richten haben. Wild lebende Vögel bauen ihre Nester in unmittelbare Nachbarschaft von Wohn- und Schlafzimmerfenster oder Ansaugöffnungen von Belüftungen. Milbeninfestation eines Vogelnestes kann zum Absterben der Brut und zur Auswanderung der Milbenpopulation führen. Dermanyssus gallinae kann luftverfrachtet werden. Infestation bei offenen Fenstern schlafender Menschen wird beobachtet. Bei der Reinigung von Vogelbauer und Ställen domestizierter Vögel, beim Reinigen von Taubenschlägen oder dem Entfernen alter Vogelnester wird der Mensch infestiert. Weitere Quellen waren auch schon infestierte Weihnachtsbäume, deren Milbenpopulation in der Wärme aus dem Winterschlaf aufwachte. Der Nachweis erfolgt mikroskopisch in zusammengekehrtem Material aus Vogelbauer, Vogelnestern, von Ratten infestierten Kellern und Terrarien. Befall des Menschen mit Ornitonyssus bacoti kann Indikator für die Besiedelung der entsprechenden Häuser mit Ratten sein. Der Befall von Reptilien kommt praktisch nur in Gefangenschaft vor (Ophionyssus natricis).

Dermanyssiden sind morphologisch durch ihre langgestreckte ovoide Form mit langen, parallelen Palpen im Kopfbereich charakterisiert. Die Speziesspezifizierung bleibt dem Spezialisten vorbehalten.
Für alle diese temporär-akzidentellen parasitären Milbenfamilien bleibt der Mensch Fehlwirt. Die Stichreaktionen entwickeln sich erst, wenn auf der menschlichen Haut keine Parasiten mehr zu finden sind; die Weiterentwicklung der Milbe bleibt nach der Blutmahlzeit auf dem Menschen aus.
Bei allen diesen temporär-akzidentellen Milbeninfestationen ist die Anamnese die einzige Möglichkeit, um eine Vermutungsdiagnose zu stellen. Diese zu sichern, macht die Untersuchung der möglichen Primärwirte notwendig, die aber nicht einfach ist. Allerdings kann die Eruierung und Beseitigung der Infestationsquelle für den juckreizgequälten Patienten von großer Bedeutung sein und dem Dermatologen schafft sie eine Reihe neuer Freundschaften mit den vierbeinigen Lebensgenossen unserer Patientenschaft.

Literatur

1. Fabre J-H (1961/1987) Das offenbare Geheimnis. Aus dem Lebenswerk des Insektenforschers. Guggenheim K, Portmann A (Hrsg) Artemis Verlag Zürich, München

2. Heilesen B (1949) Studies on mosquito bites. Acta allergologica II:245–267

3. Mellanby K (1946) Man's reaction to mosquito bites. Nature 158: 554

4. Perrenoud D, Frenk E (1990) Caterpillardermatitis in Switzerland. Dermatology 181:175

5. Reunala T, Brummer-Korvenkontio H, Palosuo T (1994) Are we really allergic to mosquito bites ? Ann Med 26:301–306

6. Rufli Th, Itin P (1991) Cheyletiellen-Infestation unter dem Bild einer Dermatitis herpetiformis Duhring. Haut Geschlkrh 66: 812–815

Unerwünschte Arzneimittelreaktionen

Konrad Bork

Einleitung

Arzneimittelexantheme beziehungsweise Arzneimittelenantheme sind unerwünschte und nicht beabsichtigte Reaktionen an der Haut und den hautnahen Schleimhäuten, die nach Zufuhr fast aller diagnostischer und therapeutischer Agentien entstehen, die die Haut auf dem Wege der Zirkulation erreichen. Ein erhöhtes Risiko kann durch Faktoren von seiten des Patienten, durch vorbestehende Krankheiten sowie durch die Art der Medikation entstehen (Tabelle 1). Aus der nachfolgenden Rangordnung ergeben sich drei Kategorien der unerwünschten Wirkungen. Bei den ersten beiden handelt es sich um Wirkungen, die in der Regel bei jedem der mit dem betreffenden Medikament Behandelten auftreten können, während bei der dritten Kategorie eine individuelle Disposition zu solchen Wirkungen besteht.

Tabelle 1. Risikofaktoren für Arzneimittelnebenwirkungen

Patientenbedingt	Krankheitsbedingt	Medikamentenbedingt
Alter	Grundkrankheit	Dosis
Geschlecht	Begleitkrankheit (z. B. Leberaffektion, Niereninsuffizienz)	Applikationsdauer
Konstitution (z. B. Enzymdefekt, Atopie, AS-Intoleranz)	Hospitalisationsdauer	Applikationsform Anzahl der Medikamente Interaktionen

Ursächliche Kategorien unerwünschter Arzneireaktionen

1. Die erwünschte Wirkung des Medikaments wird durch zu hohe Gewebsspiegel zur unerwünschten Wirkung, entweder durch zu hohe Dosierung oder durch Freisetzung aus Eiweißbindung, Interaktion etc. Diese unerwünschten Wirkungen sind bekannt und meist vorhersehbar. Ein Beispiel hierfür ist die Blutungsneigung bei Verstärkung der CumarinWirkung durch Interaktion mit Azetylsalizylsäure.

2. Hierbei handelt es sich um unerwünschte Wirkungen des Medikaments, die zwar obligat, jedoch in ihrer Bedeutung entweder gegenüber der erwünschten Wirkung zweitrangig sind und bewußt in Kauf genommen werden oder nicht obligat und normalerweise nur gering ausgeprägt sind. So führen beispielsweise Zytostatika durch die mitosehemmende Wirkung vielfach nicht nur zur Hemmung des Tumorwachstums, sondern ebenfalls zu diffusem Haarausfall und Verlust der Nägel. Ein ebenfalls häufiger pharmakologischer Begleiteffekt ist das vermehrte Schwitzen bei der Behandlung mit zyklischen Antidepressiva. Ein weiteres Beispiel hierfür sind die Nebenwirkungen der Kortikosteroide an der Haut, Atrophie der Haut, Kortikosteroidpurpura, weiterhin Striae cutis distensae etc. Die diffuse Pigmentierung nach prolongierter Therapie mit ACTH gehört ebenfalls hierzu, ebenso die Hyperpigmentierungen durch Bleomycin, das darüber hinaus ein weites Spektrum toxischer Hautsymptome auslösen kann, unter anderem Blasen, Verfärbung und Ausfall der Nägel.

3. Allergische und Intoleranzreaktionen sind nicht vorhersehbar und nicht kalkulierbar, treten allerdings bei bestimmten Medikamenten gehäuft auf. Hierzu gehören die allergischen, aber auch zahlreiche nichtallergische Reaktionsformen, wie anaphylaktoide Intoleranzreaktionen auf Analgetika, alle jene Reaktionen also, für die eine besondere Disposition des Patienten erforderlich ist. Zu einem großen Teil ist über die Pathogenese wenig bekannt und viele Bindeglieder fehlen noch. Allergische Reaktionen mit einer zugrundeliegenden Antigen-Antikörper-Reaktion und/oder spezifischen T-Zell-Rezeptoren liegen nur bei der Minderzahl der unerwünschten Arzneimittelwirkungen vor.

Kriterien immunologisch bedingter unerwünschter Arzneireaktionen

- Positiver Nachweis von Antikörpern und/oder T-Lymphozyten, die spezifisch mit dem Arzneistoff reagieren (Nachweis durch In-vitro-Test)

- Beginn der klinischen Symptomatik nach einer klinisch inapparenten Sensibilisierungsperiode
- Keine Dosisabhängigkeit (auch subtherapeutische Dosis für Sensibilisierung und klinische Symptomatik ausreichend)
- Keine Beziehung zur therapeutischen Wirkung der Arznei
- Kreuzreaktionen mit strukturverwandten Arzneien
- Auftreten nur bei einem geringen Prozentsatz der behandelten Patienten
- Klinische Symptomatik bei Reexposition meistens reproduzierbar

Voraussetzungen für sinnvolle Hauttestungen bei Sofort-Typ-Reaktionen unerwünschter Arzneireaktionen

- Der Arzneistoff stellt immunologisch ein Vollantigen dar oder Metaboliten binden sich kovalent an geeignete Proteincarrier
- Die unerwünschte Reaktion entsteht durch IgE-Antikörper
- Die Anamnese identifiziert eindeutig das auslösende Medikament, alternative Medikamente für die vorliegende Krankheit sind jedoch nicht verfügbar
- Die Anamnese ist nicht eindeutig, und das zu testende Medikament ist nur mit Schwierigkeiten durch alternative Substanzen zu ersetzen
- *Daran denken*
  - Die Ergebnisse von Hauttests können zu verschiedenen Zeiten variieren
  - Hauttests können gefährlich und manchmal sogar letal sein
  - Hauttests können möglicherweise zu einer Sensibilisierung führen
  - Hauttests sind in ihrer Voraussagekraft zweifelhaft

In ihrer Häufigkeit zunehmende Symptome und Krankheitsbilder

Exantheme durch Cephalosporine

Eine verordnungsbedingte Zunahme ist von den makulösen Exanthemen und der Urtikaria, die durch Cephalosporine ausgelöst werden, bekannt, da sich der Verbrauch von Cephalosporinen in den letzten Jahren wesentlich erhöht hat. Cephalosporine gelten als allgemein recht sichere Antibiotika und auch für die Zukunft als aussichtsreiche Antibiotikaklasse. Sie haben eine Exanthemrate, die sich zwischen 2 und 6% bewegt. Nach den Penizillinen, insbesondere Ampizillin und Amoxyzillin, sind die Cephalosporine die häufigsten Auslöser makulöser oder urtikarieller Arzneimittelexantheme. Nicht zu übersehen ist, daß Cephalosporine in Einzelfällen auch eine toxische epidermale Nekrolyse hervorgerufen haben [5, 6].

Exantheme durch Carbapenem-Antibiotika

Die Carbapenem-Antibiotika sind mit den Penizillinen strukturverwandt, weisen allerdings im Fünfring des Penam-Grundgerüsts keinen Schwefel als Heteroatom auf. Der erste Vertreter war das Thienamycin, das chemisch aber zu instabil war, um therapeutische Bedeutung zu gewinnen. Danach folgte das Imipenem, das aber durch die Dehydropeptidase-1 in den Nieren abgebaut wird und deshalb nur in Kombination mit einem Enzyminhibitor, dem Cilastatin, appliziert werden kann. Imipenem wird inzwischen häufig eingesetzt und steht den Cephalosporinen an Exanthemhäufigkeit nicht nach. Seit 1995 ist mit Meropenem der dritten Vertreter der Carbapeneme im Handel (Meronem, Zeneca, Grünenthal). Meropenem ist der erste Arzneistoff aus dieser Gruppe, der ausreichend stabil ist und deshalb als Monotherapeutikum eingesetzt werden kann. Die Substanz, die intravenös appliziert wird, hat ein extrem breites Spektrum und erfaßt alle klinisch relevanten gramnegativen und grampositiven aeroben und anaeroben Keime.

Bromoderma tuberosum durch antikonvulsive Behandlung mit Kaliumbromid

Das Bromoderma tuberosum ist eine seltene Arzneimittelreaktion der Haut nach langdauernder Einnahme bromhaltiger Medikamente. Die vormals als Sedativa und Antikonvulsiva häufig angewandten anorganischen Bromsalze sind bereits in den 50er Jahren zum größten Teil durch wirksamere und verträglichere Arzneimittel ersetzt worden, so daß das Krankheitsbild des Bromoderma tuberosum bis vor kurzem praktisch kaum noch beobachtet wurde [3]. Mitgeteilt wurden lediglich vereinzelte Krankheitsfälle, wobei das Bromoderma tuberosum durch langzeitigen Abusus bromidhaltiger Hypnotika entstanden war [7, 10, 15]. Seit etwa fünf Jahren werden Epilepsien, die durch andere Medikamente nicht beherrschbar sind, zunehmend wieder mit Bromiden behandelt [4], allerdings im allgemeinen nur bei Kindern und kaum bei Erwachsenen. Es handelt sich fast ausschließlich um die frühkindliche Grand-mal-Epilepsie. Diese wurde früher mit der Kombination von Valproat und Phenobarbital behandelt. Heute wird von vornherein oder bei mangelnder Wirksamkeit Kaliumbromid (Dibro-BER, Dibropharm, Baden-Baden) hinzugefügt, oft auch auf Phenobarbital wegen der dadurch bedingten psychischen Veränderungen („wir kennen unser Kind nicht mehr") verzichtet. Das Bromoderma tuberosum wird daher heute wieder zunehmend beobachtet [11]. Es ist im wesentlichen dosisabhängig; bei einem Serumspiegel oberhalb von 150 mg% ist bereits mit einer deutlichen Neigung zu einem Bromoderma tuberosum zu rechnen. Es finden sich zumeist wenige, nicht selten sehr schmerzhafte, erbs- bis faustgroße Einzelherde mit bevorzugter Lokalisation an den Streckseiten der Extremitäten, vor allem der Unterschenkel, und im Gesicht. Gerade bei Kindern ist das Gesicht besonders häufig betroffen. Die einzelnen Bromoderme bilden in der Konsistenz weiche, meist flach erhabene, plateauförmige Granulationstumoren mit einem scharf abgesetzten Randwulst, ulzero-krustöser Oberfläche und rötlich-braunem bis bräunlich-schwarzem Farbton. Randwärtige Pusteln sind häufig. Eine Mitbeteiligung der Mundschleimhaut ist nur selten beschrieben worden und kommt nur in ausgeprägten Krankheitsfällen und dann meist auch nur in diskreter Form vor. Bromismus-Symptome und auch ein Bromoderma tuberosum sind mehrfach bei Neugeborenen beobachtet worden, deren Mütter in der Schwangerschaft Brom erhalten hatten [8].

Die Ätiopathogenese des Bromoderma tuberosum ist bis heute nicht hinreichend geklärt. Durch die lange biologische Halbwertzeit von 12 Tagen und die langsame renale Eliminierung der Bromide ist eine Bromanreicherung im Organismus möglich. Demgemäß sieht man Bromoderme gehäuft bei eingeschränkter Nierenfunktion. Bromionen werden sowohl über die Nieren als auch durch die Lungen, Milch-, Speichel-, Schweiß- und Talgdrüsen ausgeschieden. Nach der sogenannte Abspaltungstheorie werden die Hautveränderungen als Irritationseffekt gedeutet, hervorgerufen durch die Abspaltung gewebsaggressiven Broms aus den Bromiden.

Therapeutisch ist ein Aussetzen der bromhaltigen Medikation vorzunehmen, bei Epileptikern erfolgt eine ausschleichende Dosisreduktion der Bromide. An weiteren therapeutischen Maßnahmen wurde über orale oder lokale [14] Kortikoidsteroidbehandlung berichtet, auch wurde durch Zufuhr von Natriumchloridtabletten oder Natriumchloridinfusionen eine Beschleunigung der Bromelimination versucht [7, 9, 14, 15].

Ein Bromoderma tuberosum erscheint nach den bisherigen Berichten deutlich dosisabhängig und damit – in gewissem Maße – vorhersagbar. Die Prophylaxe besteht darin, den therapeutischen Bereich (96–144 mg% im Serum und 80–120 mg% im Vollblut) nicht zu überschreiten. Dementsprechend sind Serumspiegelkontrollen regelmäßig erforderlich. Wegen der hohen Halbwertszeit der Bromide von 12 Tagen sind sie allerdings erst frühestens drei Wochen nach der letzten Dosisänderung sinnvoll.

In ihrer Häufigkeit zurückgehende Krankheitsbilder

Einen Rückgang in der Häufigkeit ist bei den aseptischen Nekrosen nach intramuskulären Injektionen von Phenylbutazon-haltigen Kombinationspräparaten zu verzeichnen. Der Grund dafür liegt darin, daß die Indikationen für diese Präparate drastisch eingeschränkt wurden. Auch die progressive Pigmentpurpura, soweit sie durch Carbromal ausgelöst wird, ist in ihrer Häufigkeit stark zurückgegangen. Zu erwähnen ist auch der Rückgang der unerwünschten Wirkungen von Insulin, der durch den zunehmenden Einsatz von Humaninsulin bedingt ist. Nach Humaninsulin sind die typischen Insulinnebenwirkungen am Injektionsort wesentlich seltener zu beobachten als nach Insulin tierischer Herkunft.

Toxische epidermale Nekrolyse

In den letzten Jahren wird verstärkt Gewicht darauf gelegt, daß das Erythema exsudativum multiforme kontinuierliche Übergangsformen zur toxischen epidermalen Nekrolyse aufweisen kann [2, 12]. So lassen sich in diesem gesamten Spektrum heute praktisch sechs Formen unterscheiden:

- Das Erythema exsudativum multiforme ohne Schleimhautbeteiligung
- Das Erythema exsudativum multiforme mit Schleimhautbeteiligung (Erosionen oder Blasen auf weniger als 10% der Körperoberfläche, typische oder atypische Kokarden mit einer Verteilung vorwiegend im Hand- und Fußbereich)

- Das Stevens-Johnson-Syndrom (Erosionen und Blasen auf mehr als 10 % der Körperoberfläche, atypische Kokarden beziehungsweise Maculae von großflächiger Ausdehnung)
- Die Übergangsform Stevens-Johnson-Syndrom/toxische epidermale Nekrolyse, die klinische Symptome beider Krankheitsbilder vereinigt (Erosionen und Blasen auf 10–30 % der Körperoberfläche, atypische Kokarden oder Maculae von großflächiger Ausdehnung)
- Die toxische epidermale Nekrolyse mit Maculae (Erosionen beziehungsweise Blasen auf mehr als 30 % der Haut, obligat auch Kokarden oder Maculae)
- Die klassische Form der toxischen epidermalen Nekrolyse auf großflächigen Erythemen (großflächige Erosionen oder Blasen auf mehr als 10 % der Hautoberfläche ohne Kokarden oder Maculae)

Bei der toxischen epidermalen Nekrolyse liegt, abgesehen von äußerst seltenen Ausnahmen, regelmäßig eine Mundschleimhautbeteiligung vor, die beim „staphylococcal scalded skin syndrome" (SSSS) der Kleinkinder nicht vorhanden ist. Während das klassische Erythema exsudativum multiforme bei Kindern fast niemals durch Medikamente induziert ist, bei Erwachsenen nur manchmal, steigert sich die medikamentöse Ätiologie kontinuierlich mit dem Schweregrad der Reaktion, so daß die klassische Form der toxischen epidermalen Nekrolyse fast ausschließlich durch Medikamente induziert ist. Die häufigen und seltenen Auslöser sind gut definiert und nur selten wird über neue auslösende Medikamente berichtet. Das höchste Risiko, ein Stevens-Johnson-Syndrom oder eine toxische epidermale Nekrolyse zu entwickeln, besteht nach der Einnahme von antibakteriellen Sulfonamiden, Antikonvulsiva, Oxicam-Verbindungen, Allopurinol und Chlormezanon [13]. Erkrankt an schweren Hautreaktionen dieses Formenkreises ist jährlich 1 von 1.000.000 Einwohnern [1, 16], die Inzidenz der klassischen, toxischen, epidermalen Nekrolyse auf großflächigen Erythemen allerdings liegt um ein Vielfaches niedriger.

Ständiger Wandel des Arzneimittelmarktes

Jährlich werden derzeit 30–40 neue Arzneimittel in Deutschland zugelassen, während 20–30 jährlich vom Markt verschwinden. Bei den neu zugelasse-nen Arzneimitteln handelt es sich vielfach um Parallelentwicklungen, das heißt weitere oder neue Generationen von Cephalosporinen, ACE-Hemmern, Interferonen etc. Der Anteil der wirklich neuen Substanzklassen ist gering, er liegt bei etwa fünf Wirksubstanzen pro Jahr. 1995 sind 35 Wirksubstanzen neu auf den Markt gekommen. Unerwünschte Wirkungen lassen sich bei denjenigen Substanzen vermuten, die bisherigen häufigen Auslösern strukturverwandt sind und damit möglicherweise eine ähnliche Häufigkeit an unerwünschten Wirkungen hervorrufen. Dies betrifft beispielsweise das mit Meprobamat strukturverwandte Felbamat, das Cefepim, ein Cephalosporin der vierten Generation, das Fleroxacin, ein neuer parenteral und oral applizierbarer Gyrasehemmer, der sich durch eine dreifache Fluoridierung des Chinolons von den bisher verfügbaren Gyrasehemmern unterscheidet sowie weiterhin zwei Sulfonamide, das Sulfaethidol und das Sulfamethizol.

Literatur

1. Avakian R, Flowers FP, Araujo OE, Ramos-Caro FA (1991) Toxic epidermal necrolysis: A review. J Am Acad Dermatol 25: 69–79
2. Bastuji-Garin S, Rzany B, Stern RS, Shear NH, Naldi L, Roujeau JC (1993) Clinical classification of cases of toxic epidermal necrolysis, Stevens-Johnson syndrome, and erythema multiforme. Arch Dermatol 129: 92–96
3. Bork K (1985) Kutane Arzneimittelnebenwirkungen. Schattauer Verlag, Stuttgart
4. Ernst J-P, Doose H, Baier WK (1988) Bromides were effective in intractable epilepsy with generalized tonic-clonic seizures and onset in early childhood. Brain Develop 10: 385–388
5. Guillaume JC, Roujeau JC, Revuz J, Penos D, Touraine R (1987) The culprit drugs in 87 cases of toxic epidermal necrolysis (Lyells syndrome). Arch Dermatol 123: 1166–1170
6. Hogan DJ, Rooney ME (1987) Toxic epidermal necrolysis due to cephalexin. J Am Acad Dermatol 17: 852
7. Hübner K, Christophers E, Helmer R (1976) Skin bromide content and bromide excretion in bromoderma tuberosum. Arch Dermatol Res 257: 109–112
8. Mangurten H, Kaye Cl (1982) Neonatal bromism secondary to maternal exposure in a photographic laboratory. J Pediatr 100: 596–598
9. Millns JL, Rogers RS (1978) Furosemide as an adjunct in the therapy of bromism and bromoderma. Dermatol 156: 111–119
10. Parish LC, Polin JI (1974) Bromoderma in pregnancy. Dermatol 148: 247–252
11. Pfeifle J, Grieben U, Bork K (1992) Bromoderma tuberosum durch antikonvulsive Behandlung mit Kaliumbromid. Hautarzt 43: 792–794

12. Roujeau JC, Stern RS (1994) Severe cutaneous adverse reactions to drugs. N Engl J Med 331: 1272–1285
13. Roujeau JC, Kelly JP, Naldi L, Rzany B, Stern RS, Anderson T, Auquier A, Bastuji-Garin S, Correla O, Locati F, Mockenhaupt M, Paoletti C, Shapiro S, Shear N, Schöpf E, Kaufman DW (1995) Medication use and the risk of Stevens-Johnson syndrome or toxic epidermal necrolysis. N Engl J Med 333: 1600–1607
14. Schmoeckel C (1976) Zur Diagnostik und Therapie des Bromoderma tuberosum. Hautarzt 27: 396–398
15. Schöfer H (1979) Zur Therapie des Bromoderma tuberosum mit Furosemid. Z Hautkr 54: 1019–1026
16. Schöpf E, Stühmer A, Rzany B, Victor N, Zentgraf R, Kapp JF (1991) Toxic epidermal necrolysis and Stevens-Johnson syndrome. Arch Dermatol 127: 839–842

Syphilis

Norbert H. Brockmeyer

Einleitung

Die Inzidenz der Syphilis hat sich seit 1950 in Deutschland, abgesehen von einer geringen Zunahme Mitte der 70er Jahre, kontinuierlich verringert. Ein ähnliches Bild findet sich in allen westlichen Ländern, insbesondere den USA. Dort ist jedoch schon seit 1985 eine Trendumkehr mit deutlichem Anstieg der Syphilisfallzahlen erkennbar [11]. Auch in Deutschland ist seit einem Jahr in den venerologischen Zentren eine Zunahme der Syphilisfälle, wahrscheinlich durch die Öffnung der Ostgrenzen bedingt, zu beobachten. Diese Zunahme ist vergesellschaftet mit dem Auftreten untypischer klinischer Bilder. Es empfiehlt sich, die Syphilis wieder stärker als Teil des differentialdiagnostischen Spektrums in unserem Bewußtsein zu etablieren, umso mehr, als viele Ärzte die Syphilis nicht mehr aus eigener Anschauung kennen.

Primäre Syphilis (Lues I)

Klassisch ist der um den 21. Tag nach Erregerinokulation entstehende Schanker, ein schmerzloses, solitäres, rundes oder ovales, 1–2 cm großes, scharf begrenztes, schüsselförmiges Ulkus mit glattem, spiegelndem Grund. Es entwickelt sich aus einer dunkelroten Macula, die papulös wird, induriert und zentral nekrotisiert. Neben dieser Form des Primäraffektes (Ulcus durum) finden sich viele Varianten, die von einer lediglich erosiven Papel (Erosivschanker) bis zur großflächigen Nekrose (Ulcus phagedaenicum gangraenosum) reichen (Abb. 1).

Die Beschaffenheit und auch die Schmerzfreiheit hängen von der Lokalisation ab. Anal oder am Gaumenbogen sind die Primäraffekte häufig sehr schmerzhaft und durch Sekundärinfektionen putride. Das Oedema indurativum ist meistens einseitig an einer Labie lokalisiert. Auch am Präputium, seltener am Skrotum kann es durch ausgeprägte Entzündung zu einer ödematösen Verhärtung (zum Beispiel einer Phimose mit nachfolgender Penis-

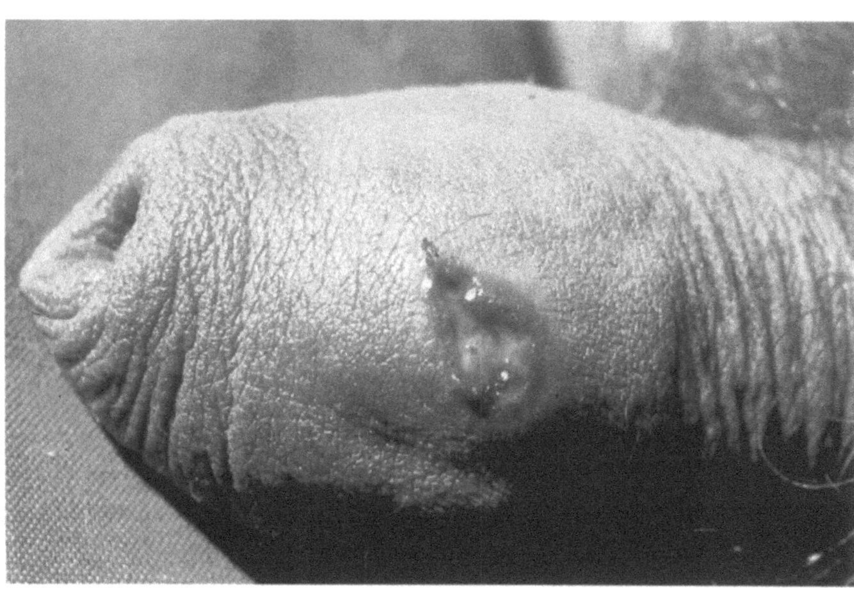

Abb. 1. Primäraffekt. Ulcus phagedaenicum gangraenosum

gangrän) kommen (Abb. 2). Obwohl sich die Syphilis bei 44% der betroffenen Frauen als Zervixschanker manifestiert, wird sie in dieser Lokalisation häufig übersehen. Wichtig ist, daß man auch an einen Primäraffekt denkt, wenn es sich um mehrere Ulzera handelt, die teils kontralateral lokalisiert (Abklatschphänomen) oder durch vielfältige Eintrittspforten bedingt sein können. Der periurethrale Primäraffekt ist vom Ulcus gonorrhoicum abzugrenzen. Bei urethralen Schmerzen muß an einen eventuellen Primäraffekt in der Harnröhre gedacht werden.

So lange die Diagnosen Candidose, Psoriasis, Reiter-Syndrom oder Lichen planus nicht gesichert sind, ist auch eine erosive Balanitis oder Vulvitis verdächtig auf eine Syphilis. Ansonsten können Primäraffekte an jeder Stelle der Haut und der Schleimhäute auftreten (Zunge, Lippen, perioral, Tonsillen, Finger, Brust) (Abb. 3). An der Lippe ist bei Effloreszenzen, die als Furunkel, schankriforme Pyodermie oder spinozelluläre Karzinome imponieren, ein Primäraffekt in Erwägung zu ziehen. Am Finger wird ein Primäraffekt nicht selten als Paronychie fehlgedeutet. Im Mund kann, insbesondere wenn der Primäraffekt nicht solitär auftritt, die Abgrenzung zum Morbus Behçet, der sich jedoch durch seine Persistenz auszeichnet, oder

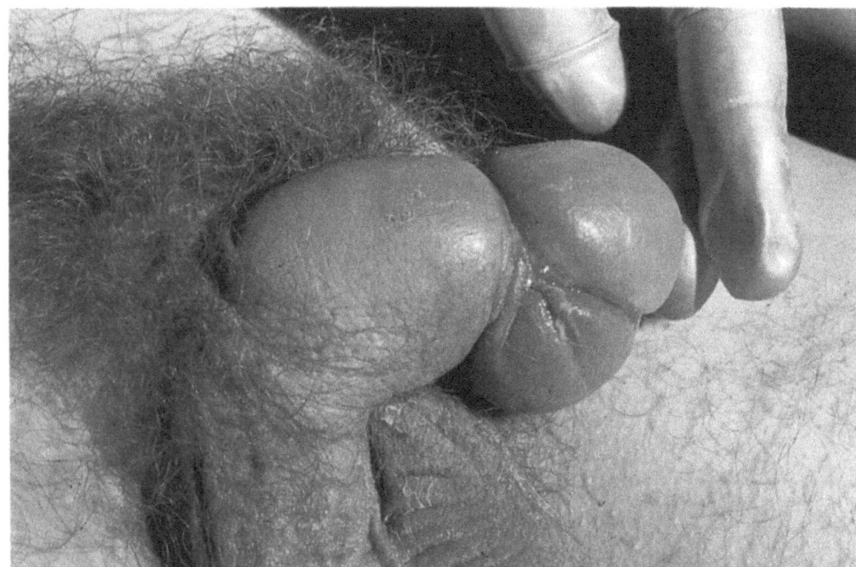

Abb. 2. Primäraffekt mit ausgeprägtem indurativem Ödem

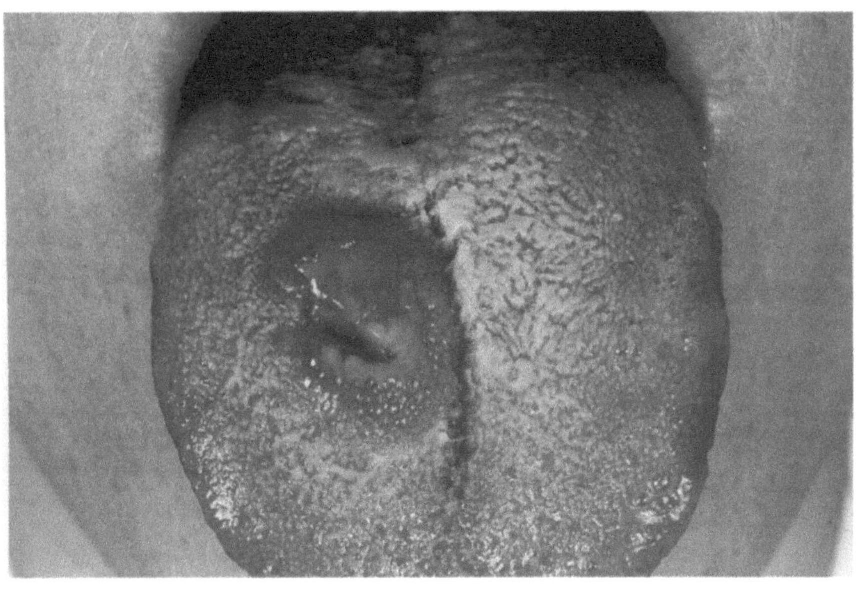

Abb. 3. Primäraffekt an der Zunge

beim Primäraffekt am Gaumensegel die Abgrenzung zur Angina Plaut-Vincenti oder Angina diphtherica schwierig sein, wobei letztere mit ausgeprägten Allgemeinsymptomen und Fieber einhergehen.

Bei entsprechender Reiseanamnese muß die Möglichkeit der Erkrankung an einem Granuloma inguinale, ausgelöst durch das Calymmatobacterium granulomatis, oder einem Ulcus molle, ausgelöst durch Haemophilus ducreyi, in Erwägung gezogen werden. Letzteres ist gelegentlich ebenfalls induriert, weist jedoch meist unterminierte Ränder auf (Abb.4). Die im Lymphabflußgebiet des Schankers liegende schmerzlose, harte, nicht fluktuierende Lymphknotenschwellung (Bubo, syphilitische Skleradenitis) abszediert im Gegensatz zum Lymphogranuloma venereum, ausgelöst durch Chlamydia trachomatis, Immunphänotyp L1, L2 und L3, nicht. Bei HIV-Patienten kann darüber hinaus ein syphilitischer Primäraffekt durch ulzerierte Herpessimplex-Läsionen vorgetäuscht werden.

Histologisch weist die Epidermis in der Umgebung der Ulzeration des Primäraffektes eine deutliche Akanthose, gelegentlich auch Spongiose auf. Im Ulkus selbst findet sich ein Exsudat, bestehend aus Fibrin und nekrotischen Gewebsfragmenten und neutrophilen Granulozyten. Die gesamte Dermis ist teilweise lichenoid durch Lymphozyten und Plasmazellen in stark variierender Anzahl mit perivaskulärer Aggregation infiltriert. Häufig sieht man Obliterationen der Gefäßlumina durch Endothelschwellungen oder durch Endothelzellproliferationen. In seltenen Fällen läßt sich eine Gefäß-

wandnekrose nachweisen. Sind nur wenige Plasmazellen nachweisbar, kann die histologische Diagnose einer Syphilis schwierig sein [2, 5].

Sekundäre Syphilis (Lues II)

Das Sekundärstadium, das heißt die systemische Manifestation der Syphilis, beginnt neun Wochen post infectionem. Es können influenzaähnliche Symptome wie leichte Abgeschlagenheit und subfebrile Temperaturen in (seltenen Fällen auch hohes Fieber), Myalgien und polyarthritische Schmerzen auftreten. Häufig fehlen jedoch die Allgemeinsymptome. Nächtliche Kopfschmerzen als Ausdruck einer frühsyphilitischen Meningitis cerebrospinalis finden sich in 40 % der Patienten. Die Polyskleradenitis betrifft alle Lymphknotenregionen, jedoch erreichen die einzelnen Knoten nicht mehr die Größe des primären Bubos. Es sind die Haut in rund 80 %, Mund und Pharynx in 36 %, Genitalien in 20 %, ZNS in 10 %, die Augen in 4 % und viszerale Organe in 0,2 % der Patienten betroffen.

Die auftretenden Exantheme und Enantheme – Syphilide – zeigen einen großen Formenreichtum und sind erregerreich. Sie setzen sich in 95 % der Fälle aus makulösen, makulo-papulösen, papulösen und/oder anulären Effloreszenzen zusammen. Noduläre und pustulöse Syphilide sind selten. Vesikulo-bullöse Läsionen werden nur bei der pränatalen Syphilis und nicht bei Erwachsenen gesehen. In der Frühphase treten die Hautveränderungen der sekundären Syphilis symmetrisch auf. Später

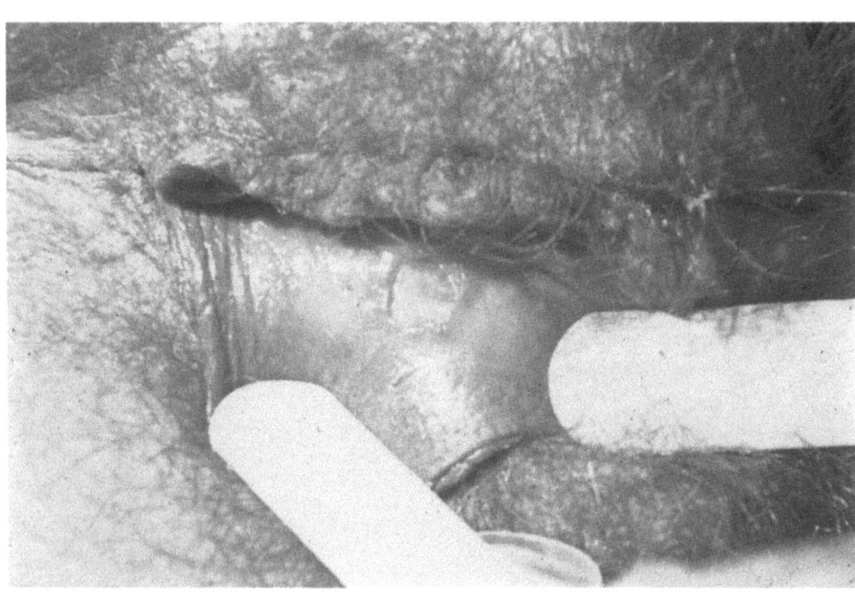

Abb. 4. Ulcus molle an einer großen Labie. Gut sind die unterminierten Ulkusränder erkennbar

werden sie polymorph. Juckreiz wird nur sehr selten beobachtet. Die sekundären Läsionen heilen ohne Exkoriationen unabhängig von der Behandlung innerhalb von zwei bis zehn Wochen ab [6, 8, 11].

Makulöses Syphilid (Roseola syphilitica)

Als früheste Hautveränderungen der Lues II treten disseminiert blaßrote, runde oder ovale Makeln von 1–2 cm Durchmesser auf. Sie sind bevorzugt am Rumpf sowie an den Extremitätenstreckseiten lokalisiert. Ein Teil von ihnen folgt in ihrer Anordnung den Spaltlinien der Haut. Die Maculae sind unscharf begrenzt (verdämmern), in seltenen Fällen können sie urtikariell (Roseola urticata) imponieren. Differentialdiagnostisch ist besonders an Masern („Kieler Masern"), Scharlach und Röteln zu denken. Jedoch fehlen im Vergleich zur erstgenannten Diagnose das Fieber und die Koplik-Flecken und im Vergleich zur letztgenannten Erkrankung die Feinfleckigkeit des Exanthems. Auszuschließen sind weitere insbesondere mononukleoseähnliche Virusexantheme wie das Primärstadium des HIV-Infektes, aber auch die Pityriasis rosea sowie Arzneimittelexantheme, die meist schärfer begrenzt, intensiver gerötet und im weiteren Verlauf der Erkrankung schuppend sind [10, 19].

Makulo-papulöses Syphilid

In rund 50 % der Fälle wird ein makulo-papulöses Syphilid beobachtet, das durch stärkere Infiltration einzelner Roseolae neben den makulösen Effloreszenzen entsteht. Die Morphe der Papeln ist kalottenförmig, rötlich bis braun-rötlich und oft spiegelnd (lichenoid). Viele weisen unter Knopfsondendruck Schmerzhaftigkeit auf. Häufig sind der Genitalbereich und das Gesicht, insbesondere die seborrhoischen Areale und die behaarte Kopfhaut betroffen. Durch Verletzung und Krustenbildung kann ein Bild entstehen, das der Impetigo contagiosa ähnelt.

Papulöses und papulo-squamöses Syphilid

Durch kupferfarben erythematöse, runde oder ovale, indurierte Papeln und Plaques kann, insbesondere wenn sie lichenoid sind oder in seltenen Fällen jucken, ein Lichen ruber planus vorgetäuscht werden. Häufig muß differentialdiagnostisch auch eine Pityriasis lichenoides chronica berücksichtigt werden. Wenn die Läsionen eine starke Schuppung aufweisen, kann es schwierig sein, eine Abgrenzung von der Psoriasis vulgaris vorzunehmen [6, 8]. Ein positives Köbner-Phänomen kann zu Verunsicherung führen. Bei Veränderungen an der Stirn-Haargrenze (Corona veneris) (Abb. 5) ist die Abgrenzung zum seborrhoischen Ekzem oder zur Psoriasis vulgaris in vielen Fällen nicht nur klinisch, sondern auch histologisch schwierig, da sich eine Hyperparakeratose, eine Akanthose, verplumpte weitausgezogene Reteleisten und sogar Munro-Mikroabszesse finden lassen [2]. An den Fußsohlen können die Läsionen

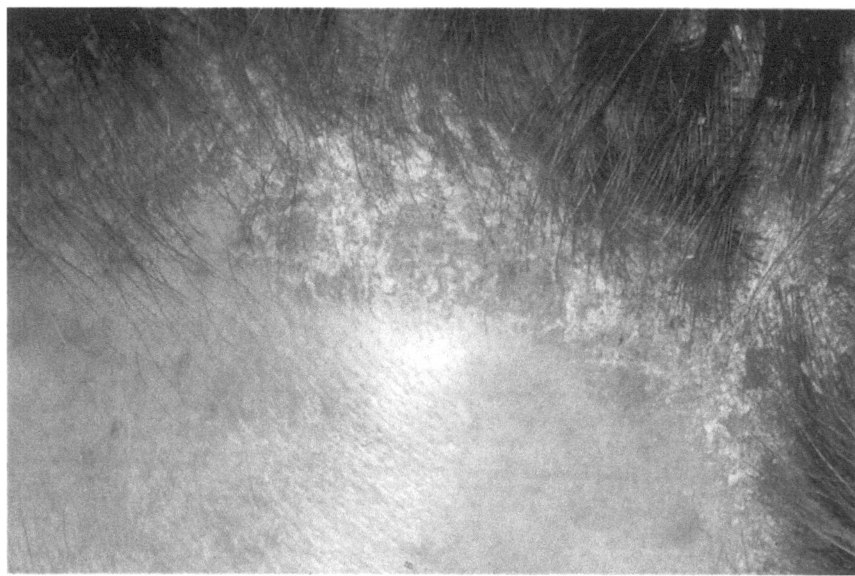

Abb. 5. Sekundäre Syphilis. Corona veneris mit psoriasiformem Aspekt

hyperkeratotisch und das Infiltrat diffus sein, so daß sie fälschlich als Clavus (Clavi syphilitici) oder als Tinea pedum diagnostiziert werden. Bevorzugt im Gesicht, auf den Wangen, nasolabial und im Genitalbereich treten lentikuläre Syphilide, braun-rote, distinkt stehende, 2–5 mm durchmessende Papeln mit feiner Schuppung auf, die differentialdiagnostisch an eine Rosazea oder ein seborrhoisches Ekzem erinnern (Abb. 6). Anuläre Syphilide im Gesicht, anogenital, palmar und plantar entstehen durch Aggregation von Papeln und können als Sarkoidose, Granuloma anulare oder Tinea corporis mißgedeutet werden (Abb. 7). Typisch für eine sekundäre Syphilis sind auch serpiginöse, konzentrische oder bogenförmige Konfigurationen der Effloreszenzen.

Wenn sie nodulär sind, kann die differentialdiagnostische Abgrenzung zu Lymphomen oder Pseudolymphomen histologisch schwierig sein, wenn sich wenig Plasmazellinfiltrate und eine ausgeprägte Exozytose finden [4, 7, 17].

Papulo-ulzeröse Syphilide

Große Papulopusteln mit rotem Hof, die nekrotisch werden, schüsselförmig ulzerieren und mit dicken, dunklen, pseudomembranösen Belägen bedeckt sind (Lues maligna, Rupia syphilitica) finden sich heute nur noch selten (Abb. 8). Ihre Prädilektionsstelle ist das Gesicht. Sie sind mit Schmerzen, Arthralgien und gelegentlich einer Hepatitis verbunden. Bei HIV-infizierten Patienten treten diese Veränderungen gehäuft auf, so daß bei dem Vorliegen einer Lues maligna immer auch an einen HIV-Infekt gedacht werden muß [11, 16, 18].

Schleimhaut- und intertriginöse Syphilide

Schleimhaut- und intertriginöse Syphilide zeigen aufgrund ihrer Lokalisation ein vom übrigem Integument deutlich abweichendes Bild. Sie sind mei-

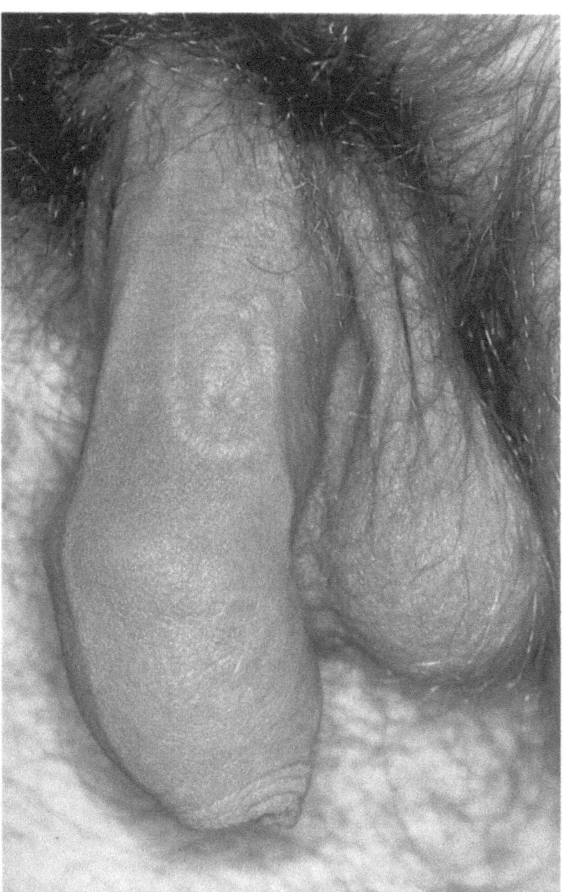

Abb. 6. Sekundäre Syphilis. Lentikuläre Syphilide, rosazeaartiges Bild

Abb. 7. Sekundäre Syphilis. Anuläre Syphilide, einem Granuloma anulare ähnlich

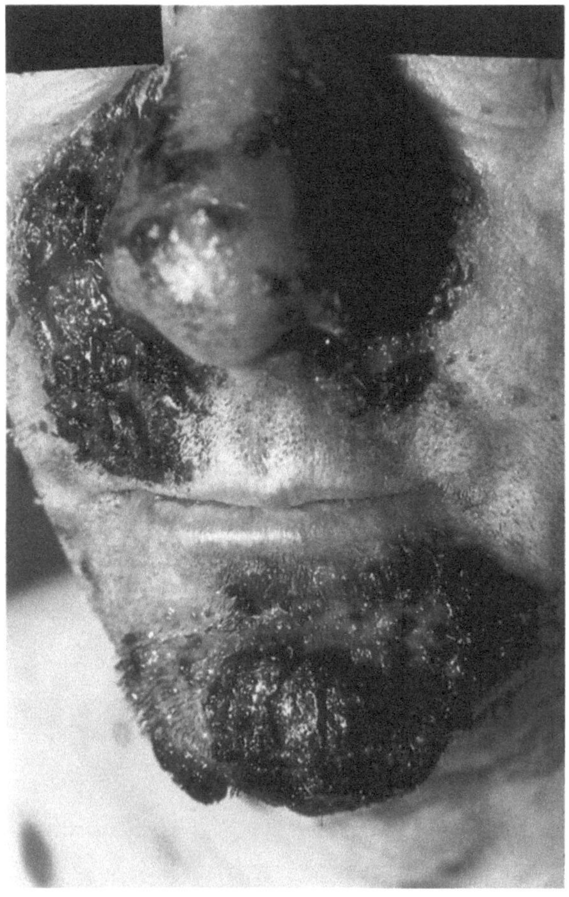

Abb. 8. Sekundäre Syphilis. Lues maligna

stens sehr infektiös. In intertriginösen Arealen entstehen durch Mazeration und Vegetationen erosiv nässende, breitbasig aufliegende, vegetierende Papelbeete, die Condylomata lata. Typisch ist ein süßlicher Foetor. Sie sind meistens fleischfarben oder hypopigmentiert mit einer papillomatösen, bei großen Beeten blumenkohlartigen Oberfläche. Differentialdiagnostisch ist zuerst an Condylomata acuminata zu denken. Diese grenzen sich durch ihre verruköse Oberfläche ab und sitzen meist nicht breitbasig der Haut auf. Papeln interdigital an den Kontaktflächen der Zehen erodieren und können mit Tinea pedis und gramnegativem Fußinfekt (Abb. 9), braunrote syphilitische Papeln am Nagelfalz mit rezidivierenden Paronychien verwechselt werden. Der Nagel kann rissig, an seinem freien Rand gespalten, losgelöst oder verdickt und vorgewölbt sein, wobei seine Oberfläche glatt bleibt und sich am Rande der Lunula eine Ulzeration entwickelt.

An der Mundschleimhaut wird das typische Enanthem (Plaques muqueuses) durch stärkere Infiltration und Mazeration in gering erhabene, leicht erosive, mit einem grauen Schleier bedeckte Plaques opalines umgewandelt.

An der Zunge entstehen durch verquollene Zungenpapillen glatte, erhabene, hellrote Flächen, die Plaques lisses, oder durch stärkere Infiltrationen die Plaques fauchées en prairie oder die sogenannte Schildkrötenzunge (Abb. 10). Durch ausgeprägte Hyperkeratosen können Leukoplakien entstehen, die zum Teil schwierig von der Haarleukoplakie bei HIV-Infizierten abgegrenzt werden

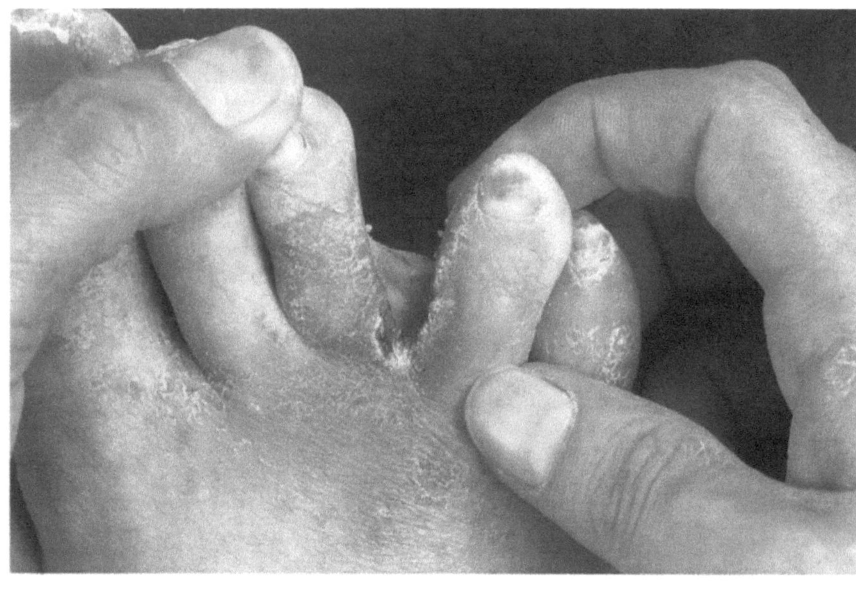

Abb. 9. Sekundäre Syphilis. Intertriginöse Syphilide, eine Tinea pedum oder einen gramnegativen Fußinfekt vortäuschend

können (Abb. 11). Darüber hinaus muß differentialdiagnostisch vor allem an Aphthen, virale Stomatitiden, insbesondere durch Herpes simplex, erosive Arzneiexantheme (Steven-Johnson-Syndrom), Lichen ruber, Lupus erythematodes und Leukoplakien gedacht werden [20]. Wesentlich ist, daß alle Schleimhautläsionen bei Lues II nach einigen Wochen auch ohne Therapie abheilen, allerdings können die Condylomata lata über Monate persistieren.

Alopecia syphilitica

Das typische Bild ist die sogenannte Mottenfraßalopezie. Es finden sich jedoch auch Bilder wie bei Alopecia areata oder bei einer diffusen Alopezie vom androgenetischen Typ (Abb. 12). Den Veränderungen liegt eine entzündliche Schädigung des anagenen Haarfollikels zugrunde. Lokalisationen können das Capillitium, die Augenbrauen und die Bartregion sein.

Histologisch kann die Abgrenzung zur Alopecia areata sehr schwierig sein. Insbesondere wenn sich keine Plasmazellen finden, gleicht sich das entzündliche Infiltrat beider Erkrankungen, es ist jedoch bei der syphilitischen Alopezie häufiger um den Haarbulbus aggregiert und in den meisten Fällen auch perivaskulär, wobei die oft beobachteten Endothelzellproliferationen und Endothelzellschwellungen bei der Alopecia syphilitica bei der Differenzierung hilfreich sind [12].

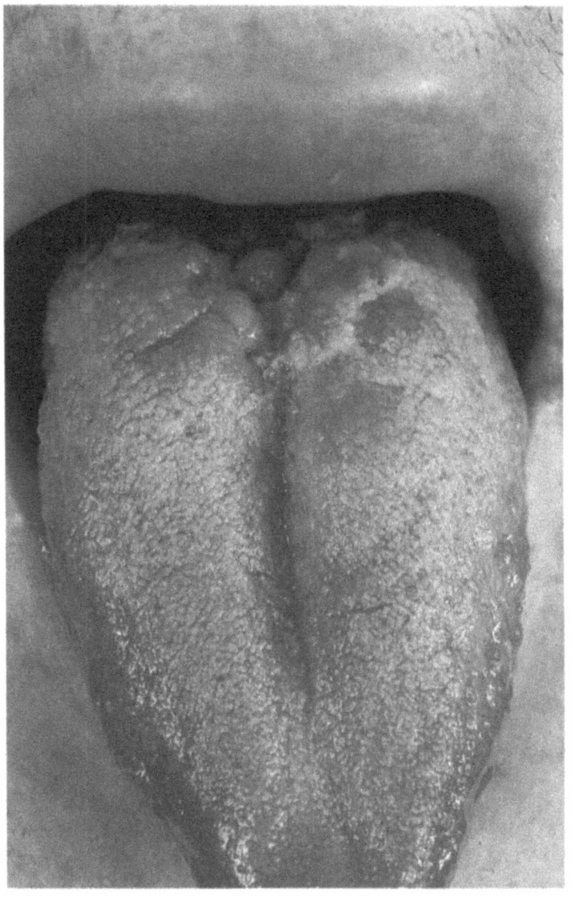

Abb. 10. Sekundäre Syphilis. Schildkrötenzunge

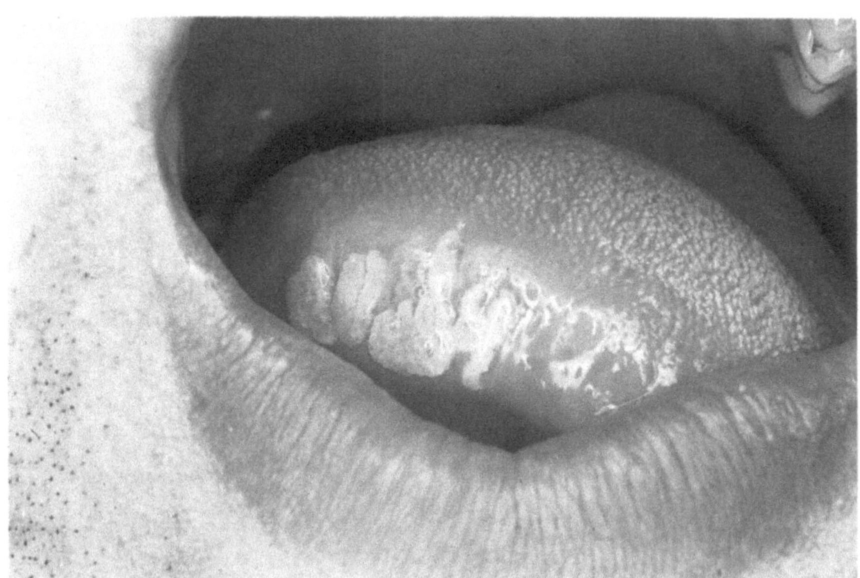

Abb. 11. Sekundäre Syphilis. Ausgeprägte Leukokeratose am Zungenrand, ähnlich einer Haarleukoplakie bei HIV-Infektion

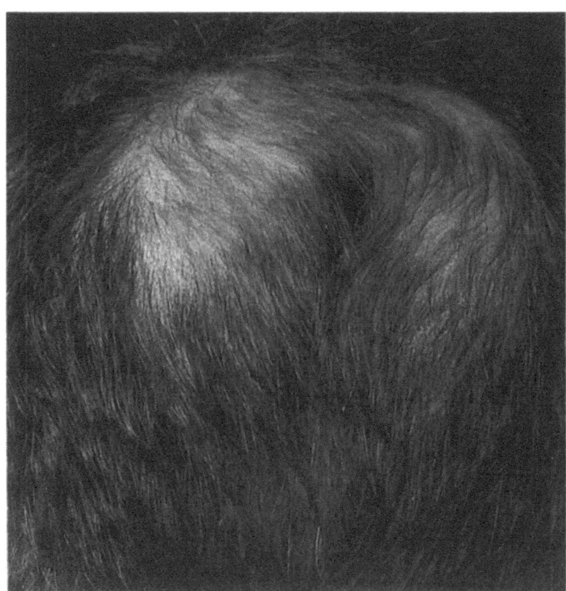

Abb. 12. Sekundäre Syphilis. Alopecia syphilitica

Pigmentveränderungen

Ähnlich wie bei anderen entzündlichen Dermatosen, zum Beispiel der Psoriasis vulgaris, können nach Abheilen der Hautveränderungen Hypopigmentierungen (Leucoderma specificum) auftreten. Diese sind am häufigsten am Hals und am Rücken lokalisiert. Am Hals werden sie als Halsband der Venus oder Leucoderma colli syphiliticum bezeichnet. Jedoch ist es auch möglich, daß bei Abheilung die Syphilide hyperpigmentieren (Pigmentsyphilide), ähnlich wie bei Lichen ruber planus. Die Hypopigmentierungen sind bedingt durch eine partielle Melanozytenhemmung, wobei die Melanozytenzahl normal oder nur wenig verringert sein kann [10, 14].

Histologie

Die histologischen Veränderungen bei der Lues II variieren in einem ähnlich weiten Ausmaß wie die klinischen Bilder. Es können sich psoriasiforme Hyperplasien der Epidermis entwickeln sowie eine Akanthose und ein Ödem der Epidermis und der papillären Dermis.

In einer Vielzahl der Fälle findet sich eine Exozytose mononukleärer, teils lymphozytärer Zellen. Wenn diese nicht disseminiert, sondern fokal zusammenliegen, entwickeln sich spongiforme Pusteln. Hyperkeratose und Parakeratose werden häufig bei papulo-squamösen Läsionen gesehen. In Einzelfällen wird auch eine Nekrose der Keratinozyten beobachtet, wobei die Lues maligna in dieser Hinsicht die Maximalvariante darstellt. In der papillären Dermis zeigen sich die Infiltrate teils lichenoid, teils perivaskulär. Jedoch finden sich ebenfalls Infiltrate in der retikulären Dermis oder bei granulomatösen Veränderungen auch in den tieferen Dermisschichten. Talgdrüsen und Haarfollikel sind häufig von einem dichten Infiltrat umgeben. Die Zellen des Infiltrates sind Lymphozyten und Histiozyten sowie Epitheloidzellen. Die Anzahl der Plasmazellen kann in einem weiten Ausmaß variieren. Nach Abell sollen in bis zu 25 % der Fälle keine Plasmazellen nachweisbar sein [1, 2, 5].

Tertiäre Syphilis (Lues III)

An der Haut finden sich sowohl kutane (tuberöse Syphilide) als auch subkutane (Lues gummosa) Veränderungen.

Tuberöse Syphilide bilden sich aus einzeln stehenden oder konfluierenden Papeln, die unter Atrophie abheilen. Durch das Zusammenfließen einzelner Papeln kommt es zu bogiger Begrenzung. Sie stehen kalottenförmig aus der Haut und können teilweise durch Schuppen bedeckt sein (Abb. 13).

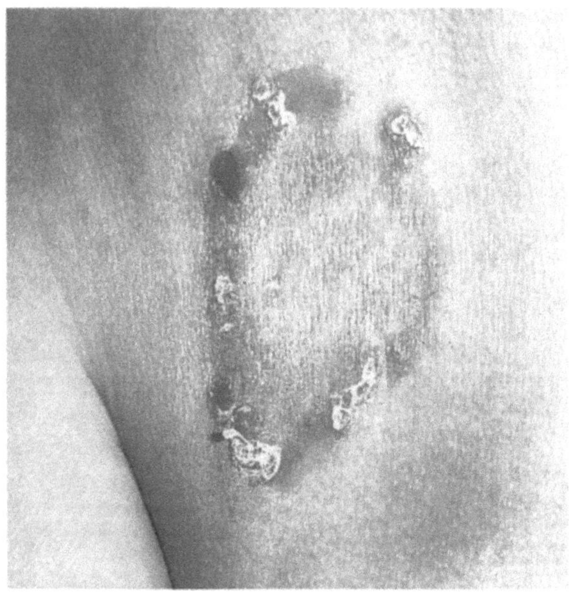

Abb. 13. Tertiäre Syphilis. Bogig begrenzt, schuppende, zentral atrophierte Plaque, am Rand konfluierende, einzelne Papeln

Nach Abheilung entsteht eine flache hyper- oder depigmentierte Narbe. Diese einzelnen Papeln können ulzerieren und verkrusten ähnlich wie bei Lues maligna. Rezidive in den Narben kommen nicht vor, im Gegensatz zum Lupus vulgaris, zudem sind die Veränderungen um ein vielfaches progredienter als beim Lupus vulgaris. Differentialdiagnostisch muß an Lupus vulgaris, Sarkoidose oder Mycosis fungoides gedacht werden.

Die subkutanen Syphilide sind 1–2 cm große Knoten in der Subkutis, die mit der Haut und Unterlage verbacken und infolge von Nekrose einschmelzen und nach außen perforieren. Ulkusrand und Ulkusgrund bleiben meistens gummiartig derb.

Auf Druck sind diese deutlich schmerzhaft. Die Gummen heilen nach Monaten unter Hinterlassung von ausgedehnten Gewebszerstörungen spontan ab. Differentialdiagnostisch muß an eine Tuberculosis cutis colliquativa, eine Pannikulitis, maligne Lymphome, granulomatöse Erkrankungen sowie eine Aktinomykose gedacht werden. Histologisch lassen sich die Veränderungen von der Tuberkulose und Sarkoidose häufig durch die Plasmazellen, welche die epitheloidzelligen Granulome umgeben, sowie durch die verdickten Gefäßwände mit Endothelzellproliferation abgrenzen. Spirochäten lassen sich meistens auch mittels Silberfärbung nicht nachweisen.

Syphilis und HIV-Infektion

Ein besonderes Problem wirft die Diagnose der Syphilis bei HIV-positiven Patienten auf. Das Risiko einer HIV-Infektion ist erhöht durch jede sexuell übertragene Erkrankung, die mit Ulzerationen einhergeht, da diese Ulzera die epidermale Barriere aufheben und eine Viruspenetration ermöglichen. Darüber hinaus sind die im Schanker vorhandenen mononukleären Zellen leicht durch HIV zu infizieren. Patienten mit Syphilis haben häufig gleichzeitig eine HIV-Infektion, so daß die epidemiologische Entwicklung von Aids und Syphilis teilweise parallel verläuft. Bei allen Patienten mit einer Syphilisdiagnose sollte daher eine HIV-Infektion ausgeschlossen werden [9, 15]. Bei Patienten mit HIV-Infektion sind die Manifestationen der sekundären Syphilis nicht selten atypisch [18]. Im Vergleich zu nicht HIV-infizierten Patienten finden sich vermehrt schwere Ausprägungen bis hin zu großflächigen Ulzerationen (Lues maligna). Ebenfalls wird gehäuft eine schnelle Progression zur tertiären Syphilis und zur

Neurosyphilis speziell in der meningo-vaskulären Form gesehen [13]. Daher empfiehlt es sich, bei allen HIV-infizierten Patienten mit Syphilisinfektion eine Liquorpunktion durchzuführen. Häufig ist die Serologie unzuverlässig [9, 15]. Sogar Patienten mit sekundären Veränderungen können seronegativ sein. Hier bietet sich die Durchführung von Probebiopsien und PCR-Untersuchung zur Erregersicherung an. Auf der anderen Seite kann die Syphilisserologie, insbesondere der VDRL-Test, aufgrund der unspezifischen polyklonalen B-Zell-Aktivierung im Rahmen des HIV-Infektes falsch positiv ausfallen. Häufig bleiben auch nach lege artis durchgeführter Therapie die VDRL-Titer sehr hoch oder steigen in den ersten Wochen und Monaten nach Therapie sogar noch an. Im Zweifelsfall sollte wegen der Häufigkeit widersprüchlicher Ergebnisse auch der Liquorpunktion so therapiert werden, daß eine mögliche neurologische Manifestation der Syphilis ausreichend mitbehandelt ist [13].

Systemische Manifestationen

Die Syphilis ist, vergleichbar der HIV-Infektion, eine Systemerkrankung, so daß innere Organe nicht erst bei der quartären Lues, sondern in jedem früheren Stadium betroffen sein können. Diese syphilitischen Organmanifestationen können ähnlich wie die Hautveränderungen fehlgedeutet und als unspezifische Gastritis, Verdacht auf ein Magenkarzinom oder als osteopathische Beschwerden fälschlicherweise nicht der Syphilis zugeordnet werden. Wir müssen uns immer wieder die große Bandbreite der syphilitischen Erkrankungen vergegenwärtigen, um vor Fehldiagnosen geschützt zu sein. William Osler sagte dazu: "To know syphilis in its many manifestations and variations is to know clinical medicine".

Therapie

Die Therapie der Wahl bei der Syphilis ist Clemizol-Penicillin G 1 Mio. I.E. bei klinisch nachweisbarem Primäraffekt über 14 Tage intramuskulär, ansonsten über drei Wochen. Bei der Neurosyphilis sollte Penicillin G intravenös 5 Mio. I.E. sechsmal täglich appliziert werden, dies ebenfalls über einen Zeitraum von drei Wochen.

Benzathin-Penicillin G ist wegen der unsicheren Liquorpenetration obsolet [3].

Literatur

1. Abell E, Marks R, Wilson-Jones E (1975) Secondary syphilis: a clinico-pathological review. Br J Dermatol 93: 53–61
2. Ackerman AB (1987) Histologic diagnosis of inflammatory skin disease. Lea & Febiger, Philadelphia
3. Berry CD, Hooton TM, Collier A, Lukehart S (1987) Neurologic relapse after benzathine penicillin therapy for secondary syphilis in a patient with HIV infection. New Engl J Med 316: 1587–1588
4. Cochran REI, Thomson J, Fleming KA, Strong AMM (1976) Histology simulating reticulosis in secondary syphilis. Br J Dermtol 95: 251
5. Engelkens HJH, ten Kate FJW, Vuzevski VD, van der Sluis JJ, Stolz E (1991) Primary and secondary syphilis: a histopathological study. Int J STD & AIDS 2: 280–284
6. Fitzgerald F (1981) The great imitator, syphilis. West J Med 134: 424–432
7. Gartmann H, Klein R (1978) Syphilis – klinisch und histologisch ein malignes Lymphom vortäuschend. Z Hautkr 53: 846–856
8. Goens JL, Janniger CK, De Wolf K (1994) Dermatologic and systemic manifestations of syphilis. Am Fam Physician 50: 1013–1020
9. Hagedorn HJ (1995) Serodiagnostik der Syphilis. Diagnose Labor 45: 94–104
10. Hira SK, Patel JS, Bhat SG, Chilikima K, Mooney N (1987) Clinical manifestations of secondary syphilis. Int J Dermatol 26: 103–107
11. Hutchinson CM, Hook EW (1990) Syphilis in adults. Med Clin North Am 74: 1389–1416
12. Lee JYY, Hsu ML (1991) Alopecia syphilitica, a simulator of alopecia areata: histopathology and differential diagnosis. J Cutan Pathol 18: 87–92
13. Maleßa R, Agelink MW, Hengge U, Mertins L, Gastpar M, Brockmeyer NH (1996) Oligosymptomatic neurosyphilis with false negative CSF-VDRL in HIV-infected individuals. Eur J Med Res 1: 299–302
14. Martin DH, Mroczkowski TF (1994) Dermatologic manifestations of sexually transmitted diseases other than HIV. Infect Dis Clin North Am 8: 533–582
15. Nandwani R, Evans DTP (1995) Are you sure its syphilis? A review of false positive serology. Intern J STD & AIDS 6: 241–248
16. Sands M, Markus A (1995) Lues maligna, or ulceronodular syphilis, in a man infected with human immunodeficiency virus: case report and review. Clin Infect Dis 20: 387–390
17. Schmoeckel C, Kolz R (1978) Lues II unter dem Bild einer Retikulose. Hautarzt 29: 273–275
18. Schöfer H, Hochscheid I, Thoma-Greber E, Plettenberg A, Brockmeyer NH, Hartmann M, Gerken I, Pees HW, Rasokat H, Hartmann H, Sadri I, Bogner JR, Emminger C, Runge J, Baumgarten R (1996) Active syphilis in HIV-infection: a multicenter retrospective survey. Genitourin Med 72: 176–181
19. Secher L, Weismann K, Kobayasi T (1985) Pityriasis rosea eruption in secondary syphilis: an isomorphic phenomenon? Cutis 35: 403–405
20. Thomas P, Schuck A, Meurer M, Kind P (1994) Angina specifica und Plaques muqueuses der Mundhöhle bei Lues II. Hautarzt 45: 639–641

Ulzera bei Systemerkrankungen

Carl Georg Schirren

Einleitung

Das Thema Ulzera bei Systemerkrankungen legt eine symptomorientierte Denkweise nahe, wie sie zu Beginn dieses Jahrhunderts üblich war. Aufgrund fehlender technischer und diagnostischer Möglichkeiten wußte man wenig über die Ätiologie der Erkrankungen. Daher orientierte man sich in der Klassifikation und Therapie von Hauterkrankungen primär an der Morphe der Effloreszenz. Zur morphologischen Einordnung des Ulkus sind folgende Punkte von Bedeutung:

- Anzahl
- Körperregion
- Form
- Rand
- Grund und
- Größe

Diese morphologischen Kriterien sind auch heute noch wichtig, aber häufig alleine nicht ausreichend. Entscheidend ist die Ätiologie einer Erkrankung. Die Ätiologie der Ulzera bei Systemerkrankungen kann in sieben unterschiedliche Faktoren gegliedert werden. Diese Einteilung versteht sich als Versuch einer Klassifikation und ist weder vollständig noch ausgereift. Dennoch bietet sie aufgrund ihrer Einfachheit die Gewähr, die wichtigsten ätiologischen Faktoren der Ulzera bei Systemerkrankung zu erfassen. Diese Faktoren werden anhand von einzelnen Beispielen erläutert. Zum Schluß wird ein diagnostisches Vorgehen zur Abklärung von Ulzera vorgeschlagen, bei dem auch seltene Erkrankungen nicht durch das diagnostische Raster fallen.

Ätiologische Faktoren der Ulzera bei Systemerkrankungen

- Infektiös
- Hämatologisch
- Metabolisch
- Vaskulär
- Neoplastisch
- Medikamentös
- Genetisch

Infektiöse Ätiologie

Virale Infektionen können ausgedehnte Ulzerationen aufweisen. So führt die Erstinfektion mit Epstein-Barr-Virus zur infektiösen Mononukleose. Typische und häufige Symptome sind vergrößerte Tonsillen, Hepatosplenomegalie, vergrößerte Lymphknoten und atypische monozytoide Zellen im peripheren Blut. Selten, aber ein bekanntes Phänomen ist das Auftreten von genitalen Ulzerationen, die klinisch an ein Ulcus durum erinnern [6, 33]. Perianale Ulzera können Ausdruck einer Herpessimplex-Infektion sein. Kommt es aber unter einer regelrechten virustatischen Therapie mit Aciclovir nicht zu einer Abheilung, können die Ulzera Folge einer Zytomegalie-Virus-Infektion sein [3]. Diese Verdachtsdiagnose kann durch eine Biopsie gesichert werden, da sich basophile Einschlußkörperchen in den Kernen der Endothelzellen der Gefäße nachweisen lassen. Einige Einschlußkörperchen sind außerdem von einem Halo umgeben [31].

Auch bakterielle Infektionen können zu ausgedehnten Ulzera führen. Das Buruli-Ulkus wird durch das Mycobakterium ulcerans ausgelöst. Diese Mykobakterieninfektion ist nach der Lepra und dem Lupus vulgaris weltweit die dritthäufigste [26]. Sie tritt in Zentral- und Westafrika, Südamerika und in Australien auf. Meist über ein Trauma werden die Keime in den gesunden Organismus inokuliert und nach einer Inkubationszeit von drei Monaten kommt es zunächst zu einem kleinen Ulkus. Dieses kann sich aber in der Folgezeit rasch ausbreiten und zum Beispiel den gesamten Unterschenkel erfassen. Eine Biopsie mit Ziehl-Neelsen-Färbung sichert die Diagnose. Bei unklarem Ergebnis kann eine Polymerase-Ketten-Reaktion die Klärung bringen [26]. Nach längerem Aufenthalt in den Tropen ist die Diagnose einer ulzerierenden Pyodermie auch bei Touristen keine Seltenheit. Davon abzugrenzen ist das tropische Ulkus, das durch Fusobakterien (meist Fusobacterium ulcerans) und Anaerobier verursacht wird. Meist sind die Beine betroffen, und es entwickelt sich aus einer Papel oder einer Blase ein schmerzhaftes Ulkus mit unterminiertem Randwall [1]. Falls sich das Ulkus in Gelenknähe befindet, können Mutilationen auftreten. Der mikrobiologische Abstrich mit Resistenzbestimmung ist für die antibiotische Therapie von Wichtigkeit, auch wenn die Diagnose vorwiegend anhand der klinischen Befunde gestellt wird.

Bei der Blastomykose handelt es sich um eine systemische Mykose, die durch Blastomyces dermatitidis, einem saprophytär im Boden vorkommenden dimorphen Pilz, hervorgerufen wird [19]. In Amerika, Afrika und Indien ist vorwiegend die männliche, landwirtschaftlich arbeitende Bevölkerung betroffen. Durch Inhalation wird primär die Lunge befallen. Über eine hämatogene Streuung kommt es zu einer extrapulmonalen Manifestation an Haut, Knochen und zentralem Nervensystem. An der Haut entstehen aus Papeln und kutan-subkutan gelegenen Knoten Ulzerationen mit teils erhabenen, verruziformen Rändern. Differentialdiagnostisch kommt auch eine Tuberkulose in Betracht. Nur eine Biopsie mit Anzüchtung des Keimes und Histologie führt zur richtigen Diagnose. Therapeutisch werden Amphotericin B, Ketoconazol und Itraconazol eingesetzt [4].

Noma (Chancrum oris) ist eine durch Borrelia vincenti und Fusobakterien hervorgerufene Gangrän der Mundhöhle bei Immundefizienz [22]. Prädisponierende Erkrankungen, die über eine Stomatitis ulcerosa und Osteitis zu mutilierenden Ulzerationen des Gesichtes führen, sind eine Malnutrition der Kinder (besonders in Afrika und Südamerika), eine HIV-Infektion oder eine Leukämie. Therapeutisch kommen Antibiotika nach Antibiogramm, eventuell in Kombination mit chirurgischen Eingriffen, zur Anwendung, um so den raschen tödlichen Verlauf zu verhindern.

Myzetom oder Madurafuß ist eine bakterielle oder mykotische Infektion, die meist durch Bagatellverletzungen beim Barfußgehen akquiriert wird. Häufig erkrankt die Landbevölkerung in Afrika, Asien, Zentral- und Südamerika. Klinisch zeigt sich eine wenig schmerzhafte, tumoröse, eitrig-abszedierende Schwellung, die im weiteren Verlauf zu Periostitis und Osteomyelitis führen kann. Eine Erregeridentifikation in Pilz- und Bakterienkulturen ist zur Einleitung einer wirksamen Therapie notwendig. Außerdem kann die Histologie wertvolle Hinweise auf den Erreger (PAS-Färbung) geben [30].

Hämatologische Ätiologie

Bei der seltenen autosomal-rezessiv vererbten, kongenitalen Afibrinogenämie kommt es durch einen vollständigen Fibrinogenmangel im Plasma zu Blutungen in verschiedenen Geweben, Einblutungen in das zentrale Nervensystem und Menorrhagien. Durch die lebensnotwendige Substitutionstherapie mit Fibrinogen kann es zur Hyperkoagulation des Blutes kommen, die eine Thrombose, Embolie oder an der Haut Ulzerationen zur Folge haben kanr [45].

Ulzera an den Unterschenkeln von Farbigen können Ausdruck einer homozygoten Sichelzellkrankheit sein [20]. Bei Sauerstoffmangel nehmen die Erythrozyten aufgrund der vererbten Hämoglobinopathie Sichelzellform an und bedingen so Gefäßverschlüsse, die zu Ulzera führen können. Die heterozygote Sichelzellkrankheit ist klinisch inapparent.

Das Antiphospholipidsyndrom ist klinisch durch eine Livedo racemosa mit Unterschenkelulzerationen, ein erhöhtes Risiko für arterielle und venöse Thrombosen und Aborte gekennzeichnet [24]. Betroffen sind vorwiegend jüngere Frauen. Dieses Syndrom kann sekundär im Rahmen eines systemischen Lupus erythematodes oder primär vorkommen. Serologische Marker sind neben den Antikörpern gegen Phospholipide, eine Verlängerung der partiellen Thromboplastinzeit (PTT), eine Thrombozytopenie und ein falsch positiver Coombs-Test. Eine Antikoagulantientherapie mit Thrombozytenaggregationshemmern, Heparin- oder Cumarinpräparaten ist neben einer immunsuppressiven Behandlung die Therapie der Wahl [25].

Metabolische Ätiologie

Beim Hyperparathyreoidismus, meist infolge chronischer Niereninsuffizienz, kann es durch Ausfallen von Kalziumsalzen in Geweben und Gefäßen zu Ulzerationen kommen [46]. Die steigende Zahl dialysepflichtiger Patienten macht diese Differentialdiagnose zunehmend wichtiger [43]. Therapeutisch scheint die Parathyreoidektomie Besserung zu versprechen [13].

Prolidasedefekt ist ein autosomal-rezessiver Enzymmangel, der dazu führt (Abb. 1), daß Prolin und Hydroxyprolin von Di- und Tripeptiden nicht abgespalten werden können [27]. Folgen sind eine

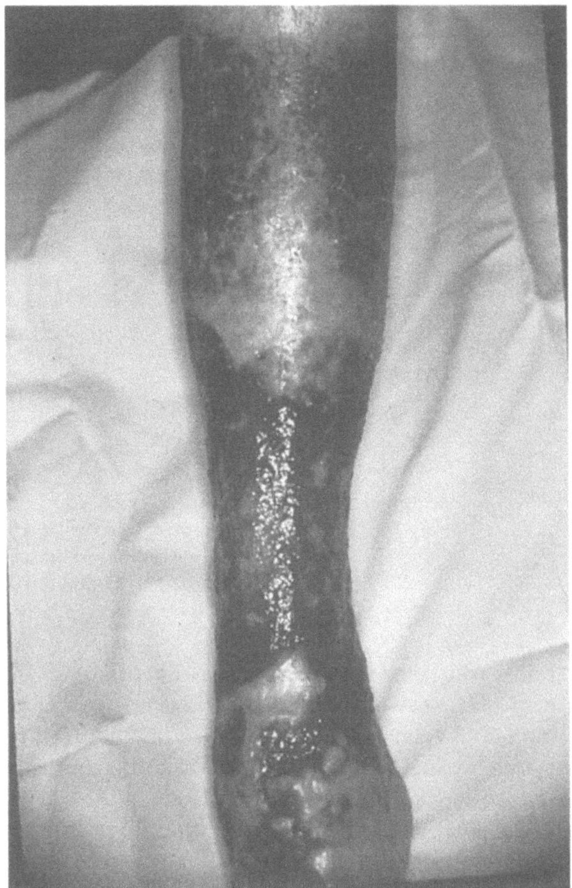

Abb. 1. Prolidasemangel. Großes, nahezu den gesamten Unterschenkel umfassendes Ulkus. (Bild: Prof. W.H.C. Burgdorf, Tutzing)

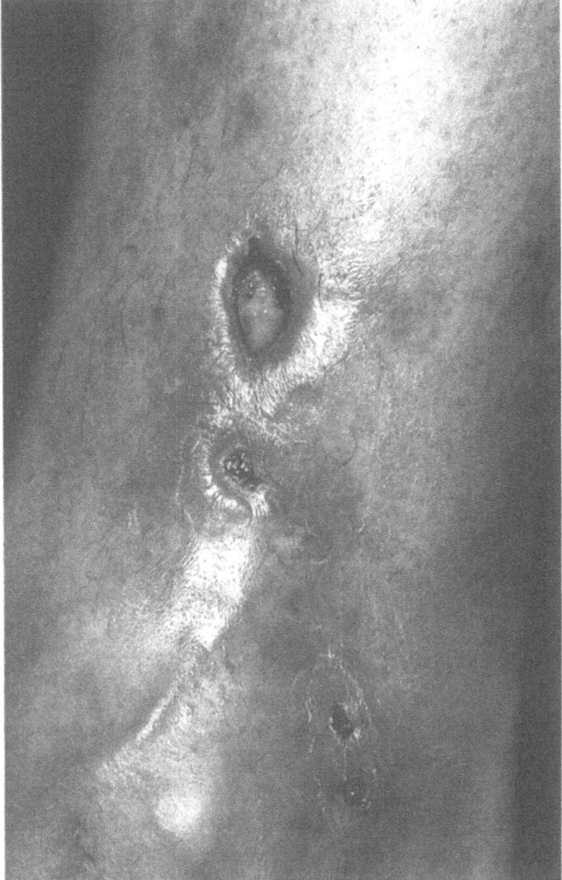

Abb. 2. Livedovaskulitis. Zahlreiche, ausgestanzt wirkende Ulzera am Unterschenkel

Iminopeptidurie und ein Mangel an Prolin im Gewebe. Möglicherweise ist dieser Mangel für Ulzerationen verantwortlich, da kasuistisch über eine erfolgreiche topische Therapie mit Prolin berichtet wurde [2].

Vaskuläre Ätiologie

Wichtigster ätiologischer Faktor der Ulzerationen bei Systemerkrankungen ist die Vaskulitis. Die Wegener-Granulomatose manifestiert sich im Bereich der oberen Atemwege, der Lunge, der Niere und der Haut [21]. Ulzerierende Papeln und Knoten finden sich meist an den Beinen und sind histologisch durch eine leukozytoklastische, seltener durch eine granulomatös-nekrotisierende Vaskulitis gekennzeichnet. Der Nachweis von c-ANCA ist hochspezifisch für die Wegener-Granulomatose und die Höhe des Titers läßt Rückschlüsse auf die

Krankheitsaktivität zu [17]. Eine immunsuppressive Therapie ist erforderlich, da eine unbehandelte Wegener-Granulomatose aufgrund der Nieren- und Lungenbeteiligung in wenigen Monaten ad exitum führen kann.

Die Periarteriitis nodosa ist durch schmerzhafte, später ulzerierende Knoten an den unteren Extremitäten junger Erwachsener gekennzeichnet [28]. Histologisch können als Folge der Vaskulitis Verschlüsse im Bereich der kleinen Arterien nachgewiesen werden [36]. Eine Beteiligung verschiedener Organsysteme wie Herz, Niere oder Nervensystem kann serologisch durch den Nachweis von p-ANCA erkannt werden. Therapeutisch kommen nichtsteroidale Antiphlogistika und Immunsuppressiva zur Anwendung [9].

Die Livedovaskulitis ist durch das Auftreten einer Livedo racemosa mit schmerzhaften Ulzerationen an den Unterschenkeln meist junger Frauen gekennzeichnet (Abb. 2). Die klinische Abgrenzung

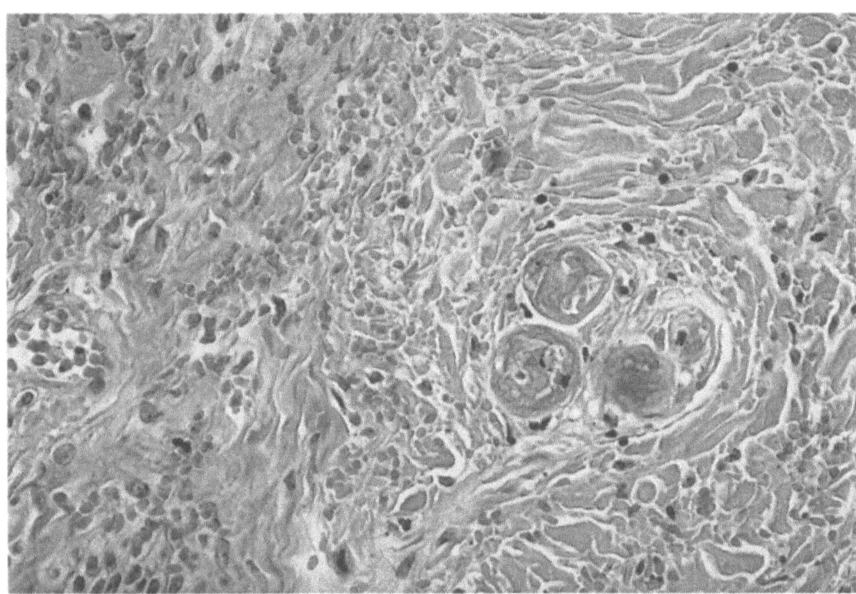

Abb. 3. Livedovaskulitis. Histologie. Hyalines Material in den kleinen Gefäßen. HE

zur Periarteriitis nodosa kann schwierig sein, dennoch ist die histologische Unterscheidung durch den Nachweis hyalinen Materials in den kleinen Gefäßen einfach (Abb. 3) [38]. Therapeutisch werden Antikoagulantien, Thrombozytenaggregationshemmer und Immunsuppressiva eingesetzt. In Einzelfällen werden auch Prostaglandin-E-Infusionen oder Danazol erfolgreich angewendet [14].

Der Morbus Behçet ist in Europa eine Erkrankung der türkischen Bevölkerung. Klinisch sind Aphthen der Mundschleimhaut und aphthöse Genitalulzera typisch. Fakultativ können weitere Organmanifestationen hinzutreten. So ist eine Beteiligung des Nervensystems, des Urogenitalsystems, der Gelenke, der Augen und des Gefäßsystems möglich. Die klinische Verdachtsdiagnose kann durch eine histologische Untersuchung, die eine lymphozytäre oder leukozytoklastische Vaskulitis zeigt, und durch die Auslösung des Pathergiephänomens bestätigt werden. Zur Therapie werden Immunsuppressiva, Kolchizin und auch in einzelnen Fällen rekombinantes Interferon α-2a erfolgreich eingesetzt [16, 47].

Eine isolierte kutane Manifestation bei Morbus Crohn ist selten. Es können ulzerierende Knoten und Papeln an den unteren Extremitäten auftreten, typischer ist jedoch eine orale Manifestation als Pyostomatitis, Aphthen der Mundschleimhaut oder Cheilitis [23, 35, 37, 40]. Häufig ist die kutane Manifestation assoziiert mit einer Ausbreitung der Ileitis terminalis auf das Kolon. Zur Sicherung der Diagnose ist die Entnahme einer Hautprobe hilf-

reich, die eine granulomatöse Entzündung mit zentraler Nekrobiose und Riesenzellen vom Langhans-Typ zeigt [35]. Neben dieser Entzündungsvariante wurde auch über eine Vaskulitis berichtet [8, 40]. Nach einer internistischen Abklärung kann eine Therapie mit Azulfidine oder Immunsuppressiva eingeleitet werden.

Neoplastische Ätiologie

Weitere ätiologische Faktoren, die zu Ulzera führen können, sind Neoplasien der Haut und Schleimhaut. Lymphome können sich durch Plaques, Knoten und Ulzerationen an der Haut manifestieren. Bei Erstmanifestation im lymphatischen Rachenring zeigt sich häufig eine ausgeprägte Nekrotisierungstendenz. Im Unterschied zu Leukämien bleibt die Gingiva meist frei. Die Diagnose kann histologisch mit Hilfe immunhistologischer und molekularbiologischer Verfahren gesichert werden [12, 42, 44].

Spezifische Haut- und Schleimhautveränderungen bei Leukämien treten als livide, braun-rote, teils ulzerierende Knoten auf. Die histologische Sicherung der Diagnose ist von entscheidender Bedeutung, da in etwa 7 % der Fälle die Hauterscheinungen der leukämischen Manifestation im Blut vorausgehen können [7, 10].

Medikamentöse Ätiologie

Auch iatrogen können Ulzera induziert werden. Foscarnet wird zur Therapie von Zytomegalievirus-Infektionen eingesetzt. Das Medikament ist nephrotoxisch und kann zu Tubulusnekrosen führen. Neben Elektrolytverschiebungen können im Bereich der Urethralöffnung schlecht heilende Ulzera auftreten, die wahrscheinlich infolge lokaler Konzentrationsanreicherung entstehen. Zur Vorbeugung sollte der Genitalbereich mit viel Flüssigkeit nach dem Urinieren gereinigt werden. Von den medikamentös induzierten Genitalulzera sind die durch eine disseminierte Zytomegalievirus-Erkrankung entstandenen Ulzerationen der Schleimhaut zu unterscheiden [5, 11].

Zu Beginn einer Cumarintherapie können hämorrhagische Infarkte, Nekrosen und Ulzerationen auftreten. Häufig sind die Glutaealregion und die Brustregion älterer Frauen betroffen. Die Ursache ist ungeklärt. Neben toxischen Effekten auf das Gefäßendothel wird auch eine Störung im intrinsischen Gerinnungssystem mit Fehlen oder verminderter Aktivität von Faktor VII vermutet. Letztendlich kommt es zu einer Hyperkoagulation der Gerinnungsfaktoren mit Nekrose. Therapeutisch kann eine Umstellung auf Heparin durchgeführt werden. Eine Gabe von Vitamin K kann zusätzlich erfolgen [18, 39].

Genetische Ätiologie

Ulzerationen können auch im Rahmen verschiedener Genodermatosen auftreten. Bei der autosomal-rezessiven Progeria adultorum, die sich ab dem 20. Lebensjahr manifestiert, kommt es infolge sklerodermieartiger Verhärtungen der Haut zu trophischen Ulzerationen [15, 29].

Die Cutis marmorata teleangiectatica congenita ist eine Erkrankung, die sich kurz nach der Geburt manifestiert und klinisch durch retikuläre Erytheme, Teleangiektasien und Ulzerationen gekennzeichnet ist. Eine kombinierte kapilläre und venöse Gefäßmalformation wird vermutet. Das Auftreten ist sporadisch, seltener zeigt sich eine familiäre Häufung. In den meisten Fällen kommt es innerhalb von zwei Jahren zur spontanen Rückbildung der Hautveränderungen [32, 34].

Diagnose

Zur diagnostischen Abklärung von Ulzerationen der Haut und Schleimhaut ist die Erfassung der folgenden Punkte von entscheidender Bedeutung:

- Anamnese
- Klinischer Befund
- Mikrobiologie
- Serologie
- Histologie

Die Sicherung der Diagnose vieler der hier beschriebenen Krankheitsbilder ist nur mit Hilfe der histologischen Untersuchung möglich, so daß trotz der befürchteten Wundheilungsstörung eine Biopsie im Bereich der Ulzerationen unerläßlich ist. Die Schnittführung soll so gelegt werden, daß gesunde und erkrankte Haut in der Biopsie erfaßt sind. Bei infektiös bedingten Ulzera kann die feingewebliche Untersuchung typische Hinweise für eine virale Genese liefern. Eine Erregerisolierung aus Gewebeproben ist häufig möglich, wo Abstrichuntersuchungen vom Ulkusgrund oder Ulkusrand ohne Nachweis des pathogenen Erregers bleiben. Beim Hyperparathyreoidismus kann die Ablagerung von Kalziumsalzen in Gefäßen oder im Gewebe histologisch erfaßt werden. Viele Formen der Vaskulitis sind klinisch durch ulzerierende Knoten gekennzeichnet. Die histologische Aufarbeitung ermöglicht hier die exakte Zuordnung. Die Diagnose neoplastischer Veränderungen wie Lymphome oder Leukämien der Haut ist nur über histologische, immunhistologische und molekularbiologische Verfahren möglich.

Die diagnostische Einordnung von Ulzera bei Systemerkrankungen stellt auch heute noch große Anforderungen an den klinisch tätigen Dermatologen.

Danksagung

Herrn Professor W.H.C. Burgdorf, Tutzing, Herrn Professor F. Vakilzadeh, Hildesheim, Herrn Dr. J Hafner, Zürich, und Herrn Dr. A. Rütten, Friedrichshafen, verdanke ich zahlreiche Anregungen und klinisches Bildmaterial.

Literatur

1. Adriaans B, Hay RJ, Drasar B, Robinson D (1987) The infectious aetiology of tropical ulcer – a study of the role of anaerobic bacteria. Br J Dermatol 116: 31–37
2. Arata J, Hatakenaka K, Oono T (1986) Effect of topical application of glycine and proline on recalcitrant leg ulcers of prolidase deficiency. Arch Dermatol 122: 626–627
3. Bournerias I, Boisnic S, Patney O, Deny P, Gharakhanian S, Duflo B, Gentili M (1989) Unusual cutaneous cytomegalovirus involvement in patients with acquired immunodeficiency syndrome. Arch Dermatol 125: 1243–1246
4. Bradsher RW, Rice DC, Abernathy RS (1985) Ketoconazole therapy for endemic blastomycosis. Ann Intern Med 103: 872–879
5. Braun-Falco O, Plewig G, Wolff HH (Hrsg) (1996) Erkrankungen durch Viren. In: Dermatologie und Venerologie. Springer-Verlag, Berlin, S 64–93
6. Brown ZA, Stenchever MA (1977) Genital ulceration and infectious mononucleosis: report of a case. Am J Obstet Gynecol 127: 673–674
7. Buechner SA, Li CY, Su DWP (1985) Leukemia cutis. A histopathologic study of 42 cases. Am J Dermatopathol 7: 109–119
8. Burgdorf WHC, Orkin M (1981) Granulomatous vasculitis in Crohns disease. Arch Dermatol 117: 674–675
9. Chen KR (1989) Cutaneous polyarteriitis nodosa: a clinical and histopathological study of 20 cases. J Dermatol 16: 429–442
10. Desch JK, Smoller BR (1993) The spectrum of cutaneous disease in leukemias. J Cutan Pathol 20: 407–410
11. Farthing C, Anderson MG, Ellis ME, Gazzard BG, Chanas AC (1987) Treatment of cytomegalovirus pneumonitis with foscarnet (trisodium phosphonoformate) in patients with Aids. J Med Virol 22: 157–162
12. Graf A, Kaudewitz P, Simon M, Kind P, Sander CA (1996) Nachweis von Klonalität in kutanen T-Zell-Lymphomen. Pathologe 17: 446–450
13. Hafner J, Keusch G, Wahl C, Sauter B, Hürlimann A, von Weizsäcker F, Krayenbühl M, Biedermann K, Brunner U, Helfenstein U, Burg G (1995) Uremic small artery disease with medial calcification and intimal hyperplasia (so-called calciphylaxis): A complication of chronic renal failure and benefit from parathyroidectomy. J Am Acad Dermatol 33: 954–962
14. Hsiao GH, Chiu HC (1996) Livedoid vasculitis. Response to low-dose Danazol. Arch Dermatol 132: 749–751
15. Hürlimann AF, Schnyder UW (1991) Werner-Syndrom mit torpiden trophischen Ulcera cruris. Hautarzt 24: 721–725
16. International Study Group for Behçet Disease (1990) Criteria for diagnosis of Behçet disease. Lancet 335: 1078–1080
17. Kallenberg CGM, Mulder AHL, Tervaert JWC (1992) Antineutrophil cytoplasmatic antibodies: a still-growing class of autoantibodies in inflammatory disorders. Am J Med 93: 675–682
18. Kirby JD, Marriott PJ (1976) Skin necrosis following warfarin therapy. Br J Dermatol 94: 97–99
19. Klein BS, Vergeront JM, Weeks RJ, Kumar UN, Mathai G, Varkey B, Kaufman L, Bradsher RW, Stoebig JF, Davis JP (1986) Isolation of Blastomyces dermatitidis in soil associated with a large outbreak of blastomyces in Wisconsin. N Engl J Med 314: 529–534
20. Koshy M, Entsuah R, Koranda A (1989) Leg ulcers in patients with sickle cell disease. Blood 74: 1403–1408
21. Krüger R, Luszpinski P, Nödl F (1984) Wegenersche Granulomatose. Hautarzt 35: 39–44
22. Liebermann J, Lynfield Yl, Rosen P (1987) Noma. Cutis 39: 501–502
23. Lobkowicz F, Eckert F, Braun-Falco O (1991) Pyostomatitis vegetans. Ein spezifischer Marker für Morbus Crohn und Colitis ulcerosa. Hautarzt 42: 92–95
24. Meurer M, Degitz K (1992) Antiphospholipid-Antikörper. Hautarzt 43: 111–113
25. Meurer M (1994) Das Antiphospholipid-Syndrom. Hautarzt 45: 729–738
26. Meyers WM, Tignokpa N, Priuli GB, Portaels F (1996) Mycobacterium ulcerans infection (Buruli ulcer): first reported patients in Togo. Br J Dermatol 134: 1116–1121
27. Milligan A, Graham-Brown RAC, Burns DA, Anderson I (1989) Prolidase deficiency: a case report and literature review. Br J Dermatol 121: 405–409
28. Minkowit G, Smoller BR, McNutt S (1991) Benign cutaneous polyarteriitis nodosa. Arch Dermatol 127: 1520–1523
29. Novice FM, Collison DW, Burgdorf WHC, Esterly NB (eds) (1994) Progeria. In: Handbook of genetic disorders. WB Saunders, Philadelphia, pp 149–150
30. Pelestine RF, Rogers RS (1982) Diagnosis and treatment of mycetoma. J Am Acad Dermatol 6: 107–111
31. Pariser RJ (1983) Histologically specific skin lesions in disseminated cytomegalovirus infection. J Am Acad Dermatol 9: 937–946
32. Picascia DD, Esterly NB (1989) Cutis marmorata teleangiectasia congenita: Report of 22 cases. J Am Acad Dermatol 20: 1098–1104
33. Portnoy J, Ahronheim GA, Ghibu, Clecner B, Joncas JH (1984) Recovery of Epstein-Barr virus from genital ulcers. N Engl J Med 311: 966–968
34. Powell ST, Su WPD (1984) Cutis marmorata teleangiectasia congenita: A report of 9 cases and a review of the literature. Cutis 34: 305–312
35. Rütten A, Wenzel P, Goos M (1989) Kutaner metastatischer Morbus Crohn. Hautarzt 40: 782–784
36. Schirren H, Schirren CG, Plewig G (1994) Ulzerierende Knoten: Leitsymptom der Periarteriitis nodosa. In: Plewig G, Korting HC (Hrsg) Fortschritte der praktischen Dermatologie und Venerologie, Bd 14. Springer, Berlin, S 390–391
37. Schlegel-Gomez R, Özen IY, Peters KP, Simon M, Hornstein OP (1989) Morbus Crohn – Erstmanifestation im oralen und anogenitalen Bereich. Hautarzt 40: 451–455
38. Schroeter AL, Diaz Perez L, Winkelmann RK, Jordon RE (1975) Livedo vasculitis (the vasculitis of atrophie blanche). Immunhistopathologic study. Arch Dermatol 111: 188–193
39. Schwarz RA, Moore HC (1984) Linear localized coumarin necrosis. Dermatologica 168: 31–34
40. Scully C, Cochran KM, Russel RI, Ferguson MM, Ghouri MAK, Lee FD, MacDonald DG, McIntyre PB (1982)

Crohns disease of the mouth: an indicator of intestinal involvement. Gut 23: 198–201

41. Shum DT, Guenther L (1990): Metastatic Crohns disease. Case report and review of the literature. Arch Dermatol 126: 645–648

42. Smolle J, Kaudewitz P, Aberer E (1987) Immunhistochemische Klassifikation von kutanen Lymphomen und Pseudolymphomen. Hautarzt 38: 461–466

43. Tada J, Torigos R, Shimoe K, Ohara S, Arata J, Ashizawa K (1991) Calcium deposition in the skin of a hemodialysis patient with widespread skin necrosis. Am J Dermatopathol 13: 605–610

44. Weinberg JM, Rook AH, Lessin SR (1993) Molecular diagnosis of lymphocytic infiltrates of the skin. Arch Dermatol 129: 1491–1500

45. Wilhelmsen L, Svärdsudd K, Korsan-Bengtsen K, Larsson B, Welin L, Tibblin G (1984) Fibrinogen as a risk for stroke and myocardial infarction. N Engl J Med 311: 501–505

46. Zouboulis CC, Weihe J, Gollnick H, Müllemeien NK, Harwig SK, Neumayer HH, Orfanos CE (1990) Calcinosis cutis: Kutane Manifestationen generalisierter Kalzinose bei renalem Hyperparathyreoidismus. Hautarzt 41: 212–217

47. Zouboulis CC, Treudler R, Orfanos CE (1993) Morbus Adamantiades-Behçet – Therapeutischer Einsatz von systemischem rekombinantem Interferon α-2a. Hautarzt 44: 440–445

Dermatotherapie 1996

Zytokine in der Dermatotherapie

Günter Burg, Roland A. Aschoff und Reinhard Dummer

Einleitung

Zytokine sind Mediatorstoffe von niedrigem Molekulargewicht, die von verschiedenen Zellen produziert werden und unter physiologischen und pathologischen Bedingungen von großer Bedeutung sind.

Folgende Gruppen können unterschieden werden:

- Interferone
- Interleukine
- Hämatopoetische Wachstumsfaktoren
- Tumornekrosisfaktoren (TNF)
- Wachstumsfaktoren

Diese Molekülgruppen, die in ihren funktionellen Eigenschaften sehr unterschiedlich sind, umfassen wiederum zahlreiche verschiedene Proteine, die durch Bindung an spezifische Rezeptoren die Aktivierung, Differenzierung und Proliferation von Zielzellen in autokrinen (Wirkung auf dieselbe Zelle) oder parakrinen (Wirkung auf benachbarte Zellen) Funktionsschleifen beeinflussen.

Produktion, Freisetzung und Wirkungsweise der Zytokine im Gewebe ist normalerweise in einem Netzwerk stimulierender und blockierender Faktoren ausbalanciert. Eine Dysregulation dieses Gleichgewichtes bei Verletzungen, Entzündungen, Tumoren oder immunologischen Reaktionen bewirkt Veränderungen im Zytokinnetzwerk mit Entstehung verschiedener Krankheitszustände.

Die Kenntnis dieser Zusammenhänge und die Fortschritte zur gentechnologischen Herstellung von Zytokinen haben die Möglichkeit eröffnet, diese hochwirksamen Substanzen therapeutisch zu nutzen, wobei der Einsatz umso gezielter erfolgen kann, je begrenzter das Wirkungsspektrum der jeweiligen Substanz ist.

Ein wichtiger Meilenstein in der Geschichte der Zytokine ist die Entdeckung des Interferons durch Isaacs und Lindenmann im Jahre 1957, wobei gezeigt werden konnte, daß virusinfizierte Zellen einen Faktor freisetzen, der weitere Zellen vor einer Virusinfektion schützt (Phänomen der Virus-Interferenz) [25].

Zytokine

Im folgenden seien einige Zytokine erwähnt, die im Rahmen ihres therapeutischen Einsatzes in den letzten Jahren Beachtung gefunden haben.

Unter den *Interferonen* sind vom α-Interferon mehrere Untertypen bekannt, die sich aufgrund ihrer Aminosäuresequenzen unterscheiden, während Interferon (IFN)-β und -γ nur eine geringe Strukturvielfalt besitzen (Tabelle 1).

Die grundsätzlichen Wirkprinzipien der Interferone sind:

- Antiviral durch Verhinderung der Synthese für die Virusreplikation erforderlicher Proteine
- Antiproliferativ aufgrund einer negativen Regulierung der Zellteilung, der Onkogen-Expression und durch direkte Zytotoxizität
- Immunmodulierend durch Aktivierung von Makrophagen, natürlichen Killer (NK)-Zellen und zytotoxischen T-Lymphozyten (CTL)
- Steigerung der Antigenität aufgrund einer verstärkten Expression von HLA-Antigenen und Fc-Rezeptoren an Tumorzellen

Einen Überblick über die bisher bekannten *Interleukine*, deren wesentliche Bildungsorte und biologische Aktivitäten gibt Tabelle 2. Für die Dermatotherapie interessant ist in erster Linie das Interleukin-2 (IL-2), das seinen Einsatz besonders in der Tumorbehandlung findet. Vielversprechende

Tabelle 1. Interferone

	Interferon (IFN)		
Bildungsort	**IFN-α** Monozyten	**IFN-β** Fibroblasten	**IFN-γ** T-Lymphozyten
Untertypen	23	1	1
Rezeptorgenort	Chromosom 21	Chromosom 21	Chromosom 6
Stabilität bei saurem pH	+	+	–
Induktion	Virus	Virus	Antigen

Tabelle 2. Interleukine

	Hauptquellen	Biologische Aktivitäten
IL-1	Monozyten, Keratinozyten	pleiotrop
IL-2	TH1-Zellen	T-Zell-Wachstumsfaktor
IL-3	aktivierte T-Zellen	hämatopoetischer Wachstumsfaktor
IL-4	TH2-Zellen	B-Zell-Proliferation
IL-5	TH2-Zellen	Promotion von Eosinophilen
IL-6	Monozyten	pleiotrop; akute Phasenreaktion
IL-7	Knochenmarkzellen, Keratinozyten	B-Zell-Promotion
IL-8	Monozyten, Keratinozyten	neutrophile Granulozyten
IL-9	T-Helferzellen	T-Zell-Aktivierung
IL-10	TH2-Zellen	inhibiert Synthese von IFN-γ
IL-11	Knochenmark	verstärkte Immunantwort
IL-12	B-Lymphozyten	TH1-Immunantwort
IL-13	Periphere mononukleäre Blutzellen	verstärkte Immunantwort
IL-14	T-Zellen	HMW-BCGF (high molecular weight B-cell growth factor)
IL-15	Keratinozyten, Fibroblasten, Sézary-Zellen	Wachstumsförderung von T-Zell-Linien
IL-16	T-Zellen	Lymphozyten Chemoattraktantfaktor
IL-17	T-Zellen	verstärkte ICAM-1 Expression

Aussichten für die Tumortherapie bietet auch das IL-12, das in Monozyten und B-Lymphozyten gebildet wird und geeignet ist, aus naiven, nicht immunkompetenten T-Lymphozyten Zellen mit hoher antitumoraler Potenz zu generieren. Im Rahmen der Behandlung von entzündlichen Erkrankungen, wie dem atopischen Ekzem und der Psoriasis, ist auch dem IL-4 in Zukunft möglicherweise besondere Beachtung zu schenken.
Tumornekrosisfaktor (TNF) α (Kachektin) findet Anwendung bei der hyperthermen Extremitätenperfusion zur Behandlung von metastasierenden Tumoren [31].

Dermatotherapie [32]

Erregerbedingte Dermatosen

Positive Erfahrungen konnten insbesondere bei der Anwendung von Interferon-α, -β und -γ in intraläsionaler, systemischer oder topischer Applikationsweise bei *HPV*-induzierten Erkrankungen gesammelt werden [4], wobei die Remissionsraten zwischen 20 und 60 %, bei Kombination mit Lasertherapie bis zu 90 % liegen [23]. Behandlung von Buschke-Löwenstein-artigen Condylomata acuminata und von Epidermodysplasia verruciformis mit Interferon ist ebenfalls berichtet worden [18, 19].
Auch bei *Herpes-Virus-Infektionen* ist Interferon zum Einsatz gekommen. Dabei kommt es zu einer Verbesserung der klinischen Manifestation, jedoch nicht zu einer Auslöschung der latenten Infektion im Ganglion [22]. Die subkutane Injektion von Interferon-γ führte bei einem vierjährigen Jungen zur völligen Rückbildung einer *Leishmaniasis* im Bereich des Augenoberlides [27]. Insbesondere immunsupprimierte Patienten können bei Vorliegen von erregerbedingten Komplikationen durch eine Behandlung mit Interferon-α, -β oder -γ profitieren [36].

Entzündliche Dermatosen

Die Mitteilungen zur Wirksamkeit von Interferonen bei entzündlichen Dermatosen sind sehr kontrovers. In vielen Fällen wird durch Induktion einer TH1-Zellreaktion eher eine Verschlechterung des entzündlichen Bildes erreicht. So wird über mäßige Effekte von Interferon-α beim *atopischen Ekzem* berichtet [29]. Das erstmalige Auftreten oder die Exazerbation einer *Psoriasis* im Rahmen einer Interferonbehandlung bei primär nichtdermatologischer Indikation ist bekannt [39].

Hauttumoren

Epitheliale Tumoren
Untersuchungen zur Antigenpräsentation belegen die Bedeutung sogenannter kostimulatorischer Moleküle wie B7, deren Vorhandensein darüber entscheidet, ob ein Antigen eine T-Zell-Aktivierung mit klonaler Expansion oder aber Toleranz auslöst. Für das Basaliom konnte gezeigt werden,

daß im umgebenden entzündlichen Infiltrat zwar reichlich Lymphozyten und dendritische Zellen vorhanden sind, die in der Lage sein sollten, eine tumorspezifische Immunantwort in die Wege zu leiten, daß die dendritischen Zellen jedoch das erforderliche kostimulatorische Molekül B7 nicht exprimieren und wahrscheinlich aus diesem Grunde der Tumor von den umgebenden lymphozytären Abwehrzellen toleriert wird. Die intraläsionale Injektion von Interferon-α führt zu einer Expression von B7 und macht damit eine Tumorregression durch zytotoxische T-Lymphozyten möglich. Die mitgeteilten Remissionsraten schwanken erheblich und liegen grundsätzlich weit unter den Erfolgsraten einer operativen oder strahlentherapeutischen Behandlung. Aus diesem Grunde kommt der Einsatz von Interferon zur Behandlung epithelialer Tumoren nur in ausgesuchten Fällen als Alternativbehandlung in Betracht [5, 7].

Erfahrungen liegen auch bei spinozellulärem Karzinom [24], aktinischen Keratosen [13, 28] und bowenoider Papulose [30] vor.

Kutane T-Zell-Lymphome

Eine übersichtliche Darstellung der bisherigen Ergebnisse beim Einsatz von Zytokinen als Monotherapie oder in Kombination mit anderen Therapiemodalitäten findet sich in der Arbeit von Bunn et al. [6]. Objektives Ansprechen (komplette Remission und partielle Remission) sind bei einer Interferon-Monotherapie bei etwa 50–80 % zu erwarten, wobei Interferon-α den übrigen Interferonarten überlegen zu sein scheint. Eine Kombination mit Retinoiden [2, 40] oder mit PUVA führt zu einer weiteren Steigerung der Remissionsrate bis zu 90 %. Problematisch erscheint der Einsatz des T-Zell-Wachstumsfaktors IL-2, der jedoch bei einzelnen Fällen mit therapeutisch unbeeinflußbaren kutanen T-Zell-Lymphomen mit Erfolg zur Anwendung kam [33].

Eine neue Strategie zur Behandlung IL-2-positiver CTCL verfolgt die Applikation von Fusionsproteinen, bei denen ein Komplex aus IL-2 und Diphtherietoxin über den IL-2-Rezeptor der Tumorzellen aufgenommen wird, in der Zelle in die Einzelbestandteile dissoziiert und zur Abtötung der Zelle durch das freiwerdende Bakterientoxin führt [16].

Kaposi-Sarkom und Hämangiome

Bei der Behandlung des HIV-assoziierten Kaposi-Sarkoms mit α-Interferon hängt die Rückbildungsrate von der Höhe der gewählten Interferondosis sowie vom Immunstatus des Patienten (absolute CD4-Zahlen) ab [35]. Auch das klassische Kaposi-Sarkom kann durch intraläsionale Applikation von Interferon-α behandelt werden [37, 21].

Interferon-α induziert bei lebensbedrohlichen kortikosteroidresistenten Riesenhämangiomen der Kinder und Neugeborenen eine frühzeitige Regression [14].

Adjuvante Behandlung bei Hochrisiko-Melanomen

Eine adjuvante Behandlung muß möglichst nebenwirkungs- und risikofrei sein, da auch ein Teil „geheilte" Patienten zwangsläufig mitbehandelt werden. Interferon-α und Interleukin-2 haben einen synergistischen Effekt [8, 34] auf die Aktivierung von NK-Zellen, die Steigerung der Antigenität der Tumorzellen und die Verbesserung der Adhäsion zwischen Zielzellen (Tumorzellen) und Effektorzellen (zytotoxische Lymphozyten).

Inzwischen liegen randomisierte Studien vor, die den Überlebensvorteil von adjuvant behandelten Patienten mit Hochrisiko-Melanomen belegen [26]. An mehreren Kliniken in Deutschland und in der Schweiz wird eine niedrig dosierte, kombinierte adjuvante Therapie mit IFN-α und IL-2 durchgeführt. Dabei erfolgt nach einer siebentägigen Initialbehandlung mit Interferon die Gabe von IL-2 über vier Tage (viermal wöchentlich subcutan), an die sich vier Wochen lang eine Interferon-α-Behandlung anschließt. Dieser Zyklus wird sechs- bis achtmal wiederholt [9].

Palliative Behandlung beim metastasierenden malignen Melanom

Die Monochemotherapie des metastasierenden malignen Melanoms zeigt Ansprechraten zwischen 10 (Vincristin) und 25 % (Dacarbacin, Fotemustin), die durch Kombination mit Zytokinen, insbesondere Interferon und IL-2 verbessert werden können [10, 17]. Durch die Zugabe von Zytokinen kommt es zur vermehrten Expression von HLA-DR [38] und damit zu einer gesteigerten Antigenität der Tumorzellen sowie zu einer Aktivierung von T-Lymphozyten, die durch Zunahme von CD25-positiven Zellen im entzündlichen Infiltrat nachgewiesen werden kann [11]. Die wichtigste unerwünschte Wirkung der hochdosierten IL-2-Gabe ist das "capillary leak-Syndrom", das durch Applikation in einer anfänglich hohen, dann absteigenden Dosierung (Decrescendo-Schema) gesteuert werden kann.

Intraläsionale Therapie von Melanommetastasen

Die intraläsionale oder peritumorale Applikation von Zytokinen kann unter weitgehender Vermeidung systemischer Nebenwirkungen in ausgesuchten geeigneten Fällen ebenfalls zur Reduktion von Tumormasse bei einem metastasierenden malignen Melanom eingesetzt werden [15, 20].

Unerwünschte Wirkungen

Da es sich bei den Zytokinen meist um in geringsten Mengen hochwirksame pleiotrope Substanzen mit potenter immunmodulierender Wirkung handelt, kann es dosisabhängig zum Auftreten zahlreicher unerwünschter Wirkungen kommen [1]. Hierunter sind in erster Linie entzündliche Lokalreaktionen, Autoimmunphänomene wie Vitiligo, Akrosklerose [3], Alopezie, Pruritus, Urtikaria, Flush, Vaskulitis, aber auch Exazerbationen von Dermatosen wie der Psoriasis nach Interferon-α-Behandlung [39] zu nennen. Auf das "capillary-leak-syndrom" wurde bereits hingewiesen.

In Anbetracht der wichtigen Indikationen zum therapeutischen Einsatz der Zytokine kommt insbesondere in der Dermatologie derartigen Nebenwirkungen jedoch allenfalls eine dosisregulierende Rolle zu.

Zukunftsperspektiven

Zahlreiche Protokolle mit immunmodulierendem Ansatz zur Behandlung des malignen Melanoms sind in Vorbereitung oder in der klinischen Prüfung. Besonders interessant sind Therapieprotokolle, bei denen mit Hilfe von Viren, die das IL-2-Gen exprimieren, eine hohe IL-2-Konzentration im Tumor erzielt werden kann [12]. Rekombinantes IL-12, das eine verstärkte TH1-Reaktion propagiert, findet sich in der klinischen Prüfung beim malignen Melanom. Ein interessantes Konzept besteht in der Bindung und Endozytose von Fusionstoxinen (DAB IL-2), die nach Anlagerung an den IL-2-Rezeptor der Zelle von dieser aufgenommen und intrazellulär in das zellschädigende Diphtherietoxin und den Liganden dissoziiert werden [16].

Schlußfolgerungen

Unter den bisherigen bekannten Zytokinen erscheinen neben Interferonen IL-2 und IL-12 für den therapeutischen Einsatz in der Dermatotherapie besonders geeignet.

Die wichtigsten Indikationen für den therapeutischen Einsatz von Zytokinen liegen in der Dermato-Onkologie, insbesondere beim malignen Melanom, kutanen T-Zell-Lymphomen und multiplen Rumpfhautbasaliomen.

Auch bei schwer zu behandelnden entzündlichen oder erregerbedingten Dermatosen werden Zytokine möglicherweise in der Zukunft eine wertvolle Alternative bieten.

Literatur

1. Asnis LA, Gaspari AA (1995) Cutaneous reactions to recombinant cytokine therapy. J Am Acad Dermatol 33: 393–410
2. Bauch B, Barraud-Klenovsek M, Burg G, Dummer R (1995) Eindrucksvolle Remission einer Mycosis fungoides im Tumorstadium unter low-dose Interferon-alpha und Acitretin nach erfolgloser Chemotherapie. Z Haut Geschlkrh 3: 200–202
3. Böni R, Dummer R, Burg G (1995) Acral sclerosis and leukoderma in a melanoma patient treated with interferon-alpha and interleukin-2. Eur J Dermatol 5: 383–385
4. Bonnez W, Oakes D, Bailey-Farchione A, Choi A, Hallahan D, Pappas P, Holloway M, Corey L, Barnum G, Dunne A (1995) A randomized, double-blind, placebo-controlled trial of systemically administered interferon-alpha, -beta, or -gamma in combination with cryotherapy for the treatment of condylomata acuminatum. J Infect Dis 171: 1081–1089
5. Büchner SA (1991) Intralesional interferon alfa-2b in the treatment of basal cell carcinoma. J Am Acad Dermatol 24: 731–734
6. Bunn PA Jr, Hoffmann SJ, Norris D, Golitz LE, Aeling JL (1994) Systemic therapy of cutaneous T-cell lymphomas (mycosis fungoides and the Sezary syndrome). Ann Intern Med 121: 592–602
7. Dummer R, Becker JC, Hartmann AA, Burg G (1992) Successful therapy of metastatic eccrine poroma using perilesional interferon alfa and interleukin 2. Arch Dermatol 128: 1127–1128
8. Dummer R, Welters H, Keilholz U, Tilgen W, Burg G (1990) Interleukin 2: immunologischer Hintergrund

und klinische Anwendung in der Tumortherapie. Hautarzt 41: 53–55

9. Dummer R, Hauschild A, Becker J, Schultz E, Eilles C, Burg G (1992) Adjuvant treatment of high-risk melanoma using interferon-alpha and interleukin-2: Preclinical and clinical aspects. In: Klapdor R (ed) Tumorassociated antigens, oncogenes, receptors, cytokines at the beginning of nineties. Zuckerschwerdt Verlag München S 664–667

10. Dummer R, Gore ME, Hancock BW, Guillou PJ, Grobben HC, Becker JC, Oskam R, Dieleman JP, Burg G (1995) A multicenter phase II clinical trial using dacarbazine and continous infusion interleukin-2 for metastatic melanoma. Clinical data and immunomonitoring. Cancer 75: 1038–1044

11. Dummer R, Miller K, Eilles CH, Burg G (1991) The Skin: An immunoreactive target organ during interleukin-2 administration? Dermatologica 183: 95–99

12. Dummer R, Davis-Daneshfar A, Döhring Ch, Döbbeling U, Burg G (1995) Strategien zur Gentherapie des Melanoms. Hautarzt 46: 305–308

13. Edwards L, Levine N, Weidner M, Piepkorn M, Smiles K (1986) Effect of intra-lesional alpha 2-interferon on actinic keratoses. Arch Dermatol 122: 779–782

14. Ekzekowitz RAB, Mulliken JB, Folkman J (1992) Interferon alfa-2a therapy for life-threatening hemangiomas of infancy. N Engl J Med 326: 1456–1463

15. Fierlbeck G, d'Hoedt B, Stroebel W, Stutte H, Bogenschutz O, Rassner G (1992) Intraläsionale Therapie von Melanommetastasen mit rekombinantem Interferonbeta. Hautarzt 43: 16–21

16. Foss FM, Borkowski TA, Gilliom M, Stetler-Stevenson M, Jaffe ES, Figg WD, Tompkins A, Bastian A, Nylen P, Woodworth T (1994) Chimeric fusion protein toxin DAB486IL-2 in advanced mycosis fungoides and the Sezary syndrome: correlation of activity and interleukin-2 receptor expression in a phase II study. Blood 84: 1765–1774

17. Garbe C, Zouboulis CC, Kruger S, Waibel M, Kreuser ED, Stadler R, Orfanos CE (1992) Kombination von Interferon-alpha mit Zytostatika: erfolgversprechender Therapieansatz beim metastasierten Melanom. Hautarzt 43: 4–10

18. Gross G, Roussaki A, Pfister H (1989) Recurrent vulvar Buschke-Lowenstein's tumor-like condylomata acuminata and Hodgkin's disease effectively treated with recombinant interferon-alpha 2c gel as adjuvant to electrosurgery. Curr Probl Dermatol 18: 178–184

19. Gross G, Ellinger K, Roussaki A, Fuchs PG, Peter HH, Pfister H (1988) Epidermo-dysplasia verruciformis in a patient with Hodgkin's disease: characterization of a new papillomavirus type and interferon treatment. J Invest Dermatol 91: 43

20. Gutwald J, Groth W, Mahrle G (1994) Peritumoral appliziertes IL-2 induziert Tumorregression beim Melanom. Eine Pilotstudie. Hautarzt 45: 536–540

21. Hauschild A, Petres-Dunsche C (1992) Intraläsionäre Behandlung des klassischen Kaposi-Sarkoms mit Interferon alpha. Hautarzt 43: 789–791

22. Ho M (1990) Interferon as an agent against herpes simplex virus. J Invest Dermatol 95: 158–160

23. Hohenleutner U, Landthaler M, Braun-Falco O (1990) Postoperative adjuvant therapy with interferon alfa-2B following laser surgery of condylomata acuminata. Hautarzt 41: 545–548

24. Ikic D, Padovan I, Pipic N, Cajkovac V, Kusic Z, Dakovic N, Gregurek-Novak T, Soldo-Belic A, Spaventi S, Belicza M (1995) Interferon reduces recurrences of basal cell and squamous cell cancer. Int J Dermatol 34: 58–60

25. Isaacs A, Lindenmann J (1957) Virus interference. I. The interferon. Proceeding Royal Society 147: 258–267

26. Kirkwood JM, Strawderman MH, Ernstoff MS, Smith TJ, Borden EC, Blum RH (1996) Interferon alfa-2b adjuvant therapy of high risk resected cutaneous melanoma: The Eastern Cooperative Oncology Group trial EST 1684. J Clin Oncol 14: 7–17

27. Kolde G, Luger T, Sorg C, Sunderkölter C (1996) Succesful treatment of cutaneous leishmaniasis using systemic Interferon-gamma. Dermatology 192: 56–60

28. Kowalzick L, Mensing H, Weyer U, Kimmig W, Brzoska J (1992) Bowenoide aktinische Keratose: Therapie durch intraläsionale Injektion von rekombinantem beta-Interferon. Hautarzt 43: 373–375

29. Kropp JD, Algermissen B, Buck S, Czarnetzki BM (1994) Pilotstudie zur Wirkung von Interferon alpha beim atopischen Ekzem. Hautarzt 45: 225–227

30. Lebbe C, Rybojad M, Ochonisky S, Miclea JM, Verola O, Cordoliani F, Ablon G, Morel P (1993) Extensive human papillomavirus-related disease (bowenoid papulosis, Bowen's disease, and squamous cell carcinoma) in a patient with hairy cell leukemia: clinical and immunologic evaluation after an interferon alfa trial. J Am Acad Dermatol 29: 644–646

31. Lejeune F, Lienard D, Eggermont A, Schraffordt-Koops H, Kroon B, Gerain J, Rosenkaimer F, Schmitz P (1994) Clinical experience with high-dose tumor necrosis factor alpha in regional therapy of advanced melanoma. Circ Shock 43: 191–197

32. Luger TA, Schwarz T (1991) Therapeutic use of cytokines in dermatology. J Am Acad Dermatol 24: 915–926

33. Marolleau JP, Baccard M, Flageul B, Rybojad M, Laroche L, Verola O, Brandely M, Morel P, Gisselbrecht C (1995) High-dose recombinant interleukin-2 in advanced cutaneous T-cell lymphoma. Arch Dermatol 131: 574–579

34. Schultz ES, Dummer R, Becker JC, Zillikens D, Burg G (1994) Influence of various cytokines on the interleukin-2-dependent lysis of melanoma cells in vitro. Arch Dermatol Res 286: 73–76

35. Tappero JW, Conant MA, Wolfe SF, Berger TG (1993) Kaposi's sarcoma. Epidemiology, pathogenesis, histology, clinical spectrum, staging criteria and therapy. J Am Acad Dermatol 28: 371–395

36. Thoma-Greber E, Froschl M, Stolz W, Landthaler M, Plewig G (1993) Interferon-Gamma. Therapie von rezidivierenden Furunkulosen bei HIV-Infektion. Hautarzt 44: 587–589

37. Trattner A, Reizis Z, David M, Ingber A, Hagler J, Sandbank M (1993) The therapeutic effect of intralesional interferon in classical Kaposi's sarcoma. Br J Dermatol 129: 590–593

38. van Vreeswijk H, Ruiter DJ, Brocker EB, Welvaart K, Ferrone S (1988) Differential expression of HLA-DR, DQ, and DP antigens in primary and metastatic melanoma. J Invest Dermatol 90: 755–760
39. Wölfer UW, Goerdt S, Schröder K, Zouboulis CC, Orfanos CE (1996) Interferon-a-indizierte Psoriasis vulgaris. Hautarzt 47: 124–128
40. Wyss M, Dummer R, Dommann SN, Joller-Jemelka HI, Dours-Zimmermann MT, Gilliet F, Burg G (1995) Lymphomatoid papulosis – treatment with recombinant interferon alfa2a. Dermatology 190: 288–291

Behandlung der männlichen Infertilität

Wolf-Bernhard Schill

Die therapeutischen Möglichkeiten zur Verbesserung einer eingeschränkten männlichen Fertilität sind nach wie vor begrenzt [16]. Dies ist unter anderem dadurch bedingt, daß trotz intensiver Forschungsarbeiten nicht zuletzt auf molekularer Ebene viele Fragen noch nicht geklärt sind, welche die Ätiopathogenese der verschiedenen Erkrankungsmöglichkeiten betreffen. Ein weiteres Problem besteht darin, daß es keine objektive Methode gibt, um den Behandlungserfolg zu messen, was auf die große biologische Variationsbreite der Spermaparameter zurückzuführen ist. Spermienproduktion und -qualität werden zudem durch endogene und exogene Faktoren wie Virusinfekte, Fieber, Streß und Umweltnoxen, zum Beispiel starkes Rauchen, Alkohol, Insektizide, negativ beeinflußt. Nur der Eintritt einer Schwangerschaft gilt als hartes Kriterium für eine erfolgreiche Therapie.

Ansatzpunkte für eine medikamentöse Behandlung sind die Stimulation der Spermatogenese auf testikulärer Ebene, die Verbesserung der Nebenhodenfunktion (Spermatozoenreifung) und die Beeinflussung des Spermatozoentransports. Schließlich wird der Spermatozoenstoffwechsel medikamentös aktiviert im Sinne einer Verbesserung der Spermatozoenmotilität.

Kausale Therapie

Eine kausal ausgerichtete Therapie männlicher Fertilitätsstörungen zeigt die besten Ergebnisse. Dies gilt für die Behandlung der Refluxvarikozele, bei Verschlüssen im Bereich der ableitenden Samenwege, Spermatozoentransportstörungen, hormoneller Insuffizienz und männlicher Adnexitis.

Ein retrograder Reflux im Bereich der Vena spermatica kann durch retrograde beziehungsweise antegrade Sklerosierung, Embolisation oder chirurgisch durch hohe Ligatur der Vena spermatica interna verhindert werden. Eine unter exakten biostatistischen Kriterien durchgeführte prospektive randomisierte Studie konnte erstmals eine signifikante Verbesserung der Spermatozoenzahl, -motilität und -morphologie sowie der Schwangerschaftsrate nach operativer Beseitigung der Varicocele testis nachweisen [9]. Eine zur Zeit noch nicht ausgewertete WHO-Studie wird abzuwarten sein. Eine Verbesserung der Spermaqualität wird allgemein sechs Monate nach Refluxunterbindung erwartet, im individuellen Fall kann allerdings bereits nach drei Monaten eine Qualitätsverbesserung beobachtet werden. Durch Einführung der Mikrochirurgie sind die rekonstruktiven Maßnahmen bei Verschlußazoospermie ebenfalls erheblich verbessert worden; die Durchgängigkeitsergebnisse bei Vasovasostomie liegen im Bereich von 80–90 %, bei Epididymovasostomie beziehungsweise Tubulovasostomie bei 50 %. Die entsprechenden Schwangerschaftsraten liegen bei 50 beziehungsweise 25 %. Im Falle von Spermatozoentransportstörungen im Sinne einer Transportaspermie oder retrograder Ejakulation nach retroperitonealer Lymphadenektomie hat sich der Einsatz von α-Sympathomimetika (Imipramin, 25–75 mg/Tag oral [Pryleugan, Tofranil] beziehungsweise 10–15 mg Midodrin intravenös [Gutron]) bewährt. Die intravenöse Midodrin-Gabe ist kontraindiziert bei Hypertonie. Nach langsamer intravenöser Zufuhr von Midodrin wird ein Ejakulat etwa 20–30 min später gewonnen. Bei partieller oder vollständiger retrograder Ejakulation muß verhindert werden, daß Spermatozoen mit dem hyperosmolaren Urin in Kontakt kommen, da dies zu einer sofortigen Immobilisation oder Devitalisierung der Spermatozoen führt. Aus diesem Grunde wird eine isoosmotische Urineinstellung durch Trinken von etwa 300–500 ml Sprudel vor Spermagewinnung angestrebt. Mit Hilfe eines Osmometers kann die Osmolarität des Urins kontrolliert werden. Die Ejakulatgewinnung erfolgt dann nach Einstellung des Urins im Bereich 350–250 mosm, meist etwa 30–45 min nach Sprudelzufuhr. Der spermatozoenhaltige Urin wird sofort danach in einem sterilen Gefäß aufgefangen, zentrifugiert (200–300 g) und die so gewonnenen Spermatozoen werden gleich in ein IVF-Medium überführt. Eine andere Möglichkeit ist die Instillation von Tyrode-Lösung in die Blase unmittelbar vor dem Ejakulationsvorgang, so daß die Spermatozoen bereits in ein physiologisches IVF-Medium eintauchen, das über eine entsprechende Pufferkapazität verfügt, und damit von vornherein einer schonenden Behandlung unterzogen werden. Dieses Vorgehen ist für den Patienten allerdings wesentlich aufwendiger und belastender.

Die Therapie der akuten oder chronischen männlichen Adnexitis wird mit Antibiotika (gegebenenfalls in Kombination mit Antiphlogistika) über einen Zeitraum von 10–21 Tagen je nach klinischem Befund durchgeführt (Tabelle 1).

Bei hormoneller Insuffizienz mit Notwendigkeit einer Androgensubstitution werden Testosteron-Undecanoat (dreimal 40 mg Andriol) beziehungsweise Testosteron-Depotpräparate (Testoviron-Depot, 100–250 mg i.m. alle 2–4 Wochen) eingesetzt [1]. Bei sekundärem Hypogonadismus infolge einer Hypophysenvorderlappeninsuffizienz wird eine Substitutionstherapie mit Humangonadotropinen nach folgendem Schema empfohlen: dreimal 1500 IE HCG pro Woche, nach sechs Wochen Kombination mit dreimal 75–150 IE FSH pro Woche. Die Behandlungsdauer beträgt je nach Einsetzen der Spermatogenese 3–12 Monate [12]. Der Einsatz der GnRH-Pumpe (Zyklomat) ist bei Pubertas tarda, Kallmann-Syndrom und idiopathischem hypogonadotropem Hypogonadismus sinnvoll, sollte allerdings auf andrologische Zentren beschränkt bleiben, um den Kosten-Nutzen-Effekt so sinnvoll wie möglich zu gestalten. Die kausale Therapie des sekundären Hypogonadismus hat den großen Vorteil, daß die Spermatogenese durch diese gezielten Maßnahmen an- und abgeschaltet werden kann, so daß eine Vorhersage im Hinblick auf den Behandlungserfolg sowie dessen Reproduzierbarkeit getroffen werden kann.

Tabelle 1 Antibiotisch-antiphlogistische Therapie bei Samenwegsinfekt oder männlicher Adnexitis

Antibiotikum	Dosierung	Therapiedauer
Tetrazykline	1,5–2 g/Tag	2–3 Wochen
Doxyzyklin	200 mg/Tag	
Erythromycin	1,5–2 g/Tag	
Trimethoprim	320 mg/Tag	
+ Sulfamethoxazol	1,6 g/Tag	
Gyrasehemmer	0,8–1 g/Tag	
Antiphlogistikum		
Diclofenac	2mal 50 mg/Tag	4–12 Wochen
Indometacin	75–150 mg/Tag	
Ketoprofen	100–150 mg/Tag	
Ibuprofen	600–1200 mg/Tag	
Azetylsalizylsäure	1–3 g/Tag	

Empirische Therapie

Die meisten ätiopathogenetisch nicht sicher einzuordnenden Krankheitsbilder werden empirisch mit gefäßaktiven Substanzen (Kallikrein [Padutin 100], dreimal 2 Tabletten täglich; Pentoxifyllin [Trental 600], dreimal 1 Tablette täglich, Antiöstrogenen [Tamoxifen] 2mal 10 mg) und neuerdings wieder mit einer Kombination von Vitamin E und C im Sinne einer Protektion der Spermatozoenzellmembranen durch Antioxidantien. behandelt [2, 16]. Neue Erkenntnisse zeigen, daß reaktive Sauerstoffspezies eine Hauptursache für Spermatozoendysfunktionen darstellen, da sie zur Lipidperoxidation mit frühzeitiger Alterung und Funktionsverlust der Spermatozoen führen [8, 18]. Eine Plazebo-kontrollierte prospektive Studie mit zweimal 30 mg Vitamin E täglich über drei Monate zeigt erstmals eine signifikante Verbesserung der Spermatozoenfunktion in vitro, gemessen am Zona-Bindungs-Test [7]. Diese Befunde sprechen für einen sinnvollen Einsatz der Vitamin E-Therapie in der Andrologie, wenngleich das Präparat jahrelang als Plazebomaßnahme angesehen wurde.

Neue therapeutische Ansätze

Neue therapeutische Ansätze ergeben sich auch durch den Einsatz von Mastzellblockern, da gezeigt werden konnte, daß bei fertilitätsgestörten Männern vermehrt peritubulär Mastzellen nachweisbar sind, so daß die Möglichkeit einer pathologischen Beeinflussung der Blut-Hoden-Schranke gegeben sein könnte [3]. Durch Blockade der peritubulär gelegenen Mastzellen verspricht man sich einen positiven Effekt auf den Tubulusapparat und damit auf das Keimepithel. Dies wurde bereits durch Untersuchungen von Hofmann et al. und später Schill et al. vermutet [6, 17]. In einer Plazebo-kontrollierten Studie aus Japan mit Gabe von 30 mg Tranilast täglich für drei Monate konnte eine signifikante Zunahme der Spermatozoenzahl und -motilität sowie der Schwangerschaftsrate beobachtet werden [22]. Leider gibt es bisher keine Selektionskriterien, um eine gezielte Therapie mit Mastzellblockern durchzuführen. Noch fehlen Studien, die nachweisen, ob in solchen Fällen eine Hodenbiopsie eine rationale Therapie ermöglichen könnte. Da Untersuchungen zum Spermatozoentransport intratestikulär und im Bereich des Nebenhodens kaum vorliegen, ist der Einsatz von α-Blockern bei idiopathischer Oligozoospermie besonders interessant. Eine plazebokontrollierte Studie mit 2 mg Bunazosin täglich über sechs Monate führte zu einer signifikanten Zunahme der Spermatozoenzahl und des „total motile sperm count" [21]. Es wird vermutet, daß α-Blocker über eine Lumenerweiterung des Ductus epididymidis eine Beeinflussung des Spermatozoentransportes bewirken. Interessante Ansätze ergeben sich auch durch den Einsatz von Zytokinen zur andrologischen Therapie, beispielsweise die Gabe von α-Interferon und α-1-Thymosin [10, 11, 20]. Bisher liegen allerdings nur kasuistische Mitteilungen vor, offene klinische Studien und Doppelblindstudien existieren nicht.

Spermaaufbereitungsverfahren

Läßt sich durch medikamentöse oder operative Behandlungsverfahren die Spermaqualität subfertiler Männer nicht verbessern, müssen Möglichkeiten in vitro in Betracht gezogen werden. Diese Verfahren werden in Zusammenhang mit der intrauterinen Insemination, der In-vitro-Fertilisation und der intrazytoplasmatischen Spermatozoeninjektion (Mikroinjektion) durchgeführt. In solchen Fällen ist eine enge Kooperation mit einem reproduktionsmedizinisch ausgewiesenen Gynäkologen erforderlich, da die Techniken der assistierten Reproduktion („assisted reproduction technique", ART) eine weitere Chance für das kinderlose Ehepaar bieten, um ein eigenes Kind zu haben. Die In-vitro-Methoden zur Qualitätsverbesserung von Sperma umfassen neben der Splitejakulat-Technik und dem Zusatz von motilitätsstimulierenden Substanzen (Pentoxifyllin, Koffein, Kallikrein) auch das Poolen von Ejakulaten. Man versteht darunter die Gewinnung von wenigstens zwei Ejakulaten eines Patienten im Abstand von 1/2 – 2 h, um damit die Ausbeute an beweglichen Spermatozoen zu erhöhen. Bei den Spermaaufbereitungsverfahren werden verschiedene Techniken eingesetzt, wie die Swim-up-Technik, die Glaswollfiltration, die Migrations- und Sedimentationsmethode sowie die Dichtegradientenzentrifugation. Das beim männlichen Sterilitätsfaktor bevorzugt eingesetzte Spermaaufbereitungsverfahren ist die Glaswollfiltration, die eine Anreicherung motiler Spermatozoen mittels einer Glaswolle enthaltenden Trennsäule erlaubt [5, 14]. Die rasche Trennung vitaler und devitalisierter Spermatozoen ist insbesondere unter dem Gesichtspunkt der reaktiven Sauerstoffspezies außerordentlich wichtig. Zu langes Verweilen vitaler Spermatozoen in der Spermasuspension in Anwesenheit zahlreicher devitalisierter Spermatozoen führt sehr schnell durch den engen Kontakt mit geschädigten Spermatozoen durch Freisetzung von Sauerstoffradikalen zu einer Membranschädigung befruchtungsfähiger Spermatozoen.

Intrauterine Insemination

Ist eine qualitative Verbesserung der Spermabeschaffenheit möglich, sind instrumentelle Inseminationen (intrauterine Insemination, IUI) bei der Partnerin sinnvoll. Von entscheidender Bedeutung ist dabei die exakte Ovulationbestimmung im spontanen Zyklus oder bei hormonell gesteuerter Superovulation. Die Schwangerschaftsrate mit diesem Verfahren liegt bei 5 – 10 % pro Zyklus. Homologe Inseminationen werden über vier bis sechs Zyklen durchgeführt. Tritt in diesem Zeitraum keine Schwangerschaft ein, wird eine In-vitro-Fertilisation oder intrazytoplasmatische Spermatozoeninjektion in Erwägung gezogen.
Vor Einleitung von Inseminationen empfiehlt sich die Durchführung einer diagnostischen Spermaaufbereitung, um dem Gynäkologen die Indikationsstellung zur Wahl des geeigneten Verfahrens der assistierten Reproduktion zu erleichtern. Intrauterine Inseminationen sind nur sinnvoll, wenn die Spermatozoendichte nach Spermaaufbereitung mindestens 1 Mio. progressiv motiler Spermatozoen pro ml beträgt. Weist das Ejakulat Viskositätsstörungen auf, hat sich der Zusatz von 5 mg α-Chymotrypsin zum Ejakulat bewährt.

Intrazytoplasmatische Spermatozoeninjektion (ICSI)

Seit 1992 steht die intrazytoplasmatische Spermatozoeninjektion (ICSI) bei schwerem männlichen Sterilitätsfaktor zur Verfügung. Die Einführung dieses Mikroinjektionsverfahrens stellt einen Durchbruch in der Sterilitätstherapie dar, da sie vielen Paaren die Erfüllung des Kinderwunsches ermöglicht, die bisher in ihrer Not auf alternative Methoden wie Adoption oder heterologe Insemination zurückgreifen mußten [19]. Indikationen für ICSI sind hochgradige Oligoasthenoteratozoospermie und Kryptozoospermie, aber auch Männer mit absoluter Asthenozoospermie und absoluter Teratozoospermie profitieren von dieser Methode. Die Mikroinjektion bietet sich auch bei strukturellen und funktionellen Spermatozoendefekten an, da in diesen Fällen eine konventionelle In-vitro-Fertilisation keine Fertilisation bewirken würde. Auch die sogenannte idiopathische Sterilität stellt eine Indikation für ICSI dar. Weitere Indikationen sind das Vorkommen von Spermatozoen-Autoantikörpern und die Verwendung von Kryosperma.

Die Befruchtungsraten bei der Mikroinjektion liegen zwischen 60 und 70%, die fortlaufenden Schwangerschaftsraten bei 20–25% pro Zyklus (Tabelle 2). Von entscheidender Bedeutung ist, daß sich die Mißbildungsraten nicht von denen spontaner Schwangerschaften unterscheiden; sie liegen zwischen 2 und 3% [15]. Für eine erfolgreiche Fertilisation der Eizelle ist beim Verfahren der intrazytoplasmatischen Spermatozoeninjektion weder die Spermatozoenmorphologie noch die Fertilisationskapazität der Spermatozoen von Bedeutung. Einzig und allein die genetische Information im Spermatozoenkopf ist ausschlaggebend. Das Verfahren der Mikroinjektion mit direktem Einbringen eines Spermatozoons in die Eizelle hat uns gelehrt, daß eine postulierte Spermatozoenselektion durch die Eihüllen nicht stattfindet. Vielmehr spielen postkonzeptionelle Selektionsmechanismen eine Rolle, was mit einer erhöhten Abortrate einhergeht. Optimale Schwangerschaftsergebnisse lassen sich durch Injektion vitaler beweglicher Spermatozoen erreichen. Aus genetischer Sicht besteht bei monosymptomatischen Spermatozoendefektsyndromen (Globozoospermie, Kraterdefektsyndrom, Dekapitationssyndrom, Immotile-cilia-Syndrom, Stummel-

schwanzsyndrom) bei Durchführung von ICSI kein Hinweis auf ein erhöhtes Mißbildungsrisiko der F_1-Generation.

Welche Bedeutung der sogenannte Azoospermiefaktor auf dem Y-Chromosom für den weiteren Einsatz von ICSI aus genetischer Sicht hat, muß späteren Untersuchungen vorbehalten bleiben. Im ungünstigsten Fall muß mit der Weitergabe eines Infertilitätsgens auf die männlichen Nachkommen gerechnet werden. Grundsätzlich gilt daher, daß das Verfahren der intrazytoplasmatischen Spermatozoeninjektion unter strengen Kriterien durchgeführt werden muß, um mögliche Risiken für die nächste Generation auszuschließen.

MESA und TESE

Neue Anwendungsmöglichkeiten für ICSI ergeben sich bei kongenitaler Aplasie beider Samenleiter, bei therapierefraktären Ejakulationsstörungen, bei fehlgeschlagenen Vasovaso- und Epididymovasostomien und bei testikulärer Azoospermie (inkomplettes Sertoli-Cell-Only-Syndrom). Dabei werden chirurgisch entnommene Spermatozoen aus dem Nebenhoden („microepididymal sperm aspiration", MESA) beziehungsweise aus dem Hoden („testicular sperm extraction", TESE) in Kombination mit ICSI eingesetzt. Die Erfolgsraten bei MESA und TESE unterscheiden sich nicht von denen bei Verwendung ejakulierter Spermatozoen [4]. MESA und TESE befinden sich noch in der experimentellen Phase, allerdings sind die bisherigen Ergebnisse so erfolgversprechend, daß vielen Paaren neue Hoffnung auf Erfüllung ihres Kinderwunsches gegeben wird [17]. Aus genetischer Sicht muß bei kongenitaler Aplasie beider Samenleiter, die in hohem Maße mit dem Mukoviszidosegen assoziiert ist, bei beiden Partnern eine humangenetische Beratung mit Abklärung des Gens zystischen Fibrose erfolgen.

Logistische Vorteile bringt neuerdings die Verwendung von kyrokonservierten Nebenhodenspermatozoen oder Hodengewebe, da hiermit ohne zeitliche und organisatorische Zwänge eine Planung der Mikroinjektion unabhängig vom männlichen Partner erfolgen kann [13].

Trotz der überwältigenden Fortschritte auf dem Gebiet der assistierten Reproduktion werden klinisch-andrologische Untersuchungen des männlichen Partners auch in Zukunft ein essentieller Bestandteil der Betreuung des kinderlosen Ehepaares sein. Von entscheidender Bedeutung wird in je-

Tabelle 2. Mikroinjektionsergebnisse bei schwerem männlichen Sterilitätsfaktor am Institut für Reproduktionsmedizin und IVF, Gießen, in Zusammenarbeit mit der Universitätsfrauenklinik und dem Zentrum für Dermatologie und Andrologie der JLU Gießen, März 1994 bis Juni 1996

	Anzahl	Prozent
Zyklen	613	100%
Embryotransfers (ET)	564	92,0%
Schwangerschaften (SS)	192	34,1% pro ET
Biochemische SS, Aborte, extrauterine SS	58	11,3% pro ET
Fortlaufende SS	134	23,8% pro ET
Punktierte Oozyten	4002	100%
Injizierte Oozyten	3017	75,4%
Befruchtete Oozyten	2187	72,5% der Injektionen
Triploidien	143	4,7%
Transferierte Embryonen	1297	
Geborene Kinder	56	

dem Fall eine enge gynäkologisch-andrologische Kooperation bleiben, die den individuellen Verhältnissen und Konstellationen des einzelnen Ehepaares gerecht wird und alle Möglichkeiten einer andrologischen Therapie ausschöpft.

Literatur

1. Adamopoulos DA, Nicopoulou S, Kapolla N, Vassilopoulos P, Karamertzanis M, Kontogeorgos L (1995) Endocrine effects of testosterone undecanoate as a supplementary treatment to menopausal gonadotropins or tamoxifen citrate in idiopathic oligozoospermia. Fertil Steril 64: 818–824
2. Baker HWG, Brindle J, Irvine DS, Aitken RJ (1996) Protective effect of antioxidants on the impairment of sperm motility by activated polymorphonuclear leukocytes. Fertil Steril 65: 411–419
3. Behrendt H, Hilscher B, Passia D, Hofmann N, Hilscher W (1981) The occurrence of mast cells in the human testis. Acta Anat (Basel) 111: 14
4. Devroey P, Nagy P, Tournaye H, Liu J, Silber S, Van Steirteghem A (1996) Outcome of intracytoplasmic sperm injection with testicular spermatozoa in obstructive and non-obstructive azoospermia. Hum Reprod 11: 1015–1018
5. Henkel RR, Franken DR, Lombard CJ, Schill W-B (1994) Selective capacity of glass-wool filtration for the separation of human spermatozoa with condensed chromatin: a possible therapeutic modality for male-factir cases? J Ass Reprod Genet 11: 395–400
6. Hofmann N, Behrendt H, Hilscher B, Hilscher W, Passia D (1982) Erste klinische Ergebnisse einer Ketotifen-Behandlung Mastzell-positiver Testis-Schäden. Z Haut 57: 609
7. Kessopoulos E, Powers HJ, Sharma KK, Pearson MJ, Russell JM, Cooke ID, Barratt CLR (1995) A double-blind randomized placebo cross-over controlled trial using the antioxidant vitamin E to treat reactive oxygen species associated male infertility. Fertil Steril 64: 825–831
8. Lenzi A, Picardo M, Gandini L, Lombardo F, Terminali O, Passi S, Dondero F (1994) Glutathione treatment of dyspermia: effect on the lipoperoxidation process. Hum Reprod 9: 2044–2050
9. Madgar I, Weissenberg R, Lunenfeld B, Karasik A, Goldwasser B (1995) Controlled trial of high spermatic vein ligation for varicocele in infertile men. Fertil Steril 63: 120–124
10. Naz RK, Minhas B S (1995) Enhancement of sperm function for treatment of male infertility. J Androl 16: 384–388
11. Naz RK, Menge AC, Sacco A (1995) Treatment with thymosin α-1 increases fertilizing capacity of sperm of infertile men: a multicenter trial. Arch Androl 35: 149–154
12. Saal W, Happ J, Cordes U, Baum RP, Schmidt M (1991) Subcutaneous gonadotropin therapy in male patients with hypogonadotropic hypogonadism. Fertil Steril 56: 319–324
13. Salzbrunn A, Benson DM, Holstein AF, Schulze W (1996) A new concept for the extraction of testicular spermatozoa as a tool for assisted fertilization (ICSI). Hum Reprod 11: 752–755
14. Sánchez R, Concha M, Ichikawa T, Henkel R, Schill W-B (1996a) Glass wool filtration reduces reactive oxygen species by elimination of leukocytes in oligozoospermic patients with leukocytospermia. J Ass Reprod Genet 13: 489–494
15. Sánchez R, Stalf T, Khanaga O, Turley H, Gips H, Schill W-B (1996b) Sperm selection methods for intracytoplasmic sperm injection (ICSI) in andrological patients. J Ass Reprod Genet 13: 110–115
16. Schill W-B (1995) Survey of medical therapy in andrology. Int J Androl 18: 56–62
17. Schill W-B, Schneider J, Ring J (1986) The use of ketotifen, a mast cell blocker, for treatment of oligo- and asthenozoospermia. Andrologia 18: 570–573
18. Sikka SC, Rajasekaran M, Hellstrom WJG (1995) Role of oxidative stress and antioxidants in male infertility. J Androl 16: 464–468
19. Van Steirtgehem A, Liu J, Nagy P, Joris H, Staessen C, Smitz J, Tournaye H, Camus M, Liebaers I, Devroey P (1995) Microinsemination. In: Hedon B, Bringer J, Mares P (eds) Fertility and Sterility. A current overview. Parthenon Publishing Group. New York, London, pp 395–403
20. Yamamoto M, Miyake K (1994) Successful use of interferon for male infertility. Lancet 344: 614
21. Yamamoto M, Hibi H, Miyake K (1995a) Comparison of the effectiveness of placebo and α-blocker therapy for the treatment of idiopathic oligozoospermia. Fertil Steril 63: 396–400
22. Yamamoto M, Hibi H, Miyake K (1995b) New treatment of idiopathic severe oligozoospermia with mast cell blocker: results of a single-blind study. Fertil Steril 64: 1221–1223

Neue Verfahren in der operativen Varizenbehandlung

Gerhard Sattler

Die Phlebochirurgie ist heute eines der wichtigsten Gebiete der Dermatochirurgie. Entwicklungen in verschiedenen Bereichen haben sie in den letzten Jahren geprägt. Hierzu zählen neue Operationsverfahren wie paratibiale Fasziotomie nach Hach, modifizierte Stripping-Verfahren und die endoskopische Perforansvenendiszision sowie die sogenannte Minichirurgie zur Behandlung der Seitenastvarikosis, die zu ausgezeichneten Resultaten führen.

Die Durchführung von phlebochirurgischen Eingriffen in Blutleere kann durch die Verwendung von Rollmanschetten erleichtert werden. Im Bereich der Anästhesieverfahren bieten sich durch die Fortentwicklung der Tumeszenzlokalanästhesie neue Möglichkeiten, auch ausgedehntere Eingriffe in örtlicher Betäubung durchzuführen.

Lokalanästhesie in der Phlebochirurgie

Die Allgemeinanästhesie stellte bisher für die meisten phlebochirurgischen Eingriffe die Methode der Wahl dar. Die Tumeszenzlokalanästhesie ermöglicht heute die Durchführung auch ausgedehnter Eingriffe wie Crossektomie, Stripping und die Phlebektomie aller Seitenäste an beiden Extremitäten in lokaler Betäubung. Hierbei werden große Mengen einer auf 0,07 bis 0,1% verdünnten Lokalanästhesielösung injiziert (Tabelle 1).

Tabelle 1. Zusammensetzung der Tumeszenzanästhesielösung für phlebochirurgische Eingriffe

Prilocain 1%	80 ml
Suprarenin 1:1000	1 ml
Natriumbicarbonat 8,4%	15 ml
Natriumchlorid 0,9%	1000 ml
Tumeszenzlokalanästhesielösung	1096 ml

Es konnte inzwischen in mehreren Studien gezeigt werden, daß die sichere Maximaldosis für die Tumeszenzanästhesie bei 35 mg/kg KG liegt [5, 7, 8, 16].

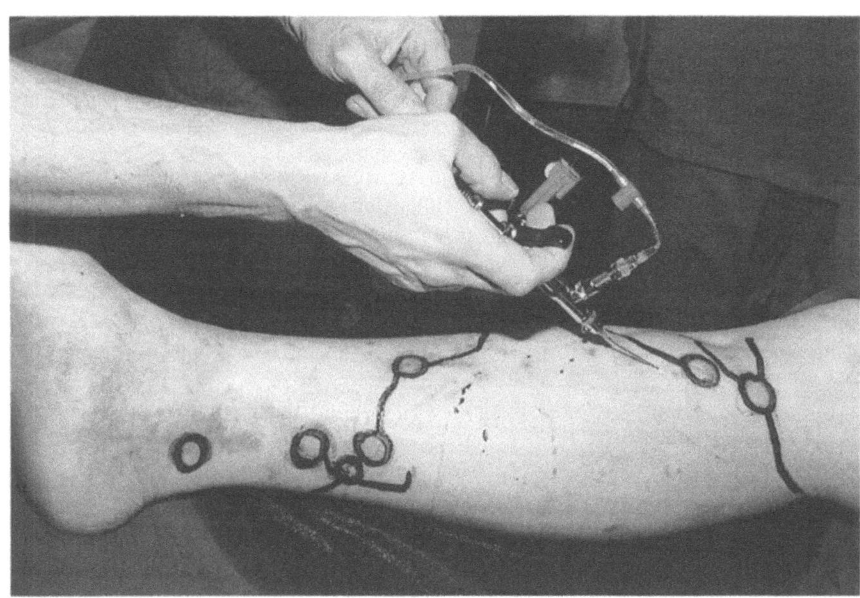

Abb. 1. Setzen der Tumeszenzlokalanästhesie

Entscheidende Vorteile der Tumeszenzlokalanästhesie sind (Abb. 1)

- Auch bei nicht narkosefähigen Patienten einsetzbar
- Lang anhaltende Analgesie, geringe postoperative Beschwerden
- Sofortige Mobilisierung
- Endokrurale Kompression
- Geringes postoperatives Hämatom
- Geringe postoperative Beschwerden

Phlebochirurgie in Blutleere

Durch Einführung der Blutleere in der Varizenchirurgie können postoperative Komplikationen in Form ausgedehnter Hämatome vermieden werden [3, 9]. Im Vergleich zur Esmarch-Blutleere stellt die Anwendung der Rollmanschette nach Löfquist ein einfaches und rasch durchzuführendes Verfahren dar. Hierbei wird ein mit 120 mm Hg gefüllter Gummischlauch (Abb. 2) von distal nach proximal über die angehobene Extremität gerollt und durch einen Gummikeil oder Metallstopper arretiert. Der entstehende Kompressionsdruck liegt je nach Umfang der Extremität zwischen 280 – 320 mm Hg. Vergleichbar gute Ergebnisse können durch die Verfahren von Hartmann und Stenger, die durch flaschenzugartige Einrichtungen die Extremität hochlagern, erzielt werden.

Neue Stripping-Verfahren

Invaginiertes Stripping

Dieses Verfahren setzt sich aufgrund einer Reihe von Vorteilen beim Stammvenenstripping zunehmend durch. Es führt zu einer geringeren Traumatisierung des Stripperkanals oder benachbarter Nerven, die Seitenäste reißen stumpf ab und es resultiert ein geringeres postoperatives Hämatom.

Pin-Stripping

Der starre Pin-Stripper nach Oesch stellt eine Modifikation des flexiblen Babcock-Strippers dar und eignet sich besonders zum Stripping der Vena saphena parva [12]. Die abgewinkelte Spitze am distalen Ende perforiert das Gefäß und markiert den Inzisionspunkt unter der Haut. Das Auffinden des Insuffizienzpunktes wird erleichtert und die Entfernung der Stammvene ist über eine nur 1 – 2 mm große Inzision in invaginierender Technik möglich.

Kryo-Stripping

Unterschiedlich lange Kryosonden werden in die varikösen Gefäße eingeführt. Nach einem etwa 10 s dauernden Gefriervorgang können nach festem

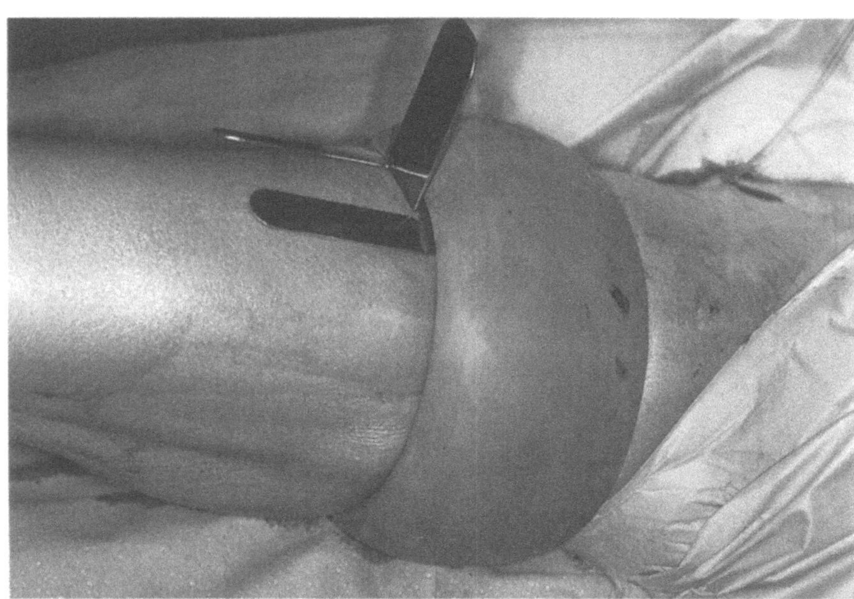

Abb. 2. Rollmanschette nach Löfquist zur Phlebochirurgie in Blutleere

Anhaften der Gefäßwände an der Sonde Stammvenen und Seitenäste ohne distale Inzisionen nach proximal entfernt werden.

Minimalinvasive Phlebochirurigie

Diese Verfahren werden zur Exhairese variköser Seitenäste eingesetzt. Mit verschiedenen häkchenförmigen Instrumenten wird über eine punktförmige Inzision das betroffene Gefäß herausluxiert und mit Hilfe von Klemmen ein möglichst großer Anteil entfernt (Abb. 3).

Zur Verfügung steht inzwischen eine Reihe von Häkchen jeweils in verschiedenen Größen: die seit Jahren bekannten Phlebektomiehäkchen und Phlebektomieklemmen nach Müller, das Phlebektomiehäkchen nach Varady (vorgestellt auf dem 3. Internationalen Workshop für Phlebologie, Frankfurt 1988), welches an einem Ende einen Präparierspatel aufweist, das Häkchen nach Ramelet und das 1993 von Oesch vorgestellte Häkchen.

Paratibiale Fasziotomie

Die 1982 durch Hach eingeführte paratibiale Fasziotomie [5] stellt nach einer Reihe von Modifikationen in der Durchführung und Interpretation heute die Methode der Wahl zur Behandlung therapieresistenter venöser Ulzera dar. So wird die Operation inzwischen zunehmend in Blutleere und unter endoskopischer Kontrolle durchgeführt. Die Einführung des Hach-Fasziotomieinstrumentariums der zweiten Generation erleichtert den Eingriff ebenso wie die Möglichkeit einer Durchführung in Tumeszenzanästhesie. Ziele der Operation sind die Lösung einer bestehenden Faszienspannung durch Spaltung, die subfasziale Lösung von Adhäsionen zwischen Muskel und Faszie sowie die weitgehend komplette Diszision aller Perforansvenen am medialen Unterschenkel. Frühere Kontraindikationen, wie postthrombotisches Syndrom und arthrogenes Stauungssyndrom, stellen heute eindeutige Indikationen für diese Operationsmethode dar.

Endoskopische Perforansvenenchirurgie

Der Einsatz der Endoskopie zur subfaszialen Perforansvenediszision kombiniert Diagnostik und Therapie [2, 4, 7]: Nach einer nur 2 cm langen Inzision am medialen Unterschenkel wird der Subfaszialraum des medialen und dorsalen Unterschenkels endoskopisch nach insuffizienten Perforansvenen abgesucht (Abb. 4). Solche korkenzieherartig dilatierten oder wandverdickten Gefäße werden mit speziellen Geräten präpariert, bipolar koaguliert und anschließend mit der Schere durchtrennt.

Wesentliche Vorteile des Verfahrens sind:

- Nur eine Hautinzision
- Geringes Hämatom

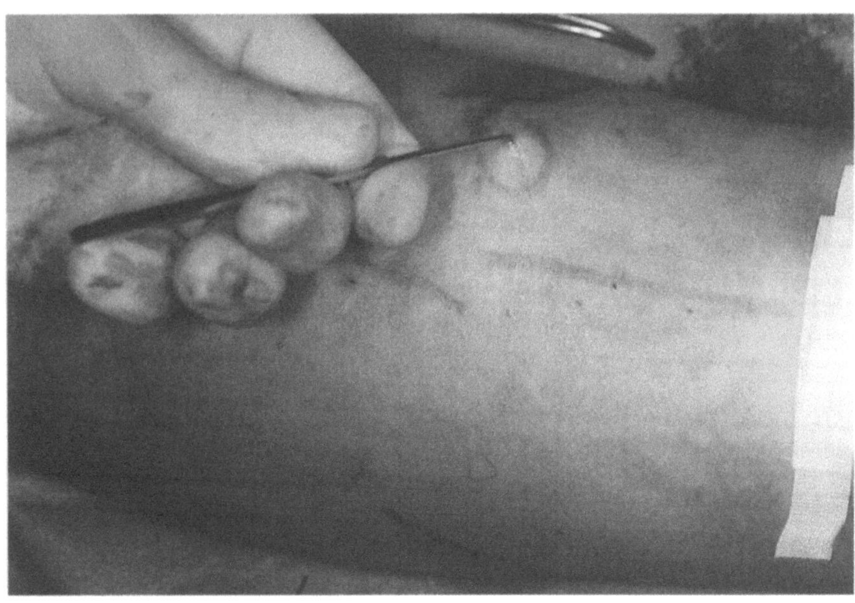

Abb. 3. Luxation eines variкösen Seitenastes mittels eines Häkchens nach Oesch nach Stichinzision

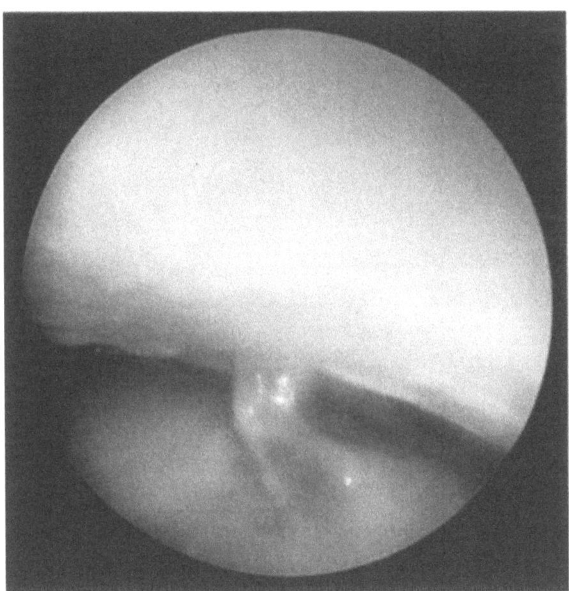

Abb. 4. Endoskopische Sicht einer dilatierten Perforansvene

- Selektive gezielte Diszision von insuffizienten Perforansvenen
- Diszision der Perforansvene vor einer möglichen Aufgabelung
- Sichtkontrolliertes Verfahren
- Schonung des die Perforansvene begleitenden Nerven

Schlußfolgerungen

In den letzten Jahren haben sich auf dem Gebiet der Phlebochirurgie hinsichtlich Operationsverfahren, Instrumentarium und Anästhesie zahlreiche neue Entwicklungen ergeben, die nicht nur zur Erleichterung und Optimierung des operativen Ablaufs, sondern auch zu verbesserten postoperativen Ergebnissen führen. Die Weiterentwicklung, insbesondere der endoskopischen Verfahren und der Behandlung in Tumeszenzlokalanästhesie, lassen auf weitere vielversprechende Neuerungen in den kommenden Jahren hoffen.

Literatur

1. Feuerstein W, Feuerstein P (1990) Ambulante Eingriffe am Venensystem. Z Hautkr 66 (Suppl 3): 104–105
2. Fischer R (1992) Erfahrungen mit der endoskopischen Perforantensanierung. Phlebol 21: 224–229
3. Fischer R (1994) Erfahrungen mit der Blutleere oder Blutsperre bei der Varizenoperation. Phlebol 23: 1–6
4. Fischer R, Sattler G, Vanderpuy R (1993) Die endoskopische Perforantensanierung. Heutiger Stand. Vasa 23: 3–7
5. Hach W, Vanderpuy R (1985) Operationstechnik der paratibialen Fasziotomie zur Behandlung des chronisch-venösen Stauungssyndroms bei schwerer primärer Varikosis und beim postthrombotischen Syndrom. Medwelt 36: 1616–1618
6. Hanke C, Bernstein G, Bullock S (1995) Safety of tumescent liposuction in 15,336 patients. Dermatol Surg 21: 459–462
7. Hauer G (1985) Die endoskopische subfasziale Diszision der Perforansvenen. Vasa 14: 59–61
8. Klein JA (1990) Tumescent technique for regional anesthesia permits lidocaine dosage of 35 mg/kg for liposuction. J Dermatol Surg Oncol 16: 248–263
9. Klein JA (1995) Tumescent technique chronicles. Dermatol Surg 21: 449–457
10. Löfquist J (1988) Chirurgie in Blutleere mit Rollmanschetten. Chirurg 59: 853–854
11. Müller R (1966) Traitement des varices par la phlebectomie ambulatoire. Bull Soc Fr Phleb 19: 277–279
12. Oesch A (1991) Minichirurgie der Varikosis. Vasa 33 (Suppl): 39–40
13. Ramelet A, Müller R (1991) Phlebectomy, a new phlebectomy hook. J Dermatol Surg Oncol 17: 814–816
14. Ramelet A (1993) Die Behandlung der Besenreiservarizen: Indikation der Phlebektomie nach Müller. Phlebol 22: 163–167
15. Stewart JH, Cole GW, Klein JA (1989) Neutralized lidocaine with epinephrine for local anasthesia. J Dermatol Surg Oncol 15: 1081–1083
16. Stewart JH, Chinn SE, Cole GW, Klein JA (1990) Neutralized lidocaine with epinephrine for local anasthesia – II. J Dermatol Surg Oncol 16: 842–845

Lasertherapie

Michael Landthaler und Ulrich Hohenleutner

Laser sind heute fester Bestandteil der Dermatotherapie geworden (Tabelle 1). Kontinuierlich betriebene Laser („continuous wave", cw) der ersten Generation wie Argon-, CO_2- und Nd:YAG-Laser wirken thermisch destruktiv und werden zur Koagulation oder Vaporisation von krankhaft verändertem Gewebe genutzt [26, 27]. In den letzten Jahren haben gepulste CO_2-Laser große Bedeutung erlangt. Bei diesen Lasern werden sehr kurze Impulse mit hoher Energiedichte und Repetitionsraten zwischen 10 und 100 Pulsen pro Sekunde aneinandergereiht. Obwohl die Spitzenleistung mehrere 1000 Watt pro Puls beträgt, liegt die durchschnittliche Ausgangsleistung zwischen 10 und 20 Watt. Durch dieses Verfahren wird die thermische Schädigung des angrenzenden Gewebes im Vergleich zu kontinuierlich betriebenen CO_2-Lasern deutlich vermindert [20]. Dies ist auch mit rechnergesteuerten CO_2-Lasern möglich, bei denen der fokussierte Strahl sehr schnell über die Hautoberfläche geführt wird (Silk-Touch-Technik) [30].

Mögliche Indikationen für die Lasertherapie

Vaskuläre Veränderungen
- Naevi flammei
- Teleangiektasien
- Lippenangiome (Venous lakes)
- Naevi aranei
- Angiofibrome
- Hämangiome
- Granuloma pyogenicum
- Morbus Osler
- Blue-rubber-bleb-nevus-Syndrom
- Glomustumoren
- Angiokeratoma scroti/vulvae
- Angioma serpiginosum

Benigne nichtvaskuläre Veränderungen
- Tätowierungen
- Viruspapillome
- Rhinophym
- Epidermale Nävi
- Xanthelasmen
- Dorsalzysten
- Neurofibrome
- Pemphigus chronicus benignus familiaris
- Porokeratose
- Chronische stationäre Psoriasisherde
- Trichoepitheliome
- Vellushaarzysten
- Balanitis plasmacellularis
- Talgdrüsenhyperplasien
- Aknenarben
- Falten
- Hypertrichose
- Kalzinose
- Striae distensae

Prämaligne und maligne Veränderungen
- Aktinische Keratosen
- Aktinische Cheilitis

Tabelle 1. Laser in der Dermatologie

	Wellenlänge (nm)	Betriebsart	Hauptabsorption in
Argon-Ionen-Laser	488 und 514	cw[a]	Hb, Mel
CO_2-Laser	10.600	cw	H_2O
Nd: YAG-Laser	1060	cw Q-switch[b]	H_2O (Hb, Mel) Hb, Mel (H_2O)
Nd:YAG-Laser, frequenzverdoppelt	532	Q-switch	Hb, Mel, exogene Pigmente
Dye-Laser	577 577, 585 510	cw gepulst gepulst	Hb (Mel) Hb (Mel) Mel, Hb, exogene Pigmente
Kupferdampf-Laser	578	pseudo-cw	Hb (Mel)
Rubin-Laser	694	Q-switch	Mel, exogene Pigmente
Er:YAG-Laser	2940	gepulst	H_2O
Excimer-Laser	157–355	gepulst	H_2O

[a] cw, „continuous wave": kontinuierlich betriebene Laser
[b] Q-switch, „quality switch": gütegeschaltete Laser

- Leukoplakien
- Floride orale Papillomatose
- Kaposi-Sarkom

Einen wesentlichen Fortschritt brachte die Entwicklung von gepulsten oder gütegeschalteten („quality switch", „Q-switch") Lasern. Gepulste Laser produzieren sehr kurze, relativ wenig variable Lichtblitze mit hoher Leistung. Extrem kurze Bestrahlungszeiten und sehr hohe Leistungen können durch die Güteschaltung erreicht werden. Im aktiven Medium von gütegeschalteten Lasern werden sehr hohe Energien aufgebaut, die durch extrem schnelle elektromagnetische oder chemische Schalter („Q-switched") in Nanosekunden freigesetzt werden. Mit gepulsten und gütegeschalteten Lasern wird das Prinzip der selektiven Photothermolyse [6] therapeutisch nutzbar. Dabei ist die Dauer des Laserimpulses kürzer als die thermische Relaxationszeit der Zielstruktur, das heißt der Impuls ist kürzer als die Zeit, welche die Zielstruktur benötigt, um wieder auf die Hälfte der erreichten Temperatur abzukühlen. Damit die Lasertherapie auf die Zielstruktur beschränkt wird, muß die Laserstrahlung in der Zielstruktur stark absorbiert werden. Dies wird beispielsweise bei der Behandlung von Feuermalen mit dem Blitzlampen-gepumpten gepulsten Farbstofflaser oder der Entfernung von Tätowierungen mit dem Rubinlaser genutzt.

Die große Zahl an angebotenen Lasern, der erhebliche Konkurrenzkampf der Hersteller und die zunehmende Zahl der möglichen Laserindikationen führten sowohl zu einer deutlichen Unsicherheit bei den interessierten Dermatologen als auch zu unkritischen und zuviel versprechenden Publikationen in der Laienpresse, aber auch in der Fachliteratur.

Neben den neueren gesicherten Laserindikationen (gute Nachrichten) sollen deshalb aber auch die Probleme und Nebenwirkungen der Lasertherapie dargestellt (schlechte Nachrichten) und zukünftige Entwicklungen und mögliche Laserindikationen (Zukunftsaspekte) diskutiert werden.

Gute Nachrichten

Naevi flammei stellen eine der wichtigsten Indikationen für Laser in der Dermatotherapie dar. Bis zur Einführung der Blitzlampen-gepumpten gepulsten Farbstofflaser wurden weltweit die meisten Patienten mit dem Argonlaser behandelt und internationaler Standard bei erwachsenen Patienten sind

etwa 60 % gute oder sehr gute Ergebnisse. Die besten Resultate wurden bei über 18jährigen Patienten mit roten und lividroten Feuermalen im Kopf-/Halsbereich erzielt. Allerdings wurde bei ausgedehnten Veränderungen oft keine gleichmäßige Aufhellung erreicht, da Naevi flammei an der Oberlippe und am Kinn relativ schlecht auf die Behandlung ansprachen. Die Erfolgsaussichten der Argonlasertherapie von Naevi flammei bei Kindern und Jugendlichen sind relativ schlecht, so daß in dieser Altersgruppe von einer Behandlung abzuraten ist. Ebenso lassen sich Feuermale an den Extremitäten nur wenig bessern [25].

Ein wesentlicher Fortschritt bei der Behandlung von Feuermalen wurde dagegen mit dem gepulsten Farbstofflaser erreicht. Diese Laser eignen sich auch zur Behandlung von hellroten und roten Feuermalen und Feuermalen bei Kindern aller Altersstufen, da bleibende Komplikationen wie Narbenbildung, Störung an der Oberflächentextur und Pigmentverschiebungen aufgrund der hohen Gefäßspezifität sehr selten sind [16, 37]. Allerdings kommt es in den ersten postoperativen Tagen und Wochen häufig zu passageren Nebenwirkungen. Bei Kindern ist eine möglichst frühe Behandlung anzustreben, da die Ergebnisse bei den meist helleren Naevi flammei der Kleinkinder besser sind als bei den dunkleren der älteren Patienten [37].

Durch mehrfache Behandlungen lassen sich aber auch bei Erwachsenen oft noch gute Resultate erzielen, obwohl hier häufig keine vollständige Aufhellung gelingt [41].

Bei lividroten oder tuberös umgewandelten Naevi flammei bei Erwachsenen besitzt der Blitzlampen-gepumpte gepulste Farbstofflaser („flashlamp-pumped pulsed dye laser", FPDL) keine wesentlichen Vorteile gegenüber dem Argonlaser. Diese können sowohl mit dem Argon- als auch mit dem Nd:YAG-Laser koaguliert oder mit dem CO_2-Laser oberflächlich vaporisiert werden.

Einen entscheidenden Fortschritt brachte die Lasertherapie auch bei der Behandlung von *Hämangiomen im Neugeborenen- und Säuglingsalter*. Initiale plane oder kutan-exophytische Hämangiome lassen sich bei etwa 65 % der kleinen Patienten mit ein- oder mehrfacher Behandlung um mehr als 75 % verkleinern und bei bis zu 50 % der Patienten mit flachen initialen Hämangiomen sogar vollständig entfernen. Da die Therapie einfach, schnell durchzuführen und sehr nebenwirkungsarm ist, halten wir in Übereinstimmung mit anderen Autoren eine frühe Therapie aller initialen oder rasch wachsenden Hämangiome bei Kindern für indiziert [18, 28].

Sehr dicke subkutane Hämangiome können nach Abwägung anderer Therapieverfahren auch mit dem Nd:YAG-Laser koaguliert werden. Bei der perkutanen Bestrahlung muß die Oberfläche der Haut durch entsprechende Kühlung mit einem Eiswürfel oder mit kaltem Wasser geschützt werden [10, 28]. Neuerdings werden dicke subkutane Hämangiome auch durch interstitielle Laserkoagulation behandelt. Dazu wird der Lichtleiter über eine Punktionsnadel in dem Hämangiom lokalisiert und die Laserenergie wird direkt auf das Gewebe übertragen, während die Glasfiber langsam zurückgezogen wird. Die Position der Glasfiber und der Koagulationseffekt im Hämangiom können durch Ultraschall kontrolliert werden [1, 40].

Das Prinzip der selektiven Photothermolyse findet auch bei der Entfernung von *Tätowierungen* Anwendung. Mit gepulsten Rubinlasern und gütegeschalteten Nd:YAG-Lasern und gütegeschalteten frequenzverdoppelten Nd:YAG-Lasern ist es möglich, blaue und schwarze Tätowierungsfarbstoffe zu entfernen. Diese Laser eignen sich besonders zur Entfernung von Amateur-Tusche-Tätowierungen, die bislang wegen des tiefen Sitzes des Pigmentes meist ein therapeutisches Problem darstellten. Eine vollständige Entfernung ist jedoch nicht immer möglich, und oft sind multiple Behandlungssitzungen für eine ausreichende Aufhellung nötig. Die Tätowierungspigmente, wie sie überwiegend in professionellen Tätowierungen vorliegen, sprechen schlechter auf die Behandlung mit dem gütegeschalteten Rubinlaser an. Bei Entfernung von roten Farbstoffen eignet sich der frequenzverdoppelte, gütegeschaltete Nd:YAG-Laser oder der „pigmented lesion dye laser" (PLDL) (Tabelle 2) [2, 22].

Neben Schmucktätowierungen können auch Schmutztätowierungen und Tätowierungen im Rahmen eines Permanent-Make-Up mit dem Rubinlaser entfernt werden [14]. Gegenüber herkömmlichen Verfahren zur Entfernung von Tätowierungen zeigen die neueren Laserverfahren

deutliche Vorteile. Sie sind schnell durchzuführen, erfordern keine postoperativen Verbände, die Nebenwirkungsrate ist gering und auch die Behandlung größerer Flächen möglich.

Die Laser der zweiten Generation eignen sich auch hervorragend zur Entfernung von lentiginösen Veränderungen wie Lentigo solaris, Lentigo simplex, Lentigo des Penis oder der Vulva [22, 24].

Die Ergebnisse bei Naevus spilus und Café-au-lait-Flecken sind unterschiedlich. Bei einem Teil der Patienten kommt es zu einer deutlichen und stabilen Aufhellung, andere Patienten sprechen nicht auf die Behandlung an oder es kommt zu Rezidiven [15].

Postinflammatorische Hyperpigmentierungen und das Melasma sind einer Behandlung mit dem gütegeschalteten Rubinlaser weniger zugänglich und die Erfolgsaussichten sind nach unseren Erfahrungen unter 40%. Auch die Zunahme der Pigmentierung ist möglich [23].

Gleiches gilt für Becker-Nävi, die unserer Erfahrung nach häufig nach Rubinlasertherapie rezidivieren.

Die Entfernung von Ota-Nävi mit dem Rubinlaser ist möglich. Durch wiederholte Behandlungen lassen sich zum Teil sehr gute Ergebnisse erzielen [39].

Schlechte Nachrichten

Trotz der Erfolge, die mit Lasern erzielt werden können, muß betont werden, daß die Erfolgsaussichten bei keiner der Indikationen 100% betragen.

Bei der Behandlung von Feuermalen mit dem Blitzlampen-gepumpten gepulsten Farbstofflaser liegen die Erfolgsaussichten zwischen 70–80%. Wie auch schon von der Argonlasertherapie her bekannt, kann auch keine gleichmäßige Aufhellung von Naevi flammei garantiert werden. So sprechen Naevi flammei im Ausbreitungsgebiet des 2. Trigeminusastes und zentrofaziale Naevi

Tabelle 2. Laser zur Entfernung von Tätowierungsfarben. (Nach Kilmer und Alster 1996 [22])

Tätowierungsfarbe	Rubin (694 nm)	Alexandrit (755 nm)	Nd:YAG (1064 nm)	fd Nd:YAG (532 nm)	PLDL[a] (510 nm)
Blau/schwarz	+++	+++	+++	−	−
Grün	++	++	+/−	−	−
Rot	−	−	−	+	+
Orange	−	−	−	+	+

[a] PLDL (510 nm) „pigmented lesion dye laser"

flammei schlechter auf die Lasertherapie an als solche in anderen Kopf-Hals-Arealen [36]. Auch Naevi flammei im Bereich der unteren Extremitäten sprechen kaum auf die Lasertherapie an [29].

Trotz der Erfolge, die bei initialen Hämangiomen im Säuglingsalter erreicht werden können, lassen sich mit der Farbstofflasertherapie nicht bei allen Patienten ein Fortschreiten des Hämangioms und die Entwicklung von kutan-subkutanen Hämangiomen vermeiden [8, 28].

Wie jede wirksame Therapie hat auch die Lasertherapie Nebenwirkungen. Beim Blitzlampen-gepumpten gepulsten Farbstofflaser sind bleibende Nebenwirkungen zwar selten, in den ersten Tagen und Wochen nach der Behandlung ist jedoch relativ häufig mit Nebenwirkungen zu rechnen. Nahezu alle Patienten empfinden die Therapie als schmerzhaft, bei allen Patienten kommt es in den ersten zwei Wochen zu einer blau-schwarzen Verfärbung der behandelten Areale und auch Krustenbildung ist häufig. Hyperpigmentierungen sind bei etwa 30 % der Patienten zu verzeichnen, sie bilden sich in der Regel innerhalb von etwa sechs Monaten vollständig zurück. Narben sind selten (Tabelle 3) [31, 42].

Bei dem Versuch, Tätowierungspigment mit dem Rubinlaser zu entfernen, ist es bei einzelnen Patienten zu einem Farbumschlag von rostbraunen und hautfarbenen Pigmenten zu schwarz gekommen [7]. Es wurden auch allergische Reaktionen nach Rubinlaserentfernung von Tätowierungen beschrieben. Es handelte sich hierbei um allergische Sofortreaktionen vom Typ I, die eine sofortige ärztliche Hilfe benötigen [9]. Bei einem Patienten, bei dem eine postinflammatorische Hyperpigmentierung mit dem Rubinlaser behandelt wurde und der wegen einer rheumatoiden Arthritis mit Goldsal-

Tabelle 3. Nebenwirkungen einer Therapie mit einem Blitzlampen-gepumpten gepulsten Farbstofflaser. (Nach Wlotzke et al. 1995 [42])

Nebenwirkungen	in %
Verfärbung	100 %
Schmerzen	99 %
Krusten	87 %
Entzündliche Schwellung	73 %
Hyperpigmentierung	27 %
Blutung	12 %
Atrophische Narbe	3 %
Hypertrophe Narbe	1 %
Granuloma pyogenicum	1 %

zen behandelt worden war, kam es nach Rubinlasertherapie zu einer lokalisierten Chrysiasis [38].

Zu den schlechten Nachrichten ist auch eindeutig zu zählen, daß die Lasertherapie häufig unkritisch mit zu hohen Erfolgsversprechen und bei nicht gesicherter Diagnose eingesetzt wird. Besonders deutlich wird dies beim Einsatz von Lasern durch Nichtärzte. Aus unserer Sicht ist zu fordern, daß die Lasertherapie nur nach ärztlicher Indikationsstellung und nur durch Ärzte oder unter ärztlicher Aufsicht durch geschultes Personal durchgeführt werden darf, um Fehldiagnosen mit der Folge falscher Behandlung vorzubeugen und Komplikationen, wie allergische Reaktionen, beherrschen zu können. Eine Anwendung des Rubinlasers außerhalb ärztlicher Praxen ist strikt abzulehnen. Für die Behandlung melaninpigmentierter Hautveränderungen ist darüber hinaus eine fachdermatologische Diagnose und Indikationsstellung zu fordern [33].

Zukunftsaspekte

Die Behandlung lichtgeschädigter Haut und die Entfernung von Falten („skin resurfacing") mit gepulsten CO_2-Lasern, der Silk-touch-Technik oder dem Erbium:YAG-Laser finden zunehmendes Interesse. Die mitgeteilten Kurzzeitergebnisse sind teilweise sehr gut [30, 32]. Die Nebenwirkungen der Behandlung wie großflächige Rötungen, ausgedehnte Herpes-simplex-Infektionen und auch bakterielle Infekte müssen jedoch beachtet werden. Auch fehlen Langzeitergebnisse, so daß vor einer generellen Empfehlung zu diesen Behandlungsmaßnahmen weitere klinisch kontrollierte Studien, vor allem Langzeitergebnisse, vorliegen sollten.

In Zukunft wird auch die Laserepilation zunehmend an Bedeutung gewinnen. Geeignet sind modifizierte Rubinlaser, photodynamische Verfahren mit δ-Aminolävulinsäure und inkohärente Lichtquellen [35].

Für die Behandlung von Besenreisern wurde neuerdings ein Farbstofflaser auf den Markt gebracht, bei dem alternativ die Wellenlängen von 595 und 600 nm, eine Impulszeit von 1500 μsec und Energiedichten bis zu 20 J/cm² gewählt werden können. Damit wird die Behandlung von Besenreiservarizen bis zu einem Gefäßdurchmesser von 1 mm möglich. Erste Ergebnisse sind vielversprechend, allerdings fehlen derzeit größere Erfahrungen.

In Zukunft muß weiterhin geprüft werden, ob sich die Ergebnisse, die bei einzelnen Patienten mit unterschiedlichsten Erkrankungen mit der Lasertherapie erzielt wurden, bestätigen. Zu nennen sind beispielsweise chronische Psoriasisherde [19, 43], chronisch-diskoider Lupus erythematodes [34], fokal dermale Hypoplasie (Goltz-Gorlin-Syndrom) [3], Teleangiectasia macularis eruptiva perstans [13], atrophische Aknenarben [4, 5], frische Striae distensae [12] und Kalkablagerungen bei systemischer Sklerodermie [11].

Die technische Entwicklung läßt auch erwarten, daß in naher Zukunft Lasergeräte mit geeigneten Wellenlängen für die Behandlung von vaskulären und pigmentierten Veränderungen in einem Gerät zur Verfügung stehen werden.

Zusammenfassend ist festzuhalten, daß Laser ein unverzichtbarer Bestandteil der Dermatotherapie geworden sind. Allerdings sind die Kenntnisse der biophysikalischen Vorgänge, eine exakte klinische Diagnose und die Kenntnis aller alternativen Behandlungsverfahren unabdingbare Voraussetzungen für den richtigen Einsatz zum Wohle der Patienten.

Literatur

1. Alani HM, Warren RM (1992) Percutaneous photocoagulation of deep vascular lesions using a fiberoptic laser wand. Ann Plast Surg 29: 143–148
2. Alster TS (1995) Q-switched alexandrite laser treatment (755 nm) of professional and amateur tattoos. J Am Acad Dermatol 33: 69–73
3. Alster TS, Wilson F (1995) Focal dermal hypoplasia (Goltzs Syndrome). Arch Dermatol 131: 143–144
4. Alster TS, McMeekin TO (1996) Improvement of facial acne scars by the 585 nm flashlamp-pumped pulsed dye laser. J Am Acad Dermatol 35: 79–81
5. Alster TS, West TB (1996) Resurfacing of atrophic facial acne scars with a high-energy, pulsed carbon dioxide laser. Dermatol Surg 22: 151–155
6. Anderson RR, Parrish J (1983) Selective photothermolysis: precise microsurgery by selective absorption of pulsed radiation. Science 220: 524–527
7. Anderson RR, Geronemus R, Kilmer SL, Frainelli W, Fitzpatrick E (1993) Cosmetic tattoo ink darkening. A complication of Q-switched and pulsed-laser treatment. Arch Dermatol 129: 1010–1014
8. Ashinoff R, Geronemus RG (1993) Failure of the flashlamp-pumped pulsed dye laser to prevent progression to deep hemangioma. Pediatr Dermatol 10: 77–80
9. Ashinoff R, Levine VJ, Soter NA (1995) Allergic reactions to tattoo pigment after laser treatment. Dermatol Surg 21: 291–294
10. Berlien HP, Waldschmidt J, Müller G (1988) Laser treatment of cutan and deep vessel anomalies. In: Waidelich W, Waidelich R (eds) Laser 87. Optoelectronics in Medicine, Springer, Berlin, pp 526–528
11. Bottomley WW, Goodfield MJD, Sheehan-Dare RA (1996) Digital calcification in systemic sclerosis. Effective treatment with good tissue preservation using the carbon dioxide laser. Brit J Dermatol 135: 302–304
12. McDaniel DH, Ash K, Zukowski M (1996) Treatment of stretch marks with the 585-nm flashlamp-pumped pulsed dye laser. Dermatol Surg 22: 332–337
13. Darrel LE (1996) Treatment of teleangiectasia macularis eruptiva perstans with the 585-nm flashlamp-pumped dye laser. Dermatol Surg 22: 33–37
14. Geronemus RG (1996) Surgical Pearl: Q-switched Nd:YAG laser removal of eyeliner tattoo. J Am Acad Dermatol 35: 101–102
15. Grossmann M, Anderson R, Farinelli W, Flotte T, Grevelink J (1995) Treatment of café au lait macules with lasers. Arch Dermatol 131: 1416–1420
16. Hohenleutner U, Abd-El-Raheem A, Bäumler W, Wlotzke U, Landthaler M (1995) Nävi flammei im Kindes- und Jugendalter. Behandlungen mit dem Blitzlampen-gepumpten Farbstofflaser. Hautarzt 46: 87–93
17. Hohenleutner U, Hilbert M, Wlotzke U, Landthaler M (1995) Epidermal damage and limited coagulation depth with the flashlamp-pumped pulsed dye laser: A histochemical study. J Invest Dermatol 104: 798–802
18. Hohenleutner U, Bäumler W, Karrer S, Michel S, Landthaler M (1996) Die Behandlung kindlicher Hämangiome mit dem blitzlampengepumpten gepulsten Farbstofflaser. Hautarzt 47: 183–189
19. Katugampola GA, Rees AM, Lanigan SW (1995) Laser treatment of psoriasis. Br J Dermatol 133: 909–913
20. Kauvar A, Waldorf H, Geronemus R (1996) A histopathological comparison of char-free carbon dioxide lasers. Dermatol Surg 22: 343–348
21. Kauvar A, Geronemus R (1995) Repetitive pulsed dye laser treatments improve persistent port-wine stains. Dermatol Surg 21: 515–521
22. Kilmer SL, Alster TS (1996) Laser treatment of tattoos and pigmented lesions. In: Alster TS, Apfelberg DB (eds), Cosmetic laser surgery. Wiley-Liss, New York, pp 111–128
23. Kopera D, Hohenleuter U, Landthaler M (1995) Melasma: Keine Indikation für den Rubinlaser. Z Hautkr 70: 414–416
24. Kopera D, Hohenleuter U, Landthaler M (1996) Q-switched Ruby laser application is safe and effective for the management of actinic lentigo (topical glycolic acid is not). Acta Derm Venerol (Stockholm) 76: 461–463
25. Landthaler M, Haina D, Seipp W, Brunner W, Seipp V, Hohenleutner U, Waidelich W, Braun-Falco O (1987) Zur Behandlung von Naevi flammei mit dem Argonlaser. Hautarzt 38: 652–659
26. Landthaler M, Hohenleutner U (1993) Lasertherapie. Angebot und Anwendung. Hautarzt 44: 413–425
27. Landthaler M, Hohenleutner U (1996) Lasertherapie in der Dermatologie. In: Reidenbach HD (Hrsg) Lasertechnologien und Lasermedizin. Stand und Perspektiven. Ecomed, Landsberg, S 111–118
28. Landthaler M, Hohenleutner U, Abd-El-Raheem A (1995) Laser therapy of childhood haemangiomas. Br J Dermatol 133: 275–281
29. Lanigan SW (1996) Port wine stains on the lower limb: response to pulsed dye laser therapy. Clin Exper Dermatol 21: 88–92

30. Lask G, Keller G, Lowe N, Gormley D (1995) Laser skin resurfacing with the silk-touch flashscanner for facial rhytides. Dermatol Surg 21: 1021–1024
31. Levine VJ, Geronemus R (1995) Adverse effects associated with the 577- and 585-nanometer pulsed dye laser in the treatment of cutaneous vascular lesions: a study of 500 patients. J Am Acad Dermatol 32: 613–617
32. Lowe NJ, Lask G, Griffin ME, Maxwell A, Lowe N, Quilada F (1995) Skin resurfacing with the ultrapulse carbon dioxide laser. Dermatol Surg 21: 1025–1029
33. Michel S, Hohenleutner U, Landthaler M (1996) Rubinlaser: Ist die Entfernung von pigmentierten Hautveränderungen mit dem Rubinlaser durch Nichtärzte möglich? Gesundheitswesen 58: 319–321
34. Nunez M, Boixeda P, Miralles ES, De Misa RF, Ledo A (1995) Pulsed dye laser treatment in lupus erythematodes teleangiectoides. Br J Dermatol 133: 1010–1018
35. Raulin Ch (1996) Epilation bei Becker-Nävus. Hautarzt 47: 557–558
36. Renfro L, Geronemus R (1993) Anatomical differences of port-wine stains in response to treatment with the pulsed dye laser. Arch Dermatol 129: 182–188
37. Tan OT, Sherwood K, Gilchrest BA (1989) Successful treatment of children with port-wine strains using the flash-lamp-pulsed tunable dye laser. N Engl J Med 320: 416–421
38. Trotter M, Tron V, Hollingdale J, Rivers J (1995) Localized chrysiasis induced by laser therapy. Arch Dermatol 131: 1411–1414
39. Watanaba S, Takahashi H (1994) Treatment of nevus of Ota with Q-switched ruby laser. N Engl J Med 331: 1747–1750
40. Werner JA, Lippert BM, Hoffmann P, Rudert H (1995) Lasers in otorhinolaryngology and in head and neck surgery. Adv Otorhinolaryngol 49: 75–80
41. Wiek K, Vanscheidt W, Zoppelt M, Schöpf E (1995) Die Behandlung von Nävi flammei im Erwachsenenalter mit einem Blitzlampen-gepumpten gepulsten Farbstofflaser. Hautarzt 46: 537–542
42. Wlotzke U, Hohenleutner U, Abd-El-Raheem T, Bäumler W, Landthaler M (1996) Side-effects and complications of flashlamp-pumped pulsed dye laser therapy of port-wine stains. A prospective study. Br J Dermatol 134: 475–480
43. Zelickson B, Mehregan D, Wendelschfer-Crabb G, Ruppmann D, Cook A, OConnell P, Kennedy W (1996) Clinical and histologic evaluation of psoriatic plaques treated with a flashlamp pulsed dye laser. J Am Acad Dermatol 35: 64–68

Kontaktkryochirurgische Frühtherapie der Säuglingshämangiome

Djalil Djawari

Einleitung

Bei 2–3% der Neugeborenen treten einige Wochen nach der Geburt Hämangiome auf, die in über 80% der Fälle bei der Geburt nicht nachweisbar sind (in unserer eigenen Statistik genau 75%) oder die nur durch einen weißen Fleck, eine Druckstelle oder kratzerähnliche Strukturen auffallen (Prodromalstadium). Sie entwickeln sich erst ab der 2. bis 4. Lebenswoche, wachsen überwiegend in den 4. bis 8. Wochen sehr rasch und verursachen dementsprechende Entstellungen. Im Gegensatz dazu sind die vaskulären Malformationen schon bei der Geburt vorhanden, wachsen proportional mit dem Körper und zeigen keine Regression (zum Beispiel Naevus flammeus).

Säuglingshämangiome sind Gefäßneubildungen, welchen eine primäre Sprossung von Blutgefäßen aufgrund einer temporären Fehlsteuerung der Regulationsmechanismen für das Gefäßwachstum (Angiogenese) zugrundeliegt. In über 60% (2/3 der Fälle) sind die Säuglingshämangiome im Kopfbereich lokalisiert.

Nach einer Proliferationsphase, die bis zum Ende des ersten Lebensjahres andauern kann, kommt es bei 50% der Patienten im Laufe von Jahren zu einer vollständigen spontanen Heilung. 20% der Hämangiome zeigen jedoch überhaupt keine Rückbildung und weitere 30% dieser Veränderungen nur eine unvollständige (partielle) Regression. Die Hämangiome im Lippenrotbereich bilden sich nur ausnahmsweise spontan zurück. Selbst nach völligem Verschwinden der Hämangiome bleiben oft unschöne Narben bestehen, deren Größe der maximalen Größe der Hämangiome entspricht.

Die Regressionsphase der Säuglingshämangiome unterteilt sich in eine Phase der frühen Involution, die zwei bis vier Jahre dauert und eine Spätphase der Involution, welche bis zur Pubertät andauern kann (Abb. 1).

In der langen spontanen Rückbildungszeit der Säuglingshämangiome, vor allem in den sichtbaren Bereichen, sind sowohl die betroffenen Kinder als auch ihre Eltern durch die kosmetische Entstellung psychisch und sozial stark belastet. Diese psychologischen Aspekte haben Stigmatisation,

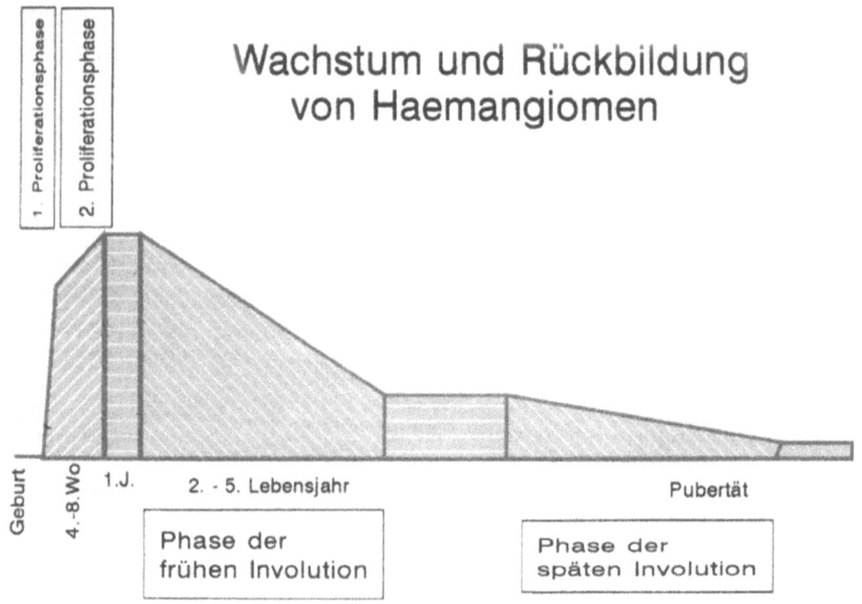

Abb. 1. Wachstumsverhalten der Säuglingshämangiome

Isolation, Partnerschaftsprobleme und familiäre Konflikte der Betroffenen zur Folge.

Alle Säuglingshämangiome sind zu Beginn klein und unscheinbar, wachsen jedoch rasch und bilden verschiedene Formen. Nach morphologischen Gesichtspunkten lassen sich Hämangiome in oberflächliche (plane, plano-tuberöse, tuberöse), tiefe (nodöse) und Mischformen (tubero-nodöse) einteilen. Fließende Übergänge sind dabei stets die Regel.

Durch Zuwarten und Nichttherapieren dieser Hauterscheinungen wird wertvolle Zeit vergeudet. Das stetige Wachstum der Hämangiome führt zu Entstellungen in den sichtbaren Bereichen (Gesicht, Hals, Kopf, Hände). Außerdem kann das nicht vorhersehbare, exzessive Wachstum der Säuglingshämangiome die Obstruktion benachbarter Organe und deren funktionelle Störung (zum Beispiel Erblindung bei Lokalisation der Hautveränderung im Lidbereich), Superinfektion, Blutung, Exulzeration (vor allem im Anogenitalbereich), Nekrosen, atrophische Narben, Pigmentverschiebungen, Cutis laxa und weitere Komplikationen zur Folge haben.

Durch die Initiative der „Heilbronner Arbeitsgruppe Hämangiomtherapie" hat sich inzwischen die Einstellung zur Therapie von Hämangiomen in den letzten Jahren grundlegend geändert. Eine konsequente Frühtherapie der Säuglingshämangiome ist stets anzustreben und alle Hämangiome im Gesichts- wie auch im Anogenitalbereich, ebenso schnell wachsende Hämangiome anderer Lokalisationen sind sofort und innerhalb von drei Tagen nach der Diagnose zu therapieren.

Bei der Frühtherapie von Säuglingshämangiomen haben wir die Kontaktkryochirurgie in den Vordergrund gestellt und behandeln diese Hautveränderungen seit 1991 mit dieser Methode. Die Therapie wird zu Beginn der Wachstumsphase der Hämangiome eingeleitet. Dadurch werden hervorragende Resultate erzielt.

Methodik

Die im flüssigen Stickstoff gekühlten Metallstäbe unterschiedlichen Durchmessers werden nach Erreichen der gewünschten Temperatur von −196 °C in einen Thermofühler mit Licht- und Tonsignal gesteckt und mit dosiertem Druck auf die zu therapierende Stelle gebracht. Je nach Größe und Lokalisation des Hämangioms wird die Kryochirurgie für 10–15 s appliziert. Eventuell verbleibende Reste werden nach vier Wochen erneut für 10 s

therapiert. Ein einmaliges Vorgehen ist jedoch meistens ausreichend.

Fazit

Das Konzept unserer Frühtherapie besteht darin, daß nicht die ganze Entwicklung des Säuglingshämangioms abgewartet, sondern zu Beginn der Wachstumsphase dieser Gefäßsprossungen sofort behandelt wird. In dieser Phase sind die Hämangiome sehr gut einer kontaktkryochirurgischen Behandlung zugängig. Da die Hämangiome anfangs alle winzig klein sind, ist die zu behandelnde Fläche nicht sehr groß und die Hämangiome bedürfen nur einer einmaligen Applikation der Kältetherapie.

Die Forderung nach einer Frühtherapie von Säuglingshämangiomen beruht insbesondere noch darauf, daß das Wachstumsverhalten und die Wachstumsgeschwindigkeit dieser Gefäßsprossungen unberechenbar sind und die Hämangiome nach der Erstmanifestation meistens ein über zwei bis drei Monate andauerndes rasches Wachstum aufweisen. Für die Therapie der oberflächlichen Säuglingshämangiome hat sich die Kontaktkryochirurgie hervorragend bewährt. Optimale Ergebnisse werden nur bei frühestmöglicher Einleitung der Kontaktkryochirurgie und zu Beginn der ersten Proliferationsphase der Hämangiome erreicht (Abb. 2). Je früher die Kontaktkryochirurgie durchgeführt wird, um so effektiver und schöner ist das therapeutische beziehungsweise das ästhetische Resultat.

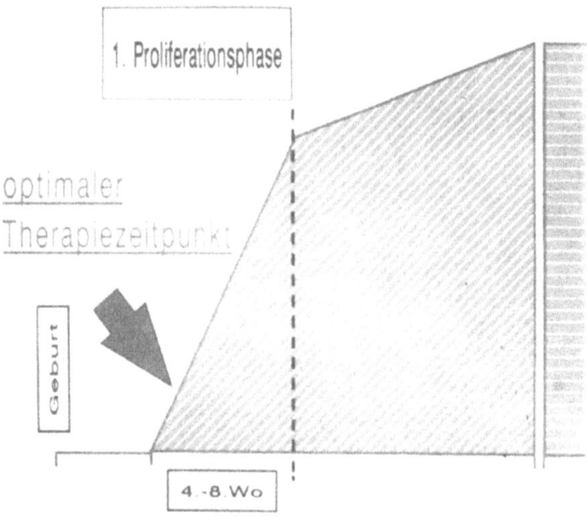

Abb. 2. Optimaler Therapiezeitpunkt von Säuglingshämangiomen zu Beginn der ersten Proliferationsphase

Exulzerierte und superinfizierte Hämangiome jeglicher Lokalisation können unbedenklich auch sofort ohne weitere zusätzliche Maßnahmen kontaktkryochirurgisch behandelt werden. Dabei ist der Stempel häufig zu drehen, damit er an der nassen Oberfläche der Hautveränderung nicht kleben bleibt. Dies muß auch bei der Behandlung der Hämangiome im Schleimhautbereich beachtet werden (trocken abwischen).

Voraussetzung für die Effektivität der Kryotherapie sind die gekonnte methodische Handhabung und das Wissen über Funktionsmechanismen der Kryochirurgie. Durch das schnelle Erreichen einer tiefen Temperatur und das langsame Auftauen werden die sprossenden empfindlichen Hämangiomzellen infolge einer homogenen Eiskristallbildung intra- und extrazellulär in zwei Phasen zerstört. Zusätzlich führt der Verschluß kleinerer Gefäße und die Unterbindung der Mikrozirkulation zur Ischämie und zum Gewebsuntergang. Größere Arterien sind kryoresistent. Narben entstehen nach Kryochirurgie nicht. Das Bindegewebe bleibt bei diesem Vorgang verschont. Die Querstreifung der kollagenen Fasern bleibt erhalten, weil eine Proteinkoagulation nicht stattfindet. Somit entstehen nach der Kontaktkryochirurgie auch keine Narben. Wenn jedoch die Applikationszeit lange andauert, kann es zu einer Kältenekrose kommen. Dabei entsteht auch nur eine geringe entzündliche Randreaktion und die Narbe bleibt zart, nicht schrumpfend und kosmetisch günstig. Teratogene oder kanzerogene Effekte entfallen bei dieser Therapie gänzlich.

Durch die Frühbehandlung von Säuglingshämangiomen mit hervorragenden kosmetischen Resultaten bleibt den Betroffenen und ihren Angehörigen eine langjährige Entstellung beziehungsweise Belastung erspart. Bei dieser Behandlung handelt es sich um eine nebenwirkungsfreie, ambulant durchführbare und kostengünstige Therapiemethode der ersten Wahl für die Therapie der oberflächlichen Säuglingshämangiome. Die Therapie ist schonend, die Handhabung einfach und die Effektivität sehr groß.

Die Auswertung unserer therapeutischen Resultate zeigte, daß 75 % der Hämangiome nach einer einmaligen Therapie sich vollständig zurückbildeten, 22 % dieser Hautveränderungen einer Zweittherapie bedurften und lediglich 3 % (großflächige und tiefer liegende Hämangiome) mehrmals behandelt werden mußten.

In Anbetracht der Weiterentwicklung gewebsschonender Therapieverfahren bei der Frühbehandlung von Säuglingshämangiomen ist die noch bis vor kurzem praktizierte nihilistische Lehrmeinung einer abwartenden Haltung, da diese sich spontan zurückbilden, nicht mehr zu vertreten. Für die Behandlung oberflächlicher Säuglingshämangiome hat sich die Kontaktkryochirurgie als Therapie der ersten Wahl hervorragend bewährt. Zur Darstellung der klinischen Resultate der kontaktkryochirurgischen Frühbehandlung von Säuglingshämangiomen werden vier Hämangiome verschiedener Lokalisation und Größe jeweils vor der Behandlung und 4 Wochen nach der Therapie gezeigt (Abb. 3 – 6).

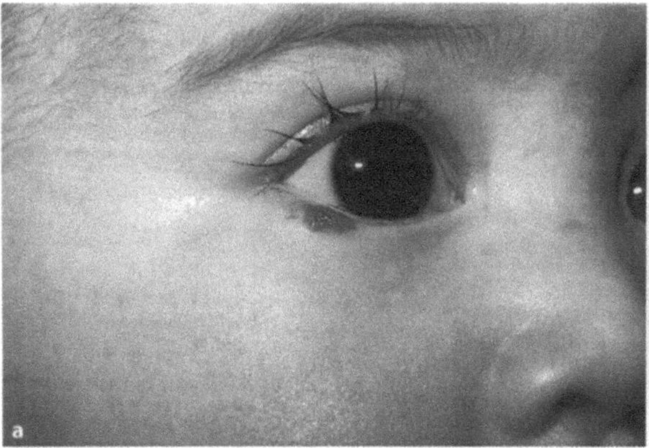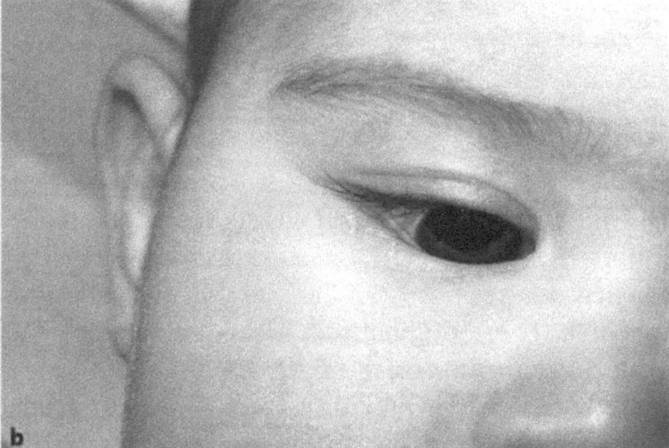

Abb. 3a, b. Ein fünf Monate alter Säugling mit einem tuberösen Hämangiom an der Unterlidkante rechts. **a** vor Therapie, **b** vier Wochen nach der Kontaktkryotherapie für 10 s mit völliger Rückbildung des Hämangioms

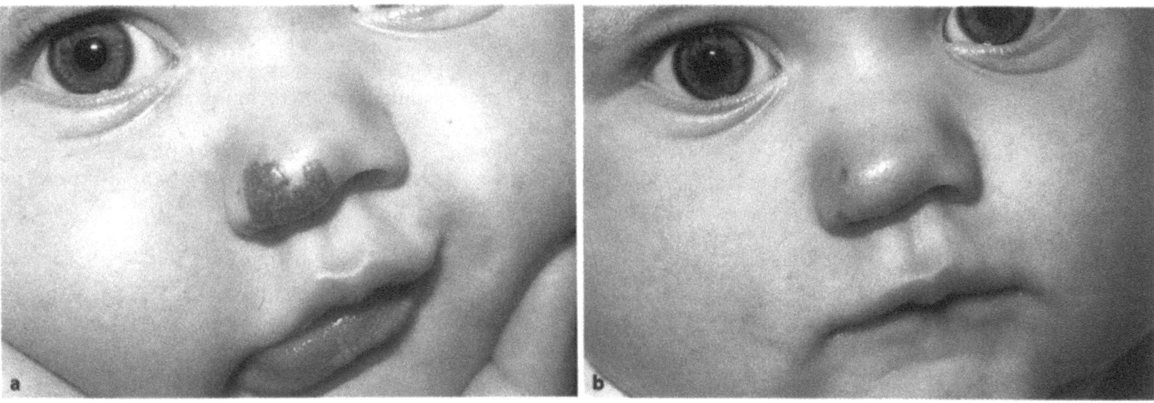

Abb. 4a, b. Großflächiges tubero-nodöses Hämangiom an der Nasenspitze und am Nasenflügel rechts bei einem vier Monate alten Säugling. **a** vor Therapie, **b** vollständige Regression des Hämangioms nach einer Kontaktkryotherapie für 10 s

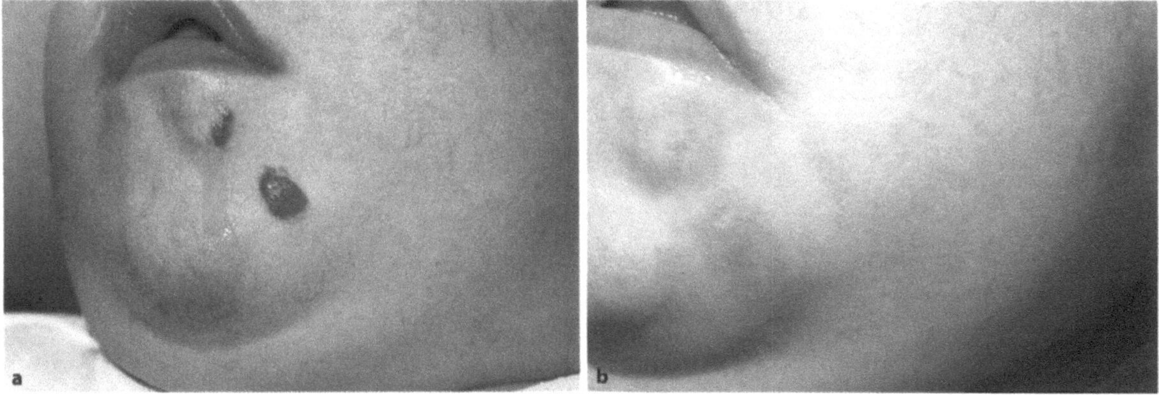

Abb. 5a, b. Multizentrisches tubero-nodöses Hämangiom am Kinn eines vier Monate alten Säuglings. **a** vor Therapie, **b** vier Wochen nach Kontaktkryotherapie für 10 s mit vollständiger Rückbildung der Hämangiome

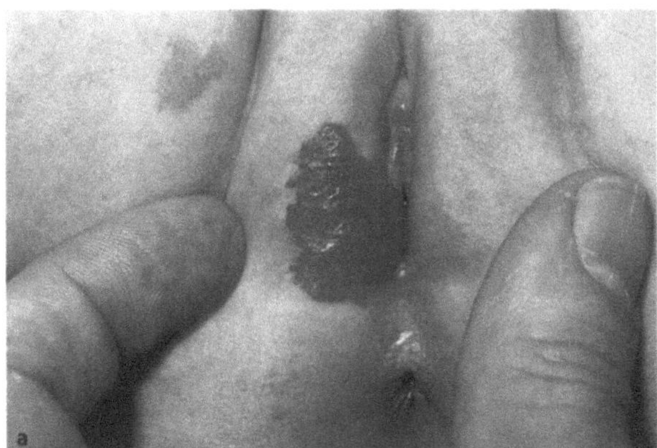

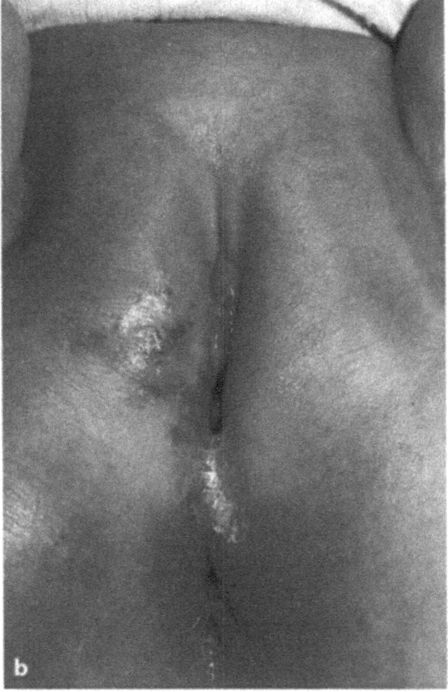

Abb. 6a, b. Großflächiges plano-tuberöses Hämangiom genital und perigenital rechts bei einem drei Monate alten Säugling. **a** vor Therapie, **b** vier Wochen nach einmaliger kontaktkryochirurgischer Therapie für 10 s. Vollständige Regression des Hämangioms

Literatur

1. Cremer HJ, Djawari DJ (1994) Frühtherapie der kutanen Hämangiome mit der Kontaktkryochirurgie. Pädiat Prax 47: 633–650
2. Cremer HJ, Djawari DJ (1995) Zur Frühtherapie der planen und planotuberösen Hämangiome mittels Kontaktkryochirurgie. Monatsschr Kinderheilkd 143: 365–368
3. Cremer HJ, Djawari DJ (1996) Hämangiomtherapie. Kinderarzt 4: 491–499
4. Djawari DJ, Cremer HJ (1993) Kontaktkryochirurgische Frühbehandlung des Säuglingshämangioms. Akt Dermatol 19: 317–321
5. Djawari DJ, Barsom O (1993) Kryochirurgie – Renaissance einer effektiven Therapie. Akt Dermatol 19: 322–326

Röntgentherapie von Hauterkrankungen

Ralf U. Peter

Die Behandlung maligner, aber auch einzelner entzündlicher oder fibrosierender Hauterkrankungen mit Röntgenstrahlen stellt nach wie vor eine wichtige therapeutische Option unseres Fachgebietes dar. Sie hat, wie alle Behandlungsmethoden, ihre Risiken, aber auch ihre besonderen Indikationen und rundet so das dem klinischen Dermatologen zur Verfügung stehende therapeutische Spektrum ab.

In der Dermatologie werden im wesentlichen heute einerseits Grenzstrahlen (im Dosisbereich von 10–15 kV) und Röntgenweichstrahlen (15–100 kV) eingesetzt [6]. Diese Strahlenqualitäten zeichnen sich dadurch aus, daß das Dosismaximum auf der Hautoberfläche liegt und von dort exponentiell abfällt. Dieser Umstand hat gerade die Röntgentherapie bei Bestrahlung tiefergelegener Prozesse (Lymphknoten, Lungenfelder) in Verruf gebracht, da zur Erreichung einer wirkamen Tumordosis in der Tiefe eine Überdosierung an der Haut mit entsprechenden akuten und chronischen Strahlenfolgen in Kauf genommen werden mußte. Seit der Entwicklung der Linearbeschleuniger mit der Möglichkeit einer Aufsättigung in der Tiefe unter Aussparung darübergelegener Gewebe mittels des sogenannten Aufbaueffektes ist folgerichtig die Röntgentiefentherapie (< 100–250 kV) weitgehend obsolet.

Dieser Nachteil der Röntgenstrahlung bei der Tiefentherapie stellt jedoch bei der Behandlung epidermaler oder dermal gelegener Prozesse gleichzeitig einen entscheidenden Vorteil dar, da auf diese Weise ohne aufwendigere technische Vorkehrungen zur Umgehung des Aufbaueffektes, wie bei Linearbeschleunigern oder zum Teil auch bei Gammastrahlern (^{60}Co, ^{137}Cs) erforderlich, die erforderlichen Strahlendosen erzielt werden können. Im Rahmen dieses Kapitels soll, basierend auf aktuellen strahlenbiologischen Überlegungen, ein kurzer Überblick über die Indikationen gegeben werden, wie sie sich derzeit darstellen. Die in den Tabellen aufgeführten Gesamtdosen und Fraktionierungsschemata entsprechen den von uns verwendeten, Unterschiede im Detail wurden von verschiedenen Autoren publiziert [1, 6].

Die Therapie mit ionisierenden Strahlen ist eine vom Grundsatz her empirische Wissenschaft, die im Gegensatz zur Phototherapie, Lasertherapie oder zur photodynamischen Therapie jedoch auf eine mittlerweile mehr als 100jährige Erfahrung zurückblickt. Zwei Anwendungsgebiete müssen unterschieden werden: die Behandlung von malignen Tumoren und die Behandlung entzündlicher Erkrankungen. Die Behandlung erregerinduzierter Erkrankungen ist heute nur von historischem Interesse und soll hier nicht besprochen werden.

Die strahlenbiologischen Grundlagen der Behandlung maligner Tumoren basieren auf dem unter anderem durch unterschiedliche Teilungsaktivität bedingten Unterschied von Normal- und von Tumorgewebe. Sie sind durch die klassischen 4 R der Strahlenbiologie [2], Reparatur, Repopulierung, Reoxygenierung und Umverteilung im Zellzyklus (engl. „redistribution") gekennzeichnet. Ziel jeder Strahlentherapie ist die lokale Kontrolle des Tumors bei weitestgehender Schonung des Normalgewebes. So könnte ein Basaliom durchaus mit einer Einzeldosis von 18–20 Gy behandelt werden, allerdings stünde die zu erwartende Nebenwirkung, nämlich ein akutes Strahlenulkus mit entsprechenden Langzeitfolgen, nicht in einem angemessenen Verhältnis zu dieser erwünschten Wirkung. Deshalb bemühte man sich frühzeitig, das Nutzen-NebenwirkungsVerhältnis durch Fraktionierung, das heißt Aufteilung der Gesamtdosis in mehrere Einzeldosen zu optimieren. Die untere Grenze dieser Fraktionen ergibt sich aus dem ersten R der Strahlenbiologie, nämlich der intrinsischen Reparaturkapazität der Tumorzellen und wird zusätzlich durch die proliferative Aktivität bestimmt. Dies führt zu einer teilweisen Erholung der Tumorzellen, was durch eine Erhöhung der Gesamtdosis kompensiert werden muß. Die Grenze pro Einzelfraktion, unterhalb derer eine vollständige Reparatur des Strahlenschadens möglich ist, liegt für die meisten epithelialen Tumoren zwischen 1 und 2 Gy und kann bei Melanomen bis zu 5 Gy erreichen [5]. Aus derartigen Grundannahmen und entsprechenden empirisch wie tierexperimentell gewonnenen

Daten wurden verschiedene Berechnungsmodelle erstellt, aus denen sich das optimale Verhältnis von Einzelfraktion, zeitlichem Abstand der Fraktionen und Gesamtdosis unter Einbeziehung der tumoriziden Wirkung wie der unerwünschten Wirkungen auf das Normalgewebe ergeben sollten.

Lange Zeit war die nach ihrem Erstbeschreiber Ellis benannte Formel Grundlage der Fraktionierung. Auf ihrer Grundlage wurden auch die TDF-Faktoren berechnet [6], die auch für die dermatologische Strahlentherapie als relevant erachtet wurden. Nach neueren Vorstellungen erscheint jedoch das linear-quadratische Modell geeigneter, Wirkung und Nebenwirkung einer Strahlentherapie zu beschreiben.

Auf die komplizierte Herleitung der zugrundeliegenden Annahmen und Berechnungen soll hier verzichtet werden, auf entsprechende Übersichten [3] wird verwiesen. Der aus praktischer Sicht wesentliche Unterschied besteht in der Folgerung, daß nach dem linear-quadratischen Modell bei etwa gleichen Gesamtdosen und vergleichbarer Dosisleistung kleinere Einzeldosen mit mehr Fraktionen pro Zeiteinheit (akzelerierte Hyperfraktionierung) zu einer Reduktion der Frequenz und Intensität von Spätfolgen (zum Beispiel Fibrose) führen, ohne jedoch die Tumorkontrolle und damit die therapeutische Wirksamkeit einzuschränken. Dies bedeutet auf die dermatologische Röntgentherapie übertragen, daß eine Dosis von 15 Gy/Woche eher in fünf Einzelfraktionen à 3 Gy als in drei Einzelfraktionen à 5 Gy verabreicht werden sollte. Hierbei muß allerdings berücksichtigt werden, daß bei Plattepithelkarzinomen eine zu ausgeprägte Hyperfraktionierung zu einer verminderten Strahlenempfindlichkeit führen kann und daher versucht werden sollte, die Hälfte der Gesamtdosis innerhalb von 14 Tagen (bei einer Gesamtdauer von vier Wochen) zu verabreichen [14]. Auf dieser Basis wurde von uns die Therapie der spinozellulären Karzinome dahingehend umgestellt, daß wir eine Gesamtdosis von 72 Gy in initial neun Fraktionen à 4 Gy, gefolgt von zwölf Fraktionen à 3 Gy, verabreichen. Dieses Schema hat sich bisher sehr bewährt: Bei fünfzehn so behandelten spinozellulären Karzinomen kam es nur bei einem Patienten mit insuffizient voroperiertem Karzinom zur Progression unter der Therapie, während innerhalb eines bisher dreijährigen Nachbeobachtungszeitraums keine sonstigen Lokalrezidive zu verzeichnen waren.

Die Strahlenbiologie der Behandlung entzündlicher Hauterkrankungen ist bisher nur unvollständig verstanden. Die Wirkung beruht nicht auf einer dosisabhängigen Proliferationshemmung teilungsaktiver Zellen, sondern auf der radiogenen Aktivierung oder Unterdrückung verschiedener Zytokine, ihrer Rezeptoren und anderer Mediatoren [8]. Die publizierten Therapiedosen [1, 10] müssen als durch Empirie gewonnene, mit einem sehr günstigen Nutzen-Risiko-Verhältnis einhergehende Dosen aufgefaßt werden, deren Überprüfung durch multizentrische kontrollierte Studien bis heute aussteht.

Praktische Durchführung der Röntgentherapie

Vor der Einleitung einer Röntgentherapie sollten die therapeutischen Alternativen mit dem Patienten besprochen werden. Dies schließt eine Erörterung der möglichen akuten wie chronischen Nebenwirkungen unter Einschluß des Hinweises auf die grundsätzlich mögliche sekundäre Malignomentwicklung ein. Diese Risiken sind bei operativen Eingriffen gegen das mit Narkose, Hospitalisierung und der Operation selbst (Blutung, Infektionsgefahr, Wundheilungsstörungen) einhergehende Risiko, die Karzinogenität einer UV-Therapie oder den manchmal langwierigen Heilungsprozeß bei einer Kryo- oder Lasertherapie abzuwägen. Hinsichtlich der Karzinogenität wird das Risiko einer Röntgentherapie oft über- und das der Phototherapie eher unterschätzt [10]. Für die photodynamische Therapie lassen sich diesbezüglich noch keinerlei Risiken quantifizieren, da dies nach den Erfahrungen mit der Röntgen- wie mit der Phototherapie einen mindestens zehnjährigen, wenn nicht mehr als zwanzigjährigen Erfahrungszeitraum voraussetzt. Dem Vorteil der vollständigen ambulanten Durchführbarkeit der Röntgentherapie steht als Nachteil die Notwendigkeit gegenüber, sich mindestens vier Wochen fast täglich vorstellen zu müssen. Die untere Altersgrenze für die Behandlung von Malignomen wird im dermatologischen Fachgebiet mit Ausnahme des HIV-assoziierten Kaposi-Sarkoms im allgemeinen mit 60 Jahren angegeben.

Das Aufklärungsgespräch muß schriftlich dokumentiert werden, die Einwilligung des Patienten erfolgt ebenfalls schriftlich.

Vor Behandlungsbeginn muß ein schriftlicher Therapieplan erstellt werden, aus dem neben Personalien des Patienten und der Diagnose die Gesamtdosis, die Einzelfraktionen, die Anzahl der Fraktionen pro Woche sowie die Strahlenqualität, die genaue Größe und die Lokalisation des Bestrahlungsfeldes hervorgehen sollen.

Während der Therapie sollen Dosierungen, Therapieunterbrechungen und auftretende klinische Symptome sorgfältig dokumentiert werden. Die Strahlentherapie ist eine ärztliche Maßnahme, die Überprüfung der Einstellungs- und Bestrahlungsbedingungen, die durch entsprechend eingewiesenes und fachkundiges Assistenzpersonal erfolgen können, muß für jede einzelne Bestrahlung zum Zeitpunkt der Behandlung durch einen approbierten Arzt durch Unterschrift bestätigt werden. Einzelheiten sind in der Röntgenverordnung festgelegt.

Nach Abschluß der Therapie sollten die Patienten nach 14 Tagen, nach ein, drei und sechs Monaten wieder einbestellt werden, um die Entwicklung akuter Strahlenfolgen rechtzeitig erfassen und die lokale Tumorkontrolle überprüfen zu können. Im weiteren Verlauf sollten Patienten, bei denen Malignome bestrahlt wurden, einer Nachsorge in sechsmonatigen Abständen unterzogen werden, um einerseits Lokalrezidive, andererseits auch neu aufgetretene Hauttumoren rechtzeitig erfassen und behandeln zu können. Bei allen Patienten sollte für einen konsequenten Lichtschutz für alle Bestrahlungsfelder gesorgt werden.

Alle Bestrahlungsakten müssen für 30 Jahre aufgehoben werden.

Das Bestrahlungsfeld sollte mit einer 1 mm dikken Bleifolie abgegrenzt werden, um unnötige Bestrahlung der gesunden Haut zu vermeiden. Ein Sicherheitsabstand von mindestens 5 mm von den klinisch sichtbaren Tumorrändern sollte eingehalten werden. Bei sklerodermiformen Basaliomen kann mit Hilfe der 20-MHz-Sonographie zusätzlich die Tiefenausdehnung abgegrenzt werden.

Zum Erreichen eines homogenen Bestrahlungsfeldes sollte für die meisten soliden Tumoren ein Fokus-Haut-Abstand von 30 cm gewählt werden, obwohl die Dosisleistung nur ¼ derjenigen beträgt, die bei einem Fokus-Haut-Abstand von 15 cm erreicht würde (die Bestrahlung dauert damit viermal länger). Eine Planierung des Tumors, entweder operativ oder mittels CO_2-Laser, ist nach unserer Erfahrung nur bei ausgeprägt exophytischen Tumoren erforderlich.

In unserem Patientengut (am Beispiel der im Jahre 1995 durchgeführten Bestrahlungen) sind mit Abstand die häufigsten Indikationen das HIV-assoziierte Kaposi-Sarkom mit 33% und das Basaliom mit 27%, gefolgt von der Lentigo maligna mit 10% und dem spinozellulären Karzinom mit 9% aller Bestrahlungen. In diesem Zusammenhang ist auf die besonders günstigen Langzeitergebnisse der Strahlentherapie verglichen mit der chirurgischen Therapie bei der Lentigo maligna und auch bei initialen Lentigo-maligna-Melanomen [7] hinzuweisen. Seltene Indikationen mit weniger als 5% aller Bestrahlungen sind Präkanzerosen wie Morbus Bowen und Erythroplasie Queyrat sowie die Palliativbestrahlung von Melanommetastasen.

Unter den entzündlichen Dermatosen dominieren die Nagelpsoriasis und die therapierefraktäre palmoplantare Psoriasis mit 9% aller Bestrahlungen. Unter den sonstigen Indiaktionen ist besonders die Induratio penis plastica mit 5% aller Bestrahlungen hervorzuheben.

Eine Besonderheit stellt die Möglichkeit einer Ganzhautbestrahlung mittels der Fernbestrahlung [9] dar. Hierbei erfolgt die Filterung des Röntgenstrahls eines Dermopan-Röntgengeräts bei einer Anodenspannung von 50 kV nicht wie sonst üblich mittels 1,0 mm Al, sondern durch eine Luftsäule von 200 cm, was durch einen Fokus-Haut-Abstand von 2 m erreicht wird. Mit der hierdurch erzielten Gewebehalbwerttiefe von 2 mm sind oberflächliche epidermale entzündliche und pruriginöse Prozesse [6, 9] sowie initiale kutane T-Zell-Lymphome [9, 11] behandelbar.

Die Tabelle 1 und die folgende Übersicht geben einen Überblick über die aus unserer Sicht gültigen Indikationen der Röntgenweichstrahltherapie wieder. In der Tabelle 2 sind die von uns verwendeten Gesamtdosen und Fraktionierungsschemata aufgeführt.

Tabelle 1. Indikationen für eine Röntgenweichstrahltherapie: Maligne Hauterkrankungen

Diagnose	Kurativ	Palliativ
Basaliom	x	
Spinozelluläres Karzinom	x	
Lentigo maligna	x	
Morbus Bowen	x	
Bowen-Karzinom	x	x
Lentigo-maligna-Melanom	(x)	x
Malignes Melanom	(x)	x
Kutane Lymphome (B- und T-Zell-)	x	x
Kutane Manifestationen systemischer Lymphome		x
Kaposi-Sarkom (idiopathisch)	x	x
Kaposi-Sarkom (bei HIV)		x
Kutane Melanommetastasen		x
Kutane Karzinommetastasen		x

Tabelle 2. Diagnosebezogene Fraktionierungsschemata (Dermopan, Siemens)

Diagnose	ED (Gy)	GD (Gy)	F/W	FHA	GWHT	kV
Basaliom	3–4	60	3–5	30	3,2–15	29–50
Spinozelluläres Karzinom	4 (1.–9.)	72	3–5	30	7–15	43–50
	3 (10.–21.)					
Morbus Bowen	3–4	48	3–5	30	3,2–7	29–43
Lentigo maligna	10	100	3–5	15/30	1,1[a]	14,5
Kaposi-Sarkom	3	30	3–5	15/30	6–15	43–50
	8	8	1	15/30	6–15	43–50
Lymphom	2	10–20	3–5	30	7–15	43–50
Psoriasis unguium	1	3	1	30	7–15	43–50
Morbus Dupuytren	4	8	1	30	18[a]	50
Morbus Peyronie	4	8	2	30	18[a]	50
Pruritus, initiale kutane Lymphome	0,5 (je Körperseite)	6–12	3	200[b]	2	50

Fraktionierungsschemata für verschiedene Indikationen. Abkürzungen: *ED* Einzeldosen, *GD* Gesamtdosis, *F/W* Fraktionen/Woche, *FHA* Fokus-Haut-Abstand, *GWHT* Gewebehalbwerttiefe in mm, *kV* Röhrenspannung in Kilovolt, [a] mit Cellon-Filter, [b] keine Aluminiumfilterung

Indikationen für eine Röntgenweichstrahltherapie: Benigne Hauterkrankungen

- Psoriasis unguium
- Keloide
- Fibrosierende Erkrankungen (Morbus Peyronie, Morbus Dupuytren, Morbus Ledderhose)
- Therapierefraktärer Pruritus

Schlußfolgerungen und Ausblick

Röntgenstrahlen waren in den vergangenen Jahrzehnten ein integraler Bestandteil des therapeutischen Arsenals des dermatologischen Fachgebietes. Trotz der Weiterentwicklungen in der operativen Dermatologie sowie in der Phototherapie und der photodynamischen Therapie bleiben weiter wichtige Indikationsgebiete für die Röntgenweichstrahltherapie bestehen. Dies ist von umso größerer Bedeutung, als diese Therapieoption nicht von allen Strahlentherapeuten und Radioonkologen angeboten wird. Ob die Röntgentherapie auch in Zukunft zum Wohle betroffener Patienten eingesetzt werden kann, wird daher im wesentlichen von den Dermatologen selbst abhängen.

Literatur

1. Braun-Falco O, Lukacs S (1973) Dermatologische Röntgentherapie. Ein Leitfaden für die Praxis. Springer-Verlag, Berlin
2. Hall EJ (1988) Radiobiology for the radiologist. JB Lippincott, Philadelphia
3. Kummermehr JC (1996) Fraktionierung in der dermatologischen Strahlentherapie – dermatologische Grundlagen und klinische Umsetzung. In: Peter RU, Plewig G (Hrsg) Strahlentherapie dermatologischer Erkrankungen. Blackwell, Berlin, pp 66–78
4. Maciejewski B, Preuss-Baier G, Trott KR (1983) The influence of the number of fractions and of overall treatment time on local control and late complication rate in squamous cell carcinoma of the larynx. Int J Radiat Oncol Biol Phys 9: 321–328
5. Overgaard J, Overgaard M, Hansen PV (1986) Some factors of importance in the radiation treatment of malignant melanoma. Radiother Oncol 5: 183–192
6. Panizzon R (1991) Radiation therapy of benign tumors, hyperplasias, and dermatoses. In: Goldschmidt H, Panizzon RG (Hrsg) Modern dermatologic radiation therapy. Springer-Verlag, New York pp 139–145
7. Panizzon RG (1996) Primär- und Palliativtherapie von melanozytären Tumoren der Haut: Indikationen und Grenzen. In: Peter RU, Plewig G (Hrsg) Strahlentherapie dermatologischer Erkrankungen. Blackwell, Berlin, pp 111–112
8. Peter RU (1996) Pathophysiologie kutaner Strahlenreaktionen. In: Peter RU, Plewig G (Hrsg) Strahlentherapie dermatologischer Erkrankungen. Blackwell, Berlin, pp 7–24
9. Schirren CG (1955) Roentgen irradiation at a distance using the soft radiation from Beryllium window tubes in treating cases of generalized dermatoses. J Invest Dermatol 24: 462–472
10. Trott KR (1996) Risiken kleiner Strahlendosen in der dermatologischen Röntgentherapie. In: Peter RU, Plewig G (Hrsg) Strahlentherapie dermatologischer Erkrankungen. Blackwell, Berlin, pp 134–139
11. Wiskemann A, Buck C (1978) Radiotherapy of mycosis fungoides: twenty years of experience with teleroentgen and low voltage x-ray therapy. J Dermatol Surg Oncol 4: 606–610

PUVA-Bad-Photochemotherapie – Indikationen und praktische Durchführung

Martina Kerscher und Tilmann Reuther

Einleitung

Die Photochemotherapie wurde bereits vor 3000 Jahren in Ägypten und Indien zur Behandlung der Vitiligo eingesetzt [1]. Bis in unser Jahrhundert hinein wurden die erkrankten Hautareale mit photosensibilisierenden Pflanzenextrakten eingerieben, um sie gegenüber der im Sonnenlicht enthaltenen UVA-Strahlung zu sensibilisieren. Diese klassische Form der Photochemotherapie war die Grundlage zur Entwicklung der modernen und wissenschaftlich begründeten Photochemotherapie (PUVA-Therapie), bei der 2 h vor der dosimetrisch kontrollierten UVA-Bestrahlung der Photosensibilisator 8-Methoxypsoralen (8-MOP) oral verabreicht wird (PUVA-Therapie) [11]. Durch ihre außerordentlich gute Wirksamkeit bei einer Reihe von Dermatosen kommt der oralen PUVA-Therapie heute ein hoher Stellenwert in der Behandlung von Hauterkrankungen zu.

Trotz der vielfach guten therapeutischen Wirksamkeit ist die PUVA-Therapie in der genannten Form jedoch nicht selten mit erheblichen Nebenwirkungen und Problemen assoziiert [4]. So kann die Resorption und Metabolisierung von 8-MOP Unterschiede aufweisen und zu therapeutisch relevanten Änderungen des Ausmaßes der Photosensibilisierung führen [12, 15]. Weiterhin kann die Einnahme von 8-MOP bei bis zu 20 % der Patienten zu ausgeprägter Übelkeit bis hin zum Erbrechen führen und zum Abbruch der Therapie zwingen. Darüber hinaus führt die orale Aufnahme von 8-MOP zu einer bis zu 24 h andauernden Photosensibilisierung des gesamten Körpers. Dies erfordert vom Patienten konsequentes Meiden stärkerer Sonnenexposition. Auch besteht aufgrund der Akkumulation des Photosensibilisators im Linsenbereich die Gefahr einer Kataraktbildung, die das Tragen einer speziell anzufertigenden und kostenintensiven Brille mit UVA-filterndem Glas bis 12 h nach erfolgter Therapie erfordert.

PUVA-Bad-Photochemotherapie

Angesichts der Grenzen der oralen PUVA-Therapie wurde 1994 das Konzept der Balneophotochemotherapie, das bereits 1974 von Fisher und Alsins mit Trimethylpsoralen, einem in Deutschland nicht zugelassenen Photosensibilisator beschrieben wurde, auch in Deutschland aufgegriffen und erlebt derzeit eine Renaissance [2, 5, 6, 13]. Das Prinzip der Balneophotochemotherapie beruht darauf, daß 8-MOP nicht oral, sondern ab Medikamentenbad extern und in verdünnter Form der Haut zugeführt wird. Hierdurch kommt es zu einer Photosensibilisierung ausschließlich der gebadeten Hautareale unter Umgehung der Nebenwirkungen, die auf der gastrointestinalen Resorption des 8-MOP beruhen.

Klinisch relevante Parameter und Konditionen zur Durchführung der PUVA-Bad-Photochemotherapie

Die praktische Durchführung der Balneophotochemotherapie mit 8-MOP erfordert zunächst die Etablierung genauer Konditionen, wie etwa die Entwicklung einer geeigneten 8-MOP Lösung (Tabelle 1), die in Deutschland nicht im Handel als Arzneimittel erhältlich ist, und die Evaluierung klinisch relevanter Parameter wie 8-MOP-Konzentration, Dauer des Medikamentenbades, Wassertemperatur und Kinetik der Photosensibilisierung durch 8-MOP. Dem Einfluß der Temperatur des Medikamentenbades und der Kinetik der Photosensibilisierung durch 8-MOP kommen im Rahmen einer standardisierten optimierten Durchführung der PUVA-Bad-Photochemotherapie besondere Bedeutung zu; daher werden die gewonnenen Daten im folgenden kurz diskutiert.

Tabelle 1. Rezeptur der 8-MOP Stammlösung

Rp.	Kristallines 8-Methoxypsoralen	5,0
	96 % Äthanol	ad 1000,0
S:	0,5 %ige 8-MOP-Lösung zur äußerlichen Anwendung	

Nach Ermittlung einer geeigneten 8-MOP-Konzentration im Medikamentenbad (0,5 mg/l Badewasser) und einer ausreichenden Dauer des Medikamentenbades wurde an 20 Probanden der Einfluß der Wassertemperatur auf das Ausmaß der Photosensibilisierung und somit auf die minimale Phototoxizitätsdosis (MPD) nach dem dargestellten Protokoll untersucht (Tabelle 2). Bei einer Temperatur von 37 °C zeigte sich bei allen Probanden eine deutliche Photosensibilisierung der psoralen-exponierten Haut. Zudem ergab sich bei allen Probanden eine deutliche Abhängigkeit der MPD von der Wassertemperatur (Abb. 1). So zeigen die dargestellten Daten, daß die MPD umso niedriger lag, je höher die Wassertemperatur gewählt wurde. Damit erscheint eine Wassertemperatur der psoralen-haltigen Badelösung von 37 °C als die geeignetste. Von besonderem klinischen Interesse ist zudem die Kinetik der Photosensibilisierung nach dem Medikamentenbad.

Tabelle 2. Studienprotokoll zur Ermittlung des Einflusses der Wassertemperatur auf die minimale phototoxische Dosis

Testort	Beugeseite des Unterarms	
	rechts	links
8-MOP Konzentration	0,5 mg/l	
Wassertemperatur	37 °C	22 °C
	37 °C	27 °C
	37 °C	32 °C
	37 °C	42 °C
UV-A-Dosis (J/cm^2)	0,5 1,0 2,0 3,0 4,0 5,0	
MPD[a] Ablesung	nach 72 h	

[a] minimale Phototoxizitätsdosis

Tabelle 3. Studienprotokoll zur Evaluierung der Kinetik der Photosensibilisierung nach 8-MOP-haltigem Medikamentenbad

Licht-treppe Nr.	Expositionszeit-punkt nach 8-MOP-Medikamentenbad	Applizierte UV-A-Dosis (J/cm^2)				
1	sofort	0,5	1,0	2,0	3,0	5,0
2	nach 60 min	0,5	1,0	2,0	3,0	5,0
3	nach 120 min	0,5	1,0	2,0	3,0	5,0
4	nach 180 min	0,5	1,0	2,0	3,0	5,0
5	nach 300 min	0,5	1,0	2,0	3,0	5,0

Der Zeitpunkt der maximalen Photosensibilisierung der Haut, wie auch die Dauer der durch das 8-MOP-Bad induzierten Photosensibilisierung, sind von großer klinisch-praktischer Relevanz und wurden an 10 hautgesunden Probanden nach einem Psoralenvollbad (8-MOP-Konzentration 0,5 mg/l Badewasser) untersucht (Tabelle 3). Die MPD wurde bei allen Probanden 72 h nach der UV-Exposition abgelesen. Die MPD in den unmittelbar nach der 8-MOP-Applikation bestrahlten Feldern lag bei 1,7 J/cm^2. Demgegenüber zeigte sich ein deutlicher Anstieg der MPD bereits 60 min nach dem Psoralenbad (mittlere MPD 3,1 J/cm^2). 120 min nach dem Medikamentenbad entwickelten nur zwei der 10 Probanden ein Erythem bei einer UVA-Dosis von 5 J/cm^2; bei Bestrahlung nach 180 und 300 min konnte bei keinem Probanden ein Erythem erzeugt werden. Daraus ergibt sich, daß die Photosensibilisierung nach Psoralenexposition unmittelbar nach dem Medikamentenbad am höchsten ist. Somit liegt der optimale Zeitpunkt der UVA-Bestrahlung beim therapeutischen Einsatz der PUVA-Bad-Photochemotherapie unmittelbar nach Psoralenexposition. Daraus ergibt sich aber auch, daß Patienten, die sich einer PUVA-Bad-Photochemotherapie unterziehen, auch während der Therapie ihrem gewohnten Lebensrhythmus nachgehen können und nicht – wie bei der oralen PUVA-Therapie – gezwungen sind, sich konsequent vor jeder Exposition mit UVA-Strahlung schützen zu müssen.

In der Zusammenschau der diskutierten Daten etablierten wir das in Tabelle 4 dargestellte Therapieprotokoll für die praktische Durchführung der PUVA-Bad-Photochemotherapie.

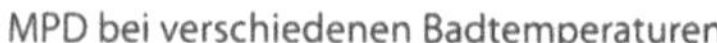
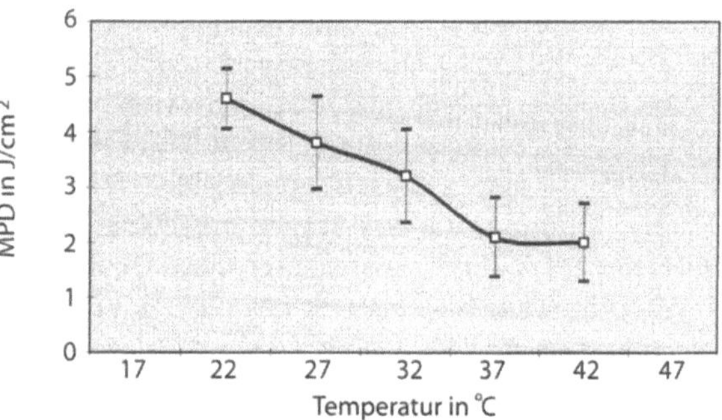

Abb. 1. Einfluß der Wassertemperatur des Medikamentenbades auf die minimale phototoxische Dosis

Tabelle 4. Praktische Durchführung der PUVA-Bad-Photochemotherapie: Therapeutische Richtlinien

Psoralenapplikation	20minütiges Warmwasserbad
Wassertemperatur	37 °C
Psoralenkonzentration	0,5 mg/l Badewasser, Auflösung der alkoholischen Psoralenlösung bei 50 °C
Voruntersuchung	Bestimmung der MPD
Initiale UVA-Dosis	30 % der MPD
Behandlungsfrequenz	maximal viermal pro Woche (Montag, Dienstag, Donnerstag, Freitag)
Steigerung der UVA-Dosis	Individuell angepaßt; zu Beginn frühestens bei jeder dritte Behandlung um maximal 50 % der initialen UVA-Dosis

Vorteile der PUVA-Bad-Photochemotherapie

Ein wesentlicher Vorteil der PUVA-Bad-Photochemotherapie im Vergleich zur oralen PUVA-Therapie liegt im weitgehenden Fehlen von Nebenwirkungen. Da keine gastrointestinale Resorption stattfindet, tritt keine Übelkeit auf [15]. Desweiteren normalisiert sich die gesteigerte Photosensitivität nach 8-MOP-haltigem Bad bereits nach kurzer Zeit (etwa 3 h) wieder [5]. Von besonderem praktischen Interesse ist, daß es in nicht gebadeten Hautarealen, wie etwa dem Gesicht oder gegebenenfalls auch den Händen, zu keiner gesteigerten Photosensitivität kommt. Auch das Anfertigen und Tragen einer PUVA-Brille ist nicht erforderlich.

Vorteile der PUVA-Bad-Therapie

- Vorteile der PUVA-Bad-Photochemotherapie im Vergleich zur konventionellen Therapie mit oraler Applikation
- Kein Auftreten von Übelkeit und Erbrechen nach Applikation von 8-MOP
- Keine unterschiedlichen Wirkspiegel von 8-MOP aufgrund variabler Resorption oder Metabolisierung
- Nur kurz andauernde Photosensibilisierung der gebadeten Hautareale
- Keine Photosensibilisierung von nichtgebadeten Hautarealen (beispielsweise Gesicht)
- Selektive Photosensibilisierung umschriebener Hautareale möglich (beispielsweise bei palmoplantaren Dermatosen)

- Tragen einer Brille mit UVA-Schutz während des Tages nicht erforderlich
- Niedrigere kumulative UVA-Dosen (niedrigeres karzinogenes Risiko?)

Diese Eigenschaften der PUVA-Bad-Photochemotherapie erlauben es den Patienten, weitgehend ihren normalen Lebensaktivitäten nachzugehen und erklären die überaus hohe Akzeptanz dieser Therapiemodalität. Auch Patienten, bei denen bisher aufgrund beruflicher Gegebenheiten (zum Beispiel Arbeit im Freien) oder mangelnder Compliance (zum Beispiel auch Kinder) eine PUVA-Therapie nicht in Betracht kam, können jetzt einer Photochemotherapie zugeführt werden.

Indikationen der PUVA-Bad-Photochemotherapie

Die Indikationen für eine PUVA-Bad-Photochemotherapie entsprechen grundsätzlich denen der oralen PUVA-Therapie. Hierbei kommt die PUVA-Bad-Therapie am häufigsten bei Patienten mit schwerer Psoriasis vulgaris und ausgedehntem Befall der Haut zum Einsatz und hat sich als sehr effizient erwiesen (Abb. 2, 3). Weitere wichtige Indikationen sind in der folgenden Übersicht zusammengefaßt. Erste Erfahrungen zeigen, daß im Rahmen der neuen Therapiemodalität auch das Indikationsspektrum der Photochemotherapie erweitert werden kann. So zeigte sich bei Patienten mit zirkumskripter Sklerodermie, die mittels der PUVA-Bad-Therapie behandelt wurden, eine deutliche Verbesserung des Hautbefundes [8]. Für diese Erkrankung stand bisher kaum eine effiziente Therapie mit akzeptablen Nebenwirkungen zur Verfügung. Die PUVA-Bad-Photochemotherapie kann auch bei Patienten mit sehr ausgedehnten Befunden, die zu Gelenkkontrakturen führen, eine deutliche Besserung bewirken. Bezüglich des Wirkmechanismus könnte hier die Induktion von Kollagenase durch UVA-Strahlen eine Rolle spielen.

Indikationen und Anwendungsbereiche der PUVA-Bad-Photochemotherapie

- Psoriasis vulgaris
- Kutane T-Zell-Lymphome
- Lymphomatoide Papulose
- Lichen ruber
- Disseminiertes Granuloma anulare
- Urticaria pigmentosa
- Kutane Graft-versus-Host-Erkrankung
- Zirkumskripte Sklerodermie

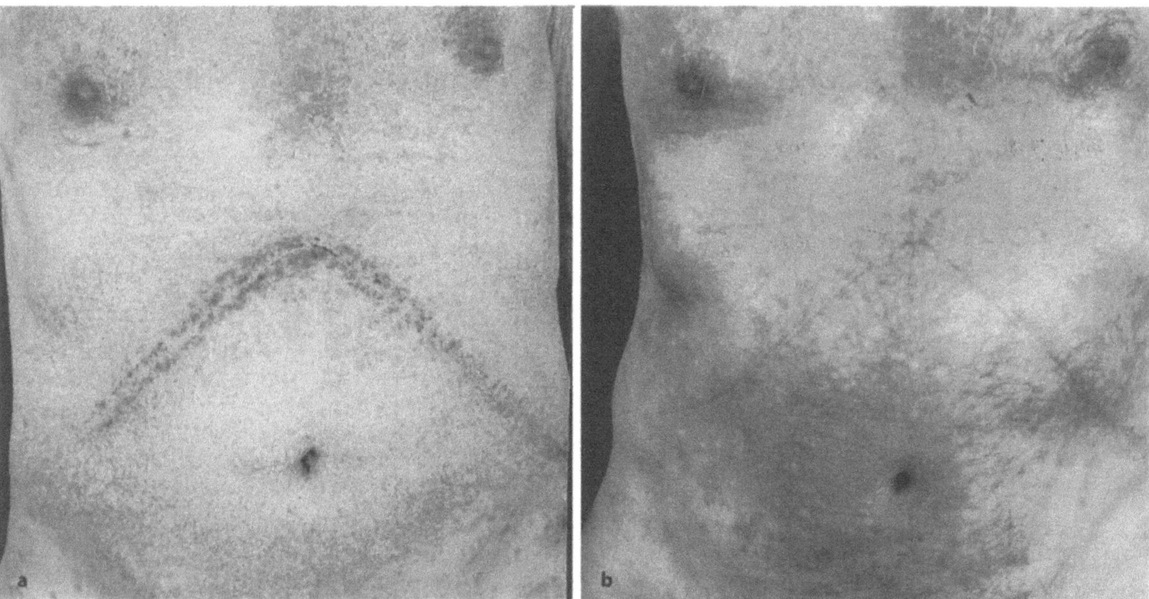

Abb. 2. a 68jähriger Patient mit schwerer, therapieresistenter Psoriasis vulgaris bei chronischem Alkoholabusus vor Therapie, **b** gleicher Patient nach 36 PUVA-Bad-Behandlungen (kumulative UVA Dosis 42,4 J/cm²): Weitgehende Rückbildung der psoriatischen Effloreszenzen

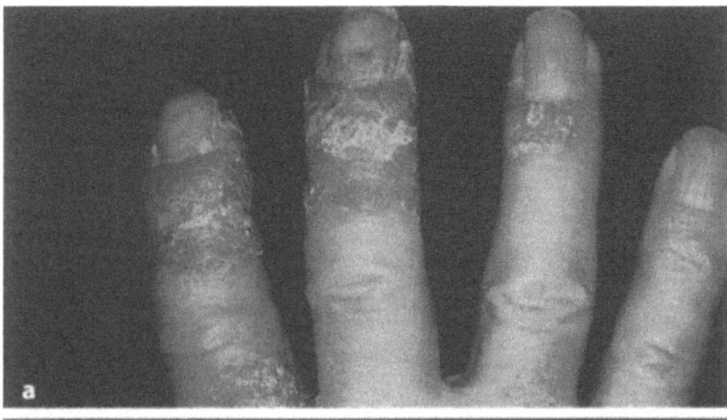

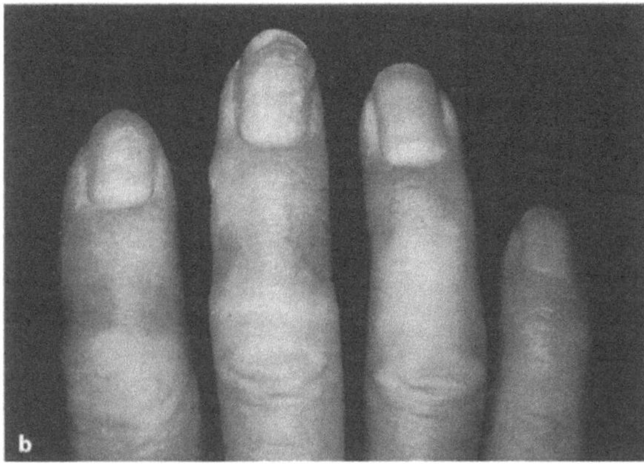

Abb. 3. a 73jähriger Patient mit schwerer, seit acht Jahren chronisch rezidivierender, therapieresistenter akraler Psoriasis vulgaris vor Therapie, **b** gleicher Patient nach selektiver PUVA-Bad-Photochemotherapie der Hände (24 Behandlungen, kumulative UVA Dosis 15,7 J/cm²). Vollständige Rückbildung der psoriatischen Plaques

Grenzen der PUVA-Bad-Photochemotherapie

Eine Gefahr der PUVA-Bad-Photochemotherapie besteht in der Applikation einer zu hohen UVA-Dosis und – bedingt durch die sehr hohe Photosensibilisierung – nachfolgender ausgedehnter phototoxischer Reaktionen. Dies kann durch Beachtung bestimmter Grundregeln, wie beispielsweise die Durchführung von maximal nur vier Behandlungen pro Woche (Montag, Dienstag, Donnerstag, Freitag) mit Dosissteigerungen frühestens bei jeder dritte Behandlung vermieden werden.

Eine weitere Gefahr der Photochemotherapie besteht in einem langfristig gegebenen erhöhten Risiko des Auftretens bestimmter Formen des Hautkrebses [9, 13]. Angesichts der Schwere der mit der PUVA-Therapie zu behandelnden Erkrankungen kann jedoch bei entsprechender Aufklärung des Patienten und konsequenter Nachsorge ein solches möglicherweise erhöhtes Risiko verantwortet werden. Zudem gibt es erste Hinweise aus skandinavischen Studien, daß im Rahmen der PUVA-Bad-Photochemotherapie im Vergleich zur konventionellen PUVA-Therapie auch nach wiederholter Anwendung ein geringeres Risiko für die Entwicklung spinozellulärer Karzinome oder Basaliome besteht [9]. In jedem Falle sollten auch Patienten nach PUVA-Bad-Photochemotherapie sorgfältig und langfristig nachbeobachtet werden, um möglicherweise auftretende Vorstufen kutaner Karzinome rechtzeitig im Gesunden zu entfernen [9, 13].

Zusammenfassung

Die PUVA-Bad-Photochemotherapie stellt ein wichtiges neues Konzept in der Dermatotherapie dar. Vor der UVA-Bestrahlung wird der Photosensibilisator nicht mehr oral appliziert, sondern in Form eines Medikamentenbades auf die Haut gebracht. Hierdurch entfallen viele der belastenden Nebenwirkungen der oralen PUVA-Photochemotherapie. Da keine gastrointestinale Resorption stattfindet, treten Übelkeit und Erbrechen nicht auf. In nicht gebadeten Hautarealen, wie etwa dem Gesicht, kommt es zu keiner gesteigerten Photosensitivität. Weiterhin beobachteten wir in anfänglichen Studien, daß sich die gesteigerte Photosensitivität nach 8-MOP-haltigem Bad bereits nach etwa einer Stunde wieder weitgehend normalisiert. Darüber hinaus kann das Indikationsspektrum der Phototherapie erweitert werden. So führte die PUVA-Bad-Photochemotherapie auch bei Patienten mit zirkumskripter Sklerodermie zu einer eindrucksvollen Verbesserung des Hautbefundes. Die hohe Wirksamkeit im Rahmen der klassischen wie neuen Indikationen und die sehr gute Verträglichkeit der PUVA-Bad-Photochemotherapie ermutigt dazu, in ihr als erstem Medikamentenbad auch einen Vorreiter für eine ähnliche Applikation weiterer Wirkstoffe zu sehen. Gerade in der Dermatologie erscheint die Gabe eines Medikamentes in Form eines Bades als Konzept von außerordentlicher Attraktivität mit möglicherweise weiteren Anwendungsmöglichkeiten.

Literatur

1. El Mofty AM (1948) A preliminary clinical report on the treatment of leucoderma with Ammi majus. Linn J Roy Egytian MA 31: 651–665
2. Fischer T, Alsins J (1976) Treatment of psoriasis with trioxsalen baths and dysprosium lamps. Acta Derm Venereol (Stockh) 56: 383–390
3. Forman AB, Roenigk HH Jr, Caro WA, Magid ML (1989) Long-term follow-up of skin cancer in the PUVA-48 cooperative study. Arch Dermatol 125: 515–519
4. Henseler T, Hönigsmann H, Wolff K, Christophers E (1981) Oral 8-methoxypsoralen photochemotherapy of psoriasis. The European PUVA study: a cooperative study among 18 european centres. Lancet I: 853–857
5. Kerscher M, Gruss C, von Kobyletzki G, Volkenandt M, Neumann NJ, Altmeyer P, Lehmann P (1997) Time course of 8-MOP induced skin photosensitization in PUVA bath photochemotherapy. Br J Dermatol (im Druck)
6. Kerscher M, Lehmann P, Plewig G (1994) PUVA-Bad Therapie. Indikationen und praktische Durchführung. Hautarzt 45: 526–528
7. Kerscher M, Lehmann P (1997) PUVA-Bad-Photochemotherapie: Geschichtlicher Überblick, Ergebnisse einer Umfrage und therapeutische Richtlinien. Akt Dermatol 1996 (im Druck)
8. Kerscher M, Volkenandt M, Meurer M, Lehmann P, Plewig G, Röcken M (1994) Treatment of localised scleroderma with PUVA bath photochemotherapy. Lancet 343: 1233
9. Lindelöf B, Sigurgeirsson B, Tegner E, Larkö O, Berne B (1992) Comparison of the carcinogenic potential of trioxsalen bath PUVA and oral methoxsalen PUVA. Arch Dermatol 128: 1341–1344
10. Lowe NJ, Weingarten D, Bourget T, Moy LS (1986) PUVA therapy for psoriasis: Comparison of oral and bath-water delivery of 8-methoxypsoralen. J Am Acad Dermatol 14: 754–760
11. Parrish JA, Fitzpatrick TB, Tannenbaum L, Pathak MA (1974) Photochemotherapy of psoriasis with oral methoxsalen and long wave ultraviolet light. N Engl J Med 291: 1207–1211
12. Schäfer-Korting M, Korting HC (1982) Intraindividual variations of 8-methoxypsoralen plasma levels. Arch Dermatol Res 272: 1–7
13. Stern RS, Laird N (1994) The carcinogenic risk of treatments for severe psoriasis. Photochemotherapy follow-up study. Cancer 73: 2759–2764
14. Streit V, Wiedow O, Christophers E (1994) Innovative Balneophototherapie mit reduzierten Badevolumina: Folienbäder. Hautarzt 45: 140–144
15. Thomas SE, O'Sullivan JO, Balac N (1991) Plasma levels of 8-methoxypsoralen following oral or bath-water treatment. Br J Dermatol 125: 56–58
16. Wagner G, Hofmann C, Busch U, Schmid J, Plewig G (1979) 8-MOP plasma levels in PUVA problem cases with psoriasis. Br J Dermatol 101: 285–292

Dia-Klinik

Organisation

Gerd Plewig, Hans Wolff, Martin Röcken
und Carl Georg Schirren

Elektronenmikroskopie

Martin Schaller

Klinische Photographie

Peter Bilek und Ingrid Kößler

Diapositive

Claudia Jakobec

Vorwort

Ein besonders beliebter Bestandteil jeder Fortbildungswoche für praktische Dermatologie und Venerologie ist die Dia-Klinik.

Die Dia-Klinik ist deshalb so beliebt, da sie gut vorbereitete und optimal präsentierte Darstellungen klinisch wichtiger, diagnostisch schwieriger und therapeutisch neuer Beiträge beinhaltet. Viele Tagungsteilnehmer arbeiten das Heft der Dia-Klinik zu einem späteren Zeitpunkt noch einmal nach.

Die Ärztinnen und Ärzte der Dermatologischen Klinik und Poliklinik der Ludwig-Maximilians-Universität München haben didaktisch wichtige Beiträge aus allen Haupt- und Randgebieten unseres Faches zusammengestellt und für Sie vorbereitet.

Die ganz vorzügliche Ausstattung der Dia-Klinik hat in traditioneller Weise die Essex Pharma GmbH München übernommen. Für die großzügige Unterstützung dieses wissenschaftlichen Teils der 15. Fortbildungswoche für praktische Dermatologie und Venerologie vom 21. bis 26. Juli 1996 danken wir sehr herzlich.

München, Juli 1996

Gerd Plewig
Hans Wolff
Martin Röcken
Carl Georg Schirren

Ulcus vulvae bei infektiöser Mononukleose

Vorgestellt von Christiane Pfeiffer und Gerd Plewig

Anamnese: 15jährige Patientin. In den letzten 2 Wochen gehäuft grippale Infekte bei Mitschülern. Seit 1 Woche hochschmerzhaftes Ulkus an der großen Labie links. In den letzten Tagen zunehmende Müdigkeit und Abgeschlagenheit, Schwindel, Übelkeit, Kopfschmerzen, Husten, Schnupfen, Heiserkeit und Appetitlosigkeit. Temperaturen zwischen 38–39 °C. Leichtes Nasenbluten beidseits. Intermittierend brauner Urin, ausgeprägte Dysurie. Letzter Geschlechtsverkehr vor mehr als 3 Monaten, Menstruation unregelmäßig, keine Kontrazeption. Geschwister und Eltern gesund.

Hautbefund: An der Innenseite der linken großen Labie findet sich ein 5×7 cm großes, elliptisches, speckig gelb belegtes Ulkus. Starker Fluor vaginalis. Keine Vergrößerung der inguinalen Lymphknoten.

Allgemeinbefund: Reduzierter Allgemeinzustand. Nasenlöcher blutverkrustet, Zunge weißlich belegt, Rachenring gerötet, Rachenmandeln mäßig hypertroph. Prall tastbare vergrößerte Milz, im Verlauf Druckschmerzhaftigkeit des linken Oberbauches. Ein einzelner druckschmerzhafter, gut verschieblicher kirschkerngroßer Lymphknoten retroaurikulär rechts tastbar.

Laborbefunde: Leukozyten 19,7/nl. Differentialblutbild: 1 Stabkerniger, 17 Segmentkernige, 75 atypische Lymphozyten, teils monozytoid mit perinukleärer Aufhellung, teils gelappte Kerne, teils Nukleolen, 1 Eosinophiler, 6 Monozyten. Thrombozyten 164/nl.
Bilirubin 5,8 mg/dl; AP 375 U/l, GOT 92 U/l, GPT 141 U/l, γ-GT 55 U/l, LDH 585 U/l. Schwangerschaftstest negativ. TPHA und VDRL negativ. Die Bestimmung der HIV-Serologie lehnte die Patientin ab.
Zytomegalie-IgM und -IgG negativ, Epstein-Barr-Virus (EBV)-VCA-IgG 1:64, EBV-EA-IgG 1:8, Anti-EBNA-IgG unspezifisch, EBV-VCA-IgM RF abs. 1:32. Verdacht auf frische Infektion mit EBV.

Weitere Befunde
Abdomensonographie: Splenomegalie mit 14×7×13 cm. Hepatomegalie, homogen und echoreich.

Therapie und Verlauf: Unter der Diagnose einer Mononukleose mit erhöhter Gefahr eines Arzneiexanthems wurden keine systemischen Medikamente gegeben, sondern nur äußerlich blande mit Kochsalzsitzbädern und Polyvidon-Jod-Umschlä-

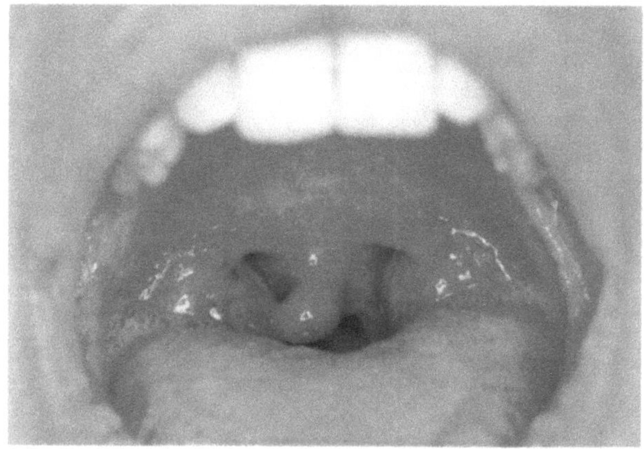

Vergrößerte Tonsillen mit Enanthem

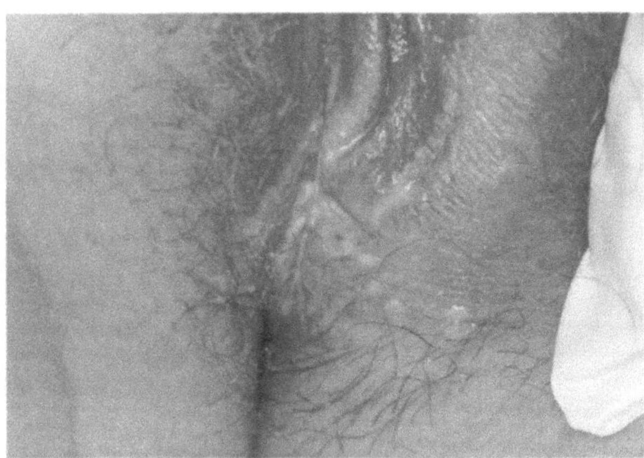

Ulkus an der linken großen Schamlippe

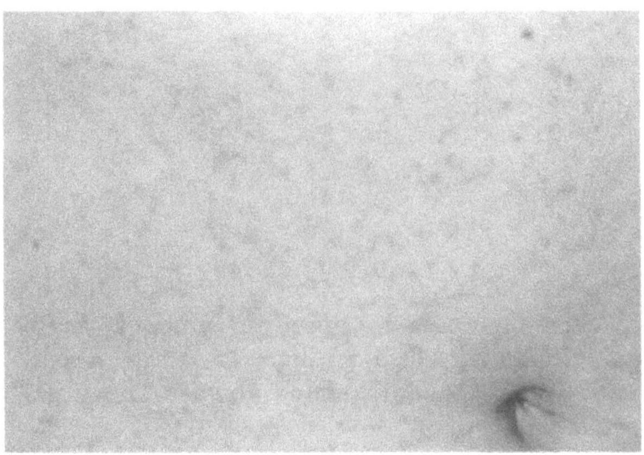

Kleinfleckiges Exanthem am Stamm

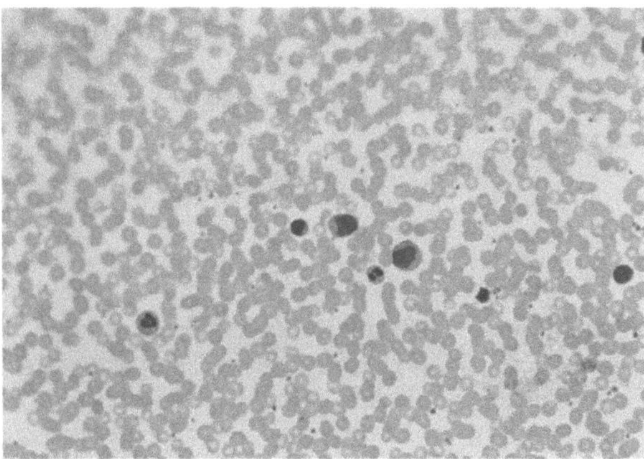

Atypische lymphoide Zellen im Blutausstrich. Giemsa

gen behandelt. Strenge Bettruhe wegen der schmerzhaften Milzschwellung mit Rupturgefahr. Am zweiten Tag nach Aufnahme trat ein urtikarielles Exanthem mit Betonung der Fußrücken und Innenknöchel auf. Am vierten Tag fand sich ein morbilliformes, makulöses Exanthem am Stamm mit zunehmenden Halslymphknotenschwellungen und Halsschmerzen (Mononukleoseexanthem). Die Tonsillen waren deutlich vergrößert und grau belegt. Innerhalb einer Woche waren Splenomegalie, Hepatomegalie und Transaminasen deutlich rückläufig, das Ulkus an der Labie heilte langsam ab. Während des gesamten Zeitraumes befand sich die Patientin in deutlich reduziertem Allgemeinzustand.

Kommentar: Die infektiöse Mononukleose entspricht einer Erstinfektion mit Epstein-Barr-Virus. Sie wurde als klinische Entität erstmals von Pfeiffer 1889 berichtet und 1968 von Henle dem Epstein-Barr-Virus zugeordnet. Obwohl das Epstein-Barr-Virus sich in kultivierten menschlichen Epithelzellen vermehren kann, wurden bei Immunkompetenten Schleimhautulzera bei Mononukleose nur 3mal berichtet. Bei einem der drei Patienten konnte EBV aus einem Ulkusabstrich angezüchtet werden.

Wie bei unserer Patientin trat in allen berichteten Fällen das Ulkus mit Dysurie einige Tage nach Beginn der periorbitalen Ödeme, ungefähr zeitgleich mit Fieberanstieg auf. Erst eine Woche später kamen die typischen Erscheinungen wie Halsschmerzen, Halslymphknotenschwellung und Splenomegalie hinzu.

Bei unserer Patientin bestand bereits zum Zeitpunkt der Erstvorstellung eine deutliche EBV-Hepatitis.

Typischerweise heilen EBV-induzierte Ulzera innerhalb von drei bis vier Wochen spontan ab. Bei guter Prognose und obligatem Arzneiexanthem unter Ampizillin ist eine lokal desinfizierende Therapie zu empfehlen.

Differentialdiagnostisch müssen ein Primäraffekt bei Lues und ein Herpes-simplex-Virus-induziertes Ulkus ausgeschlossen werden. Bei möglichem sexuellen Übertragungsweg aller drei Erkrankungen sollte die HIV-Serologie bei Erkrankungsbeginn und nach drei Monaten überprüft werden.

Die möglichen systemischen Komplikationen der infektiösen Mononukleose wie Milzruptur, Cholestase, Thrombozytopenie sowie selten aplastische Anämie und Enzephalitis erfordern engmaschige Kontrollen. Therapeutisch stehen nur indifferente Therapien und strenge Bettruhe zur Verfügung.

Literatur

1. Brown ZA, Stenchever MA (1977) Genital ulceration and infectious mononucleosis: report of a case. Am J Obstet Gynecol 127: 673–674
2. Graser F (1991) Hundert Jahre Pfeiffersches Drüsenfieber. Klin Pädiatr 203: 187–190
3. Lawee D, Shafir MS (1983) Solitary penile ulcer associated with infectious mononucleosis. Can Med Assoc J 129: 146–147
4. Levene G, Baker H (1968) Drug reactions: Ampicillin and infectious mononucleosis. Br J Dermatol 80: 417–424
5. Portnoy J, Ahronheim GA, Ghibu F, Clecner B, Joncas JH (1984) Recovery of Epstein-Barr virus from genital ulcers. N Engl J Med 311: 966–968
6. Sixbey JW (1968) Replication of Epstein-Barr virus in human epithelial cells in vitro. Nature 306: 480–482

Bazilläre Angiomatose bei HIV-Infektion

Vorgestellt von Lois Hoegl, Eva-Maria Schlüpen und Carl Georg Schirren

Anamnese: 51jähriger HIV-infizierter Patient im Stadium CDC C3. Schmerzhafter Knoten am Außenknöchel des linken Fußes, der sich erstmals vor 10 Monaten als kleiner roter Fleck bemerkbar gemacht hatte. Der Patient hatte keinen Kontakt mit Katzen, berichtete jedoch über einen Urlaub in Florida vor einem Jahr. Als Prophylaxe gegen Pneumocystis-carinii-Pneumonie und Toxoplasmose erhielt der Patient Cotrimoxazol sowie als antiretrovirale Therapie Stavudine.

Hautbefund: Am linken Außenknöchel ein 3×2×1 cm großer, livid-roter ulzerierter Knoten.

Histopathologie: Die Dermis ist durchsetzt von zahlreichen unreifen Gefäßen mit prominenten Endothelien. Stärkere Pleomorphie der Endothelzellen und fokal spindelige Differenzierung. Perivaskulär angeordnete hyaline Körperchen. Stärkere gemischtzellige Entzündungreaktion mit neutrophilen Granulozyten.
Warthin-Starry-Färbung: Nachweis von silberpositiven schwarzen Stäbchen.

Elektronenmikroskopie: In der Dermis zahlreiche extrazellulär gelegene kurze, 0,5–1,0 µm große, stäbchenförmige Gebilde mit dem für gramnegative Bakterien typischen Aufbau aus dreischichtiger Zellwand und innerer Zytoplasmamembran.

Molekulare Analysen: In läsionaler Haut konnte nach DNS-Isolierung mitttels Polymerasekettenreaktion ein 298 Basenpaare großes Rochalimea-Species (Rs)-spezifisches DNS-Fragment amplifiziert werden. Durch direkte Nukleotid-Sequenz-Analyse des Amplifikationsproduktes konnte Rochalimea quintana als Erreger identifiziert werden. In Abstrichmaterial von läsionaler Haut konnte auch vier und neun Wochen nach Einleitung der antibiotischen Therapie noch Rs-spezifische DNS nachgewiesen werden. Dagegen gelang der Nachweis nach 12wöchiger antibiotischer Therapie und bei fast vollständig abgeheiltem Hautbefund nicht mehr.

Weitere Befunde: CD4-positive Lymphozyten 35/µl. Blutkultur auf Rochalimea henselae negativ. Abdominal-Sonographie und Röntgen-Thorax unauffällig.

Therapie und Verlauf: Therapie mit Erythromycin 2 g/Tag für 3 Monate. Einen Monat nach Therapiebeginn deutliche Rückbildung der Hautveränderung. Nach 3 Monaten vollständige Abheilung.

Kommentar: 1992 wurde die bazilläre Angiomatose in die HIV-Klassifikation des Centers for Disease Control (CDC) aufgenommen. Dabei handelt es sich um eine Infektion mit Rochalimea henselae oder Rochalimea quintana mit charakteristischer Proliferation von endothelialen Zellen. In der Regel tritt die bazilläre Angiomatose disseminiert an Stamm und Extremitäten auf. Ungewöhnlich ist das isolierte Auftreten am Außenknöchel bei dem vorgestellten Patienten. Differentialdiagnostisch ist an ein Kaposi-Sarkom zu denken. In der Literatur wird diese seltene Variante daher als Kaposi-artiger Typ der bazillären Angiomatose bezeichnet. Auch morphologisch ist eine eindeutige Unterscheidung nicht immer möglich. In klinisch und histopathologisch typischen Fällen kann die Warthin-Starry-Färbung durch den Nachweis gramnegativer Stäbchen die Diagnose sichern. In weniger typischen Fällen ist die diagnostische Wertigkeit dieses Verfahrens aufgrund seiner fehlenden Spezifität jedoch gering. Das gilt in ähnlicher Weise für die Elektronenmikroskopie. Eine erfolgreiche Anzüchtung der Erreger wurde nur selten berichtet. Neuere und hochspezifische Nachweismethoden sind daher von großem klinischen Interesse. Bei unserem Patienten konnte mittels Polymerasekettenreaktion nicht nur ein spezifischer Erregernachweis erbracht werden, sondern auch beim Therapie-Monitoring war dieses Verfahren hilfreich.
Zum Ausschluß einer extrakutanen Dissemination ist immer eine internistische Durchuntersuchung erforderlich. Neben der Haut können auch innere Organe betroffen sein, vor allem Leber (Peliosis

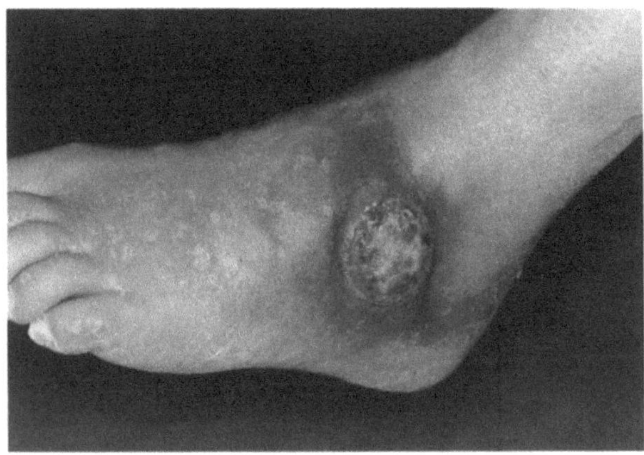

Ulzerierender Knoten über dem linken Außenknöchel

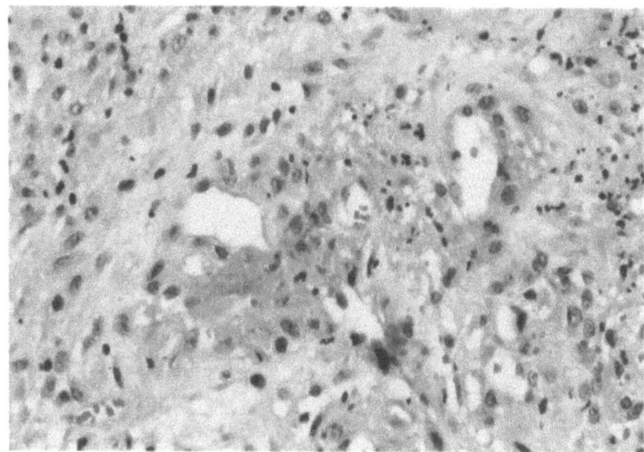

Angiomatöser Tumor mit hyalinen Schollen. HE

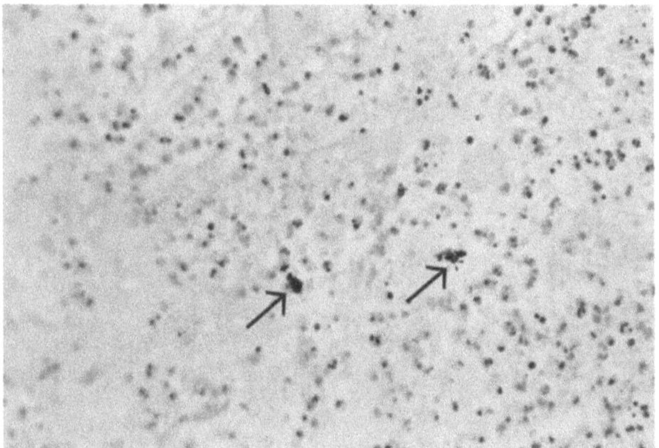

Gruppen silberpositiver Stäbchen. Warthin-Starry (↑)

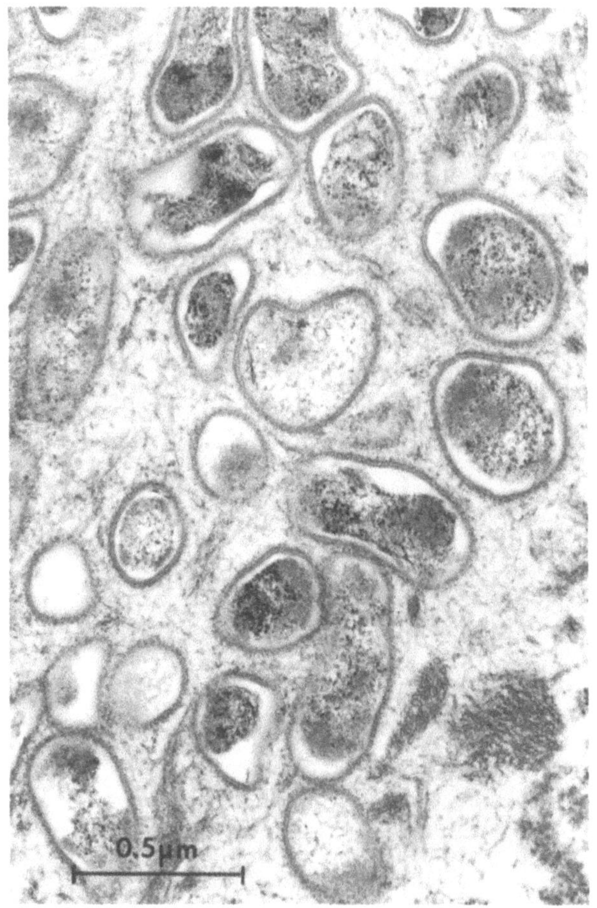

Elektronenmikroskopie: Stäbchenförmige Bakterien mit typischem dreischichtigem Zellwandaufbau. (× 46.000)

hepatis), Milz, Lymphknoten, Lunge, Endokard und Zentralnervensystem. Therapie der Wahl ist Erythromycin in einer Dosierung von 2 g/Tag für zwei bis drei Monate. In der Initialphase der Therapie kann es zu einer Jarisch-Herzheimer-artigen Reaktion kommen. Bisher sind keine Resistenzen gegenüber Erythromycin bekannt.

Danksagung: Der Patient wurde freundlicherweise überwiesen von der Medizinischen Poliklinik der Ludwig-Maximilians-Universität München.

Literatur

1. Adal KA, Cockerell CJ, Petri WA (1994) Cat scratch disease, bacillary angiomatosis, and other infections due to Rochalimea. N Engl J Med 330: 1509–1515
2. Centers for Disease Control (1992) Revised classification system for HIV infection and expanded surveillance case definition for Aids among adolescents and adults. MMWR 41: 1–19
3. Plettenberg A, Tronnier M, Kreusch J, Wolff HH, Meigel W (1995) Bazilläre Angiomatose. Hautarzt 46: 39–43
4. Regnery FL, Anderson BE, Clarridge JE, Rodriguez-Barradas MC, Jones DC, Carr JH (1992) Characterization of a novel Rochalimea species, R. henselae sp. nov., isolated from blood of a febrile, human immunodeficiency virus-positive patient. J Clin Microbiol 30: 265–274
5. Stoler MH, Bonfiglio TA, Steigbigel RT, Pereira M (1983) An atypical subcutaneous infection associated with acquired immunodeficiency syndrome. Am J Clin Pathol 80: 714–718
6. Webster GF, Cockerell CJ, Friedman-Kien AE (1992) The clinical spectrum of bacillary angiomatosis. Br J Dermatol 126: 535–541

Topische Therapie einer kutanen Leishmaniose mit Paromomycin

Vorgestellt von Susanne Bell, Martin Schaller und Martin Röcken

Anamnese: 55jähriger Patient. Seit Juli 1995 Auftreten eines nichtheilenden Ulkus am linken Unterarm. Letzter Auslandsaufenthalt Juni 1994 in Mittelitalien.

Hautbefund: An der Streckseite des linken Unterarmes ein 3 mal 4 cm großes Ulkus mit erythematösem, nässendem, leicht papillomatösem Wundgrund, umgeben von einem rötlich-lividen Randsaum. Keine Auffälligkeiten der umgebenden Haut.

Allgemeinbefund: Keine weiteren Erkrankungszeichen.

Histopathologie
Frisches Abklatschpräparat der Hautbiopsie: Intrazytoplasmatischer Nachweis der amastigoten Form der Leishmanien mit Kern und Kinetoplast (Giemsa).

Paraffinschnitt: Unregelmäßige Akanthose und Papillomatose der Epidermis, kompakte Parakeratose. In der oberflächlichen und tiefen Dermis knotiges, diffus angeordnetes entzündliches Infiltrat aus Lymphozyten, Histiozyten, mehrkernigen Riesenzellen vorwiegend vom Fremdkörpertyp, neutrophilen Granulozyten und plasmazytoiden Zellen. Hier Nachweis von zahlreichen Leishmanien.

Weitere Befunde
Mykologie: Negativ
Bakteriologie des Ulkusgrundes: Staphylococcus aureus

Therapie und Verlauf: Nur mäßiger Erfolg mit einer 2mal täglichen offenen Behandlung mit 15 % Paromomycin in einer hydrophilen Salbengrundlage (Unguentum Cordes). Nach Umstellung auf eine okklusive Therapie in Form einer 3mal wöchentlichen Behandlung mit Paromomycin unter Folie für jeweils zwei Tage rasche Besserung mit vollständiger Abheilung der Läsion innerhalb von vier Wochen.

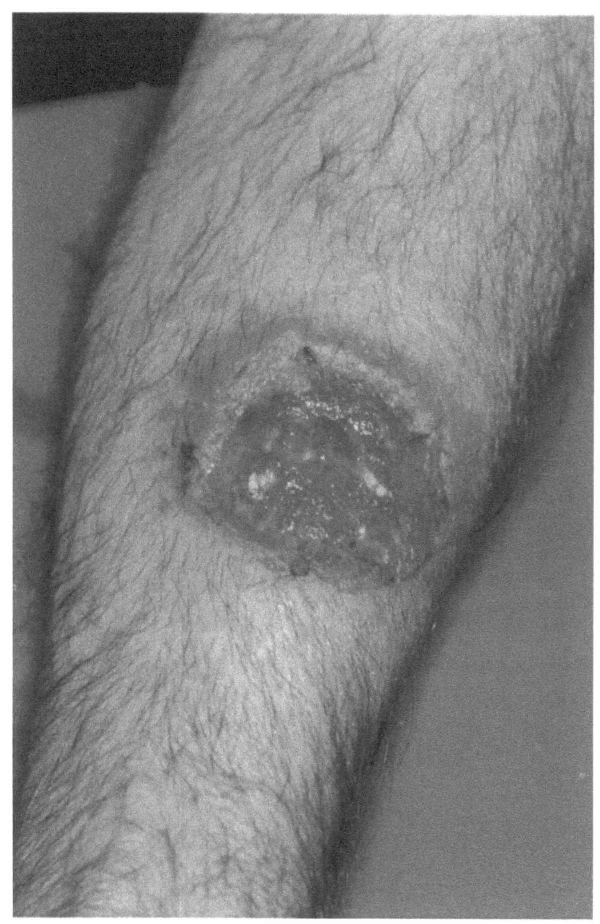

Kutane Leishmaniose, vor Therapie

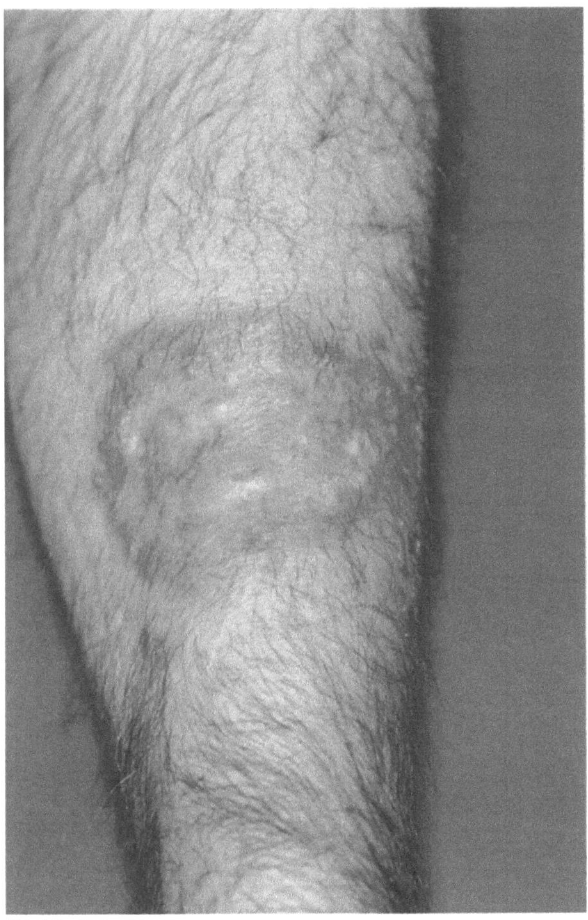

Kutane Leishmaniose, nach okklusiver Paromomycintherapie

Kommentar: Die Leishmaniosen werden je nach Erreger in Neue-Welt- und Alte-Welt-Erkrankungen unterteilt. Bisher waren sie in unseren Breiten selten, werden aber in Folge des Tourismus und der wachsenden Zahl von Einwanderern aus Endemiegebieten auch bei uns zunehmend häufiger gesehen. In Europa ist die Leishmaniose südlich der 10 °C-Jahresisotherme, der nördlichen Grenze des Ölbaums, mit Vorkommen auch auf dem Balkan und in Frankreich endemisch. Bei uns sind besonders die kutanen Leishmaniosen von klinischer Relevanz, die in der Regel durch Leishmania major und Leishmania tropica verursacht werden. Die Leishmaniosen werden durch Schmetterlingsmücken des Genus Phlebotomus übertragen. An der Stichstelle entsteht nach einer Inkubationszeit von einigen Wochen bis zu einem Jahr eine entzündliche Papel, die ulzerös zerfällt und in den meisten Fällen spontan narbig abheilt. Die Infektion führt zu einer spezifischen Immunität. Neben dieser häufigsten Form der Leishmaniose finden sich, abhängig von der Abwehrlage des befallenen Organismus sowie der Virulenz und Anzahl der Erreger, auch lokal rezidivierende Verlaufsformen bei Hyperergie und erregerreiche, generalisierte Verlaufsformen bei Anergie.

Bedingt durch die hohe Spontanheilungsrate, die sehr geringe Infektiosität der Läsionen und das schlechte Wirkungs-/Nebenwirkungsverhältnis bei klassischen Therapieansätzen ist eine abwartende Haltung bei der Therapie der kutanen Leishmaniose durchaus angezeigt. Bei größeren Ulzerationen oder Läsionen im Gesicht werden jedoch Therapiemaßnahmen ergriffen, um kosmetische und funktionelle Beeinträchtigungen zu vermeiden. Einheitliche Therapieempfehlungen gibt es nicht. Häufig angewandt wurden Kryochirurgie, Antimonpräparate topisch, intraläsional oder systemisch sowie verschiedene Antibiotika, Antimykotika und Anthelmintika. Diese Therapieansätze sind heute aufgrund der Nebenwirkungen und der oft unzuverlässigen therapeutischen Wirkung weitgehend verlassen worden.

Erstmals wurde 1988 die topische Anwendung des Aminoglykosids Paromomycin zur Behandlung der kutanen Leishmaniose beschrieben. Die Anwendung von 15 % Paromomycin in Paraffin führte bei 70 % der Patienten zur Abheilung innerhalb von 10 Tagen. Bei den verbleibenden Patienten konnten keine Erreger mehr nachgewiesen werden und die Abheilung erfolgte nach wenigen Wochen. An Nebenwirkungen traten selten Brennen und Rötung auf. Weitere Einzelberichte konnten diese

Ergebnisse bestätigen. Auch bei unserem Patienten führte die Behandlung mit Paromomycin zur Abheilung. Eine Okklusivtherapie scheint die Wirkung von Paromomycin deutlich zu erhöhen und bietet sich insbesondere dann an, wenn die offene Anwendung nicht zur Abheilung führt. Schwere Nebenwirkungen wurden bisher nicht berichtet, auch keine Sensibilisierung gegenüber Aminoglykosidantibiotika.

Danksagung: Der Patient wurde freundlicherweise überwiesen von Dr. Mircha Marcolesco, Allgemeinarzt, Schleißheimer Straße 34, 80333 München.

Literatur

1. Bell SA, Schaller M, Röcken M (1997) Occlusive paromomycin for cutaneous leishmaniasis. Lancet 349: 29
2. Ben-Amitai D, Danon Y, Ashkenazi S, Garty BZ (1995) Topical treatment with paromomycin for cutaneous leishmaniasis. J Dermatol Treat 6: 65–67
3. Blum J, Hatz C, Junghans T (1994) Therapie kutaner und mukokutaner Leishmaniosen. Dtsch Med Wochenschr 119: 1169–1179
4. Braun-Falco O, Plewig G, Wolff HH (1995) Dermatologie und Venerologie, 4. überarbeitete und ergänzte Aufl. Springer, Berlin, S 261–270
5. El-On J, Jacobs GP, Weinrauch L (1988) Topical chemotherapy of cutaneous leishmaniasis. Parasitol Today 4: 76–81
6. El-On J, Halevy S, Grunwald MH, Weinrauch L (1992) Topical treatment of Old World cutaneous leishmaniasis caused by Leishmania major: a double-blind control study. J Am Acad Dermatol 27: 227–231
7. Koff AB, Rosen T (1994) Treatment of cutaneous leishmaniasis. J Am Acad Dermatol 31: 693–708

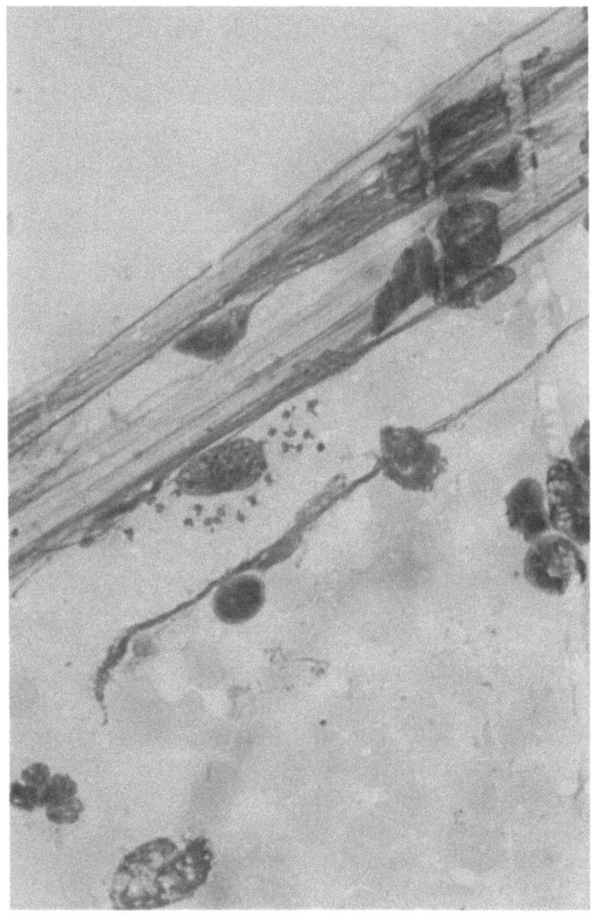

Amastigoten im Abklatschpräparat. Giemsa

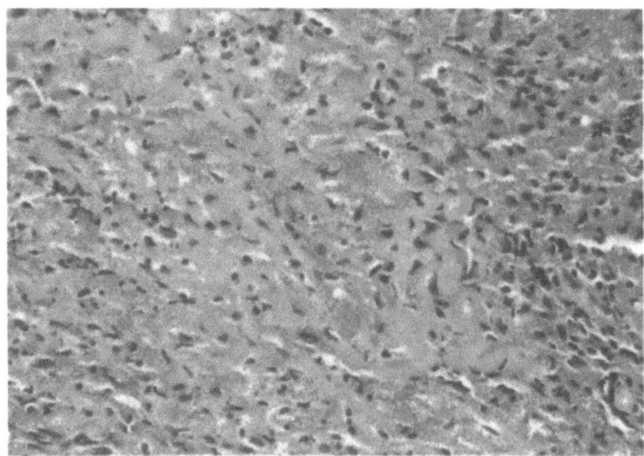

Zahlreiche Amastigoten in der Dermis. HE

Borderline-lepromatöse Lepra mit Leprareaktion Typ I

Vorgestellt von Tilo Biedermann, Friedrich Ryckmanns und Thomas Bieber

Anamnese: 30jährige Patientin. Von 1979 bis 1989 Aufenthalt in Brasilien. Vor drei Jahren erstmals Taubheitsgefühl an der linken lateralen Handkante. Ende 1994 „Grippegefühl". Zusätzlich Schwellungen und Schmerzen an beiden Händen sowie Bewegungseinschränkungen der linken Hand. Im Februar 1995 operative Exploration des Nervus ulnaris links unter der Verdachtsdiagnose einer Neurofibromatose. Seither zunehmend Funktionsverlust der linken Hand, außerdem Hautveränderungen, insbesondere im Gesicht.

Hautbefund: Betont an Gesicht und Händen, zudem an Füßen, Unterarmen und Rücken feinlamellär schuppende, zum Teil randbetonte, polsterförmig erhabene Plaques in symmetrischer Verteilung. Die Nase sowie die perinasale Haut sind durch die Plaques in ihrer Form deutlich verplumpt. Im Gesicht 15 von insgesamt mehr als 20 derartiger Plaques.

Histopathologie: Hand links: Im oberflächlichen und tiefen Korium knotiges entzündliches Infiltrat aus Lymphozyten, epitheloidzelligen Histiozyten, die ein sarkoides Granulom ausbilden. Außerdem perineural gelegene Granulome. In der Ziehl-Neelsen- und Fite-Faraco-Färbung Nachweis von säurefesten Stäbchen.

Laborbefunde: BKS 4/20 mm nach Westergren, sonstige Routinelaborparameter unauffällig. Glukose-6-Phosphatdehydrogenase mit 4,5 U/gHb in der Norm. Kreatinin-Clearance in der Norm, CRP 0,2 mg/dl, Rheumafaktor negativ.

Weitere Befunde
Bakteriologische Untersuchung: Nasenabstrich: In der Ziehl-Neelsen-Färbung säurefeste Stäbchen. Abstriche und Scratch-Präparate der Läsionen ohne Nachweis von säurefesten Stäbchen in der Ziehl-Neelsen-Färbung.

Serologische Untersuchung: Antikörpernachweis gegen mykobakterielles phenolisches Glykolipid I mit IgM-ELISA > 1: 2400 (positiv ab > 16), positiver Nachweis von IgG- und IgM-antineuralen Antikörpern (Antikörper gegen humanes Cerebrosid-Gangliosid) (Frau Professor Dr. Sticht-Groh, Würzburg).

Polymerasekettenreaktion: Nachweis von mykobakterieller DNS durch Polymerasekettenreaktion in zwei von drei Proben: Nasenabstrich positiv, Biopsat positiv, Gewebeabstrich negativ. Genaue Identifikation des Mycobacterium leprae erfolgte durch die Sequenzierung des PCR-Amplifikats.

Elektronenmikroskopische Untersuchung: 4 Monate nach Therapiebeginn ultrastruktureller Nachweis nur noch einzelner stäbchenförmiger, teils lysierter Mykobakterien innerhalb von Makrophagen.

Sonographische und kernspintomographische Untersuchung: Verdickung des Nervus ulnaris bis maximal 1 cm im Durchmesser über eine Strecke von 12 cm. Vereinbar mit einer Neuritis nervi ulnaris.

Immunstatus: HIV-1/-2 negativ, Multitest Mérieux normerg, Tine-Test negativ, Immunglobulinquantifizierung in der Norm, CD4/CD8-Ratio in der Norm.

Therapie und Verlauf: Es wurde die Diagnose einer borderline-lepromatösen Lepra (BL) in Assoziation mit einer Leprareaktion Typ I gestellt, die sich mit aufschießenden polsterartigen Hautveränderungen in beinahe symmetrischer Anordnung zusammen mit den Gelenkbeschwerden und der Neuritis nervi ulnaris äußerte. Beginnend im April 1995 Therapie zunächst für zwei Wochen mit Rifampicin 600 mg täglich und Dapson 100 mg täglich. Aufgrund der Leprareaktion Typ I erhielt die Patientin zweimal 400 mg Ibuprofen täglich. Nach zwei Wochen Umstellung auf das Therapieschema der Weltgesundheitsorganisation (WHO): Rifampicin 600 mg einmal pro Monat, Clofazimin 300 mg einmal pro Monat, Clofazimin 50 mg einmal pro

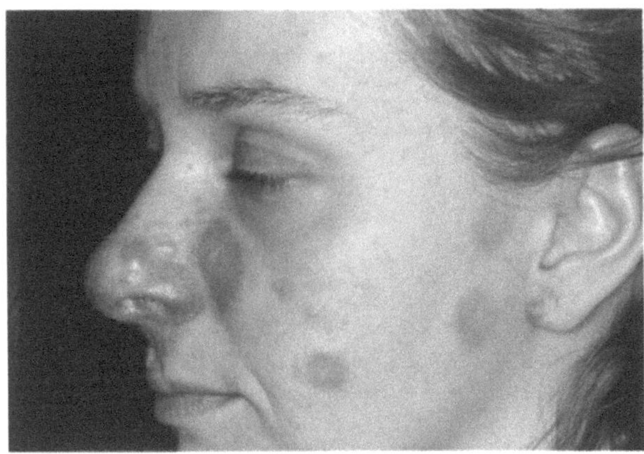

Nasolabial betonte, polsterförmige, rötlich-braune Plaques

Tag, Dapson 100 mg einmal pro Tag. Therapiedauer mindestens zwei Jahre. Unter dieser Therapie kam es bald zu einem deutlichen Abflachen der Plaques sowie zu einem Rückgang der Erytheme und Arthralgien. Innerhalb der ersten drei Monate kam es zu zwei akuten Exazerbationen der Leprareaktion Typ I, die jeweils mit Methylprednisolon (1 mg/kg Körpergewicht) in ausschleichender Dosierung kontrolliert werden konnten. Eine dauerhafte Gabe oraler Glukokortikosteroide zur Verhinderung bleibender Nervenschäden lehnte die Patientin ab.

Kommentar: Die Inzidenz der Lepra in der Bundesrepublik Deutschland ist niedrig und nur 15 % der Erkrankten sind deutscher Nationalität. Ein langfristiger enger Kontakt mit Leprakranken, insbesondere mit lepromatöser Lepra, und eine indi-

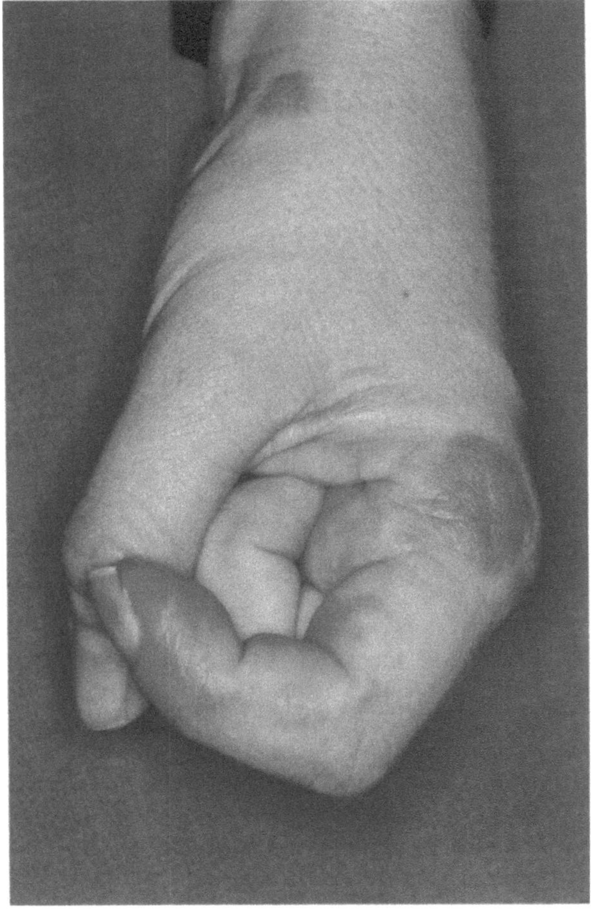

Faustschlußschwäche von Zeigefinger und Daumen

viduelle Empfänglichkeit für das Mycobacterium leprae werden als Voraussetzung für eine Übertragung angesehen. Eine Disposition zur Infektion

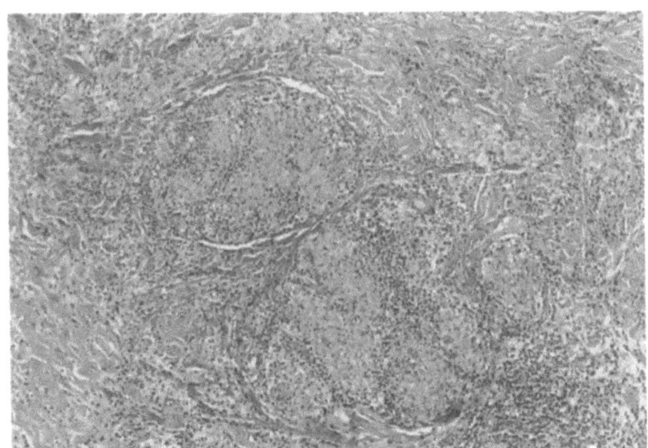

Tuberkuloide Granulome. HE

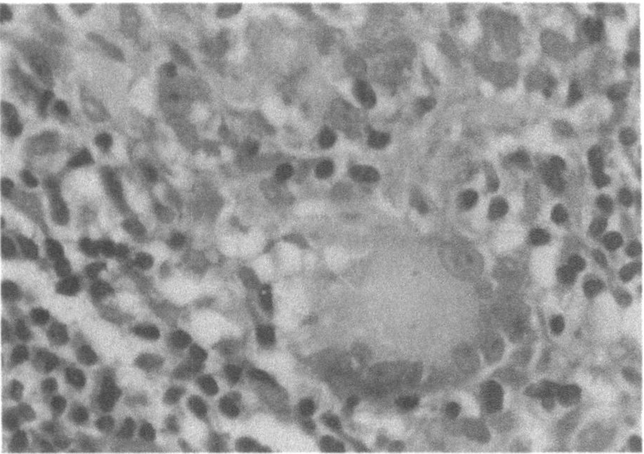

Säurefeste rote Stäbchen in Histiozyten und Riesenzellen. Fite-Faraco

Tabelle. Einteilung der fünf Lepraformen (Ridley-Jopling Klassifikation)

	TT[a]	BT[b]	BB[c]	BL[d]	LL[e]
Art der Hautläsionen	Hyper-/Hypopigmentierungen		anulär-polymorph		nodös
Anzahl	einzelne	wenige	mäßig viele	viele	sehr viele
Symmetrie	–	–	–	+/–	+
Nervenläsionen					
Anästhesie	ausgeprägt	ausgeprägt	mäßig	schwach	kaum
Verdickung	++	+	+	+/–	+/–
Immunstatus	gut		mittel		schlecht
Bakterienindex		1–2	2–4	3–5	5–6
Serologie (Ak)	+	+	++	+++	++++
Lepromin-Test	+++	+/–	–	–	–
Leprareaktionen					
Typ I	0	+	++	+	0
Typ II	0	0	0	+	++

[a]TT tuberkuloid, [b]BT borderline-tuberkuloid, [c]BB borderline, [d]BL borderline-lepromatös, [e]LL lepromatös

scheint ein junges Lebensalter (10.–20. Lebensjahr) darzustellen. Hauptsächlich betroffen sind die Haut und Schleimhäute sowie die peripheren Nerven. Das Spektrum reicht von der tuberkuloiden bakterienarmen Lepra mit guter Resistenzlage über die instabilen Formen der borderline-tuberkuloiden, borderline und borderline-lepromatösen Lepra hin zur lepromatösen Lepra mit hoher Bakterienzahl (Tabelle). Es scheinen Veränderungen der zellulären Immunität zu sein, die dieses instabile, wechselhafte klinische Erscheinungsbild der Borderlineformen hervorrufen. Zudem haben diese Patienten ein erhöhtes Risiko für Leprareaktionen (Typ I, Tabelle). Der serologische Nachweis von Antikörpern gegen mykobakterielles phenolisches Glykolipid I korreliert mit dem Auftreten einer Leprareaktion Typ I (prognostischer Faktor). Therapeutisch kommen für die Typ-I-Reaktion Glukokortikosteroide und nichtsteroidale Antiphlogistika in Betracht. Leprareaktionen vom Typ II entsprechen dem Erythema nodosum leprosum, treten akut auf und sind verbunden mit allgemeinem Krankheitsgefühl. Therapeutisch wird bei der Leprareaktion Typ II neben Clofazimin und Glukokortikosteroiden insbesondere Thalidomid eingesetzt. Der Nachweis von Mycobacterium leprae kann aus Hautläsionen und Nasenschleimhaut gelingen. Neben der Ziehl-Neelsen-Färbung bietet sich hier die Fite-Faraco-Färbung an. Als weitere Nachweismethode kann heute die Polymerasekettenreaktion dienen. Der Lepromintest darf bei uns nicht mehr durchgeführt werden. In Ländern mit weniger hochentwickelter Medizin und hoher Leprainzidenz, beispielsweise Nepal, wird er allerdings zu diagnostischen Zwecken weiter durchgeführt. Immer sollte das Krankheitsbild in das Spektrum der fünf Lepraformen eingeordnet werden, um das Risiko für Leprareaktionen und Ansteckung abschätzen zu können. Die Lepra ist eine namentlich meldepflichtige Infektionskrankheit.

Weitere Informationen können vom Deutschen Aussätzigen-Hilfswerk e.V., Armauer-Hansen-Institut, Hermann-Schell-Straße 7, 97074 Würzburg (Telefon: 0931-88 49 49), bezogen werden.

Literatur

1. Bahmer FA (1984) Gegenwärtiger Stand der Lepra in der Bundesrepublik Deutschland. Hautarzt 35: 402–407
2. Nunzi E, Fiallo P (1995) Leprosy: the dichotomous disease. Eur J Dermatol 5: 649–652
3. Pfaltzgraff RE (1989) Management of reaction in leprosy. Int J Lepr 57: 103–109
4. Ridley DS, Jopling WH (1966) Classification of leprosy according to immunity: a fivegroup system. Int J Lepr Other Mycobact Dis 34: 255–273
5. Roche PW, Theuvenet WJ, Britton WJ (1991) Risk factors for type-1 reactions in borderline leprosy patients. Lancet 338: 654–657
6. Sehgal VN, Srivastava G, Sundharam JA (1988) Immunology of reactions in leprosy. Int J Dermatol 27: 157–162
7. Stingl P (1990) Lepra. Pathogenese – Klassifizierung – Diagnostik – Behandlung. Hautarzt 41: 126–130
8. World Health Organization (1994) Chemotherapy of leprosy. WHO Technical Report Series 847

Quallen-Dermatitis

Vorgestellt von Silke Michelsen, Thomas Jansen und Gerd Plewig

Anamnese: 1. 41jährige Patientin. Im August 1993 Urlaub in Daytona Beach, Florida. Bei Bad in kniehohem Wasser Kontakt mit Qualle. Unmittelbar danach Auftreten von streifenförmigen Erythemen an den Beinen, begleitet von starkem Brennen, dann gefolgt von Blasen. Keine Allgemeinsymptome.
2. 53jährige Patientin. Im Dezember 1994 Urlaub in Mauritius. Dabei Berührung vermutlich mit einer Feuerqualle. Kurze Zeit später Blutungen und Brennen in dem betroffenen Areal. Starke Allgemeinsymptome mit Zittern und Frieren.

Hautbefund: Patientin 1: Am rechten Unterschenkel dorsal 7 × 4 cm großes, mäßig scharf begrenztes, streifenförmiges Erythem. Am linken Vorfuß bis zu den Zehen reichendes streifenförmiges Erythem mit straffen Blasen. Umrisse einzelner Tentakel sichtbar.
Patientin 2: Am dritten und vierten Fingermittel- und Grundgelenk der rechten Hand Verkrustungen. Der Mittelfinger ist gerötet und geschwollen. Die gesamte Hand zeigt eine diskrete Schwellung.

Laborbefunde: Patientin 1: IgG-Titer gegen Linuche unguiculata 1: 450 (ELISA).
Patientin 2: Chrysaora-quinquecirrha-IgG 1:900. Physalia-physalis-IgG 1:1800. Pelagia-noctiluca-IgG 1:150. Millepora-aliciornis-IgG 1:450 (ELISA).

Therapie und Verlauf: Patientin 1: Innerliche Therapie mit initial 40 mg Methylprednisolon und zweimal 500 mg Cefalexin über sieben Tage. Lokale Anwendung von Clobetasol-Salbe unter Okklusivbedingungen. Darunter vollständige Rückbildung der Hautveränderungen. Nach vier Wochen bullöse, an eine Verbrennung zweiten Grades erinnernde Rötung, begleitet von intensiv stechenden Schmerzen an den Kontaktstellen.
Patientin 2: Aufgrund des Schüttelfrostes Einnahme von „8 Tabletten Aspirin®". Orale Glukokortikosteroid-Behandlung mit initial 40 mg Methylprednisolon, dann schrittweise Dosisreduzierung. Externe Anwendung von Fucidinsäure-Gel.

Kommentar: Zu den Nesseltieren gehören außer den Quallen auch die Korallen, Seeanemonen und Polypen. Ihr Gift besteht aus einem Gemisch proteinischer Toxine und befindet sich in Nesselkapseln (Nematozysten), die in den Tentakeln und Mundarmen enthalten sind. Nesseltiere benötigen das Gift zum Beutefang und zur Verteidigung. Der Kontakt kann zu unterschiedlichen Symptomen führen. Sie sind abhängig von der Tierart, der Beschaffenheit und Menge des injizierten Toxins sowie vom Sensibilisierungsgrad durch frühere Kontakte.
Unmittelbar nach Berührung der Qualle tritt meist ein starker Schmerz auf. Rasch entwickeln sich Quaddeln und Blasen im Bereich der Kontaktstellen. Die Blasen heilen nur langsam ab, gelegentlich mit Nekrosen und Narben. Postinflammatorische Hyperpigmentierungen kommen ebenfalls vor. Die Reaktionen können als toxische Kontaktdermatitis

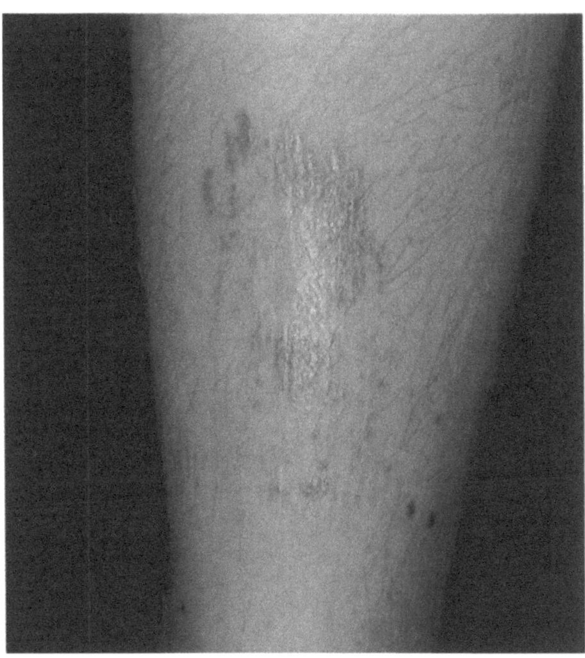

Streifenförmige Dermatitis am rechten Unterschenkel (Patientin 1)

klassifiziert werden. Bei großflächiger Exposition kann es zu Allgemeinsymptomen wie Übelkeit, Erbrechen, Kopfschmerzen und Fieber kommen.

Bei Physalia physalis handelt es sich um eine quallenähnliche Polypenkolonie, die auch Portugiesische Galeere oder Staatsqualle genannt wird. Sie kommt vor allem im Atlantik bis in Höhe der Hebriden vor, aber auch in der Karibik und gelegentlich im Mittelmeer. Die Nesselkapseln trägt sie in meterlangen Tentakeln, die sich kontrahieren können und dann perlschnurartig aussehen. Selbst abgetrennte oder eingetrocknete Tentakel enthalten noch aktive Nesselkapseln.

Eine andere Art von Badeunfall ist die Seabather's Eruption. Sie wird durch Larven von Seeanemonen oder Quallen ausgelöst. Typisch ist dabei, daß die Hautveränderungen vor allem in Körperarealen auftreten, die von der Badebekleidung bedeckt sind. Nachgewiesen wird eine Sensibilisierung im ELISA durch erhöhte IgG-Titer gegenüber der jeweiligen Nesseltierart. Die Hautveränderungen beginnen innerhalb von 24 Stunden und persistieren über drei bis fünf Tage, selten zehn Tage oder län-

ger. Eine der Seabather's Eruption ähnliche Erkrankung unserer Breiten ist die Zerkariendermatitis (Swimmer's Itch), die durch Larven von Schistosomen (Trichobilharzien) aus dem Darmtrakt von Wasservögeln hervorgerufen wird. Die Zerkariendermatitis tritt vorwiegend im Spätsommer und nur in stehenden Gewässern auf.

Die Therapie von Quallenverletzungen ist symptomatisch. Nach jedem Kontakt mit Nesseltieren sollte das Wasser möglichst rasch verlassen werden, um Komplikationen eines möglichen anaphylaktischen Schocks zu vermeiden. Die noch anhaftenden Nesselkapseln sollten vorsichtig entfernt werden, bei fehlenden Instrumenten notfalls durch Verreiben mit Sand. Anschließend empfehlen sich Glukokortikosteroidexterna der Klasse III–IV.

Bei der ersten Patientin kam es zunächst zu einer toxischen Kontaktdermatitis. Das Wiederaufflammen der Hautveränderungen könnte durch eine hinzugetretene Typ-IV-Sensibilisierung erklärt werden.

Bei der zweiten Patientin rührten die Hautveränderungen von einer toxischen Kontaktdermatitis auf die Feuerqualle her. Die serologischen Befunde weisen auf einen früheren Kontakt mit verschiedenen Nesseltierarten hin.

Danksagung: Für die serologischen Untersuchungen danken wir Prof. J.W. Burnett, M.D., International Consortium for Jelly Fish Stings, Department of Dermatology, University of Maryland, School of Medicine, 405 West Redwood Street, Baltimore, MD 21201-4380, USA.

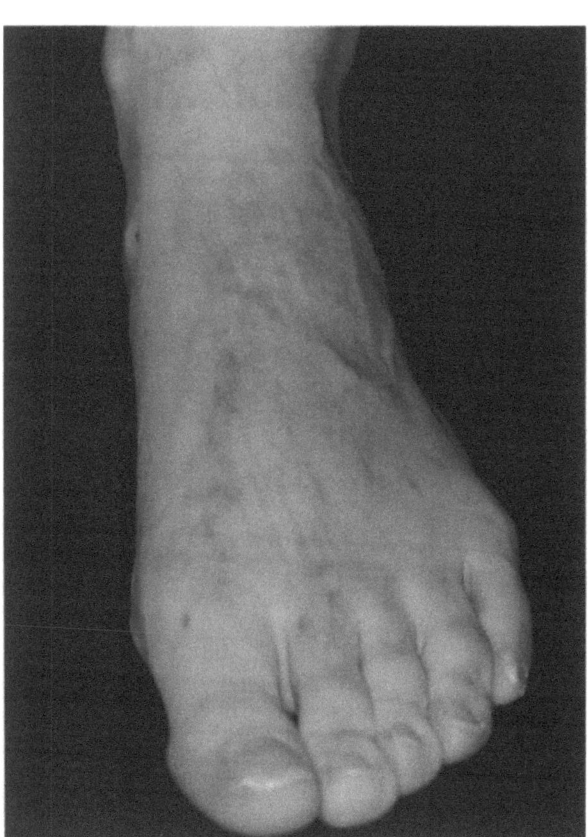

Streifenförmige Dermatitis am linken Vorfuß (Patientin 1)

Literatur

1. Bahmer FA (1994) Meeresdermatologie. In: Plewig G, Korting HC (Hrsg) Fortschritte der praktischen Dermatologie und Venerologie, Bd 14. Springer, Berlin, S 19–21
2. Burnett JW, Calton GJ, Burnett HW (1986) Jellyfish envenomation syndromes. J Am Acad Dermatol 14: 100–106
3. Freudenthal AR, Joseph PR (1993) Seabather's eruption. N Engl J Med 329: 542–544
4. Golsch S, Worret WI (1996) Spätreaktionen nach Quallenverletzung. Akt Dermatol 22: 12–16
5. Ioannidis G, Davis SH (1965) Portugese man-of-war stinging. Arch Dermatol 91: 448–451
6. Raupp U, Milde P, Goerz G, Plewig G, Burnett J, Heeger T (1996) Fallstudie einer Quallenverletzung. Hautarzt 47: 47–52
7. Wong DE, Meinking TL, Tosen LB, Taplin D, Hogan DJ, Burnett JW (1994) Seabather's eruption. J Am Acad Dermatol 30: 399–406

Acne conglobata durch bromhaltiges Antiepileptikum

Vorgestellt von Eva Thoma-Greber, Thomas Jansen und Martin Röcken

Anamnese: 20jähriger Patient. Seit dem vierten Lebensjahr, im Anschluß an eine Meningoenzephalitis, schwere fokale Epilepsie. Seit dem 16. Lebensjahr Acne vulgaris im Bereich von Gesicht, Brust und Rücken. Unzureichende Kontrolle des Anfallsleidens mit verschiedenen Kombinationstherapien wie Phenobarbital und anderen Antikonvulsiva, daher zwei Jahre antikonvulsive Therapie mit Phenobarbital 200 mg/Tag und Kaliumdibromid zweimal 1700 mg/Tag. Hierunter erstmals kontinuierliche Kontrolle der Anfälle. Gleichzeitig schwere Exazerbation der Akne. Keine Besserung durch Minocyclin 100 mg/Tag. Keine Allgemeinsymptome wie Fieber oder Gelenkschmerzen.

Hautbefund: An Gesicht, Brust und Rücken multiple offene und geschlossene Komedonen, Papeln, Papulopusteln sowie zahlreiche abszedierende Knoten, Zysten und wurmstichartige Narben. Seborrhoe. Ausgeprägte Lymphknotenschwellung zervikal beidseits.

Histopathologie: Abszedierender Knoten am Rükken: Follikulär gebundene abszedierende Entzündung aus Lymphozyten, Histiozyten und zahlreichen neutrophilen Granulozyten. Exozytose des Infiltrats in das Follikelepithel. PAS-Färbung negativ.

Laborbefunde: Leukozytose 13,1/nl, Eisen$^{(3+)}$ 39 µg/dl, Serum-IgA 28,5 mg/dl. Übrige Routinelaborparameter im Normbereich.
Medikamentenspiegel im Serum: Phenobarbital 32,54 mg/l, Bromid zwischen 130 mg/dl und 147 mg/dl (Norm < 1 mg/dl; therapeutisch wirksamer Bereich bei antikonvulsiver Therapie 96–144 mg/dl).
Bakteriologie aus Pustelabstrich: Kein Nachweis pathogener Keime. Rachenabstrich: Enterobacter agglomerans.

Therapie und Verlauf: Unter Beibehaltung der Antikonvulsiva Einleitung einer Therapie mit Isotretinoin 0,5 mg/kg Körpergewicht und glukokortiko-

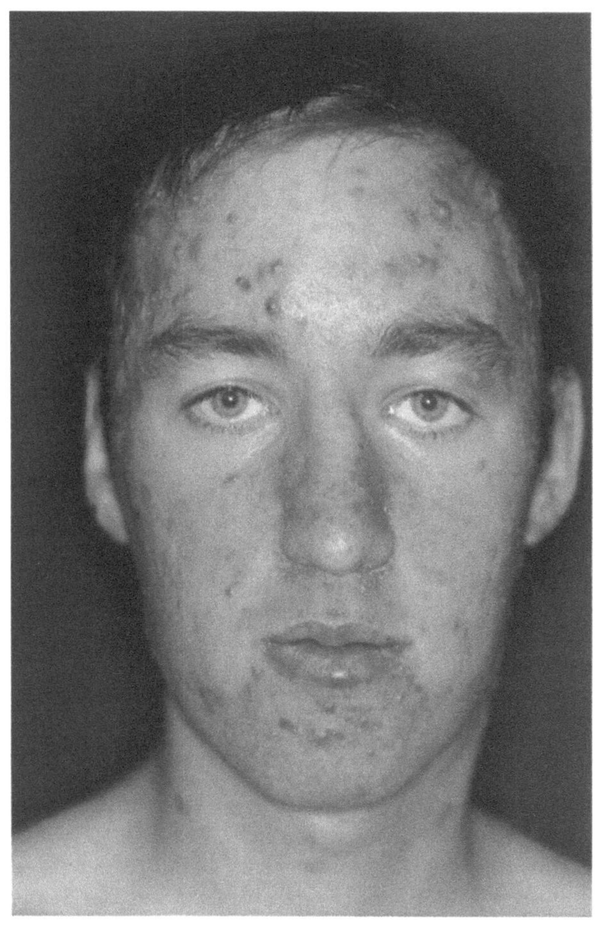

Akne im Gesicht vor Therapie

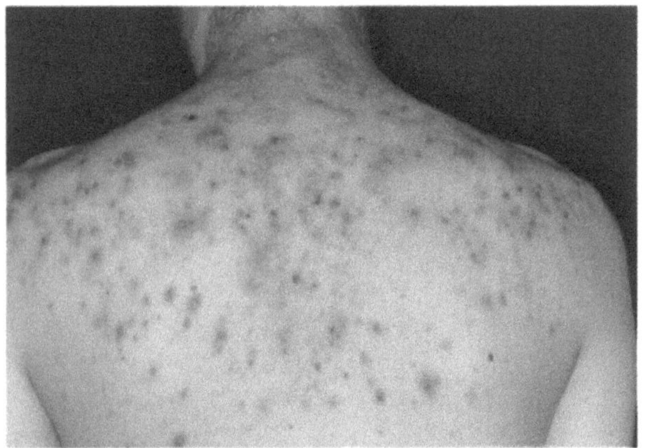

Acne conglobata am Rücken

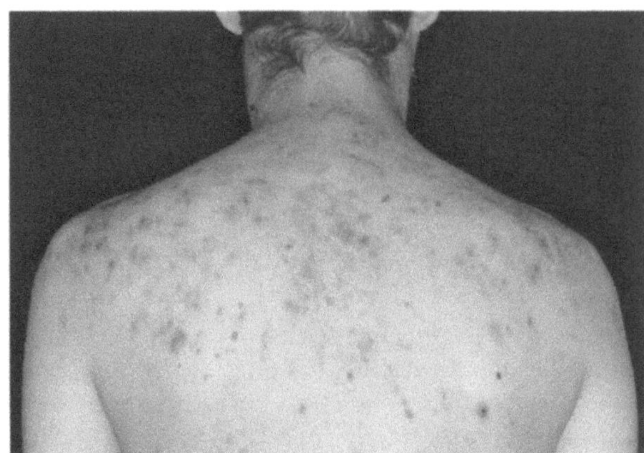

Acne conglobata 12 Wochen nach Therapiebeginn mit Isotretinoin 0,5 mg/kg Körpergewicht täglich bei unveränderter antiepileptischer Therapie

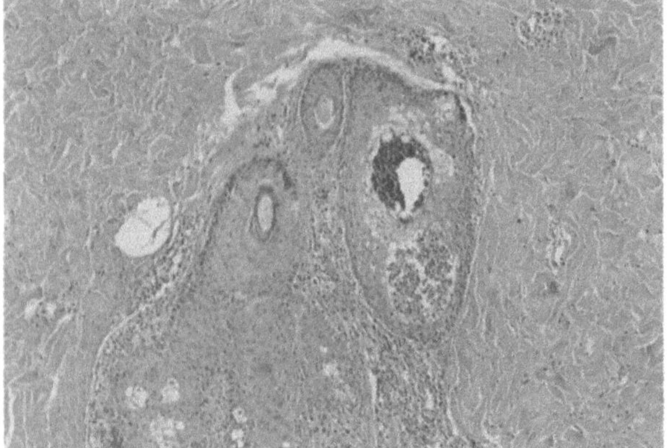

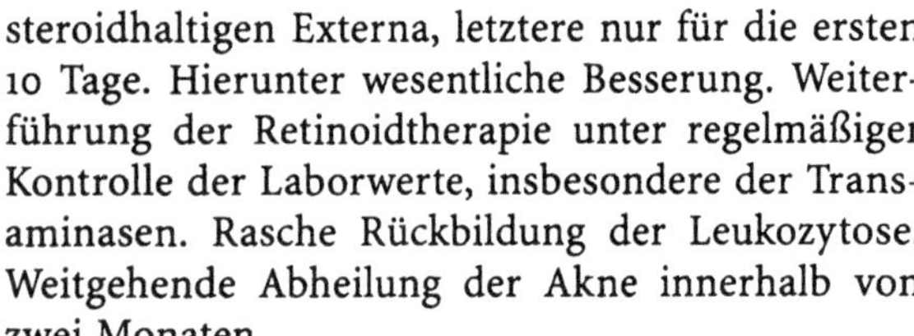

Peri- und intrafollikulärer Abszeß. HE

steroidhaltigen Externa, letztere nur für die ersten 10 Tage. Hierunter wesentliche Besserung. Weiterführung der Retinoidtherapie unter regelmäßiger Kontrolle der Laborwerte, insbesondere der Transaminasen. Rasche Rückbildung der Leukozytose. Weitgehende Abheilung der Akne innerhalb von zwei Monaten.

Kommentar: Die Bromakne zählt zu den halogeninduzierten Akneformen. In den letzten Jahren werden in der Psychiatrie und Neurologie zur Behandlung therapierefraktärer Epilepsien zunehmend wieder Halogenverbindungen eingesetzt. Diese können bereits in geringen Dosen eine vorbestehende Akne verschlimmern. Bei einem Serumspiegel um 150 mg/dl ist mit dem Auftreten einer Bromakne zu rechnen. Obgleich auch Phenobarbital eine vorbestehende Akne verstärken kann, macht der lange Zeitraum der Phenobarbitaltherapie bis zur Exazerbation der Akne einen kausalen Zusammenhang mit diesem Medikament bei dem hier vorgestellten Patienten unwahrscheinlich. Durch die lange Halbwertszeit von 12 Tagen und die langsame renale Elimination ist eine Bromidanreicherung im Organismus möglich. Bromide werden nicht nur über die Nieren, sondern auch in freier, ionisierter Form durch die Milch, Speichel, Schweiß und Talgdrüsen ausgeschieden. Eine toxisch-irritative Wirkung der Bromide auf das Follikelepithel infolge verzögerter oder erhöhter Ausscheidung wird als Ursache für die Bromakne diskutiert.

Das Überwiegen zentralnervös wirksamer Substanzen in der Gruppe der zu Akne führenden Medikamente scheint darauf hinzudeuten, daß deren Wirkung nicht nur unmittelbar am Follikel ansetzt, sondern möglicherweise auch über eine zentralnervöse Beeinflussung zustande kommt. Derar tige Mechanismen werden besonders für Lithium angenommen.

Der kausale Zusammenhang zwischen Akne und Halogenen wird auch dadurch verdeutlicht, daß die Akne nach Reexposition immer wieder exazerbiert. Die Behandlung der Bromakne stellt bislang ein großes Problem dar, da ein Absetzen der Halogene wegen der bestehenden Grundleiden der Patienten häufig nicht möglich ist. In den letzten Jahren haben wir wiederholt beobachtet, daß eine sytemische Behandlung mit Isotretinoin in einer Dosierung von 0,5–1,0 mg/kg Körpergewicht täglich über drei bis fünf Monate auch in derartigen Fällen sehr wirksam ist. Bei den bisherigen Patienten haben sich zwischen den Halogenen und Retinoiden keine negativen Wechselwirkungen beobachten lassen. Auf mögliche Interaktionen des Retinoids mit der Grundmedikation des Patienten sollte jedoch unbedingt geachtet werden.

Danksagung: Der Patient wurde freundlicherweise überwiesen von Dr. Thomas Bergner, Hautarzt, Räterstraße 20, 85551 Heimstetten.

Literatur

1. Ernst JP, Doose H, Baier WK (1988) Bromides were effective in intractable epilepsy with generalized tonic-clonic seizures and onset in early childhood. Brain Dev 10: 385–388
2. Greenwood R, Fenwick PBC, Cunliffe WJ (1983) Acne and anticonvulsants. Br Med J 287: 1669–1670
3. Gupta AK, Knowles SR, Gupta MA (1995) Lithium therapy associated with hidradenitis suppurativa: case report and review of the dermatologic side effects of lithium. J Am Acad Dermatol 32: 382–386
4. Hesse S, Berbis P, Lafforgue P (1992) Acné et enthésiopathie au cours d'un traitement anti-épileptique. Ann Dermatol Venereol 119: 655–658
5. Pfeifle J, Grieben U, Bork K (1993) Bromoderma tuberosum durch antikonvulsive Behandlung mit Kaliumbromid. Hautarzt 43: 792–794
6. Plewig G, Jansen T (1995) Akne und akneartige Erkrankungen. Med Welt 46: 360–362
7. Plewig G, Kligman AM (1994) Akne und Rosazea. Springer, Berlin, S 406–413
8. Poser W, Poser S, Echternkamp M (1974) Mißbrauch bromhaltiger Schlaf- und Beruhigungsmittel. Ein aktuelles Suchtproblem. Dtsch Med Wschr 99: 2489–2497

Lichen ruber planus nach Hepatitis-B-Impfung

Klaus Degitz und Martin Röcken

Anamnese: 18jähriger Patient. Im Rahmen des Zivildienstes als Rettungssanitäter tätig. Deshalb zwölf Wochen vor Erstvorstellung Hepatitis-B-Impfung mit Engerix B (Smith-Kline-Beecham). Wirksamer Bestandteil des Impfstoffes ist das Hepatitis-B-Oberflächenantigen (HBs). zwei Wochen später Entwicklung von juckenden rötlichen Hautveränderungen, zunächst an den Handgelenken, später auch an Unterarmen, Beinen, Rumpf und in der Genitalregion. Nach Auffrischungsimpfung vier Wochen vor Erstvorstellung Zunahme der Hautsymptomatik.

Hautbefund: An Handrücken, Handgelenken, Unterarmen, Rumpf und Knien in symmetrischer Verteilung dichtstehende polygonale livid-rötliche Papeln. An der Wangenschleimhaut weißliche netzförmige Zeichnung. Im Genitalbereich, insbesondere im Präputialraum, Erosionen.

Laborbefunde: Bilirubin 1,2 mg/dl (Norm < 1,0 mg/dl), GPT 40 U/l (Norm < 25 U/l), γ-GT 50 U/l (Norm < 6–28 U/l). Kontrollwerte nach Therapieabschluß im Normbereich. Weitere klinisch-chemische Serumparameter (Elektrolyte, Kreatinin, Harnsäure, Gesamteiweiß, GOT, AP, LDH) im Normbereich, ebenso IgG-, IgA- und IgM-Immunglobuline, rotes und weißes Blutbild, Thrombozytenzahl und C-reaktives Protein. Zirkulierende Immunkomplexe nicht nachgewiesen. Hepatitisserologie drei Monate nach erster Hepatitis-B-Impfung: Anti-HBs-Antikörper positiv (122 IU/l, Immunität ab 10 IU/l). HBs-Antigen und Anti-HBc-Antikörper negativ. Befunde korrelieren mit erfolgreicher Hepatitis-B-Impfung ohne Anzeichen für Hepatitis-B-Infektion. Serologisch kein Anhalt für frische oder chronische Hepatitis-C-Infektion. Durchseuchungstiter für Hepatitis A, frische Hepatitis-A-Infektion ausgeschlossen (Anti-HAV-IgM negativ).

Histopathologie: Kompakte Hornschicht, fokale Hypergranulose, unregelmäßige Akanthose mit sägezahnartigen Ausläufern und vakuoliger Auflockerung der dermoepidermalen Grenzzone. In der oberen Dermis ein epidermotrop ausgerichtetes lymphohistiozytäres Infiltrat.

Weitere Befunde:
Internistisches Konsil: Kein Hinweis für eine akute oder chronische Lebererkrankung.

Therapie und Verlauf: Photochemotherapie mit insgesamt 24 Bade-PUVA-Behandlungen (kumulative UVA-Dosis 34,6 J/cm^2) unter Aussparung der Genitalregion. Dort Behandlung mit antiseptika- und glukokortikosteroidhaltigen Cremes. Vollständige Abheilung der Hautveränderungen innerhalb von neun Wochen.

Kommentar: Der Lichen ruber planus kann als eine T-Zell-vermittelte immunologische Reaktion aufgefaßt werden, deren Pathogenese weitgehend ungeklärt ist. Sowohl allergenspezifische Vorgänge als auch Autoimmunphänomene könnten eine Rolle spielen. Auf die Assoziation von Lichen ruber planus mit Lebererkrankungen, insbesondere mit den Virushepatitiden B und C, ist in den letzten Jahren in mehreren Untersuchungen hingewiesen worden. Über die Entwicklung eines Lichen ruber planus nach Hepatitis-B-Impfung wurde bisher dreimal berichtet, wobei sich die typischen Hautveränderungen zwei bis drei Monate nach der ersten Impfung entwickelten.
Bei unserem Patienten kam es innerhalb von zwei Wochen zum Ausbruch des Lichen ruber planus, einem Zeitraum, der für die antigenspezifische Aktivierung von T-Lymphozyten charakteristisch ist. Im Gegensatz zu den bisher beschriebenen Fällen wurden vorübergehende geringe Leberenzym- und Bilirubinerhöhungen registriert, denen jedoch bei einer internistischen Konsiliaruntersuchung keine klinische Relevanz zugeschrieben werden konnte. Die Tatsache, daß in den mitgeteilten Fällen jeweils unterschiedliche Hepatitis-B-Impfstoffe verwendet wurden, macht es wahrscheinlich, daß das HBs-Antigen selbst und nicht ein anderer Präparatbestandteil pathogenetisch relevant ist. Die Hautreaktion kann als medikamentös induzierter Lichen ruber planus angesehen werden.
Die Photochemotherapie ist eine wirksame Behandlung bei Lichen ruber planus. Die Heilungsraten in mehreren Studien liegen zwischen

Eosinophile Fasziitis (Shulman-Syndrom)

Vorgestellt von Eva-Maria Schlüpen, Hans Wolff und Michael Meurer

Anamnese: 38jährige Patientin. Vier Wochen vor Erstvorstellung wurde „Welligkeit" der Haut am linken Oberarm bemerkt. Anschließend rasch zunehmende Verhärtung der Haut an Rumpf und Extremitäten. Schmerzhaftes Spannungsgefühl bei Bewegungen. Drei Wochen zuvor außergewöhnliche körperliche Belastung mit anschließendem starkem Muskelkater. Medikamentenanamnese leer, insbesondere keine Tryptophaneinnahme. Unauffälliges Allgemeinbefinden bis auf gelegentliches Taubheitsgefühl in den Fingern. Zeckenstich nicht erinnerlich, allerdings kleines Knötchen am Hinterkopf drei Wochen vor Beginn der Hautveränderungen.

Hautbefund: Unter Aussparung des Gesichtes, der Hände und Füße ist das gesamte Integument betroffen. Die Haut ist derb induriert, vor allem am Rumpf und an den Unterarmen straff gespannt und nur wenig, an den Unterarmstreckseiten gar nicht verschieblich. Unregelmäßige Einziehungen der Hautoberfläche (Matratzenphänomen) finden sich besonders an Oberarmen und Abdomen. Bis auf ein Streckdefizit beider Ellenbogengelenke von 5° ist die Beweglichkeit aller Gelenke voll erhalten.

Histopathologie: Epidermis unauffällig. In der oberen und tiefen Dermis sowie im Bereich der Faszie diffuses entzündliches Infiltrat aus Lymphozyten, Histiozyten und zahlreichen eosinophilen Granulozyten. An der Faszie ist das Infiltrat stärker ausgeprägt, hier fokal basophile Degeneration des kollagenen Bindegewebes. Beurteilung: Eosinophile Fasziitis.

Laborbefunde: BKS 43/87 mm nach Westergren, Leukozyten 10,1/nl, Eosinophile 15 % (1,5/nl) (normal: < 5 %, < 0,5/nl), Lymphozytenphänotypisierung unauffällig. LDH 246 U/l, CRP 6,9 mg/dl (normal: < 0,5). Eosinophilen-kationisches Protein 135 µg/l (normal: < 11,3 µg/l). Gesamt-IgE 1900 kU/l (normal: < 100 kU/l). Übrige Immunglobuline (IgG, IgA, IgM), Komplementfaktoren C3 und C4, AST und ASL unauffällig. Antinukleäre Antikörper

positiv (1:80). Zirkulierende Immunkomplexe, Scl-70-, Mi-, Jo- und U1-RNP-Antikörper negativ. Borrelienantikörper: IgM 1:10 (IFA-ABS), IgG < 1:5 (IFA-ABS), IgM- und IgG-ELISA negativ. IgM-Westernblot vereinbar mit Frühphase einer Lyme-Borreliose oder mit persistierender Infektion.

Weitere Befunde
Lungenfunktionsanalyse unauffällig. Echokardiographie unauffällig.

20 MHz-Sonographie: Unterbrechung des Faszienechos als Hinweis auf ödematöse Auflockerung oder Infiltration. Verbreiterung der subkutanen Bindegewebssepten.

Magnetresonanztomographie (MRT) rechter Unterarm: Deutliche Kontrastmittelaufnahme des M. supinator sowie im Bereich der Faszien; vereinbar mit entzündlichem Prozeß.

Polymerasekettenreaktion: Nachweis von Borrelia-burgdorferi-spezifischer DNS in befallener Haut.

Therapie und Verlauf: Innerliche Therapie mit Methylprednisolon 60 mg/Tag. Zusätzlich Lymphdrainagen. Subjektiv nach fünf Tagen Abnahme des

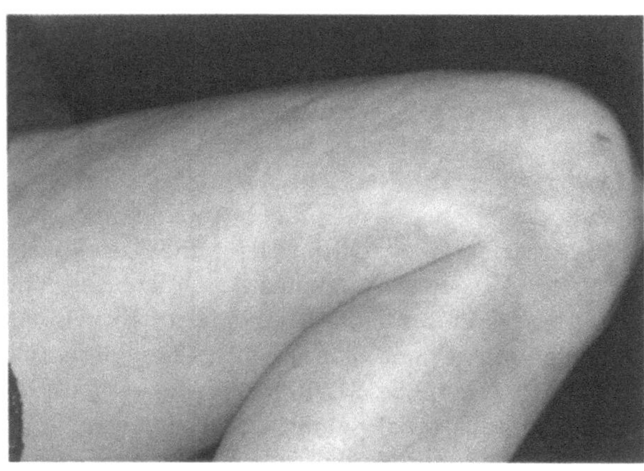

Matratzenphänomen am Oberschenkel

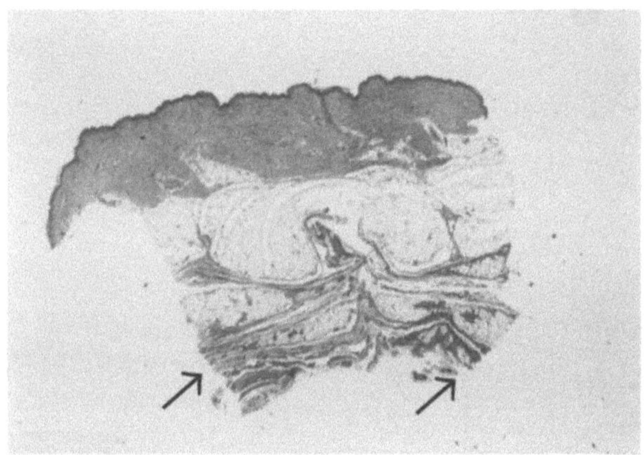

Tiefe Hautbiopsie einschließlich der Muskelfaszie. Entzündung in der Faszie (→). HE

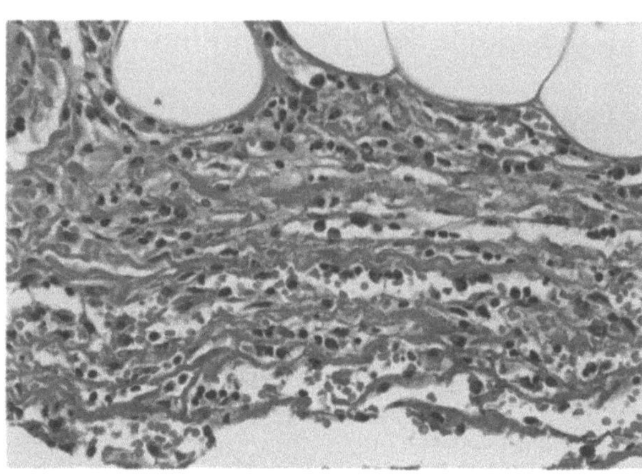

Eosinophile in der Faszie. HE

Spannungsgefühls der Haut. Schrittweise Reduktion des Methylprednisolons auf 24 mg/Tag. Darunter wieder leichte Zunahme der Verhärtungen an Stamm und Beinen. Aufgrund der positiven Borrelienserologie und des positiven Polymerasekettenreaktions-Ergebnisses Doxycyclin 2 × 100 mg/Tag über drei Wochen. Zwei Monate nach Therapiebeginn klinisch noch keine Abnahme der Hautverhärtung. Laborwerte nach zwei Monaten: C-reaktives Protein 2,2 mg/dl, Eosinophilie von 9,8 %, Eosinophilen-kationisches Protein 20 µg/l, Gesamt-IgE 733 kU/l. Ein Monat nach Einleitung der antibiotischen Therapie IgM 1:10 (IFA-ABS), IgG < 1:5 (IFA-ABS). Im Westernblot nur noch schwach positiver Befund.

Kommentar: 1974 beschrieb Shulman bei vier Patienten ein Krankheitsbild als „diffuse fasciitis with eosinophilia", das durch sklerodermieartige Verhärtung der Haut, Gelenkkontrakturen, Bluteosinophilie und ein entzündliches Infiltrat in der Faszie gekennzeichnet ist. Die eosinophile Fasziitis (Shulman-Syndrom) muß differentialdiagnostisch vor allem von der diffusen systemischen Sklerodermie, aber auch vom Eosinophilie-Myalgie-Syndrom abgegrenzt werden. Wichtigste Unterscheidungskriterien gegenüber der systemischen Sklerodermie sind Aussparung der Hände sowie Fehlen von Raynaud-Symptomatik, Organbefall und antinukleären Antikörpern bei den meisten Patienten mit eosinophiler Fasziitis. Charakteristisch für die eosinophile Fasziitis sind die rasche Progredienz der meist symmetrischen Hautveränderungen und eine ausgeprägte Blut- und Gewebseosinophilie. Im Gegensatz zum Eosinophilie-My-

algie-Syndrom besteht bei der eosinophilen Fasziitis anamnestisch kein Hinweis auf die Einnahme tryptophanhaltiger Medikamente. Therapeutisch kommen bei der eosinophilen Fasziitis vor allem Glukokortikosteroide zum Einsatz, die meist über lange Zeiträume eingenommen werden müssen. Das Absetzen führt häufig zu einem Rezidiv. Über den Nachweis Borrelia-burgdorferi-spezifischer DNS in läsionaler Haut mittels PCR wurde bislang nur einmal berichtet. Da wie bei unserer Patientin ein Ansprechen auf eine antibiotische Therapie nicht beobachtet wurde, ist die pathogenetische Bedeutung dieser Beobachtungen derzeit noch nicht beurteilbar.

Bemerkenswert ist bei unserer Patientin der stark erhöhte Serumspiegel des Eosinophilen-kationischen Proteins. Erhöhte Spiegel eines weiteren Sekretionsproduktes aktivierter eosinophiler Granulozyten (major basic protein) wurden kürzlich bei Patienten mit systemischer Sklerodermie gemessen. Neuere Untersuchungen haben gezeigt, daß eosinophile Granulozyten die DNS-Synthese und Produktion extrazellulärer Matrix in Fibroblasten stimulieren können. Dies weist auf eine aktive Rolle eosinophiler Granulozyten bei fibrosierenden Erkrankungen mit Eosinophilie hin. Hingewiesen werden soll auch auf neuere diagnostische Verfahren wie die 20 MHz-Sonographie und die Magnetresonanztomographie, die als nichtinvasive Verfahren in der Verlaufskontrolle eingesetzt werden können.

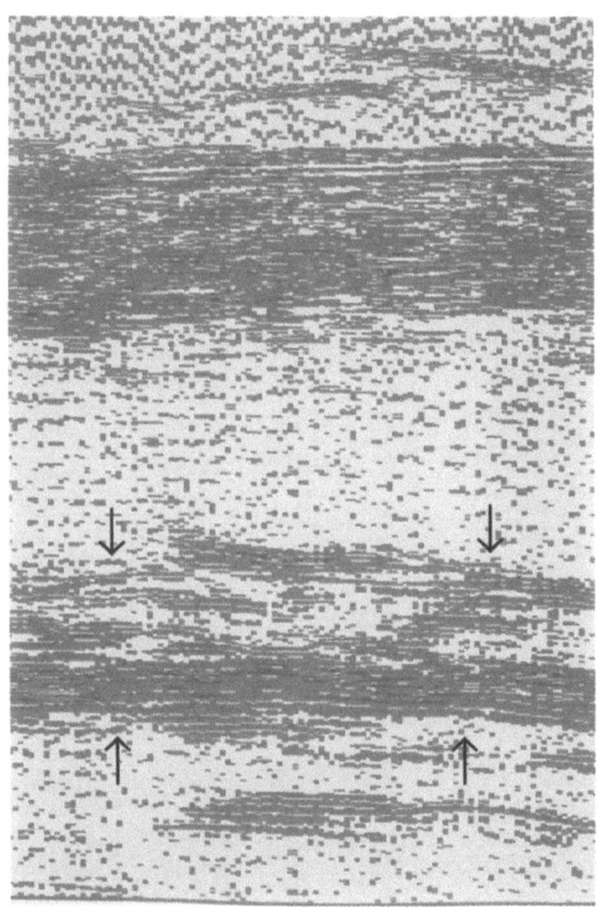

20-MHz-Sonographie: Verbreiterung der Faszie (→)

Danksagung: Die Patientin wurde freundlicherweise überwiesen von Frau Dr. Uta Kampffmeyer, Hautärztin, Münchner Straße 44, 85221 Dachau.

Literatur

1. Al-Saiki A, Freeman C, Avruch L, McKendry RJ (1994) Use of magnetic resonance imaging in diagnosing eosinophilic fasciitis. Arthritis Rheum 37: 1602–1608
2. Birkland TP, Cheavens MD, Pincus SH (1994) Human eosinophils stimulate DNA synthesis and matrix production in dermal fibroblasts. Arch Dermatol Res 286: 312–318
3. Cox D, Earle L, Kiminez SA, Leiferman KM, Gleich GJ, Varga J (1995) Elevated levels of eosinophil major basic protein in the sera of patients with systemic sclerosis. Arthritis Rheum 38: 939–945
4. Gordon ML, Lebwohl MG, Phelbs RG, Cohen SR, Fleischmajer R (1991) Eosinophilic fasciitis associated with tryptophan ingestion. A manifestation of eosinophilia myalgia syndrome. Arch Dermatol 127: 217–220
5. Hashimoto Y, Takahashi H, Matsuo S, Hrai K, Takemori N, Nakao M, Miyanoto K, Iizuta H (1996) Polymerase chain reaction of Borrelia burgdorferi flagellin gene in Shulman syndrome. Dermatol 192: 136–139
6. Herzer P, Füeßl HS, Meurer M, Schattenkirchner M (1982) Eosinophile Fasziitis (Shulman Syndrom). Klin Wschr 60: 1319–1328
7. Shulman LE (1974) Diffuse fasciitis with eosinophilia: a new syndrome? Trans Assoc Am Phys 88: 70–86

Vitiligo als Marker der polyglandulären Autoimmunerkrankung Typ 2

Vorgestellt von Christiane Pfeiffer, Michael Meurer und Gerd Plewig

Anamnese: 52jährige Patientin. Seit 1955 rezidivierende Migräneattacken rechtsseitig. 1980 Neuritis im rechten Arm, Non-A-, Non-B-Hepatitis, Thyreoiditis, Auftreten von depigmentierten Flecken an beiden Handrücken. Rezidivierende Hörstürze 1989–1994. Seit etwa 1990 chronische Diarrhö, verschlechtert unter Milchgenuß. 1993 rezidivierende Abszesse. Juli 1995 akut rezidivierende Urtikaria, im August linksseitiges Quincke-Ödem. Über die letzten 15 Jahre zunehmende Leistungsschwäche. Familienanamnese leer.

Hautbefund: Am gesamten Integument unter Ausschluß des behaarten Kopfes symmetrisch angeordnet großenteils konfluierte, bizarr konfigurierte, landkartenartige milchweiße Flecken. Auf dem gesamten Integument unter Einschluß depigmentierter Hautareale disseminiert stehende münz- bis handtellergroße, mäßig scharf begrenzte hochrote Urticae.

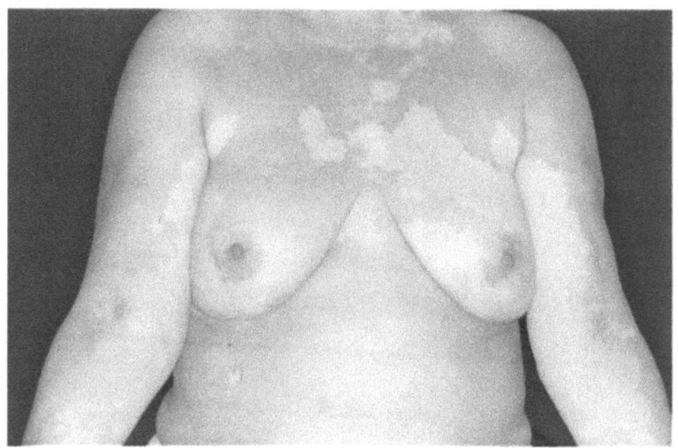

Generalisierte Vitiligo

Laborbefunde: BKS 35/70 mm nach Westergren, ANA 1: 80 (speckled). Ca 4,8 mval/l, K 3,7 mval/l, Na 136 mval/l. Alkalische Phosphatase 86 U/l, GOT 23 U/l, GPT 64 U/l, γ-GT 82 U/l, LDH 199 U/l, Cholinesterase 6245 U/l, Hepatitisserologie (A, B, C) negativ.
Blutzucker unter Normalkost 9.30 h 88 mg/dl, 15.30 h 210 mg/dl. HbA1c 6,4 % des Gesamt-Hb.
Blutbild im Normbereich, Vitamin B12 208 ng/l (Norm 200–740). Anti-Parietalzell-Antikörper 1:160, TSH 4,06 mE/l, fT4 17,9 pmol/l, Thyreoglobulin-Antikörper 62 U/l (negativ), Peroxidase-Antikörper 1810 U/l (hoch positiv), TSH-Rezeptor-Antikörper < 5 U/l.
HLA-Typisierung: HLA-A2, -A28, -B14, Bw62(Bw6), -Cw3, -Cw8, DR4, -DRw6.
Mykologie: Stuhl auf Candida dreimal negativ.

Weitere Befunde
Multitest Mérieux: Absolute Anergie (0 mm).

Gastroskopie: Verdacht auf Magenschleimhautatrophie.

Histopathologie der Magenschleimhaut: Chronisch-atrophische Gastritis.

Laktosetoleranztest: Unauffällig.

Therapie und Verlauf: Die zunächst therapiere-fraktäre Urtikaria konnte unter hochdosierten Antihistaminika und Steroiden beginnend mit 20 mg Methylprednisolon/Tag beherrscht werden. Die rezidivierenden Diarrhöen sistierten unter Gabe von Cromoglycinsäure (200-200-200 mg) und Milchproduktkarenz.

Kommentar: Vitiligo ist eine so häufige Erkrankung (Prävalenz 1–2%), daß ihre mögliche Funktion als Indikatorerkrankung für ein polyglanduläres Autoimmunsyndrom leicht übersehen wird. Häufigste assoziierte Autoimmunerkrankungen sind in 30–40% Schilddrüsenerkrankungen (hypo- und hyperthyreote Thyreoiditis, Morbus Basedow), atrophische Gastritis mit perniziöser Anämie, Diabetes mellitus, Morbus Addison und Gonadendysfunktion. Bei Beginn der Erkrankung im jugendlichen Alter finden sich häufig mukokutane Candidose, Alopecia areata und Hypoparathyreoidismus.
Nach mehreren vorhergehenden Klassifikationen schlugen Neufeld et al. 1981 aufgrund einer Untersuchung von 41 eigenen sowie 254 in der Literatur berichteten Patienten eine Einteilung der mit Addison-Syndrom vergesellschafteten Autoimmunerkrankungen vor. Klassifikationskriterien waren: Befall von mehreren endokrinen Organen, Nachweis spezifischer Antikörper im Serum, Manifestation im Kindes- (Typ 1) oder Erwachsenenalter (Typ 2). Typ 1 ist durch die Trias Morbus Addison, Hypoparathyreoidismus und chronisch-mukokutane Candidose gekennzeichnet. Bei Typ 2 finden sich neben Morbus Addison vor allem autoimmune

Schilddrüsenfunktionsstörungen und Diabetes mellitus. Alopecia areata, Vitiligo, perniziöse Anämie und Gonadendysfunktion können bei beiden Typen vorkommen. Vollständiges Betroffensein aller Zielorgane bei einem Patienten ist extrem selten. Für Typ 2 konnten Familienstammbäume in HLA-A1- und -B8-positiven Familien aufgestellt werden, in denen die betroffenen Mitglieder jeweils ein bis vier betroffene Organe aufwiesen. Als Manifestationsfaktor wird eine teilweise mit Nahrungsmittelallergien vergesellschaftete Malabsorption diskutiert.
Bei der Patientin lag der Manifestationszeitpunkt im Erwachsenenalter. Sie wies eine Vitiligo, eine chronisch-atrophische Gastritis, eine autoimmune Thyreoiditis sowie eine leichte chronische Hepatitis ohne Virus- aber auch ohne Antikörpernachweis auf und damit einen Typ 2 der polyglandulären Autoimmunerkrankung, allerdings ohne Morbus Addison.
Wir schlagen für Patienten mit ausgedehnter Vitiligo ein kleines Screening mit TSH, Blutbild, Anti-Parietalzellantikörpern, Blutzucker und Elektrolyten vor.

Literatur

1. Dawber RPR (1970) Clinical associations of vitiligo. Postgrad Med J 46: 276–277
2. Eisenbarth G, Wilson P, Ward F, Lebovitz HE (1978) HLA type and occurrence of disease in familial polyglandular failure. New Eng J Med 298: 92–94
3. Neufeld M, McLaren NK, Blizzard RM (1981) Two types of autoimmune Addison's disease associated with different polyglandular autoimmune (PGA) syndromes. Medicine 60: 355–362
4. Schmidt MB (1926) Eine biglanduläre Erkrankung. Nebennieren und Schilddrüse bei Morbus Addison. Verhandl Dtsch Pathol Ges 21: 212–221

Polymorphes bullöses Pemphigoid bei einer jungen Frau

Vorgestellt von Christian Kunte, Hans Wolff und Michael Meurer

Anamnese: 32jährige Patientin. Im Juli 1994 erstmals am gesamten Integument disseminierte kleine Bläschen. Später auch pralle, große Blasen, die zur Diagnose eines bullösen Pemphigoids führten (Bundeswehrkrankenhaus Ulm). Unter Kombinationstherapie mit Glukokortikosteroiden in mittlerer Dosierung sowie Azathioprin 100 mg/Tag rasche Besserung und innerhalb von sechs Monaten erscheinungsfrei. Nach erneutem Auftreten von Blasen im Februar 1995 Erhöhung der Methylprednisolondosis auf 20 mg/Tag unter Fortführung von Azathioprin 100 mg/Tag. Nach initialer Besserung Dosisreduktion auf 12 mg Methylprednisolon jeden zweiten Tag. Dabei schubweise Ausbreitung juckender und brennender erythemato-vesikulöser Hautveränderungen.

Hautbefund: Symmetrisch an Händen, Armen, Rücken, Mamillen, Bauch, Beinen und Füßen, unter Betonung der proximalen Extremitätenstreckseiten unterschiedlich große, polyzyklisch begrenzte randbetonte Erytheme mit teils herpetiform teils isoliert stehenden Bläschen und Blasen. Stellenweise auch Erosionen und gelblich-hämorrhagische Krusten. Die einsehbaren Schleimhäute sind nicht befallen. Nebenbefund: Adipositas, cushingoider Habitus.

Histopathologie: Subepidermale Blase. Im Blasenlumen zahlreiche neutrophile Granulozyten und Fibrin. In den dermalen Papillenspitzen, teilweise in Assoziation zur Blasenbildung, zahlreiche neutrophile Granulozyten, Kernstaub und wenige eosinophile Granulozyten. Hier auch Basophilie der Kollagenfasern. In der oberen Dermis geringe perivaskuläre lymphohistiozytäre Infiltrate.

Immunhistopathologie und Antigenmapping: In der direkten Immunfluoreszenz lineare Ablagerung von IgG entlang der dermo-epidermalen Basalmembran, typisch für bullöses Pemphigoid. Das Antigenmapping im Kryostatschnitt einer Blase zeigt IgG vorwiegend an der Blasendecke, C3 sowohl an Blasendecke und Blasenboden sowie Typ-IV- und Typ-VII-Kollagen am Blasenboden. Befund vereinbar mit subepidermaler Spaltbildung in den oberen Anteilen der Lamina lucida der Basalmembran, typisch für bullöses Pemphigoid.

Immunelektronenmikroskopie: Nachweis von IgG- und C3-Bindungsstellen mittels goldmarkierter Antikörper im Bereich der Lamina lucida. Typisch bullöses Pemphigoid.

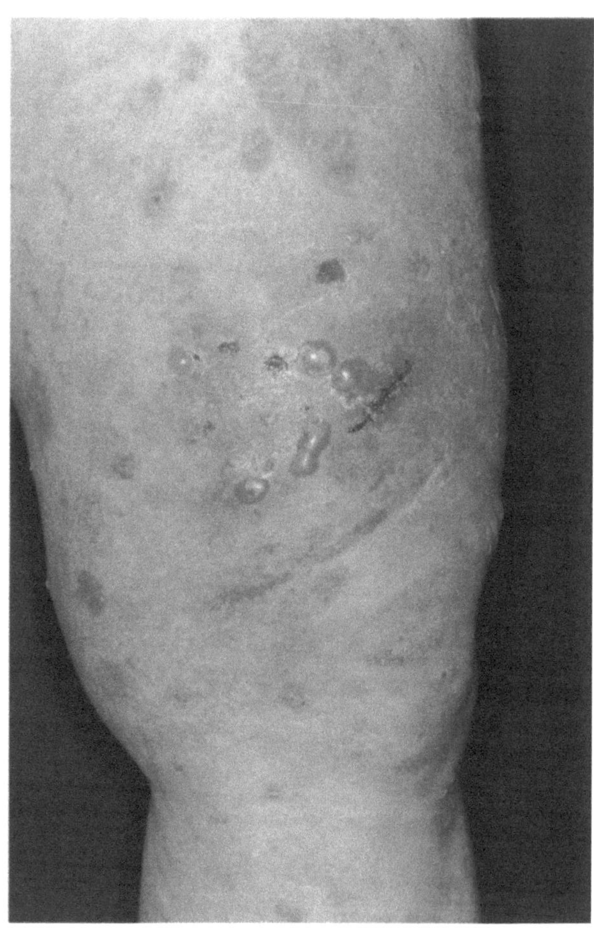

Gruppierte Blasen auf gerötetem Grund

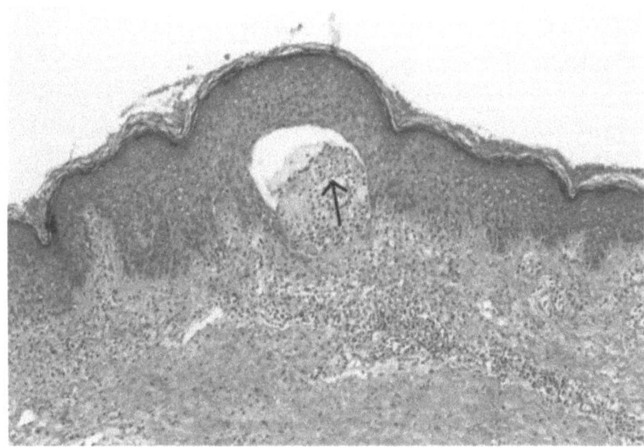

Subepidermale Blase. Im Blasenlumen zahlreiche neutrophile Granulozyten. HE (↑)

Immunologische Laborbefunde: Bei Aufnahme im August 1995 Pemphigoidantikörper im Serum positiv (Titer 1:80), ab Dezember 1995 negativ. Wiederholt negativ waren antinukleäre Antikörper, Pemphigusantikörper und IgA-Endomysium-Antikörper. Gliadin-Antikörper-IgA mit 8 AU ("arbitrary units") und IgG mit 11 AU jeweils im Normbereich (Normwerte < 25 AU). In der Immunpräzipitation am Extrakt normaler humaner Keratinozyten ist nur eine einzige Bande bei 180 kD darstellbar. Diagnose: bullöses Pemphigoid (Universitäts-Dozent Dr. K. Rappersberger, Dermatologische Universitätsklinik Wien).

Weitere Befunde
HLA-Phänotypisierung: HLA-A11, -A28, -B35, -B44 (Bw4, Bw6), -Cw4, -DR1, DRw11
Glukose-6-Phosphatdehydrogenase und Met-Hämoglobin im Normbereich
Ösophago-Gastro-Duodenoskopie: Kein Anhalt für Zöliakie, weder klinisch noch histologisch

Therapie und Verlauf: Aufgrund ungenügenden Therapieerfolges und starker Gewichtszunahme Absetzen des Azathioprins und Reduktion der Glukokortikosteroiddosis auf 6 mg Methylprednisolon jeden zweiten Tag. Parallel dazu Beginn der Therapie mit Diaminodiphenylsulfon (DADPS), am Anfang 50 mg/Tag, langsame Steigerung auf 200 mg/ Tag. Zunächst Exazerbation mit neuen Blasen, daher kurzfristig Methylprednisolon 32 mg/Tag, anschließend Ausschleichen des Glukokortikosteroids. Unter 200 mg DADPS seit sechs Monaten erscheinungsfrei. Keine Nebenwirkungen von seiten der Sulfontherapie. Deutliche Gewichtsabnahme.

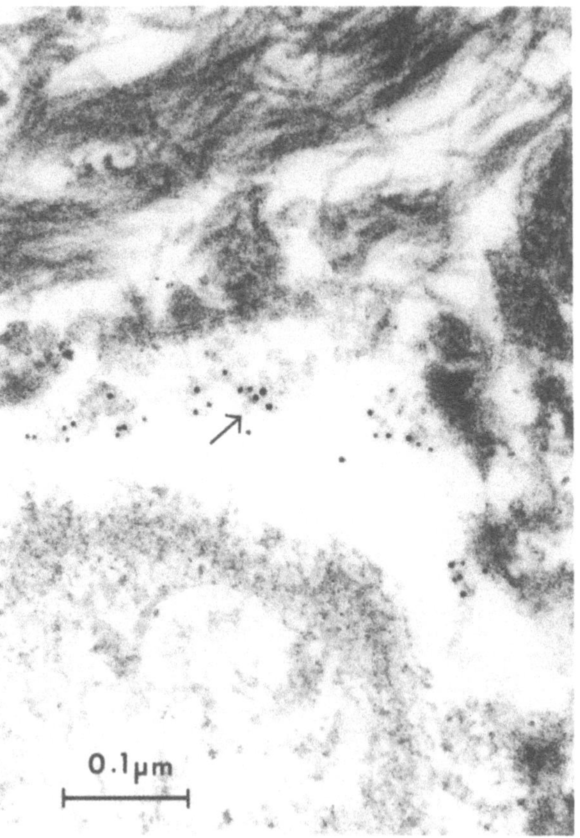

Elektronenmikroskopie: Goldpartikelmarkierung zum Nachweis von IgG-Bindungsstellen (↑) im Bereich der Lamina lucida. × 165 000

Kommentar: Das bullöse Pemphigoid gehört zur Gruppe der bullösen Dermatosen mit subepidermalen Blasen. Es tritt überwiegend bei alten Patienten auf. Prädilektionsstellen der Erytheme und Blasen sind Stamm und Oberschenkel. Immunhistologisch wegweisend sind lineare Ablagerungen von Immunglobulinen (meist der IgG-Subklasse) und Komplementspaltprodukten (meist C3) entlang der Basalmembranzone. Bei 80–90 % der Patienten sind im Serum Autoantikörper der IgG-Klasse gegen Basalmembranzonen-Antigene nachweisbar. Zwei unterschiedliche Antigene sind im Bereich der Hemidesmosomen charakterisiert. Das Antigen-1 (BPAG-1) mit einem Molekulargewicht von 230 kD liegt vorwiegend intrazellulär in basalen Keratinozyten. Autoantikörper gegen BPAG-1 werden in über 80 % der Patientenseren gefunden. Bei 30–50 % aller Patienten mit bullösem Pemphigoid sind Antikörper gegen das bullöse Pemphigoid-Antigen-2 (BPAG-2) mit einem Molekularge-

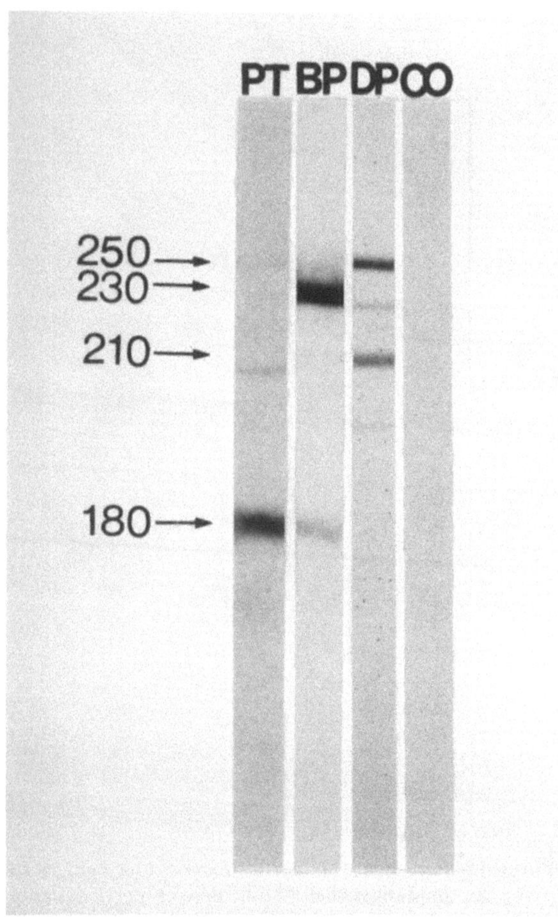

Immunpräzipitation von Keratinozytenantigenen: Charakteristische Bande bei 180 kD. *PT* Serum der Patientin; *BP* Klassisches Bullöses-Pemphigoid-Serum; *DP* Desmoplakin-Antikörper-Kontrolle; *CO* Negativ-Kontrolle

wicht von 180 kD im Serum zu finden. BPAG-2 ist ein transmembranöses Protein im Bereich der Hemidesmosomen und oberen Lamina lucida mit einem extrazellulären Kollagenanteil (Kollagen Typ XVII). Bei 10–25 % der Patienten mit bullösem Pemphigoid kommen, wie bei unserer Patientin, ausschließlich Antikörper gegen dieses transmembranöse Antigen vor.

Es ist heute noch nicht ausreichend untersucht, ob sich das bullöse Pemphigoid mit Antikörpern gegen das intrazelluläre 230 kD-Antigen von dem bullösen Pemphigoid mit Antikörpern gegen das extrazelluläre 180 kD-Antigen klinisch unterscheidet. Unsere Patientin weist ein sehr junges Manifestationsalter auf und polymorphe, an Dermatitis herpetiformis erinnernde Hautveränderungen, die sehr gut und dauerhaft auf DADPS ansprechen. Möglicherweise ist dieses polymorphe, Dapsonsensitive bullöse Pemphigoid eine klinische Variante, welche immunologisch durch das alleinige Auftreten von Autoantikörpern gegen das 180 kD schwere transmembranöse BPAG-2 gekennzeichnet ist.

Literatur

1. Bernard P, Didierjean L, Denis F, Saurat JH, Bonnetblanc IM (1989) Heterogeneous bullous pemphigoid antibodies: detection and characterization by immunoblotting when absent by indirect immunofluorescence. J Invest Dermatol 92: 171–174
2. Cook AL, Hanahoe TH, Mallet RB, Pye RJ (1990) Recognition of two distinct major antigens by bullous pemphigoid sera. Br J Dermatol 122: 435–444
3. Hashimoto T, Ebihara T, Ishiko A, Shimizu H, Bhogal BS, Black MM, Stanley JR, Nishikawa T (1993) Comparative study of bullous pemphigoid antigens among Japanese, British, and US patients indicates similar antigen profiles with the 170-kD antigen present both in the basement membrane and on the keratinocyte cell membrane. J Invest Dermatol 100: 385–389
4. Honeyman JF, Honeyman AR, De la Parra MA, Pinto A, Eguiguren GJ (1979) Polymorphic pemphigoid. Arch Dermatol 115: 423–427
5. Meurer M (1995) Die Therapie der bullösen Dermatosen. In: Plewig G, Korting HC (Hrsg) Fortschritte der praktischen Dermatologie und Venerologie, Bd 14. Springer, Berlin, Heidelberg, S 78–85
6. Meyer LJ, Taylor TB, Kadunce DP, Zone JJ (1990) Two groups of bullous pemphigoid antigens are identified by affinity-purified antibodies. J Invest Dermatol 94: 611–616
7. Shimzu H, Hayakawa K, Nishikawa T (1988) A comparative immunoelectron microscopic study of typical and atypical cases of pemphigoid. Br J Dermatol 119: 717–722
8. Venning VA, Millard PR, Wojnarowska F (1989) Dapsone as first line therapy for bullous pemphigoid. Br J Dermatol 120: 83–93
9. Zhu XJ, Niimi Y, Bystryn JC (1990) Molecular identification of major and minor bullous pemphigoid antigens. J Am Acad Dermatol 23: 876–880

Herpes gestationis bei Mutter und Kind

Vorgestellt von Gerald Messer, Martin Schaller und Michael Meurer*

Anamnese: 26jährige Patientin. In der ersten Schwangerschaft ab der 31. Woche Auftreten von stark juckenden Papeln und Plaques. Vorstellung in der 35. Schwangerschaftswoche wegen starkem Juckreiz. Anamnestisch keine familiäre Häufung von Autoimmunerkrankungen.

Hautbefund: Am Bauch, gluteal und an den Beinen symmetrisch angeordnete, gruppierte urtikarielle erythematöse Papeln und Plaques, teils konfluierend. An der Innenseite des linken Unterarmes und distal an den Unterschenkeln einzelne große Spannungsblasen. Zahlreiche Exkoriationen.

Laborbefunde: BKS 30/90 mm nach Westergren, Leukozyten 15,6/nl. Andere Laborparameter im Normbereich. T3 erhöht (223 ng/dl), jedoch keine Thyreoglobulin- oder mikrosomalen Antikörper. Zirkulierende Immunkomplexe und Rheumafaktor negativ. CRP 1,0 mg/dl (leicht erhöht). Immunglobuline (IgG, IgA, IgM, IgE) sowie Komplement C3/C4 im Serum quantitativ normwertig. Phänotypisierung peripherer Blutlymphozyten im Normbereich.

HLA-Typisierung: Mutter: HLA-A1/31, -B51/w60, -Cw3, -DR3/4, Vater: HLA-A2, -B7/44, -CW4, -DR2/7.

Histopathologie: Subepidermaler Spalt, Ödem mit vielen eosinophilen und einzelnen neutrophilen Granulozyten sowie Fibrin. Vornehmlich oberflächliche perivaskuläre lymphohistiozytäre Infiltrate, ebenfalls mit vielen eosinophilen Granulozyten.

Direkte Immunfluoreszenz: IgG in der Basalmembranzone schwach positiv. Komplement C3 an der Basalmembranzone und an Gefäßen positiv.

Indirekte Immunfluoreszenz: Herpes-gestationis-Faktor positiv (Titer 1:32). Pemphigus-, Pemphigoid-, IgA-Endomysium-, Cardiolipin- und antinukleäre Antikörper negativ.

Immunelektronenmikroskopie: Nach Inkubation von Serum der Mutter mit normaler Haut indirekter elektronenmikroskopischer Nachweis von IgG- und C3-Bindung mittels Goldkörpermarkierung im Bereich der Hemidesmosomen.

Therapie und Verlauf: Eine äußerliche Therapie mit Glukokortikosteroiden erbrachte nur vorübergehend Besserung. Mit Erfolg eingesetzt wurde dagegen innerlich Methylprednisolon 40 – 16 mg/Tag. Sechs Tage nach dem errechneten Geburtstermin

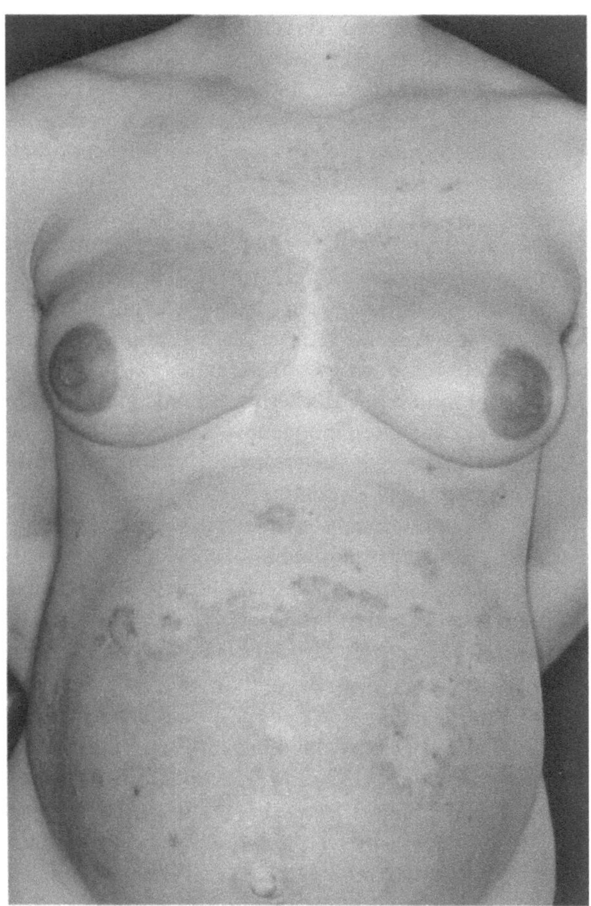

Herpes gestationis. Neunter Schwangerschaftsmonat

Sectio caesarea und Entbindung eines normalgewichtigen Knaben mit ausgeprägten erythematobullösen Hautveränderungen. Diese bildeten sich innerhalb von drei Wochen ohne Einsatz einer spezifischen antientzündlichen Therapie zurück, allerdings mit residualer Hyperpigmentierung und zahlreichen Milien. Die juckenden Hautveränderungen der Mutter exazerbierten postpartal, daher vorübergehend 80 mg/Tag, danach 16–8 mg/Tag Methylprednisolon über vier Monate ausschleichend, entsprechend der Krankheitsaktivität. Prämenstruell Verschlechterung mit Juckreiz und Blasenbildung.

Sieben Monate nach der ersten Geburt zweite Schwangerschaft. Nun bereits in der vierten Schwangerschaftswoche Juckreiz sowie einzelne gerötete Papeln und Plaques. Ab der elften Woche Exazerbation der Hautveränderungen. Zunächst äußerliche Glukokortikosteroidtherapie, ab der 25. Schwangerschaftswoche Behandlung mit 4–16 mg/Tag Methylprednisolon erforderlich, je nach Erkrankungsaktivität. sechs Tage vor Termin Entbindung eines hautgesunden Mädchens durch Sectio caesarea. Die Hauterscheinungen verschlechterten sich bei der Mutter erneut prämenstruell. Unter Behandlung mit oralen Dosen von 80 mg/Tag, später 4–12 mg/ Tag Methylprednisolon konnten Blasen verhindert und vier Monate später die interne Medikation abgesetzt werden.

Kommentar: Die seltene bullöse Autoimmundermatose Herpes gestationis ist typischerweise durch Manifestation im zweiten oder dritten Trimenon einer Schwangerschaft gekennzeichnet, gelegentlich Autreten auch erst postpartal. Pathogenetisch relevant sind beim Herpes gestationis eine Immunantwort auf hemiallogenes Gewebe, eine bestimmte HLA-Konstellation von Vater und Mutter und hormonelle Einflüsse.

Der Zusammenhang von Herpes gestationis der Mutter und erythematobullösen Hautveränderungen beim Neugeborenen ist durch diaplazentar übertragene Autoantikörper (HG-Faktor) erklärbar. Diese gehören der Subklasse IgG1 an, welche an plazentares Gewebe und im Bereich der Haut an Hemidesmosomen der Basalmembranzone binden. Zielantigen ist das überwiegend extrazellulär lokalisierte 180 kD bullöse Pemphigoid-Antigen-2 (BPAG-2, Kollagen Typ XVII). Die durch Schwangerschaft ausgelöste antigenspezifische Immunantwort gegen Strukturproteine der Basalmembranzone führt zur Komplementaktivierung und Ausbildung eines begleitenden entzündlichen Infiltra

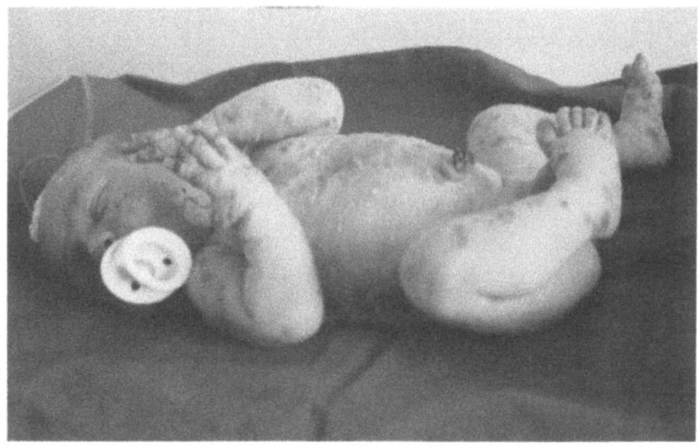

Herpes gestationis beim Neugeborenen

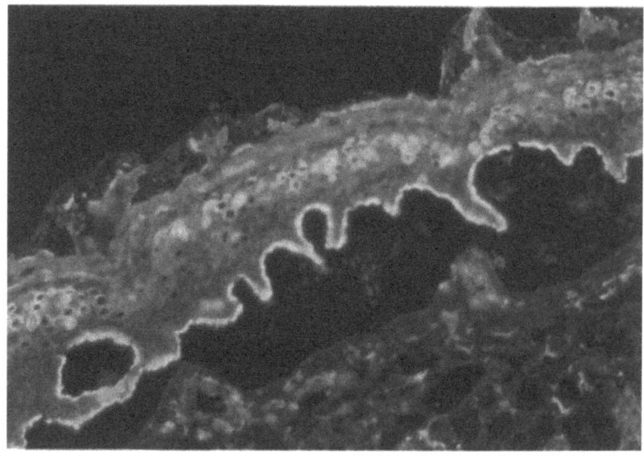

Herpes gestationis, Mutter. Am Blasendach Ablagerungen von Komplement C3. Indirekte Immunfluoreszenz

tes, charakteristischerweise mit neutrophilen und eosinophilen Granulozyten. Deren lysosomale Enzyme führen zu Ödem, Zerstörung der interzellulären Haftstrukturen und zu subepidermaler Spaltbildung in der Lamina lucida.

Herpes gestationis beim Neugeborenen ist in 5–10 % der betroffenen Schwangerschaften beschrieben und nach Unterbrechung der diaplazentaren Zufuhr von IgG1-Autoantikörpern der Mutter eine selbstlimitierte Erkrankung. Die Pathogenese der Autoantikörperbildung bei Herpes gestationis ist unklar. Es findet sich allerdings eine signifikante Häufung der Leukozytenantigene HLA-A1, -B8, -DR3 und -DQ2. Ebenso ist eine Assoziation zu der Deletionsmutante C4AQ0 beschrieben. Shornick et al. zeigten bei 41 Patientinnen eine signifikante Assoziation zu HLA-DRB1*0301/(58,5 %), HLA-DQB1*0201 (68,3 %) bzw. zu HLA-DRB1*0301/-DRB1*040X Positivität (85,4 %). Diese Kombination ist auch bei unserer Patientin vor-

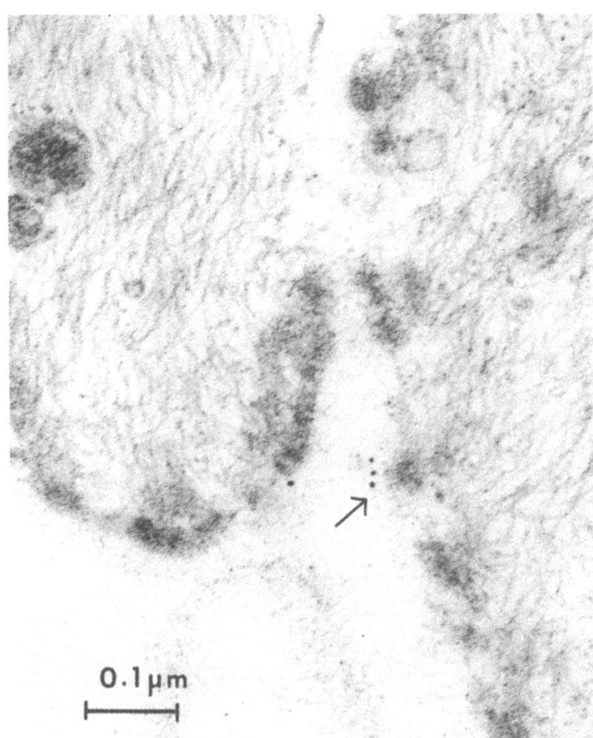

Elektronenmikroskopie: Goldpartikelmarkierung (→) zum indirekten immunelektronenmikroskopischen Nachweis von IgG-Bindungsstellen im Bereich der Hemidesmosomen (subbasal dense plates). × 120.000

handen und steht der HLA-DR2-Positivität des Vaters gegenüber, welche in 50 % bei Herpes gestationis gefunden wurde. Immungenetische Assoziationen zu bestimmten Allelkombinationen der HLA-Gene weisen auf eine Rolle dieser oder benachbarter Gene bei der Pathogenese des Herpes gestationis hin. Die HLA-Allele dienen so als wichtiger genetischer Hinweis und diagnostischer Faktor.

Bei guter interdisziplinärer Zusammenarbeit zwischen Gynäkologen, Pädiatern und Dermatologen ist die Autoimmunerkrankung Herpes gestationis für Mutter und Kind zwar belastend, jedoch gut behandelbar.

Danksagung: Die Patientin wurde freundlicherweise überwiesen von Frau Dr. Hedda Jakob, Hautärztin, Marktgasse 6, 85072 Eichstätt.

Literatur

1. Holmes RC, Black MM, Jurecka W, Dann J, James DCO, Timlin D, Bhogal B (1983) Clues to the aetiology and pathogenesis of herpes gestationis. Br J Dermatol 109: 131–139
2. Hunt JS, Orr HT (1992) HLA and maternal-fetal recognition. FASEB J 6: 2344–2348
3. Kárpáti S, Stolz W, Meurer M, Braun-Falco O, Krieg T (1991) Herpes gestationis: ultrastructural identification of the extracellular antigenic sites in diseased skin using immunogold techniques. Br J Dermatol 125: 317–324
4. Katz SI, Hertz KC, Yaoita H (1976) Herpes gestationis. Immunopathology and characterization of the HG factor. J Clin Invest 57: 1434–1441
5. Mascaro JM, Lecha M (1995) Fetal morbidity in herpes gestationis. Arch Dermatol 131: 1209–1210
6. Messer G, Schirren H, Meurer M (1993) Herpes gestationis: Immunologische und immungenetische Aspekte. Hautarzt 44: 761–766
7. Shornick JK, Bangert JL, Freeman RG, Gilliam JN (1983) Herpes gestationis: clinical and histologic features of twenty-eight cases. J Am Acad Dermatol 8: 214–224
8. Shornick JK, Jenkins RE, Arlett CM, Briggs DC, Welsh KI, Kelly SE, Garvey MP, Black MM (1995) Class II MHC typing in pemphigoid gestationis. Clin Exp Dermatol 20: 123–126
9. Wever S, Burger M, Langfritz K, Hashimoto T, Nishikawa T, Bröcker EB, Zillikens D (1995) Herpes gestationis: Klinisches Spektrum und diagnostische Möglichkeiten. Hautarzt 46: 158–164

Chronische ulzerative Stomatitis (CUS)

Vorgestellt von Birgit Wörle, Andreas Wollenberg und Michael Meurer

Anamnese: 40jährige Patientin. Seit dem 29. Lebensjahr chronisch rezidivierende, schmerzhafte Ulzerationen an Mundschleimhaut, Zunge und hartem Gaumen. 1984 erfolgloser Therapieversuch mit 1%iger Tetrazyklinlösung. Starker Leidensdruck aufgrund extremer Schmerzhaftigkeit der erosiven Mundschleimhautveränderungen, insbesondere bei Nahrungsaufnahme. Stärkere Gewichtsschwankungen von bis zu 8 kg in Abhängigkeit von der Ausdehnung der Mundschleimhautveränderungen. 1994 hochdosierte systemische Glukokortikosteroidbehandlung. Darunter anfänglich Abheilung, jedoch unter ausschleichender Dosierung erneute Verschlechterung. Seit drei Monaten keine innerliche Behandlung.

Schleimhautbefund: An der Gingiva und seitlichen Zunge vereinzelt Bläschen und multiple Erosionen auf ausgedehnt düsterrot verfärbter, ödematöser Schleimhaut. Am harten Gaumen scharf begrenzte, bizarr konfigurierte Ulzerationen, teils mit weißlich-speckigen, fest haftenden Belägen.

Histopathologie: Gingiva: Subepidermaler Spalt. In der oberen Dermis geringe Infiltrate aus Lymphozyten, Histiozyten und einzelnen Plasmazellen. Beurteilung: Oberflächliche Dermatitis mit subepidermalem Spalt.

Immunhistologie
Direkte Immunfluoreszenz (Gingiva): Negativ, keine epidermale Kernfluoreszenz.
Indirekte Immunfluoreszenz: Epidermale Kernfluoreszenz, deutlich positiv mit IgG, IgA und C3-Komplement nach Inkubation von Patientenserum mit unbefallener Patientenhaut oder Haut von gesunden Kontrollpersonen. Inkubation mit normalem Serum zeigte keine Kernfluoreszenz.

Laborbefunde: Routinelaborparameter unauffällig. Negative Lues- und HIV-Serologie. Herpes-simplex-Virus (HSV)-IgM negativ, -IgG 19 E/ml. HHV6-IgM negativ, -IgG 1:32; keine Anhaltspunkte für frische Herpesinfektion. Mittels Poly-

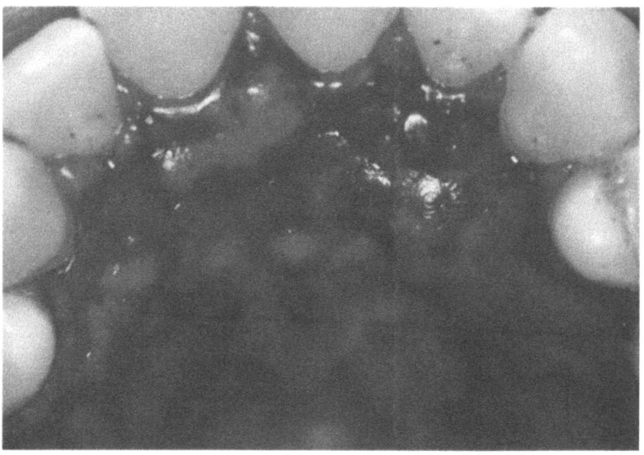

Hämorrhagische erosive Stomatitis

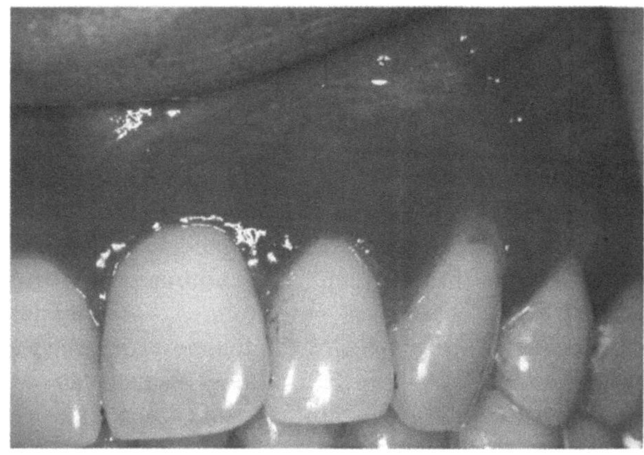

Hämorrhagische Gingivitis

meraseketten reaktion kein Nachweis HSV-spezifischer DNS im Abstrich einer Erosion am harten Gaumen. Kein Anhalt für Fusospirochäten oder Treponemen im bakteriologischen Abstrichpräparat.

Immunologische Befunde: Immunglobuline (IgG, IgA, IgM) sowie C3- und C4-Komplement im Serum im Referenzbereich. Kein Nachweis von Pemphigus-, Pemphigoid- oder IgA-Endomysium-Antikörpern, ds-DNS-, Histon- oder antineutrophilen zytoplasmatischen Antikörpern (c- oder p-ANCA) oder von zirkulierenden Immunkomplexen.
HLA-Phänotypisierung: HLA-A1, -A2, -B7, -B8, -Bw6, -Cw7, -DR3, -DRw11.
Antinukleäre Antikörper (ANA)-Suchtest auf HEp-2-Zellen (Gewebekulturzellen) negativ. Die weitere ANA-Differenzierung ergab für Isotyp IgA und IgM: positiv auf HEp-2-Zellen (Titer 1:320–640); für Isotyp IgG und IgA: positiv auf mehrschichtigen Epithelien, wie Affen oder Kaninchenösophagus, Ratten- oder Mäuseharnblase (Titer 1:40–320).

Therapie und Verlauf: Die initiale Behandlung mit DADPS-Tabletten 50 mg/Tag oral wurde aufgrund ausgeprägter Übelkeit nach einer Woche abgesetzt und die Behandlung mit Hydroxychloroquin in einer Dosierung von 200 mg/Tag oral eingeleitet. Bei guter Verträglichkeit nach zehn Tagen Dosiserhöhung auf zweimal 200 mg/Tag. Darunter nach zwei Wochen Schmerzfreiheit und rasche Rückbildung der Mundschleimhautveränderungen. Die Behandlung wird mit zweimal 200 mg Hydroxychloroquin/Tag fortgeführt. Seit sechs Monaten völlige Beschwerdefreiheit.

Kommentar: Bei Blasen, Erosionen und Ulzerationen der Mundschleimhaut sind differentialdiagnostisch hauptsächlich erosiver Lichen ruber planus, Pemphigus vulgaris, vernarbendes Schleimhautpemphigoid, lineare IgA-Dermatose, bullöser Lupus erythematodes und desquamative Gingivitis zu erwägen. In seltenen Fällen kann eine von Jaremko et al. 1990 beschriebene neue Krankheitsentität vorliegen, die chronische ulzerative Stomatitis (CUS). Diagnostische Leitlinien hierbei sind: 1) Chronische oder rezidivierende orale Erosionen und Ulzerationen, ähnlich dem klinischen Bild bei erosivem Lichen ruber. 2) Gutes Ansprechen auf die Behandlung mit Hydroxychloroquin. 3) Nachweis von spezifischen antinukleären Antikörpern, den stratified epithelium-specific (SES)-ANA, durch Immunfluoreszenzuntersuchung der Mund-

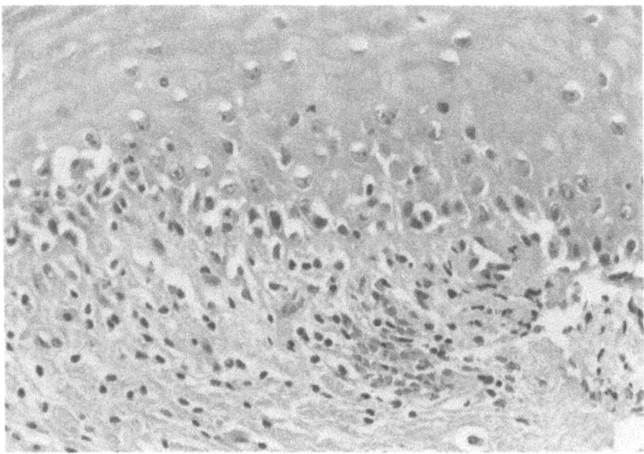

Hämorrhagische Interface-Dermatitis vom vakuolären Typ. HE

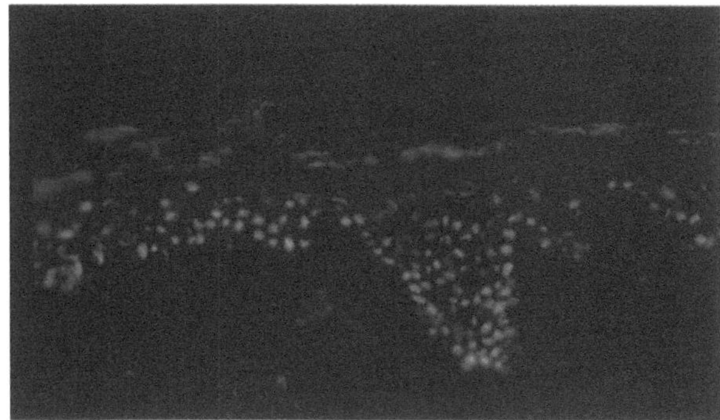

Chronische ulzerative Stomatitis: Epidermale Kernfluoreszenz (C3) nach Inkubation von Patientenserum mit unbefallener Haut der Patientin. Indirekte Immunfluoreszenz

schleimhaut oder durch indirekte Immunfluoreszenzuntersuchung des Serums mit mehrschichtigen Epithelien als Substrat. Die Histologie ist nicht diagnostisch. In der Literatur sind bisher elf CUS-Patienten beschrieben worden. Bei unserer Patientin entsprechen Klinik, Ansprechen auf die Behandlung mit Hydroxychloroquin, Nachweis von SES-ANA (IgG und IgA) in niedrigen Titern bei negativem ANA-Suchtest (Isotyp IgG) auf HEp-2-Zellen den diagnostischen Kriterien. Das Antigen, gegen das die Zellkernantikörper gerichtet sind, ist noch unbekannt. Es findet sich keine Identität mit bisher bekannten Spezifitäten wie RNP, Ro, La, Histonen oder DNS. Aufgrund der ANA-Befunde, der Gynäkotropie und des Ansprechens der chronischen ulzerativen Stomatitis auf hohe Glukokortikosteroiddosen beziehungsweise Antimalariamittel können nosologische Bezüge zum Lupus erythematodes diskutiert werden.

Danksagung: Die Patientin wurde freundlicherweise überwiesen von Dr. Winfried Klövekorn, Hautarzt, Römerstraße 4, 82205 Gilching.

Literatur

1. Beutner EH, Chorzelski TP, Parodi A, Schosser R, Guin J, Cardo PP, Maciejowska E, Valeski JE, Kumàr V (1991) Ten cases of chronic ulcerative stomatitis with stratified epithelium-specific antinuclear antibody. J Am Acad Dermatol 24: 781–782

2. Church LF, Schosser RH (1992) Chronic ulcerative stomatitis associated with stratified epithelial specific antinuclear antibodies. A case report of a newly described disease entity. Oral Surg Oral Med Oral Pathol 73: 579–582

3. Jaremko WM, Beutner EH, Kumar V, Kipping H, Condry P, Zeid MY, Kauffmann CL, Tatakis DN, Chorzelski TP (1990) Chronic ulcerative stomatitis associated with a specific immunologic marker. J Am Acad Dermatol 22: 215–220

4. Parodi A, Cardo PP (1990) Patients with erosive lichen planus may have antibodies directed to a nuclear antigen of epithelial cells: a study on the antigen nature. J Invest Dermatol 94: 689–693

Paraneoplastischer Pemphigus bei Castleman-Tumor

Vorgestellt von Hans Wolff und Michael Meurer

Anamnese: 42jährige Patientin. Seit vier Wochen schmerzhafte Erosionen im Mund. Zusätzlich Konjunktivitis und Reizhusten. Nach einer Tetanusimpfung Verschlechterung der Schleimhautveränderungen mit Auftreten von hämorrhagischen Krusten auf den Lippen sowie Erythemen im Gesicht, an den Armen und am Stamm.

Hautbefund: Mundschleimhaut und Zunge erosiv, Lippen von hämorrhagischen Krusten bedeckt. Livides Erythem auf beiden Wangen, Gesicht aufgedunsen. Beidseitige Konjunktivitis und Blepharitis. An den Oberarmen und im Dekolleté erythematöse flache Papeln, teils konfluierend. Vaginal ebenfalls Erosionen.

Histopathologie und Immunhistologie
Mundschleimhaut: Lymphohistiozytäres Infiltrat der oberen Dermis, hydropische Keratinozytendegeneration, Kolloidkörperchen. Direkte Immunfluoreszenz: Vaskuläre Ablagerungen von IgM, C3 und Fibrinogen. Beurteilung: Vereinbar mit Lichen ruber planus.

Oberarm: Vakuoläre Degeneration der basalen Zellschicht, Dyskeratosen, perivaskuläre lymphohistiozytäre Infiltrate in der oberen Dermis. Beurteilung: Interface-Dermatitis, vereinbar mit Lupus erythematodes. Direkte Immunfluoreszenz: Schwache epidermale interzelluläre IgG- und C3-Ablagerung, entlang der Basalmembranzone lineare IgM- und Fibrinogenablagerungen. Beurteilung: Epidermales Muster wie Pemphigus vulgaris, Basalmembranmuster wie Lupus erythematodes oder bullöses Pemphigoid.

Immunologische Befunde: Pemphigus- und Pemphigoidantikörper negativ (Affenösophagus). Pemphigusantikörper auf Übergangsepithel (Rattenharnblase) ebenfalls negativ. Antinukleäre Antikörper (HEp-2-Zellen) stark positiv, Titer > 10.240, gesprenkeltes Nukleoplasma, chromosomales Muster. Gegen native DNS gerichtete Antikörper ebenfalls positiv (85 IU/ml). Negativ waren:

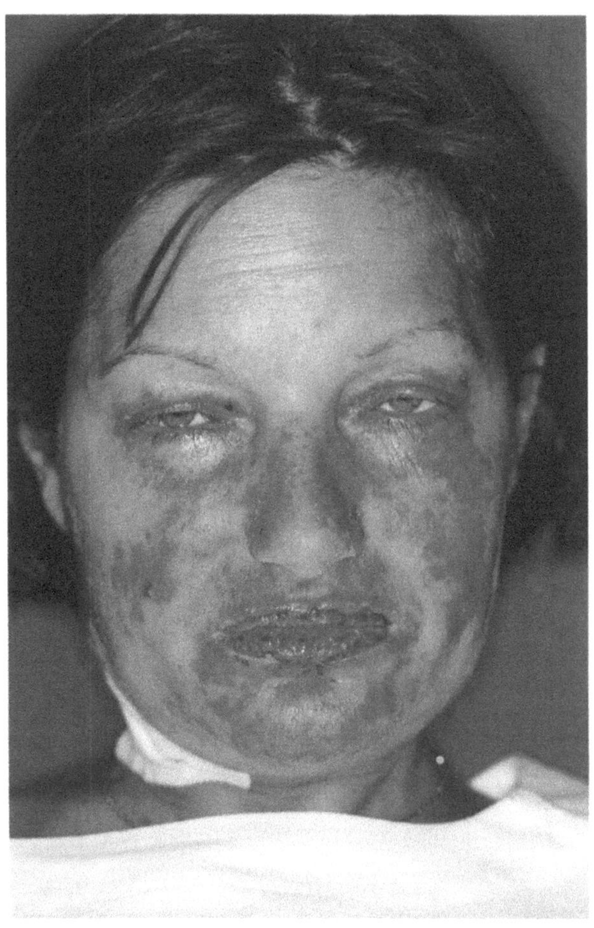

Befund bei Aufnahme

Ro-, La-, Histon-, Cardiolipin-, PM-Scl-70-Antikörper sowie die cANCAs und pANCAs. HLA-Muster: HLA-A3, -A32, -B18, -B38 (Bw4, Bw6), -DR4 und -DR3.

Immunpräzipitation von Keratinozytenextrakten mit Serum der Patientin: Charakteristische Antikörperbindung an 5 Antigene mit Molekulargewichten von 250, 230, 210, 190 und 170 kD. Beurteilung: Paraneoplastischer Pemphigus.

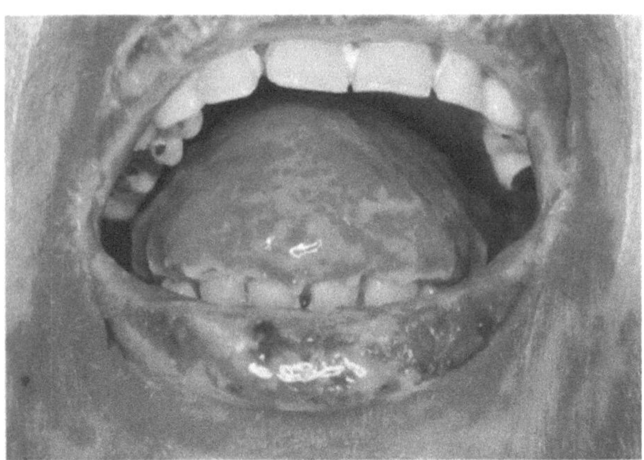

Erosionen an Lippen und Zunge

Laborbefunde: BKS 80 mm/h nach Westergren, C-reaktives Protein 10,4 mg/dl (Normalwert < 0,5 mg/dl). Weißes und rotes Blutbild, Leber- und Nierenwerte unauffällig.

Weitere Befunde
Innere Medizin: Sonographisch solide Raumforderung im Unterbauch, in der Computertomographie Ausdehnung von 7 × 6 × 6 cm.

Chirurgie: Bei der operativen Entfernung der Raumforderung zeigte sich ein solider, gut abgrenzbarer Tumor mit Verbindung zum Dünndarm-Mesenterium.

Histopathologie: Seltene stromareiche Variante eines Castleman-Tumors.

Therapie und Verlauf: Initial Gabe von Methylprednisolon 60 mg/Tag und Azathioprin (50 mg/Tag), zusätzlich Doxycyclin (zweimal 100 mg/Tag) unter der Verdachtsdiagnose eines bullösen Lupus erythematodes. Leichte Besserung im Verlauf von acht Wochen. Nach einer Tetanusimpfung hohes Fieber (39,5 °C) und dramatische Verschlechterung des Hautbefundes. Trotz Erhöhung der Methylprednisolondosis auf 120 mg/Tag keine klinische Besserung. Daraufhin Gabe von Cyclophosphamid (initial 1250 mg, dann alternierend 50 und 100 mg/Tag), später zusätzlich hochdosiert intravenöse Immunglobuline (insgesamt fünfmal 30 g). Aufgrund eines Unterbauchtumors und der ausgeprägten Therapieresistenz Verdacht auf paraneoplastischen Pemphigus bei Castleman-Tumor. Nach operativer Entfernung des Unterbauchtumors histologische Bestätigung der klinischen Verdachtsdia-

gnose Castleman-Tumor. Fortführung der immunsuppressiven Therapie, zunächst mit Cyclophosphamid, später wieder mit Methylprednisolon (40 mg/Tag).

Zwölf Monate nach Entfernung des Castleman-Tumors weitgehende Abheilung der Hautveränderungen unter Hinterlassung ausgeprägter postinflammatorischer Hyperpigmentierungen. Mundschleimhaut und Zunge gebessert, aber weiterhin erosiv. Narbige Verklebung des Introitus vaginae. Sauerstoffpflichtige respiratorische Insuffizienz mit obstruktiver Ventilationsstörung (möglicherweise Vernarbung von Bronchiolen im Rahmen des paraneoplastischen Pemphigus). Aufgrund des kritischen respiratorischen Zustandes war keine diagnostische Sicherung mittels Bronchoskopie oder Thorakotomie möglich. Ein Therapieversuch mit Thalidomid 300 mg/Tag ergab Besserung der oralen Schleimhautveränderungen, jedoch keine Verbesserung der respiratorischen Situation.

Kommentar: Der paraneoplastische Pemphigus ist ein Syndrom, das in Assoziation mit Neoplasien des lymphatischen Systems auftritt, zumeist Hodgkin- und Non-Hodgkin-Lymphomen sowie Leukämien. Die von Anhalt et al. 1990 beschriebenen diagnostischen Kriterien sind: 1) Schwere erosive Stomatitis, teils mit Konjunktivitis und Erythema-exsudativum-multiforme-artigen Hautveränderungen. 2) Suprabasale Akantholyse, vakuoläre basale Degeneration und bandförmiges lymphohistiozytäres Infiltrat. 3) Interzelluläre IgG- und C3-Ablagerungen, gleichzeitig jedoch auch IgG- und C3-Ablagerungen entlang der Basalmembranzone. 4) Pemphigusantikörper auf Affenösophagus negativ, jedoch interzelluläre Immunglobulinablagerungen auf Übergangsepithel (Rattenharnblase). 5) Spezifische Serumantikörper mit Reaktivität gegen Keratinozytenantigene von 250, 230, 210, 190 und 170 kD Molekulargewicht.

Das paraneoplastische Syndrom weist klinisch, histologisch und immunologisch große Ähnlichkeit zum klassischen Pemphigus vulgaris, Erythema exudativum multiforme, Lichen ruber erosivus und systemischen Lupus erythematodes auf. Richtungsweisend für die Diagnose bei unserer Patientin waren die ausgeprägte Therapieresistenz und der sonographisch festgestellte abdominale Tumor, der sich als Castleman-Tumor sichern ließ. Castleman-Tumoren sind seltene Neoplasien des lymphatischen Systems, die unter einer Reihe von Synonymen beschrieben worden sind, unter anderem „giant lymph node hyperplasia" und „benign

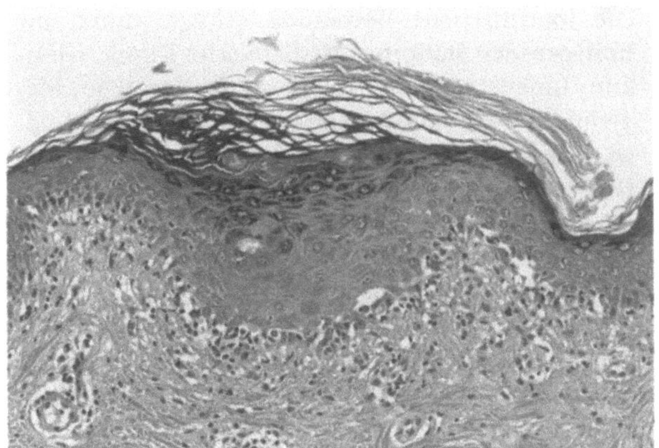

Interface-Dermatitis. HE

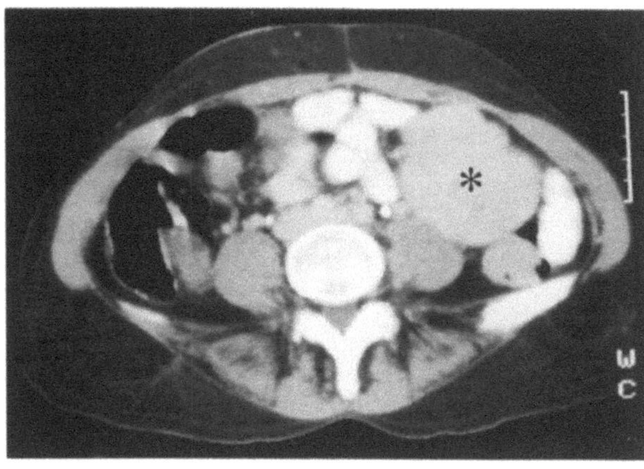

Computertomographie: Solide Raumforderung (*) im linken Unterbauch (Castleman-Tumor)

giant lymphoma". Obwohl eigentlich gutartig, können Castleman-Tumoren sowohl durch räumliche Verdrängung als auch durch Ausbildung paraneoplastischer Symptome gefährlich werden. Die Assoziation von paraneoplastischem Pemphigus und Castleman-Tumoren ist zwar charakteristisch, aber eigentlich selten: bei weniger als 10 % der Patienten mit paraneoplastischem Pemphigus liegen Castleman-Tumoren vor und bei weniger als 5 % der Castleman-Tumoren kommt es zum paraneoplastischen Pemphigus. Leitsymptome des paraneoplastischen Pemphigus sind schwerste therapieresistente Ulzerationen von Mundschleinhaut und Lippen. Verantwortlich für die Erosionen sind wahrscheinlich Autoantikörper, die gegen desmosomale und hemidesmosomale Keratinozytenantigene gerichtet sind.

Bemerkenswert bei unserer Patientin waren die Exazerbation des paraneoplastischen Pemphigus nach Tetanusimmunisierung und die negative indirekte Immunfluoreszenz auf Rattenharnblasenepithel. Ungewöhnlich waren auch die lange Persistenz der Haut- und Schleimhautveränderungen trotz Entfernung des Castleman-Tumors sowie der bisher erst einmal beschriebene schwere bronchiale Befall, wahrscheinlich mit erosiv-entzündlichen und später fibrosierenden Veränderungen der Bronchialschleimhaut.

Die Prognose beim paraneoplastischen Pemphigus ist sehr ernst. Die einzige kausale Therapiechance besteht im Auffinden und Behandeln der zugrundeliegenden Neoplasie. Nach Entfernung des Castleman-Tumors kam es bei unserer Patientin innerhalb der nächsten zwölf Monate zu einer weitgehen-

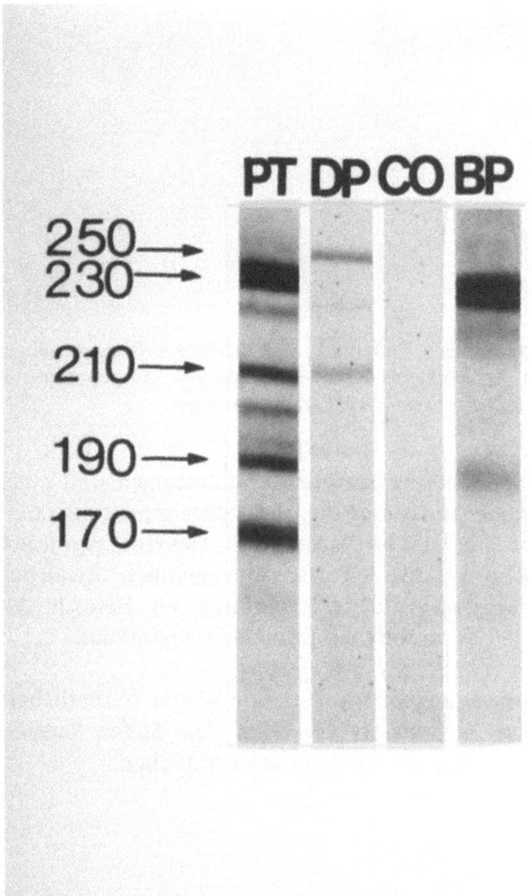

Immunpräzipitation: Charakteristische Antikörperbindung an Keratinozytenantigene mit Molekulargewichten von 250, 230, 210, 190 und 170 kD: *PT* Serum der Patientin; *DP* Desmoplakin-Antikörper-Kontrolle; *CO* Negativ-Kontrolle; *BP* Bullöses-Pemphigoid-Serum

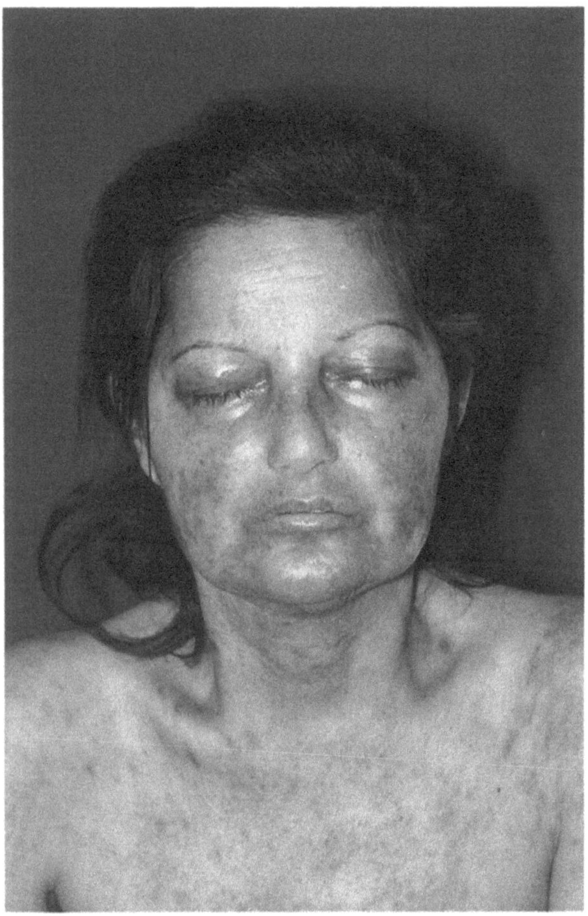

12 Monate nach Entfernung des Castleman-Tumors weitgehende Abheilung der Hautveränderungen. Ausgeprägte postinflammatorische Hyperpigmentierungen

den Abheilung der Hautveränderungen und einer langsamen Besserung der Schleimhautulzerationen. Die jetzt im Vordergrund stehende respiratorische Insuffizienz ist wahrscheinlich Ausdruck einer irreversiblen Vernarbung im Bereich der ebenfalls betroffenen Bronchialschleimhaut.

Danksagungen: Die Patientin wurde freundlicherweise überwiesen von Prof. Dr. Stefan Lukacs, Hautarzt, Isartorplatz 6, 80331 München.

Die internistische Betreuung erfolgte durch die Kollegen der Station 5, Medizinische Klinik, Klinikum Innenstadt sowie durch die Station G 10, Medizinische Klinik III, Klinikum Großhadern, Ludwig-Maximilians-Universität München.
Die chirurgische Entfernung des Castleman-Tumors erfolgte in der Chirurgischen Klinik, Nußbaumstraße, Klinikum Innenstadt, Ludwig-Maximilians-Universität München.
Die histologische Befundung des Castleman-Tumors erfolgte durch Herrn Prof. Dr. U. Löhrs, Pathologisches Institut, Ludwig-Maximilians-Universität München.
Die Immunpräzipitation wurde im Labor von Herrn Universitäts-Dozent Dr. K. Rappersberger der I. Universitätsklinik für Dermatologie, Wien, durchgeführt.

Literatur

1. Anhalt GJ, Kim SC, Stanley JR, Korman NJ, Jabs DA, Kory M, Izumi H, Atrie H, Mutsasim D, Ariss-Abdo L, Labib RS (1990) Paraneoplastic pemphigus. An autoimmune mucocutaneous disease associated with neoplasia. N Engl J Med 323: 1729–1735
2. Camisa C, Helm TN (1993) Paraneoplastic pemphigus is a distinct neoplasia-induced autoimmune disease. Arch Dermatol 129: 883–886
3. Castleman B, Iverson L, Menendez P (1956) Localized mediastinal lymph-node hyperplasia resembling thymoma. Cancer 9: 822–830
4. Jansen T, Plewig G, Anhalt GJ (1995) Paraneoplastic pemphigus with clinical features of erosive lichen planus associated with Castleman's tumor. Dermatology 190: 245–250
5. Mehregan DR, Oursler JR, Leiferman KM, Muller SA, Anhalt GJ, Peters MS (1993) Paraneoplastic pemphigus: a subset of patients with pemphigus and neoplasia. J Cutan Pathol 20: 203–210
6. Plewig G, Jansen T, Jungblut RM, Röher HD (1980) Castleman-Tumor, Lichen ruber und Pemphigus vulgaris: Paraneoplastische Assoziation immunologischer Erkrankungen? Hautarzt 41: 662–670
7. Zillikens D, Bröcker EB (1994) Paraneoplastischer Pemphigus. Hautarzt 45: 827–833

Mycosis fungoides d'emblée

Vorgestellt von Christian A. Sander, Eva-Maria Schlüpen und Peter Kaudewitz

Anamnese: 42jährige Patientin. Nach einem Urlaub auf Mauritius kam es zum Auftreten multipler fleckförmiger Rötungen am gesamten Integument. Kein Fieber, kein Nachtschweiß.

Hautbefund: Am gesamten Integument in disseminierter Verteilung zahlreiche bis zu 5 cm große erythematöse Maculae und Plaques, teils mit Schuppung.

Histopathologie: Akanthose und ausgeprägte Spongiose der Epidermis. Subepidermal und dermal fleckförmiges lymphohistiozytäres Infiltrat; atypische Kernformen der lymphozytären Zellelemente. An konsekutiv entnommenen Biopsien zeigten sich charakteristische histologische Veränderungen wie Pautrier-Mikroabszesse und ein bandartiges lymphozytäres Infiltrat.

Laborbefunde: Blutbild und Differentialblutbild unauffällig. Serumchemie bis auf eine Leberenzymerhöhung, die schon länger bekannt war und eine alkoholtoxische Ursache hatte, unauffällig.

Immunhistochemie: Die lymphozytären Zellelemente exprimierten die T-Zell-Antigene CD2, CD3, CD4, CD5. Die Färbungen für CD7 und CD8 waren negativ.

Molekulare Diagnostik: Mit der Polymerasekettenreaktion konnte ein monoklonales Rearrangement des T-Zell-Rezeptors-γ in den kutanen Infiltraten festgestellt werden. Dieser positive Klonalitätsnachweis ist ein weiterer Beweis für das Vorliegen eines malignen Lymphoms. Im Blut ließ sich mit der Polymerasekettenreaktion keine Klonalität nachweisen. Zusammengefaßt spricht der Gesamtaspekt der histomorphologisch, immunhistochemisch und molekularbiologisch erhobenen Befunde für eine Mycosis fungoides.

Computertomographie: Im Ganzkörper-CT keine Lymphome oder vergrößerte Lymphknoten nachweisbar.

Therapie und Verlauf: Trotz einer Chemotherapie nach dem Knospe-Schema (Prednison, Chlorambucil) kam es zu einer raschen Progredienz mit Ausbildung von großen teils nekrotischen Knoten im Gesicht, am Stamm und an den oberen Extremitäten. Einzelne Knoten wurden bestrahlt. Die Patientin verstarb acht Monate nach Diagnosestellung am fortgeschrittenen Tumorleiden. Eine Autopsie wurde von den Angehörigen abgelehnt.

Kommentar: Die Mycosis fungoides ist das häufigste kutane Lymphom. Klinisch lassen sich verschiedene Phasen unterscheiden: In der ersten Phase zeichnet sich die Mycosis fungoides durch erythematöse, flache, leicht schuppende Maculae aus (prämykosides Stadium). Im weiteren Verlauf läßt sich eine zunehmende Infiltration beobachten, es bilden sich Plaques (infiltratives Stadium). Unbehandelt können diese Plaques ulzerieren oder sich in Tumoren umwandeln (tumoröses Stadium). Schließlich kommt es zu einem Befall der Lymphknoten sowie der inneren Organe. Üblicherweise zeichnet sich die Mycosis fungoides durch einen protrahierten Verlauf aus. Untersuchungen an der Universität Stanford von 464 Patienten mit Mycosis fungoides zeigten eine mediane Überlebenszeit von über zehn Jahren. Verläufe von über zwanzig Jahren sind keine Besonderheit.

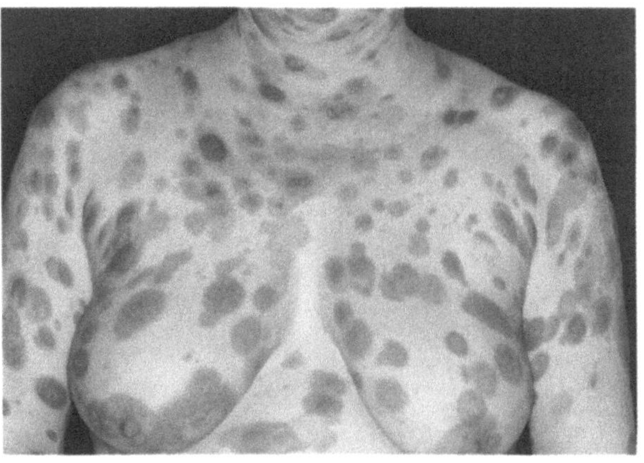

Disseminierte, infiltrierte rötliche Plaques

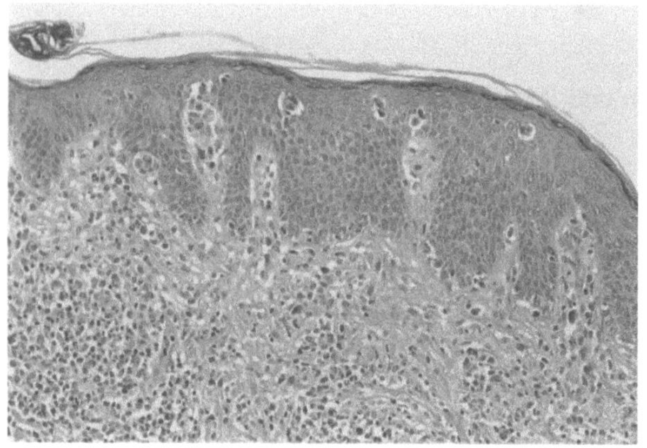

Lichenoide und psoriasiforme Dermatitis mit atypischen Lymphozyten und Pautrier-Mikroabszessen. HE

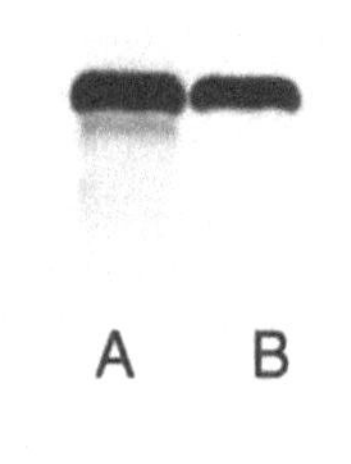

Monoklonales Rearrangement des T-Zell-Rezeptors γ (A), Positivkontrolle (B). Polymerasekettenreaktion, 6% Polyacrylamidgel

Bei der hier beschriebenen Patientin kam es nach nur kurzer Dauer des prämykosiden oder infiltrativen Stadiums zum Übergang in das tumoröse Stadium. Dies ist ungewöhnlich, unterstreicht jedoch die Variabilität des klinischen Verlaufs dieses Lymphoms. Die Anwendung von molekulargenetischen Untersuchungen stellt eine deutliche Erweiterung des diagnostischen Spektrums dar. Zur Abgrenzung eines benignen Infiltrates eignet sich insbesondere der Klonalitätsnachweis durch die weiterentwickelte Polymerasekettenreaktion, da diese Methode eine Sensitivität von über 90% erreicht. Durch die Möglichkeit der Verwendung von formalinfixiertem und in Paraffin eingebettetem Gewebe bietet sich die Polymerasekettenreaktion auch zur retrospektiven Untersuchung bei diagnostisch schwierigen Fällen an.

Danksagung: Die Patientin wurde freundlicherweise überwiesen von Dr. Thomas Bergner, Hautarzt, Räterstraße 20, 85551 Kirchheim.

Literatur

1. Braun-Falco O, Plewig G, Wolff HH (1995) Dermatologie und Venerologie, 4. überarbeitete und ergänzte Auflage. Springer, Berlin, S 1397–1424
2. Graf A, Kaudewitz P, Simon M, Kind P, Sander CA (1996) Nachweis von Klonalität in kutanen T-Zell-Lymphomen. Pathologe 17: 446–450
3. Hoppe RT, Wood GS, Abel EA (1990) Mycosis fungoides and the Sezary syndrome: pathology, staging and treatment. Curr Probl Cancer 13: 293–361
4. Sterry W (1985) Mycosis fungoides. Curr Top Pathol 79: 167–223

Malignes fibröses Histiozytom

Vorgestellt von Tilo Biedermann, Carl Georg Schirren und Beata Trautner

Anamnese: 65jährige Patientin. Seit 1994 schmerzhafter Knoten am rechten Unterschenkel mit Größenzunahme. Kausalitätsangabe: Rezidivierende Mikrotraumen.

Hautbefund: Livid-erythematöser rechter Unterschenkel mit einem weichen, gelb-grünlichen 6 × 7 cm großen, gering verschieblichen Tumor prä- und paratibial.

Histopathologie: Subkutan gelegener, spindeliger und histiozytärer Tumor, der fokal kleinere Faszikel mit wirbelartigem Muster ausbildet. Dazwischen deutliche Muzinablagerung und zahlreiche kleinere Kapillaren. Zytologisch vorwiegend histiozytäre Zellen mit Kernen, die in Größe und Form teilweise bizarr variieren. Ein bis drei prominente Nukleoli und Heterochromatin. Mehrkernige Riesenzellen. Das Zytoplasma ist homogen und eosinophil. Atypische Mitosen.
Immunhistochemie: Vimentin +++. Negativ waren: CD31, S-100, Panzytokeratin, Desmin. Grading 2 (11 Mitosen/10 HPF; Englisch: High power fields; Deutsch: Gesichtsfelder in starker Vergrößerung).
Beurteilung: Malignes fibröses Histiozytom, storiform-pleomorpher Typ.

Weitere Befunde
Duplexsonographische Untersuchung: Rechtes Schienbein prätibial relativ echoarmer Tumor mit arteriellen Strukturen.
Röntgen des Unterschenkels (zwei Ebenen): Knochenstruktur von Tibia und Fibula ohne Auffälligkeiten. Kein Hinweis für ossäre Destruktion, keine Periostreaktionen. Röntgen-Thorax, Oberbauchsonographie, Lymphknotensonographie (7,5 MHz): Kein Nachweis einer Metastasierung.

Therapie und Verlauf: Nach bioptischer Diagnosesicherung wurde eine großzügige Exzision bis zur Faszie mit deutlichem seitlichen Sicherheitsabstand vorgenommen. Nach dermatohistopathologischer Begutachtung zeigten sich zur Tiefe noch Tumoranteile, weshalb eine großzügige Nachexzision unter Mitnahme des ventralen Tibiaanteils und Periosts sowie der Muskelfaszie durchgeführt wurde. Der Defekt wurde mit Muskelschwenklappen (Tibialis-anterior-Plastik) und Spalthaut gedeckt (Abteilung für Plastische Chirurgie, Prof. Dr. W. Stock, Chirurgische Klinik der Ludwig-Maximilians-Universität München). Eine adjuvante Radiatio wurde diskutiert, von der Patientin jedoch abgelehnt. Die Patientin ist in ein Tumornachsorgeprogramm integriert.

Kommentar: Das maligne fibröse Histiozytom ist das häufigste Weichteilsarkom des höheren Alters. Es nimmt seinen Ursprung meist von einer Skelettmuskelfaszie der Extremitäten. Der Anteil oberflächlicher maligner fibröser Histiozytome variiert je nach Patientenkollektiv. Während Weiss und Enzinger in ihrer Untersuchung nur 10 % dieser Tumoren in kutaner Lage identifizierten, beschreiben andere Studien in bis zu 50 % einen

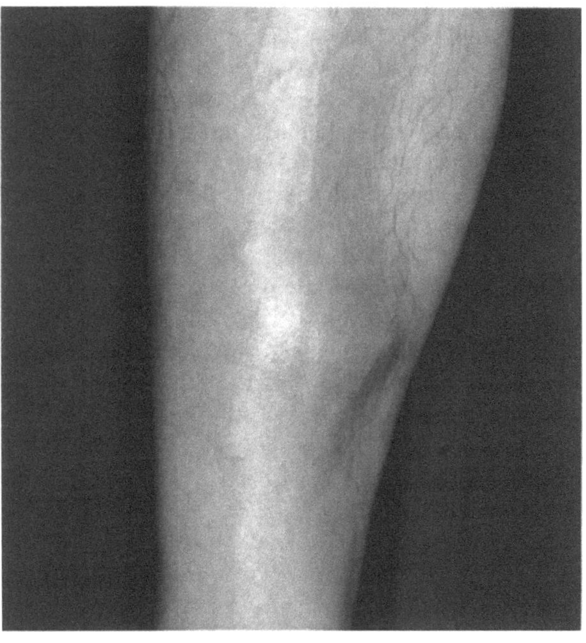

Subkutaner Knoten am Unterschenkel

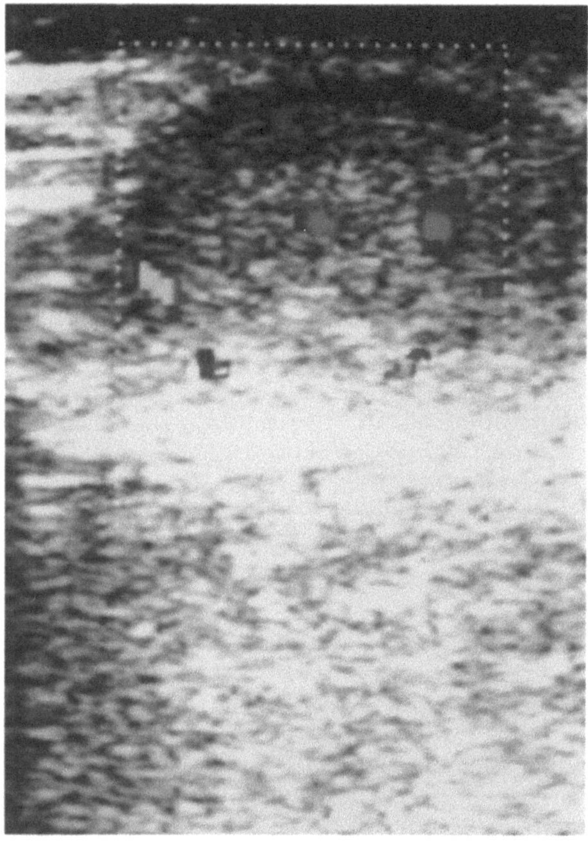

7,5 MHz-Duplexsonographie des Tumors. Gefäßanschnitte mit unterschiedlicher Flußgeschwindigkeit farbig markiert

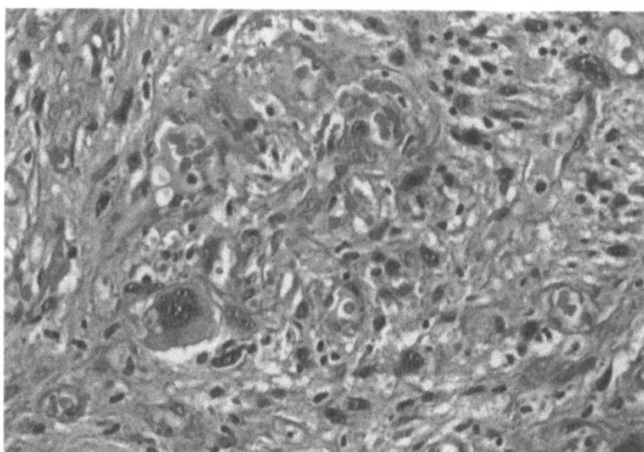

Atypische histiozytäre Zellen. HE

oberflächlichen Tumortyp mit entspechend besserer Prognose. Abzugrenzen ist das atypische Fibroxanthom, welches gewöhnlich beim älteren Menschen auf aktinisch geschädigter Haut entsteht. Es handelt sich wahrscheinlich um einen oberflächlichen Typ des malignen fibrösen Histiozytoms.

Je nach Lage der Tumoren in der Haut zeigen sie sich klinisch als exophytische Knoten oder Schwellungen, in späteren Stadien als knotige Ulzerationen. Knochennahe Tumoren führen manchmal zu einer schmerzhaften Periostreaktion, die durch begleitende Knochenerosion auch radiologisch sichtbar werden kann. Der häufig wenig konsistente Tumor neigt zur Ausbreitung entlang der Faszien, weshalb lokoregionäre Rezidive häufig sind (Angaben in der Literatur: 25–50%). Eine Fernmetastasierung betrifft vornehmlich die Lunge (etwa 90%), wobei das Risiko der Metastasierung mit der Tumorgröße und bei Rezidiven auf bis zu 30–50% ansteigen kann. Die Therapie der Wahl ist die großzügige Exzision, gegebenenfalls unter Einbeziehung der gesamten betroffenen

Muskelloge. Bezüglich adjuvanter Chemotherapie und Strahlentherapie gibt es kontroverse Daten, eine Entscheidung muß vom Einzelfall abhängig gemacht werden (Lokalisation, Operabilität, Grading, histologische Variante). Histologisch werden verschiedene Typen der malignen fibrösen Histiozytome (auch innerhalb eines Tumors) unterschieden: storiform-pleomorph, myxoid, riesenzellig und entzündlich. Die myxoide Variante scheint gehäuft bei den oberflächlicheren Tumoren vorzukommen. Ihre Prognose wird als deutlich besser angegeben, da die Tumorgröße bei Diagnosestellung häufig unter 5 cm liegt (> 80% 5-Jahresüberlebensrate). Ein malignes fibröses Histiozytom sollte demnach differentialdiagnostisch bei einem subkutanen Knoten der Extremitäten erwogen werden, da frühe Diagnosesicherung und adäquate chirurgische Therapie entscheidende Kriterien hinsichtlich der Prognose sind.

Literatur

1. Meister P (1995) Malignant fibrous histiocytoma: a "fibroblastic" or primitive fibroblastic sarcoma. Curr Topics Pathol 89: 193–214
2. Pezzi CM, Rawlings MS, Esgro JJ, Pollock RE, Romsdahl MM (1992) Prognostic factors in 227 patients with malignant fibrous histiocytoma. Cancer 69: 2098–2103
3. Röser B, Willén H, Gustafson P, Alvegard TA, Rydholm A (1991) Malignant fibrous histiocytoma of soft tissue. A population-based epidemiologic and prognostic study of 137 patients. Cancer 67: 499–505
4. Weiss SW (1982) Malignant fibrous histiocytoma: a reaffirmation. Am J Surg Pathol 6: 773–783
5. Weiss SW, Enzinger FM (1978) Malignant fibrous histiocytoma: an analysis of 200 cases. Cancer 41: 2250–2266

Ataxia-teleangiectasia (Louis-Bar-Syndrom)

Vorgestellt von Eva Thoma-Greber, Carl Georg Schirren und Martin Röcken

Anamnese: 5jährige Patientin. Seit dem 18. Lebensmonat Hautveränderungen im Gesicht und an den Extremitäten mit langsamer Größenzunahme. Seit dem 2. Lebensjahr Ataxie, Kopfschiefstellung, Sprachstörung, rezidivierende Bronchitiden und Feststellung eines sekretorischen IgA-Mangels sowie eines primären Hypogonadismus (auswärtige Diagnose). Therapie bei Vorstellung: Substitution von Immunglobulinen in dreiwöchigen Abständen, Sprachtherapie und Bewegungstherapie.

Hautbefund: Skleren beidseits: Teleangiektasien; an Stamm und Extremitäten drei Café-au-lait-Flecken; im Sakralbereich eine 1 × 1 cm große Hypopigmentierung. Im Gesicht und an den Extremitäten, besonders streckseitig, bis zu 4 cm große, scharf begrenzte erythematöse, gelblich-bräunliche Plaques mit wallartig aufgeworfenem Randsaum. Atrophisch glatte Oberfläche durchsetzt mit Teleangiektasien, zentral ulzeriert.

Histopathologie: In der tiefen Dermis palisadenbildendes Granulom mit zentral ausgeprägtem nekrobiotischen Areal. Neutrophile Granulozyten, Lymphozyten und etwas Kernstaub. Die Histiozyten im Randbereich sind deutlich epitheloidzellig.

Spezialfärbungen: Gram, Fite-Faraco, Ziehl-Neelsen, PAS unauffällig.
Beurteilung: Granulomatöse Entzündung vom palisaden-bildenden Typ.

Laborbefunde: Blutbild und Serumchemie weitgehend unauffällig. Blutzuckertagesprofil unauffällig. Alpha-Fetoprotein 144 ng/ml (Norm 15 ng/ml), karzinoembryonales Antigen < 1 ng/ml (Norm < 3 ng/ml). Immunglobuline unter Substitution: IgG 768 mg/dl, IgA < 6,7 mg/dl (erniedrigt), IgM 363 mg/dl, IgE nicht nachweisbar.
Lymphozytensubpopulationen: Gesamt-T-Zellen (CD3) 55 %, CD4+ Helferlymphozyten 45 %, CD8+

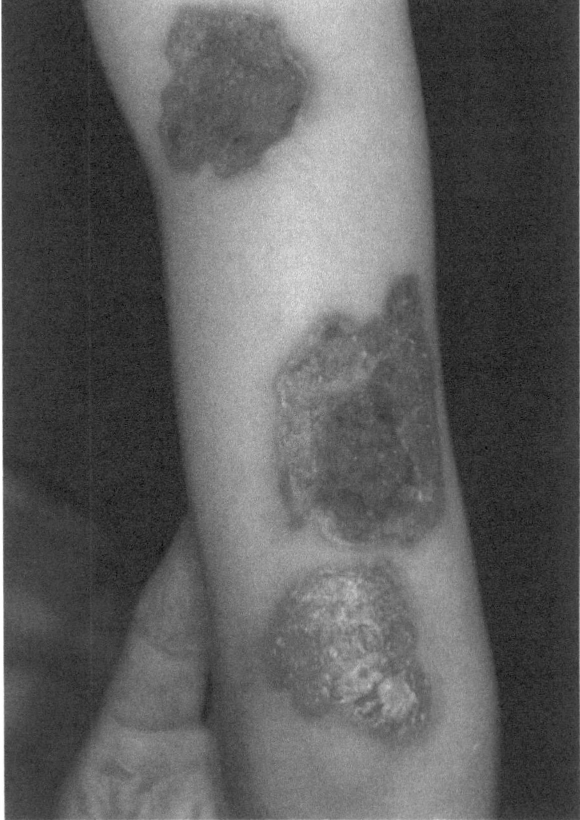

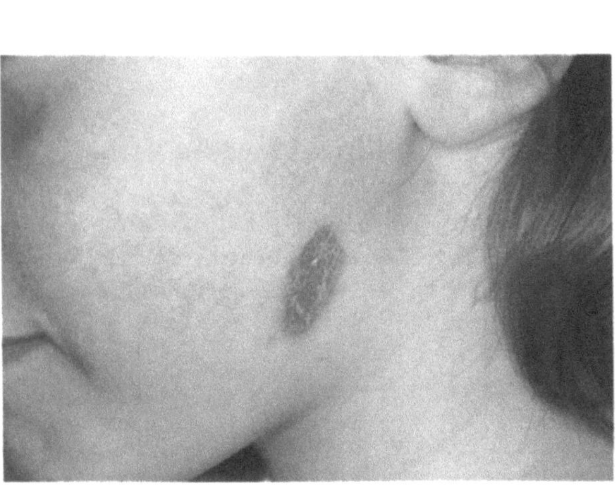

Gelblich schuppende Plaque

Necrobiosis-lipoidica-artige Plaques am Oberarm

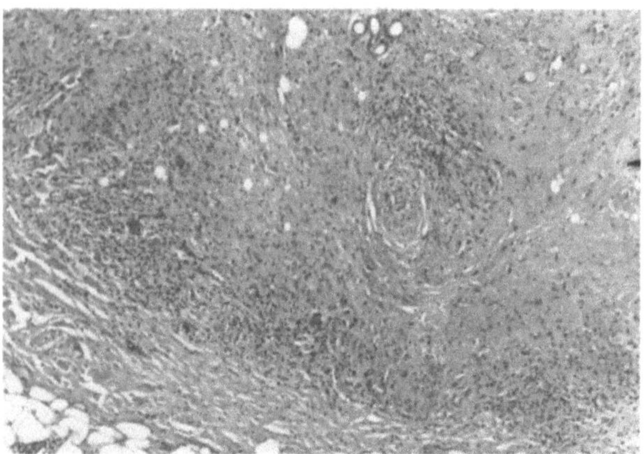

In die Subkutis reichende granulomatöse Entzündung. HE

zytotoxische Lymphozyten 16%, aktivierte T-Lymphozyten 22% (HLA-DR⁺), B-Zellen 20%. Lymphozytenstimulation mit Mitogenen und Antigenen: verminderte Antwort.

Weitere Befunde
Genetische Untersuchung: Normaler Chromosomensatz ohne Hinweis auf numerische oder strukturelle Aberrationen. Vermehrte Chromosomenbrüchigkeit nach Bleomycinexposition.
Polymerasekettenreaktion: Kein Nachweis von Mycobacterium tuberculosis (gelblich-bräunlicher Plaque).

Therapie und Verlauf: Unter äußerlicher Glukokortikosteroidtherapie konnte kein zufriedenstellender Behandlungserfolg erzielt werden. Nach Umsetzen der Lokaltherapie auf Paromomycin 15% und Urea 2% in einer hydrophilen Salbengrundlage (Unguentum Cordes) bildeten sich die Ulzerationen zurück. Ein weiteres Größenwachstum einzelner Herde sowie Auftreten neuer linsengroßer, zum Teil subkutan gelegener Knoten in den Randbereichen konnte nicht verhindert werden.

Kommentar: Die Ataxia-Teleangiectasia wurde 1941 durch die belgische Ärztin Denise Louis-Bar beschrieben und ist ein autosomal rezessiv vererbtes Syndrom mit einer Häufigkeit von 1:40.000 homozygoten Trägern. Etwa 1% der Gesamtbevölkerung sind heterozygote Träger des Ataxia-Teleangiectasia-Gens. Das Syndrom ist charakterisiert durch Teleangiektasien der Konjunktiven, eine am Ende des zweiten Lebensjahres auftretende progressive zerebellare Ataxie und einen Immunde-

fekt mit rezidivierenden sinopulmonalen Infektionen. Mehr als 80% der Patienten leiden unter Bronchiektasien, die über eine respiratorische Insuffizienz zum Tode führen können. Daneben besteht die Neigung zu frühzeitigem Auftreten von Neoplasien des lymphoretikulären Systems. Die Patienten versterben in der Regel vor Erreichen des 30. Lebensjahres.

Zahlreiche Hautveränderungen wurden bei Ataxia-Teleangiectasia beschrieben (Tabelle). Die granulomatösen Entzündungsreaktionen wurden bisher nur bei 16 Patienten berichtet. Weder die Zuordnung noch die Ursache dieser Hautveränderungen ist geklärt. Wegen der bekannten Infektanfälligkeit und des auffälligen histologischen Bildes, das sowohl einem Granuloma anulare als auch einer Necrobiosis lipoidica ähnelt, wurde nach einer infektiösen Genese gesucht. Jedoch fand sich kein Erreger.

Bisher wurde angenommen, daß die Ataxia-Teleangiectasia eine heterozygote Gruppe von Erkrankungen darstellt, die durch mindestens vier verschiedene Grunddefekte bedingt ist. Vor kurzem jedoch wurde das Ataxia-Teleangiectasia-Gen auf Chromosom 11 identifiziert. Als ursächlich wird ein defekter Enzymkomplex angesehen, der Zellzyklus, Zellvermehrung und Hormonstoffwechsel reguliert. Seit der Entdeckung des genetischen Defektes ist die Möglichkeit einer Identifizierung von heterozygoten Trägern möglich. Neben der genetischen Beratung steht bei den heterozygoten Eltern die regelmäßige Kontrolle zur Früherkennung von malignen Erkrankungen im Vordergrund, da ein erhöhtes Risiko besteht, Tumoren zu entwickeln.

Die Therapie ist symptomatisch und besteht in der Behandlung der bakteriellen Infekte, der Substitution von Immunglobulinen, physiotherapeutischen Maßnahmen und der regelmäßigen sorgfältigen Tumorsuche. Die in der Literatur beschriebenen Behandlungsversuche der zum Teil exzessiv ulzerierten Hautveränderungen mit salizylsäurehaltigen Externa, Glukokortikosteroiden und Erythromycin lokal sowie systemischer Antibiotikagabe führen allenfalls zu einer leichten Besserung. Auffallend war bei unserer Patientin die Besserung der Hautulzerationen durch eine lokale Behandlung mit Paromomycin 15% und 2% Urea.

Danksagung: Die Patientin wurde freundlicherweise überwiesen von Dr. Karl Kugler und Prof. Dr. Bernd H. Belohradsky, Immundefektambulanz des Dr. von Haunerschen Kinderspitals der Ludwig-Maximilians-Universität München.

Symptome und assoziierte Erkrankungen bei Ataxia-Teleangiectasia

Haut	ZNS	Immunsystem	Innere Organe	Tumoren
Teleangiektasien	Zerebelläre Ataxie (100%)	Gestörte Lympozytenreifung	Rezidivierende pulmonale Erkrankungen (80% – 100%)	Non-Hodgkin- und Hodgkin-Lymphome (51%)
Photosensibilität	Okulomotorische Dyspraxie	Funktionsstörung der B- und T-Lymphozyten	Insulinresistenter Diabetes (50%)	Solide Tumoren (26%)
Pigmentanomalien (Hyperpigmentierungen, Café-au-lait-Flekken, hypopigmentierte Areale)	Mentale Retardierung	Immunglobulinmangelsyndrome	Eingeschränkte Leberfunktion	Leukämien (23%)
Progerieartige Läsionen (sklerodermiforme/poikilodermale Hautveränderungen)	Gedächtnis- und Konzentrationsschwierigkeiten		Wachstumsstörungen	Überempfindlichkeit auf Röntgenstrahlen und Chemotherapeutika (Bleomycin)
Haar- und Nagelveränderungen				
Granulomatöse Entzündungen				

Literatur

1. Cohen LE, Tanner DJ, Schaefer HG, Lewis WR (1984) Common and uncommon cutaneous findings in patients with ataxia-telangiectasia. J Am Acad Dermatol 10: 431–438
2. Götz G, Eckert F, Landthaler M (1994) Ataxia-telangiectasia (Louis-Bar syndrome) associated with ulcerating necrobiosis lipoidica. J Am Acad Dermatol 31: 124–126
3. Gschnait F, Grabner G, Brenner W, Tappeiner J (1979) Ataxia teleangiectatica (Louis-Bar-Syndrom). Hautarzt 30: 527–531
4. Leiber B, Olbrich G (1990) Die klinischen Syndrome. Syndrome, Sequenzen und Symptomenkomplexe. In: Burg G, Kunze J, Pongratz D, Scheurlen PG, Schinzel A, Spranger J (Hrsg) Krankheitsbilder, Bd 1, 7. Aufl. Urban & Schwarzenberg, München, S 437
5. Louis-Bar D (1941) Sur un syndrome progressif comprenant des telangiectasies capillaires cutanées et conjunctivales symmétriques à disposition nevoide et des troubles cerebelleux. Confin Neurol 4: 32–42
6. Paller AS, Massey RB, Curtis MA, Pelachyk JM, Dombrowski HC, Leickly FE, Swift M (1991) Cutaneous granulomatous lesions in patients with ataxia-telangiectasia. J Pediatr 119: 917–922
7. Savitsky K, Bar-Shira A, Gilad S, Rotman G, Ziv Y, Vanagaite L, Tagle DA, Smith S, Uziel T, Sfez S, Ashkenazi M, Pecker I, Frydman M, Harnik R, Patanjali SR, Simmons A, Clines GA, Sartiel A, Gatti RA, Chessa L, Sanal O, Lavin MF, Jspers MGJ, Taylor AMR, Arlett CF, Miki T, Weissman SM, Lovett M, Collins FS, Shiloh Y (1995) A single ataxia telangiectasia gene with a product similar to PI-3 kinase. Science 268: 1749–1753
8. Thibaut S, Sass U, Khoury A, Simonart JM (1994) Ataxia-telangiectasia and necrobiosis lipoidica: an explainable association. Eur. J. Dermatol 4: 509–51

Juvenile hyaline Fibromatose

Vorgestellt von Martin Schaller und Peter Kind

Anamnese: 24jähriger Patient. Nach unauffälliger Geburt und Neugeborenenperiode im Alter von sechs Monaten Gingivahypertrophie im Zusammenhang mit der Dentition. Erstmals im 15. Lebensmonat Auftreten von kleinen hautfarbenen Knötchen im Nacken sowie perianal. Im weiteren Verlauf deutliche Progredienz der Knötchen, die sowohl spontan als auch posttraumatisch auftraten. Ab dem 15. Lebensjahr Deformation der Extremitäten sowie Gelenksteifigkeit, die eine selbständige Fortbewegung unmöglich machten. Beide Geschwister und die nicht blutsverwandten Eltern des Patienten sind erscheinungsfrei. Bei normaler geistiger Entwicklung ist der Patient körperlich schwerst behindert.

Hautbefund: Körpergröße 156 cm, Gewicht 32 kg. Multiple, teils ulzerierte, subkutan gelegene, bis 8 cm große Knoten am Rumpf, an den Extremitäten mit distaler Betonung sowie am Kopf. Weitere Tumoren an der Mund- und Nasenschleimhaut; ausgeprägte Induration des Mundbodens sowie Gingivahypertrophie.

Histopathologie: Rarefizierung des normalen kollagenen Bindegewebes mit Reduktion der Fibroblasten und seenartigen Ablagerungen von hyalinem Material in der Dermis.

Elektronenmikroskopie: Das rauhe endoplasmatische Retikulum und die Golgikomplexe der Fibroblasten sind stark erweitert und mit granulärem und fibrillärem Material gefüllt, welches auch in der Umgebung der Fibroblasten erkennbar ist. Kollagene und elastische Fasern innerhalb von intrazytoplasmatischen membrangebundenen Vesikeln. Intrazellulär unterschiedlich große Golgi-Vesikel mit feinstrukturierter granulärer Substanz und runden Partikeln.

Weitere Befunde: Unauffälliger Chromosomensatz, Karyotyp 46 XY. Keine vermehrte Brüchigkeit gegenüber Mutagenen. Normale Kontraktions- und Proliferationsfähigkeit der Fibroblasten. Magnetresonanztomographie des Schädels: Intra-

Vergröbertes Ohr

zerebral regelrechter Befund. Multiple geleale Tumoren, insbesondere rechts parietal und links okzipital, dort mit fast vollständiger Destruktion der Schädelkalotte.

Therapie und Verlauf: Auswärts durchgeführte Exzisionen von größeren Knoten führten nach kurzem Zeitraum erneut zum Wachstum von Knoten.

Kommentar: Die Fibromatosen stellen eine heterogene Gruppe von Erkrankungen dar, welche durch örtlich verdrängend wachsende, oft rezidivierende,

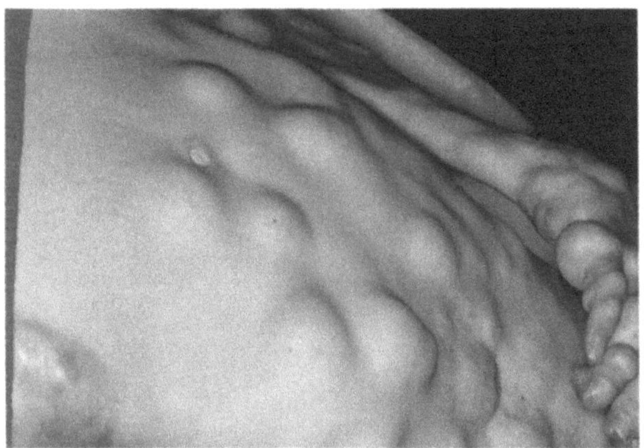

Zahlreiche dermal gelegene Knoten an Stamm und Armen

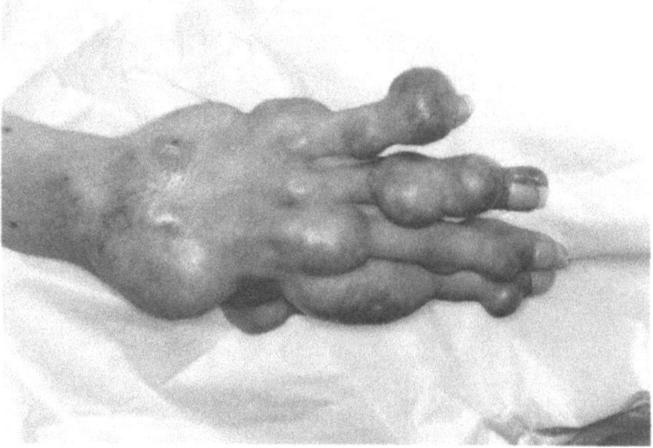

Mutilierende Knoten

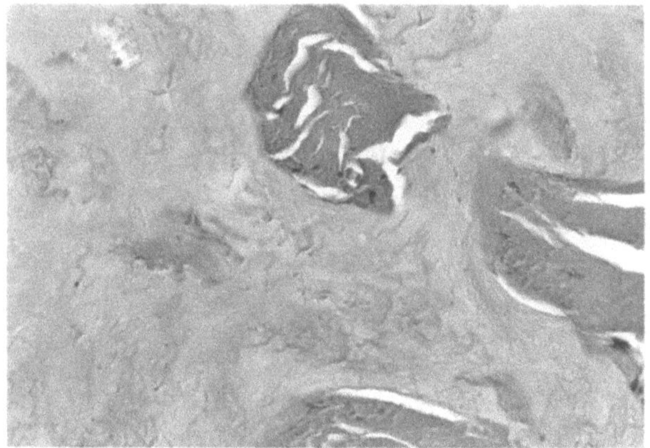

Seenartige Ablagerungen von hyalinem Material. HE

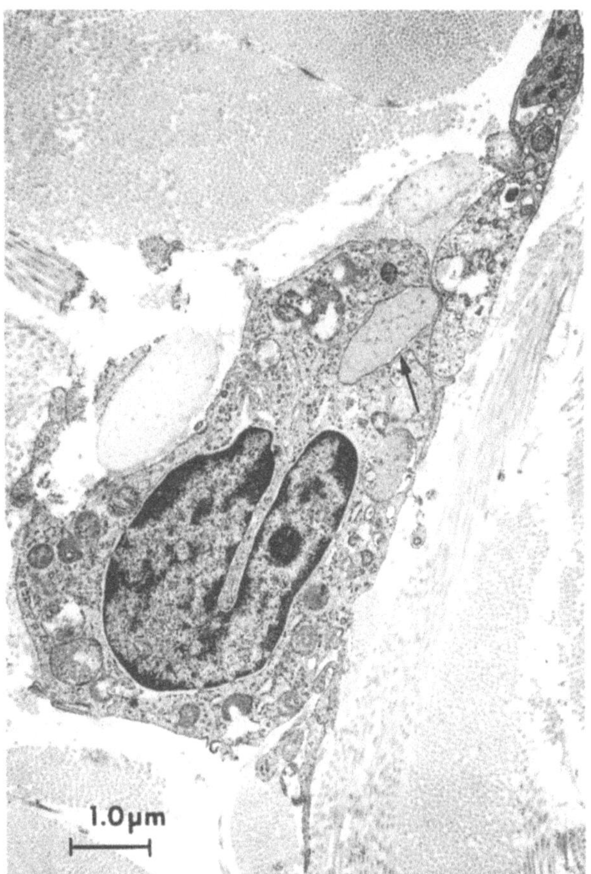

Elektronenmikroskopie: Rauhes endoplasmatisches Retikulum und Golgi-Komplex stark erweitert und mit fibrillärem Material gefüllt. Nachweis von elastischen Fasern innerhalb von membrangebundenen Vesikeln (→). × 11 000

aber nicht metastasierende Bindegewebstumoren gekennzeichnet sind. Allgemein wird zwischen juvenilen und adulten Fibromatosen unterschieden. Die juvenile hyaline Fibromatose wurde erstmals von Murray 1873 als Molluscum fibrosum bei drei Patienten beschrieben. Ohne Geschlechtsbevorzugung zeigt sich diese Erkrankung innerhalb der ersten sechs Lebensjahre, oft aber schon in den ersten Lebensmonaten. Häufig findet sich eine Konsanguinität der Eltern. Neben derben, subkutan gelegenen, schmerzlosen und verschieblichen Knoten, die bis zu 10 cm groß werden können, finden sich Gingivahypertrophie, Knochenveränderungen (Osteolysen, Kortikalisdefekte der langen Röhrenknochen, reaktive Demineralisation), Gelenkschwellungen mit nachfolgender Beugekontraktur und retardiertes körperliches Wachstum. Eine Beteiligung innerer Organe ist nicht bekannt. Die geistige Entwicklung verläuft bei nur wenig eingeschränkter Lebenserwartung normal. Wegweisend für die Diagnose sind Klinik und Histologie. Wertvolle Zusatzinformationen liefert die Elektronenmikroskopie. Bei dieser mit bisher etwa 40 beschriebenen Patienten sehr seltenen Bindegewebserkrankung kommt es zu pathologischen Ablagerungen von Chondroitinsulfat, Kollagen und Mukopolysacchariden in den fibroblastären Zellen und im dermalen Bindegewebe. Ursache für diese Ablagerung scheint eine gestörte Bildung von Bindegewebsproteinen in den fibroblastären Zellen zu sein. Bei einer altersabhängigen Analyse der Ablagerungen konnten eine Zunahme der Glykosaminproduktion sowie, in älteren Läsionen, Chondroitinsulfatablagerungen nachgewiesen werden. Klinische Differentialdiagnosen stellen die Mukopolysaccharidosen, der Morbus Farber und das Winchester-Syndrom dar. Im Gegensatz zu den Mukopolysaccharidosen finden sich bei der juvenilen hyalinen Fibromatose eine normal verlaufende geistige Entwicklung sowie unauffällige Urinbefunde. Der Morbus Farber zeigt neben dem elektronenmikroskopischen Nachweis von wurmartigen Einschlüssen in den Fibroblasten einen stets tödlichen Verlauf in den ersten Lebensjahren. Beim Winchester-Syndrom finden sich wie bei der juvenilen hyalinen Fibromatose Gelenkkontrakturen und eine Gingivahypertrophie, jedoch keine Knoten an der Haut. Eine wirksame Therapie existiert nicht. Nach einer Exzision kommt es häufig zu Wundheilungsstörungen sowie posttraumatisch zur Entwicklung von ausgeprägten Lokalrezidiven. Kasuistische Mitteilungen liegen über Behandlungsversuche mit intraläsionalen Glukokortikosteroidinjektionen und proteolytischen Enzymen mit unterschiedlichem Erfolg vor.

Danksagung: Der Patient wurde freundlicherweise überwiesen von Prof. Dr. Dr. h.c. H. v. Voss, Direktor des Instituts für Soziale Pädiatrie und Jugendmedizin der Ludwig-Maximilians-Universität, Heiglhofstraße 63, 81377 München.

Literatur

1. Gilaberte Y, Gonzalez-Mediero J, Lopez-Barrantes V, Zambrano A (1993) Juvenile hyaline fibromatosis with skull-encephalic anomalies: a case report and review of the literature. Dermatology 187: 144–148
2. Murray J (1873) On three peculiar cases of molluscum fibrosum in children. Med Chir Trans 38;235–253
3. Remberger K, Krieg T, Kunze D, Weinmann HM, Hübner G (1985) Fibromatosis hyalinica multiplex (juvenile hyaline fibromatosis). Cancer 56: 614–624

CHILD-Syndrom

Vorgestellt von Ulla Peterseim, Irene Müller, Adelheid Nolte und Michael Meurer

Anamnese: vier Wochen altes Mädchen in relativ gutem Allgemeinzustand. Zweites Kind gesunder Eltern, 2½jährige Schwester gesund. In der Schwangerschaft Abgang einer zweiten Fruchtblase. Bei Geburt fiel eine rechtsseitige Dysmelie auf: Die rechte obere Extremität sowie das rechte Schulterblatt fehlten vollständig, die rechte untere Extremität zeigte eine Hypoplasie der Tibia, Fehlen der Fibula sowie ein fußartiges Anhängsel mit zwei Zehen. Das Kniegelenk fand sich in Beugestellung mit dermatogener Kontraktur. In den ersten Tagen nach Geburt traten halbseitig begrenzte Hautveränderungen hinzu.

Hautbefund: Zur Mittellinie abgegrenztes, streng halbseitiges Erythem mit ichthyosiformer Schuppung, das die gesamte rechte Körperhälfte unter Aussparung des Kopfes und des Halses erfaßt. Intertriginös nässende Erosionen.

Histopathologie: Biopsie vom rechten Fuß. Ausgeprägte psoriasiforme Akanthose und Papillomatose der Epidermis mit nahezu vollständigem Verlust des Stratum granulosum und flächiger, kompakter Parakeratose. In den Schweißdrüsenausführungsgängen ist das Stratum granulosum noch vorhanden.

Elektronenmikroskopie: In den basalen Keratinozyten zahlreiche Mitochondrien und intrazelluläre Vakuolen. Epidermal erweiterte Interzellularräume mit granulären Ablagerungen. Die Fibroblasten der Dermis zeigen multiple Lipoidvakuolen.

Laborbefunde: Routinelaborparameter im Normbereich. Gesamteiweiß mit 5,1 g/dl erniedrigt. Bakteriologische Abstriche von der Haut: Nachweis von Staphylococcus aureus; intertriginös zusätzlich hämolysierende Streptokokken der Gruppe B.

Weitere Befunde
Herz-Ultraschall: Kein sicherer Nachweis der rechten Koronararterie.

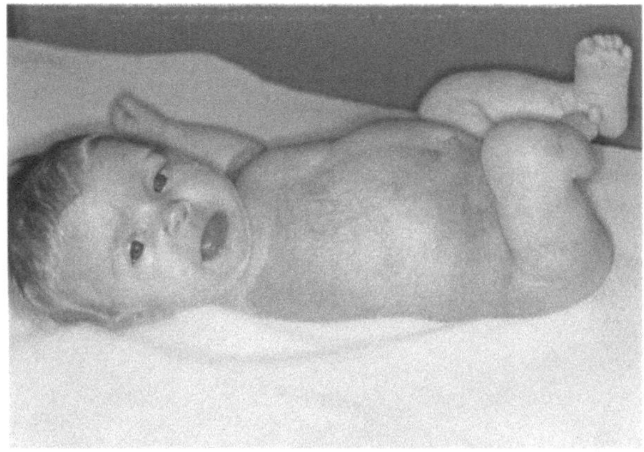

Amelie der rechten oberen Extremität

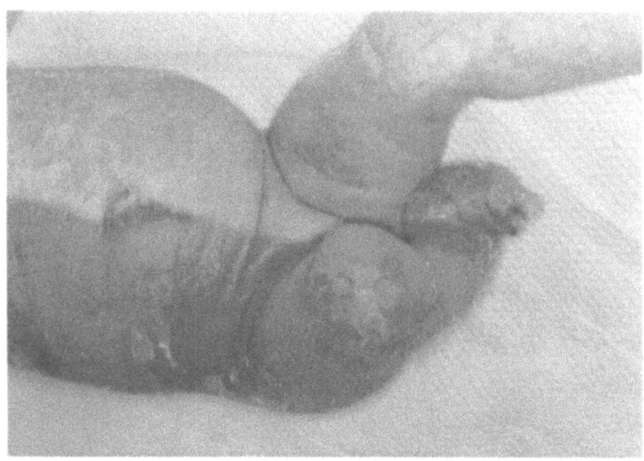

Streng halbseitige psoriasiforme Dermatitis und Hypoplasie der Extremität

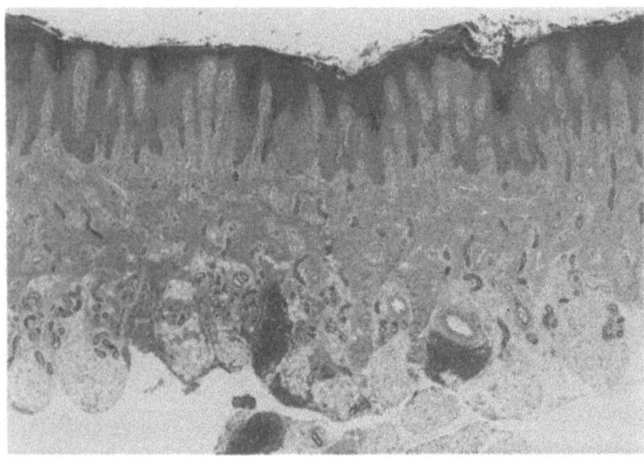

Psoriasiforme Dermatitis mit Verlust des Stratum granulosum. HE

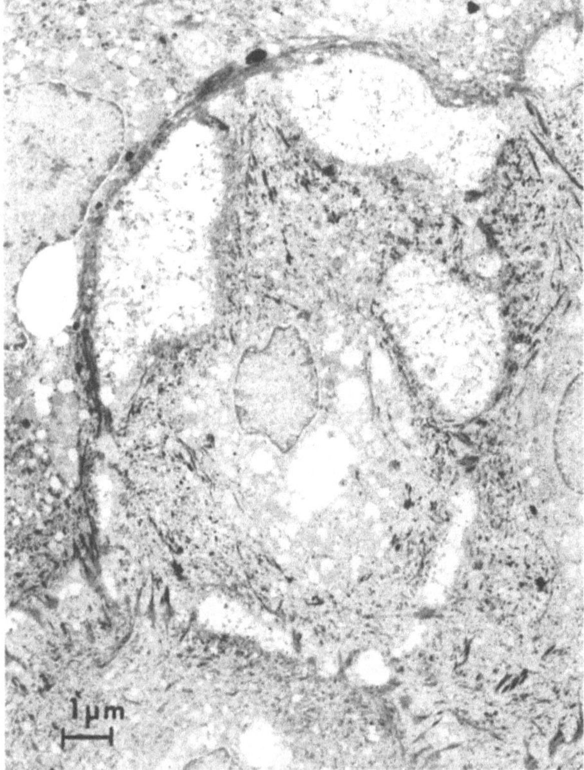

Elektronenmikroskopie: Erweiterte mit granulärem Material gefüllte Interzellularräume. Verlust der desmosomalen Kontakte. Intrazellulär vermehrt Lipidvakuolen. × 6000

Ultraschall vom Abdomen: Ohne pathologischen Befund.

Neurologische Untersuchung: Psychomotorische Entwicklung altersentsprechend.

EEG und Ultraschall vom Kopf: Normalbefund.

HNO-ärztliches Konsil: Laryngomalazie mit inspiratorischem Stridor, Innenohrschwerhörigkeit rechts.

Verlauf: Langsame Regression der Hautveränderungen. Ständiger Wechsel zwischen exsudativen und desquamativen Stadien, aber unverändert halbseitige Verteilung.

Kommentar: Das CHILD-Syndrom gehört zu der heterogenen Gruppe der epidermalen Nävus-Syndrome. Es wurde erstmals 1948 durch Zellweger und Uehlinger beschrieben. Den Begriff CHILD-Syndrom prägte Happle 1980, wobei das Akronym CHILD eine kongenitale Hemidysplasie mit ichthyosiformem Nävus und Extremitätendysmelie bezeichnet (congenital hemidysplasia with ichthyosiform erythroderma and limb defects). Darüber hinaus sind innerliche Anomalien von Herz, Lunge, Nieren, Schilddrüse, Ovarien und Eileiter beschrieben. Auch kommen Meningozelen, Laryngomalazien und Hörstörungen vor. In der Literatur sind bisher etwa 30 Patienten beschrieben worden. Die Hautveränderungen treten bei oder kurz nach der Geburt auf und zeichnen sich durch eine strenge Halbseitigkeit aus. Intertriginös sind die Veränderungen besonders stark ausgeprägt, weswegen Happle den Begriff Ptychotropismus wählte (Ptyche = Falte; Ptychotropismus = Faltenbetonung).

Das CHILD-Syndrom wird X-chromosomal dominant vererbt, mit Letalwirkung auf das männliche Geschlecht. In der embryonalen Entwicklung beginnen die Vorläuferzellen ausgehend von der Primärleiste in transversaler Richtung zu proliferieren. Aufgrund eines funktionellen Mosaiks kommt es durch die zufällige Inaktivierung eines X-Chromosoms (Lyon-Hypothese) zur halbseitigen Ausprägung von Haut- und Knochenveränderungen. Bei der in der Anamnese erwähnten, leer abgegangenen Fruchtblase handelte es sich wahrscheinlich um einen männlichen Zwillingsfeten. Das Fehlen der rechten Herzkranzarterie und die Tracheomalazie können als interne Anomalien beim CHILD-Syndrom aufgefaßt werden.

Differentialdiagnostisch abzugrenzen sind der inflammatorische lineare verruköse epidermale Nävus (ILVEN), der allerdings nicht betont intertriginös lokalisiert ist. Ferner ist an erworbene Hauterkrankungen wie lineare Psoriasis vulgaris, linearer Lichen ruber planus, Lichen striatus und lineare fixe toxische Arzneireaktion zu denken.

Die äußerliche Behandlung umfaßt austrocknende, desinfizierende und keratolytische Maßnahmen. Je nach Ausprägung interner Anomalien und Extremitätenfehlbildungen ist eine enge interdisziplinäre Zusammenarbeit wichtig.

Literatur

1. Happle R (1990) Ptychotropism as a cutaneous feature of the CHILD syndrome. J Am Acad Dermatol 23: 763–766
2. Happle R (1993) Mosaicism in human skin. Arch Dermatol 129: 1460–1470
3. Happle R, Mittag H, Küster W (1995) The CHILD nevus: a distinct skin disorder. Dermatology 191: 210–216
4. Hebert AA, Esterly NB, Holbrock KA, Hall JC (1987) The CHILD syndrome. Arch Dermatol 123: 503–509
5. Peter C, Meinecke P (1993) CHILD-Syndrom. Hautarzt 44: 590–503
6. Zellweger H, Uehlinger E (1948) Ein Fall von halbseitiger Knochenchondromatose (Ollier) mit Naevus ichthyosiformis. Helv Paediatr Acta 2: 153–163

Schöpf-Syndrom

Vorgestellt von Andreas Lukacs, Karl Guggenberger und Martin Röcken

Anamnese: 54jähriger Patient. Seit Jahren zunehmende Bewegungseinschränkung der Hände. Persistenz der Milchzähne bis zum 14. Lebensjahr. Fehlende Ausbildung des permanenten Gebisses. Im 30. Lebensjahr Auftreten von Lidzysten und diffuser Alopezie. Bei dem 30jährigen Bruder palmoplantare Hyperkeratosen, ein unvollständiges Gebiß, diffuse Alopezie, jedoch keine Lidzysten. Keine auffälligen Hautbefunde bei den übrigen Familienmitgliedern.

Hautbefund: An der Ober- und Unterlidkante zahlreiche, teilweise transparente, bis zu 3 mm große Zysten. Diffuse Palmoplantarkeratose mit deutlicher Bewegungseinschränkung der Hände. Onychodystrophie aller Fingernägel. Adontie. Teleangiektasien im Gesicht. Diskrete diffuse Alopezie mit dünnem Haar.

Weitere Befunde
Augenärztliche Untersuchung: Beginnende Linsentrübung, Zustand nach schwerer Hornhautverletzung, ansonsten außer den Lidzysten keine Auffälligkeiten.

Röntgen der Hände: Altersentsprechender Befund.

Kommentar: Das Schöpf-Syndrom ist eine ektodermale Dysplasie, die durch die Trias gestörte Dentition, Palmoplantarkeratosen und Augenlidzysten charakterisiert ist. Bei letzteren handelt es sich um Hydrokystome. Die ersten klinischen Zeichen des Schöpf-Syndroms zeigen sich oft erst bei der 2. Dentition. Einige Patienten weisen frühes Ausfallen der Milchzähne auf, bei anderen persistieren diese bis zur Pubertät. Darauf folgt in der Regel eine unvollständige Dentition, seltener ein vollständiges Fehlen des permanenten Gebisses. Bei Adontie mit palmoplantaren Hyperkeratosen und Onychodystrophie sollte an das Schöpf-Syndrom gedacht werden. Diffuse Alopezie und Teleangiektasien des Gesichtes können etwa zwischen dem 25.–30. Lebensjahr hinzukommen. Zur definitiven Diagnose gehören jedoch die Hydroky-

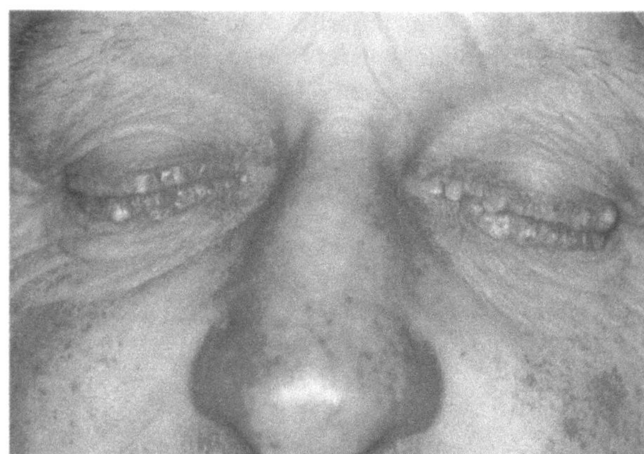

Hydrokystome der Augenlider

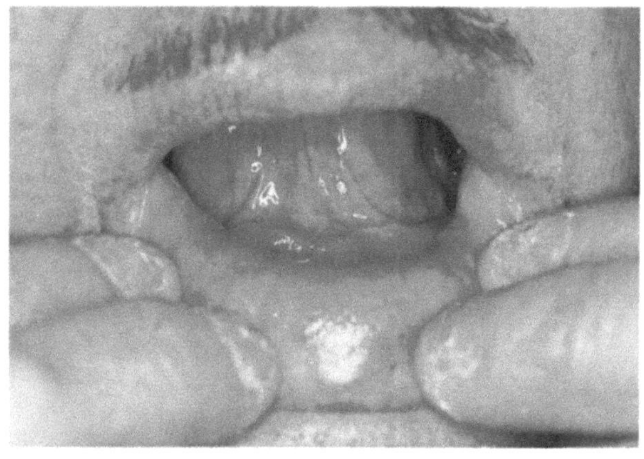

Adontie

stome der Augenlider, die meist um das 30. Lebensjahr auftreten.

Die wichtigste Differentialdiagnose ist das Papillon-Lefèvre-Syndrom. Dieses zeigt zwar ebenfalls fehlerhafte Zahnbildung und palmoplantare Hyperkeratosen, aber keine Lidzysten. Zusätzlich finden sich hier eine charakteristische Gingivitis und Parodontose.

Ursache und Genetik des Schöpf-Syndroms sind ungeklärt. Neben einem autosomal-rezessiven wird ein autosomal-dominanter Erbgang mit unvollständiger Penetranz diskutiert.

Patienten mit Schöpf-Syndrom haben ein 500fach erhöhtes Risiko Basaliome und spinozelluläre Karzinome zu entwickeln und benötigen deshalb regelmäßige klinische Untersuchungen. Die beeinträchtigenden palmoplantaren Hyperkeratosen können bei den meisten Patienten durch keratolytische Externa zufriedenstellend kontrolliert werden. Über die systemische Wirkung von Retinoiden liegen keine größeren Erfahrungen vor. Wegen der zahlreichen betroffenen Organsysteme bedürfen Patienten mit Schöpf-Syndrom einer interdisziplinären Betreuung durch Augenärzte, Zahnärzte und Dermatologen.

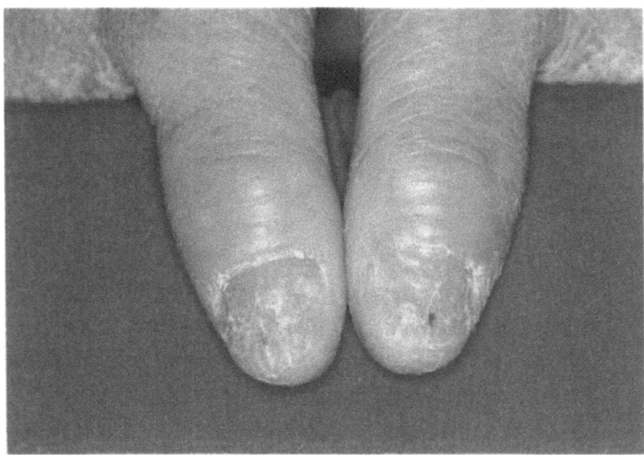

Trachyonychie

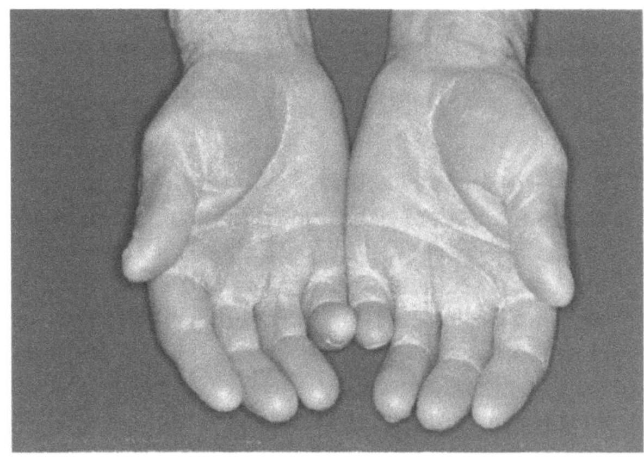

Palmarkeratose mit Bewegungseinschränkung

Literatur

1. Braun-Falco O, Plewig G, Wolff HH (Hrsg) (1995) Dermatologie und Venerologie, 4. überarbeitete und ergänzte Aufl. Springer, Berlin, S 1324–1335
2. Burkert JM, Burkert BJ, Burkert DA (1984) Eyelid cysts, hypodontia, and hypotrichosis. J Am Acad Dermatol 10: 922–925
3. Font RL, Stone MS, Schanzer MC, Lewis RA (1986) Apocrine hydrocystomas of the lids, hypodentia, palmo-plantar hyperkeratosis, and onychodystrophy. A new variant of ectodermal dysplasia. Arch Ophthalmol 104: 1811–1813
4. Hamm H, Örge C, Bröcker EB (1990) Das Schöpf-Syndrom – eine „Blickdiagnose" unter den ektodermalen Dysplasien. Zentralbl Haut Geschl Krankh 157: 940
5. Happle R, Rampen RHJ (1987) Multiple eyelid hidrocystoma syndrome: a new cancer syndrome? In: Wilkinson DS, Mascaro JM, Orfanos CE (eds) Clinical dermatology. The CMD case collection. Schattauer, Stuttgart, pp 290–291
6. Küster W, Hammerstein W (1992) Das Schöpf-Syndrom. Klinische, genetische und lipidchemische Untersuchungen. Hautarzt 43: 763–766
7. Monk BE, Pierie S, Soni V (1992) Schöpf-Schulz-Passarge syndrome. Br J Dermatol 127: 33–35
8. Nordin H, Mansson T, Svensson A (1988) Familial occurence of eccrine tumors in a family with ectodermal dysplasia. Acta Derm Venereol (Stockh) 68: 523–530
9. Perret C (1989) Schöpf syndrome. Br J Dermatol 120: 131–132
10. Schöpf E, Schulz JH, Passarge E (1971) Syndrome of cystic eyelids, palmo-plantar keratosis, hypodentia and hypotrichosis as a possible autosomal recessive trait. Birth Defects 8: 219–221

Progeria infantilis Hutchinson-Gilford

Vorgestellt von Carl Georg Schirren, Manfred Praun und Andreas Lukacs

Anamnese: Eineinhalbjährige Patientin. Seit dem 3. Lebensmonat kommt es zu einem sich ausdehnenden erhärteten Areal am Stamm mit gleichzeitigem Appetit- und Gewichtsverlust. Zusätzlich vermehrter Haarausfall am Kopf.

Hautbefund: *Allgemein:* Dystrophes Kind mit reduziertem Gewicht (3. Perzentile), reduzierter Größe (3. Perzentile) und relativ großem Kopfumfang (75. Perzentile). Die geistige Entwicklung altersentsprechend.

Kopf: Der Hirnschädel in der Proportion gegenüber dem Gesichtsschädel deutlich vergrößert mit prominenten Ossa parietalia et frontalia und einem vermehrt ausgezogenen Os occipitale. Tief ansetzende Ohren ohne Ohrläppchen. Die parietale Haut ist weißlich-atrophisch und vermindert behaart, jedoch von normaler Konsistenz. Die Venae temporales zeigen markante Konturierung. Die Nase ist flach und verkürzt, das Kinn verkleinert.

Stamm: Atrophisch glänzende, weißliche Haut mit deutlicher Verhärtung und Verdickung unter Aussparung der perimamillären Region. Außerdem flächige, miteinander konfluierende, bräunlich hyperpigmentierte Maculae.

Histopathologie: In der tiefen Dermis beim Übergang zur Subkutis hyalinisierte kollagene Faserbündel mit Muzin. Vermehrte Fibrozyten. Nur geringes gemischtzelliges entzündliches Infiltrat.

Laborbefunde: Ketonurie. Übrige Routinelaborparameter einschließlich Spurenelemente und Hormonstatus im Normbereich.

Weitere Befunde
Radiologie: Röntgenbild der linken Hand mit neun Monaten: Osteolysen im Bereich der Endphalangen. Erster Knochenkern im Os capitatum, aber fehlende Knochenkerne in den übrigen Ossa carpi. Knochenalter: drei Monate. Coxa valga.

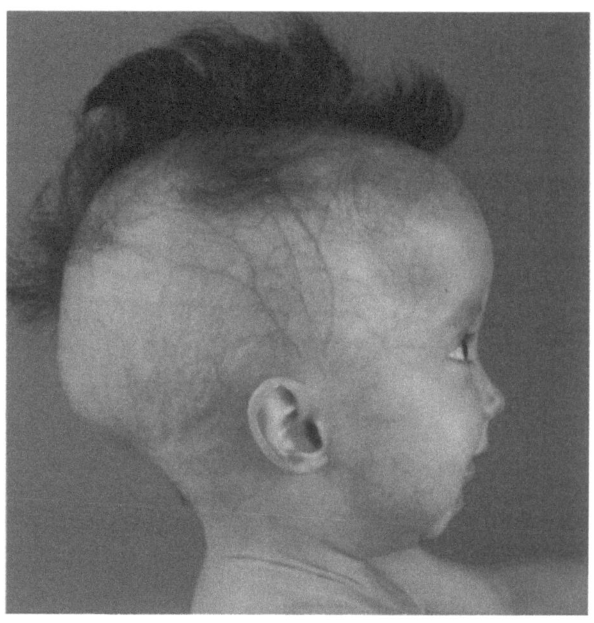

Hydrozephaloider Hirnschädel mit konturierten Schädelvenen und Alopezie

Therapie und Verlauf: Unter externer Anwendung einer 10 %igen harnstoffhaltigen Creme keine Änderung der Hautverhärtung.

Kommentar: Das sehr seltene Krankheitsbild der Progeria infantilis wurde 1886 erstmalig von Hutchinson beschrieben und 1904 von Gilford weiter ausgearbeitet. Es betrifft eines von 8 Mio. lebenden Neugeborenen. Gilford erkannte die vorzeitige Vergreisung als diagnostisches Leitsymptom und prägte den Namen Progerie. Zu den weiteren Leitsymptomen des Syndroms gehören Minderwuchs vom ersten Lebensjahr an, Verlust des subkutanen Fettgewebes, Konturierung der Schädelvenen, „Vogelgesicht" mit schnabelartiger Nase, ein zum Gesichtsschädel vergrößert wirkender Hirnschädel und sklerodermiforme Hauterscheinungen. Später kommen Beugekontrakturen, Osteolysen in den Endphalangen der Akren, gering entwickelte Muskulatur, zwergenartige Körpergröße und fehlende Sexualreifung hinzu. Außerdem sind vereinzelt Stoffwechselstörungen (Insulin, Triglyzeride) nachgewiesen worden. Dennoch ist die Intelligenz altersgemäß und normal. Die Diagnosestellung erfolgt klinisch, da spezifische pathologische Laborbefunde nicht bekannt sind. Die Prognose ist mit Vorsicht zu stellen, da die meisten Patienten bis zum zweiten Lebensjahrzehnt an den Folgen einer Atherosklerose (Herzinfarkt, Zerebralinsult) versterben. Die Ätiologie des Syndroms ist unbekannt. Eine genetisch bedingte Störung mit autosomal rezessiver und autosomal dominanter Vererbung erscheint wahrscheinlich, da neben den meisten sporadischen Fällen auch einzelne Patienten mit einer familiären Häufung beschrieben sind. Eine zytogenetische Untersuchung konnte eine invertierte Insertion auf dem langen Arm von Chromosom 1 nachweisen. Differentialdiagnostisch ist die Akrogerie Gottron abzugrenzen, die durch die Betonung der distalen Extremitäten und eine normale Lebenserwartung gekennzeichnet ist. Die Metargie ist in vielen Symptomen mit der Akrogerie identisch, nimmt aber durch die eingeschränkte Lebenserwartung, Ulzerationen, Diabetes und Atherosklerose eine Übergangsstellung zwischen Progeria infantilis und Akrogerie ein. Die Progeria adultorum (Werner-Syndrom) tritt im Erwachsenenalter auf und zeigt sklerodermiforme Hautveränderungen in Kombination mit einem Glaukom oder einer juvenilen Katarakt. Desweiteren kann noch entfernt an eine Sklerodermie im Kindesalter oder an das Cockayne-Syndrom gedacht werden, das aber zusätzlich eine mentale Retardierung auf-

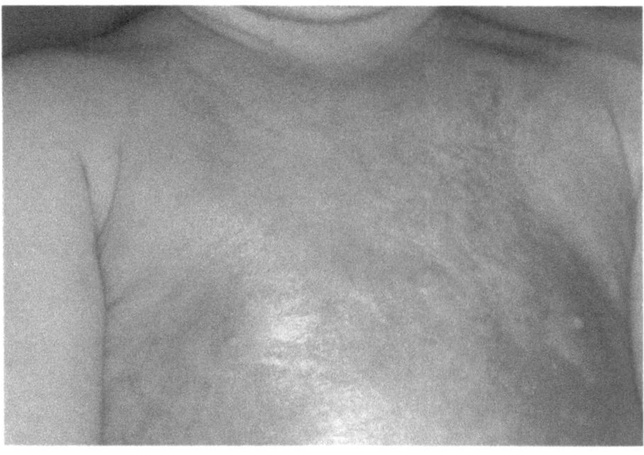

Sklerodermiforme Haut mit Aussparung der Mamillen

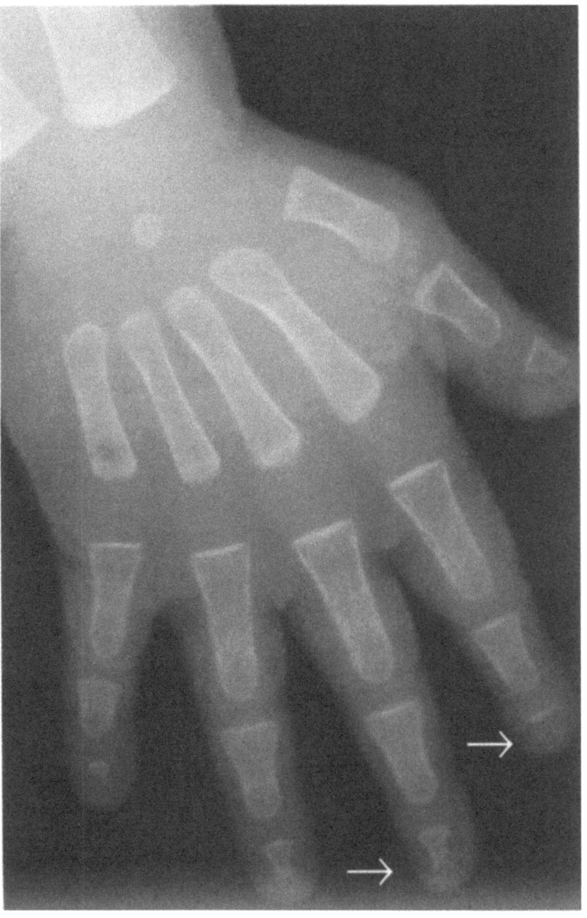

Unreifes Knochenalter, akrale Osteolysen (→)

weist. Eine kausale Therapie ist nicht bekannt. Es wird eine symptomatische Behandlung der Atherosklerose und ihrer Komplikationen, beispielsweise mit Azetylsalizylsäure, empfohlen.

Literatur

1. Badame AJ (1989) Progeria. Arch Dermatol 125: 540–544
2. Brown WT, Abendur J, Goonewardena P, Alemzadeh R, Smith M, Friedman S, Cervantes C, Bandyopadhyay S, Zaslav A, Kunaporn S, Serotkin A, Lifshitz F (1990) Hutchinson-Gildord progeria syndrom: clinical chromosomal and metabolic abnormalities. Am J Hum Genet 47: A50
3. Gilford H (1904) Progeria: a form of senilism. Practitioner 73: 188–217
4. Hürlimann AF, Schnyder UW (1991) Werner-Syndrom mit torpiden trophischen Ulcera cruris. Hautarzt 42: 721–725
5. Hutchinson J (1886) Case of congenital absence of hair and mammary glands with atrophic condition of the skin and its appendages in a boy whose mother had been almost totally bald from alopecia from the age six. Medicochir Trans 69: 473–477
6. Jansen T, (1996) Der „Roswell-Alien". Progerie. Münch Med Wschr 138: 152–154
7. Jimbow K, Kobayashi H, Ishii M (1988) Scar and keloid like lesions in progeria. An electron microscopic and immunohistochemical study. Arch Dermatol 124: 1261–1266
8. Novice FM, Collison DW, Burgdorf WHC, Esterly NB (eds) (1994) Progeria. In: Handbook of genetic skin disorders. WB Saunders, Philadelphia, pp 149–150

Langerhans-Zellen-Histiozytose: Erfolgreiche Therapie mit Thalidomid

Vorgestellt von Monika-Hildegard Schmid, Birger Konz und Gerd Plewig

Anamnese: 26jährige Patientin. 1985 erstmals Hautveränderungen im Sinne von schmerzhaften Erosionen genital und an der Mundschleimhaut, gefolgt von stark juckenden Papeln mit Krustenauflagerungen inguinal, axillär, submammär und fazial. 1992 Otitis media und zweimaliger Spontanpneumothorax. Seit Beginn der Hautveränderungen starkes Durstgefühl mit vermehrter Flüssigkeitsaufnahme und -ausscheidung.
1989 konnte die Diagnose einer Langerhans-Zellen-Histiozytose mit Diabetes insipidus gestellt werden. Nach erfolglosen Therapieversuchen mit Glukokortikosteroiden, Vincristin, Azathioprin, Ciclosporin A, UVA und Röntgenweichstrahlen wurde auf Vorschlag von Prof. Dr. R. Caputo aus der Dermatologischen Universitätsklinik in Mailand eine Chemotherapie mit Vinblastin im Wechsel mit Etoposid eingeleitet. Diese führte zu einer langsamen Besserung. Weitgehend therapieresistent zeigten sich jedoch die intertriginösen Hautveränderungen. Aus diesem Grunde Therapieversuch mit Thalidomid (100 mg/Tag) bei eingehender Aufklärung über unerwünschte Wirkungen und konsequenter Kontrazeption.

Hautbefund: An Kapillitium, Stirn, Nasolabialregion, Kinn, Intertrigines, seborrhoischen Arealen des Stammes, Inguinalfalten und Genitalregion dichtstehende kleine Papeln, zum Teil konfluierend zu Plaques. Großflächige Erosionen mit hämorrhagisch-eitrigen Krusten.

Histopathologie: Fokale Erosion der Epidermis mit Auflagerungen aus Fibrin, Kerntrümmern und eosinophilen Granulozyten. Subepidermal ausgeprägtes Ödem und atypische Zellen mit reichlich Zytoplasma und großen, teilweise nierenförmigen Kernen. Vereinzelt eosinophile Granulozyten. Im oberen Korium Infiltrat vor allem aus Plasmazellen. Immunhistologisch sind die atypischen Zellen positiv für CD1a und α1-Antichymotrypsin.

Elektronenmikroskopie: Im mittleren und oberen Korium starke Proliferation von großen Zellen mit

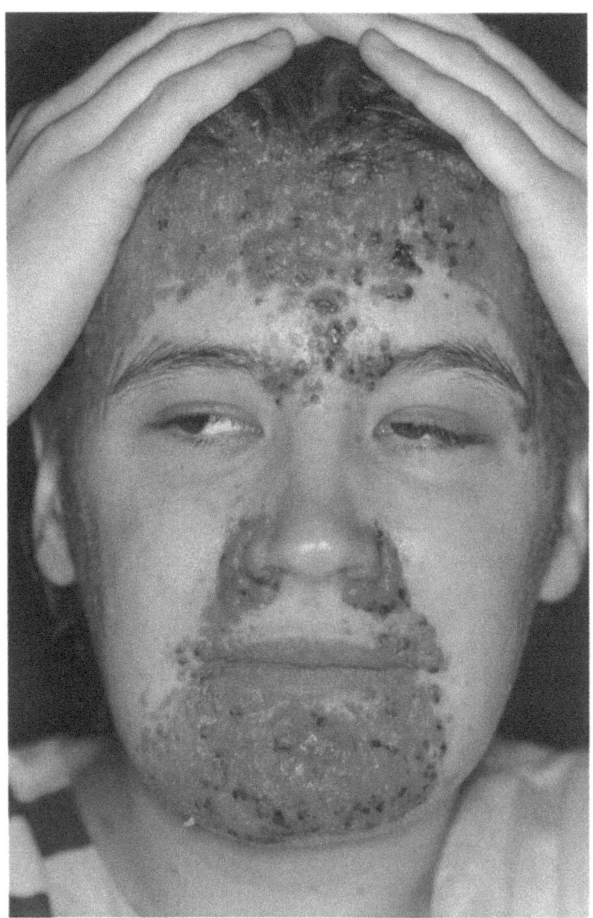

Langerhans-Zellen-Histiozytose, vor Therapie

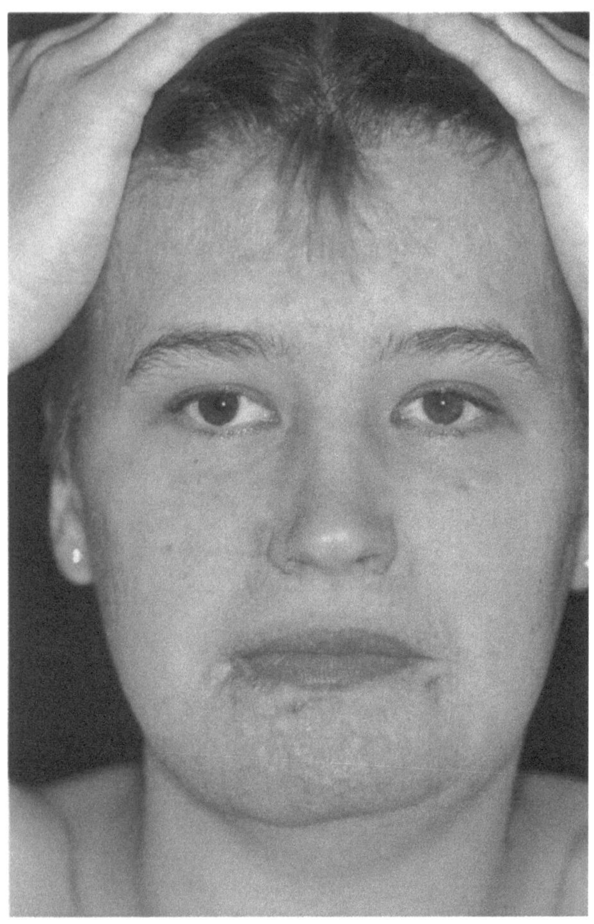

Langerhans-Zellen-Histiozytose, nach Therapie

hellem Zytoplasma, nierenförmigen Kernen und intrazellulär gelegenen Birbeck-Granula (Langerhans-Zellen-Granula).

Laborbefunde: BKS 38/81 mm nach Westergren, Hb 11,0 g/dl bei Zustand nach Chemotherapie. Leukozyten im Normbereich. Andere Routinelaborparameter im Normbereich.

Bakteriologie: Aus Abstrichmaterial der Hautveränderungen von Kinn und Inguinalregionen wiederholt Nachweis von Staphylococcus aureus und Streptococcus agalactiae.

Weitere Befunde
Röntgen Thorax: Beginnende Fibrosierung und lokalisiertes Emphysem im rechten Lungenunterfeld bei Zustand nach zweimaligem Pneumothorax.

Skelettszintigraphie: Starke Anreicherung am rechten Auge lateral und am rechten Mastoid; verdächtig auf spezifische Knocheninfiltration.

Röntgen Schädel, kraniales Computertomogramm und Kernspintomogramm des Schädels: Ohne pathologischen Befund, insbesondere unauffällige Hypothalamus-Hypophysenregion.

Knochenmarksbiopsie (1990): Plasmazelluläre Reaktion ohne sicheren Anhalt für Knochenmarksinfiltration.

HNO-ärztliches Konsil: Mittelohr- und Innenohrschwerhörigkeit links, rechter äußerer Gehörgang vernarbt.

Gynäkologisches Konsil: Hormonstatus normal, Unterdrückung der Menstruation und Einleitung einer Kontrazeption mit einem Gestagenpräparat.

Neurologisches Konsil: Geringgradig ausgeprägte exogen-toxische periphere Polyneuropathie, vereinbar mit Zustand nach multiplen Chemotherapien.

Therapie und Verlauf: Von Juli 1993 bis Mai 1994 einmal wöchentlich Vinblastin 10 mg als Kurzinfusion kombiniert mit 25 mg Methylprednisolon i.m. und 8 mg Ondansetron als antiemetische Therapie. Unter dieser Therapie insgesamt langsame Besserung, jedoch zeitweise Verschlechterung durch Sekundärinfektionen insbesondere inguinal und axillär. Von Juni 1994 bis Oktober 1995 sechs Zyklen

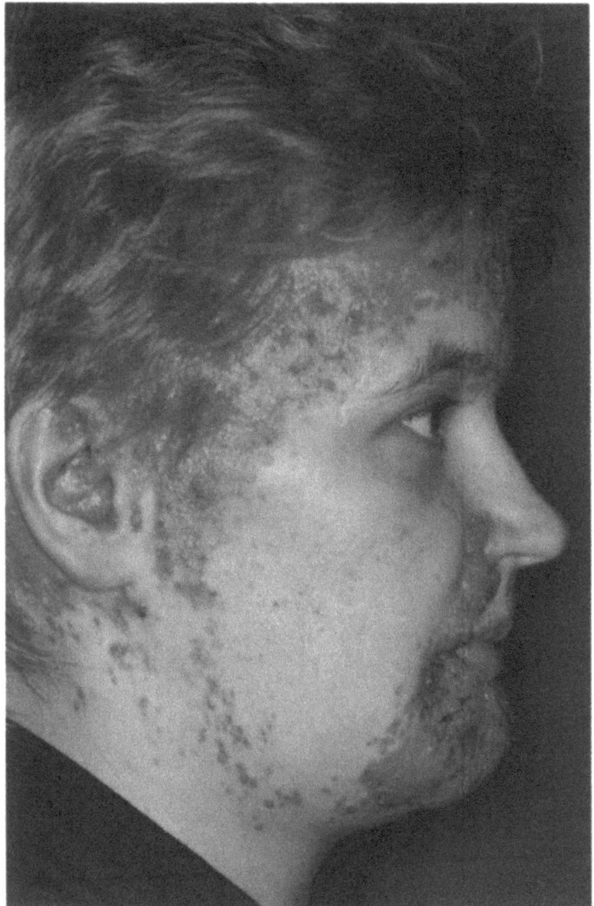

Langerhans-Zellen-Histiozytose, vor Therapie

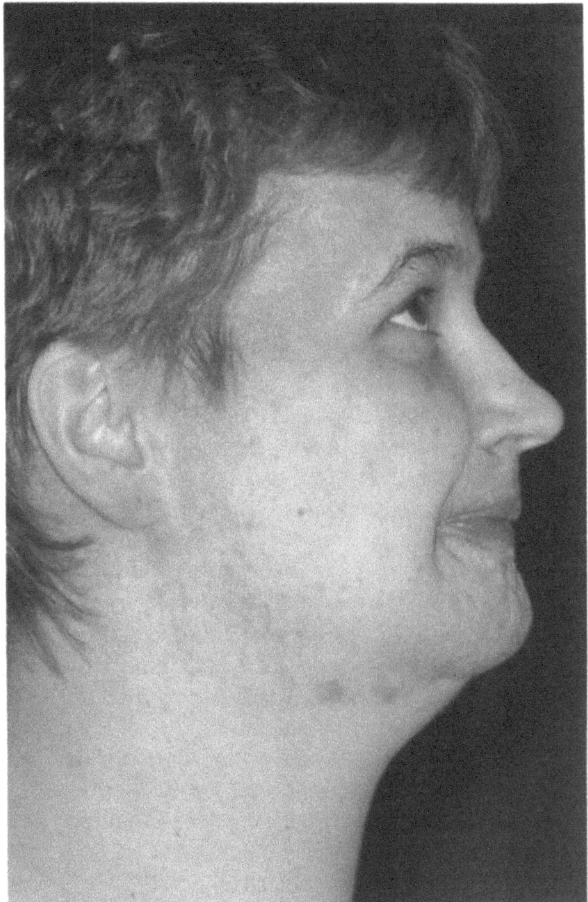

Langerhans-Zellen-Histiozytose, nach Therapie

Chemotherapie mit Etoposid (200 mg/m^2 Körperoberfläche) mit kurzfristig gutem Erfolg. Nach einer dreimonatigen Pause mit deutlicher Verschlechterung des Hautbefundes erneute Chemotherapie mit Vinblastin (200 mg/m^2 Körperoberfläche) an drei aufeinanderfolgenden Tagen in zweiwöchigen Intervallen. Zusätzlich jeweils 25 mg Methylprednisolon i. m. Wegen Therapieresistenz der intertriginösen Erosionen Einleitung einer Thalidomidtherapie (100 mg/Tag oral) unter konsequenter Kontrazeption. Begleitend neurologische Konsile zur Abklärung einer Verschlechterung der vorbestehenden peripheren Polyneuropathie in sechswöchigen Intervallen. Unter Thalidomid deutliche Besserung mit Abblassung und Abflachung aller Hautveränderungen und Abheilung der Erosionen axillär und inguinal innerhalb von zwei Monaten.

Kommentar: Die Langerhans-Zellen-Histiozytose ist charakterisiert durch proliferierende Langer-

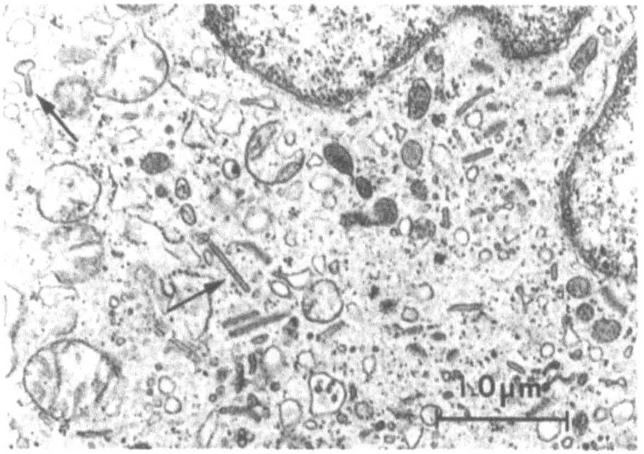

Elektronenmikroskopie: Intrazellulärer Nachweis von Birbeck-Granula (→). × 16.800

hans-Zellen mit Ausbildung von knotigen Infiltraten. Dies führt bei Lokalisation an Knochen, Dura mater und Orbita zur klinisch typischen Symptomtrias mit Knochendefekten, Diabetes insipidus und Exophthalmus. Die Charakterisierung der Langerhans-Zellen erfolgt immunologisch durch Nachweis des CD1a-Antigens und elektronenmikroskopisch durch Nachweis von Birbeck-Granula. Die sehr seltene Erkrankung beginnt meist in der frühen Kindheit, seltener bei Erwachsenen. Neben dem Skelettsystem ist die Haut das am häufigsten betroffene Organ. Schleimhautveränderungen sind ebenfalls beschrieben. Dysfunktionen von Leber (Hepatomegalie, Aszites), Lunge (Pneumothorax) und Knochenmark (Panzytopenie) weisen auf eine schlechte Prognose hin. Ein Diabetes insipidus kann Ausdruck eines verdrängenden Wachstums auf die Hypophyse sein. Differentialdiagnostisch ist in erster Linie an ein seborrhoisches Ekzem, einen Morbus Darier und bei isoliertem Beugenbefall auch an einen Morbus Hailey-Hailey zu denken. Bei disseminiertem Krankheitsbild sind multiple juvenile Xanthogranulome und disseminierte Xanthome auszuschließen.

Die Therapie richtet sich nach der Schwere des Krankheitsbildes und nach der Anzahl der betroffenen Organsysteme. Isolierte Hautherde sollten exzidiert werden. Disseminierter Hautbefall kann erfolgreich mit Glukokortikosteroiden, PUVA-Therapie oder Grenzstrahlen behandelt werden. Lokal desinfizierende Maßnahmen sind insbesondere zur Prophylaxe von Sekundärinfektionen angezeigt. Bei multifokalem Organbefall ist eine systemische Therapie indiziert. Hier wurden Vinblastin, Vincristin, 6-Mercaptopurin und Cyclophosphamid mit Erfolg eingesetzt. Zytostatische Monotherapien können mit systemischen Glukokortikosteroiden kombiniert werden. Bei therapieresistentem Befall der Intertrigines und Schleimhäute mit Erosionen und Ulzerationen kann – wie bei unserer Patientin – Thalidomid zur Besserung führen. Thalidomid ist eine 1955 synthetisierte Substanz mit der molekularen Struktur von α-N-phthalimidoglutarimid. Es wurde 1956 als Schlafmittel in Deutschland zugelassen und mußte 1961 wegen gehäuften Auftretens von Embryopathien (hauptsächlich Amelien und Dysmelien) bei Einnahme in der Schwangerschaft vom Markt genommen werden.

Seit etwa 10 Jahren gewinnt Thalidomid neues Interesse aufgrund seiner immunmodulierenden Eigenschaften. Dabei spielt die Inhibition der neutrophilen Chemotaxis und Phagozytose eine zentrale Rolle. Heute ist Thalidomid zur Behandlung von Leprakranken zugelassen und wird in besonderen Fällen als Heilversuch bei Prurigoerkrankungen, Lupus erythematodes, Aphthosen, kutaner Leishmaniose und Pyoderma gangraenosum verwendet. Unerwünschte Arzneimittelwirkungen sind Schläfrigkeit, Schwindel, Kopfschmerzen, Übelkeit, Fruchtschädigung bei fehlender Kontrazeption und Entwicklung einer irreversiblen peripheren Polyneuropathie. Die bisher in der Literatur beschriebenen Patienten mit Langerhans-Zellen-Histiozytose und erfolgreicher Thalidomidtherapie zeigten deutliche Verbesserung von Vulvagranulomen und Parotisbefall. Nach Therapieende traten jedoch vereinzelt Rezidive auf.

Danksagung: Die Patientin wurde freundlicherweise überwiesen von Prof. Dr. Rudgero Caputo, Dermatologische Universitätsklinik Mailand.

Literatur

1. Bensaid P, Machet L, Vaillant L, Machet MC, Scotto B, Lorette G (1992) Histiocytose Langerhansienne de l'adulte: localisation parotidienne regressive apres traitment par thalidomide. Ann Derm Venerol 119: 281–283
2. Braun-Falco O, Plewig G, Wolff HH (1995) Dermatologie und Venerologie, 4. überarbeitete und ergänzte Auflage. Springer, Berlin, Heidelberg, S 1443–1445
3. Caputo R, Gianotti R, Monti M (1987) Nodular „pure" histiocytosis X in an adult. Arch Dermatol 123: 1274–1275
4. Chatelain R, Nachbar F, Kind P (1996) Langerhans-Zell-Histiozytose. In: Plewig G, Korting HC (Hrsg) Fortschritte der praktischen Dermatologie und Venerologie, Bd 14. Springer, Berlin, Heidelberg, S 372–374
5. Gianotti F, Caputo R (1985) Histiocytic syndroms: a review. J Am Acad Dermatol 13: 383–404
6. Gnassia AM, Gnassia RT, Bonvalet D, Puissant A, Goudal H (1987) Histiozytose X avec „granulome éosinophile vulvaire" – effect spectaculaire de la thalidomide. Ann Dermatol Venereol 114: 1387–1389
7. Groh U, Gadner H, Radaszkiewicz T, Rappersberger K, Konrad K, Wolff K, Stingl G (1988) The phenotypic spectrum of histiocytosis X cells. J Invest Dermatol 90: 441–447
8. Grosshans E, Illy G (1984) Thalidomide therapy for inflammatory dermatoses. Int J Dermatol 23: 598–602

Keratosis lichenoides chronica

Vorgestellt von Christian Kunte und Carl Georg Schirren

Anamnese: 27jähriger Patient. Seit fünf Jahren Auftreten von Papeln an Penis, Extremitäten und Fußrändern. Nur geringer Juckreiz, Effloreszenzen ohne Abheilungstendenz. Zuletzt vermehrt auftretende Papeln in linearer Anordnung an den Beugeseiten der Extremitäten.

Hautbefund: Symmetrisch an Extremitätenbeugeseiten moniliform angeordnete, keratotische und lichenoide Papeln sowie striäre erythematöse Keratosen. Die Flanken weisen in disseminierter Aussaat lichenoide keratotische Papeln auf. An Fußrändern plaqueförmige Keratosen, teilweise striäre erythematöse Keratosen. Der Penisschaft weist erythematöse, keratotische Plaques und Erosionen auf. Gesicht, Schleimhäute und Nägel sind frei.

Histopathologie: Unregelmäßige Akanthose mit Verlust des Stratum granulosums; kompakte Parakeratose. In der oberen Dermis bandartiges entzündliches Infiltrat aus Lymphozyten, Histiozyten und Melanophagen. Vakuoläre Alteration und Dyskeratosen.

Immunhistopathologie: In der direkten Immunfluoreszenz diffuse Ablagerungen von Fibrinogen entlang der dermo-epidermalen Basalmembran. Nachweis von hyalinen Körperchen.

Laborbefunde: Routinelabor unauffällig. Hepatitisserologie, HIV-Serologie, TPHA-, VDRL-Test und ANA negativ. Toxoplasmoseserologie mit Durchseuchungstiter.
Mykologische Untersuchungen negativ.
Prick-Testungen ohne Hinweis auf Atopie.
Epikutantest mit Standard, Desinfektionsmitteln, Konservierungsmitteln und Metallen negativ.

Therapie und Verlauf: Behandlungen mit Keratolytika und Glukokortikosteroiden führten lediglich zur Ablösung der Keratosen. Im Verlauf der 3jährigen ambulanten Betreuung weitere Zunahme der Papeln in zunehmend moniliformer Anordnung. Weitere Behandlungsmaßnahmen hat der Patient bislang abgelehnt.

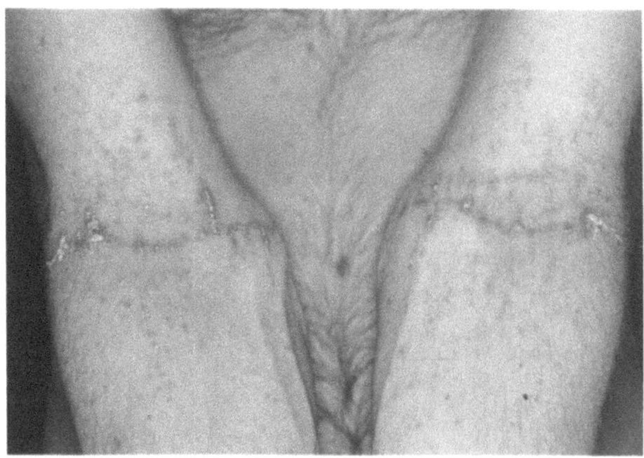

Moniliforme Keratosen

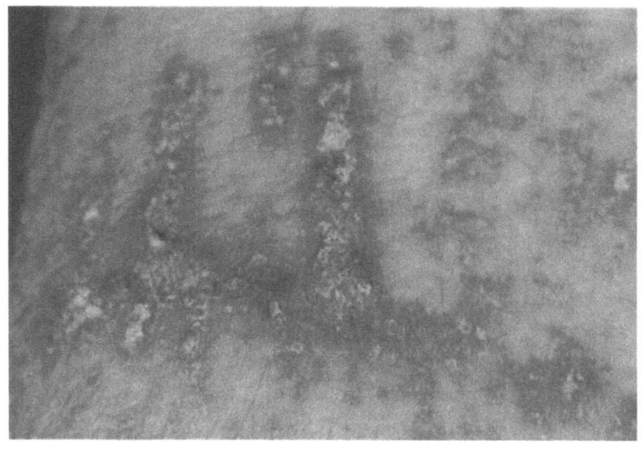

Detailaufnahme Ellenbeuge

Kommentar: Keratosis lichenoides chronica ist eine seltene Erkrankung. Bislang sind etwa 50 Patienten in der Literatur beschrieben. Gekennzeichnet ist die Erkrankung durch die klinische Trias aus lichenoiden keratotischen Papeln, striären erythematösen Keratosen und plaqueförmigen Keratosen. Außerdem werden psoriasiform schuppende Erytheme beobachtet. Die Hauterscheinungen sind therapiefraktär. Befallen werden vor allem Extremitätenbeugeseiten, Gesicht, Schleimhäute, Palmae und Plantae. Präferenz einer Altersgruppe

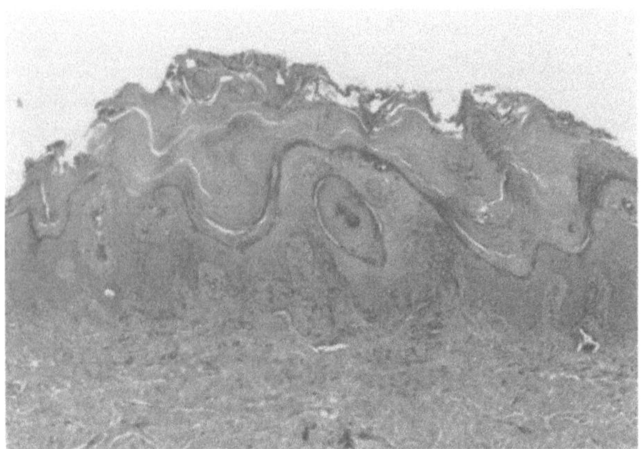

Lichenoide Dermatitis mit Akanthose, Papillomatose, kompakter Parakeratose. HE

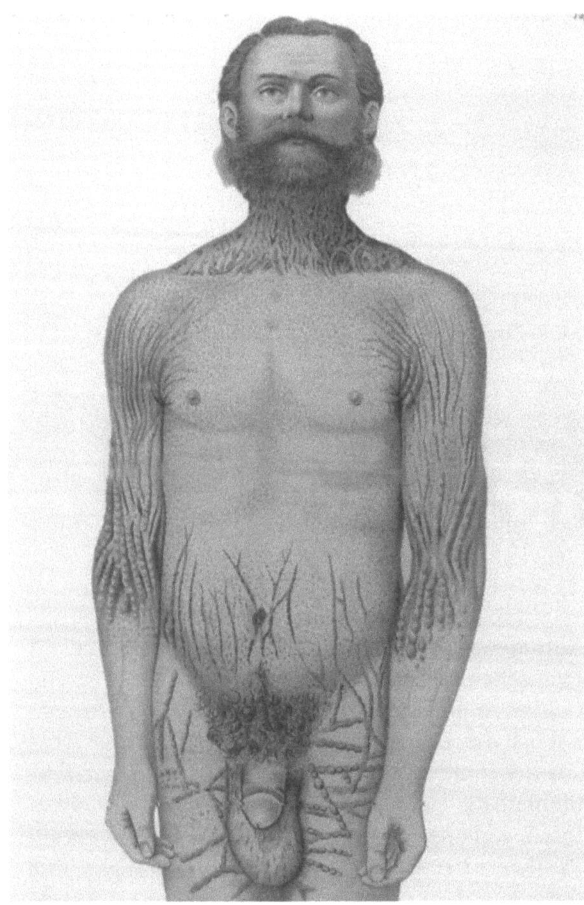

Lichen ruber moniliformis (Kaposi). Originalabbildung aus der Arbeit von Kaposi 1886

oder eines Geschlechtes konnte nicht ermittelt werden. Histologisch findet sich das Bild einer lichenoiden Dermatitis mit Hyper- und Parakeratose, Verlust des Stratum granulosum, bandförmigem entzündlichem subepidermalem Infiltrat und Kolloidkörperchen. Über die Ätiologie der Erkrankung ist nichts bekannt; vereinzelt sind frische Toxoplasmoseinfektionen assoziiert oder die Einnahme von Tuberkulostatika beschrieben. Äußerliche Behandlungen mit Keratolytika, Teer oder Glukokortikosteroiden führt in der Regel zu keiner Besserung. Vereinzelt wird über gute Erfolge mit oraler PUVA-Behandlung berichtet, am erfolgversprechendsten aber scheint die Einnahme aromatischer Retinoide.

Die wichtigste Differentialdiagnose ist Lichen ruber planus. Hier zeigt sich im Gegensatz zu Keratosis lichenoides chronica häufig spontane Abheilung, extrem seltener Gesichtsbefall und seltener Befall der Palmae und Plantae. Die lineare Anordnung bei Lichen ruber planus ist meist Ausdruck eines isomorphen Reizeffektes und tritt asymmetrisch auf. Histologisch weist Lichen ruber planus im Unterschied zu der Keratosis lichenoides chronica eine Hypergranulose auf. Weitere Differentialdiagnosen umfassen Psoriasis vulgaris, Morbus Kyrle, Hyperkeratosis lenticularis perstans (Flegel) und ILVEN, die sich aber klinisch und histologisch gut abgrenzen lassen.

Die symmetrisch verteilten moniliformen Keratosen, die Therapieresistenz und die histologisch fehlende Hypergranulose belegen die Unterschiedlichkeit der Keratosis lichenoides chronica zum Lichen ruber planus und damit die Entität der Erkrankung.

Literatur

1. Braun-Falco O, Bieber T, Heider L (1989) Keratosis lichenoides chronica: Krankheitsvariante oder Krankheitsentität? Hautarzt 40: 614–622
2. David M, Filhaber A, Rotem A, Katzenelson-Weissmann V, Sandbank M (1989) Keratosis lichenoides chronica with prominent telangiectasia: response to etretinate. J Am Acad Dermatol 21: 1112–1114
3. Kaposi M (1885) Lichen ruber acuminatus und Lichen ruber planus. Arch Dermatol Syph 31: 1–32
4. Kaposi M (1886) Lichen ruber moniliformis-Korallenschnurartiger Lichen ruber. Arch Dermatol Syph 18: 571–582
5. Nékam L (1983) Sur la question du lichen moniliforme. Presse Med 46: 1000–1003
6. Margolis MH, Cooper GA, Johnson AM (1972) Keratosis lichenoides chronica. Arch Dermatol 105: 739–743

Synopsis pathologischer Nabelveränderungen

Vorgestellt von Hella Schirren und Carl Georg Schirren

Anamnese: 1. 63jährige Patientin. Seit unbekannter Zeit knotige, symptomlose Verhärtung im Nabelbereich. Kein Wachstum.
2. 60jähriger Patient. Seit sechs Monaten sich vergrößernde Knoten im Nabelbereich, die später ulzerieren und bluten. Im Zeitraum von zwei Jahren Gewichtsabnahme von 30 kg Körpergewicht.
3. 42jährige Patientin. Seit dem zwölften Lebensjahr symptomloser Knoten im Nabel mit mäßiger Größenzunahme. Seit sieben Monaten periodenabhängige Blutung und Schmerzen des Nabelknotens.

Hautbefund: Patientin 1. Im Nabel ein 1 cm großer, braun-schwarzer, derber, etwas keratotischer Knoten. In der Umgebung mäßiges Erythem.
Patient 2. Im Nabelbereich 3 bis zu 1 cm große, kalottenförmig erhabene, zentral ulzerierte, rötliche Knoten.
Patientin 3. Im Nabel ein 2 cm großer, exophytischer, braun-schwarzer Knoten mit kleinen Blutkrusten. Periumbilikal zahlreiche Striae distensae.

Histopathologie: Patientin 1. Teils kompakte, teils korbgeflechtartige Orthokeratose mit Bakterien, Zelldetritus und zahlreichen Kalkniederschlägen. Diagnose: Omphalolith.
Patient 2. Unscharf begrenzte, asymmetrisch aufgebaute, erodierte, die gesamte Dermis durchsetzende Neoplasie aus soliden Strängen und tubulären Strukturen mit apokriner Sekretion. Die neoplastischen Zellen besitzen einen epitheloiden Charakter mit ungleich großen Kernen und prominentem Nukleolus. Heterochromatin und vermehrte Mitosen. Diagnose: Metastase eines Adenokarzinoms.
Patintin 3. In der Dermis Neoplasie aus zystischen Hohlräumen und duktalen Strukturen, die von einem mehrreihigen hochprismatischen Epithel mit apokriner Sekretion ausgekleidet sind. Dazwischen ein muzin- und zellreiches Stroma. Diagnose: Endometriosis umbilicalis.

Weitere Befunde: Patient 2. Gastroskopie, Koloskopie und Computertomogramm des Abdomens unauffällig, insbesondere kein Hinweis auf einen Primärtumor.

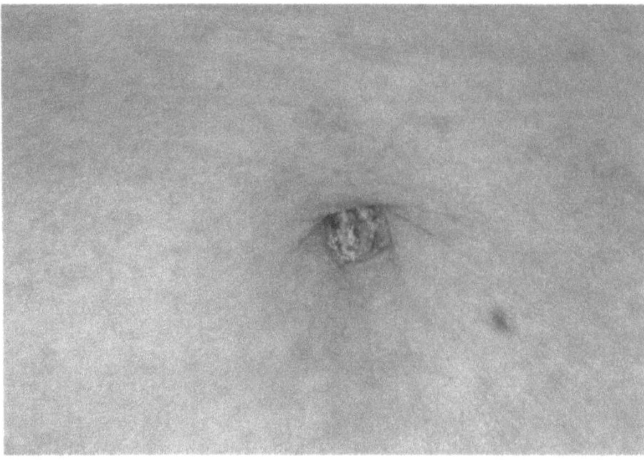

Omphalolith. Im Nabel braun-schwarzes Konkrement

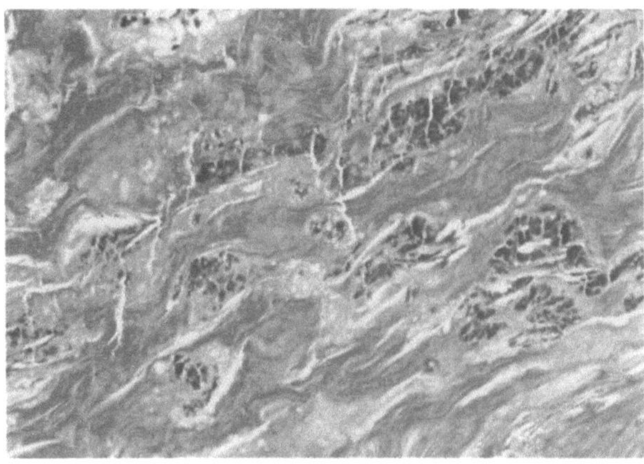

Omphalolith. Verkalkte Hornzellmassen. HE

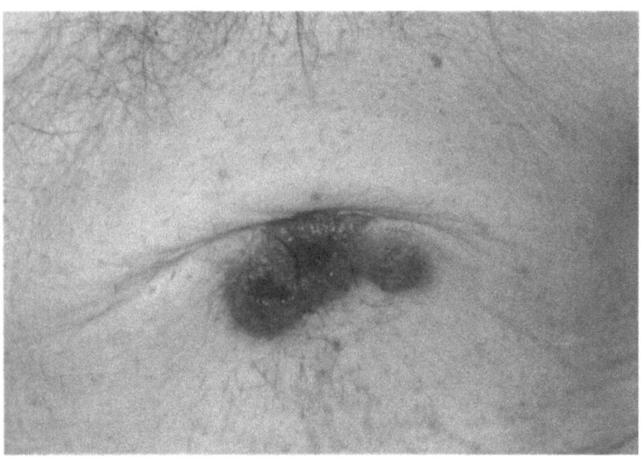

Sister-Mary-Joseph-Knoten. Rötliche, ulzerierte Knoten im Nabelbereich

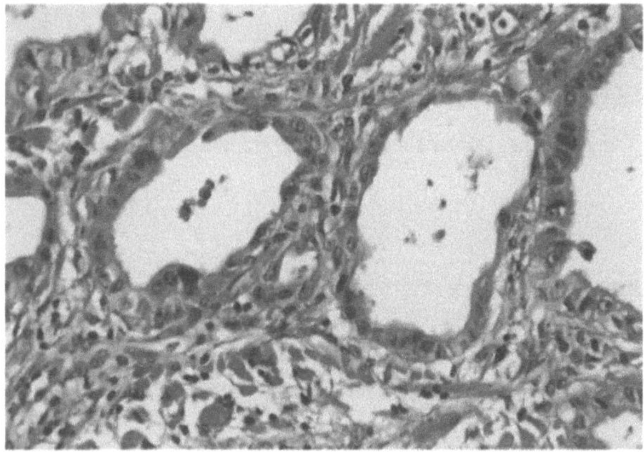

Sister-Mary-Joseph-Knoten. Metastase eines Adenokarzinoms. HE

Patientin 3. Eine Laparoskopie ergab keinen Anhalt auf weitere intraabdominal gelegene Endometrioseherde.

Therapie und Verlauf: Patientin 1. Nach stumpfer Lösung des Knotens Abklingen der Entzündung. Patient 2. Diagnostische Laparoskopie mit Nachweis eines inoperablen Pankreaskopfkarzinoms. Der Patient verstarb sechs Monate nach Erstvorstellung an einem metastasierenden Pankreaskarzinom. Patientin 3. Exzision des Nabels. Unkomplizierter postoperativer Verlauf.

Kommentar: Benigne oder maligne Neubildungen im Bereich des Nabels können auf verschiedene pathogenetische Faktoren zurückgeführt werden. Der Nabel gehört zu den intertriginösen Arealen der Haut. Verminderte Abdunstung und Abschilferung sowie Mazeration prädisponieren zu bakteriellen und mykotischen Infektionen. Bei einem tief eingezogenen Nabel oder bei mangelnder Hygiene kann es zur Ausbildung eines Omphalolithen (Nabelsteins) kommen, einem Konglomerat aus keratotischem Material, Zelldetritus und Kalk. Die Gefäße und Lymphbahnen des Nabels stehen mit den Abdominalgefäßen in Verbindung, so daß eine kutane Metastase von Neoplasien aus den Ovarien oder dem Gastrointestinaltrakt – wie bei dem hier vorgestellten Patienten – Erstsymptom eines malignen Tumors sein kann. Diese Metastasen im Nabelbereich werden auch als Sister-Mary-Joseph-Knoten bezeichnet. Sister Mary Joseph war die Operationsschwester von Dr. W.J. Mayo, die auf diese Assoziation hingewiesen hat. Dem Nabel und dem Nabelstrang kommen in der Embryogenese eine große Bedeutung zu, da während der Organentwicklung ein physiologischer Nabelbruch mit Verlagerung von Darmanteilen nach extraabdominal besteht. Störungen dieser komplexen Entwicklung führen zu pathologischen Veränderungen wie Fistelungen durch nicht obliterierte Verbindungen. Außerdem kann es – wie bei unserer Patientin – während der Embryogenese zur Verschleppung von Uterusgewebe in die Nabel-, Leisten- oder Genitalgegend kommen. Auch iatrogen nach gynäkologischen Operationen kann eine extragenitale Endometriose beobachtet werden. Bei der erwachsenen Frau kann sich die Endometriose symptomlos oder über zyklusabhängige Schwellungen und Schmerzen manifestieren, die sich in der Menopause zurückbilden können. Eine maligne Entartung ist nur sehr selten berichtet worden.

Danksagung: Die Patienten wurden freundlicherweise überwiesen von Dr. A. März, Kreiskrankenhaus Dachau, Krankenhausstraße 15, 85221 Dachau (1), Dr. Rainer Kolz, Hautarzt, Schäffbräustraße 11, 85049 Ingolstadt (2) und Frau Dr. Hildegard Kissel, Hautärztin, Schützenstraße 5, 80335 München (3).

Literatur

1. Ehring F (1979) Der Nabelstein. Hautarzt 30: 494–496
2. Nasemann Th (1990) Zur Endometriose der Haut. Z Hautkr 65: 117–119
3. Plewig G, Kligman AM (1994) Omphalolith: Der häßliche Nabelstein. In: Akne und Rosazea. 2., neu bearbeitete und erweiterte Aufl. Springer-Verlag Berlin, S 529
4. Powell FC, Cooper AJ, Massa MC, Goellner JR, Su WPD (1984) Sister Mary Joseph's nodule: a clinical and histological study. J Am Acad Dermatol 10: 610–615
5. Tidman MJ, MacDonald DM (1988) Cutaneous endometriosis: a histopathologic study. J Am Acad Dermatol 18: 373–377

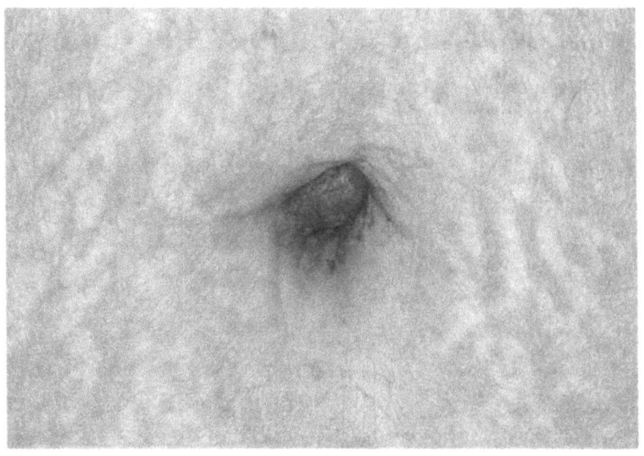

Endometriosis umbilicalis. Braun-schwarzer Knoten mit Blutkrusten

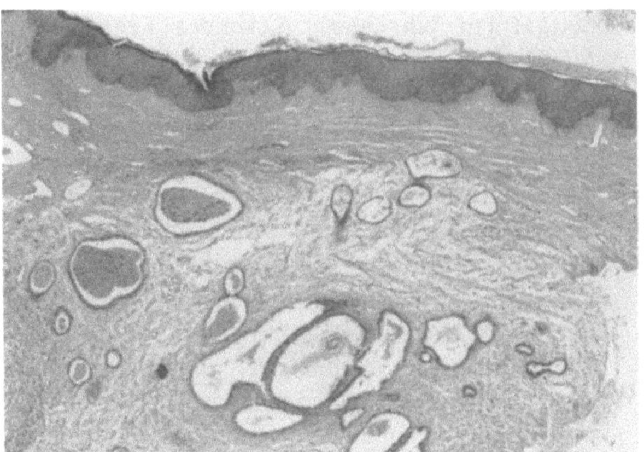

Endometriosis umbilicalis. Ektopes Uterusgewebe. HE

Ungewöhnliche Manifestation des Lichen ruber planus palmo-plantaris: Hyperkeratotisch, ulzerierend, onycholytisch

Vorgestellt von Dagmar Regele und Thomas Bieber

Anamnese: 1. 53jähriger Patient. Seit August 1994 zuerst an allen Fingernägeln, dann an allen Zehennägeln Verdickung der Nagelplatte mit gelblichweißen Verfärbungen sowie Wachstumsstörungen. Auch Hautveränderungen an Stamm und Extremitäten.
2. 84jährige Patientin. Vor etwa fünf Jahren rundlicher Haarverlust in der Mitte des Kapillitiums. Seit drei Jahren offene Stelle an der linken Ferse. Seit einem Jahr stark juckendes Exanthem an Stamm und Extremitäten.

Hautbefund: Patient 1. Am Stamm scharf begrenzte, feinfleckige, teils schuppende Erytheme mit weißlicher netzartiger Zeichnung. An Rücken, Oberarmen lateral, Unterarmen und Unterschenkeln auf erythematösem Grund teils follikuläre, locker disseminierte, spitzkegelige Papeln mit feinlamellöser, weißlicher Schuppung. Handinnenflächen und Fußsohlen zeigen hyperkeratotische, groblamellöse Hornauflagerungen auf scharf begrenztem erythematösem Grund. Die Finger- und Zehennägel sind dystrophisch und verdickt, teilweise mit Onychoschisis. Erythem und Schuppung im Nagelfalzbereich. An den Ringfingern beidseits partielles Pterygium. An der Unterlippeninnenseite rechts weißliche Erosionen.
Patientin 2. An beiden Unterarmen infiltrierte Erytheme. Lumbal multiple infiltrierte Plaques mit randständigen Schuppungen. An der linken Ferse hämorrhagische Ulzerationen. Mazeration der Zehenzwischenräume. Plantar links schuppende Erytheme und Erosionen. Zustand nach auswärts erfolgter Extraktion der Großzehennägel aufgrund ungeklärter Entzündungsreaktion. Alle anderen Zehennägel stark dystrophisch, zum Teil liegt Anonychie vor. Die Fingernägel zeigen Längsriffelung. Handtellergroße narbige Alopezie des Kapillitiums.

Histopathologie: Patient 1. Das Fingernagelbett von D IV der linken Hand zeigt eine unregelmäßige Akanthose mit sägezahnartigen Ausläufern, fokale Hypergranulose, kompakte Hornschicht. In

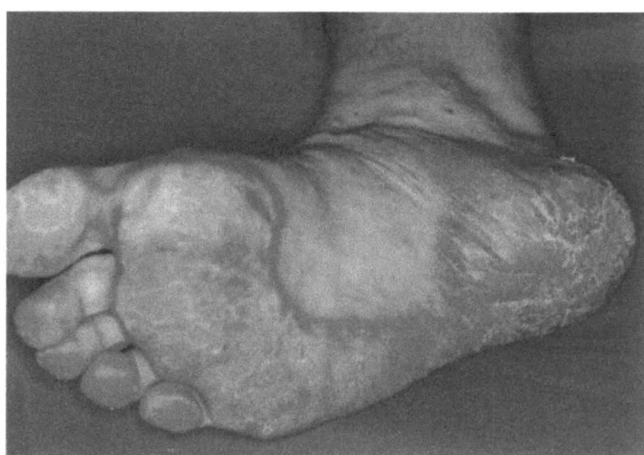

Psoriasiformer hyperkeratotischer Lichen ruber planus (Patient 1)

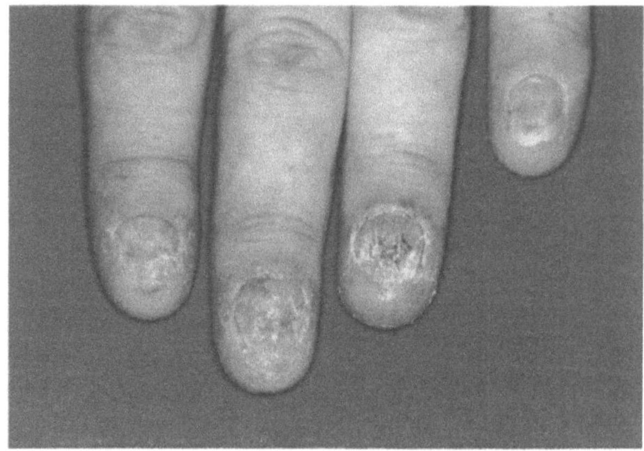

Ausgeprägte Onychodystrophie der Fingernägel (Patient 1)

der oberen Dermis bandartiges lymphohistiozytäres Infiltrat mit vakuoliger Auflockerung der dermoepidermalen Grenze und Kolloidkörperchen. Melanophagen. An der linken Fußkante Hyperkeratose mit fokaler Parakeratose sowie stellenweise einzelne neutrophile Granulozyten in der Hornschicht. Unregelmäßige, psoriasiforme Akanthose, abschnittsweise ausgeprägte Spongiose, zahlreiche Dyskeratosen. Im oberen Korium Ödem, weitgestellte Gefäße, vorwiegend lymphohistiozytäre Infiltrate mit einzelnen neutrophilen Granulozyten. In der PAS-Färbung kein Nachweis von Pilzelementen.

Patientin 2. An Rücken und Ferse unregelmäßige Akanthose mit sägezahnartigen Ausläufern, fokal Hypergranulose und kompakte Hornschicht. In der oberen Dermis epidermotrop ausgerichtetes lymphohistiozytäres Infiltrat mit vakuoliger Auflockerung der dermo-epidermalen Grenze und Kolloidkörperchen.

Direkte Immunfluoreszenz: Ablagerung von IgM, C4 und Fibrinogen an der Basalmembranzone.

Weitere Befunde

Patient 1. Die Hepatitisserologie zeigte eine abgelaufene Hepatitis-A-Infektion (Anti-HAV-IgG positiv: > 1690 U/l; Anti-HAV-IgM: negativ).

Patientin 2. Hepatitis-A- und -B-Serologie negativ. Sonstige Routinelaborparameter im Normbereich.

Immunpathologischer Befund: Indirekte Immunfluoreszenz für Pemphigoidantikörper negativ. ANA-Titer 1:320 mit geflecktem Muster. Antiphospholipidantikörper negativ.

Mykologische Untersuchung: Bei beiden Patienten in der Nativuntersuchung und kulturell negativ.

Therapie und Verlauf: Patient 1. Zunächst alternierende Anwendung von Betamethason-Creme und Dithranol-Zinkpaste. Nach deutlicher Besserung zusätzlich palmo-plantare Bade-PUVA-Therapie mit insgesamt 14 Behandlungen über vier Wochen, jedoch ohne Abheilung. Deshalb systemische Therapie mit anfänglich 80 mg/Tag Methylprednisolon und 40 mg/Tag Isotretinoin. Anschließend schrittweise Reduktion und schließlich Absetzen des Glukokortikosteroids und des Isotretinoins. Deutliche Besserung.

Patientin 2. Unter äußerlicher Therapie mit Glukokortikosteroiden der Klasse III, Gentamicinsulfat und Aluminiumchlorid 0,1% langsame Besserung des Hautbefundes.

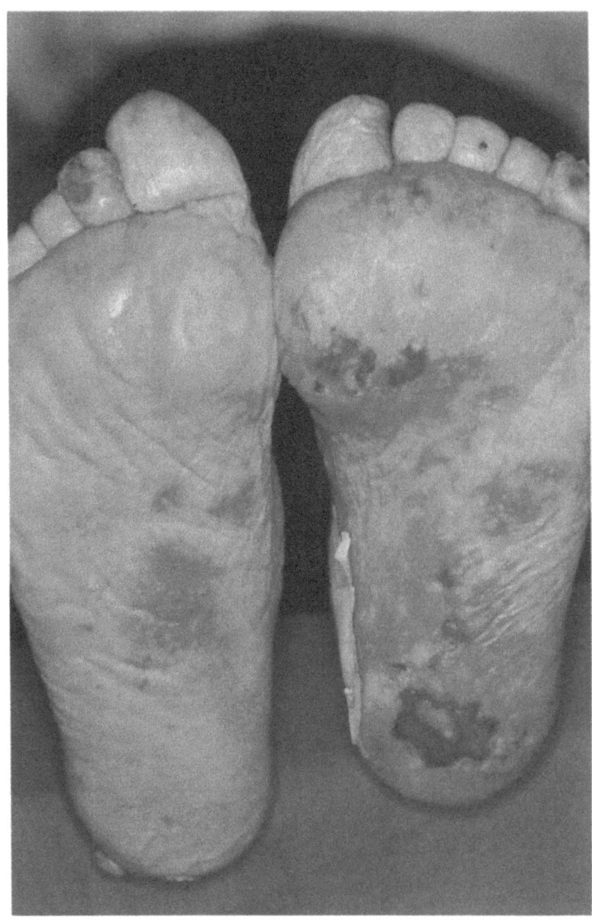

Diffuse Erytheme mit Ulzerationen (Patientin 2)

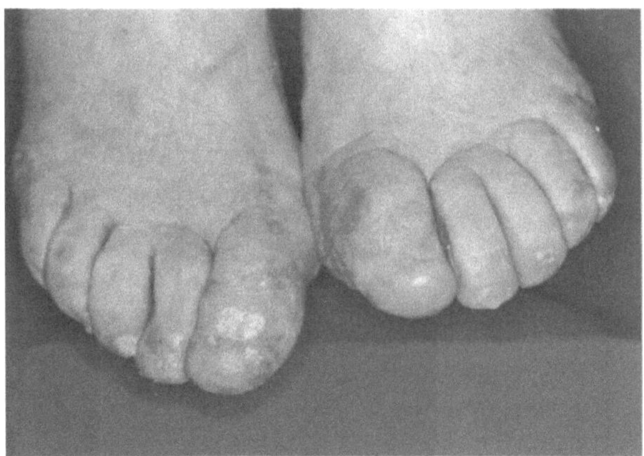

Onychodystrophie und Anonychie bei Lichen ruber planus (Patientin 2)

Kommentar: Der Lichen ruber planus an Händen und Füßen kann besonders bei isoliertem Vorkommen große diagnostische Schwierigkeiten bereiten. Die gelblichen, scharf begrenzten Hyperkeratosen auf erythematösem Grund imitieren Psoriasis vulgaris, Lues II, Keratosis palmoplantaris oder hyperkeratotisch-rhagadiforme Ekzeme. Deshalb ist es entscheidend, nach anderen Manifestationen, insbesondere an der Mundschleimhaut, zu suchen.

Die Mundschleimhaut ist bei über 50 % der Patienten mit Lichen ruber planus integumentalis mitbefallen. Pathognomonisch sind auch die Nagelveränderungen, die allerdings nur bei etwa 5–10 % der Betroffenen vorliegen. Typisch ist dabei die Trachyonychie; manchmal kann, wie auch bei unseren Patienten, eine Anonychie vorliegen.

Die ulzeröse Form des Lichen ruber planus plantaris zeigt sich durch schmerzhafte Ulzerationen zwischen den Zehen und an den Fußsohlen. Bei Fehlen anderer Lokalisationen ist die Diagnose nur histologisch zu stellen. Bei unserer Patientin kamen klassische Läsionen am Stamm hinzu, außerdem zeigte sie die für diese Form ebenfalls charakteristische Gemeinschaft mit einer atrophisierenden, narbigen Alopezie des Kapillitiums und permanentem Verlust der Zehennägel. Ein typisches Graham-Little-Syndrom mit narbiger Alopezie, Lichen ruber follicularis am Stamm und Nagelveränderungen liegt bei unseren Patienten nicht vor, denn die Körperherde sind nicht nur follikulär gebunden, sondern ekzemartig. Ursache der Ulzerationen an den Füßen könnte im Sinne eines Köbner-Phänomens ein chronisches Trauma durch ungeeignetes Schuhwerk sein. Die Therapie des erosiven Lichen ruber planus plantaris ist sehr schwierig. Neben örtlichen und systemischen Glukokortikosteroiden kann auch die systemische Anwendung von Retinoiden zum Erfolg führen.

Danksagung: Die Patienten wurden freundlicherweise überwiesen von Dr. P. Schnabel, Hautarzt, Fürstenrieder Straße 268, 81377 München (Patient 1) und Dr. H. Gögele, Praktischer Arzt, Tiroler Straße 2b, 83435 Bad Reichenhall (Patientin 2).

Literatur

1. Cram DL, Kierland RR, Winkelmann RK (1966) Ulcerative lichen planus. Arch Dermatol 93: 692–701
2. Crotty CP, Su WP, Winkelmann RK (1980) Ulcerative lichen planus. Arch Dermatol 116: 1252–1256
3. Fellner MJ (1980) Lichen planus. Int J Dermatol 19;71–75
4. Rebora A, Robert E, Rongioletti F (1992) Clinical and laboratory presentation of lichen planus patients with chronic liver disease. J Dermatol Science 4: 38–41
5. Rußwurm R, Hagedorn M (1989) Lichen ruber ulcerosus. Hautarzt 40: 233–235
6. Stevens RS, Griffiths EM, Anhalt GA, Cooper KD (1993) Paraneoplastic pemphigus presenting as a lichen planus pemphigoides-like eruption. Arch Dermatol 129: 866–869

Lymphomatoide Papulose bei Kindern: Bade-PUVA-Therapie

Vorgestellt von Marcella Kollmann, Tilo Biedermann und Peter Kaudewitz

Anamnese: Patient 1. Dreijähriger Junge. Seit zwei Monaten nichtjuckende Papeln am Stamm und besonders an den Extremitäten. Seither kontinuierliches Auftreten und Abheilen von Papeln, die auch ulzerieren.
Patient 2. Siebenjähriger Junge. Seit acht Wochen Auftreten von nichtjuckenden, bis kirschgroßen, zum Teil ulzerierenden Papeln und Knoten.

Hautbefund: Patienten 1 und 2. Multiple 3–8 mm große, teilweise ulzerierte erythematöse Papeln und Knoten an Stamm und Extremitäten. Multiple hypopigmentierte Narben.

Histopathologie: Patient 1. Parakeratose, Akanthose und Papillomatose der Epidermis. Diffuses Infiltrat aus eosinophilen und neutrophilen Granulozyten, Histiozyten und Lymphozyten. Vereinzelt sehr große atypische lymphoide Zellen und Mitosen.
Immunphänotypisierung der atypischen Infiltratzellen: CD30++, CD20+/−, LCA+, EMA−.
Patient 2. Kuppelförmig erhabenes Knötchen mit Akanthose und Papillomatose der Epidermis und fokaler Spongiose. Knotiges Infiltrat in der oberen und tiefen Dermis aus Lymphozyten, Histiozyten, neutrophilen und eosinophilen Granulozyten. Fokal atypische lymphoide Zellen; Kerne in Größe und Form deutlich variabel mit zentralem prominenten Nukleolus und Heterochromatin. Immunphänotypisierung der atypischen Infiltratzellen: CD30++, CD3+/−, CD20−, KP1−, Ki67++.

Laborbefunde: Bei beiden Kindern sämtliche Routineparameter im Normbereich.

Weitere Befunde
Durchuntersuchung: Bei beiden Patienten Normalbefunde.

Röntgen-Thorax und Oberbauchsonographie: Bei beiden Patienten kein Anhalt für extrakutane Manifestation eines kutanen Lymphoms.

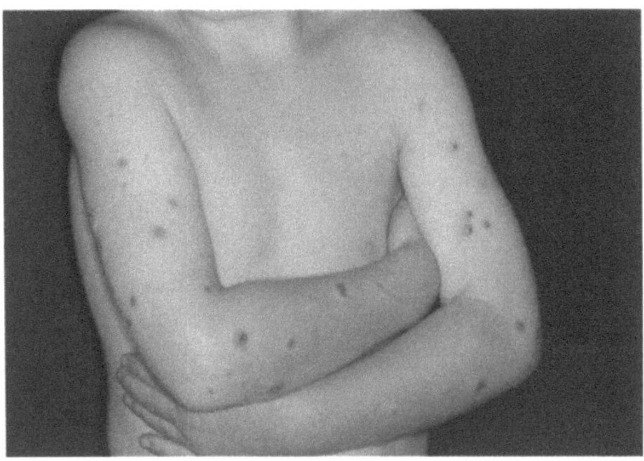

Multiple, teilweise ulzerierte Papeln und Knoten, vor Therapie

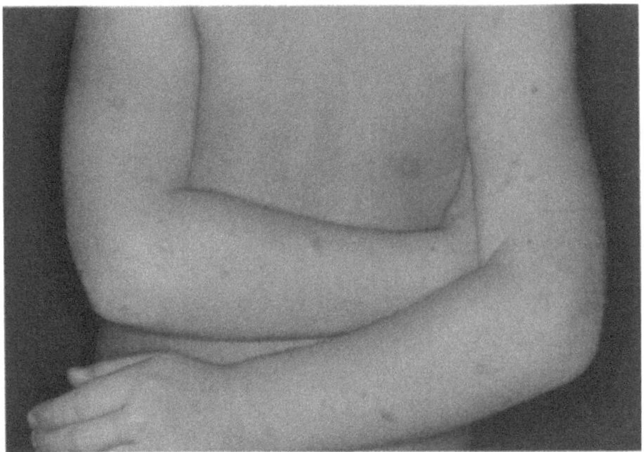

Flache Narben und hyperpigmentierte Maculae, nach Therapie

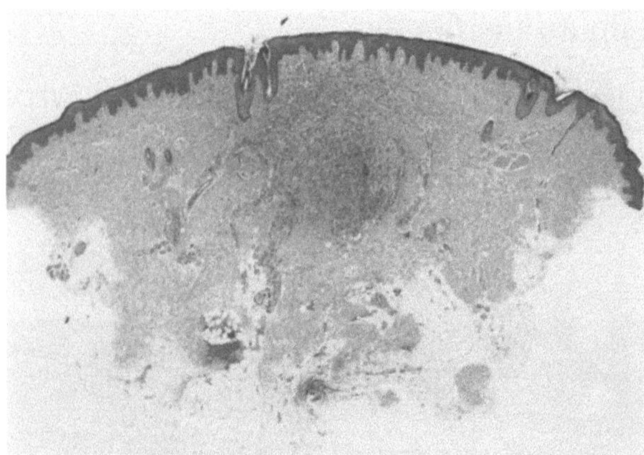

V-förmiges, tiefes Infiltrat. HE

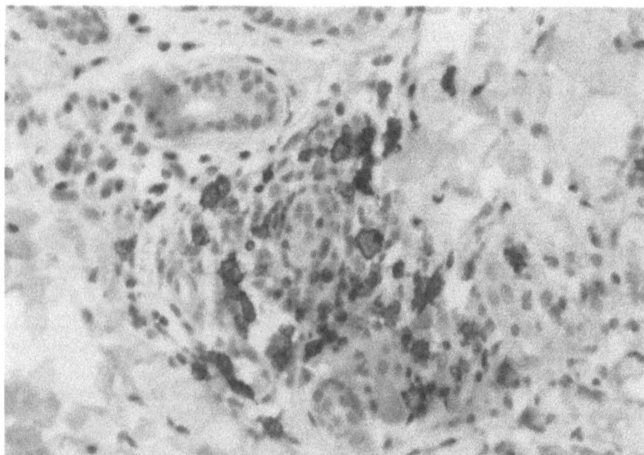

CD30-positive atypische lymphoide Zellen

Therapie und Verlauf: Patient 1. Unter topischer Therapie mit Glukokortikosteroiden nur kurzfristige Besserung. Starke Übelkeit unter systemischer Therapie mit Erythromycin. Unter Bade-PUVA-Therapie (8-Methoxypsoralen, 1 mg/l, 37 °C, 20 min.) Abheilung der Hautläsionen nach 45 Behandlungen. Initiale Behandlung mit 0,1 J/cm², Steigerung bis auf 5,5 J/cm², kumulative UVA-Dosis 148 J/cm². Sechs Monate nach Therapieende erscheinungsfrei.

Patient 2. Unter topischer Therapie mit Glukokortikosteroiden und innerlicher Erythromycintherapie keine Besserung der Hautveränderungen. Unter Bade-PUVA-Therapie vollständige Abheilung der Hautveränderungen. Insgesamt 29 Behandlungen, initial 0,1 J/cm², Steigerung bis auf 1,5 J/cm², kumulative UVA-Dosis 28,4 J/cm². Ein Jahr nach Abschluß der Bade-PUVA-Therapie erscheinungsfrei.

Kommentar: Die lympomatoide Papulose ist eine klinisch meist benigne verlaufende Erkrankung, deren Histologie an ein malignes Lymphom erinnert. Die makroskopische Morphe ähnelt der Pityriasis lichenoides et varioliformis acuta. Es kommt zum gleichzeitigen Auftreten und Abheilen von teils ulzerierenden Papeln und Knoten. Histologisch kommt es zu klonaler Proliferation von CD4- und CD30-positiven atypischen Zellen in der Haut. Einige Paitienten mit lymphomatoider Papulose leiden an persistierenden Hautveränderungen. Bei etwa 10 % der Patienten kann es zum Übergang in ein malignes Lymphom kommen. Die Erkrankung kann in jedem Lebensalter auftreten, der Erkrankungsgipfel liegt zwischen dem 30. und 40. Lebensjahr. Sehr selten sind Jugendliche und Kinder betroffen. Bisher sind 23 Kinder mit lymphomatoider Papulose in der Literatur beschrieben worden, wobei die Mehrzahl die Erkrankung während der ersten Lebensdekade entwickelte. Zwei Kinder haben ein malignes Lymphom entwickelt. Sofern die Erkrankung nicht spontan abheilt, sollte sie behandelt werden. Die Therapie gestaltet sich allerdings schwierig, da systemische Gabe von Glukokortikosteroiden oder eine orale PUVA-Therapie im Kindesalter nur mit größter Zurückhaltung eingesetzt werden sollten. In einigen Fällen wurde sogar Methotrexat gegeben.

Als Alternative zur oralen PUVA-Therapie wurde die Bade-PUVA-Therapie entwickelt. Der Patient erhält ein 20minütiges Warmwasserbad, das 8-Methoxypsoralen in einer Konzentration von 0,5 – 1 mg/l enthält. Direkt im Anschluß an das Bad wird mit UVA bestrahlt. Die Anfangsdosis beträgt 30 % der minimalen phototoxischen Dosis, eine Steigerung erfolgt nach jeder 2. Behandlung. Im Gegensatz zur oralen PUVA-Therapie kommt es bei der Bade-PUVA-Therapie nicht zu systemischen Nebenwirkungen wie Übelkeit und Erhöhung der Leberwerte. Die therapeutisch induzierte Photosensitivität ist auf die gebadeten Hautareale beschränkt und klingt bereits 1 h nach dem Bad fast vollständig ab. Die Bade-PUVA-Therapie der lymphomatoiden Papulose ist insbesondere für Kinder besser geeignet als die orale PUVA-Therapie.

Danksagung: Die Patienten wurden freundlicherweise überwiesen von Frau Dr. Monika Tiedge, Hautärztin, Am Brunnenhof 2, 82256 Fürstenfeldbruck (Patient 1) und Frau Dr. Claudia Hebeisen, Praktische Ärztin, Emslander Straße 2, 82319 Starnberg (Patient 2).

Literatur

1. Kaudewitz P, Burg G (1991) Lymphomatoid papulosis and Ki-1 (CD30)-positive cutaneous large cell lymphomas. Semin Diagn Pathol 8: 117–124
2. Lindelöf B, Sigerguisson B, Tyner E, Larkö O, Berne B (1992) Comparison of the carcinogenetic potential of trioxsalen bath PUVA and oral methoxypsoralen PUVA. Arch dermatol 128: 1341–1342
3. Milde P, Goerz G, Lehmann P (1993) Lymphomatoide Papulose bei einem Kind. Hautarzt 44: 674–679
4. Röcken M, Kerscher M, Volkenandt M, Plewig G (1995) Balneophototherapie. Hautarzt 46: 437–450
5. Volkenandt M, Kerscher M, Sander C, Meurer M, Röken M (1995) PUVA bath photochemotherapy resulting in rapid clearance of lymphomatoid papulosis in a child. Arch Dermatol 131: 1094
6. Vonderherd EC, Sajjadian A, Kadin ME (1996) Methotrexate is effective therapy for lymphomatoid papulosis and other primary cutaneous CD30-positive lymphoproliferative disorders. J Am Acad Dermatol 34: 470–481
7. Zirbel GM, Gellis SE, Kadin ME, Esterly NB (1995) Lymphomatoid papulosis in children. J Am Acad Dermatol 33: 741–748

Akute Graft-versus-Host-Reaktion: Therapie mit extrakorporaler Photopherese

Vorgestellt von Bettina Prinz, Ernst Holler und Hans-Jochem Kolb

Anamnese: 42jährige Patientin. September 1992 Diagnose einer akuten myeloischen Leukämie. Oktober 1992 bis Februar 1993 Polychemotherapie nach dem LAM-6-Protokoll (Daunorubicin, Vincristin, Cytarabin) mit anschließender Remission. März 1995 allogene Knochenmarktransplantation (HLA-identische Geschwistertransplantation). Am Tag +15 nach Knochenmarktransplantation Auftreten einer akuten Graft-versus-Host-Reaktion Grad II der Haut. Erfolglose Behandlungsversuche mit Glukokortikosteroiden, Antilymphozytenglobulin (ATG) und CD3-Antikörpergabe (OKT 3).

Hautbefund: Betont an den Streckseiten der Extremitäten, an Dekolleté, Hals und Nacken sowie den seitlichen Partien des Abdomens einzeln stehende, teils konfluierende lividrötliche, linsengroße Maculae.

Histopathologie: Subepidermaler Spalt. Im Stratum basale diskrete vakuoläre Degeneration. Wenige Dyskeratosen in der oberen Epidermis. Perivaskulär geringgradiges entzündliches Infiltrat aus Lymphozyten. Diagnose: Interface-Dermatitis vom vakuolären Typ.

Laborbefunde: Leukozyten 15,5/nl. Im Differentialblutbild Stabkernige 5%, Segmentkernige 88%, Eosinophile 1%, Lymphozyten 1%, Monozyten 3%. Retikulozyten 128‰. Erythrozyten 2,54/pl, Hämoglobin 9,7 g/dl. Thrombozyten 51/nl. γ-GT 71 U/l, GPT 20 U/l, GOT 17 U/l. Alle übrigen Laborparameter im Normbereich.

Extrakorporale Photopherese: Zwei Stunden nach Verabreichung der photoaktiven Substanz 8-Methoxypsoralen in einer Dosierung von 0,6 mg/kg Körpergewicht wird über einen Venenkatheter insgesamt 500 ml leukozytenangereichertes Plasma mittels Zentrifugation gesammelt und mit UVA bestrahlt. Nach dreistündiger Bestrahlungszeit wird das Plasma der Patientin reinfundiert. Die Behandlung wird an zwei aufeinanderfolgenden Tagen durchgeführt.

Therapie und Verlauf: Im Mai 1995 wurde erstmals eine Behandlung mit extrakorporaler Photopherese unter Beibehaltung der standardisierten immunsuppressiven Therapie durchgeführt. Bereits nach einem Behandlungszyklus konnte ein deutliches Abblassen der Hautveränderungen festgestellt werden. Seit Durchführung des vierten Behandlungszyklus besteht völlige Hauterscheinungsfreiheit; andere Zeichen einer Graft-versus-Host-Reaktion traten nicht auf. Insgesamt wurden sieben Behandlungszyklen durchgeführt, zunächst in wö-

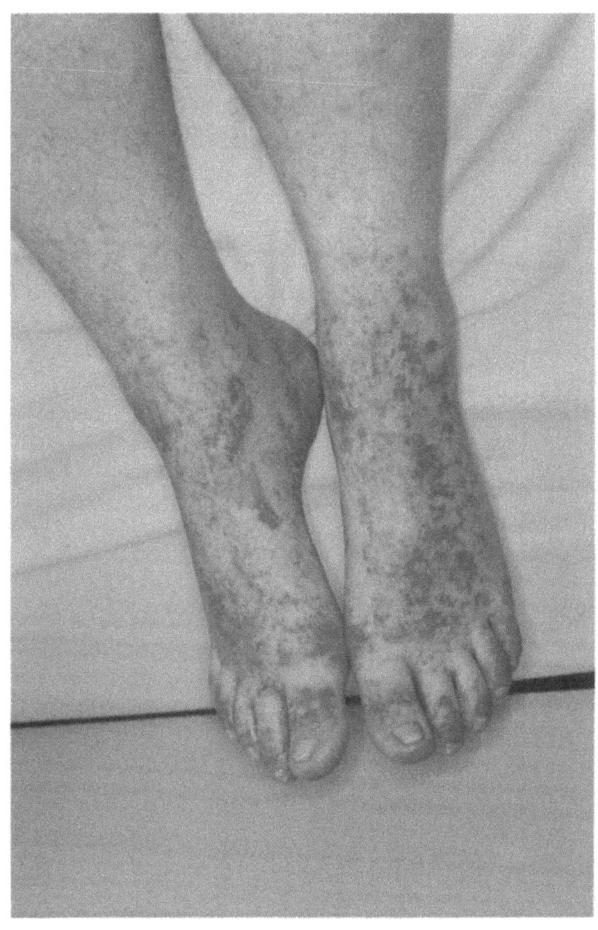

Streckseitenbetonte lividrote Maculae

chentlichem, dann zweiwöchentlichem und schließlich in vierwöchigem Intervall.

Kommentar: Die akute Graft-versus-Host-Reaktion stellt noch immer die Hauptursache für Morbidität und Mortalität nach allogener Knochenmarktransplantation dar. Sie tritt bei HLA-identischer Geschwistertransplantation mit einer Inzidenz von 40–60% auf, nach Fremdspendertransplantation bei etwa 60% der Patienten trotz verbesserter immunsuppressiver Prophylaxe innerhalb der ersten drei Monate. Die Haut gilt neben Gastrointestinaltrakt und Lunge als Hauptzielorgan dieser Reaktion.

Als Prodromalsymptome finden sich oft Pruritus und Druckschmerzhaftigkeit der Handinnenflächen und Fußsohlen. Innerhalb weniger Tage entwickelt sich ein makulo-papulöses Exanthem, das in vier verschiedene Schweregrade eingeteilt werden kann: Befall < 25% der Körperoberfläche, 25–50% der Körperoberfläche, Erythrodermie, Blasen.

Die immunologischen Reaktionen der akuten Graft-versus-Host-Reaktion entsprechen einer klassischen allogenen Immunantwort, wobei HLA-Antigene der Gruppe HLA-A, -B und -C sowie ihre Untergruppen eine Rolle spielen.

Therapeutisch stehen bisher an erster Stelle hochdosierte Glukokortikosteroide zur Verfügung, an zweiter Stelle monoklonale oder polyklonale Antikörper gegen T-Zellen (OKT3, ATG). Da, wie auch bei unserer Patientin, Therapieversager beobachtet werden, war es erforderlich, neue Prinzipien zur Behandlung der akuten Graft-versus-Host-Reaktion anzuwenden. Der immunmodulatorische Einfluß der extrakorporalen Photopherese schien hier besonders geeignet, da bereits Behandlungserfolge bei der chronischen Graft-versus-Host-Reaktion bekannt sind und die PUVA-Therapie, aus der sich die extrakorporale Photopherese entwickelt hat, heute als anerkannte Therapieform der chronischen Graft-versus-Host-Reaktion gilt. Der Erfolg bei der Behandlung der akuten Graft-versus-Host-Reaktion bei unserer Patientin gibt Anlaß, die extrakorporale Photopherese in einer Phase-II-Studie bei Patienten mit refraktärer akuter Graft-versus-Host-Reaktion zu untersuchen.

Literatur

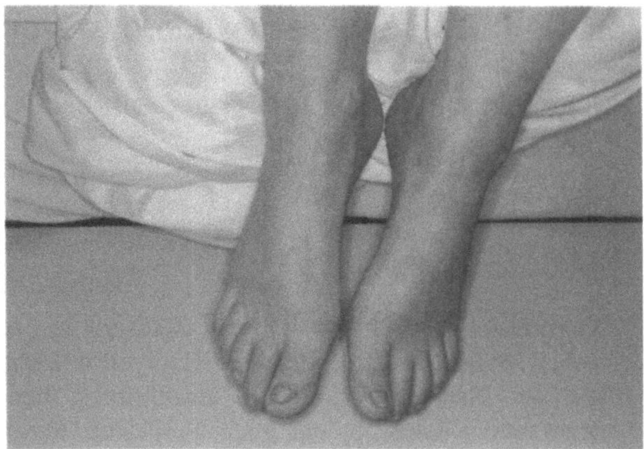

Zustand nach extrakorporaler Photopherese

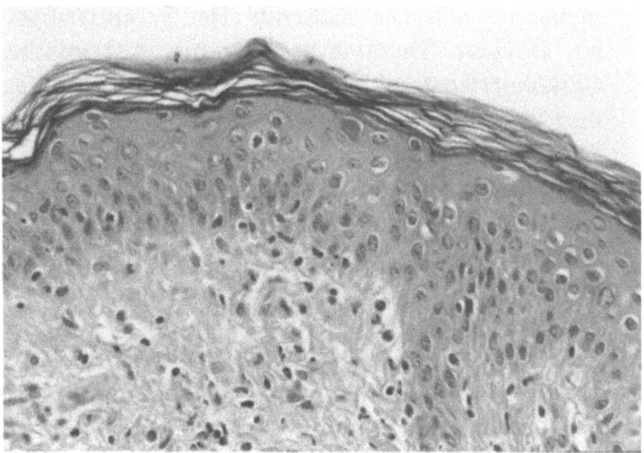

Interface-Dermatitis mit Dyskeratosen. HE

1. Aschan J (1994) Treatment of moderate to severe acute graft-versus-host disease: a retrospective analysis. Bone Marrow Transplant 14: 601–607
2. Atkinson K, Horowitz MM, Biggs JC (1988) The clinical diagnosis of acute graft-versus-host disease. A diversity of views amongst marrow transplant centers. Bone Marrow Transplant 3: 5–11
3. Gratwohl A, Hermans J, Apperly J (1995) Acute graft-versus-host disease: grade and outcome in patients with chronic myelogenous leukemia. Working Party Chronic Leukemia of the European Group for Blood and Marrow Transplantation. Blood 86: 813–818
4. Meiser BM, Kur F, Reichenspurner YH, Wagner F, Boos KS, Vielhauer S, Weiss M, Rohrbach H, Kreuzer E, Überfuhr P (1994) Reduction of the incidence of rejection by adjunct immunosuppression with photochemotherapy after heart transplantation. Transplantation 57: 563–568
5. Owsianowski M, Gollnick H, Chun CH, Preußler O, Bogdanoff B, Orfanos CE (1994) Successful treatment of chronic graft-versus-host disease with extracorporal photopheresis. Bone Marrow Transplant 14: 845–848
6. Prinz B, Plewig G (1994) Extrakorporale Photopherese. Hautarzt 45: 746–750

Bade-PUVA-Therapie des Morbus Grover

Vorgestellt von Matthias Lüftl, Klaus Degitz und Martin Röcken

Anamnese: 1. 58jähriger Patient, Hauttyp I. Seit sieben Monaten stark juckende Hautveränderungen am Nacken mit rascher Ausbreitung über Brust und Rücken. Später auch Befall von Abdomen, Oberarmen und Oberschenkeln. Therapieversuche mit hochpotenten externen Glukokortikosteroiden ohne Erfolg.

2. 70jähriger Patient, Hauttyp I. Seit zwei Monaten juckende, teilweise nässende Hautveränderungen am Rücken. Therapieversuche mit systemischen Glukokortikosteroiden (16 mg Prednisolon/Tag) und externen Glukokortikosteroiden über einen Monat ohne Erfolg.

3. 73jähriger Patient, Hauttyp II. Seit drei Jahren unerträglicher Juckreiz mit wenigen, vor allem paravertebral gelegenen Hautveränderungen. Keine Besserung durch systemische Antihistaminika und externe Glukokortikosteroide.

Hautbefund: Patient 1. An Nacken, Stamm und proximalen Extremitäten disseminierte, dichtstehende, erythematöse Papeln, zum Teil mit Schuppung.

Patient 2. Am Stamm locker disseminierte Papeln und Papulovesikeln, teilweise verkrustet.

Patient 3. Am Rücken auf erythematöser und sebostatischer Haut einzelne keratotische Papeln, zum Teil exkoriiert und verkrustet.

Histopathologie: Patient 1. Fokale Akantholyse der Epidermis mit Parakeratose und Dyskeratosen.

Patient 2. Suprabasaler Spalt der Epidermis, akantholytische und dyskeratotische Zellen.

Patient 3. Epidermale Spongiose mit fokaler Akantholyse und vereinzelt Dyskeratosen.

Laborbefunde: Bei allen drei Patienten sämtliche Routinelaborparameter im Normbereich.

Therapie und Verlauf: Aufgrund des teilweise langen und durch konventionelle Therapiemaßnahmen nicht beeinflußbaren Verlaufs wurde bei allen drei Patienten eine Bade-PUVA-Therapie mit vier Behandlungen pro Woche eingeleitet. Nach einem

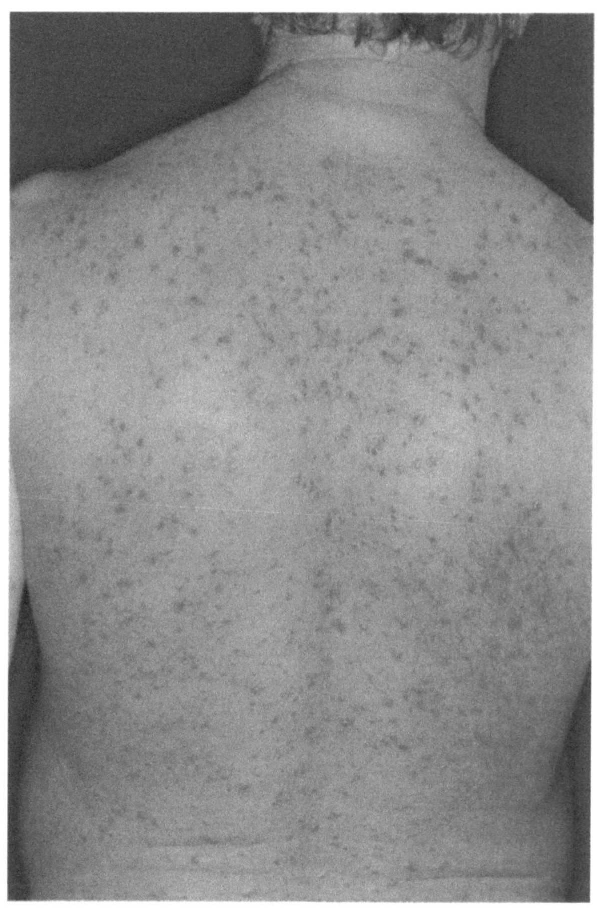

Morbus Grover vor Therapie (Patient 3)

20minütigen Vollbad in 150 Liter 37 °C warmen Wassers, dem 0,5–1 mg/l 8-Methoxypsoralen zugesetzt worden war, erfolgte die UVA-Bestrahlung. Die Anfangsdosis betrug 0,2 J/cm² und wurde anschließend entsprechend der individuellen Empfindlichkeit, frühestens an jedem dritten Behandlungstag gesteigert. Beim ersten Patienten waren die Hautveränderungen des Morbus Grover nach 25 Behandlungen deutlich gebessert, nach einer Erhaltungstherapie bis zur 34. Behandlung zeigte sich eine vollständige Rückbildung der Hauterscheinungen. Beim zweiten Patienten heilte der Morbus Grover nach 10 Behandlungen und beim dritten nach 20 Behandlungen vollständig ab. Die kumulativen UVA-Dosen lagen bei 9,8 J/cm² (Patient 2), 49,7 J/cm² (Patient 1) und 54,4 J/cm² (Patient 3). In einer Nachbeobachtungszeit von bis zu 15 Monaten zeigte sich bei keinem der Patienten ein Rezidiv.

Kommentar: Die transiente akantholytische Dermatose wurde 1970 von Grover beschrieben und in der Folge nach dem Erstbeschreiber benannt. Die Erkrankung, die meist von erheblichem Juckreiz begleitet ist, tritt vorwiegend bei weißen Männern über 40 Jahren auf und ist klinisch durch das rasche Aufschießen von stammbetonten Papeln und Papulovesikeln gekennzeichnet. Seltener sind ekzematoide, papulokeratotische oder bullöse Formen. Die Sicherung der Diagnose erfolgt durch den Nachweis einer akantholytischen Spaltbildung mit Dyskeratosen im Stratum spinosum und corneum, wobei vier Subtypen unterschieden werden: Darier-Typ, Hailey-Hailey-Typ, Pemphigus-vulgaris-Typ und spongiotischer Typ. Der Morbus Grover kann durch starkes Schwitzen und UV-Bestrahlung provoziert werden. Die Ätiologie der Erkrankung ist unklar. Meist heilt der Morbus Grover nach einigen Wochen bis Monaten spontan ab. Bei einzelnen Patienten persistieren die Hautveränderungen jedoch über Monate und Jahre. Die Therapie des persistierenden Morbus Grover ist schwierig. Bei manchen Patienten wirken extern oder systemisch verabreichte Glukokortikosteroide, Calcipotriol und synthetische Retinoide; bei einem Patienten heilte der Morbus Grover während einer oralen PUVA-Behandlung ab. Eine Standardtherapie des Morbus Grover kann bisher nicht empfohlen werden.
Die Bade-PUVA-Therapie wird bisher überwiegend bei Psoriasis vulgaris eingesetzt. Das Spektrum der Indikationen wurde von uns mittlerweile auf zahlreiche entzündliche und neoplastische

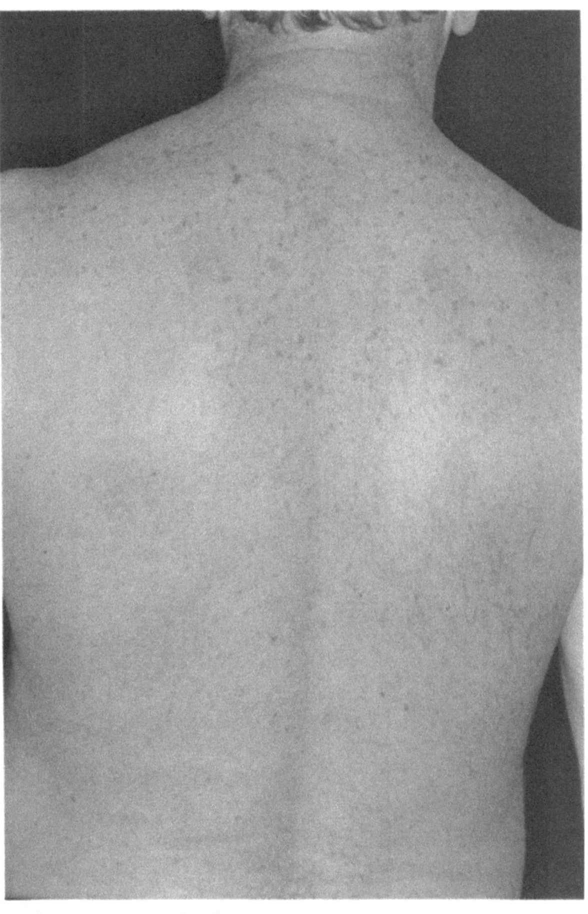

Morbus Grover nach Therapie (Patient 3)

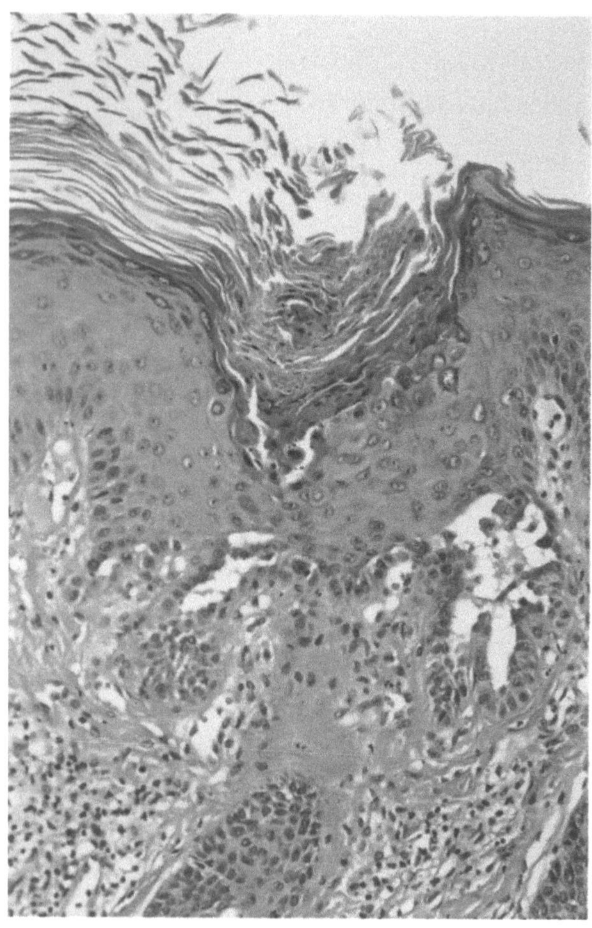

Morbus Grover, Darier-Typ

Hauterkrankungen ausgedehnt. Da zahlreiche photoprovozierbare Dermatosen durch eine PUVA-Therapie erfolgreich behandelt werden können, wurde die Bade-PUVA-Therapie auch bei persistierendem Morbus Grover versucht. Bei allen drei Patienten heilten die Hautveränderungen innerhalb von vier bis sechs Wochen vollständig ab. Während einer mehr als einjährigen Nachbeobachtungszeit zeigte sich kein Rezidiv. Daher scheint die Bade-PUVA-Therapie eine effektive Behandlung des persisierenden und therapieresistenten Morbus Grover zu sein.

Danksagung: Patient 1 wurde freundlicherweise überwiesen von Frau Dr. Ute Christophers-Bunge, Hautärztin, Bernauer Straße 18, 83209 Prien.

Literatur

1. Chalet M, Grover RW, Ackerman AB (1977) Transient acantholytic dermatosis – a reevaluation. Arch Dermatol 113: 431–435
2. Fawcett HA, Miller JA (1983) Persistent Acantholytic dermatosis related to actinic damage. Br J Dermatol 109: 349–354
3. Grover RW (1970) Transient acantholytic dermatosis. Arch dermatol 101: 426–434
4. Helfman RJ (1985) Grover's disease treated with isotretinoin. J Am Acad Dermatol 12: 981–984
5. Keohane SG, Cork MJ (1995) Treatment of Grover's disease with calcipotriol. Br J dermatol 132: 832–833
6. Lang I, Lindmaier A, Hönigsmann H (1986) Das Spektrum der transienten akantholytischen Dermatose. Hautarzt 37: 485–493
7. Paul BS, Arndt KA (1984) Response of tansient acantholytic dermatosis to photochemotherapy. Arch Dermatol 120: 121–122
8. Röcken M, Kerscher M, Volkenandt M, Plewig G (1995) Balneophototherapie. Hautarzt 46: 437–450
9. Wolff HH, Chalet MD, Ackerman AB (1977) Transitorische akantholytische Dermatose (Grover). Hautarzt 28: 78–82

Acne conglobata bei Klinefelter-Syndrom

Vorgestellt von Andreas Wollenberg, Monika-Hildegard Schmid und Hans Wolff

Anamnese: 17jähriger Patient. Als Kind schon immer der Größte der Klasse. Mit 13 Jahren Beginn der Pubertät und Wachstum auf 190 cm. Eine Hormonbehandlung des Hochwuchses durch Testosterongaben fand nicht statt. Mit 14 Jahren Acne vulgaris, rasch in Acne conglobata übergehend. Mehrfache Therapieversuche mit Tetrazyklinen und verschiedenen Externa ohne Erfolg. Im 17. Lebensjahr für drei Monate Isotretinoin 20 mg/Tag, jedoch ohne durchgreifenden Erfolg. Starker Juckreiz, deshalb intensives Kratzen. Vater und Großvater litten ebenfalls unter Akne.

Hautbefund: Unter Bevorzugung von Gesicht und oberem Thoraxbereich, jedoch auch übergreifend auf beide Oberarme, Gesäß und proximale Anteile beider Oberschenkel zahlreiche Papeln, Pusteln, hämorrhagisch-einschmelzende Knoten sowie atrophische und keloidiforme Narben. Ausgeprägte Seborrhoe.

Histopathologie: In der mittleren und tiefen Dermis zystische Hohlräume und Gänge, die mit verhornendem Epithel ausgekleidet sind. In den Lumina locker geschichtetes keratotisches Material. Lymphozytäre Infiltrate mit neutrophilen Granulozyten.

Andrologische Untersuchung: 202 cm großer, 85 kg schwerer Patient. Gynäkoider Habitus mit breiten Hüften, keine Gynäkomastie. Achsel- und Schambehaarung spärlich, teils wegen Follikulitiden rasiert, Penis normal entwickelt. Hoden rechts 4 ml, links 5 ml, beidseits prall-elastisch. Keine Varikozele. Spermiogramm: Azoospermie, Parvisemie (1,6 ml). Ejakulatmikrobiologie: Kein Nachweis pathogener Keime.

Laborbefunde: Bei Erstvorstellung Leukozytose von 13,7/nl mit Neutrophilie und relativer Lymphopenie. Thrombozytose von 534/nl. BKS 83/115 mm nach Westergren, CRP 2,7 mg/dl (normal < 0,5 mg/dl). Blutfette und sämtliche weiteren Routinelaborparameter unauffällig.

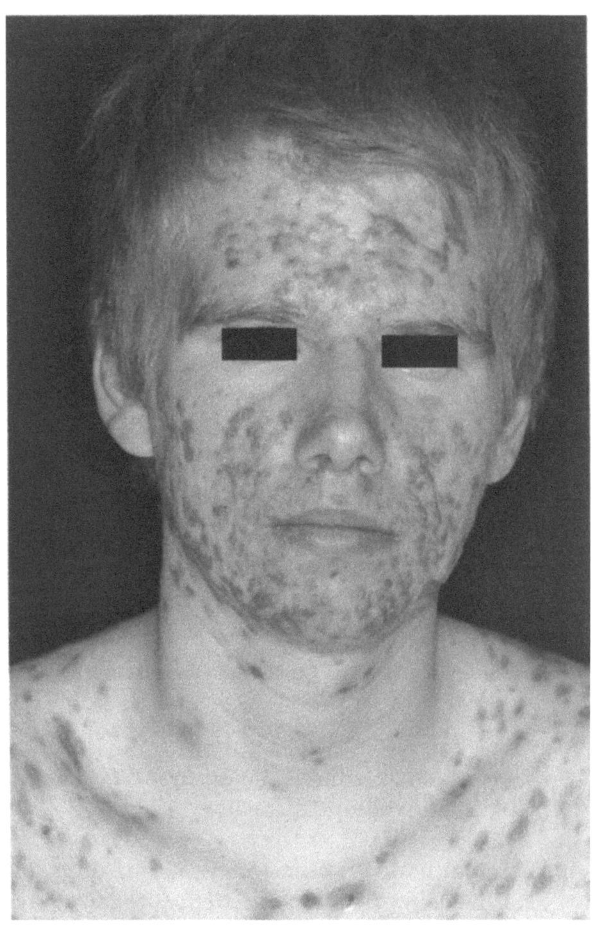

Acne conglobata

Weitere Befunde
Bakteriologie: Im Pustelabstrich von Brust, Rücken und Gesicht kein Nachweis pathogener Keime. Im Nasenvorhof Besiedelung mit Staphylococcus aureus.

Serum-Hormonwerte: FSH 23,5 mU/ml (normal 1,0–10,0 mU/ml), LH 11,9 mU/ml (normal 0,5–6,0 mU/ml), Testosteron 2,8 ng/ml (normal 2,6–13,5 ng/ml).

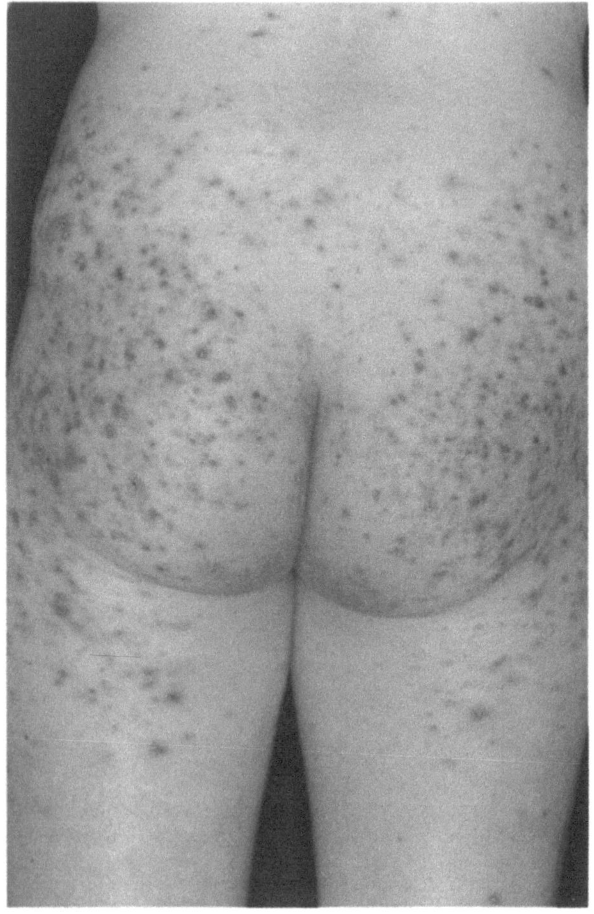

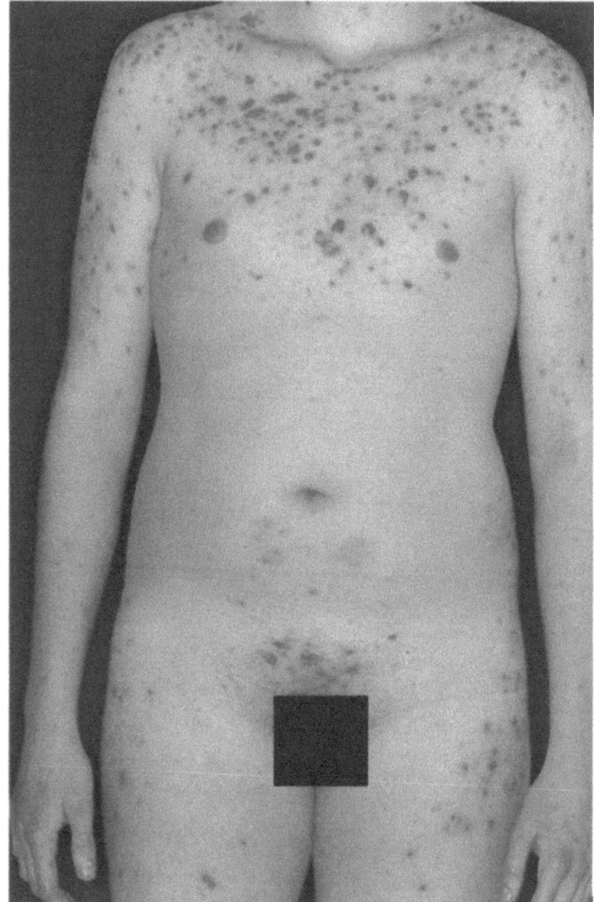

Ungewöhnlicher Befall von Gesäß und Oberschenkeln

Gynäkoider Habitus

Karyogramm: Nachweis eines 47-XXY-Genotyps (Klinefelter-Syndrom).

Therapie und Verlauf: Unter antiinflammatorischer Begleitmedikation mit Methylprednisolon 60 mg/Tag und Diflucortolon-Creme wurde eine Isotretinointherapie mit 40 mg/Tag (0,5 mg/kg Körpergewicht) begonnen. Bei guter Verträglichkeit nach 21 Tagen Reduktion der Steroiddosis auf 16 mg/Tag, danach weiterhin ausschleichend. Die Isotretinoinbehandlung wurde zunächst mit 40 mg/Tag fortgeführt.

Kommentar: Bei dem Patienten liegen zwei Krankheitsbilder vor, die sich in der Regel gegenseitig ausschließen: Ein Klinefelter-Syndrom und eine schwere Acne conglobata. Das ungewöhnliche Verteilungsmuster der Akneeffloreszenzen unter Einbeziehung von Gesäßregion und Oberschenkel ließ eigentlich an einen XYY-Chromosomensatz den-

ken („hochaufgeschossene Jungen mit schwerer Acne conglobata"). Andererseits sind Hochwuchs, gynäkoider Habitus und Hypogonadismus unseres Patienten sehr gut mit dem karyographisch gesicherten Klinefelter-Syndrom vereinbar.
Bei ausgeprägten Formen der Acne conglobata sind verschiedene Provokationsfaktoren bekannt. Halogene können bei äußerlichem Kontakt (berufliche Exposition) und oraler Aufnahme (Schilddrüsenmedikation, Röntgenkontrastmittel, Psychopharmaka) als Provokationsfaktoren wirken, ebenso verschiedene Antidepressiva und Lithium sowie androgenproduzierende Tumoren oder häufiger noch Zufuhr von Anabolika zum Muskelaufbau (Bodybuilding-Akne). Alle oben genannten Provokationsfaktoren konnten bei unserem Patienten ausgeschlossen werden.
Auch eine Testosterongabe zur Bremsung übermäßigen Längenwachstums oder als Substitutionstherapie bei Klinefelter-Syndrom kann als iatroge-

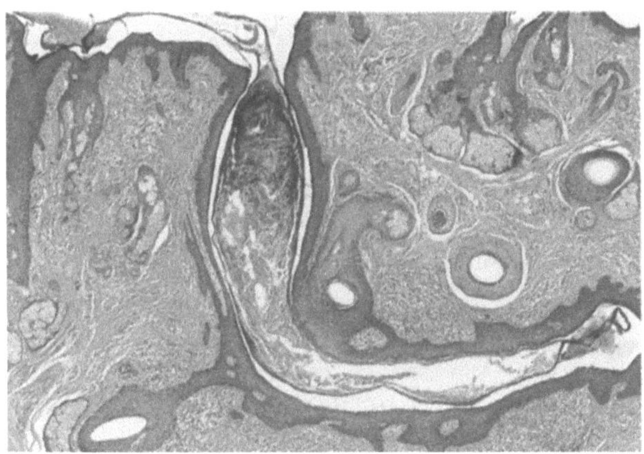

Epithelausgekleidete Fistelgänge. HE

ner Provokationsfaktor einer Acne conglobata gelten. Diese Therapie wurde jedoch bei unserem Patienten nicht durchgeführt. Hauptursache seiner schweren Acne conglobata ist wahrscheinlich eine starke genetische Disposition, denn auch Vater und Großvater litten unter schwerer Akne. Da niedrignormale Testosteronspiegel vorliegen, schützt das Klinefelter-Syndrom in diesem Fall nicht vor der Akne.

Möglicherweise ist das ungewöhnliche klinische Bild mitbedingt durch den starken Juckreiz und die daraus resultierenden Kratzeffekte.

Aufgrund der starken Entzündungsaktivität und weil der Einsatz höherer Dosen Isotretinoins bei schwerer Akne zunächst zu einer Exazerbation des Krankheitsbildes führen kann, wurde bei unserem Patienten Methylprednisolon als Begleitmedikation angesetzt. Unter der systemischen Kombination von Glukokortikosteroiden und Isotretinoin kam es innerhalb von vier Wochen zu einer deutlichen Besserung des schweren Krankheitsbildes.

Danksagung: Der Patient wurde freundlicherweise überwiesen von Prof. Dr. Jan Murken, Genetische Beratungsstelle, Ludwig-Maximilians-Universität München, Goethestraße 29, 80336 München.

Literatur

1. Klepzig K, Burg G, Schill WB, Knorr D, Tauber R (1986) Acne fulminans bei erhöhten Testosteronplasmawerten. In: Braun-Falco O, Schill WB (Hrsg) Fortschritte der praktischen Dermatologie und Venerologie, Bd 11. Springer, Berlin, S 514–517
2. Plewig G, Kligman AM (1994) Akne und Rosazea. Springer, Berlin, S 351–353
3. Traupe H, Mühlendahl KE von, Bräswig J, Happle R (1988) Acne of the fulminans type following testosterone therapy in three excessively tall boys. Arch Dermatol 124: 414–417
4. Voorhees JJ, Wilkins JW Jr, Hayes E, Harrell ER (1972) Nodulocystic acne as a phenotypic feature of the XYY genotype. Report of five cases, review of all known XYY subjects with severe acne, and discussion of XYY cytodiagnosis. Arch Dermatol 105: 913–919
5. Witkowski JA, Parish LC (1971) Acne in Klinefelter's syndrome – XXY mosaicism. Aust J Derm 12: 30–34

Entfernung eines kongenitalen Nävuszellnävus mit Expandertechnik

Vorgestellt von Birger Konz

Anamnese: 16jähriger Patient. Bei Geburt etwa 2 cm großer rötlicher Herd an der rechten Halsseite. Seit der sechsten Lebenswoche zunehmende bräunliche Pigmentierung und Vergrößerung des Herdes mit Auftreten von Haaranteilen im zentralen Bereich. Im Alter von eineinhalb Jahren kam der Patient erstmals zur Vorstellung mit der Frage einer operativen Entfernung des kongenitalen Nävuszellnävus. Im Dezember 1982 Versuch einer Nävusentfernung mittels hochtouriger Dermabrasion. Nach anfänglicher operationsbedingter Depigmentierung kam es jedoch im weiteren Verlauf zu einer fast vollständigen Repigmentierung. Regelmäßige Kontrollen in den folgenden Jahren zeigten keine auffälligen Veränderungen bezüglich Pigmentierung und Größenzunahme. 1993 auswärts Implantation eines Hautexpanders. Gleichzeitig Exzision eines 4,5 × 7,5 cm großen Nävusareals und Verschluß mittels Mobilisationsplastik.

Hautbefund: In der linken Submentalregion mit Übergang auf die proximale Halsregion ein 13 × 7 cm großer, spindelförmiger Herd, der im kranialen Anteil eine dunkelbraune, im kaudalen Anteil eine mittelbraune Pigmentierung aufweist. Getrennt sind beide Pigmentanteile durch eine querverlaufende, im zentralen Anteil dehiszente, teilweise depigmentierte Narbe. Vermehrte Behaarung. Funktionelle Einschränkungen finden sich nicht.

Therapie und Verlauf: Entsprechend der Nävusgröße wurde am 30.10.1995 ein Hautexpander der Größe 18,2 × 11,5 × 5,2 cm mit einem maximalen Füllungsvolumen von 400 ml implantiert. Der Expander hatte ein externes, im Bereich der Klavikularregion implantiertes, subkutanes Ventil. Die Implantation erfolgte in Allgemeinnarkose. Das Anfangsfüllungsvolumen war intraoperativ 60 ml Kochsalzlösung (NaCl). Nach komplikationsloser Verheilung der Implantationsnarbe erfolgte nach vier Wochen die erste Füllung mit 80 ml NaCl. Die zweite Expanderdehnung mit 50 ml NaCl erfolgte eine Woche später. In der Folgezeit wurden in wöchentlichen Abständen Expanderdehnungen vor-

genommen, die am 8.1.1996 mit einem Füllvolumen von 400 ml abgeschlossen wurden. Am 15.1.1996 erfolgte in Allgemeinnarkose die Entfernung des Hautexpanders mit anschließender Exzision des gesamten Nävusbezirkes und Defektdeckung mit dem expandergedehnten Hautareal. Der intra- und postoperative Verlauf war komplikationsfrei, so daß der Patient am 22.1.1996 mit dem angestrebten Korrekturergebnis entlassen werden konnte.

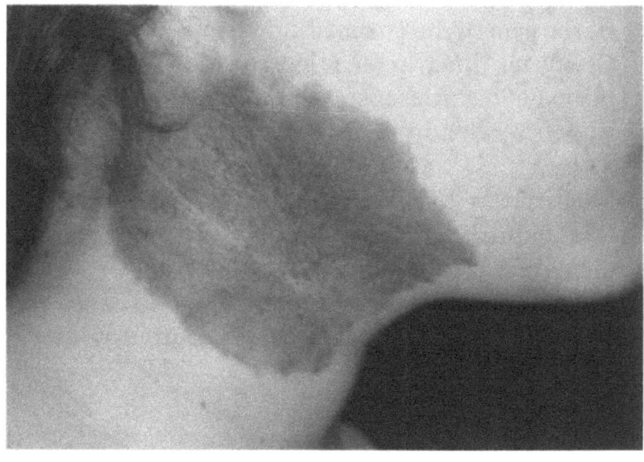

Kongenitaler Nävuszellnävus am Hals, vor Expandertherapie

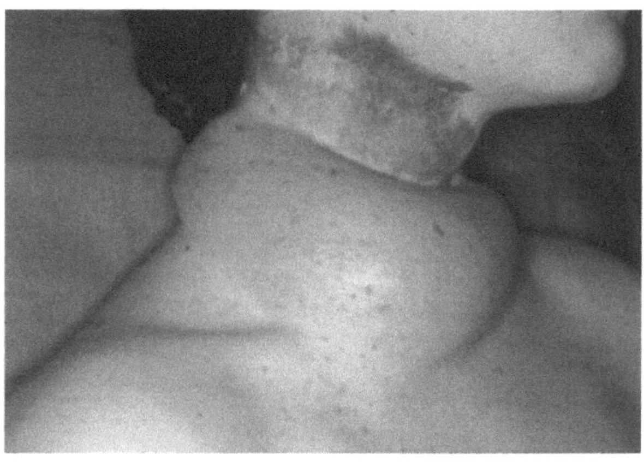

Maximal gefüllter Expander, zehnte Woche

Kommentar: Die Indikation zur Entfernung angeborener Nävi ergibt sich aus zwei Gründen. Einmal sind es kosmetische Gesichtspunkte, zum anderen als präventive Maßnahme, um einer möglichen malignen Entartung vorzubeugen. Die meisten Kinder werden in den ersten Wochen nach der Geburt zur therapeutischen Beratung vorgestellt. Zu diesem Zeitpunkt muß entschieden werden, ob der kongenitale Nävuszellnävus für eine hochtourige Dermabrasion in Frage kommt. Geeignet für dieses Verfahren sind Pigmentherde, die flach und wenig papillomatös sind und eine nicht zu tiefe Verteilung der Nävuszellen in der Dermis (maximal oberes Korium) erwarten lassen. Eine histologische Untersuchung kann für die Indikationsstellung hilfreich sein. In geeigneten Fällen läßt sich eine narbenfreie und kosmetisch befriedigende Abrasion erreichen. Bei Pigmentmälern mit tiefer Nävuszellverteilung erfolgt nach der Dermabrasion meist eine Repigmentierung des Herdes.

Je nach Größe und Lokalisation des kongenitalen Nävuszellnävus kommen auch serielle Teilexzisionen in Frage, die dann zeitlich so geplant werden sollten, daß man bis zum Einschulungsalter des Kindes eine vollständige Entfernung des Herdes erreicht hat.

Sind mehrzeitige Exzisionen nicht möglich, können nach Nävusentfernung auch Defektverschlüsse durch freie Hauttransplantate (Vollhaut, Spalthaut, Mesh Graft) erfolgen. Der Nachteil dieser Verfahren besteht darin, daß zur Defektdeckung Haut verwendet wird, die in Textur und Pigmentierung der periläsionalen Hautbeschaffenheit oft nicht entspricht. Dies kann durch die passive Dehnung der Umgebungshaut mittels Haut-Expander vermieden werden. Allerdings ist die Expandertechnik durch die Lokalisation und Größe des kongenitalen Nävuszellnävus limitiert. Weiterhin müssen die zwar seltenen aber möglichen Komplikationen der Expandertechnik in Betracht gezogen

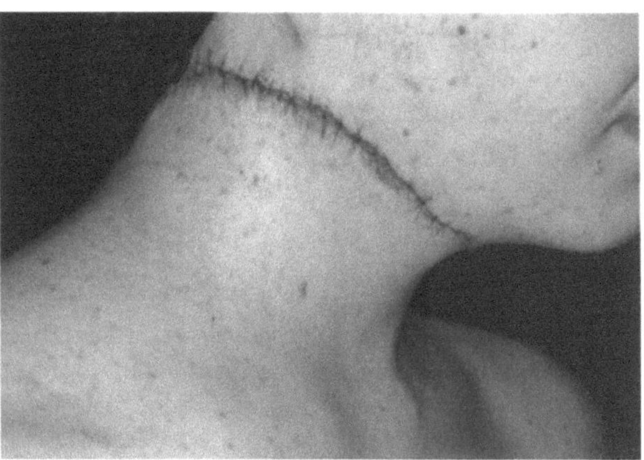

Vollständig entfernter Nävuszellnävus, siebter postoperativer Tag

werden, insbesondere spannungsbedingte Nahtdehiszenzen und Infektionen. Daher braucht dieses Verfahren motivierte Patienten beziehungsweise Eltern, die das Kind während der Auffüllphase gut führen können.

Die lange Patientengechichte reflektiert die gesamte Problematik der Entfernung kongenitaler Nävi. Es stehen sich ästhetische und medizinisch präventionelle Indikationen und das operationstechnisch Machbare gegenüber.

Literatur

1. Agenta LCC (1984) Controlled tissue expansion in reconstructive surgery. Br J Plast Surg 73: 520–529
2. Bauer BS, Vicari FA (1988) An approach to excision of congenital giant pigmented naevi in infancy and early childhood. Plast Reconstr Surg 82: 1012–1021
3. Konz B (1991) Hautexpander: Erfahrungen in der operativen Dermatologie. Z Hautkr 66 (Suppl 3): 61–64
4. Marcus J, Horan DB, Robinson JK (1990) Tissue expansion: past, present and future. J Am Acad Dermatol 23: 813–825

Arzneiexanthem auf Etofibrat

Vorgestellt von Peter Thomas und Bernhard Przybilla

Anamnese: 6ojähriger Patient. Wegen Hypercholesterinämie mehrjährige Einnahme von Etofibrat. Vor 1½ Jahren Umstellung auf Fenofibrat. Passagere Exantheme vor 15 und und vor drei Monaten unter zusätzlicher Einnahme von Finasterid bei Prostatahypertrophie. Jetzt erneutes generalisiertes Exanthem beginnend 14 Tage nach Umsetzen von Fenofibrat auf Etofibrat.

Hautbefund: An Stamm, betont an Schulter und Rücken, am Hals, an den Extremitätenstreckseiten und den Handinnenflächen fleckige und konfluierende Erytheme. Nebenbefundlich Rosazea.

Orale Provokation (drei Testserien): Sabalfrucht-Extrakt-Kapseln (Prostess), Finasterid-Tabletten (Proscar), Fenofibrat-Kapseln (Normalip) (jeweils 10/50/100 %): Keine Reaktion.
Etofibrat-Kapseln, 10 %: Keine Reaktion; 50 %: Nach 15 min Juckreiz und zunehmendes Exanthem.
Etofibrat, 50 mg (10 % einer Kapsel): Nach einer Stunde Juckreiz und zunehmendes Exanthem.
Reaktionslos vertragen wurden: Hilfsstoffe von Etofibrat (10/50/100 % einer Kapsel), ausgewählte Nahrungsmittelzusatzstoffe/-Farbstoffe, Nickelsulfat (5 mg und 25 mg), Nikotinsäure (5 mg, 10 mg und 20 mg).
Laborbefunde: Erhöhte Werte für Cholesterin (263 mg/dl), Triglyzeride (260 mg/dl), Harnsäure (7,3 mg/dl) und Anti-Streptolysin-O-Titer (336 U/ml). Sonstige Serumchemieparameter sowie BKS, Blutbild und Urinstatus unauffällig.

Weitere Befunde
Abdomensonographie: Fettleber, Cholesterinpolyp in der Gallenblase, Konkremente im linken Nierenbecken.

Urologische Untersuchung: Benigne Prostatahyperplasie.

Kommentar: Die Identifizierung des Auslösers eines Arzneiexanthems wird oft erschwert durch mehrdeutige anamnestische Angaben, unklare klinische Relevanz von Hauttests und In-vitro-Befunden sowie das Phänomen nur passagerer Unverträglichkeit. Provokationstests unter Beachtung der Kontraindikationen sind hier zur Klärung erforderlich.

Bei unserem Patienten ließ sich unter den teils zeitgleich angewendeten Medikamenten der Wirkstoff Etofibrat als Auslöser des Exanthems durch Etofibrat-Kapseln identifizieren. Auch wenn aufgrund der Strukturähnlichkeiten von Etofibrat und Fenofibrat an eine „Kreuzallergie" zu denken war, zeigten die Tests eine Verträglichkeit sowohl von Fenofibrat als auch der im Etofibrat enthaltenen Nikotinsäurekomponente. Differentialdiagnostisch zu erwägende, vermutlich prostaglandinabhängige Flush-Reaktionen als charakteristische Nebenwirkungen von Nikotinsäure und ihren Derivaten, ließen sich durch die Provokationstests ebenfalls ausschließen. Bemerkenswerterweise wird die spezifische Reaktionslage gegenüber Strukturkomponenten von Etofibrat nicht nur im sich ähnelnden Verlauf der Unverträglichkeitsreaktionen deutlich, sondern auch speziell über das sich wiederholende kutane Exanthemmuster. Letzteres deutet auf ein ortsständiges Recall-Phänomen.

Danksagung: Der Patient wurde freundlicherweise überwiesen von Dr. Hubert Langehenke, Ottostraße 47, 85521 Ottobrunn.

Pricktest	Sofortreaktion auf
• Atopie-Screening	Hausstaubmilbe (Dermatophagoides pteronyssinus)
• Nahrungsmittelbestandteile	Ø
• Patienteneigene Medikamente Finasterid, Sabalextrakt Fenofibrat Etofibrat	Etofibrat[a] Sabalextrakt[a]

[a] 10 Kontrollpatienten negativ

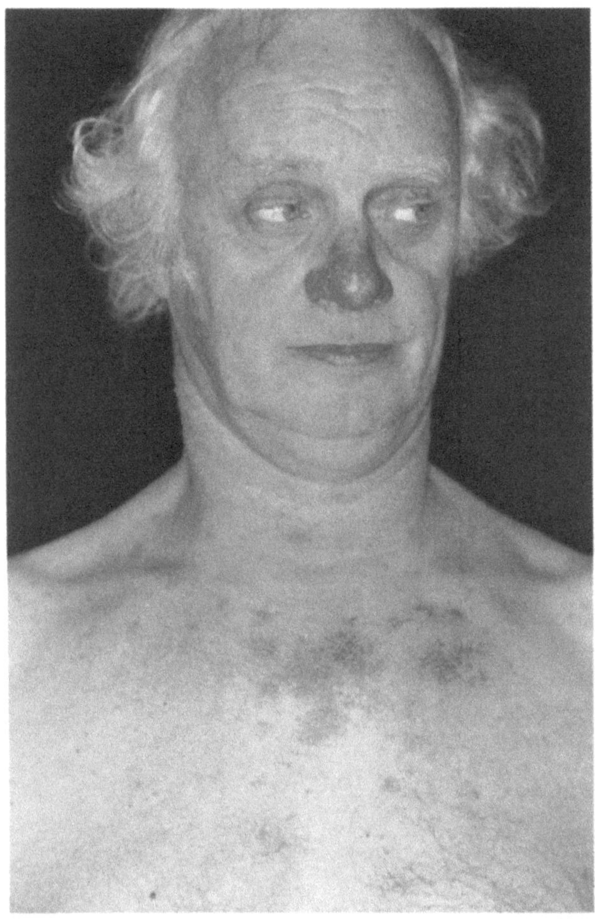

In loco rezidivierende Erytheme nach oraler Reexposition
(Etofibrat)

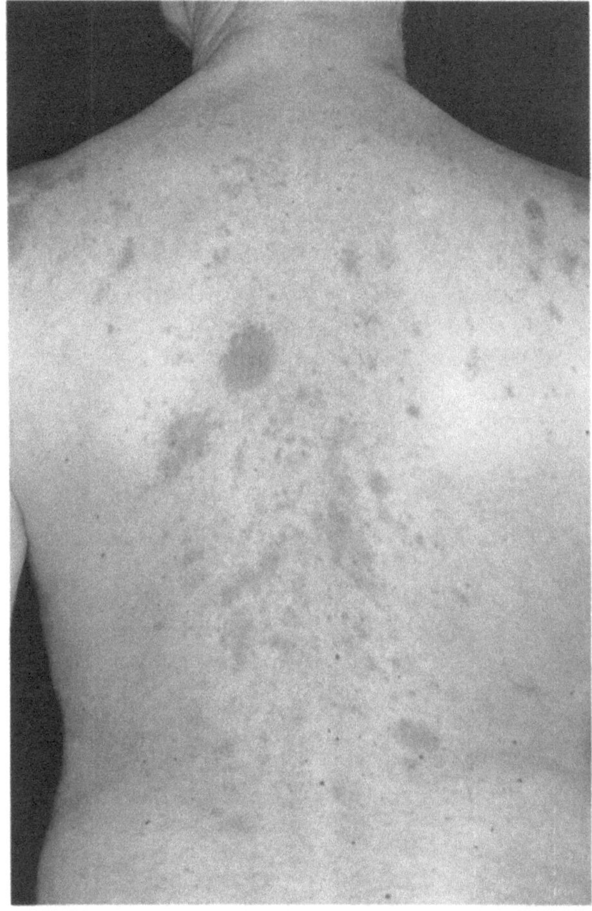

In loco rezidivierende Erytheme nach oraler Reexposition
(Etofibrat)

Epikutantest	Ekzemreaktion auf
● Standardreihe	Nickelsulfat, p-Phenylendiamin
● Antiseptika und Antioxidantien in medizinischen Externa/Kosmetika	Ø
● Nahrungsmittel-/Medikamenten-Zusatzstoffe (Auswahl)	Ø
● Patienteneigene Medikamente Finasterid, Sobolextrakt Fenofibrat, Etofibrat	Ø

Literatur

1. Florkowski CM, Cramb R (1992) Approaches to the management of hypercholesterolaemia. J Clin Pharm Ther 17: 81–89
2. Hartmann G (1991) Nebenwirkungen der Lipidsenker. Wiss Forsch 129: 79–81
3. Przybilla B, Fuchs TH, Ippen H, Kalveram KJ, Kapp A, Merk HF, Ring J, Schauder S, Schmutzler W, Schöpf E, Schulz KH, Vielauf D, de Weck AL (1991) Empfehlungen für die Aufklärung von Überempfindlichkeitsreaktionen auf Arzneimittel. Allergologie 14: 58–60
4. Van Arsdel Jr P (1991) Classification and risk factors for drug allergy. Imm All Clin North Am 11: 475–491
5. Wintroub BU, Stern RS (1991) Cutanous drug reactions. In: Wilson JD, Braunwald E, Isselbacher KJ, Petersorf RG, Martin JB, Fauci AS, Root RK (eds) Harrison's principles of internal medicine, 12th ed. McGraw-Hill, New York, pp 312–318

Morbus Morbihan

Vorgestellt von Thomas Jansen und Gerd Plewig

Anamnese: 46jähriger Patient. Seit etwa sechs Jahren Schwellungen und Erytheme vorwiegend in der periorbitalen Region. Seit zwei Jahren Übergang des anfänglich chronisch-rezidivierenden Verlaufs in weitgehende Persistenz.

Hautbefund: Beidseits periorbital unter Einschluß der oberen Wangenbereiche, der Nase sowie der Glabella solide, teigige, nicht eindrückbare polsterartige Infiltrationen der Haut mit lividen Erythemen. Ödematöse Schwellung der Augenlider. Vereinzelt Teleangiektasien. Auch beide Ohrmuscheln sind infiltriert und gerötet, zusätzlich Schuppenauflagerungen. Übriges Integument frei.

Histopathologie: Linker äußerer Augenwinkel: In der oberen und unteren Dermis dilatierte Gefäße und mäßige lymphohistiozytäre Infiltrate in vorwiegend perivaskulärer und perifollikulärer Anordnung. Ödem und hyalinisierte Kollagenfasern. Giemsa-Färbung: Vermehrte Mastzellen.

Laborbefunde: Sämtliche Routinelaborparameter im Normbereich.

Weitere Befunde
Allergologische Testungen: Epikutantestung mit der europäischen Standardreihe ohne Nachweis von Kontaktsensibilisierungen.

Lichtdiagnostik: Photopatchtest negativ. Phototestungen mit polychromatischem UV-B (Philips 20 W/TL 12) und polychromatischem UV-A (UVA-SUN 3000): Dem Hauttyp entsprechende Erythemschwelle bei einer UV-B-Dosis von 40 mJ/cm^2 und Spätpigmentierung bei 20 J/cm^2 UV-A nach 24 h.

Internistische, ophthalmologische und neurologische Konsiliaruntersuchungen: Kein pathologischer Befund.

Therapie und Verlauf: Nach Einleitung einer oralen Behandlung mit 40 mg/Tag Isotretinoin (entspre-

chend 0,5 mg/kg Körpergewicht) innerhalb von sechs Monaten wesentliche Rückbildung von Schwellung und Erythem. Initial Prednicarbat-Creme für eine Woche, anschließend Hautpflege mit Unguentum emulsificans aquosum.

Kommentar: Der französische Dermatologe Degos beschrieb 1957 erstmals einen Patienten mit chronisch-persistierendem Ödem und Erythem der oberen Gesichtshälfte unklarer Ätiologie. Die Erkrankung wird seitdem in Anlehnung an die süd-

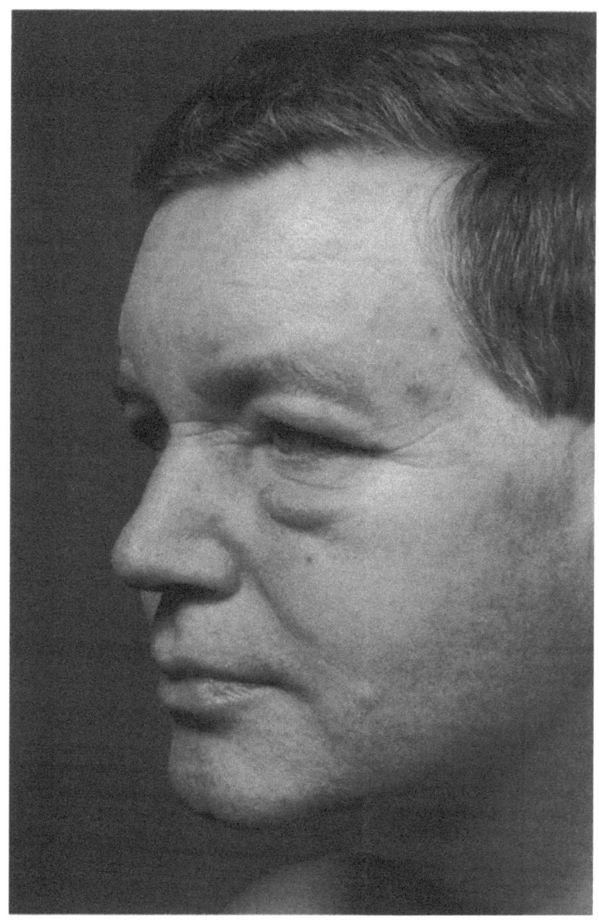

Polsterförmige rötliche Schwellungen

französische Landschaft Morbihan, aus der die erste Patientenbeobachtung stammte, als Morbus Morbihan bezeichnet. Die Patienten zeigen derbe, nicht eindrückbare Schwellungen und Erytheme an Stirn, Glabella, Augenlidern, Nase und Wangen. Typisch sind ein dunkelroter bis violetter Farbton und ein ausgeprägtes Ödem, das oft in eine Induration übergeht. Der Verlauf ist zunächst chronisch-rezidivierend und dann persistierend. Histopathologisch finden sich Fibrose, Ödem mit erweiterten Lymphgefäßen sowie ein perivaskuläres und perifollikuläres lymphohistiozytäres Infiltrat. Auffällig sind vermehrte Mastzellen. Pathogenetisch sind möglicherweise chronisch-entzündliche Reaktionen und eine Mastzell-induzierte Fibrose von Bedeutung. Der chronische Verlauf, die fehlenden laborchemischen und relativ unspezifischen histopathologischen Veränderungen sowie die weitgehende Therapieresistenz sind neben dem klinischen Bild die wichtigsten Kriterien der als Morbus Morbihan herausgestellten Entität. Das Krankheitsbild ist auch unter dem Namen „Solides persistierendes Gesichtsödem" beschrieben worden. Derartige Gesichtsveränderungen kommen auch bei Akne, Rosazea oder Melkersson-Rosenthal-Syndrom vor, ohne daß ein kausaler Zusammenhang hergestellt werden kann. Die Therapie des Morbus Morbihan ist schwierig und meist unbefriedigend. Lymphdrainagen sind nur vorübergehend hilfreich. Antibiotika sind unwirksam. Glukokortikosteroide oral führen lediglich zu einer vorübergehenden Besserung. Vereinzelt wurde über die Wirksamkeit von Thalidomid im frühen Stadium der Erkrankung berichtet. Die Erfahrungen mit Clofazimin lassen keine eindeutigen Schlüsse zu. Nach unseren Erfahrungen führt eine orale Behandlung mit Isotretinoin (0,2–0,5 mg/kg Körpergewicht/Tag) in Kombination mit dem Mastzellblocker Ketotifen (1–2 mg/Tag) über vier bis sechs Monate bei einzelnen Patienten zu deutlicher Besserung.

Literatur

1. Degos R, Civatte J, Beuve-Méry M (1973) Nouveau cas d'oedème érythémateux facial chronique. Bull Soc Franc Derm Syph 80: 257

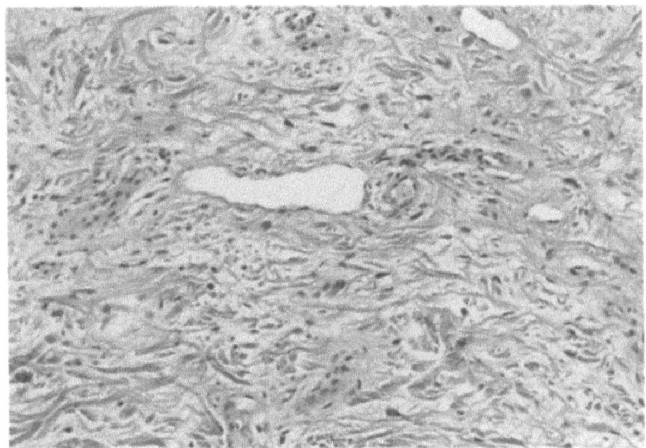

Hyalinisertes Bindegewebe mit dilatierten Gefäßen. HE

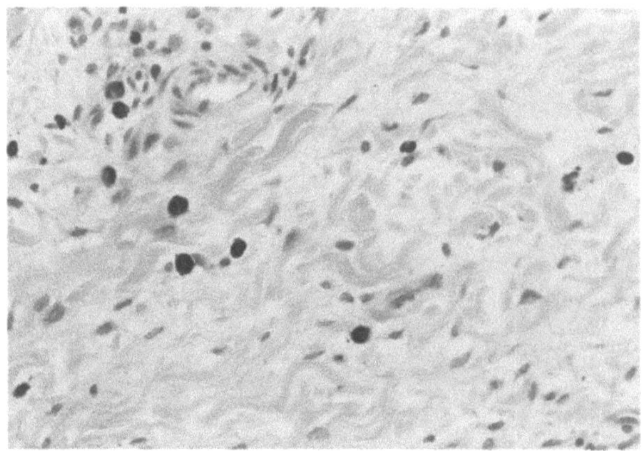

Zahlreiche Mastzellen. Giemsa

2. Hölzle E, Jansen T, Plewig G (1995) Morbus Morbihan – Chronisch persistierendes Erythem und Ödem des Gesichts. Hautarzt 46: 796–798
3. Jungfer B, Jansen T, Przybilla B, Plewig G (1993) Solid persistent facial edema in acne: successful treatment with isotretinoin and ketotifen. Dermatology 187: 34–37
4. Laugier P, Gilardi S (1981) L'oedème érythémateux chronique facial supérieur (Degos). Ann Dermatol Venereol 108: 507–513
5. Leigheb G, Boggio P, Gattoni M, Bornacina G (1993) A case of Morbihan's disease. Chronic upper facial erythematous oedema. Acta Dermatovenereol APA 2: 57–61
6. Plewig G, Kligman AM (1994) Akne und Rosazea. Springer, Berlin, S 329–330 und 435–436

Sachverzeichnis

Springer
und
Umwelt

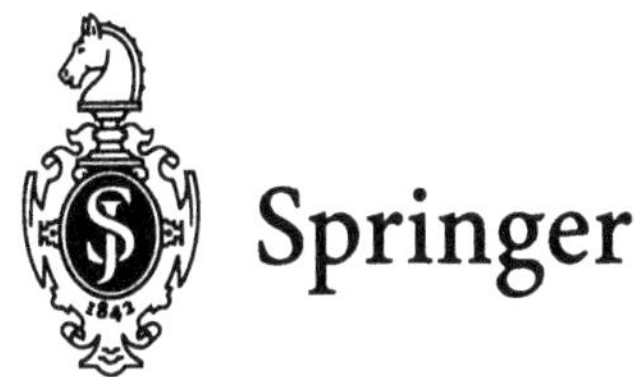

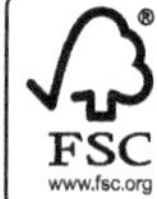